近代名医医著大成

「十二五」国家重点图书

主编◎曹 瑛

曹颖甫

医著大成

总主编◎王振国

北京·中国中医药出版社

图书在版编目（CIP）数据

曹颖甫医著大成/曹瑛主编 . —北京：中国中医药出版社，2019. 3（2024.7重印）
（近代名医医著大成）
ISBN 978 - 7 - 5132 - 5271 - 3

Ⅰ . ①曹…　Ⅱ . ①曹…　Ⅲ . ①中医临床 – 经验 – 中国 – 民国　Ⅳ . ①R249. 6

中国版本图书馆 CIP 数据核字（2018）第 240098 号

中国中医药出版社出版

北京经济技术开发区科创十三街31号院二区8号楼
邮政编码　100176
传真　010 – 64405721
北京盛通印刷股份有限公司印刷
各地新华书店经销

开本 787 × 1092　1/16　印张 32　字数 735 千字
2019 年 3 月第 1 版　2024 年 7 月第 3 次印刷
书号　ISBN 978 – 7 – 5132 – 5271 – 3

定价　138. 00 元
网址　www. cptcm. com

服 务 热 线　010 – 64405510
购 书 热 线　010 – 89535836
维 权 打 假　010 – 64405753

微信服务号　zgzyycbs
微商城网址　https://kdt. im/LIdUGr
官 方 微 博　http://e. weibo. com/cptcm
天猫旗舰店网址　https://zgzyycbs. tmall. com

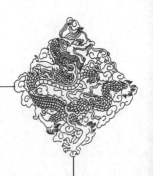

曹颖甫医著大成编委会

主　编　曹　瑛

副主编　王宏利　李　硕

编　委　(以姓氏笔画为序)

王一品　王宏利　孙　迪　孙　莹

李　硕　曹　瑛

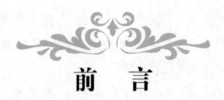

前　言

　　从 1840 年 6 月第一次鸦片战争到 1949 年 10 月中华人民共和国成立，近代百余年是中国社会政治、思想、文化、科技发生巨大变革的时代。具有悠久历史和灿烂文化的中华民族，面临数千年未遇之变局。国家的内忧外患以及思想文化领域的各种论争，诸如学校与科举之争、新学与旧学之争、西学与中学之争、立宪与革命之争、传统文化与新文化之争等，成为近代中医学生存发展的大背景。在这样浓墨重彩的大背景下，作为中国科技文化重要组成部分的中医学，发生了影响深远的重大变革，研究方法的出新与理论体系的嬗变，使近代中医学呈现出与传统中医学不同的面貌。"近代"在当代中国历史的语境下通常是指从 1840～1919 年"五四"新文化运动这一历史阶段，但为了较为完整地呈现中医学术的近代嬗变，本文的相关表述下延至 1949 年。

西学东渐与存亡续绝
——近代中医面临的社会文化科技环境

　　19 世纪中叶后，西学东渐日趋迅速。尤其是甲午战争、庚子事变等一系列事件之后，有识之士在悲愤之余，开始反思传统与西学的孰优孰劣。从一开始引进军工科技等实用技术，到后来逐步借鉴和采纳西方的政治、经济体制，西学慢慢渗入中国的传统政治、经济、文化体系核心。两种文明与文化的冲突与融合因之愈显突出，成为近代中国社会发展无可回避的问题。

　　西医学早在明末清初便由西方传教士传入中国，但影响不大，少数接触到这些早期西医学著作的传统医家也多持抗拒态度。鸦片战争后，西医学之传入除固有之目的与途径外，也常因强健国人体质以抵御外辱之需要而被政府广泛提倡。简言之，西医学在中国的传播，经历了从猜疑到肯定，从被动抗拒到主动吸收的过程。而随着国人对西医学的了解，中西医比较逐渐成为热门话题。

另一点不容忽视的是，西方近代科学哲学思想对中国人思维方式的影响。机械唯物论的严密推理，实验科学的雄辩事实，细胞、器官、血液循环等生理病理的崭新概念，伴随着西方科学的时代潮流日益深入人心，并在中国学术界逐渐占据了主导地位。中国医学领域内中西两种医学并存的格局，成为世界医学史上极为独特的一幕。

近代中医的历史命运一直与中西医碰撞紧密连接在一起，对中医学术的走向产生了难以估量的影响。受当时洋务派和"改良主义"思想的影响，中医产生了"中西汇通派"。中西汇通派的工作在于力图用西说印证中医，证明中西医学原理相通；同时深入研究比较中西医学的理论形态、诊治方式、研究方法上的异同，通其可通，存其互异；在临床治疗上主张采用中药为主加少量西药的方式。代表人物有朱沛文、恽铁樵、张锡纯等。中西汇通派的研究目的，主要在于缓和两种医学体系的冲突，站稳中医的脚跟，虽然成效不大，但启两种医学交流之端，功不可没。

进入 20 世纪后，中医的发展面临更加艰难的局面。1912 年，北洋政府以中西医"致难兼采"为由，在新颁布的学制及学校条例中，只提倡专门的西医学校，而把中医挡在门外，此即近代史上著名的"教育系统漏列中医案"。消息一经传出，顿起轩然大波，中西医第一次论争的序幕就此拉开。1913 年，北洋政府教育总长汪大燮再次提出废除中医中药。随后，教育部公布的教育规程均置中医于教育体系之外。中医界对此进行了不懈抗争，中医学校大量创办。1929 年 2 月，南京国民政府卫生部召开了第一届中央卫生委员会，提出"废止旧医案"。政府在教育制度和行政立法层面对中医施行的干预，使围绕中西医比较问题的论争逐渐脱离了学术轨道，而转化成了中医存废问题，中医面临着"张皇学术，存亡续绝"的重大抉择，并因此引发了一系列抗争。3 月 17 日，全国 281 名代表在上海召开全国医药团体代表大会，成立了"全国医药团体总联合会"，组成请愿团，要求政府立即取消此案。社会舆论也支持中医界，提出"取缔中医就是致病民于死命"等口号。奋起抗争、求存图兴成为中医界的共同目标。在政治上进行抗争的同时，医界同仁自强不息，兴学校，办杂志，精研基础理论，证诸临床实效，涌现出一批承前启后的中医大家。

借助他山与援儒入墨
——近代医家对中医学出路的探索

中国近代史堪称一部文化碰撞史，一方面是学习借鉴西方文化，另一方面是从各个角度批判中国传统文化。一百多年来，一批思想家"以冲破网罗"的精神向传统文化发起攻击，一再在价值观念领域宣判中国传统文化的死刑。这是一个"事事以翻脸不认古人为标准的时代"（闻一多），也是"科学"这一名词"几乎坐到了无上尊严的地位"的时代（胡适）。在这种情势之下，中国社会和教育的现代化不得不从移植西方文化开始。随着模仿西方的教育制度的建立，从西方传入的近代科学知识逐渐变成教育的核心内容，形成了对中国近代思想影响巨大的"唯科学主义"。中医学作为中国传统学术的一个重要组成部分，当然也不能摆脱这种命运。在"中学为体，西学为用"的改良主义思潮和"变法维新"的思想影响下，中医界的一些开明人士试图"损益乎古今"，"参酌乎中外"，"不存疆域异同之见，但求折衷归于一是"（唐容川），力求以"通其可通，而并存其互异"（朱沛文）的方式获得社会认同，由此开始了以近代科学解释中医，用近代研究手段研究中医，力求"中西汇通"以发展中医的艰难探索。

经历了"衷中参西""中西汇通""中医科学化"等近代以来种种思潮的冲击，传统的中医理论体系被重新审视。近代纵有清醒如恽铁樵者，指出："天下之真是，原只有一个，但究此真是之方法，则殊途同归……故西方科学，不是学术唯一之途，东方医术自有立脚点。"并强调只能借助西医学理补助中医，"可以借助他山，不能援儒入墨"，但终究未能脱离"居今日而言医学改革，苟非与西洋医学相周旋，更无第二途径"的学术藩篱。近人研究中医学术的基本思路大体上是"整理固有医学之精华，列为明显之系统，运用合乎现代之论，制为完善之学"。

这个过程的核心，是以"科学"的方法，以"衷中参西"或"中西汇通"为主导思想对中医传统理论体系进行整理，并通过仿西制办学校、设学会、创杂志等方式试图达到中医内部结构"科学化"、外部形式"现代化"的目标，新的学科范式按照西学模式逐步建立起来，中医学术体系发生了巨大的嬗变，我们称之为"近代模式"。这种"范式"，实际上规定了近代中医研究者共同的基本观点、基本理论和基本方法，提供了共同的理论模型和解决问题的框架，影响至今不衰。

发皇古义与融会新知
——近代中医各科的重要成就

在近代特定的历史条件下，中医学界涌现出一批著名医家和颇具特色的著作。据《中国中医古籍总目》统计，从1840—1949年，现存的中医各科著述数目为：温病类133种，伤寒类149种，金匮类56种，内科综合类368种，骨伤科177种，外科221种，妇科135种，儿科197种，针灸101种，喉科127种，中药类241种，方剂类460种。这些著作只是近代中医发展的缩影，整个社会医学的进步更有其自身的风采。众多活跃在城乡各地的医家，虽诊务繁忙，无暇著述，却积累了丰富的临床诊疗经验，在群众中享有崇高威望，形成别具一格的地域性学术流派或医学世家。如江苏孟河医派、近代北平四大名医、上海青浦陈氏十九世医学、浙江萧山竹林寺女科、岭南医学流派等，成为中医近代史上的重要代表。一些医家历经晚清、民国，阅历丰富，戮力图存，造诣深湛。虽学术主张不同，思想立场各异，但均以中医学术发展为根本追求，各张其说，独领风骚。其中既有继承清代乾嘉学派传统，重视经典研究，考证、校勘、辑复、诠释、传播中医学术的理论家，也有立足临床，以卓越的临证疗效固守中医阵地的临床家，更有致力于中西医学汇通和融合，办学校，编教材，探索中医发展新路的先驱者。

近代中医学术最尖锐的论争，是中西医之间的论争，而历史上长期遗留的一些论争，如伤寒与温病之争、经方与时方之争等，则渐趋和缓，有些已达统一融合。由于西医的传入，中医在生理病理、诊断治疗等方面，常常掺杂或借鉴一些西医理论，甚至有医家试图完全用西医的理论解释中医，也有医家主张西医辨病与中医辨证相结合。医经的诠释，除了传统的考证、注释等研究外，出现了用哲学及西理诠释经典的新视角。在伤寒与温病方面，随着伤寒学说与温病学说的融汇，许多医家在辨治方法上，将伤寒六经辨证与温病卫气营血辨证结合在一起，特别是将伤寒阳明病辨证与温病辨证相结合。时疫、烂喉痧的辨治，有了很大的突破。内科出现了一批专病著作，涌现了许多擅治专病的大家。外科及骨伤科有了较大发展，多取内外兼治，以传统手法与个人经验相结合。妇科、儿科、眼科、喉科等，亦各有千秋。随着各地诸多中医院校的成立，许多著名的中医教育家兼临床家组织编写了中医院校的课本。一些致力于中西汇通的医家，编撰中西汇通方面的著作，并翻译了一系列西医典籍。总之，在特殊的社会、政治、文化背景下，近代中医学各科的发展，呈现了与以往不同的新格局。

医经的研究，视角新颖，诸法并存。陆懋修运用考据学，进行《内经》难字的音义研究，著《内经难字音义》（1866 年），又运用运气学说解释《内经》，著《内经运气病释》（1866 年）、《内经运气表》（1866 年），其著作汇编为《世补斋医书》（1886 年）。杨则民著《内经之哲学的检讨》（1933 年），从哲学高度诠释《内经》。秦伯未对《内经》研习颇深，素有"秦内经"之美誉，著有《内经类证》（1929年）、《内经学讲义》（1932 年）、《秦氏内经学》（1934 年）。杨百诚以西理结合中医理论阐释《内经》，著《灵素生理新论》（1923 年）、《灵素气化新论》（1927 年）。蔡陆仙《内经生理学》（1936 年）、叶瀚《灵素解剖学》（1949 年），则借鉴了解剖学的知识。

本草研究，除多种对《神农本草经》进行辑佚、注释的著作外，近代医家更注重单味药的研究，于药物炮炙、产地、鉴定等专题有较多发挥。近代制药学的发展，为本草学注入了新的生机。吴其濬根据文献记载，结合实地考察，编撰《植物名实图考》《植物名实图考长编》（1848 年），图文并茂，对于植物形态的描绘十分精细，可作为药物形态鉴定的图鉴。郑奋扬《伪药条辨》（1901 年）及曹炳章《增订伪药条辨》（1927 年），对伪药的鉴别有重要意义。1930 年中央卫生部编《中华药典》，系政府编撰的药典。方书方面，除了编辑整理前代著作外，在方义、功效等方面进行发挥者亦不少，经验方、救急方、成药药方的编撰，是此期的一大特色，如胡光墉编《胡庆余堂丸散膏丹全集》（1877 年）、丁甘仁编《沐树德堂丸散集》（1907 年）、北京同济堂编《同济堂药目》（1923 年）等。以"方剂学"命名的医书开始出现，如杨则民《方剂学》（1925 年）、王润民《方剂学讲义》（1934 年）、盛心如《方剂学》（1937 年）等，"讲义"类书多为各种中医学校教材。

中医理论研究方面，除了传统的理论研究外，常借鉴西医知识诠释中医。朱沛文《中西脏腑图象合纂》（1892 年），刘廷桢《中西骨格辨证》《中西骨格图说》（1897 年），张山雷《英医合信全体新论疏证》（1927 年），皆带有中西汇通的性质。此期间出现了许多以"生理"命名的书籍，如陈汝来《生理学讲义》（1927 年）、秦伯未《生理学》（1939 年）等。陈登铠《中西生理论略》（1912 年），将中医生理与西医生理进行对比研究，带有明显的中西汇通的特点。中医基础类书的编撰亦较多，如叶劲秋、姜春华、董德懋，分别编撰过《中医基础学》。病理研究的著作，除传统的中医病因病机理论探讨外，亦出现中西病理相对比的研究。石寿棠《医原》（1861 年），强调致病因素中的燥湿之气。陆廷珍《六因条辨》（1906 年），以"六因"为纲，对外感热病及温病的病因理论条分缕析。以"病理"命名的书开始出现，如汪洋、顾鸣盛合编《中西病理学讲义》（1926 年），恽铁樵《病理概论》《病理各论》（1928 年）等，其中包含了部分西医病理的内容。

中医四诊研究，既体现了传统中医学的特色，也借助了西医的方法与手段。周学海《形色外诊简摩》，在望诊方面有重要意义。周氏在脉学方面造诣亦深，著《脉义简摩》（1886 年）、《脉简补义》（1891 年）、《诊家直诀》（1891 年）、《辨脉平脉章句》（1891 年），合称《脉学四种》。曹炳章《彩图辨舌指南》（1920 年），对舌的生理解剖、舌苔生成原理、辨舌要领及证治进行论述，附舌苔彩图 119 幅。时逸人《时氏诊断学》（1919 年），在当时影响较大。秦伯未《诊断学讲义》（1930年），为中医院校教材。

对《伤寒论》的注释、发微，仍是传统经典研究中的重彩之笔，论著颇多。如黄竹斋《伤寒论集注》（1924 年）、吴考槃《百大名家合注伤寒论》（1926 年）。包识生概括伤寒辨证八字纲领，即"阴阳表里寒热虚实"，著《伤寒论章节》（1902 年）、《伤寒论讲义》（1912 年）。注重从临证角度阐释仲景学说，陈伯坛不落旧注窠臼，发明新意，著《读过伤寒论》《读过金匮卷十九》（1929 年）。曹颖甫《经方实验录》（1937 年），更具临床实用性。中西汇通的伤寒研究著作也成为一时风尚，恽铁樵著《伤寒论研究》（1923 年），以传统研究"兼及西国医学"。陆渊雷少习训诂，长于治经，同时主张中医科学化，借助西医有关知识，以"科学"方法研究伤寒，著《伤寒论今释》（1930 年）。伤寒方的研究，有姜国伊《伤寒方经解》（1861 年）、陆懋修《金鉴伤寒方论》（1866 年）。

伤寒与温病的辨治，出现了融合的趋势。陆懋修认为"阳明为成温之薮"，以伤寒阳明病阐释温病，著《伤寒论阳明病释》（1866 年）。丁甘仁主张融合二家之说，将温病卫气营血辨证与伤寒六经辨证相结合。祝味菊重视人体阳气，治病偏用温热重剂，因擅用附子，人称"祝附子"，伤寒方面独有卓见，在伤寒传变的理论上，创"五段"之说代替六经传变之说，著《伤寒新义》（1931 年）、《伤寒方解》（1931 年）、《伤寒质难》（1935 年）等。

温病时病的论著较多。对时病的辨治，较为突出的是雷丰，主张"时医必识时令，因时令而治时病，治时病而用时方"，对"四时六气"时病及新感与伏邪等理论进行论述，撰写《时病论》（1882 年），论病列方，并附病案。时逸人擅长治疗温疫时病，著《中国时令病学》（1931 年），指出时令病是因四时气候变化、春夏秋冬时令变迁导致的疾病，虽有一定的传染性，但与传染性疾病不同，包括感冒病及伤寒、温病，融合了寒温思想。又著《中国急性传染病学》（1932 年），专门讨论急性传染性疾病的辨治。冉雪峰擅长治疗时疫温病，对伤寒亦有深研，认为"伤寒原理可用于温病，温病治疗可通于伤寒"，后人整理出版其未竟著作《冉注伤寒论》（1982 年）。叶霖《伏气解》（1937 年），对伏气致病理论进行阐述。此外，在鼠疫、霍乱、梅毒等方面，也都有相关论著问世。

内科诊治，出现较多专病治疗论著。王旭高长于温病的治疗，尤其重视肝病的辨证，提出治疗肝病三十法，著《西溪书屋夜话录》（1843年）、《退思集类方歌注》（1897年）等，后人汇编为《王旭高医书六种》（1897年）。唐宗海擅长治疗内科各种出血病证，阐发气血水火之间的关系，治疗上提出止血、消瘀、宁血、补血四法，著《血证论》（1884年）。施今墨力图将西医辨病与中医辨证结合，将西医病名引入中医诊疗，主张中医标准化、规范化，曾拟订《整理国医学术标准大纲》（1933年）。徐右丞擅治肿瘤及杂病，治疗肿瘤辨其虚实，施以攻补。关月波精于内科及妇科，提倡气血辨证，对肝硬化腹水的治疗有独特之处，在治疗时疫病如天花、麻疹、猩红热方面亦有专长。内科专病性的著作，有赵树屏《肝病论》（1931年）、朱振声《肾病研究》（1934年）、蔡陆仙《肠胃病问答》（1935年）等。

外科伤科的诊治，继承了传统手法，并有所发明。吴尚先擅长用外治法，用薄贴（膏药）结合其他手法治疗内外科病，撰有著名外科专著《理瀹骈文》（1864年）。马培之秉承家学，内外兼长，特别强调外科治病要整体辨证，内外兼施，同时善用传统的刀针治法，主要著作《马评外科证治全生集》（1884年）、《外科传薪集》（1892年）、《马培之外科医案》（1892年）、《医略存真》（1896年）等，后孟河名医丁甘仁尽得其长。石筱山擅长伤科，总结骨伤科整骨手法"十二字诀"，同时擅用内治法，强调气血兼顾，以气为主，晚年有《正骨疗法》（1959年）、《伤科石筱山医案》（1965年）。

妇科有较大的发展，著述较多。包岩《妇科一百十七症发明》（1903年），列述辨析经、带、胎、产117症，其理论承自竹林寺女科并有所发展，通过妇女生理病理特点，指出妇女缠足的危害。陈莲舫《女科秘诀大全》（又名《女科实验秘本》）（1909年），引述诸贤并有所发挥。张山雷《沈氏女科辑要笺正》（1917年），系清人沈尧封《女科辑要》，先经王孟英评按，再经张氏笺正，学理致深，成为浙江兰溪中医专门学校妇科读本，影响较大。顾鸣盛《中西合纂妇科大全》（1917年），用中西医对比的方法，论述妇科病的病因、治法、方药。其他如恽铁樵《妇科大略》（1924年），秦伯未《妇科学讲义》（1930年），时逸人《中国妇科病学》（1931年），各有发挥。

儿科著述亦多，其中综合性论著有顾鸣盛《中西合纂幼科大全》
(1917年)、施光致《幼科概论》(1936年)、钱今阳《中国儿科学》
(1942年)等，总体论述了儿科生理、病理、诊断、治疗方面的内容。
而专病性的论著，则对小儿常见的麻、痘、惊、疳进行论述，突出了儿
科特色。如王惇甫《牛痘新书济世》(1865年)，在清人邱浩川《引痘
略》基础上进行发挥，对牛痘的人工接种法进行详细记述，戴昌祚《重
刊引种牛痘新书》(1865年)翻刻王氏书。以上牛痘专著，反映了此时
期人工预防接种的水平。叶霖《痧疹辑要》(1886年)，对小儿麻疹病
进行辨析；恽铁樵《保赤新书》(1924年)，主要论述麻疹与惊风的辨
治；秦伯未《幼科学讲义》(1930年)，论述痘疮（天花）的分期以及
治疗。小儿推拿方面的专著，如张振鋆《厘正按摩要术》(1888年)，
对小儿推拿按摩的理论、手法进行了详细论述。

眼科在前代的基础上有所发展，借助西医解剖知识对眼科医理进行
发挥。如徐遮遥《中医眼科学》(1924年)，糅合了部分西医学知识，
而陈滋《中西医眼科汇通》(1936年)最具代表性，运用西医眼部解剖
知识进行论述，每病皆冠以中西医病名。其他眼科著作，如刘耀先《眼
科金镜》(1911年)、康维恂《眼科菁华录》(1935年)，对眼科理论及
治疗，都有不同程度的发挥。

喉科辨治，较为突出的是白喉与烂喉痧。许多医家从病因、治疗方
面辨识二者之不同，有"喉痧应表，有汗则生，白喉忌表，误表则危"
的普遍说法。白喉著作，有张绍相《时疫白喉捷要》(1864年)。烂喉
痧第一部专著，为陈耕道《疫痧草》(1801年)。丁甘仁《喉痧症治概
要》(1927年)，对烂喉痧论述较为系统，辨析白喉与烂喉痧的不同，
颇具实用性，自述"诊治烂喉痧麻之症，不下万余人"。

针灸治疗方面也有一定进步，重要代表人物如承澹盦，他参考西医
解剖、生理方面的内容，结合临床经验，对针灸理论及手法进行发挥，
著《中国针灸治疗学》(1931年)，此书连续出版增订，成为当时影响
极大的一部针灸著作。其他如姚寅生《增图编纂针灸医案》(1911年)、
焦会元《古法新解会元针灸学》(1937年)、曾天治《科学针灸治疗学》
(1942年)，从不同角度对针灸理论、手法进行发挥，其中结合了西医

理论。气功方面的著作，如蒋维乔《因是子静坐法》（1914 年）、《因是子静坐法续编》（1922 年），较具代表性。

中西医汇通方面的著作较多，唐宗海《中西汇通医书五种》（1884 年），张锡纯《医学衷中参西录》（1909 年），吴锡璜《中西温热串解》（1920 年）、《中西脉学讲义》（1920 年），都是这方面的重要代表。丁福保曾留学日本，致力于中西汇通，翻译及编撰医书多达 160 种，其中翻译多部日文西医著作，如《化学实验新本草》（1909 年）、《中外医通》（1910 年）、《汉方实验谈》（1914 年）、《汉法医典》（1916 年）等。又与弟子共同编撰《四部总录·医药编》（1955 年）。

本次整理的原则要求

名家名著：丛书所收，并非诸位名医的全部著作，而是从学术价值、社会影响、流传情况等各方面综合考虑，选择该医家具有代表性、影响力和独到创见的著作。

底本选择：择其善本、精本为底本，主校本亦择善而从。

校注原则：尊重历史，忠实原著，校注简洁明了，精确可靠，尽量做到"一文必求其确、一义必析其微"，但不做繁琐考证。

本丛书因为工程量较大，参与整理者较多，不足之处在所难免，望各位专家及读者多多指教。

《近代名医医著大成》编委会

校注说明

曹家达（1868—1937），字颖甫，一字尹浮，号鹏南，晚署拙巢老人，江苏江阴人。曹氏自幼习举子业，又擅文学，工诗词、乐府、诸子，各种著作颇多。尤笃好医学，十二岁时读张隐庵注《伤寒论》，十三岁即初试大承气汤获效。清光绪二十一年（1895）举孝廉，入南菁书院。山长黄以周（字元同），晚清经学大师，兼善医学，曹氏所治伤寒学颇得黄氏师传。1917年迁上海行医，任上海同仁辅元堂诊务、上海中医专门学校教务长，培养了章次公、姜佐景等一大批中医优秀人才。"八·一三事变"后避居故乡，不久，江阴失陷，曹氏因不肯屈从于日本侵略者，最终壮烈牺牲。

曹颖甫主张以研究经方作为学习中医的基础，时常以仲景之方为人治病，临证数十年，经验丰富，疗效卓著，为近代经方大家。他注重临床实践，常借临床验案阐发病证变化机理，并以此进一步验证仲景经方的临床实用价值。主要医学著作有《伤寒发微》《金匮发微》《经方实验录》《曹颖甫先生医案》等。曹氏的医著说理透彻而又切于实用，对于我们今天更好地诠释、完善中医理论，更好地继承和发展中医学，具有重要的意义。

此次整理汇编曹氏医著，《伤寒发微》以1956年上海千顷堂书局《曹氏伤寒金匮发微合刊》本为底本；《金匮发微》以1956年上海千顷堂书局《曹氏伤寒金匮发微合刊》本为底本，以1936年上海医学书局铅印本为校本；《经方实验录》以1937年上海千顷堂书局铅印本为底本；《曹颖甫先生医案》以1932年苏州国医书社铅印本为底本；各书均以正文中所涉及其他著作的通行本为他校本。

本书具体分工如下：《伤寒发微》李硕、王一品，《金匮发微》王宏利，《经方实验录》曹瑛、孙迪，《曹颖甫先生医案》曹瑛、孙莹，《曹颖甫医学学术思想研究》王宏利，《曹颖甫医学研究论文题录》李硕。

主要校注原则如下：

1. 改繁体竖排为简体横排，并加标点。

2. "右""左"代表上下文者，径改为"上""下"。

3. 底本中的异体字、俗字径改，不出校，与文中训释有关者保留原貌。

4. 底本中的古字多径改，涉及篇名、人名者不改。

5. 通假字保留，不常见者出注说明。

6. 凡底本中因写刻致误的明显错别字径改，不出校。

7. 药名中的不规范用字径改，不出校，与文中训释有关者保留原貌。

8. 书中某些名词与现代通行的表述不同，如"酸素"今作"氧"，"枝气管""气管枝"今作"支气管"等，为民国时期的客观存在，本次整理均保持原貌。

9. 1956年上海千顷堂书局《曹氏伤寒金匮发微合刊》将原《伤寒发微》《金匮发微》两书的序文均列于卷首，本次整理分置于各书卷首；秦伯未、黄汉栋针对两书撰写的序文及再版说明，则仍置于《伤寒发微》卷首。

10.《经方实验录》底本中原有数十个医案后附有医家趣闻轶事，因与医案内容无直接关系，今统一移至下卷后，题作"医家轶事"；书末附录原载有医论13篇，大部分为曹氏弟子所撰，今移其旧。卷首原有中华国医学会等各方题辞、读者评语、张仲景事状考、曹氏亲笔方笺和编者的"致谢"内容，正文中夹有一些书刊广告，今均删去。

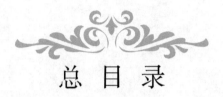

总 目 录

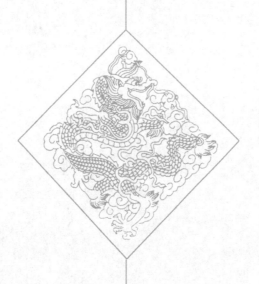

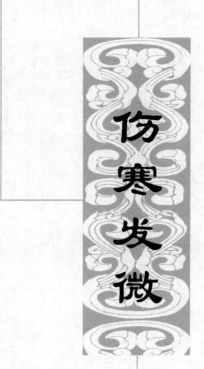

伤寒发微

内容提要

　　全书对《伤寒论》原文中六经及霍乱、阴阳易差后劳复、痉湿暍等共九篇加以校正详注。注文以《黄帝内经》为理论基础，参考前代名家张隐庵、高士宗等人见解，综合曹氏数十年临床经验，以实际病案为佐证，并结合西方医学理论进行阐释。本书一字一句皆出自作者心得，在诸多《伤寒论》注本中独具特色，书中附录大量个人治验，借临床验案阐发病证变化机理，并以此进一步验证仲景经方的临床实用价值，对理论与临床的结合，起了很好的示范作用。

秦伯未序

当我从丁师甘仁临诊实习之前，先入上海中医专门学校念书（一九一九——二三年），那时候，曹师拙巢以词章家兼通岐黄术担任讲席，为了我爱好文学，便跟曹师论医，余事学诗。毕业后还是和同学许半龙、严苍山、章次公兄等常到曹师寓所虚心地学习和反复问难。这已是三十年前的事了，但在这过程中给予我深刻的印象，保留到现在还没有消失。

曹师是经方派的典型，处方用药，都依照着《伤寒论》和《金匮要略》的规律，强调仲景后的方书卑不足道。我的看法呢？仲景辨证求因，分经定方，规定谨严，在临床上自有一定的价值，但受了历史条件的限制，范围不免狭隘，不同意把后代许多经验良方无形放弃。为了这不同的意见，我们有时引起辩论。在辩论时，曹师看到我们不能了解他的用意，往往舍医谈诗，拈题分韵，各自沉思觅句，把紧张的情绪很自然地缓和下来。我记得1924年的冬天，讨论芍药的酸敛和苦泄问题，沽酒烹茶，一灯相对，不知不觉的鸡声唱晓，最后还书了一幅墨梅送我，题句中有"微雪消时说与君"，便指此事，可谓风趣极了。其实，曹师明知同门赏用经方，而且也很愿我们从经方去旁求时方，得到更丰富的知识。相对地，曹师也常用补中益气、六味地黄和逍遥丸，以及牛蒡、前胡一类仲景书中不见的药，根本没有抹煞时方。次公曾对我这样说："曹师善用麻黄、桂枝，深恶痛绝的是桑叶、菊花，所以经方和时方的争执，在曹师心目中就只麻、桂和桑、菊的区分。曹师也认识辛温解表不适用于某些症状，所以他看到黄坤载用紫背浮萍，就把浮萍当做温病发汗的主药。"次公的体会，显然比我深入，曹师并非泥古不化，也在次公的语意中可以体会得到了。

一般熟悉经方是一切方剂的基本，后世方剂大部分跟经方发展起来。譬如一株树罢，有了根才有枝叶花果，我们不能孤单地欣赏一枝一叶一花一果，而忽略了它的根子；同时，我们也不能见到一树一木，就认做是一座森林。曹师的极端主张研究经方而不坚持反对时方，便是这个道理。他充分地指出了研究中医应该从源寻流，不应当舍本逐末，给予后学一个明确的方向。所以曹师的论诗推崇王渔洋，教导我们又鼓励多读汉魏乐府，曾经特地写了一本《古乐府评注》，可说是同一意义的。

曹师具有渊博的学问，可是业务并不太好，甚至异常清淡。那时，我的先伯父乡谊恭惠先生主持上海慈善团体同仁辅元堂，每年端午至中秋节例有施医给药，就诊的都是劳动人民，丁师就委托我推荐曹师参加这治疗工作，大约前后有三年，《金匮发微》的内容，便是此时的治案少数是另外的。《金匮发微》仅仅曹师著述之一，最可宝贵的，不同于过去注家的寻章摘句，钻到牛角尖里；也不牵强附会，自作聪明。他把亲自实验到的老老实实地写出，没有经验的宁缺毋滥，绝对不妄加批判。这种"知之为知之，不知为不知"的精神，是曹师平生治学的特点，也就是《金匮发微》的实质。据我所知，曹师举孝廉时的房师是嘉定秦芍龄先生，也明医理；后入南菁书院肄业，山长黄以周先生是著名的汉学大师，兼精医学。那末，曹师的医学知识，师承有自，可以概见了。因此，曹师在实事求是的诊断下，有"覆杯而愈"的，也有"一剂知，二剂已"的，声誉渐著，很快地转变了一部分同道轻描淡写的作风，不可否认是曹师推动的力量。

日寇侵略江南，曹师的故乡——江阴沦陷，师激于爱国义愤，不屈殉难。在明年才得到消息，我曾撰诗追悼之一九三八年。在《伤寒发微》《金匮发微》再版的今天，更使我回想到曹师诲人不倦的精神和正确的教学方针，他留给我们的著作，正是发掘、整理祖国医学的宝贵材料。当然，我们并不以此为满足，我们需要全盘接受祖国民族文化遗产，我们要从经方到时方，汤液到单味，取长舍短，消灭宗派主义，发挥中医药更大的效用。然而这本册子，从中医临诊来说，定然是值得重视的。

末了我要说的，过去"仲景学医于同郡张伯祖，时人以为识用精微过其师"，但是我在中医方面，除掉业务之外，虽然也做了一些事，自己觉得没有很好地继承衣钵，而且仍有不同的意见经常会暴露出来，对于曹师的表扬更是谈不到了。偶然和次公谈及，他也认为有同样的感慨，这是我们非常惭愧的。

　　　　秦伯未一九五五年十一月写于上海市立第十一人民医院

再版前言

这次重印曹师遗著《伤寒发微》《金匮发微》，有三点需要略加说明：第一，原来的《伤寒发微》刊本没有圈点，曹师生前曾为其幼女若华圈点了一部，这次排印就全部照样加上了，使之和《金匮发微》的形式相一致。第二，这两部书在前次刊行之后，曹师曾对原来的文字略有小小的修改，在订正仲景原文之处，又逐条加以注明，还有几处对原来的注文作了补充，现在全部根据曹师的手笔付排，因此目前的版本有少数地方和以前的刊本不同。第三，以前这两部著作先后单独刊行，重复的汤方，一律依照仲景原书用正文大字，现在既把两书合刻，就没有再保留重复汤方的必要，但是为了保存原来的内容，同时对于汤方前后小有异同之处，便于互相参考，因此就用小字双行排在仲景原文之下，免得在正文中重复出现，这是我个人的主张。除了这三点之外，一切都是原来的样子。

我是在曹师门下学习诗文，虽然在追随左右之时，曹师亦有时为之讲解医学，终以意不在此，未加留心，所以到今天还是一个门外汉。现在重刊曹师这两部遗著，虽则由我来负责，但是对于曹师这一方面的学问，实在不敢妄肆议论。不过曹师的主张精神，根据平昔知闻，颇有需要谈的，因此就从我的思想所及，写几句在前面。

曹师一生提倡经方，不论是教导门人，或者是临证处方，一以仲景为法，因此少数敬仰他的人，说他是经方的典型，而很多反对他的人，都说他是背时好古。实际上曹师这样的主张，完全是为当时中医学术进行一场生死存亡的争斗，并不是曹师有意喜欢固执派别的成见。那时候，中国正处于半殖民地的地位，帝国主义者挟其科学上的成就，用其全力摧残我国的民族文化，以期达到他永远奴役中国之日，在医学方面也毫无例外。仰承帝国主义者鼻息的国民党反动政府，媚外惟恐不及，更说不到对祖国医学的保护。至于当时的西医，好的是认为中医在学术上的落后、不科学，主观地全部加以否定；另外一种是争营业，尽力对中医排挤。当时医学界曾流行着"中医不亡，是无天理"一句话，可见中国医学被蹂躏的程度。在中医本身，当此千钧一发之时，不思奋起图存，用科学方法研究祖国医学，使几千年来的文化遗产不致灭亡，相反地却故步自封，视中医的存亡好像是与己漠不相关。临证处方，用药不出桑叶、菊花、防风、荆芥，剂量不出三分五分，轻病俨然能够着手回春，重病就束手无策。至于麻黄、附子那一类能够愈病的峻药，不但自己不会用、不敢用，还要以打击别人的方法来掩护自己的短处，说什么古方不可以治今病。这样片面地抱着一己的成见来对待学术，医学怎样能够进一步提高。即使没有外力的压迫，前途已经非常危险。根据这样的情况，所以曹师极力主张经方，想把中医从庸俗的敷衍的治疗风气中挽救出来，使得治医的人们，除了知道中医在轻描淡写的时方而外，还知道有一种大方重剂可以挽救沉疴，使中医在那样的恶劣环境下，用有力的事实，来挽救灭亡的命运。这是曹师不得已而不顾一切坚决主张经方的苦心，不但在当时，就是直到今天，还是很少人能够理解的。

就时方来说，曹师也不是一概地加以抹杀，在同门秦伯未兄的序文中已经指出了这一点，从曹师和丁甘仁先生的关系中更加可以充分地说明。丁甘仁先生是以时方擅长，可是他的运用时方，完全因人而施，用丁甘仁先生的话来说："我之所以用轻剂者，彼固未有重病也。"事实确是如此。丁甘仁先生的病号，大都是养尊处优之人，有的是偶感风寒，稍觉不适，有的是闺中弱质，情感抑郁，这样的病人，藿香、桑叶、陈皮、豆蔻，便已足够奏效，曹师也承认这一点。但是一遇到危笃的病症，丁甘仁先生就又往往以大剂活人，曹师对他的用附子理中汤治血症，推崇其深明医理，可见丁甘仁先生的运用时方，是有他一定的根据的。至于去曹师那里治疗的，一般都是劳动人民，不到病情危险，决不就医，所以所用的全是经方大剂。丁甘仁先生不反对曹师用经方，曹师也不反对丁甘仁先生用时方，两人在医学上结成最相知的友谊。可见曹师的反对时方，并不是反对适当的运用时方，而是反对只知时方不知经方的市侩，否则曹师就成为泥古而不通今的曹师，而不是以保卫中医为己任的曹师了。

解放以后，辩证唯物论的医学巴甫洛夫学说开始介绍到中国来，不但逐步澄清泛滥在中国西医中间的唯心论，以及机械唯物论、二元论、生机论、活力论等等各式各样的唯心论，同时也为中医明确了一条研究的方向。过去中医所说的心为君主之官，以及营气、卫气、百脉经络等等，虽然有许多是抽象的东西，有许多只是从经验上得到的推论，实际上已经接触到神经系统的作用。在治疗方法上，主要从整体出发，不务头痛医头，脚痛医脚。这一情况，也和巴甫洛夫学说有机体内在和外在环境的统一的基本观点有其相通之点。曹师虽然由于时代的限制，没有接触到巴甫洛夫的学说，但是他研究医学的方法，特别注意人身各部分之间的联系，从联系中进行治疗，不但阐发"阳明谵语，一下而愈"是明显的例子，其他如用半夏去心下水气以止呕，遇当利小便之症不用五苓而用麻黄发汗，这种例子，在书中是多得不可胜举。就是对太阳太阴六经病将愈，从某时至某时各条，历来注家，不是纠缠于阴阳，便是认为无稽，曹师也从天时的变化和病情相适应来进行解释。这许多独特的见解，不但辩证地注意于人体的全面，而且把内在的主体和外在的客观环境都结合起来。虽然这许多见解都是从中医原来学说的基础上立说，有待于用科学的方法来加以分析，但是这样从整体看问题的方法，将是今后医学界研究中医时一个很大的启发，也是引导医学界把唯物辩证法运用在中国医学研究上的一个开端，用这样的观点来分析曹师的治学方法，我认为是并不夸大的。

书中曹师曾提到给他媳妇的妹妹治病的故事。那时她住在医院里，其家人贮药茶铫，伪言开水，携入医院，当时中医处境的悲惨，即此可以概见。今天中国人民在共产党的领导下，自己掌握了政权，祖国的医学得以重新恢复其应有的地位，不但在医院里中西医一起会诊，而且西医也须要学习中医，和中医一起研究祖国医学。中医在各方面的治验，亦逐渐为医学界所承认，这说明了无论任何学术，只有在人民的政权下，才能得到正确的发展。但是这一革命胜利的到来，距离曹师遇难时已经十几年了，曹师当年为中医生存进行斗争的心愿，虽然在今天已成为现实，但是从作为一个门弟子的心情来说，墓门宿草，饱历风霜，春梦迷离，师门永隔，展读遗文，诚不胜羹墙①之痛。

为了本书的再版，原来《金匮发微》的发行人同门钱颂霞兄特地从无锡到上海来进行联系，秦伯未兄在百忙中写了一篇序文，章次公兄始终关心此事，在去北京的前夕，特地赶到千顷堂书局询问情况，到北京后还不断求信，这都是出于曹师门弟子关心曹师著述的高度热情，应该在这里提到的。

黄汉栋一九五六年二月二十九日

---

① 羹墙：从墙壁上、从羹汤中看到所思慕的人。比喻饮食起居中处处都会触及对先贤的思慕和悼念。典出《后汉书·李固传》："昔尧殂之后，舜仰慕三年，坐则见尧于墙，食则睹尧于羹。斯所谓聿追来孝，不失臣子之节也。"

曹颖甫先生传

　　我苏之江阴，昔有南菁讲舍，大江南北高材之士，多肄业其中，或深通经术，或擅长词章，其为人或笃厚淳谨，或风流放诞。己未年，余与颖甫先后入南菁，而余以狂名，颖甫以戆①名，人皆呼为曹戆，颖甫曰：善。亦辄自称曹戆焉。余之初遇颖甫也，彼此眼高于顶，觌②面不语，既而在宜兴储南强斋舍中不期而相值。南强温文倜傥，同学中皆乐就之，与余尤称莫逆。南强指之曰：此曹颖甫，诗文大家也。余曰：即曹戆耶？颖甫辄应曰：是也。余斯时因养病习七弦琴，略知数引。颖甫闻琴大喜，每日至余处静听之。尝云：曹戆向不肯下人，今于君乃心折矣。颖甫于研求经训之外，肆力于诗文。其为文，初学桐城，更上溯震川、庐陵以达晋魏；其诗尤超绝有奇气，不为古人所囿，别树一帜。壬寅③登贤书。科举废，即绝意进取，征选知县不应。常籍诗文以抒胸臆，而其傲岸之气，又旁溢为画梅。画拟冬心，而老干挺立，折枝洒落，含遒劲于秀逸，毕生风骨，盖寓于是焉。颖甫之画梅，必系以诗，诗主而梅客，虽以二者并传，君意则以诗名梅也。余于癸卯④离南菁赴沪上，即与颖甫音问隔绝，但闻辛亥革命时，颖甫以巾裹发，不肯去辫，乡人有谋用利剪剪之，则乘夜遁至沪上，久之方归。袁世凯称帝时，各县士绅列名劝进，某太史受袁氏金，为江阴县代表。颖甫于某，论亲则姻叔，论谊则业师，闻之，突诣某所，诘之曰：叔竟受袁氏之贿，而作此无耻之事耶？我江阴人之颜面，为汝剥尽矣！某大惊，急曰：无此事，无此事。一九二七年以后，余息影沪渎，则颖甫已悬壶市南，而托迹于韩康⑤矣。盖颖甫之治学也，不深造则不休，中年肆力于医，乡人亦莫知之。及其应世，凡他医所谓不治之症，颖甫辄着手愈之。且于富者有时不肯医，于贫者则不取酬，且资其药。颖甫之同门友庄翔声有妾，患盲肠炎。颖甫居沪之南，庄居沪之北，路远不便，颖甫则自雇汽车，载

---

① 戆（zhuàng 状）：憨厚而刚直。

② 觌（dí 迪）：见；相见。

③ 壬寅：清光绪二十八年（1902）。

④ 癸卯：清光绪二十九年（1903）。

⑤ 韩康：字伯休，东汉时期京兆霸陵人。皇甫谧著《高士传》中人物，因卖药三十多年从不接受还价而为世人所知。韩康出生于名门望族，家境富有，但对仕途则极为淡泊，一生不愿从政。

其妾以归，为之朝夕诊视。病已十去八九，而患者有嗜好，讳而不言，致未固其元气，病遂革。家人谋归之，颖甫止之曰：不可。卒殁于其家。殡殓既毕，颖甫亲登庄君之门，叩首谢罪，其义侠之行类如此。孟河丁氏世业医，创医校于海上，延颖甫主讲座，虑其高傲不可屈也，颖甫乃夷然就之。其授课也，携水烟筒，纸媒一把，且吸且讲。以《伤寒》《金匮》深文奥义，抉择隐微，启迪后进，学者亲炙①其绪余，咸心悦诚服，而忘其举动之离奇矣。颖甫年七十，曾开筵祝寿，与余过从之密，如在南菁时。"八·一三"变作，即返里，久无音耗。数月以后，其婿来沪，则言颖甫已骂贼死矣。先是，江阴城破，有敌酋入其室，颖甫尚与之笔谈，未有他变。及敌兵蜂拥而至，辱及妇女，颖甫则肆口大骂不止，敌举枪毙之，且刳其腹。呜呼！烈矣！余欲为文传之，以未悉其事状，久而未就，今始得其崖略②，故著于斯篇。颖甫姓曹，讳家达，一字尹浮，号鹏南，晚署拙巢，江阴人。著有古文、骈文，《气听斋诗集》《词集》《梅花集》《伤寒发微》《金匮发微》。后三种已梓行。蒋维乔③曰：吾乡常州旧属有八县，而江阴居其一，人民夙以气节称。明末阎应元戴发效忠，率民兵数万，抗清兵十数万，八十余日，城破皆死，无一降者。故江阴号称忠义之邦。曹颖甫之戴发效忠，虽与阎公趋向不同，而其忠义殉节，则后先一揆。彼身居乱世，遇威胁利诱，而中心漫无所主者，闻颖甫之风，可以稍愧矣。

蒋维乔

---

① 亲炙：指亲身受到教益。语出《论衡·知实》。
② 崖略：大概；概略。
③ 蒋维乔：字竹庄，自号因是子。中国近代著名教育家、哲学家、佛学家、养生家。江苏武进（今常州）人。

丁仲英序

　　江阴曹颖甫先生，余先严甘仁公之道义交也。精邃国学，诗名尤著。以逊清光绪之季登宝书，尝以选班赴山左，无所合，困而归。爰整岐黄之术以拯生民。有所感慨，则托之于山水草木虫鱼鸟兽之词，故大江南北，莫不知有曹诗人，而不知先生之又工于医也。先生之于学，上自经史，下至诸子百家，均有精深之研究。至仲景之学，则尤别具心得。尝谓其门弟子曰：医虽小道，生死之所出入，苟不悉心研究，焉能生死人而肉白骨？今之所谓宗仲景者，名而已矣。实则因陋就简，胆识不足以知病，毅力不足以处方。真能宗仲景之说，用仲景之方者，曾几人哉？且仲景原书，经王叔和收拾于荒残散乱之余，字句不无缺失，任意增补，已不能吻合原著，加以数千年来传写之为讹谬，笺注者非惟不敢置议，抑且于不可解者而强解之。甚至救表之当用麻黄者，不能正桂枝之失；汗家重发汗至于液虚生燥，当下以大承气者，不能正禹余粮丸之失。去仲景著书本旨，盖益远矣。今岁春，先生所著《伤寒发微》将以付梓，余信先生之书经艰苦卓绝而后成，为历来注《伤寒》史上可放一异彩而永传勿替。是为序。

辛未孟夏元彦丁仲英识

沈石顽序

　　仲师原序，自述作《伤寒杂病论》之经过，曰：余宗族素多，向余二百。建安年以来，犹未十稔，其死亡者三分之二，伤寒十居其七。感往昔之沦丧，伤横夭之莫救，乃勤求古训，博采群方，撰用《素问》《九卷》《八十一难》《阴阳大论》《胎胪药录》，并平脉辨证，为《伤寒杂病论》十六卷云云。书经五胡十六国之乱，已不无散佚，复经叔和之编次，林亿等之校刻，改窜损益，参以己意，至成无己注《伤寒论》时，已久非最初之完书矣。且历代之注《伤寒》者，不下百数十家，大率皆妄易次序，颠倒经义，攻讦聚讼，支离破碎，蒙蒙昧昧，莫宗一是，致后学者彷徨歧途，无所适从。吾师拙巢夫子，为逊清大儒，文声医誉，传闻海内。念仲师作《伤寒杂病论》之本旨，原为教民治病用药之道，有所标准，不意传至今日，真义晦塞沉沦，惜效方之反足以杀人，使排斥仲景学说者，得乘隙而横行一世。故忿然而起，行道三十余年，研究经验之心得，注释《伤寒》《金匮》，垂示后来。一洗空泛之浮论，专务实学，考据精详，凡无字之处，必反复探讨，一再解说，而仲景之不出方治者，综核尤为周密，此岂常人所能望其项背者哉？历三年，书始脱稿，意欲付梓，商诸章君次公，次公无以应。延及年许，今春乃由丁君济华[1]慨然助之，遂得杀青。印至二卷，适值丁君嘉礼之期，后二卷乃由石顽校订完成。仲师之学，医家之布帛菽粟，不可一日离，所以师表万世。而吾师此书，以经解经，独得仲师之奥，更足以光大仲师之学，其功岂小也哉？刊印将成，爰谨志颠末[2]，以志景行。

　　　　　　　　　　　辛未[3]端阳门下士石顽沈松年拜序

---

① 丁君济华：丁甘仁的长孙。
② 颠末：始末。
③ 辛未：1931年。

自　序

　　拙巢子少治举业，常以文学谭医理，空明研悟，自谓今古无双者，殆不减乎玉楸①。夫人之一身，水寒而血热，液清而气浊。然阳谷温泉，严冬无冰，萧邪寒焰，盛夏不热，阴阳相抱，内脏乃和，长夏土湿，潦水不澄，秋高气寒，白露始下，升降轻重，损益悬殊。固尝踌躇满志，以为足治仲景书矣。不意开卷以来，辄生艰阻，九折之肱中截，十仞之渊无梁，则又为之彷徨瞻顾，慨焉兴叹。故不为之开山凿石，则夷庚②不通；不为之伐木成桥，则彼岸不达。昔张隐庵《集注》既成，自序云：经寒暑，历岁月，废寝食，绝交游。谅哉斯言！予研核《伤寒论》，起于丁卯③之秋，每当不可解说之处，往往沉冥终日，死灰不旸，槁木无春，灵机乍发，乃觉天光进露，春红结繁，夏绿垂阴，又如幽兰始芳，野水凝碧，神怡心旷，难以言喻。匝月之中，屡踬④屡兴，不可数计。书于庚午⑤季夏告成，盖三年于兹矣。嗟乎！神禹畏龙门之峻，则北条洪河不奠；鬻熊⑥惮荜路之劳，则南荒山林不启。仲景之学，湮晦者几何年矣。自张隐庵出，始能辨传写倒误，而尚多沿袭；自黄坤载出，始能言三阴生死，而狃⑦于五行。然则予之为此，正欲继两家心苦，以复旧观云尔。若徒以改窜经文为罪责，则是惜山泽而不焚，纵其龙蛇禽兽，惮荆棘而不剪，养其狐狸豺狼，此真庄生所谓哀莫大于心死者也。世有达人，予将拭目俟之。

辛未端阳后三日江阴曹家达

---

　　① 玉楸：黄玉璐，字元御，一字坤载，号研农，别号玉楸子。清代著名医学家，尊经派的代表人物。

　　② 夷庚：平坦大道。《左传·成公十八年》："今将崇诸侯之奸，而披其地，以塞夷庚。"杜预注："夷庚，吴晋往来之要道。"孔颖达疏："夷，平也。《诗序》云：'《由庚》，万物得由其道。'是以庚为道也。"

　　③ 丁卯：1927年。

　　④ 踬：事情不顺利，受挫折。

　　⑤ 庚午：1930年。

　　⑥ 鬻熊：又称鬻熊子、鬻子。约生活于公元前11世纪，出生于湖北荆州，为楚国开国君主熊绎的曾祖。著有《鬻子》一书。

　　⑦ 狃：因袭，拘泥。

仲景原序

余每览越人入虢之诊，望齐侯之色，未尝不慨然叹其才秀也。怪当今居世之士，曾不留神医药，精究方术，上以疗君亲之疾，下以救贫贱之厄，中以保身长全，以养其生。但竞逐荣势，企踵权豪，孜孜汲汲，惟名利是务，崇饰其末，忽弃其本，华其外而悴其内。皮之不存，毛将安附焉？卒然遭邪风之气，婴非常之疾，患及祸至，而方震栗。降志屈节，钦望巫祝，告穷归天，束手受败。赍百年之寿命，持至贵之重器，委付凡医，恣其所措。咄嗟呜呼！厥身已毙，神明消灭，变为异物，幽潜重泉，徒为啼泣。痛夫！举世昏迷，莫能觉悟，不惜其命，若是轻生，彼何荣势之云哉？而进不能爱人知人，退不能爱身知己，遇灾值祸，身居厄地，蒙蒙昧昧，蠢若游魂。哀乎！趋世之士，驰竞浮华，不固根本，忘躯徇物，危若冰谷，至于是也！

余宗族素多，向余二百。建安纪年以来，犹未十稔，其死亡者，三分之二，伤寒十居其七。感往昔之沦丧，伤横夭之莫救，乃勤求古训，博采众方，撰用《素问》《九卷》《八十一难》《阴阳大论》《胎胪药录》，并平脉辨证，为《伤寒杂病论》，合十六卷。虽未能尽愈诸病，庶可以见病知源。若能寻余所集，思过半矣。

夫天布五行，以运万类；人禀五常，以有五脏。经络腑腧，阴阳会通；玄冥幽微，变化难极。自非才高识妙，岂能探其理致哉！上古有神农、黄帝、岐伯、伯高、雷公、少俞、少师、仲文，中世有长桑、扁鹊，汉有公乘阳庆及仓公。下此以往，未之闻也。观今之医，不念思求经旨，以演其所知，各承家技，终始顺旧。省病问疾，务在口给；相对斯须，便处汤药。按寸不及尺，握手不及足。人迎趺阳，三部不参；动数发息，不满五十。短期未知决诊，九候曾无仿佛。明堂阙庭，尽不见察。所谓管窥而已。夫欲视死别生，实为难矣。

孔子云：生而知之者上，学则亚之。多闻博识，知之次也。余宿尚方术，请事斯语。

汉长沙太守南阳张机撰

凡例八则

一，本书一日、二日、三日，为一候、二候、三候。伤寒七日一候，中风六日一候。以下五六日、八九日等，均不在此例。所以不言四候者，以阳明居中土，无所复传。凡传三阴，大概为误治之坏病，否则别有感受也。

一，本书讹谬处甚多，鄙人不避讪谤，辄为更正，使学者视病处方，有所信从，不致自误误人。知我罪我，听之而已。

一，内脏解剖，当以西说为标准，不当坚执旧说。西医所谓胸中有淋巴系统，即中医所谓脾阳及上中二焦之关键，所以发抒水谷之气而成液与汗者，皆由于此。西医所谓输尿管，即中医所谓下焦。西医谓胃底含有胆汁，足以证明少阳阳明之同化，及消渴厥阴跌阳同病之理。故注中间采其说，与谬托科学者固自不同。

一，本书有会通前后而其义始见者，诸家注文，每有顾此失彼之弊，致前后意旨差谬。鄙注幸免此失，愿与明眼人共鉴之。

一，著述之家，辄有二病，一为沿袭旧说，一为谬逞新奇。鄙人以考验实用为主要，间附治验一二则，以为征信。非以自炫，特为表明仲师之法，今古咸宜，以破古方不治今病之惑，阅者谅之。

一，药性不明，不可以治病。芍药苦泄通营分之瘀，葛根升提增液，能引太阳经腧内陷之邪使之外出，意旨俱本张隐庵。似较以芍药为酸寒敛汗，以葛根为阳明主药者为正。明者辨之。

一，三阴之病，纯阴则死，回阳则生。黄坤载说最为切中，凡阳亢而死者，皆医之过也。鄙注特申黄说，而补其所不及，似较原注为胜。

一，霍乱之证，浊气不降，清气不升，纵然有热，吐泻交作之后，中气必属虚寒，故仲师以四逆、理中为主方，足证近代霍乱新论之谬。

以上八则，不过略举大端，微者阙之，以俟阅者自悟。倘海内同志，有能匡予不逮，正予讹误者，不胜荣幸。

伤寒发微目录

太阳篇

太阳之为病，脉浮，头项强痛而恶寒。

此节为太阳病总纲，故但言脉浮，而不备言兼见之脉。兼见之脉，如中风脉浮而必兼缓，伤寒脉浮而必兼紧之类。盖无论所受何等外邪，始病必在肌表，皆当见此浮脉，不惟合本篇太阳病言之，并赅《痉湿暍篇》太阳病言之也。外邪束于肌表，内部阳气被遏，则上冲头项，于是有头项强痛之证。皮毛肌腠之中，皆有未泄之汗液，从淋巴管输泄而出，医家谓之太阳寒水，邪犯肌表，必阻遏①其外出之路，此水内停，即有恶寒之证。无论伤寒恶寒，中风亦有时恶寒，即温病之初起，亦必微恶寒也。

太阳病，发热，汗出恶风，脉缓者，名为中风。

风为阳邪，当皮毛开泄之时，由毛孔内窜，着于肌肉，而腠理为之不开，肌腠皆孙络密布之区，营气所主，营血热度最高，华氏寒暑表九十五度。与风邪抵抗，易于发热，故始病即见发热。成无己以为风伤卫者，误也。热势张于内，毛孔不得复合，故汗出。汗方出，而外风又乘毛孔之虚，犯肌理而增寒，故恶风。气从内泄，毛孔不外闭，无两相抵拒之力，故脉缓。脾为统血之脏，风中于肌肉，则脾受之，故解肌之桂枝汤用甘草、生姜、大枣以助脾阳，桂枝以宣阳气，芍药以泄营分。务使脾阳动于内，营郁发于外，血中凝冱②之水液，得以分泌成汗，直透毛孔之外，内热既随汗泄，则毛孔闭而汗自止矣。服药后，啜热粥者，亦所以助脾阳也。

太阳病，或已发热，或未发热，必恶寒，体痛，呕逆，脉阴阳俱紧者，名为伤寒。

寒为阴邪，而其中人即病者，或由于暴受惊恐，心阳不振之时，或由向有痰湿之体，或由天时暴热，皮毛开泄之后，当风而卧，夜中露宿，或卫阳衰弱，寒夜卧起不定，寒因袭之。所以致病者不同，而病情则一。盖寒邪中人，皮毛先闭，汗液之未泄者，一时悉化寒水，肌里之营血，并力抵拒，血热战胜，遂生表热。初病时，血热不达，或无表热，而要以恶寒为不易之标准。此证虽至鼻燥、眼中热、唇口焦，而恶寒不减，甚有当六月盛暑时，犹必覆以重衾、温以炭炉者，其体痛或如锥刺，或如身卧乱石中。予于春夏之交，盖屡见之。寒郁于外，阳气不得外泄，胆胃被劫而上冲，因病呕逆，间亦有不呕逆者。寒邪外逼，血热内亢，两相抵拒，故脉阴阳俱紧。寒伤皮毛，则肺受之。中医言肺主皮毛，西医谓肺中一呼吸，皮毛亦一呼吸，其理正相合也。故发表之麻黄汤用麻黄、杏仁以开肺与皮毛之郁，桂枝以宣阳气，甘草以平呕逆。务使肺气张于内，皮毛张于外，阳气达于中，则皮里膜外之水气，因寒凝冱者，一时蒸迫成汗，而邪随汗解矣。

伤寒一日，太阳受之，脉若静者，

---

① 遏：原作"阨"，据文义改。

② 冱：寒凝。

为不传；颇欲吐，若躁烦，脉数急者，为传也。

伤寒一日，太阳受之；二日，阳明受之；三日，少阳受之；四日，太阴受之；五日，少阴受之；六日，厥阴受之。此本《内经》文字，仲师祖述《内经》，岂有推翻前人之理？《内经》原系汉人伪托，当在仲景之前。故发端即曰：伤寒一日，太阳受之，脉若静者为不传。自来注家不知一日为一候，遂致相沿为讹谬。高士宗明知二日未必遽传阳明，以为正气相传，不关病气。夫六经营卫，昼夜流通，岂有既病伤寒，一日专主一经之理？仲师恐人不明一日、二三日之义，后文即申之曰：太阳病，头痛至七日以上自愈者，以行其经尽故也。若欲作再经者，针足阳明，使经不传则愈。此可见本节所谓一日，即后文所谓七日。伤寒发于太阳，以七日为一候，犹黄瘅①病发于太阴，以六日为一候也。《诗·豳风·七月篇》详言农政，以三十日为一候，故冬十一月为一之日，十二月为二之日，正月为三之日，二月为四之日也。知一日、二日为一候、二候，则未满三日可汗而愈，既满三日可下而愈，可以释然无疑矣。此节凭脉辨证，知邪之传与不传，盖浮紧为伤寒正脉，静即不变动之谓，已满七日，而浮紧之脉绝无变动，便可知其为不传他经。此意惟包识生能言之，余子碌碌，不足数也。至如太阳失表，胃中化燥，熏灼未泄之汗液，致湿痰留于胃之上口，胃底胆汁不能相容，则抗拒而欲吐，盖湿痰被胃热蕴蒸，若沸汤然，上溢而不能止也。胃中化热，阳热上攻，则苦躁烦，而脉亦为之数急，即此可决为邪传阳明。张隐庵乃谓太阳受邪，感少阴之气化者为传，殊失仲师本旨。

伤寒二三日，阳明少阳证不见者，为不传也。

《内经》一日、二日，为一候、二候，前条既详言之矣。二候在七日以后，三候在十四日以后，盖伤寒以七日为一候也。惟传经初无定期，发于春夏之交，地中阳气大泄，人身之皮毛肌理易开，常有一二日即传阳明者，亦有冬令严寒，二十余日不传阳明者。仲师言其常，不言其变也。以传经常例言，八日后当传阳明，十五日后当传少阳。为冬令天地闭塞，人身阳气未易外泄为汗，故为期较缓。若八日后，不见潮热渴饮、不恶寒、但恶热、谵语、小便多、大便硬、阙上痛等证，即为不传阳明。十五日后，不见口苦咽干、目眩、耳聋、吐黄色苦水，即为不传少阳。可见伤寒之轻者，虽未经疗治，亦有七日自愈、十四日自愈之证也。若始病恶寒体痛，即投以大剂麻黄汤，则一汗而病良已，宁复有传经之变证乎？

太阳病，发热而渴，不恶寒者为温病。若发汗已，身灼热者，名曰风温。风温为病，脉阴阳俱浮，自汗出，身重，多眠睡，鼻息必鼾，语言难出。若被下者，小便不利，直视，失溲；若被火者，微发黄色，剧则如惊痫，时瘈疭；若火熏之，一逆尚引日，再逆促命期。

发端便称太阳病，是必有脉浮、头项强痛之见证，则温病不由少阴传出，确无可疑。按：温病之轻者，其始亦必恶寒。近世蜀医张子培著有《春温三字诀》，言恶寒之时，用麻绒二三钱于桑菊饮中，视原方尤妙。所以发热而渴者，其人冬不藏精，当春气发生之时，内脏失其滋养也。所以不恶寒者，则以津液素亏，里气本燥，益以外感之温邪，而表里俱热。此证正宜清营泄热，医者反发其汗，以致津液重伤，风乘毛孔之虚而倍益

---

① 瘅：通"疸"。

其燥，于是遍身灼热，一如炽炭之灼手，是为风温。脉左主营而右主卫，左右俱浮，故曰阴阳俱浮。自汗者，表疏而阳热外泄也。身重者，脾精不濡肌肉，肌肉无气而不能转侧也。试观垂死之人，身重如石，此非肌肉无气之明证欤？脾阳受困，肢体无力，故多眠睡。且以风引于上，热痰上蒙清窍，不能受清阳之气，故白昼一如昏暮也。风着脑中，咽中痰涎吸作声，故息必鼾。风痰阻塞咽喉，故语言难出，此风温挟痰之变，起于误汗者也。病温之人，精液本少，渴饮不恶寒，则有似阳明实证。若误认阳明而下以承气，势必因津液内亡而小便不利，目系不濡，因而直视。且始因误下而气并于肠，牵制膀胱气化，而小便不利，继则硝、黄药力一过，气脱于前，而为失溲，此风温化燥之变起于攻下者也。但温病之始，必微恶寒。温病之成，汗多而渴。汗下虽误，然犹有说以处之也，至如烧针及隔姜而灸、隔蒜而灸，则庸妄之至矣。夫津液充足之人，遇火则汗出，故冬令围炉，犹不免里衣沾渍，盛夏执爨①，则更无论矣。若皮毛肌腠绝无津液留遗，以火攻之，追肌理血液外附皮毛，而微见黄色。黄色者，津液不能作汗，而血色代见于外也。三阳之络，皆上于头，血受火灼，为炎上之势，所挟络脉之血，一时上冲于脑，时见牵掣指臂，瘛疭如惊痫状。若火从下熏，轻微之毛羽纸片，时上时下，而不能定，则必死无疑矣。或汗或下为一逆，被火为再逆。一逆则尚及救治，再逆则朝不保暮，此真越人所谓医杀之也。予谓此证初起，即宜人参白虎汤及竹叶石膏汤，使其热势渐杀，或当挽救一二。门人刘仲华治安徽林振羽病亲见之。始由某医误汗误下，诸证皆备。刘用白虎汤加西洋参、生地、犀角，二剂后始有转机，十余日方见霍然。

治法差谬，生死攸关，是不可以不慎也。又按：犀角、生地，能清脑中上述之热血。恽铁樵治王鹿萍子脑中热痛，用之奏效，亦其一证也。

病有发热恶寒者，发于阳也；无热恶寒者，发于阴也。发于阳者，六日愈；发于阴者，七日愈。以阳数七，阴数六故也。此条订正。

发于阳者为中风，以风为阳邪故也。中风之证，发热有汗而恶风，然亦间有恶寒者，如太阳中风，啬啬恶寒，可证也。发于阴者为伤寒，以寒为阴邪故也。但本节"发于阳者七日愈，发于阴者六日愈"，则为传写差误。据后文"风家表解而不了了者，十二日愈"，十二日为两候，风家病愈在十二日，则发于阳者，当云"六日愈"。后文又云"太阳病，至七日以上自愈者，以行其经尽故也"，伤寒以七日为一候，则发于阴者，当云"七日愈"。但阳病遇阴数而愈，阴病遇阳数而愈，亦属术家言，有时不甚可据，但存其说可也。

太阳病，头痛，至七日以上自愈者，以行其经尽故也。若欲作再经者，针足阳明，使经不传，则愈。

太阳伤寒，以七日为一候，所谓发于阴者，七日愈也。盖风寒束于表，血热抗于里，始则无热恶寒，继则发热而仍恶寒，使正气足以胜邪，则当一候之期，汗出而头痛可愈。夫头之所以痛者，皮毛为表寒所闭，阳气不得外达，郁而上冒也。汗泄则表寒去而皮毛自开，至于表解汗泄，则气之上冒者平矣。设有未解，则七日之后，当传阳明，故曰"作再经"，言太阳一经病后更传一经，非谓六经传遍，

————————

① 爨（cuàn 窜）：炉灶。

复转太阳也。太阳当传阳明，故泻趺阳穴以泄其热，使阳明气衰而不复传，则病亦当愈，此真曲突徙薪①之计。不似近世医家，俟治疗期至，然后治之，焦头烂额为上客也。足阳明为趺阳穴，在足背上小儿系鞋带处。

太阳病欲解时，从巳至未上。

人身卫气行于表，表虚则阳气不能卫外，因病伤寒。卫气昼行于阳，从巳至未上，正日中阳盛，无病者进午餐之候，阳明正气当旺，此时卫气若强，便当一汗而解。盖病之将退，不惟专恃药力，亦赖天时之助也。《金匮·痉湿暍篇》云：风湿相搏，一身尽疼痛，法当汗出而愈。值天阴雨不止，医云此可发其汗，汗之病不愈者，但风气去，湿气在，故不愈也。由此观之，寒病不得天阳之助，庸有济乎？

风家表解而不了了者，十二日愈。

风为阳邪，故风家之向愈，以六日为候，就阴数也。风家表解，谓解肌发汗之后，不了了者，或头尚微痛，或咳吐风痰。仲师不出方治，但云十二日愈，不欲以药味伤正气也。如必欲服药，可于陆九芝《不谢方》中求之。

病人身大热，反欲得近衣者，热在皮肤，寒在骨髓也。身大寒，反不欲近衣者，寒在皮肤，热在骨髓也。

伤寒之为病，外虽壮热，往往拥被而卧，虽在盛暑，衣必装棉，并欲向火，兼有目珠火热，鼻中燥，唇口疮发者，要以背如冷水浇灌，为病之真相，甚者如卧井水中。但胸腹之间，绝无患苦，此即病未入里之验，所谓标热本寒也。此时用麻黄汤原方，当可一汗而愈。惟麻黄剂量，万不可轻，轻则无济。余常以二三钱为标准，重证或用至五六钱，章成之亦能用之。世言麻黄发汗能亡阳，予治病多年未见有亡阳者。时医但用二三分，又加蜜炙，故无济。设汗后胃中略燥，可用调胃承气以和之，得下便无余事矣。若温热

之为病，外虽微寒，往往当风而坐，虽在冬令，犹欲去衣，甚至饮冰盥凉，犹言畏热。此证有实热为湿痰所遏，不得外出，而手足厥逆者，有津液素亏而尺中脉微者，要以渴欲冷饮为病之真相。实热内伏者，宜大承气汤，即《厥阴篇》厥者当下之例也。阴亏阳陷者，宜人参白虎汤，加凉营解渴之品，如麦冬、生地、玉竹、瓜蒌根之类，皆可应手奏效。一或错误，杀人俄顷，学者慎之。此条"骨髓"但作"在里"解，若以为肾主骨髓，而误认为热在少阴，则误矣。

太阳中风，阳浮而阴弱。阳浮者，热自发；阴弱者，汗自出。啬啬恶寒，淅淅恶风，翕翕发热，鼻鸣干呕者，桂枝汤主之。

桂枝汤方

桂枝三两，去皮　芍药三两　甘草二两，炙　生姜三两，切　大枣十二枚，劈

上五味，㕮咀，以水七升，微火煮取三升，去渣，适寒温，服一升。服已须臾，啜热稀粥一升余，以助药力。温覆，令一时许，遍身漐漐，微似有汗者益佳，不可令如水流漓，病必不除。若一服汗出病瘥，停后服，不必尽剂；若不汗，更服，依前法；又不汗，后服小促其间，半日许三服尽。若病重者，一日一夜服，周时观之；服一剂尽病证犹在者，更作服；若汗不出者，乃服至二三剂。禁生冷、黏滑、肉面、五辛、酒酪、臭恶等物。

中风发于阳，故卫阳外浮；风着肌理之孙络，闭其外出之路，故营阴内弱。发热恶风暨恶寒并见者，上文所谓发热恶寒

①　曲突徙薪：把烟囱改建成弯的，把灶旁的柴草搬走。比喻消除可能导致事故发生的因素，防患于未然。典出《汉书·霍光传》："曲突徙薪无恩泽，焦头烂额为上客。"突，烟囱。

发于阳者是也。风袭肺窍，鼻中有清涕而气不通，故鼻鸣；风泂肌腠，脾阳内停，水湿不能作汗外达，故胃气不和而干呕，桂枝汤方用桂枝以通肌理达四肢，芍药以泄孙络，生姜、甘草、大枣以助脾阳。又恐脾阳之不动也，更饮热粥以助之，而营阴之弱者振矣。营阴之弱者振，然后汗液由脾而泄于肌腠者，乃能直出皮毛，与卫气相接，卫始无独强之弊，所谓阴阳和而自愈者也。

太阳病，头痛，发热，汗出恶风者，桂枝汤主之。

邪薄于外，正气不得外泄，则上冲于头，故无论伤寒、中风，皆有头痛之证。两太阳穴在目外眦旁最为空虚，故上冲之气，此最先受。初病便发热者，为其发于阳也。当皮毛开泄之时，风袭汗孔之虚，内薄肌腠。肌腠为孙络丛集之区，草书"丝"字，形近于"孙"，故《内经》俱作"孙络"，即今西医所谓微丝血管。营气居之，营气随受随抗，故一病即见发热。皮毛本开，故汗自出。风从汗孔入犯肌肉，故恶风。所以用桂枝汤者，取其辛甘发散，但令脾阳内动，营气自能作汗，从肌理泄出皮毛，然后肌表通彻，风邪即从汗解矣。无如近世庸工，谬以芍药为酸寒，又不知姜、枣、甘草为扶脾主药，桂枝、甘草所用不过三五分，生姜不过三片，红枣不过三枚，桂枝汤乃无复愈疾之功，可笑亦可叹也。

太阳病，项背强几几，反汗出恶风者，桂枝加葛根汤主之。

桂枝加葛根汤方

桂枝三两，去皮　芍药三两　甘草二两，炙　生姜三两，切　大枣十二枚，劈　葛根四两

上六味，以水七升，纳诸药，煮取三升，去滓，温服一升，不须啜粥，余如桂枝将息及禁忌法。

太阳经脉，出脑下项，挟脊抵腰中，寒邪随经下陷，则项背强几几。鸟之短羽貌，犹《诗》所谓不能奋飞也。邪阻太阳经隧，至于拘紧不解，坐卧行起，无不牵掣，一似寒邪伤于表分，经脉被束而不舒。然果系寒郁于表，即不当见汗出恶风之中风证，今乃反见汗出恶风，则其为桂枝证无疑。但病邪既陷太阳经腧，固当加葛根以提而出之。其不用葛根汤者，有汗则皮毛本开，不必再用麻黄也。

太阳病，下之后，其气上冲者，可与桂枝汤。若不上冲者，不得与之。

太阳之病，本无当下之理，一经误下，则变症百出。魄汗未尽，挟表寒内陷，则利遂不止而病寒湿，此宜用四逆、理中者也；挟标阳内陷，则转为协热利，此宜用大承气者也；若标阳并寒水，因误下而停蓄膈上，则为大、小结胸，此宜大陷胸汤、小陷胸汤者也；若表寒因之而留滞心下，则结而成痞，此宜用泻心汤者也；又其甚者，寒湿太重，一下而成无阳之脏结，是又在不可攻之例矣。是故一经下陷，而气不还者，则气不上冲；下陷而有所留滞，则气亦不上冲。所以不得与桂枝汤者，为其已成坏病也。惟其虽经误下，而气仍欲出表，不甚则为微喘，桂枝汤加厚朴、杏子主之。甚则利不止而脉促，葛根汤主之。要其为气上冲则一也。盖仲师虽言可与桂枝汤，一于本方加厚朴、杏仁，一于本方加麻黄、葛根，固未尝不可随证变通耳。

太阳病三日，已发汗，若吐、若下、若温针，仍不解者，此为坏病，桂枝不中与也。观其脉证，知犯何逆，随证治之。

太阳病，汗、吐、下、温针，病仍不解，仲师但言"桂枝不中与"，又曰"观其脉证，知犯何逆，随证治之"，然未尝

标明何证何方，令人无从揣测。此当研求而得其大要，以为临证标准。假如发汗、温针亡阳，则有脉微身寒之变，宜桂枝加附子汤；吐伤中气，气逆脉促者，宜生姜半夏汤；下之而寒水下陷，利遂不止，脉濡滑者，宜四逆、理中辈；汗、吐、下、温针之后，阳明生燥，脉洪渴饮者，宜人参白虎汤；发汗烧针，阳浮于外，吸引少腹之气上冲，欲作奔豚者，则宜桂枝加桂汤；发汗后脐下微有水气，欲作奔豚，则宜苓桂甘枣汤。散见于《伤寒》《金匮》者，不胜枚举，略标出之，以俟学者类推。

桂枝本为解肌，若其人脉浮紧，发热汗不出者，不可与之，常须识此，勿令误也。

桂枝解肌，所以别于麻黄之解表，而于发热、有汗、恶风者宜之。若脉浮紧、汗不出者，邪正方相持于皮毛，所赖营气未虚，血热足与外寒相抵，奈何在表之寒邪，不驱之外泄，而反引之入里乎？不特此也，皮毛不开，而张发肌理之阳气，外不得泄，而郁于皮毛之内，不病喘逆，即增烦躁。近人不明此理，反谓桂枝汤为敛汗之剂，陈修园亦不免。与后文"当以汗解""复发其汗"诸条，显相抵牾。按之"解肌"二字，已不可通。推原其故，皆由李时珍《本草》误人。盖因本方有芍药，李时珍《纲目》不知何所依据，目为酸寒。市医以耳为目，于是谬谓芍药监桂枝之燥，及敛肝阴之邪说。不知芍药在《本经》但言苦平，苦者主泄，故能通营分之凝结，肌理为孙络满布，风袭肌理，营气凝闭而不解，故用芍药以泄。妇人腹痛及疮痈肿痛皆用之，亦正以解血络之凝闭也。今人内证用白芍，外科用赤芍，其实则一。然则桂枝汤之解肌，芍药实为主要，反谓监桂枝之燥烈，有是理乎！予尝亲试之，

白芍甘而微苦，赤芍则甚苦，而皆无酸味。黄坤载《长沙药解》亦以为酸寒，真是糊涂万分。明乎此，仲景立方本旨，乃可大白矣。

若酒客病，不可与桂枝汤，得之则呕，以酒客不喜甘故也。喘家作桂枝汤，加厚朴、杏子佳。凡服桂枝汤吐者，其后必吐脓血也。

酒之为气，标热而本寒。初饮则身热，酒后则形寒。标热伤肺，则为喘；本寒伤脾，则为痰。故治酒客病者，法当利肺而舒脾。肺气利，则标热泄而喘满除；脾气舒，则本寒化而湿痰解。桂枝汤方中加厚朴之苦温，以去脾脏之湿；杏仁之苦泄，以疏肺脏之热，或可用之。否则肺、脾二脏多湿热之人，本不喜甘，更用大枣以助脾湿而壅肺气，无论服汤必呕，而标热一盛再盛，肺痈既成，必吐脓血。如不得已而用桂枝汤，或加厚朴、杏仁而去大枣，理亦可通，以肺、脾多湿热之人，本兼痰喘故也。故仲师首节言"不可与"，言其正也；次言"加厚朴、杏子"，言其权也；三节言甘味壅塞，必吐脓血，极其变也。仲师于此不出方治，但举喘家加厚朴、杏子，使人自悟加减之法，于不言中求生活耳。不然，"下之微喘"条，后文自有方治，此处何烦赘说乎？盖特为酒客言耳。莫氏谓"凡服桂枝汤"条，当在"喘家"之前，非仲师本旨，不可从。若夫既呕脓血，仲师自有治法，《金匮·呕吐篇》云，不可止呕，脓尽自愈。不当止呕，但需排脓，则《狐惑篇》赤小豆当归散、《疮痈篇》排脓散，并可用也。包识生以首节为营实之禁忌桂枝，次节为卫实之禁忌桂枝，似也；三节为营卫俱实之禁忌桂枝，则非也。服桂枝而吐，与上得汤则呕何异？何所见而与首条殊异乎？况以伤寒通例论，中风一证，原系营实卫

虚，若以为营实当禁桂枝，中风一证，先当禁用桂枝矣。自来注释家，多犯顾此失彼之误，《伤寒》所以无通才也。实为邪实，风胜而血弱也，慎勿以邪实营弱而误认虚证。

太阳病，发汗，遂漏不止，其人恶风，小便难，四肢微急，难以屈伸者，桂枝加附子汤主之。桂枝汤加附子一枚，炮去皮，破八片。

"发汗，遂漏不止"与"下之，利遂不止"同，皆用药过当之失也。盖发汗则毛孔大开，皮毛为卫阳所属，卫阳以发汗而虚，毛孔乃欲闭不得，风袭毛孔之虚，因而恶风。汗与小便，同源而异趋，春夏汗多，则小便少；秋冬汗少，则小便多，可为明证。汗不能止，水液能外而不能内，故小便难也。津液从皮毛外泄，则四肢筋脉不濡，屈伸为之不利。夫汗出恶风，原属桂枝汤本证，惟表阳不固，不得不于本方中加熟附子一枚，以固表阳。但令表阳能复，卫气之属于皮毛者，自能卫外而为固，于是漏汗止，而诸恙自愈矣。

太阳病，下之后，脉促胸满者，桂枝去芍药汤主之。若微寒者，桂枝去芍药加附子汤主之。

汗下之后，病情未离肌腠，则仍宜桂枝汤。上节于汗后表阳虚者，则加附子以温之；本节则于下后阴虚，及阴阳并虚者，更示人以加减之法也。下后气上冲，则脉促而胸满。气上冲者，阳有余而阴不足，芍药苦泄伤阴，非阴虚者所宜，故去之。若下后脉微，则里阴虚，所以知其为里阴虚者，以脉管中血液不足知之也；下后身寒，则表阳虚，所以知其为表阳虚者，以腠理血热不胜表寒知之也。阴虚故去芍药，此与"脉促胸满"同；阳虚故加熟附子一枚，此与"发汗后漏遂不止"同。学者于此，可以观其通矣。

太阳病，得之八九日，如疟状，发热恶寒，热多寒少，其人不呕，清便欲自可，一日二三度发。脉微缓者，为欲愈也；脉微而恶寒者，此阴阳俱虚，不可更发汗、更吐、更下也；面色反有热色者，未欲解也，以其不能得小汗出，身必痒，宜桂枝麻黄各半汤。

桂枝麻黄各半汤方

桂枝一两十六铢　芍药　生姜　麻黄去节，后仿此　甘草各一两　大枣四枚　杏仁二十四枚，汤浸，去皮尖及两仁者

上七味，以水五升，先煮麻黄一二沸，去上沫，纳诸药，煮取二升，去渣，温服一升。

人一身毛孔，为魄汗从出之路，卫气主之，卫气行水，故称寒水，所以无汗之太阳病，外寒为多。人一身肌腠孙络交互，营气主之，营气行血，易于生热，所以有汗之太阳病，表热为甚。疟病由汗液不彻，留着毛孔之里，肌理之外，发时则先寒后热，固为肌表同病，太阳病如疟状者亦然。得太阳病八九日，已在一候之后，于法当传阳明，乃更发热恶寒，则不传阳明可知。便是热多寒少，其人呕，大便硬，或小便赤痛，犹当为少阳、阳明同病，今则其人不呕，则胆胃无上逆之气；清便自可，则肠中及下焦，并无燥热之象。且疟之将愈，以发无定候为验。今一日二三度发，则太阳之邪，当随汗解，此正在必先振栗欲复汗出而愈之例。设脉弦者，可与小柴胡汤；脉不弦而微缓，即可决为将愈，并小柴胡亦可不用。所以然者，凡病，血分热度渐高则病加，热度渐低则病退。脉微而缓，热度渐低之证也。然同是脉微，要不可执一而论，若脉微而身寒，则又为阴阳俱虚，不可发汗、更吐、更下。仲师虽不出方治，要以四逆、理中为宜。若面有热色，微赪如郁冒状，则营热欲泄为汗，而皮毛不达也。且营热

内张，毛孔外塞，则其身必痒，故宜桂枝麻黄各半汤，以期肌表双解，则一汗而愈矣。

太阳病，初服桂枝汤，反烦不解者，先刺风池、风府，却与桂枝汤则愈。

风池穴在脑后，风府在背脊第三节下。凡风邪之中人，必从脑后及背后输入，乘其虚也，故俗称仙人只怕脑后风。太阳中风，既服桂枝汤，便当蒸发腠理之血液，泌汁而成汗，然不能直出于表，药力助血热内张，必有反烦不解之见证。所以然者，则以风邪从入之穴，抑塞而不通也。故但需刺二穴以泻之，更服桂枝汤，便当汗出而愈矣。所以然者，则以此二穴最空虚，为营分热力所不达，故初服桂枝汤而无济也。

服桂枝汤，大汗出，脉不洪大者，与桂枝汤如前法。若形似疟，日再发者，汗出必解，宜桂枝二麻黄一汤。此条订正。

桂枝二麻黄一汤方

桂枝一两十七铢　芍药一两六铢　麻黄十六铢　生姜一两六铢　杏仁十六枚　甘草一两二铢　大枣五枚

上七味，以水五升，先煮麻黄一二沸，去上沫，纳诸药，煮取二升，去渣，温服一升，日再服。

服桂枝汤而大汗出，设风邪即从汗解，脉当和缓，为其风邪去而营气和也；设大汗后不见洪大之脉，而病仍不解，则阳明未曾化燥，故宜与桂枝汤如前法，不妨一汗再汗。此条与后一条为比例①，后条脉见洪大，故宜白虎，本条脉不洪大，故仍宜桂枝，传写者脱去"不"字耳。若既服桂枝汤，形似热多寒少之疟，日再发而无定候，但令营气与卫气和，则一汗可愈。然必用桂枝二麻黄一汤者，则以营

分之血热，胜于卫分之水气故也。

服桂枝汤，大汗出后，大烦渴不解，脉洪大者，白虎加人参汤主之。汤方载《阳明篇》。

治病之法，愚者察同，智者察异。服桂枝汤大汗出，与上节同，而前证与桂枝汤如前法者，为其脉不洪大，且无烦渴之变证也。夫大汗之后，营阴苟略无耗损，则当外安静而内润泽。今乃心神烦冤，大渴引饮，则太阳寒水外尽，阳明燥气内张，心营被灼故大烦，胃液顿涸故大渴。方用石膏、知母以除烦，生甘草、粳米加人参以止渴，而烦渴解矣。此白虎汤加人参之旨也。惟近世用人参多系种参，吉林人以硫水溉之，使易发生，每含温性，似不如西洋参为适用，然西医称其能补胃液，北京产妇多服之，则竟用辽参，亦未为不合也。

太阳病，发热恶寒，热多寒少，宜桂枝二越婢一汤。脉微弱者，此无阳也，不可发汗。此条订正。

桂枝二越婢一汤方

桂枝　芍药　麻黄　甘草各十八铢　大枣四枚　生姜一两二铢　石膏二十四铢，碎，绵裹，后仿此

上七味，以水五升，煮麻黄一二沸，去上沫，纳诸药，煮取二升，去滓，温服一升。

此节为风寒两感治法。中风之确证在发热，伤寒之确证在恶寒，热多寒少，则风重而寒轻，师于是用桂枝二以解肌，越婢一以解表，便当汗出而愈。设令寒多热少，麻黄重于桂枝，不可言知，越婢之有石膏，又当在禁例矣。按：宜桂枝二越婢一汤句，当在"热多寒少"下，今在节末，实为传写之误。否则既云"不可发

---

① 比例：比拟，比较。

汗"，犹用此发汗之药，有是理乎？若夫脉微弱而无阳，恶寒甚，则宜干姜附子汤，不甚，亦宜芍药甘草附子汤，此正可以意会者也。

服桂枝汤，或下之，仍头项强痛，翕翕发热，无汗，心下满，微痛，小便不利，桂枝去桂加茯苓白术汤主之。小便利，则愈。

桂枝去桂加茯苓白术汤方

芍药三两　甘草二两　生姜　白术　茯苓各三两　大枣十二枚

上六味，以水八升，煮取三升，去滓，温服一升。

服桂枝汤，汗从肌腠外泄，便当尽剂而愈。或服汤已而汗出不彻，或因表汗未泄而反下之，则水气当停心下。水郁于中，则阳冒于上，而头项为之强痛。翕翕发热而无汗者，停蓄之水，不能作汗故也。水停心下，则心下满而微痛。水气不行，故小便为之不利。方用芍药、甘草以舒头项之强急，生姜、大枣温中而散寒，白术、茯苓去水而降逆，但使水道下通，则水之停蓄者，得以舒泄，而标阳之郁于头项及表分者散矣。邪不陷于在背之经腧，故不用升提之葛根；水在心下而不在下焦，故不用猪苓、泽泻；去桂枝者，则以本病当令水气内消，不欲令阳气外张故也。

伤寒脉浮，自汗出，小便数，心烦，微恶寒，脚挛急，反与桂枝，欲攻其表，此误也。得之便厥，咽中干，烦躁吐逆者，作甘草干姜汤与之，以复其阳；若厥愈足温者，更作芍药甘草汤与之，其脚即伸；若胃气不和谵语者，少与调胃承气汤；若重发法，复加烧针者，四逆汤主之。

甘草干姜汤方

甘草四两　干姜二两

上二味，以水三升，煮取一升五合，去渣，分温再服。

芍药甘草汤方

芍药　甘草炙。各四两

上二味，以水三升，煮取一升五合，去滓，分温再服。

自汗出、微恶寒为表阳虚，心烦、小便数、脚挛急为里阴虚。盖津液耗损，不能濡养筋脉之证也。表阳本虚，更发汗以亡其阳，故手足冷而厥；里阴本虚，而更以桂枝发汗，伤其上润之液，故咽中干；烦躁吐逆者，乃阳亡于外，中气虚寒之象也。故但需甘草干姜汤温胃以复脾阳，而手足自温。所以不用附子者，以四肢禀气于脾，而不禀气于肾也。其不用龙骨、牡蛎以定烦躁，吴茱萸汤以止吐逆者，为中脘气和，外脱之阳气，自能还入胃中也。此误用桂枝汤后救逆第一方治，而以复中阳为急务者也。至于脚之挛急，则当另治。脾为统血之脏，而主四肢，血中温度，以发汗散亡，不能达于上下，故手足厥。阳气上逆，至于咽干吐逆，则津液不降，血不濡于经脉，故脚挛急。师为作芍药甘草汤，一以达营分，一以和脾阳，使脾阳动而营气通，则血能养筋而脚伸矣。此误用桂枝汤后救逆第二方治，以调达血分为主者也。芍药通血之瘀，故妇人腹中疾痛用之，外证痈脓胀痛亦用之，可以识其效力矣。至于胃气不和、谵语、重发汗烧针亡阳，则于误发汗外歧出之证，治法又当别论。夫胃中水谷之液充牣①，则润下而入小肠；胃中之液为发汗所伤，则燥实不行，壅而生热。秽热之气，上冲于脑，则心神为之蒙蔽，而语言狂乱，则稍稍用调胃承气以和

---

① 牣（rèn 刃）：满，充满。

之。若以发汗手足冷，烧针以助其阳气，阳气一亡再亡，不独中阳虚，并肾阳亦虚，乃不得不用四逆汤矣。芍药甘草汤，并肠痈之右足不伸者用之亦效。甲戌六月，于陆家根验之。

问曰：证象阳旦，按法治之而增剧，厥逆，咽中干，两胫拘急而谵语。师言夜半手足当温，两脚当伸，后如师言，何以知此？答曰：寸口脉浮而大，浮为风，大为虚，风则生微热，虚则两胫挛。病形象桂枝，因加附子参其间，增桂令汗出，附子温经，亡阳故也。厥逆，咽中干，烦躁，阳明内结，谵语烦乱，更饮甘草干姜汤；夜半阳气还，两足当热，胫尚微拘急，重与芍药甘草汤，尔乃胫伸；以承气汤微溏，则止其谵语，故知病可愈。

此节申明上节之义，示人治病之法，当辨缓急也。太阳中风，发热汗出恶风，为桂枝汤证，惟脚挛急不类。按：寒湿在下，则足胫酸疼，当用附子以温肾，却不知此证之自汗出为表阳虚，心烦脚挛急为里阴虚，更用桂枝发汗，则表阳更虚，而手足冷。汗出则里阴更虚，由是津液不足而咽干，血不养筋而拘急，胃中燥而谵语。但救逆当先其所急，手足厥冷，为胃中阳气亡于发汗，不能达于四肢，故先用干姜甘草汤以复中阳，而手足乃温。胫拘急为血随阳郁，不能下濡筋脉，故用疏营分瘀滞之芍药合甘缓之甘草，使血得下行而濡筋脉，而两脚乃伸。至如胃中燥热而发谵语，则为秽浊上蒙于脑，一下而谵语即止，故治法最后。

太阳病，项背强几几，无汗，恶风，葛根汤主之。

葛根汤方

葛根四两　麻黄三两　芍药二两　生姜二两　甘草二两　大枣十二枚　桂枝二两

上七味，以水一斗，先煮麻黄、葛根，减二升，去上沫，纳诸药，煮取三升，温服一升，覆取微似汗。

太阳与阳明合病者，必自下利，葛根汤主之。

太阳与阳明合病，不下利，但呕者，葛根加半夏汤主之。原方加半夏半升，洗。

太阳之气，卫外之阳气也，合营卫二气以为用者也。气之化为水者，汗也，故称太阳寒水。寒水者，里气为表寒所化，与病邪俱去之大转机也。服麻黄汤后，所出之汗多冷，此为明证。设寒水不能外泄为汗，郁于经腧之内，为强为痛，陷于足阳明胃，下泄而为利，上泛而为呕，故必用升提之品将内陷之邪提出，然后太阳寒水乃能从肌腠皮毛外泄而为汗，此葛根汤之作用也。独怪近世庸工，于大热之阳明腑证，往往漫投葛根。夫清阳明之热，自有白虎、承气二方，安用此升提之品乎？元人张洁古妄以为阳明仙药，并言邪未入阳明，不可轻用。不知桂枝加葛根汤及葛根汤二方，果为邪入阳明设乎？抑邪入阳明之后，可更用麻黄、桂枝以发皮毛肌腠之汗乎？李时珍《本草》犹采其说，真所谓大惑不解矣！按：次节自下利，与首节下陷经腧同，故但用葛根汤本方以升提之。三节不下利但呕，为水气上逆，故加生半夏以抑之，仲师所谓更纳半夏以去水是也。所谓同中求异也。又按：太阳、阳明合病，非太阳表证未罢，即见潮热、渴饮、不大便、谵语之谓。以太阳汗液不能畅行于表，反入于里，与太阴之湿并居。水气甚，则由胃入肠而成下利之证；水气不甚，则渗入中脘，胃不能受而成不下利而呕逆之证。不曰太阳与太阴合病，而曰与阳明合病者，一因下利由胃入肠，一因水气入胃，胃不能受而病呕逆，病机皆假道阳明，故谓与阳明合病也。

太阳病，桂枝证，医反下之，利遂不止，脉促者，表未解也；喘而汗出者，葛根黄芩黄连汤主之。

葛根黄芩黄连汤方

葛根半斤　甘草二两　黄芩三两　黄连三两

上四味，以水八升，先煮葛根减二升，纳诸药，煮取二升，去滓，分温再服。

此节"医反下之"至"表未解也"为一证，"喘而汗出者"为又一证。太阳魄汗未尽，误下者利不止，此与内陷之自利，略无差别。但仲师于此节郑重分明，历来为注释家所误。未能分析，致仲师立言本旨，如堕五里雾中。今特为分析言之。仲师曰：脉促者，表未解也。表属皮毛，皮毛未解，固不宜专用解肌之桂枝汤。脉促，即浮紧之变文，曰"表未解"，则仍为葛根汤证，与上"自下利"证同法，不言可知。惟喘而汗出，则阳热内盛，里阴外泄，乃为葛根芩连汤证。其作用正在清热而升陷，注家含糊读过，妄谓喘而汗出，即上所谓表未解，夫岂有表未解而汗出者乎？

太阳病，头痛发热，身疼腰痛，骨节疼痛，恶风无汗而喘者，麻黄汤主之。

麻黄汤方

麻黄二两　桂枝二两　甘草一两　杏仁七十枚

上四味，以水九升，先煮麻黄减二升，去上沫，纳诸药，煮取二升半，去滓，温服八合，覆取微似汗，不须啜粥，余如桂枝将息法。

寒从表郁，则里热无所发泄，迫而上冲于脑，即为头痛。太阳穴最空虚，故受之最早。血热与外寒抗拒，故发热。表寒甚，则周身血液与水气皆凝，故身疼。腰痛者，太阳寒水不得通于下焦也。一身骨节疼痛者，水气不能外散，流入关节也。表寒故恶风，皮毛与肺气俱闭，故无汗而喘。但病象虽多，要以开泄毛孔，使魄汗外达为不二法门。但令肺气外通，则诸恙不治自愈，此麻黄汤所以为伤寒之圣药也。独怪近人畏忌麻黄，徒以荆芥、防风、豆豉、牛蒡等味，敷衍病家，病家亦以其平易而乐用之，卒之愈疾之功不见。呜呼！此医道之所以常不明也。

太阳与阳明合病，喘而胸满者，不可下，宜麻黄汤。

太阳与阳明合病，有寒水陷肠胃而下利者，有水气积于心下，胃不能受，而呕逆者，前文已详言之矣。惟太阳之表寒未彻，阳热内郁，肺气不宣，则上冲而喘；太阳水气积于心下，胃不能受，则病胸满。此证表寒为甚，不可妄下，下之必成结胸。但令毛孔开泄，胸膈间水气，悉化为汗，而泄于皮外，则水气尽而胸满除，肺气开而喘自定矣，此其所以宜麻黄汤也。

太阳病，十日以去，脉浮细而嗜卧者，外已解也。设胸满胁痛者，与小柴胡汤；脉但浮者，与麻黄汤。

太阳病十日以去，则已过七日之期，诊其脉，浮而细，则标阳已衰。嗜卧，则表热已退。由燥而静，其为太阳解后，不传阳明可知。若水气留于心下而见胸满，水气结于肾、膀之上而见胁痛，则为太阳水气内陷。故同一浮细之脉，水气由手少阳三焦牵涉寒水之脏腑，则外仍未解。寒水之脏，属足少阴，故脉细。此时虽无潮热，而太阳水气未尽，故仍宜小柴胡汤以解外。若脉但浮而不细者，水气当在膈上，而但见胸满之证，与上节麻黄汤证同，不定牵涉足少阴而并见胁痛，故不见少阴微细之脉。此当于无字处求之者也。

太阳中风，脉浮紧，发热恶寒，身疼痛，不汗出而烦躁者，大青龙汤主之。若脉微弱，汗出恶风者，不可服；服之则厥逆，筋惕肉瞤，此为逆也。

大青龙汤方

麻黄六两　桂枝二两　甘草二两　杏仁四十枚　大枣九枚　生姜三两　石膏如鸡子大

上七味，以水九升，先煮麻黄减二升，去上沫，纳诸药，煮取三升，去滓，温服一升，取微似汗，出多者，温粉扑之，一服汗出者，停后服。

伤寒，脉浮缓，身不疼，但重，乍有轻时，无少阴证者，大青龙汤发之。

此二节，表明大青龙汤证治，而并申言其禁忌也。盖此方与桂枝二越婢一汤同意，但以杏仁易芍药耳。前以发热恶寒为发于阳，故虽脉浮紧、身疼痛、不汗出并同伤寒，仲师犹以中风名之，为其发于阳也。惟其风寒两感，故合麻黄、桂枝二方，以期肌表两解。惟其里热为表寒所压，欲泄不得，因而烦躁不安，故加鸡子大之石膏一枚，如是则汗液外泄，里热乘机进出，乃不复内郁而生烦躁矣。盖表证为发热、恶寒、身疼痛，里证为烦躁，皆以不汗出为主要。一身之毛孔，受气于肺。肺在人身，譬之发电总机，总机停止，则千百电机为之牵制而俱停。肺中一呼吸，毛孔亦一呼吸，今以风寒遏皮毛与肺，以致表里俱病。故汗一出而发热、恶寒、疼痛、烦躁悉愈，是何异总电机发而光焰四出也，此首节用大青龙汤之义也。若夫脉浮缓，则其病在肌而不在表，气疏故身不疼，寒湿亘于肌理，不能作汗外泄，故身重。乍有轻时者，此非外寒渐减，实为里热之将盛，肌里为营血所居，

与统血之脾相应。人之一身，惟血最热，肌理不开，里热易炽，故亦宜大青龙汤发脾脏之伏寒积湿，悉化为汗，从皮毛外出，而里热自清，盖即本论所谓脉浮而缓，手足自温，系在太阴之证。病机系在太阴，而发于太阳之肌腠，故治法仍以太阳为标准，此次节用大青龙汤之义也。至如脉微弱，则里阴虚，汗出恶风，则表阳又虚，更以发汗重伤其表阳，则为厥逆。里阴虚者，水液本不足供发汗之用，而更用大青龙汤责汗于血，则血不足以养筋濡分肉，则里阴重伤，必且筋惕而肉瞤。盖脉微弱与脉微细者相近，汗出恶风，与恶风蜷卧者亦相近，此正为太阴将传少阴之候。合观"无少阴证者，大青龙汤发之"，可以知所宜忌矣。黄坤载补真武汤为救逆方治，确有见地。

伤寒表不解，心下有水气，干呕，发热而咳，或渴，或利，或噎，或小便不利，少腹满，或喘者，小青龙汤主之。

小青龙汤方

麻黄　桂枝　芍药　细辛　干姜　甘草各三两　半夏半斤，洗　五味子半斤

上八味，以水一斗，先煮麻黄减二升，去上沫，纳诸药，煮取三升，去滓，温服一升。若渴，去半夏加栝蒌根三两；若微利，去麻黄加荛花，如鸡子大，熬令赤色；若噎，去麻黄，加附子一枚，炮；若小便不利，少腹满，去麻黄，加伏苓四两；若喘，去麻黄，加杏仁半斤，去皮尖。

伤寒，心下有水气，咳而微喘，发热不渴，小青龙汤主之。服汤已，渴者，此寒去欲解也。此条订正。

痰饮之源，始于水气。水气之病，则起于伤寒。使寒亘皮毛，早服麻黄汤，一

汗之后，表气当从汗孔散出，惟其失时不治，寒水凝冱不出，因与脾脏之湿合并而成饮。水气在胃之上口，胃不能受，则为干呕，为咳，为喘。水气下陷于十二指肠，则为利，为少腹满。水气阻隔，液不上承，则为渴。水合痰涎阻于上膈，则食入而噎。水和痰涎下走输尿管中，黏滞而不得畅行，故小便不利。间或水气上行，冲激肺脏而为微喘与咳，或营气为水邪所郁而生表热。水气上承喉舌，因而不渴，失时不治，即为痰饮。故小青龙汤为《痰饮篇》咳逆倚息之主方。但令太阳水气得温药之助，作汗从毛孔外泄，则心下水邪既尽，津液不能独存，故服汤已而渴者为欲解。但此条为不渴者言之耳，若阳气为水邪隔塞，不得上至咽喉而渴，得小青龙汤温化，必反不渴，以水气作汗外泄，胃中津液以无所阻隔而上承也。说见《金匮》苓甘五味姜辛汤条下。

太阳病，外证未解，脉浮弱者，当以汗解，宜桂枝汤。

发端但言太阳病，原不能定其伤寒、中风，设伤寒发汗以后，犹见有汗恶风之象，即为外证未解，要其为病在肌腠，即与中风无别。按：其脉浮而弱，浮为风邪外薄，弱则血分热度太低，不能抵抗外邪，故亦宜桂枝汤，以助营分之热，但令热度略高，足以蒸化汗液，则余邪悉从汗解而病愈矣。

太阳病，下之微喘者，表未解故也，桂枝加厚朴杏仁汤主之。

桂枝加厚朴杏仁汤方

桂枝三两　甘草二两　生姜三两　芍药三两　大枣十二枚　杏仁五十枚　厚朴二两，炙，去皮，后仿此

上七味，以水七升，微火煮取三升，去滓，温服一升，覆取微似汗。

前文"喘家用桂枝汤，加厚朴、杏子佳"，为酒客病言之也。酒客则伤脾与肺，固当加厚朴以燥脾脏之湿，杏仁以疏肺脏之气。然究非正治，特酒客病未曾化热者宜之耳。若已化热，其势将成肺痈，上节云"不可与桂枝汤，得之则呕"，后节又云"凡服桂枝汤呕者，其后必吐脓血"，可见虽加厚朴、杏子，犹非所宜也，若本节太阳病下之微喘，此方乃为正治。盖病在太阳，原有因误下而成痞、成结胸者，若下后不见坏病，而但见微喘，则病气犹在肺与皮毛。盖伤寒表不解，原有水停心下而喘，宜小青龙汤者；但微喘而不兼咳，心下水气甚微，可决为非小青龙证，此证与下后气上冲可与桂枝汤同例。究其所以喘者，则以心下微有水气，肺气不宣之故，故于桂枝汤方中加厚朴、杏仁以蠲微饮，而宣肺郁，则汗一出而微喘定矣。此桂枝加厚朴杏子所以为下后微喘之主方也。

太阳病，外证未解，不可下也，下之为逆。欲解外者，宜桂枝汤。

太阳病，先发汗不解，而复下之，脉浮者，不愈。浮为在外，而反下之，故令不愈。今脉浮，故知在外，当先解外则愈，宜桂枝汤。

此二节，申言外证未解，虽有阳明证，不可下之之例。太阳伤寒，始病则在皮毛，既而血热与表寒战胜，热发汗出，便当痊可。其不愈者，则其病已在肌腠，桂枝汤其主方也。但病在肌腠，至于发热汗出，其病已近阳明，间有渴饮汗出而热不解者。设不明其病在肌腠，而以承气下之，则肌腠凝冱之湿邪，既不能随下而尽，而中气一虚，反以牵掣其外出之路，故曰下之为逆。若夫先发汗不解，而见燥渴恶热之阳明证，于是本先汗后下之例，复用承气汤以下之。设外邪已解，直当一下而愈。无如病者尚见浮脉，浮脉在外，

故伤寒则见浮紧，中风则见浮缓，所以别于里证也。今病者反见浮脉，故不当一下而愈，所以然者，以其人虽有阳明里证，风邪犹在肌膜，里热反为外邪所吸，虽用硝、黄，不得下行，故曰当先解外则愈。此正表解乃可攻里之旨，非谓必无里证，并非谓不可攻下也。不然，仲师但言解外则愈可矣，何必曰先解外乎？

太阳病，脉浮紧无汗，发热身疼，八九日不解，表证仍在，此当发其汗，麻黄汤主之。服药已，微除，其人发烦，目瞑，剧者必衄，衄乃解。所以然者，阳气重故也。此条订正。

太阳病，脉浮紧，发热，身无汗，自衄者愈。

太阳病而脉见浮紧，为伤寒本脉。无汗身疼痛，无论发热与否，俱为伤寒本病。虽过经一二日，虽发热而脉证未变，其为麻黄汤证，确然无可疑者。惟太阳伤寒，始病则起于皮毛，卫阳为表寒所困，水气不能外达，因而无汗；肌肉中血热与之相抗，血热战胜，因而发热。但血分之热度高低不等。设令血中热度仅足与表寒相抵，则服麻黄汤后，热当随汗而解。设血中热度太高，虽服麻黄汤后，表证略轻，然以阳热太甚之人，骤得麻黄升发之力，郁热必上冲于心而发烦，上冲于脑而目为之瞑，甚为颅骨为开，血从骨缝中溢出，从阙上下走鼻孔，是为衄，衄后其病方解。所以然者，血热太胜，不能悉从皮毛外散故也。至如血之热度最高者，虽不服麻黄汤，亦能自衄而愈。所以然者，血与汗同源而异物，故夺血者不可发汗，疮家不可发汗，有金创者不可发汗，以血去液少故也。近日医家以血为红汗，意即本此。

二阳并病，太阳初得病时，发其汗，汗先出不彻，因转属阳明，续自微汗出，不恶寒。若太阳病证不罢者，不可下，下之为逆，如此，可小发汗。设面色缘缘正赤者，阳气怫郁在表，当解之熏之。若发汗不彻不足言，阳气怫郁不得越，当汗不汗，其人躁烦，不知痛处，乍在腹中，乍在四肢，按之不可得，其人短气，但坐，以汗出不彻故也，更发汗则愈。何以知汗出不彻，以脉涩故知也。

二阳并病，与上太阳、阳明合病，同源而异证。故有太阳水气未能作汗外泄，流入肠胃，而成下利者；有因汗液不澈①，水气郁于胃之上口，而病呕逆者。以水气不尽，牵涉足阳明胃，故谓之合病。今以汗出不澈，转属阳明，其病亦由水气内停。非胃中有燥屎邪热，上熏脑部，心神无所寄托，而作谵语之证也。亦非大实满痛，阳明支脉腹下髀走伏兔者，牵制右膝膑而不良于行也。虽续自汗出，不恶寒，时有阳明见象，但兼有项背强、汗出、恶风诸证，一经误下，反伤在里之阳气，不能助之出表，即前文所谓外证未解不可下，下之为逆也。此证当以发汗为正治，但仲师言可小发汗，而不出方治。张隐庵以为桂枝麻黄各半汤，似亦未当。夫麻黄本为无汗恶寒而设，岂有续自微汗出不恶寒而可用麻桂各半汤者？其必为桂枝加葛根无疑也。此为第一段。

设太阳标热，欲泄不得，则必郁而上浮，视病者之面，赤色渐次增加，则较之微汗出不恶寒者，证情殊异。治法正自不同，但需荆芥、防风、紫苏、僵蚕、蝉衣等味，煎汤熏其头面，阳气之内郁者，当从汗解。此为第二段。

又其甚者，发汗时仅得微汗，不足言

---

① 澈：通，达。

汗出不彻，阳气以毛孔闭塞，而拂郁于皮毛及颜面者，一时未易发泄。本应用麻黄汤以发汗，濡滞而不敢用药，则肌理营血之热，为表寒所遏，热度渐高，即见燥烦。太阳水气与太阴之湿并居，阳热外张而寒湿内郁。至于不知痛处，足太阴主腹，亦主四肢，故寒湿时注腹部，时窜四肢，而痛处迄无定在。按之不可得者，以其流走而不见停蓄者也。皮毛不开，肺气阻塞，故短气。气短者，卧即喘逆，故但坐不得眠。脾主肌肉，亦主血，今以水邪混于足太阴脾，固当用桂枝汤以助脾阳而增血热，使在里之湿邪悉从肌理外散，则一汗而愈矣，所谓更发汗则愈也。以其脉涩，因知其肌理为湿邪所阻，而血热不充，以肌理血热不充，因知其不能解肌而汗出不彻，此其所以宜桂枝汤也。此为第三段。

须知汗出不彻而转属阳明，与胃中燥热者迥殊，皆不当急于攻下。此节虽曰二阳并病，治法则仍以太阳为主也。

脉浮数者，法当汗出而愈，若下之，身重心悸者，不可发汗，当自汗出乃解。所以然者，尺中脉微，此里虚，须表里实，津液自和，便汗出愈。

脉浮数为有热，证属标阳，实即肌腠血热外抗，所谓法当汗而愈。已经发汗者，即后文所谓脉浮数者可更发汗，宜桂枝汤之证也；未经发汗者，即后文脉浮而数，宜麻黄汤之证也。若经误下之后，肌肉无阳气而见身重，营血虚而见心悸，此正与亡血家不可发汗，失精家不可发汗同例。此证阳浮而阴弱，不可急治，当俟其阴气渐复，得与阳和，乃能汗出而愈。尺中脉微，胞中血虚之征，故曰里虚也。此麻黄、桂枝二汤证，因表实里虚，津液不和，而不能发汗者也。

浮脉紧者，法当身疼痛，宜以汗解之。假令尺中迟者，不可发汗，何以知之？然：以营气不足，血少故也。古人"然"字多有作"曰"字解者，宋玉《九辨》亦用"然"字，并同。故有议扁鹊《难经》多用"然"字为伪书者，则不明古训之过也。

脉浮紧，为寒束于表，而血热内抗。法当身疼痛者，则以寒伤肌肉之故。此伤寒之脉证，宜麻黄汤以汗之者也。然尺中脉迟，与前条尺中脉微正同，尺中主下焦，亦为胞中血少而不当发汗，此亦在夺血者不可发汗之例。此麻黄汤证，因营气不足，而不可发汗者也。

脉浮者，病在表，可发汗，宜麻黄汤。脉浮而数者，可发汗，宜麻黄汤。

此节为里气不虚者言之，故一见无汗身疼痛之证，无论脉浮及脉浮数者，皆可用麻黄汤以发之。与下后身重、心悸、脉浮数而尺中微，及未经误下而尺中迟者，固自不同也。

病尝自汗出者，此为营气和。营气和者，外不谐，以卫气不共营气和谐故尔。以营行脉中，卫行脉外，复发其汗，营卫和则愈，宜桂枝汤。

病人脏无他病，时发热，自汗出，而不愈者，此卫气不和也。先其时发汗则愈，宜桂枝汤。

此二节，为病后余邪不彻，营气弱，而不能与卫气相接言之，盖即《金匮》百合病，见于阴者以阳法救之也。自汗出为营气和，和之为言平也，血分中热度不高之说也。血分热度不高，而病后余湿，尚凝沍肌理，不能达于毛孔之外，故力弱而不能与卫气相接。营气行于肌肉，由动脉而外出孙络，故曰营行脉中；卫气由六腑淋巴管直达皮毛，不在孙络之内，故曰卫行脉外。卫气自强，故毛孔开而自汗；营气自弱，故腠理凝沍之湿，不能直达毛孔，与淋巴管中排泄之废料同出而俱散，故汗出而病不愈。要惟用辛甘发散之桂枝汤，以助肌理之血热，但令血热与出表之水气同化，则营卫和而病自愈矣。此病后但见自汗，如寒无寒，如热非热，病见于营阴之弱，以阳法救之之治也。至如病人脏无他病，时发热，自汗出，而不愈者，其病亦由营分之弱。曰卫气不和者，为其淋巴管中水液，自行排泄于毛孔之外，而血分热度太低，不能排泄肌腠留恋之湿邪，两者不相和，故营分久郁而时发表热。但用桂枝汤于未发热之时，则血中热度增高，使肌肉中余湿一时蒸化成汗，与在表之水气合并而出，则营气与卫气混合为一，而病自愈矣。此病后兼见发热自汗，身形如和，其脉微数，病见于营阴之弱，以阳法救之者也。向与门人王慎轩论《金匮》百合病，仲师所处七方，皆在发于阳者以阴法救之之例，而于发于阴者以阳法救之，篇中阙而不备。慎轩以为此二条足以当之，颇为近理，仲师所以不列于百合病者，或以不用百合之故，且欲留其不尽之旨，使人于无字处求之也。

伤寒，脉浮紧，不发汗，因致衄者，麻黄汤主之。

伤寒为病，脉浮紧无汗，为一定不易之病理。麻黄汤一方，亦为一定不易之治法。但阳气太重之人，有服麻黄汤后以衄解者，亦有不待服麻黄汤而以衄解者。似不发汗而致衄，病当从衄解矣。乃血衄之后，脉之浮紧如故，发热恶寒无汗亦如故。此麻黄汤证不为衄解而仍宜麻黄汤者，与营虚不可发汗之证，固未可同日语也。

伤寒，不大便六七日，头痛有热者，与承气汤。其小便清者，知不在里，仍在表也，当须发汗；若头痛者，必衄，宜桂枝汤。

伤寒不大便六七日，已及再经之期，病邪将传阳明。六七日不大便而见头痛发热，则已见阳明之证，但阳明头痛与太阳异，太阳之头痛，在额旁太阳穴，阳明头痛在阙上。两眉间曰阙，属阳明。病传阳明，故阙上痛，痛则可与承气汤。惟大肠燥热，必蕴蒸输尿管及膀胱，而小便赤痛。若小便清者，则肠中无热，病邪尚在皮毛，便当用麻黄汤以发皮毛之汗，以病在肺与皮毛，太阳寒水用事，故小便清也。若太阳标热太盛，上冲于脑，则阙上或连太阳穴痛。颅骨之缝，以得热而开，必将血流鼻孔而成衄，故"头痛者必衄"。所以然者，以腠理不开，而郁热上冒也。用桂枝汤以发肌理之汗，则汗一出而衄自止矣。

伤寒，发汗已解，半日许复烦，脉浮数者，可更发汗，宜桂枝汤。

伤寒初病为麻黄汤证，发汗已，则其病当愈。乃半日许忽然烦热，此非邪传阳明，正以肌腠余邪未能尽随汗解，或由毛孔大开，外风袭于肌理故也，故宜桂枝汤以发之。

凡病，若发汗，若吐，若下，若亡血、亡津液，阴阳自和者，必自愈。

此节言误治亡津液者，当俟其自愈，以见庸工滋阴伐阳之不可为训也。盖阴液之生根于阳气，若蒸气然，必俟炉中炽炭，釜甑寒水乃得化气上行。设炉中无火，仅持无阳之寒水，则生气索然矣。凡病若发汗，若吐，若下，若亡血，皆能耗损其津液。但此为药误，而非人体中燥热所致，故必静以养之。但得身有微汗，口中不燥即为阴阳自和，而病当自愈。若急于养阴，而妄投生地、石斛、西洋参、麦冬之类，阳气被遏，湿痰滋生，病乃蔓延而不治矣。

大下之后，复发汗，小便不利者，亡津液故也。勿治之，得小便利，必自愈。

凡病大下后，则肠中、胃中、淋巴管中乳糜必少，加之以发汗，更竭其皮毛肌腠之水液，因致小便不利。庸工不知病之出于汗下，一见小便不利，更用五苓散、猪苓汤以利之，重伤其津液，此病之所以不愈也。盖此证当静俟其小便自利，而不当急治，意与上节略同，所谓以不治治之也。

下之后，复发汗，必振寒，脉微细。所以然者，以内外俱虚故也。

下后则亡其里阴，复发汗则亡其表阳，阴阳两虚，则必背毛懔然，甚至恶寒而蜷卧，按其脉必微细。内外俱虚，病乃延入少阴，此为四逆汤证，可于言外领取之。

下之后，复发汗，昼日烦躁不得眠，夜而安静，不呕不渴，无表证，脉沉微，身无大热者，干姜附子汤主之。

干姜附子汤方

干姜一两　附子一枚生用，去皮，破八片。后仿此。

上二味，以水三升，煮取一升，去滓顿服。

此节为汗下后虚阳外越之证，与下妇人伤寒经水适来之证，适得其反。阴血实，则其病在营，营气夜行于阳，故昼日明了，夜则谵语，如见鬼状。阳气虚，则其病在卫，卫气昼行于阳，虚阳随之俱出，故昼日烦躁不得眠，夜而安静。阴实者泄其热，阳虚者温其寒。但按其证情，不呕不渴，则内无实热可知；身无大热，其为虚热又可知；脉沉而微，则少阴虚寒，孤阳不归其根也。故宜干姜附子汤，以温寒水之脏，但令蒸气渐复，虚阳得所依附，乃不至荡而无归，而烦躁自愈矣。

发汗后，身疼痛，脉沉迟者，桂枝加芍药生姜人参新加汤主之。

桂枝加芍药生姜人参新加汤方

桂枝三两　芍药四两　甘草二两　人参三两　大枣十二枚　生姜四两

上六味，以水一斗二升，煮取三升，去滓，温服一升。

伤寒身疼痛，以寒邪由表及肌，伤及孙络，血络不通之故。故但须麻黄汤发汗，肌表通彻而疼痛自止。至如发汗后之疼痛，则其病专属肌腠，汗液发泄，血液加少，分肉中孙络乃凝滞而不通，所谓不通则痛也。试观痈疽之发，见于何部分，即痛在何部分，此无他，血络不通故也。又如跌打损伤，伤在何处，即痛在何处，亦血络不通故也。夫脉，尺中迟为营气不足，为血少，前于脉浮紧法当身疼痛条下，既详言之。今乃脉见沉迟，其为汗后营气不足及血少，确为信而有征。但前条既云不可发汗矣，今乃用桂枝人参新加汤，得毋犯发汗之禁乎？不知未发汗时，禁其发汗，惧伤阴也；既发汗而疼痛，又不可不稍发汗以和之，为业经伤阴而救正之也。譬之安静无事，则无宁不生事，既生事，则当务息事。新加汤方，惟桂枝、甘草、大枣，剂量同桂枝汤，盖桂枝汤原方本为宣发脾阳而设，今加人参以增胃液，胃主肌肉，脾亦主肌肉，但使胃液内生，脾阳外散，更倍通瘀之芍药，散寒之生姜，引在内之津液，贯输孙络而略无阻碍，则肌肉之疼痛可愈矣。痈疽疼痛重用赤芍者，意与此同，盖必孙络通而疼痛方止也。

发汗后，不可更行桂枝汤，汗出而喘，无大热者，可与麻黄杏仁甘草石膏汤主之。

麻黄杏仁甘草石膏汤方

麻黄四两　杏仁五十枚　甘草二两　石膏半斤

上四味，以水七升，煮麻黄减二升，去上沫，纳诸药，煮取二升，去滓，温服一升。

发汗后，半日许复烦，脉浮数者，可更与桂枝汤以发汗，此为皮毛开而肌理闭塞者言之也。今乃云不可更行桂枝汤，得毋自相刺谬乎？曰：否。盖发汗之后，汗已中止，外证仍在，故仍宜桂枝汤以解外。若服麻黄汤后，汗出而喘，岂有更行桂枝汤之理？此本无待烦言者，仲师言此，特欲辨发汗后更见何证耳。使汗出而喘，壮热不解，则为胃热上冲肺部而喘，病邪已属阳明，直可决为白虎汤证。惟其身无大热而喘，仍为肺气不宣，故宜麻杏石甘汤，麻黄汤去桂枝以疏达肺气，加石膏以清里热，则表里和而喘定矣。

发汗过多，其人又手自冒心，心下悸，欲得按者，桂枝甘草汤主之。

桂枝甘草汤方

桂枝四两　甘草二两

上二味，以水三升，煮取一升，去滓温服。

发汗后，其人脐下悸者，欲作奔豚，茯苓桂枝甘草大枣汤主之。

茯苓桂枝甘草大枣汤方

茯苓半斤　桂枝四两　大枣十五枚　甘草四两

上四味，以甘澜水一斗，先煮茯苓，减二升，纳诸药，煮取三升，去滓，温服一升，日三服。作甘澜水法：取水二斗置大盆内，以勺扬之，水上有珠子五六千颗相逐，取用之。

水气凌心为悸，《伤寒》《金匮》之通例也。发汗过多，虚其心阳，水气乘虚上僭，则心下悸欲得按。若于发汗之后，虚阳上吸，牵引水邪上僭，脐下悸欲作奔豚，病虽不同，其为水邪上僭则一。故心下悸欲得按，则用桂枝甘草汤；脐下悸欲作奔豚，则用茯苓桂枝甘草大枣汤，皆所以培养脾胃而厚其堤防，使水气不得上

窜。但此二方，皆为汗后正虚救逆之法，而非正治，是故《金匮·痰饮篇》：心下痞，膈间有水气，眩悸者，则宜小半夏加茯苓汤。脐下悸，吐涎沫，头眩者，为有水，则宜五苓散，直折其水气而使之下行。病根已拔，更无须甘温补中，此虚实之辨也。心动悸则用灸甘草汤，此证心下悸，甘草亦当灸。

发汗后，腹胀满者，厚朴生姜甘草半夏人参汤主之。

厚朴生姜甘草半夏人参汤方

厚朴炙，半斤　生姜半斤　半夏半斤　甘草二两　人参一两

上五味，以水一斗，煮取三升，去滓，温服一升，日三服。

发汗之伤血、伤津液，前文屡言之矣。但伤血、伤津液，其病在标，标病而本不病，故仲师不出方治，而俟其自愈。至于发汗后腹胀满，伤及统血之脾脏，其病在本，此即俗所谓脾虚气胀也。脾虚则生湿，故用厚朴、生姜、半夏以去湿；脾虚则气不和，故用甘草以和中；脾虚则津液不濡，故用人参以滋液。西医谓人参能滋胃液，然北京妇人产后，多有三朝以后即服吉林参，眠食俱安，可见胃为生血之源，补胃即所以补血也。则水湿下去，中气和而血液生，汗后之腹胀自愈矣。

伤寒，若吐若下后，心下逆满，气上冲胸，起则头眩，茯苓桂枝白术甘草汤主之。脉沉紧，发汗则动经，身为振振摇者，真武汤主之。此条订正。

茯苓桂枝白术甘草汤方

茯苓四两　桂枝三两　白术　甘草各二两

上四味，以水六升，煮取三升，去滓，分温三服。

苓桂术甘为痰饮主方。心下逆满，气上冲胸，起则头眩，为水气凌心。此与

《痰饮篇》胸胁支满目眩，苓桂术甘汤主之者，其病正同。惟发汗动经，身瞤动振振欲擗地者，即后文真武汤证。盖发汗阳气外泄，水气乘虚而上，则为头眩。阳气散亡，气血两虚，故气微力弱，不能自持，而振振动摇，若欲倾仆者然。然则本条"茯苓桂枝白术甘草汤主之"，当在头眩之下。"发汗动经身为振振摇者"下，当是脱去"真武汤主之"五字。盖汗出阳亡，正须附子以收之也。况脉之沉紧，正为肾气虚寒乎，此与后两条用附子同例。张隐庵乃谓振振摇为中胃虚微，振振欲擗地为心肾两虚，不知何所依据而强分二也。

发汗病不解，反恶寒者，虚故也，芍药甘草附子汤主之。

芍药甘草附子汤方

芍药　甘草各三两　附子一枚，炮

上三味，以水五升，煮取一升五合，去滓，分温三服。

发汗病不解，未可定为何证也。汗大出恶热，则为白虎汤证。外证不解，汗出恶风，则仍宜发汗，为桂枝汤证。若反恶寒者，则为营气不足，血分中热度太低，不能温分肉而濡皮毛，故反恶寒。芍药甘草汤，在误服阳旦汤条下，原为血不养筋，两脚挛急，疏导营血下行之方治。今微丝血管中血热不充，至于不能抵御外寒，故用芍药甘草以疏达营血，使得充满于微丝血管中，更加熟附子一枚以助之，使血分中热度增高，而恶寒之证自愈。

发汗，若下之，病仍不解，烦躁者，茯苓四逆汤主之。

茯苓四逆汤方

茯苓四两　人参一两　附子一枚，生　甘草二两　干姜两半

上五味，以水五升，煮取三升，去滓，温服七合，日三服。

发汗，若下后，病仍不解，津液之不足，要为理所必至。使津液不足而胃中燥热，是必渴欲饮冷而为白虎汤证。惟胃液燥于中，水气寒于下，绝无蒸气以相济，则胃中燥气上薄心脏，而厌闻人声，畏见生客，时怒小儿啼哭，或忽喜观览书籍，不数行辄弃去，是之谓烦。阳气在上，下焦水液不能与之相接，谓之火水未济，水不得阳热蒸化则不温，不温则阳热独亢于上，此时欲卧不得、坐不得，欲行不得，反复颠倒，顷刻间屡迁其所，而手足不得暂停，是之谓燥。此时用茯苓、人参，增胃液以濡上燥，合四逆汤以温下寒，而发其蒸气。使蒸气与胃液相接，则水火既济而烦躁愈矣。愚按：烦躁不定，系少阴阴虚，阳气外浮，故烦躁，此与上文昼日烦躁，夜而安静者，并责之虚。但前证阴虚不甚，故不用人参，而但用干姜附子汤，此证阴虚太甚，故用人参，为小异耳。

发汗后，恶寒者，虚故也；不恶寒但热者，实也，当和胃气，与调胃承气汤。

此节借上丁姜附子桂枝甘草汤证，以见调胃承气汤证恶寒与热之绝不相类也。汗后恶寒为虚，恶热为实。虚寒者当温，实热者当泻。此意最为平近，初学者能辨之。

太阳病，发汗后，大汗出，胃中干，烦躁不得眠，欲得饮水者，少少与饮之，令胃气和则愈。若脉浮，小便不利，微热，消渴者，五苓散主之。

五苓散方

猪苓十八铢　泽泻一两六铢　白术十八铢　茯苓十八铢　桂枝半两

上五味，捣为末，以白饮和服方寸匕，日三服，多饮暖水，汗出愈。

发汗后，大汗出，则胃中津液必少，故有胃实恶热而宜调胃承气汤者。若但见烦躁不得眠，欲得饮水，则仅为胃中干燥，而非胃中之实，故但须稍稍饮之以水，而胃中自和，烦躁自愈。若脉浮，小便不利，微热，消渴，则为大汗之后，浮阳张发于外，输尿管中水气被吸，不得下行，如是则宜五苓散以利小便，但使水道下通，而阳气得以还入胃中，和其入胃之水饮，而消渴自愈。此正与痰饮心下有水气而渴，服干姜细辛而反不消渴者同例。方治后"多饮暖水，汗出愈"七字，与本证不合，或传写之误也。

发汗已，脉浮数，烦渴者，五苓散主之。

伤寒，汗出而渴者，五苓散主之；不渴者，茯苓甘草汤主之。

茯苓甘草汤方

茯苓二两　桂枝二两　甘草一两　生姜三两

上四味，以水四升，煮取三升，去滓，分温三服。

发汗汗出，淋巴管中水液随阳气尽发于外，故有脉浮数而烦渴者，亦有不待发汗汗出而渴者，自非引水下行，则在表之水液必不能还入胃中，故皆宜五苓散。若汗出而不渴，则胸中阳气，尚不为水邪所遏，而津液犹能还入胃中，故但用茯苓甘草汤，使肌理中营气与皮毛之卫气相接，而其汗自止。盖此证汗出，亦由营弱卫强，与病常自汗出用桂枝汤略同，故处方亦略同桂枝汤也。

中风发热，六七日不解而烦，有表里证，渴欲饮水，水入则吐者，名曰水逆，五苓散主之。

中风证发于阳，血分热度本高，故未有不发热者。六七日，则已过六日一候之期，不解而烦，有表里证，则已由太阳而传阳明，故有渴欲饮水之证。然水入则吐，则水气内阻，津液不生，非由胃中燥热所致，故名水逆。水逆者，下流壅塞也。故必利其水，然后阳气始得外散，不复如从前郁热之不解矣。

未持脉时，病人叉手自冒心，师因教试令咳，而不咳者，此必两耳聋，无闻也。所以然者，以重发汗，虚故如此。

未持脉时，病人叉手自冒心，其为心下悸，不问可知。盖发汗过多，原自有虚其心阳、水气凌心、心下悸而欲得按者，即上所谓桂枝甘草汤证也。师因教令咳者，盖欲辨其水气之虚实。假令咳而吐涎沫，即为水气实，则直可决为小半夏加茯苓汤证。病者置之不答，则其为耳聋无疑，盖发汗后，虚阳上出于脑，两耳气闭，故聋。此非于桂枝甘草本方中重用龙骨、牡蛎以降浮阳，聋必不治。而心下之水气为虚，正可不治自愈矣。

发汗后，饮水多，必喘；以水灌之，亦喘。

肺中一呼吸，皮毛亦一呼吸。发汗后，肺与皮毛俱为阳热张发，是必有燥渴恶热之表证。使病家不知为标阳，而误为里热，于是渴而饮冷，则阳热遏入肺脏而为喘。恶热而灌以冷水，则阳热之在皮毛者，亦以被遏入肺脏而为喘，水气外加，标热反入于里，是与发汗后汗出而喘同例。当与麻黄杏仁甘草石膏汤，一以开肺与皮毛，一以清内陷之标热，而喘自定矣。

发汗后，水药不得入口，为逆。若更发汗，必吐不止。此条订正。

发汗后，阳气外浮，不能消水，水入则吐，要惟大、小半夏汤足以降逆而和胃，若胃中虚寒，则干姜甘草汤、吴茱萸汤皆可用之。此证忌更发汗，要无庸议。发汗则水气随阳热而张发于上，吸胃中水液俱上，倾吐而不可止，此理之可通者也。若淋巴管中水液既伤于汗，又伤于吐，阳气独张于上，而水液内亡，岂有反病下利不止之理。盖下利一证，必水湿有余之证也。然则此下字必传写之误，当订正之，毋以必不可通之说，贻仲师累。

发汗吐下后，虚烦不得眠，若剧者，必反复颠倒，心中懊憹，栀子豉汤主之；若少气者，栀子甘草豉汤主之；若呕者，栀子生姜豉汤主之。

栀子豉汤方

栀子十四枚　香豉四合，绵裹。余仿此

上二味，以水四升，先煮栀子得二升半，纳豉，煮取升半，去滓，分温二服。

栀子甘草豉汤方

栀子十四枚　甘草二两　香豉四合

上三味，以水四升，先煮栀子、甘草，取二升半，纳豉，煮取升半，去滓，分温二服。

栀子生姜豉汤方，

栀子十四枚　生姜五两　香豉四合

上三味，以水四升，先煮栀子、生姜，取二升半，纳豉，煮取升半，去滓，分温二服。

发汗吐下后，津液消耗，在表之浮阳不收，在里之余热不去，则郁结而生虚烦，甚则眠不得安，心中懊丧，不能自言其所苦。然究为病后余邪，故开表发汗，不待麻黄、桂枝，但用香豉已足，清里不待葛根、芩连，但用栀子已足，则表里余邪并去而虚烦愈矣。若夫无气则加甘草，呕则加生姜。其所以无气所以呕者，正需研核而始见。四肢肌肉，俱禀气于胃，胃中少气，则四肢为之无力，一身肌肉为之

重滞，所谓无气以动也。其病皆由汗吐下后，胃气空虚，故于解表清里外，佐以补中之甘草。胃中胆汁上逆则呕，湿邪入胃，胃不能受，则亦呕。此证之呕，要以汗吐下后，胃中虚寒，故于解表清里外，加生姜以散其微寒，而其呕亦止矣。

发汗，若下之，而烦热，胸中窒者，栀子豉汤主之。

伤寒五六日，大下之后，身热不去，心中结痛者，未欲解也，栀子豉汤主之。

吐下后而烦热，与大下后身热不去同，皆因液虚之后，津液不能外出皮毛，标热留而不去也。盖在外之标阳，以汗液和之则散，然液亏之人，又不能用发散峻剂，故但用香豉而已足。津液内亡，是生里热，于是气壅上膈，则胸中窒，甚则心中热。但病后余热，与实热不同，故但用生栀子十四枚而已足。在表者散而去之，在高者引而下之，而病后之余邪自解矣。

伤寒下后，心烦腹满，卧起不安者，栀子厚朴汤主之。

栀子厚朴汤方

栀子十四枚　厚朴四两　枳实四枚，炒，水浸去瓤。后仿此

上三味，以水三升半，煮取一升半，去滓，分温二服。

伤寒，医以丸药大下之，身热不去，微烦者，栀子干姜汤主之。

栀子干姜汤方

栀子十四枚　干姜二两

上二味，以水三升半，煮取一升半，去滓，分温二服，

以上二节，皆为病后有表里证言之也。若但有里证而不兼表证，香豉之发散，要在必去之例。但里证各有不同，借如伤寒下后，心烦腹满，卧起不安，则为

湿热余邪留于肠胃。郁热上薄心脏，则心烦，湿与热拥阻于腹部，欲下行而不得，故卧起不安。方用栀子以降之，厚朴以燥之，枳实以通之，则大便通而上烦下满除。又如以丸药大下后，身热不去而微烦，则未下之先，原有表热，表热不为下后而减，加之以心烦，一似实热在里，当用凉解者。如白虎汤、葛根芩连汤、竹叶石膏汤之类皆是。不知下为大下，脾阳必以下陷而虚寒，浮热之在表者，既不得脾津以相接，而为之和洽，故用干姜，盖所以温脾而生津，若蒸气四出者然，使得和表也。虚阳张于上，而心为之烦，故用生栀子以降之，盖所以定心气而抑虚烦也。此又肠胃无湿热之治法也。

凡用栀子汤，病人旧微溏者，不可与服之。

栀子味苦而主泄，能使脾湿下陷，故病人旧微溏者，不可与服。今人动以栀豉汤为吐剂，夫探吐之剂，当从口出，岂有反能下泻者？其谬一。第一节言汗吐下后之余邪，岂有吐后虚烦而更吐之理？其谬二。况呕逆者，加生姜以止之，岂有吐剂而反能止呕者？其谬三。盖旧本方治后，有"得吐止后服"五字，此因瓜蒂散中有香豉而误，张隐庵本删之，具见特识，为标出之。

太阳病，发汗，汗出不解，其人仍发热，心下悸，头眩，身𥆧动，振振欲擗地者，真武汤主之。

太阳与少阴为表里，太阳为寒水之经，外主皮毛，内统上中二焦。西医谓之淋巴管，为水液所出。少阴为寒水之脏，膀胱为寒水之腑，属下焦。西医谓之输尿管，又名淋巴系统，为水道所自出。发汗不解，则少阴肾气为浮阳所吸，水气凌心，故心下悸。水在心下，故阳不归根而头眩。身𥆧动，振振欲擗地者，上实下虚，故痿弱不支，谚所

谓头重脚轻也。此为表汗太过，少阴上逆之证，故非用炮附子一枚温其肾气，使三焦水液，化蒸气外出皮毛，上及头目，不足以收散亡之阳。非利水之茯苓、白术，不足以遏心下之水。非芍药、生姜，疏营之瘀而发其汗液，不足以杀其水气，此《太阳篇》用真武汤之义也。少阴病情，与此相反，所以同一方治者，详《少阴篇》中。

咽喉干燥者，不可发汗。

咽喉为肺胃之门户，肺主皮毛而胃主肌肉。汗之自内出者，一由肺气外泄，出之皮毛；一由脾输胃中水谷之液，出之肌理。咽喉干燥，则肺胃精液，本自亏损，一经发汗，淋巴管中乳糜尽涸，其燥益不可支，甚则肺热叶焦，而成痿躄，不甚则唇口焦黑而谵语，此不可发汗之由于肺胃液亏者也。高士宗乃谓心系入肺上挟咽，咽干而燥，为心血虚；肾脉入肺中循喉咙，喉干为肾虚。心肾精血皆虚，故不可发汗。吾不信咽喉之滋溉，果恃此心肾二脉乎？抑犹重恃肺胃之液乎？究之愈精微，则愈迂远不切，学者误从其说，则终身迷惘矣。

淋家不可发汗，发汗必便血。

凡津液亏耗之人，强责其汗，阳气外张，必动其血。风温火劫发汗，微发黄色，此即津液不足，借血液为汗，血色外见之明证。淋家阴液日损，万难供作汗之用，强责其汗，必由寒水腑脏牵动胞中血海。是故全体液亏而责其汗，则肌理之血液外泄而发黄，下部液亏而责其汗，则胞中血伤而见便血，要其为液亏不能作汗则一也。

疮家虽身疼痛，不可发汗，汗出则痓。

伤寒为病，甚者寒从皮毛直入，凝冱肌肉，一身肌肉，为之疼痛，非用大剂麻

黄汤与发血中之热度，则疼痛不止。惟疮家脓血太多，不能再行发汗，发汗则肌肉中营血不足以资营养，筋脉刚燥而为痉。故虽身疼痛，止宜熏洗而不当发汗。盖熏洗从外治，自能得微汗而解。熏洗之方，可用紫苏、干姜、乌头、红花、桂枝、赤芍。

衄家不可发汗，汗出必额旁陷，脉紧急，目直视，不能眴，不得眠。此条订正。

伤寒入于营分，始见发热，初犯皮毛，固无热也。但皮毛不开，血分热度增高，不能从毛孔泄，则上冲于脑，颅骨受阳热熏灼，则骨缝开而脑中血出，由阙上下走鼻孔，是为衄。此不发汗而致衄者，所以发其汗则愈也。若夫衄家，则未病时已屡见衄，不因失表而见，与不发汗而致衄者不同。故与淋家、疮家并有发汗之戒，脉紧急者，阳气以发汗而愈张，目直视不能眴，津液亡而目系燥也。此与温病误下直视同。惟"额上陷"三字，殊不可通。额上为颅骨覆冒处，不似无骨之处，易于下陷，岂有病衄之人，一汗而陷之理！愚按："上"字为"旁"字之误，指两太阳穴。尝见久病劳瘵之人，形脱肉削，两太阳穴下陷不起，年老之人，气血两虚者亦然。则夫衄家发汗，一虚再虚，宜其形脱肉削而额旁陷也。余治《金匮》，知"额"字为"观"字之误，盖额上即太阳穴也。

亡血家不可发汗，发汗，则寒栗而振。

人之一身，惟血最热，少年血盛则耐寒，老年血衰则畏寒。孟子言：五十非帛不暖者，血虚故也。妇人血败，虽当盛暑亦必寒战，此其明验也。故无论吐血、衄血、便血，及妇人崩漏，其体必属虚寒。至如亡血而身热，则里阴不能抱阳，阳荡而无归矣，至是更用凉血之药，十不活一。所以然者，为其阴中之阳气，一戕于

亡血，再戕于凉药故也。明乎此，乃可与言亡血家之不可发汗。夫亡血家，血中阳热，虽暴经摧抑，表阳犹未虚也。按华氏寒暑表九十五度，谓之血温。若更发汗，外则虚其表阳，内则重伤其血之温度，有不寒栗而振乎？空室无人居，炎夏生昼寒，由其动气少而中阳虚也。予尝治宋姓妇人血崩，恶寒蒙被而卧。用大熟地四两，生潞参三两，陈皮五钱，一剂手足温，二剂血崩止。初未尝用附桂之属，盖血分充则阳气自复。意寒栗而振者，亦当如是耳。予亡友丁甘仁常用附子理中汤以治血证，非深明此理者，不足与言亡血之治法也。

汗家重发汗，必恍惚心乱，小便已，阴疼，宜大承气汤。此条订正。

汗家非中风有汗之证。中风之证，当云风家；汗家云者，以阳明多汗言之也。阳明有余之证，复发汗以劫胃中之液，则胃中燥气上薄于脑，而心神为之不宁。按：人之思索事理，必仰其首，或至出神而呼之不应，心神有所专注，凝定而不散也。若胃中燥热上薄，则心神所寄欲静，而不得于是，恍惚心乱，遂发谵语。则论中"恍惚心乱"四字，直以谵语当之，所谓胃中水竭，必发谵语也。后文又云"小便已，阴疼"，盖汗后，重发汗必大肠燥实，燥气熏灼于前阴，故小便短赤而阴疼，此为大承气的证，予亲验者屡矣。后文"宜禹余粮丸"五字，实为下利证脱文，与本篇利在下焦用赤石脂禹余粮汤同例，不知者误移于此。药为止涩之药，喻嘉言常用之以治下利。历来注家，强作解人，不可从。

病人有寒，复发汗，胃中冷，必吐蛔。

文曰"病人有寒，复发汗，胃中冷，必吐蛔"，师但言病人有寒，而不言寒之所在。然即继之曰"复发汗，胃中冷，

必吐蛔”，可知寒邪即在胃中。非用干姜以温之，反用桂枝汤劫取其汗，致胃中之胰液馋涎并胃底消谷之胆汁，一泄无余。由是胃中虚冷，蛔乃不安而上窜，《金匮》所谓脏寒，即此证也。主治者为乌梅丸，虽有黄连、黄柏之苦寒，方中温胃之药，居其大半，所禁为生冷滑臭，其为胃中虚寒，灼然无疑。独怪编《医宗金鉴》者，何所见而必改为"此非脏寒"也。又按：胃中热度，甚于炽炭，水饮入胃，即从淋巴细管中化气，四散而出。惟热度渐低，乃病留饮，湿之所聚，虫病乃作，饮家所以多呕也。此为胃中虚冷后蔓延之证，学者不可不知。

本发汗而复下之，此为逆也；若先发汗，治不为逆。本先下之，而反汗之，为逆；若先下之，治不为逆。

伤寒成例，先解其表，而后攻其里。所以然者，为其水液未尽而遽下之，不病结胸，必有利下不止之变也。至于温病，有时与伤寒相反，太阳未解，肠胃先已化热化燥，若更先行发汗，表里燥热，甚有燔灼而死者。故吴又可《温疫论》以大承气为第一主方，吾亡友丁甘仁称其得仲景遗意。即以此节言之，盖温病本当先下，而先发其汗为逆，先下之反不为逆也，此伤寒、温病论治之不同也。

伤寒，医下之，续得下利清谷不止，身疼痛者，急当救里；后身疼痛，清便自调者，急当救表。救里宜四逆汤，救表宜麻黄汤。此条订正。

伤寒下后，续得下利清谷，此本太阳表证误下，本气之寒，陷入肠胃之证也。太阳伤寒，身必疼痛，以寒伤皮毛肌腠，津液凝沍，血络不通之故。盖即上节本发汗而医反下之之证也。但既经误下，表证仍在，里证复起，法当先救其里而后救其表。所以然者，一因里寒下陷，有生命之

虞；一因水气在下，虽经发汗，汗必牵制而不出，又恐一汗而阴阳离决，将有虚脱之变也。若但身疼痛而绝无里证，自当以解表祛寒为急，而绝无可疑。此皆初学之人，不待烦言而自解者。惟体痛为伤寒的证，他病所无，故身疼痛腰痛骨节疼痛，麻黄汤主之。脉浮紧者，法当身疼痛，宜以汗解之，师虽未出方治，其为麻黄汤证决然无疑。《金匮·痉湿暍篇》云，风湿相搏，一身尽疼痛，法当汗出而解。又云，湿家身烦疼，可与麻黄加术汤发其汗。又云，病者一身尽痛，日晡所剧者，可与麻黄杏仁薏苡甘草汤。则身疼痛之当用麻黄，已可类推。况本论又云，桂枝本为解肌，若其人脉浮紧，汗不出者，不可与之。则身疼痛而急当救表之证，身必无汗，脉必浮紧，桂枝汤正在禁例，何得反云宜桂枝汤？故知仲景原文必云救表宜麻黄汤。《厥阴篇》与此同。学者读仲景书，不观其通，一切望文生训，一旦用之失当，反令活人方治不能取信于病家，此真与于不仁之甚也。

病发热头痛，脉反沉，若不瘥，腹中疼痛，当救其里，宜四逆汤。此条订正。

病发热头痛，其病在表，则其脉当浮，而脉反见沉，则表证当减，为血分之热度渐低，而表热当除，头痛当愈也，此理之可通也。惟后文所云若不瘥，身体疼痛，当救其里，宜四逆汤，则大误矣。夫身体疼痛为麻黄汤证，即上节所谓急当救表者，岂有病在表而反救其里之理？愚按："身体疼痛"四字，实为"腹中疼痛"之误。寒邪入腹，故脉沉。如此乃与"宜四逆汤"四字密合无间。自来注家遇此等大疑窦，犹复望文生训，坐令仲师医学失传，可叹也。

太阳病，先下而不愈，因复发汗，以此表里俱虚，其人因致冒，冒家汗出

自愈。所以然者，汗出表和故也。得里未和，然后复下之。

太阳病本不应下，先行误下，里气先虚，因复发汗，表气再虚。然下后之发汗，水气业经下陷，有所牵制，虽发汗而汗必不畅，于是阳气不得畅行于表，而郁冒于上，必待汗液大泄，而郁冒始解。所以然者，皮毛既开，阳气之郁冒于上者，始得散布而出也。故治病之要，病在表者当先解表，表解后见里未和，然后用承气汤以下之，若清便自调者，则一汗可愈，无容再议攻下矣。

太阳病未解，脉阴阳俱微，必先振栗，汗出乃解。但阳脉微者，先汗出而解；但阴脉微者，下之而解。若欲下之，宜调胃承气汤。此条订正。

师言太阳病未解，初未尝言欲解也，"脉阴阳俱停"不可通，"停"实"微"字之误。玩下文但阳脉微、但阴脉微两层，其误自见。按：《脉法》云，脉微而解者，必大汗出。又曰：脉浮而紧，按之反芤，此为本虚，当战而汗出也。浮紧为太阳本脉，芤则为营气微，微则血中热度不高，阳热为表寒所郁，不能外达，必待正与邪争而见寒战，乃能汗出而愈。脉阴阳俱微者，气血俱微，即《脉法》所谓本虚也。至如但阳脉微者，阴液充足，易于蒸化成汗，故先汗出而解；但阴脉微者，津液不足，中脘易于化燥，故下之而解也。张隐庵不知"停"字为"微"字之误，漫以"均"字释之，并谓表里之气和平。不知正气内微，勉与表寒相抗，至于振栗，然后发热汗出而解，一似疟发之状，其表里之不和平显然可见，则张注不可通也。《脉法》又云，脉大而浮数，故知不战，汗出而愈。所以然者，以阳气本旺，表寒不能相遏，故能不待寒战，自然汗出而解，此正与阴阳俱微相反。病之

当战汗出而解，与不待战而自汗解者，可以得其标准矣。

太阳病，发热汗出者，此为营弱卫强，故使汗出，欲救邪风者，宜桂枝汤。

邪风，即饮酒当风、汗出当风所受之风邪。邪乘皮毛之开，内袭肌理，肌理闭塞，而孙络中血热与之相抗，因而发热。血热内蒸，皮毛不闭，故汗常出，此即太阳中风之本病。此节所谓营弱卫强者，即肌理不开，皮毛独疏之谓，非于中风之外，别有所谓邪风也。又按：脾为统血之脏，外生肌肉，肌理为孙络丛集之处，而为里阴从出之道路，故谓之营，西医所谓微丝血管也。惟其营弱，故里汗闭而不出；惟其卫强，故表汗独泄也。

伤寒五六日，中风往来寒热，胸胁苦满，默默不欲饮食，心烦喜呕，或胸中烦而不呕，或渴，或腹中痛，或胁下痞硬，或心下悸，小便不利，或不渴，身有微热，或咳者，小柴胡汤主之。

小柴胡汤方

柴胡半斤 黄芩 人参 甘草炙 生姜各三两 半夏半升 大枣十二枚

上七味，以水一斗二升，煮取六升，去滓，再煎取三升，温服一升，日三服。若胸中烦而不呕者，去半夏、人参，加瓜蒌实一枚；若渴者，去半夏，加人参，合前成四两半，加瓜蒌根四两；若腹中痛者，去黄芩，加芍药三两；若胁下痞硬，去大枣，加牡蛎四两；若心下悸，小便不利者，去黄芩，加茯苓四两；若不渴，外有微热者，去人参，加桂枝三两，温覆取微汗愈；若咳者，去人参、大枣、生姜，加五味子半升，干姜二两。

从来治伤寒者，凡见小柴胡证，莫不

以少阳二字了之。试问：所谓少阳者，手少阳乎？抑足少阳乎？窃恐仲师而后，无有能言之者。此正中医不治之痼疾，贻笑于外人者也。吾谓此当属手少阳三焦。手少阳三焦，唐容川概谓之网油，非也。《内经》云，上焦如雾，中焦如沤，下焦如渎。如雾者，淋巴管中水液排泄而出，已化为气，未受鼻窍冷空气者也；如沤者，淋巴管中始行排泄之水液，含有动气者也；如渎云者，即肾与膀胱交接之淋巴系统，西医直谓之输尿管，水由肾脏直接膀胱而外泄，故《内经》谓之决渎之官。盖太阳之脉，夹脊抵腰中，而三焦直为太阳寒水之径隧。如渎之下焦，即从腰中下泄太阳之腑，此可见太阳之病，开于少阳者，三焦为之主也。本节所列证象，全系夹湿，太阳汗液不能透发，留着皮里膜外，湿甚，则生表寒，血热内亢，是生表热。故其病为往来寒热，胸胁苦满，默默不欲饮食，心烦喜呕者，气为湿阻，柴胡以散表寒，黄芩以清里热，湿甚生痰，则胸胁满，故用生姜、生半夏以除之。中气虚则不欲饮食，故用人参、炙甘草、大枣以和之，此小柴胡汤之大旨也。胸中烦而不呕，是湿已化热，故去半夏、人参，加瓜蒌实以消胃中宿食，而湿热清矣。若渴者，津液少也，故去半夏加人参、瓜蒌根以润之。腹中痛则寒湿流入太阴而营分郁，故去苦寒之黄芩，加疏达血分之芍药以和之。胁下痞硬，下焦不通而水逆行也，故去滋腻之大枣，用牡蛎以降之。心下悸，小便不利，是为水气凌心，故去黄芩，加茯苓以泄之。不渴，外有微热者，内有湿而表阳不达也，故去人参，加桂枝以汗之。咳者，湿胜将成留饮也，故去人参、大枣之培补，加五味、干姜以蠲饮。

血弱气尽，腠理开，邪气因入，与正气相搏，结于胁下，正邪分争，往来寒热，休作有时，默默不欲饮食，脏腑相连，其痛必下，邪高痛下，故使呕也，小柴胡汤主之。服柴胡汤已，渴者，属阳明也，以法治之。

太阳部分，为肌表两层。表气统于手太阴肺，卫气所从出也；肌腠统于足太阴脾，营气所从出也。营卫两伤，不独表气不固，肌理亦不密，病邪直薄太阳，陷于胁下。胁下者，寒水之脏所居也。正气从里出表，与外邪相抗，邪气胜则生表寒，正气胜则生表热。休作有时之由，古未有能言其意者。盖病虽起于营卫两虚，惟两虚之中，必有一胜。设卫气差胜，则卫气出于邪争而作于昼，以卫气昼行于阳也；设营气差胜而卫阳虚，则营气出与邪争而作于夜，以营气夜行于阳也。正气历若干时而胜，即历若干时而休，此休作有时之确证也。尝见病疟之人，休作日早则易愈，日晏则难愈。盖以发于清晨，卫阳强盛，发于日晡，卫阳日消故也。所以默默不欲饮食者，消水之力气为主，气尽则肺不能肃降，而水之上源渟[1]，渟则不渴；消谷之力脾为主，血弱则脾不能健运，而消谷之力微，微则不饥，水与宿食俱停，故不欲饮食。至于"脏腑相连"数语，尤为解人难索。吾直以为"脏"即"肾脏"，寒水之脏也；"腑"即"膀胱"，寒水之腑也。脏腑相连，为下焦决渎之道路，即西医所谓输尿管，《内经》所谓水道出焉者是也。盖肾与膀胱以二输尿管相连属，故仲师谓之脏腑相连。邪正相搏结于胁下，适当太阳寒水脏腑相连之处，下焦决渎，阻而不行，于是胁下之痛，下连少腹。太阳标阳吸于上，下焦水道阻于下，遂至倒行逆施而成呕。且痛之为义，本为邪正相持，水壅肾与膀胱，而痛连一

_____

① 渟（tíng 停）：水聚集不流。

脏一腑，究其实则为下焦不通，《内经》所谓不通则痛也。至若方之所以用柴胡者，柴胡发表寒也，黄芩清上热也，此为寒热往来设也；人参所以滋肺阴，以其主气也，大枣、甘草所以助脾阳，以其统血也，此为血弱气尽设也；生姜以安胃，则不呕，生半夏以去水，则一脏一腑之痛消，而以外无余事矣。惟服小柴胡汤而渴，则证属阳明白虎承气，随证酌用可也。

　　得病六七日，脉迟浮弱，恶风寒，手足温。医二三下之，不能食，而胁下满痛，小柴胡汤主之。面目及身黄，颈项强，小便难者，与柴胡汤，后必下重。本渴，饮水而呕者，柴胡汤不中与也，食谷者哕。此条订正。

　　得病六七日，当是论列小柴胡汤证，兼及不宜小柴胡汤证。所恨诸家望文生训，不能补其脱漏，令仲师立言本旨，前后自相刺谬也。夫曰得病六七日，脉迟浮弱，与上"血弱气尽"何异？恶风寒手足温，此证属肌理凝闭，与中风同。本书所谓伤寒脉浮而缓，手足自温者，系在太阴，正以足太阴脾主一身肌肉故也。此本桂枝二麻黄一汤证，医家不知病在太阳，而反二三下之，以致中气虚而不能食。太阳寒水，陷于胁下而成满痛，此与上"默默不欲饮食""邪正相搏，结于胁下"又何异？况太阳病十日以去，胸满胁痛者，与小柴胡汤，成例具在，焉可诬也。若以小柴胡汤为禁忌，则后此《阳明篇》胸胁满而不去，小柴胡汤主之；胁下满，不大便而呕，舌上白苔者，可与小柴胡汤；《少阳篇》胁下硬满不能食，脉沉紧者，与小柴胡汤，俱不可通矣。吾直谓"满痛"下遗脱"小柴胡汤主之"六字。"面目及身黄"以下乃为忌柴胡证。夫面目及身黄，即《阳明篇》身目俱黄，寒

湿在里不解之证。轻则宜麻黄加术，重则桂枝附子、白术附子二汤可知也。颈项强，小便难，此太阳经腧未解而里阴先竭，上文所谓亡津液之证，阴阳和，必自愈者也。若寒湿在里之证，更投黄芩以撤热，则腹痛下利，可以立见。津液亡而更以柴胡却其表汗，则虚阳吸于外，肠胃涸于内，必至欲大便而不得。虽下节颈项强，手足温而渴者，未尝不用柴胡，但彼系未经二三度误下之证，不似此证之亡津液也，此所谓与柴胡汤后必下重者也。若夫本渴饮水而呕，是名水逆，为五苓散证，或中有留饮故也。于此而不以五苓散利其小便，导上逆之冲起，使之下行，反与小柴胡汤迫其战汗，致令阳气外浮，胃中虚冷，而食入呃逆矣，故曰食谷者哕也。无如庸工密传衣钵，动以柴胡汤为和解之剂，而不知为发汗之剂，何怪液虚者重虚之，卒令津枯胃败，致人于死而不自知也。

　　伤寒四五日，身热恶风，颈项强，胁下满，手足温而渴者，小柴胡汤主之。

　　上节言太阳病之误下伤津液者，不可用柴胡汤；此节言津液未经耗损者，仍宜柴胡汤以解外也。伤寒四五日，则犹未及一候，身热恶风，则营血之热，与表寒战胜，皮毛外泄而恶风也。颈项强与前证同，而不见小便之难，则津液之充满可知。水气停蓄于胁下，不能作汗外出，故胁下满。脾主肌肉，亦主四肢，血分中热度渐高，水液流于胁下者，不能还入胃中，故手足温而渴。此证身热恶风，颈项强，皆外未解之明验。胁下满，手足温，则为柴胡汤的证。盖太阳寒水，源出于入胃之水饮，胃中热如炽炭，不能容涓滴之水，一时从淋巴微管发出，外泄毛孔则为汗，是为中焦。其气上蒸肺脏，鼻中吸入

空气，化为水液，是为上焦。水流胁下，从淋巴系统即输尿管直达膀胱，是为下焦。三焦水道，古称手少阳。盖此水自腰以上从无统系之淋巴微管散出肌理皮毛，是为太阳之表；自腰以下从淋巴系统输出膀胱，是为太阳之里。若外不得汗，里不成溺，而壅阻胁下，则为太阳之半表半里。半表半里者，不能外内之说也。不能外内，则水道梗塞而为病。此证服柴胡汤后，必背毛洒淅、头摇、小便出，胁下之水气既去，然后阳气无所阻遏，乃能出肌腠皮毛而为汗，而表里之证悉除矣。惟方中柴胡为主药，分两不可过轻；半夏亦但宜生用，制则不能去水，但洗去其泥可也。腰以上肿当发汗，腰以下肿当利小便，其理正在于此。

伤寒，阳脉涩，阴脉弦，法当腹中急痛，先与小建中汤，不瘥者，与小柴胡汤。

小建中汤方

　　芍药六两　桂枝三两　甘草二两　生姜三两　胶饴一升　大枣十二枚

以水六升，先煮五味，取三升，去滓，纳饴，更上微火消解，温服一升，日三服。

阳脉涩为气不足，阴脉弦为水有余。气不足而水有余，则气与血俱衰弱，胆汁由十二指肠下注回肠者，并为寒水所遏，不得畅行，阳微而气郁腹中，所以急痛也。桂枝汤本辛甘发散，助脾阳而泄肌理之汗，加饴糖以补中气之虚，但令脾阳内动，而气之郁结于足太阴部分者，得以稍缓，所谓急则治标也，此先予小建中汤之义也。小柴胡汤方，腹中痛者，去黄芩加芍药三两。腹中急痛，服小建中汤而不瘥，则此证不惟扶脾阳而建中，抑当疏营瘀而解外。脾本统血之脏，而外主肌肉，肌肉为微丝血管密布之区，阳气外痹，则

营血内阻。小柴胡方用柴胡以资汗液之外泄，用芍药以通血分之瘀塞，使血络无所阻碍，汗乃得畅行无阻，寒湿之内洭者解矣，寒湿解而胆汁之注于肠中者，不复郁结为患矣。此不瘥与小柴胡汤之义也。

伤寒中风有柴胡证，但见一证便是，不必悉具。

伤寒为病，由表寒不能作汗，水气流入手少阳三焦，而其病为胁下满痛，中风为病，由肌理凝闭不能作汗，脾湿并胆汁内陷而为腹中急痛，此其大较也。伤寒中风之柴胡证，病状各有不同，师是以有但见一证即是之训。

凡柴胡病证而下之，若柴胡证不罢者，复与小柴胡汤，必蒸蒸而振，欲复发热，汗出而解。

凡柴胡汤病证，不惟以口苦、咽干、目眩言之也。少阳无正病，故方治绝少，所谓柴胡汤证，皆以太阳病邪内陷言之。是无论太阳伤寒由水分内陷者，当从汗解，即太阳中风从血分内陷者，亦当从汗解。柴胡出土者为柴，在土中如蒜状者为胡，其性升发，能引内陷之邪而出表，故柴胡证虽经误下，而本证不罢者，复与小柴胡汤，必先寒后热，汗出而解。所以然者，太阳之气，营卫俱弱，不能作汗，必借柴胡升发之力，然后得从外解。后文云潮热者实也，先宜小柴胡汤以解外。夫所谓解外者，与上欲解外者宜桂枝汤，本同一例。桂枝汤解外曰发汗，柴胡汤之解外，独非发汗乎？不发汗，则营卫二气之内陷者，何自而出乎？况本篇又云呕而发热，柴胡汤证悉具，而以他药下之，非大柴胡汤。柴胡证仍在者，复与柴胡汤，必蒸蒸而振，复发热，汗出而解。合之本条，不皆明言发汗乎？吾故曰柴胡汤为汗剂也。

伤寒二三日，心中悸而烦者，小建

中汤主之。

伤寒二三日，为二三候之期限。二候为十四日，三候为二十一日。过七日则当传阳明，过十四日则当传少阳。此时脾阳不振，血分中热度渐低，太阳水气与标热并陷中脘，水气在心下则悸，水气微，故颠不眩，热在心下则烦，热不甚，故不见燥渴。此证但用桂枝汤，不能发肌理之汗，必加饴糖以补脾脏之虚，然后太阳标本内陷者，乃能从肌理外达而为汗，此用小建中汤之旨也。陈修园误以为补中之剂，而以悸为虚悸、烦为虚烦，殊失本旨。不然，桂枝汤本发汗之剂，岂一加饴糖，全失其发汗之作用乎？

太阳病，过经十余日，反二三下之，后四五日，柴胡证仍在者，先与小柴胡汤。呕不止，心下急，郁郁微烦者，为未解也，与大柴胡汤下之则愈。

大柴胡汤方

柴胡 半夏各半斤 黄芩 芍药各三两 生姜五两 枳实四两，炙 大枣十二枚 大黄二两

上八味，以水一斗二升，煮取六升，去滓，再煎，温服一升，日三服。

太阳病，过经十余日而不解，此证仍宜汗解可知也。反二三下之，水气当内陷手少阳三焦，而病胁下满痛，或上燥而口苦咽干，此即为柴胡证。后四五日，柴胡证仍在，虽大便不行，仍当先与小柴胡汤以解外。若胃底胆汁上逆而呕，小半夏汤所不能止，于是胃中燥气迫于心下，而心下急，郁郁微烦，则宜于小柴胡汤中加枳实、大黄以和其里，里和而表气自解矣。

伤寒十三日不解，胸胁满而呕，日晡所发潮热，已而微利，此本柴胡证，下之而不得利，今反利者，知医以丸药下之，非其治也。潮热者实也，先宜小柴胡汤以解外，后以柴胡加芒硝汤主之。

柴胡加芒硝汤方

柴胡二两 黄芩 甘草 人参 生姜各一两 半夏二十铢 大枣四枚 芒硝二两

上八味，以水四升，煮取二升，去滓，纳芒硝，更煮微沸，分温再服，不解更作。

伤寒十三日不解，过经谵语者，以有热也，当以汤下之。若小便利者，大便当硬，而反下利，脉调和者，知医以丸药下之，非其治也。若自下利者，脉当微厥，今反和者，此为内实也，调胃承气汤主之。

伤寒七日为一候，在《内经》即名一候为一日，本论中间亦有沿袭之者，如一日、二三日之日，皆以一候言之，六日愈、七日愈之日，即以一日言之，是不可以不辨也。本论发端云，伤寒二三日，阳明少阳证不见者，为不传也。此二节，盖为传阳明、少阳言之。十三日不解，已将抵二候之末，上节言少阳阳明之传，次节言正阳阳明之传。盖虽在一候之中，传变固不同也。少阳阳明之传，上湿而下燥。上湿则胸胁满而呕，下燥则里热挟湿上熏，而日晡所发潮热。此本大柴胡汤证，见证治证，原不当更见微利。所以致此者，俗工以大柴胡为猛峻，巧借轻可去实之名，下以丸药，既不能决荡下燥，又不能肃清上湿，卒至初服不应，渐积而成微利。究之潮热为阳明实证，法当排决，徒以上湿未祛，先宜小柴胡解其外，而以柴胡加芒硝终之，此邪传少阳阳明治法，宜于先表后里者也。正阳阳明之传，湿去而燥独留。燥热在肠胃，上熏于脑，则神昏而谵语。小便利者，大便必结，而证情反见下利。自下利者，脉必微细，手必见

厥，而反见脉条畅，手足温和者，此非自利，亦俗工畏承气猛峻，以丸药下之之失，为其内实未除也。内实必待调胃承气而始尽，益可信轻可去实之谬矣。此邪传正阳阳明治法，急当攻里者也。独怪近世医家，一见谵语，便称邪犯心包，犀角、羚羊角、紫雪丹，任意杂投，傥有不讳，内实至死不去，即或幸免，正气亦日见消亡。求如丸药下之之古代庸医，并如凤毛麟角之不数数觏也，亦可哀已。

太阳病不解，热结膀胱，其人如狂，血自结，下之愈。其外不解者，尚未可攻，当先解外；外解已，但少腹急结者，乃可攻之，宜桃核承气汤。订证此条。

桃核承气汤方，

桃核五十个，取仁　大黄四两　甘草二两　桂枝二两　芒硝二两

上五味，以水七升，煮取二升半，去滓，纳芒硝，更上火微沸，温服五合，日三服，当微利。

太阳病不解，标热陷手少阳三焦经少阴寒水之脏，下结太阳寒水之腑，直逼胞中血海，而血为之凝，非下其血，其病不愈。考其文义，当云"血自结，下之愈"，若血既以自下而愈矣，不特下文"尚未可攻""乃可攻之"俱不可通，即本方亦为赘设矣。此非仲师原文，必传写之伪谬也。至如如狂之状，非亲见者不能道，非惟发即不识人也，即荏弱少女，亦能击伤壮夫。张隐庵以为病属气分，非若抵当汤之发狂，徒臆说耳，岂气分亦可攻耶？若进而求如狂所自来，更无有能言之者。盖热郁在阴者，气发于阳。尝见狐惑阴蚀之人，头必剧痛，为毒热之上冲于脑也。热结膀胱之人，虽不若是之甚，而蒸气上蒙于脑，即神智不清，此即如狂所由来。热伤血分，则同气之肝脏失其柔和之

性，而转为刚暴，于是有善怒伤人之事，所谓铜山西崩，洛钟东应[1]也。血之结否不可见，而特如狂为之候，如狂之愈期何所定，而以医者用下瘀方治为之候，故曰其人如狂，血自结，下之愈也。惟外邪未尽，先攻其里，最为太阳证所忌，故曰"尚未可攻"。而解外方治，仲师未有明言。惟此证由手少阳三焦水道下注太阳之腑，则解外方治，其为小柴胡汤，万无可疑。惟少腹急结无他证者，乃可用桃核承气汤以攻其瘀，此亦先表后里之义也。

伤寒八九日下之，胸满烦惊，小便不利，谵语，一身尽重，不可转侧者，柴胡加龙骨牡蛎汤主之。

柴胡加龙骨牡蛎汤方

柴胡四两　龙骨　黄芩　生姜　人参　茯苓　铅丹　牡蛎　桂枝各两半　半夏二合　大枣六枚　大黄二两

上十二味，以水八升，煮取四升，纳大黄，更煮一二沸，去滓，温服一升。

伤寒八九日，正二候阳明受之之期，本自可下，惟下之太早，虽不必遽成结胸，而浮阳冲激而上，水湿凝洼而下，势所必至，浮阳上薄于脑，则谵语而烦惊。水湿内困于脾，则胸满而身重。所以小便不利者，下既无气以泄之，上冒之浮阳，又从而吸之也。以太阳寒水下并太阴而为湿也，因有胸满身重小便不利之变，故用柴胡汤以发之；以阳明浮热，上蒙脑气而为谵语，上犯心脏而致烦惊，于是用龙、牡、铅丹以镇之；以胃热之由于内实也，更加大黄以利之。此小柴胡汤加龙骨、牡蛎之大旨也。张隐庵妄谓龙骨、牡蛎启水

---

① 铜山西崩洛钟东应：比喻同类事物互相感应。典出南朝宋刘义庆《世说新语·文学》。

中之生阳，其于火逆惊狂起卧不安之证，用桂枝去芍加蜀漆龙牡救逆者，及烧针烦躁用桂甘龙牡者，又将何说以处之？要而言之，邪热之决荡神魂也，若烟端火焰，上出泥丸，即飘忽无根，于是忽梦山林，忽梦城市，忽梦大海浮舟，而谵语百出矣。湿邪之凝闭体魄也，若垂死之人，肌肉无气，不能反侧，于是身不得起坐，手足不得用力，而一身尽重矣。是故非降上冒之阳而下泄之，则神魂无归；非发下陷之湿而外泄之，则体魄将败。是亦阴阳离决之危候也，彼泥柴胡为少阳主方者，又乌乎识之！

伤寒，少腹满痛，谵语，寸口脉沉而紧，此肝乘脾也，名曰纵，刺期门。此条订正。

伤寒发热自汗出，大渴欲饮水，其腹必满，此肝乘肺也，名曰横，刺期门。小便利，其病欲解。此条订正。

刺期门二节，有数疑窦，不特无刺期门之确证，即本文多不可通。腹满谵语似阳明实证，脉应滑大而数，不应见浮紧之太阳脉，一可疑也。即张隐庵引《辨脉篇》曰：脉浮而紧名曰弦。不知紧与弦本自无别。若即以此为肝脉，其何以处麻黄证之浮紧者？是使后学无信从之路也，二可疑也。《金匮·妇人杂病》原自有热入血室而谵语者，然必昼明了而夜谵语，即不定为夜分谵语，亦必兼见胸胁满如结胸状，又有下血谵语者，又必以但头汗出为验，今皆无此兼证，三可疑也。发热恶寒，病情正属太阳，不应即见渴欲饮水之阳明证，四可疑也。腹满为病，固属足太阴脾，然腹满而见谵语，何以谓之肝乘脾？五可疑也。且渴饮胃热也，腹满脾湿也，何证属肝，何证属肺，而必谓之肝乘肺，六可疑也。不知书传数千年，累经传写，遗脱讹误，在所不免，仍其讹脱之原

文，奉为金科玉律，此亦信古之过也。吾谓上节为太阳寒水不行于表，分循三焦，下陷胞中，水与血并结膀胱之证，属血分；次节为胃中胆汁郁热上薄，吸引水道不得下行之证，属气分。故首节当云"少腹满痛，谵语，寸口脉沉而紧"。惟少腹满痛而见谵语者，乃可据为膀胱蓄血。脉沉紧者，责诸有水，太阳之水，合其标热下陷寒水之一脏一腑，乃有蓄血之证。蓄血则痛，即前文所谓脏腑相连其痛必下者是。如是，方与《金匮》刺期门条例相合。盖水胜则肝郁，郁则伤及血分，气闭而为痛，小柴胡、小建中汤诸方，并同此例。然则刺期门者，正所以宣肝郁而散其血热也。次节当云"发热汗出，渴欲饮水，其腹必满"。盖胃中胆汁太多，化为阳明浮火。发热自汗者，浮火之上炎也。浮火在上，则吸引水气而不得下泄，故其腹必满。胆火上炎，外达肺主之皮毛为发热、为自汗，故谓之肝乘肺。阳热在上，吸水不行，则腹为之满，非刺期门而疏肝郁，则胆火不泄。胆火不泄，则浮阳上吸而小便不利。小便不利，即腹满不去，病将何自而解乎？水气直下为纵，纵者直也；水气倒行为横，横者逆也。后文太阳、少阳并病，刺期门者，义与此同，若夫"啬啬恶寒"四字，决为衍文，削之可也。

太阳病，二日，烦躁，反熨其背而大汗出，火热入胃，胃中水竭，燥烦，必发谵语，十余日振栗自下利者，此为欲解也。故其汗从腰以下不得汗，欲小便不得，反呕，欲失溲，足下恶风，大便硬，小便当数而反不数及多，大便已，头卓然而痛，其人足心必热，谷气下流故也。

太阳病二日，即起病之二候，上所谓十三日不解之证也。二候本当传阳明，得

阳热之气，是生烦躁。今人动谓阳烦阴燥，误人不浅。此时不以白虎清其阳热，而反熨太阳之经，劫其胃中之液，火邪与阳热并居胃中，于是烦躁益剧，燥矢之气上蒙于脑，遂发谵语。后十余日，病垂四候，阴液渐复，阴加于阳，是生振栗，譬之暑令浴温水中，暴入必振栗。所以然者，外泄之汗液，其气本寒，骤与温水相接，不能遽为融洽故也。阴液来复胃中，燥气欲去，自下利。此即发汗亡津液而小便不利，勿治之，得小便利必自愈之例也。此证津液内耗，承气既不能用，实热异于浮阳，龙、牡又不能施，要惟静以俟之，方为万全之策。阳热吸于上，故腰以下不得汗，欲小便不得而反呕；阴隔于下，故欲失溲而足下恶风。斯二者，病皆出于阳明之燥实。大便硬者，小便必数且多，为肠胃津液迫于燥气而旁出也。今既因津液耗损而成燥实，岂更有余液化为小便？但病经十余日，津液始还入胃中，而自行下利，则胃中无根之毒热，必至上冲于脑，故其头卓然而痛。卓然者，直冲而上也。足下本自恶风，其人足心热者，足心为涌泉穴，属少阴，以骤得大便，胃气下行，足心转热，所谓"少阴负趺阳为顺"也。此证仲师不出方治，可见不治之治，实精于治。若在今人，麦冬、石斛、天花粉、玉竹之类，杂凑成方，正恐欲滋阴而阴未能滋，反为胃中燥气蒸化，变为痰湿，是又不可以不慎也。

太阳病，中风，以火劫发汗，邪风被火热，血气流溢，失其常度。两阳相熏灼，其身发黄。阳盛则欲衄，阴虚则小便难。阴阳俱虚竭，身体则枯燥，但头汗出，剂颈而还，腹满微喘，口干咽烂，或不大便，久则谵语，甚者至哕，手足燥扰，捻衣摸床。小便利者，其人可治。

太阳中风，本桂枝汤证，漫用火劫发其汗，治法已误。况风本阳邪，与火并居，迫肺脏卫气之出于皮毛者，脾脏营血之出于肌腠者，一时合并外溢，于是血气流溢而作汗液者，失其常度矣。魄汗逼迫垂竭，血中之精液随之，故其身发黄。今试以针刺手，必有一点血出，血过即出黄水，是即血中之液，发黄色之验。伤寒之发黄，大抵热伤血分使然，火劫发汗，其较著也。阳逆于上，则鼻中出血；阴竭于下，则小便不行。营卫二气竭于皮毛肌腠间，则枯燥而不见汗色，但头汗出剂颈而还者，厥阳独行于上，而阴亏不能作汗也。腹满微喘者，脾阳顿滞于下，肺气不宣上也。口干咽烂者，胃中燥热也。不大便而谵语者，燥屎积于肠胃，而毒热上蒙清窍也。哕本多寒，此独为热，阳热内炽，清气从肺窍入者，格而不能受也。手足秉气于胃，胃热故燥扰。神魂被毒热上熏，摇摇欲出泥丸，故神憺[1]荡而不收，捻衣摸床，一似有所寻觅者。此证自腹满以下，全系承气汤证。特因津液内耗，不下必死，下之亦死，为其津液内耗，不胜攻伐也。惟小便利者，津液尚有来复之机，终不难一下而即愈，故曰"其人可治"。张隐庵引上阴阳自和者必自愈，得小便利者自愈为证，犹为未达一间。本论云哕而腹满，知其前后何部不利，利之而愈，可以悟此证之治法矣。

伤寒脉浮，医以火迫劫之亡阳，必惊狂，起卧不安者，桂枝去芍药加蜀漆牡蛎龙骨救逆汤主之。

桂枝去芍药加蜀漆牡蛎龙骨救逆汤方

桂枝三两　甘草二两　大枣十二枚　生

---

① 憺：震动，使人畏惧。

姜三两　牡蛎熬,五两　龙骨四两　蜀漆三两,洗去腥

上七味，以水一斗二升，先煮蜀漆，减二升，纳诸药，取三升，去滓，温服一升。

伤寒脉浮，此本麻黄汤证，医者急于奏功，以其恶寒也，漫令炽炭以熏之，因致汗泄而亡阳，阳浮于上，故神魂飘荡。心气虚则惊，热痰上窜则狂，惊则不宁，狂则不静，故起卧为之不安。方用龙、牡以收散亡之阳，蜀漆即常山苗，无蜀漆即代以常山以去上窜之痰，而惊狂乃定。于桂枝汤原方去芍药者，方欲收之，不欲其泄之也。又按：亡阳有二，汗出阳虚者，宜附子以收之；汗出阳浮者，宜龙骨、牡蛎以收之。病情不同，故治法亦因之而异也。

形作伤寒，其脉不弦紧而弱，弱者必渴，被火者，必谵语。弱者发热，脉浮，解之，当汗出而愈。

伤寒之为病，寒邪暴迫于皮毛，营卫之气未动，邪正相持于表分，其势紧张，故脉必弦紧。若脉不弦紧而弱，虽形寒发热，究属卫阳之虚，所谓阳虚生表寒也。且脉为血脉，脉不紧而弱，则营阴亦虚，虚者而更以火劫之，必胃中液涸而见谵语。谵语者，胃热上蒙空窍也。但阳虚而外寒，必阳不足以卫外，而表邪因之，乃见恶寒发热。但令弱而见浮，虽阴阳俱虚，犹当发汗而解。解外而兼顾里阴，则瓜蒌桂枝为宜，解外而兼清里热，则麻杏石甘为宜，不但如黄坤载所谓桂枝二越婢一汤也。张隐庵乃云：当自汗出而愈。按之"解之"二字，殊为差误。

太阳病，以火熏之，不得汗，其人必燥，到经不解，必圊血，名为火邪。

脉浮热甚，反灸之，此为实，实以虚治，因火而动，必咽燥唾血。

《内经》有言：阳络伤则唾血，阴络伤则便血数升。太阳之病，本当从汗外解，漫以火熏，使毛孔干燥，汗不得泄，阳气内张，皮外固拒，则其人必躁，以至欲坐不得，欲卧不安。七日不解，阳热内陷，伤其阴络，遂致圊血。脉浮固属太阳，热甚则将传阳明，本属实热，反误认为假热实寒而灸之，于是阳热上炽，伤其阳络，遂致咽燥唾血。咽为胃管，以咽燥，故知其将传阳明也。

微数之脉，慎不可灸。因火为邪，则为烦逆，追虚逐实，血散脉中，火气虽微，内攻有力，焦骨伤筋，血难复也。

灸有隔姜而灸、隔蒜而灸之别，要必其人寒湿内阻，阳气不达，关节酸痛者，乃为无弊。若其人见微数之脉，则虚阳外浮，真阴不守，阴虚不胜熏灼，则心烦而气逆。追本虚之阴气，遂原实之阳热，于是腠理之血受灼，流溢经脉之中，星星爝火，化为燎原，行见血不养筋，筋不束骨，而痿躄成矣。《内经》云，血脉者，所以利关节、濡筋骨。今血为火灼而内窜经脉，由经脉而关节，由关节而筋骨，煎熬内攻，日就枯槁。欲关节之复利，手足屈伸如志，可复得乎？吾故曰成痿躄也，此仲师言外之微旨也。

脉浮，宜以汗解，用火灸之，邪无从出，因火而盛，病从腰以下，必重而痹，名火逆也。欲自解者，必当先烦，乃有汗而解。何以知之？脉浮，故知汗出解也。

太阳寒水，标热而本寒，若沸汤然。汗之，则热与水俱去而病当立解，此麻黄、桂枝二方，所以夺造化之权也。凡病，用药内攻，则邪从外散；用火外灸，则邪反内陷。所以然者，毛孔受火，则汗液凝闭而不得泄，标热反因火而炽，由是阳热在上，寒湿在下，腰以下身重而痹。

痹者，闭也，不惟无汗，而又益之枯燥也，所以然者，阳气不得下达故也。火邪并阳热并居于上，故名火逆。然脉仍见浮，则仍当自汗而解。惟太阳水气之寒，因误下内陷者，必先振栗，然后汗出而解；太阳标气之热，因火攻而下陷者，必先烦，然后汗出而解。阴加于阳，故振栗，阳加于阴，故先烦，为其误治之原委固自不同也。

烧针令其汗，针处被寒，核起而赤者，必发奔豚。气从少腹上冲心者，灸其核上各一壮，与桂枝加桂汤，更加桂二两。

桂枝加桂汤方

桂枝三两　芍药三两　生姜三两　甘草二两　大枣十二枚　牡桂二两。合桂枝共五两

上六味，以水七升，煮取三升，去滓，温服一升。

烧针令发汗，此本桂枝汤证，先服桂枝汤不解，针风池、风府，却与桂枝汤即愈之证也。先启其风邪从入之门户，然后用桂枝汤宣营分之郁，使血热达于高表，迸风邪而外出。阳气外盛，针处又何从而被寒乎？乃治法不密，未能发肌腠之阳热，合卫气而固表，艾火既熄，寒气乘虚闭其针孔。夫风池本少阳之穴，风池为寒邪遏抑，则少阳之气不受，热势必抗而上行。风府本督脉之穴，属肾之奇经。风府被寒邪闭吸，则少阴之气不平，亦且郁而欲动。以少阳之升发，挟少阴之冲气，此所以一见针处核起而赤，即气从少腹上冲，欲作奔豚也。譬之阴霾昼晦，盛暑郁蒸，地中水气被吸，随阳上升，一时风雨雷电，突然交至。今少阳之火挟肾气上僭，与天时阳热吸水气上行，适相等也。迅雷疾风息乎雨，奔豚之为病息乎汗，又相类也。故仲师治法，先灸核上各一壮，与桂枝加桂汤，是即先刺风池、风府，却

与桂枝汤之成例。盖必疏泄高表之气，然后可以一汗奏功。加牡桂者，所以复肾脏之元阳，倘亦引火归原之义乎？黄坤载自负今古无双，于灸核上之义，徒以"散寒"二字了之，又去原方之牡桂，吾笑其目光如豆耳。

火逆，下之，因烧针烦躁者，桂枝甘草龙骨牡蛎汤主之。

桂枝甘草龙骨牡蛎汤方

桂枝一两　甘草二两　龙骨二两　牡蛎二两，熬

上四味，以水五升，煮取二升半，去滓，温服八合。

火逆为阳盛劫阴，阴液本亏而又下之，则重伤其阴矣，乃不清其阳热，益之以烧针，于是太阳阳热，郁而加炽，是生烦躁。仲师用桂枝汤中之桂枝、甘草，以疏太阳之郁，因营虚而去苦泄之芍药，以阳盛而去辛甘之姜、枣，加龙骨、牡蛎以镇浮阳，而烦躁息矣，此本节用桂甘龙牡之义也。然则太阳中风，不汗出而烦躁者，何以用大青龙汤？曰：此阴液未伤，阳气欲达不达，故一汗而病已解。下后发汗，昼烦躁而夜安静，何以用干姜附子汤？发汗若下，病仍不解，烦躁者，何以用茯苓四逆汤？盖一为肾阳无根，随天阳而外浮，故用干姜、生附以续之，无他，阳微故也；一为阳气伤于汗下，不能外达，故用茯苓四逆以助之，亦阳微故也。故但以汗下不解之因于湿阻而加茯苓，以汗下不解之由于伤阴而加人参，要无取镇逆之龙、牡，烦躁同，而所以为烦躁者异也。若后节所谓太阳伤寒，加温针必惊者，证情与火劫亡阳同为龙、牡的证，方治见上，故本条不赘。

太阳伤寒者，加温针必惊也。

此证为浮阳遇火劫而暴升，与上"脉浮"节意旨略同，为桂枝去芍药加龙

骨牡蛎证，前条已详，兹特举其所以必惊者言之。盖太阳伤寒病由，实为毛孔水液被外寒凝冱，在气分而不在血分，故但须麻黄汤开泄皮毛。若加温针以助血热，毛孔方为重寒所锢，阳气不得外泄为汗，血热重发于内，必至上冲于脑，而心神为之不宁，譬之关门捕盗，必至反斗伤人不止也。

太阳病，当恶寒发热，今自汗出，反不恶寒发热，关上脉细数者，以医吐之过也。一二日吐之者，腹中饥，口不能食。三四日吐之者，不喜糜粥，欲食冷食，朝食暮吐。以医吐之所致也，此为小逆。

世之治伤寒者，动称汗吐下三法，此大谬也。三阳之证，惟汗下为常法，然汗下太过，下之太早，尚不免于流弊，至于吐，则在禁例，与火劫发汗相等。即如太阳伤寒，恶寒发热其常也，此麻黄汤证也。即自汗出而见发热，亦其常也，此中风主桂枝汤证也。今自汗出，反不恶寒发热，关上脉见细数，细则为虚，数则为热。关上则为脾胃，胃中原有胆汁及肝脾之液，为之消谷。惟吐之太过，胆汁倾泄则黄而苦，肝液倾泄则清而酸，脾液倾泄则腻而甜。脾，西医谓之膵，亦称甜肉。吐之太过，则胃中虚寒，不能消磨水谷。细数之脉，真寒而假热，脉数者当消谷，今不能食，此与后文"发汗令阳气微，膈气虚"之脉数正复相等。仲师言一二日吐之腹中饥，口不能食者，一候至二候，为八九日之期，八九日则太阳阳气将传阳明，用药吐之则伤胃气，胃伤不受水谷，故腹中饥而口不能食，其所以不能食者，膈上之虚阳阻之也。此证宜附子理中冷服方受，或于温药中略增川连以导之。言三四日吐之，不喜糜粥，欲食冷食，朝食暮吐者，三候至四候为二十二三日之期，二十二三日病气将传太

阴，此时用药吐之，伤其脾精，脾液不能合胆汁、肝液还入胃中而消谷。气逆于膈上则生虚热，阳微于中脘则生实寒。虚热在上，不能受糜粥之热，故反喜冷食，胃中本寒，热食尚不能消，况于冷食，故朝食而暮吐。此证名反胃，宜大半夏汤，半夏宜生用，甚则吴茱萸汤。谓之小逆者，此虽吐之内烦，不比汗下亡阳之变，一经温中，虚烦立止，故称小逆。

太阳病，吐之，但太阳病当恶寒，今反不恶寒，不欲近衣，此为吐之内烦也。

太阳病当恶寒，以吐之之故，反不恶寒，此与前条同，惟不欲近衣，则与前条异。热在骨髓，乃不欲近衣。吐之内烦，何以见此证情，仲师又不出方治，此正所当研核者也。盖太阳之气，标热而本寒，太阳寒水不能作汗，反随涌吐而告竭，标热乃独张于外。此证若渴饮而脉洪大，则为人参白虎汤证，为其入阳明也。若但热不渴者，则为桂枝白虎汤证，为其入阳明而未离太阳也。学者能于此而推扩之，则思过半矣。

病人脉数，数为热，当消谷，饮食而反吐者，此以发汗令阳气微，膈气虚，脉乃数也。数为客热，不能消谷。以胃中虚冷，故吐也。

脉数为热，庸工之所知也。数为客热，不能消谷，则非庸工之所知矣。仲师不嫌苦口以启迪后学，而举世梦梦[1]，直至今日，此医道之所以常不明也。夫脉数果为实热，则当消谷。今乃饮食入而反吐，以发汗太过，损其胃中之阳。膈上承受胃气，气乃不虚，今胃阳微而膈气虚，由是虚阳上浮而脉反动数。究其实，则为

---

[1] 梦梦：昏乱，不明。

胃中虚冷，故食入反吐，按此即甘草干姜汤证。上节所谓燥烦吐逆，作甘草干姜汤与之，以复其阳者，此证是也。

太阳病，过经十余日，心下温温欲吐，而胸中痛，大便反溏，腹微满，郁郁微烦，先其时自极吐下者，与调胃承气汤，若不尔者，不可与。但欲吐，胸中痛，微溏者，此非柴胡证。以吐，故知极吐下也。此条订正。

太阳病过经十余日，已在三候之期，病机当传阳明。心下温温欲吐者，温温如水之将沸，水中时有一沤，续续上泛，喻不急也。胸为阳位，胸中阳气不宣，故胸痛。但上闭者下必不达，而大便反溏，腹微满而见溏，此正系太阴腐秽当去之象。郁郁微烦者，此即太阳病，若吐、若下、若发汗，微烦，与小承气汤和之之例也。然必审其先时，自极吐下伤其津液者，乃可与调胃承气汤，若未经吐下，即不可与。所以然者，虑其湿热太甚，下之利遂不止也。惟但欲呕，胸中痛，微溏，何以决其非柴胡证，但欲呕何以知其极吐下，意旨殊不了了。按"伤寒十三日不解"条下云：胸胁满而呕，日晡所发潮热，已而微利，此本柴胡证。今但欲呕而胸中痛，与胸胁满而呕相似，微溏则又与已而微利相似，况柴胡证多呕，今反因呕而决其为极吐下，意旨尤不可通。不知"呕"字即上"温温欲吐"之"吐"，传写者误作呕字耳。但欲吐者，缘吐下伤其中气，中阳虚寒而气上泛也。惟既极吐下，胃津告竭，不无燥屎，故可与调胃承气汤。此条正以当传阳明之期证明调胃承气证。张隐庵反谓非承气证，已属谬误，又以"自极吐下"释为"自欲极吐下"，按之文义，尤属不通。此不过考其未至十余日时曾经吐下否耳。张隐庵惟不知"呕"字为"吐"之误，故说解支绌

如此。

太阳病，六七日，表证仍在，脉微而沉，反不结胸。其人发狂者，以热在下焦，少腹当硬满，小便自利者，下血乃愈。所以然者，以太阳随经瘀热在里故也，抵当汤主之。

抵当汤方

水蛭熬　虻虫去翅足，熬。各三十个　大黄三两，酒洗　桃仁三十个

上四味，以水五升，煮取三升，去滓，温服一升，不下再服。

太阳病六七日，已满一候，仍见恶寒发热之表证，则其病为不传。但不传者，脉必浮紧及浮缓，乃反见沉微之脉。考结胸一证，关上脉沉，以其结在心下也。今见沉微之脉，反不结胸，其人发狂者，因太阳阳热陷于下焦，致少腹硬满。夫下焦者，决渎之官，上出于肾，下属膀胱，西医谓之输尿管，亦称肾膀管，中医以为肾与膀胱相表里者以此，以少阴为寒水之脏者未尝不以此也。血海附丽于膀胱，太阳阳热随经而结于腑，伤及胞中血海，因病蓄血，然必验其小便之利，乃可定为血证。抵当汤一下，而即愈矣。

太阳病，身黄，脉沉结，少腹硬，小便不利者，为无血也。小便自利，其人如狂者，血证谛也，抵当汤主之。

太阳病身黄，血液之色外见，已可定为血证。加以脉沉结，少腹硬，则太阳标热，已由寒水之脏，循下焦而入寒水之腑。然小便不利者，尚恐其为水结，抵当汤不中与也。要惟小便利而其人如狂者，乃可断为胞中血结，然后下以抵当汤，方为万全无弊。盖小便通则少腹不当硬，今少腹硬，故知其为热瘀血海也。

伤寒有热，少腹满，应小便不利，今反利者，为有血也，当下之，不可余

药，宜抵当丸。

抵当丸方

虻虫去翅足　水蛭熬。各二十个　桃仁二十五个　大黄三两

上四味，捣分为四丸，以水一升，煮一丸，取七合服之。晬时①当下血，若不下者更服。

伤寒不从外解，太阳标热循三焦水道，贯肾脏而下膀胱，因有蓄水之证，而少腹满。但蓄水者小便必不利，五苓散主之，猪苓汤亦主之。今小便反利，证情实为蓄血。蓄血者，于法当下，为其热结膀胱，延及胞中血海，所谓城门失火，殃及池鱼也。不可余药云者，谓抵当丸外，不当复进他药。丸之力缓，故晬时方下血，亦以其无发狂、如狂之恶候，故改汤为丸耳。

太阳病，小便利者，以饮水多，必心下悸。小便少者，必苦里急也。

太阳标热太甚，则饮水必多。惟太阳之热，不能消水，虽其初小便自利，而水气凌心，心下必悸，以心之悸，即可知其非蓄血。若小便不利而膀胱急结，其为蓄水益信矣。

问曰：病有结胸，有脏结，其状何如？答曰：按之痛，寸脉浮，关脉沉，名曰结胸也。

何为脏结？答曰：如结胸状，饮食如故，时时下利，寸脉浮，关脉小细沉紧，名曰脏结。舌上白苔滑者，难治。

结胸、脏结二证，予未之见，大率近代医家，以硝、黄为禁剂，既无下之太早之变。予所治太阳证，无不以发汗为先务，故亦无此变证。然其理则可知也。大抵太阳标热挟实者易治，太阳本寒挟虚者难治。结胸之证，阴盛格阳者难治；脏结之证，独阴无阳者不治。黄坤载云：本异

日之阳明证，早下而成结胸；本异日之太阴证，误下即为脏结。此数语最为深切著明。张隐庵乃以为"病发太阳而结于胸，病发少阴而结于脏"，无论此二证为误治之坏病，不当言发于某经，结于某处，即太阳坏病而强认为少阴，究何异于瞽者之论五色乎？盖论病不经实地试验，即言之成理，终为诞妄。太阳之将传阳明也，上湿而下燥，魄汗未尽，留于上膈，则为痰涎；燥气独发于肠胃，则为便难；燥热蒸迫上膈，乃见潮热；热邪合秽浊之气，上冲巅顶，则为头痛；浊气上蒙于脑，则为谵语。此不难一下即愈者也。若夫下燥而上湿，则胃中之火不盛，湿邪上泛则呕多，湿邪停于上膈，则心下硬满。设攻之太早，燥屎虽略通，而痰涎内结，必不能一下而尽，于是下后湿注大肠，则利下不止而死。湿留上膈而不去，则为结胸，此即阳明未经燥实，早下而病结胸之明证也。太阳寒水之并入太阴也，上寒而下湿，上寒则吐，下湿则腹满；中阳不运，则食不下；水与湿混而为一，则自利甚；寒并太阴部分，则腹痛。此不难一温而即愈者也。若夫太阳寒水闭于皮毛腠理者，未经化汗，太阴湿脏沾渍不解者，未经阳热蒸迫化燥，设谬以为可攻，而在表之寒与在里之湿，凝固而不去，于是湿痰下注入肠，无阳气为之蒸化，则其病为痼瘕。痼瘕色白而黏腻，设见渴饮诸证，则中含阳明燥气，下之可愈。湿痰并居中脘，无阳热与之相抗，则其病为胸下结硬，是谓脏结。脏结者，结在太阴之脏也，此即太阳之病，系在太阴，误下而成脏结之明证也。凡病，中有所不通则痛，痰涎凝结于胸中，故按胸而痛。寸脉浮者，表未解也；关脉沉者，以邪结胸膈而中气不通也。然则脏结

―――――――――――――――

① 晬（zuì 醉）时：一周时；一整天。

何以如结胸状，明其为太阴之病，胸下结硬之证也。此证食本不下，因误下之故，而反饮食如故，本自利而自利未减者，此正与厥阴证之除中相类。除中者，阴寒内据，胃气中绝，上无所拒，而下不能留也。寸脉浮关脉细小沉紧者，则以太阳之气浮于外，胸以下固独阴无阳也。舌上白苔滑难治云者，盖胃中有热并湿上蒸，则苔黄腻，胃有燥热，乃见焦黑，若但见白苔而兼润滑，则中阳已败，干姜、甘草不足以复之，附子、理中不足以温之，而扁鹊惊走矣。

脏结无阳证，不往来寒热，其人反静，舌上苔滑者，不可攻也。

病机陷于半表半里者，邪正相争，则往来寒热，故太阳病有发热恶寒之桂枝麻黄各半汤，有形似疟日再发之桂枝二麻黄一汤，有发热恶寒之桂枝二越婢一汤，又有伤寒中风五六日往来寒热之柴胡汤。若不往来寒热，则正气不能与邪争，惟其为独阴无阳，故其人反静。舌上苔滑者，脾肾虚寒而不复温升也。譬之土润溽暑，则地生莓苔①。可见舌上有苔，实由脾阳挟水气上行郁蒸，而始见今脏结之证，中阳垂绝，宁复有生气发见于舌本，故但见寒湿之苔滑，而绝无一线生机。此证不攻必死，攻之亦死，曰不可攻者，冀其阳气渐复，或当挽救于万一也。

病发于阳，而反下之，热入因作结胸。病发于阴，而反下之，因作痞也。所以成结胸者，以下之太早故也。结胸者，体亦强如柔痉状，下之则和，宜大陷胸丸。此条订正。

大陷胸丸方

大黄半斤　葶苈子半升，熬　芒硝半升
杏仁半升，去皮尖，熬黑

上四味，捣筛二味，纳杏仁、芒硝，合研如脂，和散，取如弹丸一枚。别捣甘遂末一钱匕，白蜜二合，水二升，煮取一升，温顿服之。一宿乃下，如不下更服。取下为效，禁如药法。

此条"病发于阳""病发于阴"，自当以太阳言之，与上"发于阳""发于阴"一例。黄坤载《悬解》②，最为谛当。张隐庵以阴为少阴，其谬误要无可讳。陈修园因之，此又应声之过也。风为阳邪，则病发于阳为中风，当以桂枝汤发腠理之汗，而反下之，热入因作结胸。曰热入者，因中风有热故也。寒为阴邪，则病发于阴为伤寒，当以麻黄汤发皮毛之汗，而反下之，寒入因而作痞，仲师不言寒入者，省文耳。中风有汗发热，易于传化阳明，俟其传阳明而下之，原无结胸之变。惟下之太早，汗未透达于肌表，因合标阳内壅，浸成热痰，阻遏肺气。肺气塞于上，则肠胃闭于下，其证略同悬饮之内痛。所以然者，以湿痰胶固于阳位故也。湿痰凝于膈上，燥气留于中脘，故其为病体强如柔痉，《金匮·痉湿暍篇》所谓身体强几几然者即是。由体强几几而进之，即为卧不着席之大承气证。今本条却言"项强"，传写者误"体"为"项"耳。仲师言下之则和，宜大陷胸丸者，葶苈、杏仁、甘遂以去上膈之痰，硝、黄以导中脘之滞，燥气既去，经脉乃伸。其所以用丸不用汤者，此正如油垢黏滞，非一过之水所能荡涤也。

结胸证，其脉浮大者，不可下，下之则死。

结胸证悉具，烦躁者，亦死。

《易·否》之《象传》曰：内阴而外阳，内柔而外刚，外君子而内小人。小人

① 莓苔：青苔。
② 《悬解》：即《伤寒悬解》。

道长，君子道消也。明乎此，乃可与言结胸之危候。仲师之言曰：结胸证，其脉浮大者，不可下，下之则死。又曰：结胸证悉具，烦躁者亦死。夫群邪在位，贤人在野，则其国必亡。虚阳外脱，阴寒内据，则其病必死，其所以必死者，结胸而见沉紧之脉，虽阴寒在里，遏其真阳，邪正交争，脉因沉紧，但令真阳战胜，则一下而阴寒消歇，其病决不致死。若反见浮大之脉，譬之明季阮马持权于内，史阁部并命于外，必至君子与小人同败。以沉涸之阴寒，格垂脱之真阳，苟不顾其本原而攻下之，不根之阳，方且因之而灭息。此结胸见浮大之脉，所为下之而必死者也。其所以烦躁亦死者，结胸之为病，本痰涎并居胸膈之证，其脉沉而紧，心下痛而硬，不大便，舌燥而渴，日晡潮热，心下至少腹俱硬满而痛，或体强如柔痉，或心中懊憹。脉之所以沉紧者，病气凝聚而中有所着也。心下痛而硬者，痰浊与水气并居阳位，格拒而不下也。不大便，舌燥而渴，日晡潮热，心下至少腹硬满而痛者，太阳寒水凝于上，阳明燥气动于下也。体强如痉者，阳热内陷而燥气伤筋也。心中懊憹者，心阳为湿痰所郁，而气不舒也。夫所谓结胸证悉具者，在外则状如柔痉，在里则膈内拒痛，阴寒内乘，阳热外灼，此证已属大难，若更加以烦躁，则证情益剧。盖阳气欲发，格于外寒，则烦躁，孤阳无归，格于里阴，则亦烦躁，烦躁同而格于里阴者为甚。譬之汉、唐、明之末，群奸擅威福于朝，党锢清流东林之狱，流毒海内，士气消磨殆尽，而亡社屋①矣。夫群奸肆虐，稍有人心者，不能不并力而争，此亦一烦躁之象也。结胸一证，苟中脘阳气未亡，无论汤荡丸缓，皆当下之而即愈。若浊阴内闭，孤阳不归，脾肾虚，则里寒益剧，里寒剧则标热益炽，譬之油灯

将灭，必反大明，此结胸证悉具，所为烦躁而亦死者也。张隐庵乃谓"太阳正气内结，而不能外出"，并谓"今之患结胸而死者，皆由正结"，见理之悠谬②，明眼人当自辨之。陈修园谓邪实固结于内，正虚反格于外，极有见地。黄坤载说尤精。

太阳病，脉浮而动数，浮则为风，数则为热，动则为痛，数则为虚。头痛发热，微盗汗出，而反恶寒者，表未解也。医反下之，动数变迟，膈内拒痛，胃中空虚，客气动膈，短气躁烦，心中懊憹，阳气内陷，心中因硬，则为结胸，大陷胸汤主之。若不结胸，但头汗出，余处无汗，剂颈而还，小便不利，身必发黄也。此黄宜茵陈蒿汤为是。

大陷胸汤方

大黄六两　芒硝一升　甘遂一钱匕

上三味，以水六升，先煮大黄，取二升，去滓，纳芒硝。煮一两沸，纳甘遂末，温服一升，得快利，止后服。

太阳病，无问伤寒、中风，其脉必浮，浮而见数，则为中风发热。动者不静之谓，风中肌腠，则上冒太阳之穴而头痛，数为营气之热，肌腠闭而营虚不能作汗，风热上郁，故头痛而脉数。医者苟遇此证，一见头痛发热，汗出恶寒者，不特腠理未解，即皮毛亦未解，桂枝二越婢一汤，其正治也。医反下之，则表阳随之下陷而营气益虚，动数之脉因变为迟，此证太阳魄汗未经外泄，则以误下而成上湿。太阳阳热不从汗解，则以误下而成下燥。上湿不尽，则痰涎凝结而膈内拒痛，下后胃中空虚，中无所阻，下陷之阳热上冲，客气动膈，而又上阻于痰湿，则短气而躁烦，于是心中懊憹。懊憹者，湿盛阳郁而

---

① 社屋：犹社庙。社与宗庙。

② 悠谬：荒诞无稽。

气机不利也。阳气迫于下，湿邪停于上，壅阻膈下，心下因硬，此为结胸所由成。内陷之阳气欲出而不得，故躁烦可以不死，非似孤阳外浮，阴寒内阻之烦躁，为阴阳离决而必死也。是故大陷胸汤用大黄、芒硝以除内陷之阳热，用甘遂以祛膈下之浊痰，而结胸自愈矣。设因误下之后，不病结胸，则寒湿内陷，而上无津液，证情与火劫发汗但头汗出剂颈而还相似。惟火劫发汗者，津液已涸，故阴虚不能作汗，此证为阴液内陷，故亦见但头汗出剂颈而还之证。阴液与湿热并居，故小便不利而身发黄，但令小便一利，则身黄自退。太阳腑气通，阴液得随阳上升，而汗液自畅，此又为五苓散证，而无取大陷胸汤者也。不由误下之结胸，予屡见之。

伤寒六七日，结胸热实，脉沉而紧，心下痛，按之石硬者，大陷胸汤主之。

伤寒六七日，甫及一候，所谓伤寒一日，太阳受之也。本寒郁于上，标热实于下，因病结胸。关上脉沉紧者，寒与热并居于中脘也。中脘气阻，故心以下痛。水气与热结而成痰，故按之石硬。但用硝、黄以去实热，甘遂以下湿痰，而结胸自愈。此证不由误下而成，治法与之相等，学者于此可以悟参变矣。

伤寒十余日，热结在里，复往来寒热者，与大柴胡汤。但结胸，无大热者，此为水结在胸胁也，但头微汗出者，大陷胸汤主之。

伤寒十余日，当两候之期，设传阳明，必发潮热，乃热结于肠胃，而又往来寒热，则阳明之证垂成，太阳之邪未解，如是，即当与大柴胡汤，使之表里双解。但胸中痛而表无大热，则阳明之火不实，而太阳之水内壅，上积于胸，下及两胁三焦，水道不能下达膀胱，大黄、芒硝皆在

禁例，但须与悬饮内痛同治，投之以十枣汤，而胸胁之水邪已破。要惟头有微汗出者，阳气既不能外泄而成汗，寒水又不能化溺而下行，不得已而用大陷胸汤，此亦从头上之微汗，察其中有阳热，格于中脘痰湿而攻之。设头上并无微汗，则仍为十枣汤证，不当更用大陷胸汤矣。

太阳病，重发汗而复下之，不大便五六日，舌上燥而渴，日晡所小有潮热，从心下至小腹硬满而痛，不可近者，大陷胸汤主之。

太阳之病，重发汗而复下之，津液屡伤，则阳明之腑气将燥，故不大便五六日。舌上燥而渴，日晡所有潮热，此皆大承气汤证。惟心下到少腹硬满而痛，手不可触者，可决为水气痰涎凝冱不解，而非承气汤所能奏效。特于大黄、芒硝外，加甘遂以攻之。如是则不特去阳明之燥，并水气痰涎一时劖[①]削，此亦双解之法也。

小结胸病，正在心下，按之则痛，脉浮滑者，小陷胸汤主之。

小陷胸汤方

黄连一两　半夏半斤　瓜蒌实大者，一枚

上三味，以水六升，先煮瓜蒌，取三升，去滓，纳诸药，煎取二升，去滓，分温三服。

病在心下，故称结胸。小结胸与大结胸同，此部位之不可改易者也，但按之痛，则与不按亦痛之大结胸异。脉浮滑，则与大结胸之沉紧异，所结不实，故无沉紧之脉，必待按之而始痛。太阳标热并于上，故脉浮；水气湿热结于心下，故脉滑。小陷胸汤，黄连苦降，以抑在上之标热；半夏生用，以泄水而涤痰；瓜蒌实以

---

① 劖（chán 缠）：铲除。

泄露中脘之浊。按：此即泻心汤之变方。后文半夏泻心汤、生姜泄心汤、甘草泄心汤，皆黄连、半夏同用，是其明证也。意此证里实不如大结胸，而略同虚气之结而成痞。方中用黄连以降上冒之热邪，用瓜蒌实以通胃中之积垢，与后文治痞之大黄黄连泻心汤相类，但此证为标热陷于心下，吸引痰涎水气，而腑滞稍轻，故以黄连、半夏为主，而以瓜蒌实易大黄。后文所列之痞证关上脉浮者，腑滞较甚，而又为标热吸引，故以大黄为主而黄连副之，不更纳去水之半夏也。

太阳病二三日，不能卧，但欲起，心下必结。脉微弱者，此本有寒分也，反下之，若利止，必作结胸，未止者，四日复下之，此作协热利也。

古者庸工之误治，必有误治之因，所患一间未达耳，非似今日之名医，不论何证，既以不能生人不能杀人之药为标准，置人于不生不死之间也。太阳病二三候，正当传阳明、少阳之期。"不能卧，但欲起，心下结"，此正与胃家实相似，盖胃不和，固寐不安也。误下之因，实出于此。由是以微弱之脉本有寒分者，置之不辨，反与滑大之脉同治。若一下而即止，标热与本寒停蓄心下，因作结胸；若一下不止，则标热与本寒并趋大肠，因作协热利。寒即因利而消，寒从水尽也。按：后文协热利者，脉沉滑。《金匮》下利脉滑者，当有所去。则当及四候之期，更进大承气汤，乃一下而更无余事矣。《少阴篇》下利色纯青，与此同例，故知用大承气也。

太阳病，下之，其脉促，不结胸者，此为欲解也。脉浮者，必结胸；脉紧者，必咽痛；脉弦者，必两胁拘急；脉细数者，头痛未止；脉沉紧者，必欲呕；脉沉滑者，协热利；脉浮滑者，必下血。

太阳病下之后，其脉促，则太阳表气不因误下而陷，而反欲上冲。气上冲者，虽不结胸，其胸必满，无他，为其营气欲出，卫不与之和也，故其证当从汗解，上节桂枝去芍药汤主之者，即系此证。若喘而汗出，则又为葛根芩连证。揆之本条欲解之义，未能强合。结胸之脉，寸口必浮，若关上见沉紧，即为大结胸证，设但见浮脉，标热在上，将成小结胸证。脉紧固伤寒本脉，下后脉紧咽痛者，表气因下骤虚，外寒闭其皮毛，阻遏阳气，因病咽痛。按此为麻杏石甘汤证，盖咽为胃之门户，寒遏于肺，麻、杏以散之，热郁于胃，石、甘以清之，而非少阴咽痛用半夏散之证也。脉弦必两胁拘急云者，盖弦为阴寒之脉而主痛，《金匮·腹满寒疝宿食篇》云：趺阳脉微弦，法当腹满，不满者，必便难，两胠①疼痛，此虚寒从下上也，当以温药服之。寸口脉弦者，即胁下拘急而痛，其人啬啬恶寒。盖两胁居两肾之上，为三焦水道之冲，太阳寒水从三焦下行，由肾出膀胱者，《内经》认之下焦即输尿管。太阳寒水，不能化汗而出皮毛，则寒湿阻于两胁，故其证恶寒。恶寒者，表寒未解而水气内积。今人一见弦脉，便言肝胆为病，曾亦知为手少阳三焦之病乎？所以谓脉细数头痛未止者，头痛为太阳本病，云未止者，表未解也。细数虽非太阳本脉，然标热上郁，终异阳明实热，故脉来细数。前文云：脉浮数者，可发汗，亦表未解也。本太阳病不解而转入少阳者，必干呕而脉沉紧。沉则寒水着于里，紧则标热拒于表。《少阳篇》主以小柴胡汤，柴胡以散表寒，黄芩以清里热，使内陷之邪仍从太阳外解而为汗，则沉紧

———————
① 胠（qū 区）：腋下胸胁处。

和而呕亦止矣。脉沉滑所以成协热利者，沉则在里，滑则停瘀，此即上"四日复下之"之证也。脉浮滑必下血者，太阳标热，系于表则浮，入于腑则滑，太阳之腑与胞中血海相附丽，故必伤及血分。苟其蓄而不下，则为抵当汤证，若血既自下，其势无可再攻，求之《金匮》，惟赤小豆当归散最为允当。此无他，以胞中之血，部位甚下，直可决其为近血故也。

病在阳，应以汗解之，反以冷水潠之。若灌之，其热被劫，不得去，弥更益烦，肉上粟起，意欲饮水，反不渴者，服文蛤散；若不瘥者，与五苓散；寒实结胸，无热证者，与三物小陷胸汤。白散亦可服。

文蛤散方

文蛤五两

上一味为散，以沸汤和一方寸匕服。

白散方

桔梗　贝母各三分　巴豆一分，去皮心，熬黑，研如脂

上三味，为散，纳巴豆，更于臼中杵之，以白饮和服，强人半钱匕，羸者减之。

太阳标热，其气外张，发于皮毛者无汗，发于肌腠者多汗。设用麻黄汤以解表，桂枝以解肌，皆当一汗而愈。要之太阳标热，异于阳明实热者，不无凭证。浮热外张，其口必燥，故意欲饮水。胃中无热，故不渴。太阳本气，不从汗解，反因凄沧之水，逼而入里，心下有水气，故津不上承，而欲饮水。文蛤当是蛤壳，性味咸寒而泄水，但令水气下泄，则津液得以上承而口不燥矣。服文蛤散而不瘥，或以文蛤泄水力薄之故，改用五苓以利小便，则水气尽而津液得以上行矣。此冷水迫太阳水气入里，脾精为水气阻隔，不达舌本，真寒假渴之方治也。若太阳本寒之气，以冷水外迫，内据心下，而成寒实之结胸，则当用黄连以降逆，生半夏以泄水，瓜蒌以通腑滞，非以其有宿食也，不如是，不能导水下行也。至如白散，则尤为猛峻，桔梗、贝母以开肺，巴豆能破阴寒水结，导之从大肠而出。夏令多饮寒水，心下及少腹痛，诸药不效者，皆能胜之，此冷水迫阴寒入里，浸成水结之方治也。

太阳与少阳并病，头项强痛，或眩冒，时如结胸。心下痞硬者，当刺大椎第一间、肺俞、肝俞，慎不可发汗，发汗则谵语。脉弦五日，谵语不止，当刺期门。

太阳与少阳并病，其原有二：一为太阳水气不能作汗外解，循三焦水道内壅，水结寒水之脏，则胁下痛，水结寒水之腑，则少腹满而小便不行，此并手少阳三焦为病者也；一为太阳水气垂尽，胃中消食之胆汁生燥，此证津液先亏，设治之不慎，使胆火炽于胃底，胃中津液耗损殆尽，由是胃热上熏于脑，神识被蒙，发为谵语，此合足少阳为病者也。无如近世医家，妄称半表半里，甲木乙木，而不求病原之同异，一遇此证，无不以大小柴胡为圭臬，此真相之所以常不明也。考头项本太阳经脉，由脑后下项之道路，水气不能作汗，则强痛；水气少而经脉拘急，则亦强痛。水气郁而欲达，则病眩冒，此眩冒当从汗解者也；水气虚而标热上行，则亦眩冒，此眩冒之不当从汗解者也。水气结于心下，则心下痞硬而成结胸；水液不足，则虚气上冲，心下痞硬而时如结胸。时如结胸云者，明其有时而软，可断其非水结也。故治法当刺大椎第一间，间，去声，隙也。泻其肺俞、肝俞，令肺气不郁于上，则上源足资津液之虚。肝脏不郁于

中，则肝液亦能滋胃中之燥。设不明其为津液之虚，泥于头项强痛，误用麻黄发汗，则胃中胆火，益无所制，将胃中宿食尽化燥屎，毒热秽气上熏于脑，而谵语作矣。曰脉弦五日谵语不止当刺期门者，此亦开肝脏之郁。借肝脏余液，以息胃中胆火，使不至燥热而生变。盖因胆寄肝叶之内，惟肝液能制其炎故也。若过此以往，直可决为大承气证矣。不然，《少阴篇》之下利色纯青，此正胆汁为病也，何以急下而宜大承气汤乎？厥阴之厥深热深，厥微热微，此亦胆火内炽也，何以应下误汗而口伤烂赤乎？近人因此条谵语刺期门与后二节同，谬指为热入血室。夫妇人有经水适来经水适断诸凭证，故其谵语，可定为热入血室，此证为液亏胃燥之证，不知何所据而指为热入血室也？

妇人中风，发热恶寒，经水适来，得之七八日，热除而脉迟身凉，胸胁下满，如结胸状。谵语者，此为热入血室也，当刺期门，随其实而取之。

妇人中风，当内热已盛，表寒未罢，经水适逢其会而至，此未可定为热入血室否也。得病七八日，正发于阴而恶寒之证，当热除身凉之候，乃果应七日当愈之期，热退而脉迟不数且紧之谓迟身凉，证情当霍然矣。乃又胸胁下满如结胸状。设为太阳标热，并水气结心下胁下，要惟硬满而痛，不当谵语。谵语者，郁热上蒙空窍，神识模糊，为如狂发狂之渐，以前此经水适来，故知为热入血室。然则何以不用抵当汤丸及桃核承气，而但泄肝之期门穴。曰：此证虽热入血室，而胞中血海尚无瘀血，故先刺期门以泻肝胆之热，此曲突徙薪之计，随其热之实而先时以取之，不待血之既结，后时而救之也。

妇人中风，七八日，经水适断者，续得寒热，发作有时，此为热入血室，其血必结，故使如疟状。发作有时，小柴胡汤主之。此条订正。

此节"经水适断"四字，张隐庵谓当在"七八日"下，此说良是。中风七八日，以向愈之期，经水适然中断。设中风本证未罢，病之无关于经水，更何待言。若本证已解，续得发作有时之寒热，愈而复病曰续，新而非故曰得。中风之热，无间昏旦，此独休作有时，可见经水适断之即为病因矣。经水既来，即血室空虚，太阳余热乘虚而入，阻其下行之路，以致血结胞中。但寒热发作之时，仲师未有明文，吾以为当在暮夜。营气夜行于阳，热之郁伏血室者乃随之而俱发，此证得自经后，血虽结而不实，究以气分为多，故但需小柴胡汤以解外，寒热去而血结自解。设或不解，然后再用抵当汤攻之，热邪之内陷者去，瘀血无所吸引，则固易于为力也。

妇人伤寒发热，经水适来，昼日明了，暮则谵语，如见鬼状者，此为热入血室，无犯胃气及上二焦，必自愈。

妇人伤寒，业经发热，则全身腠理孙络，一时进出至高之热度，与表寒战胜。此时病气，固已在营而不在卫，若当经水适来，营分之标热，乃因类而乘其虚，营气昼行于阴，不与天阳相接，故昼日明了，及其夜行于阳，血中邪热随阴气而动者，乃至上塞心窍，而昏脑气，故暮则谵语，如见鬼状。此证血热在下，故但需攻瘀泄热，病当自愈。若发其汗损中脘之胃液，竭上中二焦之水分，血热乃益无可制矣，此则仲师言外之意也。此证当用大柴胡汤。

伤寒六七日，发热微恶寒，支节烦疼，微呕，心下支结，外证未去者，柴胡桂枝汤主之。

柴胡桂枝汤方

柴胡二两　黄芩　人参各一两半　半夏二合半　甘草一两　桂枝　芍药　生姜各一两半　大枣六枚

上九味，以水七升，煮取三升，去滓，温服一升。

伤寒六七日，已尽一候之期。太阳本病为发热恶寒，为骨节疼痛。今发热微恶寒，肢节烦疼，特标热较甚耳，太阳外证，固未去也。微呕而心下支结者，胃中湿热闭阻，太阳阳热欲达不得之状，此即太阳病机系在太阴之证，发在里之湿邪，作在表之汗液，柴胡桂枝汤其主方也。然则病本伤寒，何不用麻黄而用桂枝？曰：伤寒化热，则病阻于肌，故伤寒亦用桂枝。本书伤寒五六日，发汗复下之变证，用柴胡桂枝干姜汤，其明证也。设中风未化热，则病犹在表，故中风亦间用麻黄，本书大青龙汤，及《金匮》风湿用麻黄加术，用麻黄、杏仁、甘草、薏苡，其明证也。盖必具此通识，然后可与读仲景书。

伤寒五六日，已发汗而复下之，胸胁满，微结，小便不利，渴而不呕，但头汗出，往来寒热心烦者，此为未解也，柴胡桂枝干姜汤主之。

柴胡桂枝干姜汤方

柴胡半斤　桂枝三两　干姜二两　黄芩三两　牡蛎二两　甘草二两　瓜蒌根四两

上七味，以水一斗二升，煮取六升，去滓，再煎取三升，温服一升，日三服，初服微烦，复服，汗出便愈。

伤寒五六日，未及作再经之期，汗之可也，已发汗而复下之，则非也。苟令汗之而当，则病机悉从肌表外散，上自胸胁，下及三焦、膀胱，当可全体舒畅，宁有停蓄之标热本寒，郁于中而不远。惟其当可汗之期，早用芒硝、大黄，以牵掣其

外之路，于是未尽之汗液，留于胸胁，而胸胁为满，并见蕴结不宣之象。标热吸于上，故小便不利，先经发汗，胃中留湿较轻，故渴而不呕。标热吸于外，本寒滞于里，表里不融，故往来寒热。阳浮于上，内陷之阴气不从，故但头汗出。阳上越，故心烦。此正与伤寒八九日，下之，胸满烦惊同例，非似病后之虚烦。以曾经发汗，故早下而不成结胸也。方用柴胡、桂枝、干姜温中达表，以除微结之邪，用黄芩、生草、瓜蒌根、牡蛎清热解渴降逆，以收外浮之阳，于是表里通彻，汗出而愈矣。按：此证与前证略同，以其无支节烦疼而去芍药，以其渴而不呕，加瓜蒌根而去半夏，以其胸胁满兼有但头汗之标阳，去人参而加牡蛎，不难比较而得也。

伤寒五六日，头汗出，微恶寒，手足冷，心下满，口不欲食，大便硬，脉细者，此为阳微结，必有表复有里也，脉沉亦在里也。汗出为阳微，假令纯阴结，不得复有外证，悉入在里，此为半在里半在外也。脉虽沉紧，不得为少阴病，所以然者，阴不得有汗，今头汗出，故知非少阴也。可与小柴胡汤，设不了了者，得屎而解。

太阳标阳盛，则表证多汗而传阳明；本寒胜，则水结心下，由三焦连属胁下而病延少阴之脏。胁下为肾脏所居。此标阳外绝，所以有脏结无阳之证也。今伤寒五六日，已将一候，苟其阳盛，则必外有潮热而转阳明。今头汗出，微恶寒，手足冷，心下满，口不欲食，大便硬，阴寒之象见于外，寒湿之气凝于里，大便虽硬，其不为阳明承气汤证，要无可疑。头汗出，则标热尚存，微恶寒，手足冷，心下满，则水气结于心下，似与寒实结胸相类。结胸证原有五六日不大便者，于大便硬一层，要可存而不论。且此证脉细沉紧，与少阴

脏结证之小细沉紧，略无差别。然以证情论，不惟脏结无汗，即结胸亦不当有汗，则此证所当注意者，独有头汗出耳。但头汗出而心不烦，故仲师谓之阳微结。阳微结者，标阳微而水气结也。标阳微于外，故但头汗出；本寒结于里，故微恶寒。手足冷而心下满，口不欲食，大便硬者，上湿而下燥也。但头汗出而不及遍体，故曰阳微；心下满，故知为水结。设但为寒结，外必无汗，今有头汗，故知非纯阴之脏结。且无阳之脏结，不特外无汗液，水气由三焦下陷，必且悉数入里而痛引少腹，此由寒水之脏入寒水之腑，而病属足少阴者也。今但见为心下满，而复有头汗，故知其非少阴证，可用小柴胡汤达心下水气，还出太阳而为汗，而病自愈矣。若不了了，则下燥未化也，故曰得屎而解。门人丁济华以为不若与大柴胡汤，较为直捷，不知此证紧要，只在去心下之满，原不急乎消大便之硬，上湿既散，津液自当下行，不待硝、黄攻下，自能得屎而解也。

伤寒五六日，呕而发热者，柴胡汤证具，而以他药下之，柴胡证仍在者，复与柴胡汤。此虽已下之不为逆，必蒸蒸而振，却发热汗出而解。若心下满而硬痛者，此为结胸也，大陷胸汤主之。但满而不痛者，此为痞，柴胡不中与之，宜半夏泻心汤。

半夏泻心汤方

半夏半斤　黄芩　干姜　甘草　人参各二两　黄连一两　大枣十二枚

上七味，以水一斗二升，煮取六升，去滓再煎，取三升，温服一升，日三服。

此承上"凡柴胡汤病证"节引起误下成结胸、误下成痞之变证。水气入里，胃不能受，故呕；太阳表证仍在，故发热。有表复有里，故曰"柴胡汤证具"，非必兼往来寒热、胸胁苦满、胁下痞硬、小便不利诸证也。误下不见变证，语详柴胡汤为汗剂条，兹不赘述。若下后变证，见心下满而硬痛，则痰涎停蓄中脘，为宿食阻格而不下，故用甘遂、硝、黄以通之。说见上"伤寒六七日结胸"条下。设病满而不痛，不因误下而始见，则胸胁苦满及头汗出而心下满，何尝非小柴胡证。今出于误下之后，是当与结胸同例，而为水气之成痞，故宜以半夏泻心汤。生半夏以去水，纳半夏以去其水，见《金匮》。黄芩以清肺，黄连以降逆，干姜以温胃，甘草、人参、大枣以和中气，脾阳一振，心下之痞自消矣。以其有里无表，故曰"柴胡不中与之"。

太阳少阳并病，而反下之，成结胸，心下硬，下利不止，水浆不下，其人心烦。

太阳寒水之气，循手少阳三焦上行，外出皮毛则为汗；由手少阳三焦下行，输泄膀胱则为溺。若夫二阳并病，则上行之气机不利而汗出不彻，下行之气机不利而小便难。水道不通，正宜五苓散以达之，而反用承气以下之，于是水结心下，遂成结胸；水渗大肠，下利不止；水结上焦，故水浆不下；水气遏抑，阳气不宣，故心烦。按：此证上湿下寒，即上三物小陷胸汤证，以寒实结胸而无热证，与"病在阳"节略同，故知之。

脉浮而紧，而复下之，紧反入里，则作痞。按之自濡，但气痞耳。

浮紧之脉，属太阳伤寒，寒邪迫于卫营，热抗于里，故两脉浮紧。此本麻黄汤证，一汗可愈者也，而反下之，脉因沉紧，心下结而成痞。寒本阴邪，伤寒误下成痞，即上所谓发于阴而反下之因作痞也。浮紧者，阳气外张，与表寒相持不下，误下里虚，阳气反陷于里，仍见相持不下之沉紧。此时阳气内陷，太阳寒水之气未尝随之俱陷，故按之而濡。则舍气痞而外，初无所结，其证为但热不寒。仲师于此条，虽不出方治，要即为后文大黄黄连泻心汤证。本浮紧之脉，紧反入里，则浮仍在外可知。张隐庵注反以是为虚寒之象，真是误人不浅。使其果属虚寒，则后文"心下痞，按之濡"，何能用大黄黄连泻心汤乎？

太阳中风，下利呕逆，表解者，乃可攻之。其人漐漐汗出，发作有时，头痛，心下痞硬满，引胁下痛，干呕短气，汗出不恶寒者，此表解里未和也，十枣汤主之。

十枣汤方

芫花熬　甘遂　大戟

上三味等分，各别捣为散，以水一升半，先煮大枣肥者十枚，取八合，去滓，纳药末，强人服一钱匕，羸人服半钱匕。得快下利后，糜粥自养。

发热恶风、有汗、脉浮缓者为中风。寒水陷于大肠，则湿渗阳明而病下利；寒水陷于胃，则少阳胆汁从胃中抗拒而为呕。虽病情兼见少阳，似在禁下之例，而部分已属阳明。阳明标热本燥，而中气则为湿，阳明不从标本而从中气，则证属湿痰。痰湿系于阳明，例得攻下，然惟发热恶风之证罢，乃可攻之。故其人汗出如潮热状。阳气上盛，故头痛。此头痛与不大便五六日之头痛同在阙上，之数者，皆可决为太阳合阳明为病。心下气阻，按之硬满，引胁下而痛，皆可决为太阳水气合三焦水道为病。而攻下必以汗出不恶寒为验。按：此证与《金匮》悬饮内痛略同。太阳之邪，出于寒水，水气积，则吸入之

气无所容，而气为之短。太阳之标为热，水气得热蒸久成痰，欲呕而不能倾吐，则为干呕。汗出不恶寒，则外自皮毛，内达肌理，绝无外邪留恋，即此可定为表解。可见心下痞，按之硬满，痛引胁下，直里未和耳。然后用十枣汤以下其水，此亦先解其表后攻其里之通例也。

太阳病，医发汗，遂发热，不恶寒，因复下之，心下痞。表里俱虚，阴阳气并竭，无阳则阴独。复加烧针，因胸烦，面色青黄，肤瞤者难治。今色微黄，手足温者易愈。此条订正。

太阳病发其汗，犹曰太阳病当以汗解也，无问在表之用麻黄，在肌之用桂枝，一也。所难解者，遂发热恶寒耳。岂未经发汗之前，本不发热，本不恶寒，因发汗之故，遂致发热恶寒乎？若初不见发热恶寒，何以知为太阳病乎？此不可通者一。医虽至愚，谁不知发热恶寒之当发其汗，何至误用硝、黄？则"因复下之"句，"因"字全无着落，不可通者二。今细玩本文，特于"恶寒"上遗脱"不"字耳，如此则"因"字方有着落。盖太阳发热恶寒之病，一汗之后，遂致发热不恶寒，此时颇类传入阳明。因其似阳明而下之，太阳水气，已由一汗而衰，不能再作结胸，于是虚气无所附丽，因结于心下而成痞。盖发汗则卫气虚，阴液伤于上也；下则营气虚，脾阳陷于下也。阴阳气正并竭，更以烧针损其已伤之阳气，耗其已伤之阴血，遂致胸中烦热。血凝则面色青，湿聚则面色黄。跌打损伤，俱见青色，伤血故也。瘕疝之证，面色黄色，聚湿故也。烧针动经，故肤瞤。血凝湿聚，周身皮肤跳动，皆正气不支之象，故曰难治。但见面色微黄，手足温者，初不过脾虚湿胜，故曰易愈，于太阴中求之足矣。愚按："阴阳气并竭"下，忽着"无阳则阴独"五字，殊难解

说。前既云阴阳气并竭矣，何所见而指为阴独乎？自来注释家往往囫囵读过，故所言并如梦呓。仲师何以不言阴阳并竭？盖气为阳，汗后肺阴外泄而卫气一伤，下后脾阳下陷，而营气再伤。营卫之阳气两耗，而痰湿结痞于心下者，乃独存无气之浊阴，故曰无阳。无阳者，无气也。试观胶黏成块之白痰如结晶体者，方在咯出之时，咽喉中已觉冰冷，此即浊阴无气之明证。心下之痞，正如是耳。

心下痞，按之濡，其脉关上浮者，大黄黄连泻心汤主之。

大黄黄连泻心汤方

大黄二两　黄连一两

上以麻沸汤二升，渍之须臾，绞去滓，分温再服。大黄、黄连气味苦寒，其性善泄，生则易行，热则迟缓，故麻沸汤渍之。

心下痞，而复恶寒，汗出者，附子泻心汤主之。

附子泻心汤方

大黄二两　黄连　黄芩各一两　附子一枚，炮去皮，破开，煮取汁

上四味，切三味，以麻沸汤二升，渍之须臾，绞去滓，纳附子汁，分温再服。

此二节，发端便言心下痞，而不言其所以然，盖承上"脉浮紧"节言之。太阳标热，误下内陷，因成气痞。气与水合，则按之硬痛；有气无水，则按之濡。但为气痞，故关上脉浮而不见弦紧。标热陷，则与阳明燥气相合，而大便不行。故宜大黄黄连泻心汤以泄之，俾阳明之火下降，而心气之不足者自纾。《金匮》十六：心气不足，吐血衄血，泻心汤主之。按：《金匮》有黄芩，此则传写遗脱也。若夫标热炽于里而上见心气之抑塞，表阳复虚于外而见恶寒汗出，是又当于芩、连、大黄引火下泄，外加炮附子一枚，以收外亡之阳，则

一经微利，结热消而亡阳收矣。此仲师示人以随证用药之法，学者能于此悟随证加减，庶无胶柱鼓瑟①之弊乎！

本以下之故，心下痞，与泻心汤，痞不解，其人渴而口燥烦，小便不利者，五苓散主之。

本以误下成痞而用泻心汤，设为标热结于心下，太阳寒水，初不与之俱陷，则但用大黄黄连泻心汤，一下而痞解矣。或同为标热成痞而微见恶寒汗出之真阳外脱，则加附子一枚，兼收外脱之阳，而痞亦解矣。然卒不解者，此时论治，正需详辨其本原。若便以渴而口燥，误认为阳明实证热，正恐硝、黄、朴、枳，伤无病之肠胃，而正气益虚。即明知非阳明内实，而漫投人参白虎以解渴而止燥，要惟小便自利者，方可决为下后液亏而用之无疚。设其人小便不利，则为太阳本气郁陷，标热上结，本寒下阻不去，其水则阴液不升。阴液不升则阳热之结于心下者不降。然则仲师主以五苓散，实为探本穷原之治，所谓牵一发而全身俱动也。不然，五苓散利小溲之药耳，即多饮暖水发汗，亦第为发汗之药耳，安在其能消痞乎！五苓散消痞功用如此，历来注家多不解。

伤寒，汗出，解之后，胃中不和，心下痞硬，干噫食臭，胁下有水气，腹中雷鸣，下利者，生姜泻心汤主之。

生姜泻心汤方

生姜四两　甘草　人参各三两　干姜一两　黄芩三两　半夏半斤　大枣十二枚　黄连一两

上八味，以水一斗，煮取六升，去滓，取三升，温服一升，日三服。

伤寒一证，恶寒无汗者，自以汗出表

① 胶柱鼓瑟：亦作"胶柱调瑟"。比喻拘泥成规，不知灵活变通。

解为向愈之期。但汗发太过，胃中津液耗损，亦时见调胃承气之证，胃中不和，心下痞硬，干噫食臭，皆似之。但令发汗透畅，太阳水气悉由皮毛外泄，则必无未尽之水液，从三焦水道流注胁下而为胀满，亦必不至水气混杂太阴寒湿，致腹中雷鸣而下利。夫胃中胆汁生燥，故不和；胆胃上逆，则干噫食臭；太阳标热，合水气结于胃之上口，故心中痞硬。水气吸于标阳，乃不能由肾下出膀胱，以至凝结于胁下。胁下固肾脏所居，输尿之关键也。水道不通，则溢入大肠，雷鸣而下利。痰饮之水流胁下，及水走肠间，沥沥有声，其证情正相类也。然则仲师何以不用猪苓汤、五苓散？曰：此必无济也。阳热吸于上则水气必难下达，不去其上热，则水道不行，故用生姜泻心汤。生姜、半夏以泄上源之水，黄芩、黄连以清上焦之热，炙草、人参、干姜、大枣以扶脾而温中，则上热去，下寒消，而水道自通矣。按：此证与后文腹中痛欲呕吐者略同。故黄连汤方治即为生姜泻心汤之变方，但以桂枝易生姜、黄芩耳。究其所以不同者，则以非苓、连并用，以肃降心肺两脏之热，而痞将不去也。附子泻心汤、生姜泻心汤、大黄泻心汤、甘草泻心汤并同，可见立方旨矣。

　　伤寒中风，医反下之，其人下利，日数十行，谷不化，腹中雷鸣，心下痞硬而满，干呕，心烦不得安。医见心下痞，谓病不尽，复下之，其痞益甚，此非结热，但以胃中虚，客气上逆，故使硬也，甘草泻心汤主之。

　　甘草泻心汤方
　　甘草四两　黄芩　干姜各三两　半夏半升　黄连一两　大枣十二枚
　　上六味，以水一斗，煮取六升，去滓再煎，取三升，温服一升，日三服。

　　伤寒无表汗，则汗之以麻黄，中风表汗泄而肌理无汗，则汗之以桂枝，此仲师定法，不可变易者也。若医反下，则太阳寒水不能外达为汗，反乘下后里虚，内陷于肠胃而下利日数十行，致有完谷不化、腹中雷鸣诸变。要知猝发之变证，为水气暴迫所致，但用五苓散以利小便，而更无余病。不似病久太阴寒湿，肠胃俱虚，必待四逆、理中也。若并见心下痞结硬满、干呕、心烦不得安诸证，则决非五苓散证可知。《内经》云，暴迫下注，皆属于热。此时下利日数十行，甚至完谷不化，腹中雷鸣，可知太阳标热已随寒水下陷。心下硬满之痞，不惟与结胸之标热寒水并停心下者不同，与太阳标热独陷心下但气痞者亦异。夫阳热结于心下，与胃中胆汁两阳相薄，则阳明之火当挟胃实而益炽，以大黄黄连黄芩汤复下之可也。至下后寒水合标热冲迫，至胃中不留完谷，则与标热结心下成痞，挟胃实为病者，绝然相反，以大黄芩连汤复下之，不可也。乃医者误以为标热内结之气痞，误用大黄泻心汤，遂致其痞益甚。不知脏腑之中，惟胃至热，若炽炭然，不能容涓滴之水，水入于胃，则悉化为气。西医饮牛以盆水随杀而且验之，胃中固无水也。此虽胃中不能容水初步之试验，而其理确不可易。若胃中留水，即病痰饮。所以然者，则以胆汁不足，而消水之力弱也。今以误下致胃虚而胆火挟客气上结心下而成痞，与太阳标热挟胃实成痞者，虽气痞同，而所以成气痞者不同，彼为标热内结，此则不由标热也。干呕者，胃中胆汁因下后生燥，无所依据而上逆也。心烦不得安者，胆火由胃底冲迫胸膈，而坐立不安也。非太阳标热，故谓之客气。仲师主以甘草泻心汤者，重用生甘草以清胃中之虚热，大枣十二枚以补胃虚，干姜、半夏以涤痰而泄水，芩、连以抑心、肺两脏之热，使上热下行，水与痰俱去，则痞消于上而干呕心烦已，湿泄于下而利亦止矣。但方治更有未易明者，痞在心下，但用黄连以抑心阳，导之下行足矣，而诸泻心汤方治，何以并用清肺之黄芩？盖肺为水中之源，肺脏热则水之上源不清，上源不清则下游之水气不泄，此其所以芩、连并用也。

伤寒服汤药，下利不止，心下痞硬，服泻心汤已，复以他药下之，利不止，医以理中与之，利益甚。理中者，理中焦。此利在下焦，赤石脂禹余粮汤主之。复利不止者，当利其小便。

赤石脂禹余粮汤方

赤石脂　太乙余禹粮各一斤

上以水六升，煮取二升，去滓，分温三服。

伤寒不解其表，先攻其里，以致太阳水气，与太阴之湿混合，下利不止，下后胃虚，客气上逆，以致心下结痞硬满，此时服甘草泻心汤，是也。乃服泻心汤已，痞去而利依然。观下文但言治利，不更言痞，可见其痞已愈。医以为协热利也，协热利本有四日复下之例。复以他药下之，利仍不止。医又以为太阴寒湿也，而以理中与之。果其证属寒湿，不难得温便愈，然竟利益甚者，盖理中作用，在升清而降浊，向以虚气膨胀于胃中，阻其降浊之力，中气得温而升，胃中积垢已当从大肠下泄而无余。若下焦水气不从肾关而出为溺，以至溢入大肠，则病不在中而在下，中气升，即下无所吸，此其所以利益甚也。大肠为水冲激，至于滑疾而不收，是当以收摄为主。赤石脂、禹余粮既能泄湿，又复敛肠，若肠中水气无多，利当自愈。其不愈者，必肠中水气甚盛，非用五苓散开其决渎，必不能杀其冲激之力也。

伤寒吐下后，发汗，虚烦，脉甚微，八九日，心下痞硬，胁下痛，气上冲咽喉，眩冒，经脉动惕者，久而成痿。

伤寒吐下之后，津液已虚，更发其汗，津液更虚。血与汗同体而异用，故夺血者不可发汗；液与精异物而同源，故失精家亦不可发汗。今津液伤于吐下，得发其汗，则其血必虚。血虚则心烦而脉微，病延八九日，已在两候当传阳明之期，胃液以汗而生燥，肝胆与胃同居中部，而掩覆于胃之右侧，时出余液入胃，为消融水谷之助，胃燥则肝胆俱燥，胆火上逆，则心下痞硬。但此证心下无水，虚气成痞，按之当濡。而转见硬者，标热自上而下，其气衰；客气自下上攻，其气盛。方盛之气，不可屈抑，故硬也。胁下为下焦水道之冲，自肾而下，即由下焦输出膀胱，以吐下后之发汗，致太阳腑气上逆，而中焦水道为虚气所格，不能由肾下走膀胱，故胁下痛。阴竭而阳亢，噫气乃上冲咽喉，此气即心下结痞胃中浊热之气。此证与后文胸有寒之瓜蒂散证相似，其不同者眩冒耳。寒水结为痰涎，故阻遏肺气，噫气反上冲咽喉而鼻窍不通，阴伤而阳越，故噫气亦上冲咽喉，以致颠眩而郁冒。设令阴虚阳亢，未见经脉动惕，此往尚无遗患。若浮阳暴冲于上，一身脉络，为之跳荡不宁，则血分既耗折殆尽，终以不能养筋，久而成痿。痿者，枯萎而不荣也。张注谓委弃不为我用，迂曲不通，不可为训。究病原所自出，盖不出于吐下，而出于吐下后之发汗，津液既损于前，而又重发其汗以竭之，故虚阳益张而不可遏。愚谓此证惟柴胡加龙骨牡蛎汤最为近似，柴胡汤以散攻心下之痞，通胁下之痛，龙骨、牡蛎以收暴发之浮阳，然后养阴补血以善其后，或亦千虑之一得也。

伤寒发汗，若吐若下解后，心下痞硬，噫气不除者，旋覆代赭石汤主之。

旋覆代赭石汤方

旋覆花三两　代赭石一两　人参二两
甘草三两，生　半夏半升　生姜五两　大枣
十二枚

上七味，以水一斗，煮取六升，去
滓，再煎，取三升，温服一升。

伤寒，恶寒、无汗、头项强痛者，以
发汗而解；胸痞气冲，胃中有湿痰，吐之
而解；病传阳明，潮热而渴者，下之而
解。解后当无余病矣。然卒心下痞硬，噫
气不除者，此正与汗出解后，胃中不和，
心下痞硬，干噫食臭略相似。但彼为表解
之后，里水未尽，下渗大肠而见腹中雷鸣
下利，故宜生姜泻心汤，以消痞而止利。
此证但见胃气不和，绝无水湿下渗之弊，
然则噫气不除，其为湿痰壅阻无疑。方用
旋覆、代赭以降逆，半夏、生姜以去痰，
人参、甘草、大枣以补虚而和中，则湿痰
去而痞自消，中脘和而噫气不作矣。惟其
证情相似，故方治略同，有虚气而无实
热，故但用旋覆、代赭以降逆，无需泄热
之芩、连也。

下后不可更行桂枝汤，若汗出而
喘，无大热者，可与麻黄杏子甘草石
膏汤。

伤寒未经下后，则脾实而胃濡，既下
则脾虚而胃燥，桂枝汤所以发脾脏之气出
肌肉而为汗者也。脾虚不能作汗，故桂枝
汤为禁例，此即上节"下后气不上冲，
不得与之"之说也。气上冲则为喘，前
此云太阳病，下之微喘者，表未解故也，
桂枝加厚朴杏仁汤主之。加厚朴以舒胸
膈，加杏仁以宣肺气，以肺为主气之脏，
喘家为表未开而肺气郁也。此可知气上冲
之可与桂枝汤，初未常专指本方也。但喘
之为病，究系麻黄本证，桂枝加厚朴、杏
子，犹非主治之正方，观于无汗而喘之用
麻黄汤，咳而微喘之用小青龙汤，其余已

可概见。表气不因下后而陷，故汗出而
喘；下后胃家不实，故无大热。麻黄杏子
甘草石膏汤用麻黄、杏仁开肺而通皮毛，
石膏、甘草助脾而泄肌理，则表寒里热并
散，喘定而热解矣。

太阳病，外证未除而数下之，遂协
热而利，利下不止，心下痞硬，表里不
解者，桂枝人参汤主之。

桂枝人参汤方

桂枝四两　甘草四两，炙　白术三两
人参三两　干姜三两

上五味，以水九升，先煮四味，取
五升，纳桂枝煮取三升，日再服，夜
一服。

太阳病，外证未除而误下之，水气与
标阳俱陷心下，则为结胸；标热独陷心
下，则为气痞；下后胃虚，客气上逆，则
亦为气痞，但与标阳独陷心下之痞，有濡
硬之别耳。若外证未除，而数下之，水气
合标热同陷，遂至利下不止。寒水之气，
结于胃之上口而心下痞硬，仍见发热恶风
之外证，仲师特以桂枝人参汤主之。炙
草、白术、人参、干姜以温胃而祛寒，桂
枝助脾以发汗，而外证及里痞俱解矣。所
以后纳桂枝者，以里寒重于外证，恐过煎
气薄，失其发汗功用也。所以日夜三服
者，则以数下之后，阳气内陷，非一剂所
能开泄也。

伤寒大下后，复发汗，心下痞，恶
寒者，表未解也，不可攻痞，当先解
表，表解乃可攻痞。解表宜麻黄汤，攻
痞宜大黄黄连泻心汤。此条订正。

伤寒大下后，标阳郁陷心下，已足成
痞。复发汗以伤胃液，则胃液虚而客气益
逆，标阳客气并居心下，因而成痞。虚气
成痞则按之濡，加以客气上逆则按之硬。
若表证已解，更不虞水气之内陷，要不妨

直行攻痞。惟病者恶寒，则卫气束于表寒，其脉必见浮紧，正需麻黄汤以解皮毛，俾水气悉从汗解，然后可徐图攻痞，此亦先解表后攻其里之例也。然则本条言解表宜桂枝汤者，直传写之误也。桂枝本为解肌，恶寒则病在皮毛，不在肌腠，不可讹误。至于痞成于大下之后，表寒不与标阳俱陷，原属大黄黄连泻心汤证。加以发汗，胃中津液益涸，而大便不行，胃中燥气上逆，则肺与心并受灼烁。故用黄芩、黄连以清心肺，大黄以除胃实，痞乃随胃实而俱消矣。"心下痞，按之濡"条下方治无黄芩，传写脱误。

伤寒发热，汗出不解，心中痞硬，呕吐而下利者，大柴胡汤主之。

伤寒发热，汗出不解者，病机已属阳明。心脏本实，虽胃系脉道所属，为营气出纳之所，但容积甚隘，心中正不当有痞，可知所谓心中痞者，特虚气为胃中实热所迫，阻遏于心之部位而不能散，故转似心中痞硬，实即后文"胸中痞"耳。胃中胆火既上僭，故呕吐。太阳传阳明，颇欲吐，胃气逆故也。胃中胆汁善泄，不能容留水液，故下利。此与《少阴篇》下利色纯青同例。此证不去阳明之燥，则痞必不除，于柴胡汤解外降逆药中，加攻下之枳实、大黄，一本无大黄。使热从下泄，即气从上解，而痞已无形消灭矣。愚按：此方常用大黄，陈修园乃阿附张隐庵，以为宜用大柴胡汤之无大黄者，吾正不知其何所取义也。今更以处方大法言之：柴胡发太阳郁陷之气而使之外出，是为君；黄芩苦降，以清内热之上僭，芍药苦泄，以疏心营之瘀结，是为臣；生半夏、生姜，以去水而涤痰，大枣和中而补虚，是为佐；枳实、大黄，排胃中浊热而泄之，在上之郁结自开，是为使。此则用大柴胡汤之义也。

病如桂枝证，头不痛，项不强，寸脉微浮，胸中痞硬，气上冲咽喉不得息者，此为胸有寒也。当吐之，宜瓜蒂散。

瓜蒂散方

瓜蒂一分，熬黄　赤小豆一分①

上二味，各别捣筛为散已，合治之，取一钱匕，以香豉一合，用热汤七合，煮作稀糜，去滓，取汁和散，温顿服之。不吐者，少少加，得吐乃止。诸亡血、虚家，不可与之。

桂枝证，发热、恶风、有汗，但头不痛，项不强。项不强可知非卫强营弱之证，非开泄肌理之汗，所能奏效。惟寸脉微浮，则病气犹属太阳，太阳之表气，内应于肺。肺主皮毛。表寒内陷胸中，则寒痰凝结而为痞硬；痰涎阻遏，阳气欲达，乃冲激咽喉，喘促不得息。此与小青龙汤证略相似，而未尝咳吐，痰涎有欲出不得之势，故曰胸中有寒。有寒者，有寒痰也。寒痰阻塞胸膈，非急为之倾吐，则喘息不平。故特用瓜蒂之苦泄以涌其寒痰，香豉以散寒，赤小豆以泄湿，一吐而冲逆止矣。惟亡血家及体虚之人，则为禁例。盖恐亡血家一吐之后，引动咯血，旧疾复发，虚羸者不胜震荡，正气将益不支也。须知吐法在《伤寒论》中，惟此一条，仲师不得已而用之，故方治后又垂戒如此。

病胁下素有痞，连在脐旁，痛引少腹，入阴筋者，此名脏结，死。此痞由腰下斜入少腹，粗细类竹竿，约长数寸，色青而坚，痛不可忍。病者大小便不通。予向者亲见之。

此节仲师发明太阳腑气阴寒凝冱之死证，惟黄坤载谓脏结之证，阴盛则寒，阳复则热，阴为死机，阳则生兆，尚为近是，余说俱不可通。张隐庵注此条，牵涉

---

① 一分：此下原衍"分音问"三字，据《伤寒论》删。

三阴，纠缠不清，值盲人评黑白耳。惟解"素"字为现在，如《中庸》"素富贵"之"素"，则确不可易，谓骤起之急证也。胁下为少阴肾脏，肾与太阳膀胱为表里，所谓脏结者，寒结少阴之脏，与肝脾固无关也。脐之两旁为输尿管，由肾下达膀胱之道路，《内经》谓之下焦，《灵枢》云，下焦别回肠注于膀胱。太阳寒水下输之路，由胁下穿肾关，从脐下两旁直走少腹，下出阴筋，是为溺。太阳之气，由膀胱而上出脐旁输尿管，穿肾脏至胁下，抵中焦，出皮毛，是为汗。寒凝肾脏，则小便不通；寒结膀胱，则表汗不彻。今以肾脏暴感阴寒而痞在胁下，使膀胱阳气犹存，蒸气渐渍肾脏，表汗时出，小便时通，则脐旁之输尿管，尚不至痛引少腹而入阴筋。惟其少阴之脏，阴寒凝固，于是由脐旁输尿管走窜太阳之腑，而痛入阴筋。此为太阳阳气下绝，而寒水之腑与寒水之脏，直如冬令之水泽，腹坚绝无一线生机。仲师盖深明内脏关系，故特于《太阳篇》发明此条。窃意此证重用附、桂至一二斤，或当于十百中挽救一二。仲师可作，或不以予言为罪谪也。俗工泥于《内经》肝小则脏安，无胁下之病，遂误认胁下之病为肝病，而不知肝胆主疏泄而性条达，三焦受气于胆，而行水道，有所拂郁，则失其疏泄之能而水道为之不通。可见胁下之病，为肾与三焦膀胱之病，而非肝之本病矣。四明门人张永年向不知医，以为此证即近世所谓夹阴伤寒，病出于房后冒寒饮冷，颇为真切，因附存之，以备参考。昔在甲辰年六月，予弟振甫曾患此，宿于娼家房后饮冷所致。予用时俗验方白术三两，肉桂三钱，吴萸、公丁香各三钱，一服而大小便俱通。惟通后不曾以温药调理，下利二十余日方愈。按：此证可用大剂四逆汤。

伤寒，若吐下后，七八日不解，热结在里，表里俱热，时时恶风，大渴，舌上干燥而烦，欲饮水数升者，白虎加人参汤主之。

伤寒吐下后，阴液伤耗，七八日不解，已逾一候，病气当传阳明。太阳标热结在中脘，而表热依然不解，此为太阳、阳明合病。时时恶风者，表热甚而皮毛开泄，外风乘之而不能受也，此为太阳未解之明证。大渴，舌上干燥而烦，欲饮水数升，中脘之阳热，因津液少而益炽，此为病传阳明之明证。惟仲师主以人参白虎汤，有似专治里热而不关太阳者，不知石膏之质，中含硫养，凉而能散，有透表解肌之力，外感有实热者用之，近人张锡纯之言可信也。但石膏性本微寒，欲彻表里之热者，最少亦需鸡子大一枚，否则无济。若煅而用之，则尤为谬妄，《伤寒》《金匮》用石膏方治，并属生用，多至鸡子大五六枚，甚有用至二十四枚至半斤者，非以其微寒力薄乎？惟漆匠胶入殓后之棺盖则用煅石膏，取其凝固收涩也。然则白虎汤所以彻表里之热者，取其清凉透肌乎？抑取其凝固收涩乎？此又不辨自明也。更以豆腐验之，投煅石膏于煮沸之豆浆，则凝而成腐矣。去其清凉透肌之性，一变为凝固收涩之败质，致胸膈间热痰，结而成痞，吾不知其何以谢病家也。盖白虎汤方治，要为偏于阳热而设，且以吐下伤津液之后，始用人参。故同为太阳阳明合病，太阳表病重于里热者，则宜桂枝加葛根汤；阳明里热重于太阳者，则宜白虎加人参汤，夫各有所当也。

伤寒无大热，口燥渴，心烦，背微恶寒者，白虎加人参汤主之。

伤寒无大热，胃家未实，潮热不甚可知。口燥渴，心烦，则阳明里热而兼液亏之证。背微恶寒，则太阳未罢之兼证也。惟其里热甚而表寒微，故清里即所以透表，更无需解肌之桂枝。此与上一条略相似而微有不同，盖津液有因吐下而虚者，有不待吐下而津液本虚者，治法固无不同也。

伤寒脉浮，发热，无汗，其表不

解，不可与白虎汤。渴欲饮水无表证者，白虎加人参汤主之。

脉浮为太阳肌表证，伤寒、中风之所同也。若发热无汗，其表不解，直可决为太阳伤寒矣。此时急以麻黄汤发汗，剂量太轻，犹恐不逮，温散肌理之桂枝汤，且在禁例，而况辛凉透肌之白虎汤乎？一经误用，不惟遏寒邪外出之路，抑且表里俱寒，此其所以不可与也。故惟渴欲饮水无表证者，乃可与人参白虎汤。所以然者，为其热郁于胃，使得从所主之肌理而外泄也。独怪近人动称清凉解表，乌知夫表不解者，原不可以轻用凉剂乎？

太阳少阳并病，心下硬，颈项强而眩者，当刺大椎、肺俞、肝俞，慎勿下之。

此节大旨，于上"不可发汗"条论之已详，仲师盖惟恐人误认不可汗为可下，特为郑重申言之。盖太阳寒水将尽，则胃中燥而胆火上逆，心上之硬，实由于此。颈项为太阳经络脑，还出别下项之处，太阳之气不濡，故强；太阳标阳挟胆火上熏于脑，故眩。仲师立法，因泻大椎第一间之大杼，泻二椎之肺俞，借水之上源，柔经脉而濡中脘，泻第九椎之肝俞，资肝液以涵胆火，于是浮阳息而诸恙可愈矣。若误以为阳明实热而妄下之，其能免于小便不利、直视、失溲之变乎？

太阳与少阳合病，自下利者，与黄芩汤；若呕者，黄芩加半夏生姜汤方主之。

黄芩汤方

黄芩三两　甘草　芍药各二两　大枣十二枚

上四味，以水一斗，煮取三升，去滓，温服一升，日再夜一服。

黄芩加半夏生姜汤方

于前方加半夏半升　生姜三两

太阳寒水，合手少阳三焦，下从少阴寒水之脏，输泄太阳之腑，寒水混合脾脏之湿，至中下焦水道而溢入大肠，则为自利，此太阳之病合于手少阳者也。太阳标热，并水气内陷，胃底胆汁而与之相抗，则为呕逆，此太阳之病合于足少阳者也。盖太阳水气，因少阳阳气不足，内陷即入太阴；太阴之湿，受化于少阳，阳气外出，即仍系太阳。按：太阳标热与水气同陷心下，则为结胸；标热独陷心下，则为气痞。二证皆不下利者，一因水气为标热所吸，一则阳热独陷，并无水气故也，要惟寒水偏胜，离标阳而下趋，乃有自利之证。此时不疏脾脏之郁而补其虚，则利将不止；不抑在上之标阳，使与里寒相协，必不能载水气而俱升。黄芩汤方治，黄芩苦降以抑标阳，芍药苦泄以疏营郁，甘草、大枣甘平以补脾胃，则中气健运而自利可止。不用四逆、理中以祛寒，不用五苓以利水，此不治利而精于治利者也。寒水不足，胃燥而胆火上逆，是为心下硬；寒水内薄，胃中胆汁不能相容，是为呕。呕者，水气内陷与下利同，脾胃不和亦与下利同，其不同者，特上逆与下泄耳。故仲师特于前方加半夏、生姜，为之平胃而降逆。盖小半夏汤在《金匮》原为呕逆主方，合黄芩以清胆火，甘草、大枣以和胃，芍药以达郁，而呕将自定。抑仲师之言曰：更纳半夏以去其水。此以去水止呕者也。

伤寒，胸中有热，胃中有邪气，腹中痛，欲呕吐者，黄连汤主之。

黄连汤方

黄连　甘草　干姜　桂枝各三两　人参三两　半夏半升　大枣十二枚

上七味，以水一斗，煮取六升，去渣，温服一升，日三夜三服。

此节历来注家，惟黄坤载以"胃中

有邪气"认为肝胆之病，以"欲呕吐"为胆邪乘胃，以"腹中痛"为肝邪乘脾，按之病情，颇为近似，但彼犹泥于五行生克，而真相尚有未明。盖胃中原有肝胆余液，以消融水谷，胸中有热，则肺阴失降而化为湿痰，水之上源不清，湿痰入胃，胃中胆汁不受，因病呕逆。可见胸中有热，所以欲呕吐者，胆火之抗拒湿痰为之也。胃中肝液，原以济消谷之用，其气彻上彻下，足以调达其抑塞，是故中有所怫郁。气之由胃上出于口者为嗳，由胃下出大小肠为转矢气，中脘之胀满乃舒，凡此皆肝液之疏达为之。若湿痰阻于上膈，气机乃不能宣达，而反郁于中脘，而下及腹部，可见胃中邪气，为脾阳不振，肝脏抑塞所致。肝乘脾脏之虚，故腹中痛也。黄连汤方治，用黄连以止呕，必用干姜、半夏以涤痰者，呕因于痰也；甘草、人参、大枣以扶脾而缓痛，必用桂枝以达郁者，痛因于郁也。此黄连汤之大旨也。然则仲师此条，何以不列于《太阴》《少阳》二篇，而列入《太阳》？曰：此病源出于太阳也。标热内陷，胸中水气，蒸为湿痰，而肝胆始郁。肝胆与胃同部，余液皆入于胃，故病发于胃，皆不过相因而致病。黄坤载移此条于《太阴篇》中，亦只见其不达耳。

伤寒八九日，风湿相搏，身体疼烦，不能自转侧，不呕，不渴，脉浮虚而涩者，桂枝附子汤主之。若其人大便硬，小便自利者，去桂枝加白术汤主之。

桂枝附子汤方

桂枝四两　附子三枚,炮　大枣十二枚
生姜三两　甘草二两

上五味，以水六升，煮取二升，去滓，分温二服。

桂枝附子去桂加白术汤方

白术四两　甘草二两　附子三枚,炮
生姜三两　大枣十二枚

上五味，以水七升，煮取三升，去滓，分温三服。初服其人身如痹，半日许，复服之；三服尽，其人如冒状，勿怪。此以附子、术并走皮肉，遂水气未得除，故使之尔。法当加桂四两，此本一方二法也。一法去桂加术，一法加术更加桂四两。

伤寒八九日，已过一候，或病从表解，或传阳明，其常也。若表汗不彻，水气留着肌肉而为湿，风乘皮毛之虚，入犯肌肉而凝闭其腠理，则有风湿相搏之变。寒湿伤其肌肉而腠理不通，故身疼；风湿困于外，血热抗于内，故身烦。凡人以阳气通彻为生机，阴寒凝沍为死兆。无病之人身轻者，为其近阳也；垂死之人身重者，为其无阳也。风湿相搏，至于不能自转侧，身之无阳而重可知矣。是故不呕不渴，外既不达少阳之阳枢，内更不得阳明之燥化，其证为独阴无阳，脉必浮虚而涩，不惟不见邪正交争之浮紧，并不见邪正并居之浮缓，为其正气衰也。病情至此，非重用透发腠理之桂枝，不足以疏外风；非重用善走之附子，不足以行里湿。或谓桂枝四两，每两当今一钱六分，不过一两零四分。然附子三枚，至小每枚八钱，亦得二两四钱。此证里湿固重，外风亦复不轻，似当以经方原定为正。外加生姜、甘草、大枣以扶脾而畅中，使之由里达表，而风湿解矣。顾同为风湿相搏之证，惟大便坚、小便自利者，最难辨识。合之身体疼烦不能自转侧，似当在先解其表后攻其里之例。但寒湿留着肌肉，外风束之，既非若伤寒中风之始病，发表解肌，可一汗而见功，设汗之而不得汗而妄行攻下，湿邪且乘虚以下利不止而死。究其所以大便坚、小便自利者，与阳明实证，正自有别。阳明证小溲当赤，此则独清，一也；外无潮热，二也；不谵语，三也；脉不见实大而滑，四也；不渴饮，五也；阙上不痛，右膝下经络，不牵髀肉而痛，六也；痛在周身肌肉，而中脘未尝拒按，七也。有此七端，则此证不当攻下明矣。然则大便之所以坚者可知矣，湿困脾脏，则脾阳停而胃纳沮，水谷既失运输之路，则肠中谷气愈少，而日渐干涸，反胃证粪屎如羊屎者，实与此同；加以太阳寒水，以表气不通，独有下行之路，正如潦水赴谷，一去不还，不似发汗太过，阳气行于肌表，津液自外而内，尚得还入胃中也。白术附子汤，用白术四两，取其化燥以祛肌表之湿；用附子三枚，取其善走以收逐湿之功；仍用甘草、生姜、大枣以助脾阳，使得从皮中而运行于肌表。一服觉身痹者，附子使人麻也；半日许再服者，惧正气之不支也；三服后其人如冒状者，阳气欲达而不得也，故必于加术外更加桂四两，然后阳气进肌表而出，寒湿得从汗解。表阳既通，脾气自畅，新谷既入，陈气自除，大便之坚，正不需治耳。

风湿相搏，骨节疼烦，掣痛不得屈伸，近之则痛剧，汗出短气，小便不利，恶风不欲去衣，或身微肿者，甘草附子汤主之。

甘草附子汤方

甘草　白术各二两　桂枝四两　附子二枚，炮

上四味，以水七升，煮取三升，去滓，温服一升，日三。初服得微汗则解；能食，汗止复烦者，服五合。

风湿一证，起于皮毛，失治则入肌理；肌理失治，则流关节；关节失治，则久成历节。故风湿之始病，起于中风。故第一方治，即用中风之桂枝汤，去芍药而加附子。所以加附子者，以其善走，停蓄不流之湿，得附子阳热之气，将挟之而俱动也。过此则由肌肉湿痹，脾胃之外主肌肉者，亦以阳气不通，日见停顿，脾不升清，胃不降浊，以致大便日坚。不动则津液日消，若阴干者热，譬之满渠不流，则腐秽积也。故第二方用中风之桂枝汤，于原方去芍药外，去桂枝加附子、白术，以补中而遂水，使中气得温而运行，则大便之坚者易去，湿之渍于肌理者，亦得从汗外解。其有不得汗而见郁冒者，则以营气太弱，不能与卫气并达皮毛之故，于是更加桂以济之。失此不治，乃由肌肉流入关节，于是有骨节疼烦，掣痛不得屈伸，近之则痛剧之证。风中于表，故汗出；此即中风有汗之例。湿阻于里，故短气。历节之短气视此。水湿不入肠胃，则肠胃涸而小便自利；水湿混入肠胃，则肠胃滋而小便不利。不利者，湿邪壅成垢腻，若秽浊之水，积于汙下①者然，有停蓄而无旁流也。恶风不欲去衣者，风胜于表也；或身微肿者，湿胜则肿也。故风湿第三方，用中风之桂枝汤，去芍药、姜、枣而加术、附，使在里之湿，悉从腠理外泄，而病已解矣。此证病笃于前，而愈病则易于前。所以然者，以其证情偏胜于表，不比身烦疼而重，小便自利者，如流寇之散而不聚，未易一鼓成擒也。要知湿为独阴无阳之类，凝涩而不动，一如懒惰之人，未易驱使，非重用善走之附子，必不能挟其所必不动者而动之。失此不治，则浸成历节矣。历节之疼痛如掣，汗出短气，不可屈伸，并与风湿同。故桂枝芍药知母汤，即本甘草附子汤而增益之。以不得屈伸，为积久成痹，异于风湿之暴病，而加芍药，芍药甘草汤治脚挛急同此例。即以通营血之痹；以毛孔之痹闭而加麻黄，即以开卫阳之痹；以外风不去而加防风；以胸中有热温温欲吐，而加知

①　汙下：低洼。

母；以胃中有寒，而加生姜。要其立方本旨，实亦从桂枝汤加减，而以术、附尽逐湿之能事。盖病虽久暂不同，而其病源则一也。

伤寒脉浮滑，此表有寒，里有热，白虎汤主之。此条订正。

脉浮为表邪未尽，滑则为湿与热，以证情准之，当云"表有寒，里有热"，本条言"表有热，里有寒"，则传写之误也，惟白虎汤方治，里热甚于表寒者宜之。若表寒甚而里热微者，要以越婢及大青龙、麻杏石甘诸方为主，石膏、知母不当妄用，此即发热无汗其表不解不可与白虎汤之例也。若夫表寒垂尽，里热已炽，乃能用清凉透肌之石膏，驱里热由肌出表，其病遂解，此正燥渴心烦，背微恶寒，白虎加人参汤主之之例也。予向者疑"里有寒"为衍文，犹为未达一间。又按：表有微热，里有实寒为四逆汤证，与白虎正相反。详《少阴》《厥阴》篇。

伤寒脉结代，心动悸，炙甘草汤主之。

炙甘草汤方

甘草四两　桂枝　生姜各三两　人参　阿胶各二两　大枣三十枚　麻仁　麦冬各半斤　生地黄一斤

上九味，以清酒七升，水八升，先煮八味，取三升，去滓，纳胶，烊消尽，温服一升，日三。又名复脉汤。

此久病血虚，心阳不振之病也。夫血统于脾，而出于胃中之水谷，胃虚则无以济生血之源，生血之源不继，则营气不足。脉见结代者，心阳不振，而脉中之血，沾滞不得畅行也。故炙甘草汤，用炙草、生姜、人参、大枣和胃以助生血之源，麦冬润肺以溉心脏之燥，阿胶、生地黄以补血，桂枝以达心阳，麻仁润大肠，引中脘燥气下行，不复熏灼心脏，与麦冬

为一表一里，和胃养血，则脉之结代舒，润肺与大肠，而心之动悸安，更加桂枝以扶心阳，而脉之失调者顺矣。此证或缘于久病，或得之病后，往往不能起坐，坐则头汗出，或三至一代，或五六至一代，大便累日不行。予于己巳四月二十一日，治古拔路叶氏女孩亲见之。盖阴伤于内，阳气外浮，阳气浮而阴液不与俱升，故脉见结代。心动悸者，心营虚而上不受肺阴之溉，下更受肠燥之逼，以致此也。三月中，章次公亦遇此证，惟大便溏泄为特异，用原方去麻仁，一剂后病良已。但当其定方之时，乡人某见而笑之，以为古方必不可以治今病。夫古人治伤寒杂证之方，不可以治今日之广疮[①]、麻风、中蛊，是已，以为不可治今日之伤寒杂证，有是理乎？敬告同人，幸弗与乡愚一辙，同类而共笑也。结代之脉，向者于姚建律师见之，用本方三五剂而结脉除；又于引线巷陆勖伯见之，陆方下利甚剧，乃用本方合附子理中大剂，五日而结脉止，利亦寻愈。

按：脉之来缓，时一止，复来者，名曰结；又脉来动而中止，更来小数，中有还者，反动，名曰结，阳也。脉来动而中止，不能自还，因而复动者，名曰代，阴也。得此脉者，必难治。此条订正。

此承上节申言结代之脉也，然必先明结代之义，然后可与明仲师之言。结者，如抽长绳忽遇绳之有结处，则梗塞而不条。代，犹代谢，譬之水中浮沤，一沤方灭，一沤才起；雨后檐溜，一滴既坠，一滴悬空，离而不相续也。盖气未脱而停顿者，曰结；气中绝而更至者，曰代。心寄肺脏之中，资脾胃中气而生血液，胃中燥

---

① 广疮：即梅毒。据说此病最先由外国传至广州，故称。

实，脾阳内停，则阳热上薄肺脏，而肺脏亦燥，上下俱燥，则心营不濡，脉道因而不调，本脏发为动悸。脉之来缓，至于时一止复来，譬之逐队偕行，中途忽有阻碍，而权时落后，此非不相续也，阻碍者为之也。脉来动而中止，更来小数，中有还者，反动，譬之潮入断港，为淤泥所折，及越之而过，其来倍捷，而其力较猛，此非不相续也，有折之者也。此二脉皆名曰结。故得此脉者，务清阳明之燥，以滋生血之源，而脉之结者调矣。若夫动而中止，不能自还，因而复动，正如孤云远逝，流水不归，卒然断至者，其气实不相续，故名之曰代。代者，甲去而乙承之也。夫气结复续，是为生阳；气出不续，是为死阴。然则结当为阳，代实为阴，"名曰结"下"阴也"二字，实为传写之误。得此脉者必难治，乃专指代脉言之，非统指结脉言之也。

阳明篇

问曰：病有太阳阳明，有正阳阳明，有少阳阳明，何谓也？答曰：太阳阳明者，脾约是也；正阳阳明者，胃家实是也；少阳阳明者，发汗利小便已，胃中燥实，大便难是也。

不识三阳之名义，不可与知病，不识三阳之病情，不足与论治。恽铁樵以最外一层释太阳，予常非笑之，夫太阳为最外一层，岂太阴为最里一层乎？脾为统血之脏，外主肌肉及四肢，而部分亦主腹，以腹为最里，似矣。然肌肉四肢，并为血脉经络所系，恐不得概以最里名之。无怪自阳明以下，其名义俱不可通矣。盖太者，太初、太始之谓；阳则以发热言之。太阳之病，风寒袭于表，血液之温度抗于里，血热战胜，始发表，故名太阳。犹太阴之病，寒湿由表内陷，血液之温度，不能外抗而转少阳，血分不充，始生里寒，故名太阴也。何谓阳明？明之言盛也，太阳表气不由汗竭，则肠胃不燥，当是时，表热虽发，犹为未盛也。及肺脏之卫气，脾脏之营气，悉化为汗，胃中始病燥实，表热与里热一气，而热乃炽矣。故知阳明者，实壮热之变文，亦犹厥阴因手足厥冷而名为厥阴也。少阳者，寒热往来，虽病从燥化，热尚有时而解，其热固未甚也。从太阳水气则寒，从阳明燥气则热，不似阳明之独阳无阴。此正如少阴之盛则宜四逆，阳复则宜承气，不类厥阴之独阴无阳也，故名少阳。三阳之名义既悉，病之异同，乃可得而辨焉。太阳阳明所以为脾约者，太阳部分，外则为表，内则为肌，脾主肌肉，肌腠汗泄太过，则脾气不濡而约，脾气不濡，则润泽不及于下而肠胃燥，此其所以为太阳阳明也。胃中阳热直透肌肉，潮热日发，则胃中益燥，而胃家始实，此其所以为正阳阳明也。少阳之腑，为胆、为三焦，三焦水道，外散为汗，下行为溺，发汗利小便，伤其胃与大小肠之液，胃中消食之胆汁以涸而增益燥烦，于是燥屎结而大便难矣，此其所以为少阳阳明也。

阳明之为病，胃家实是也。

正阳阳明为胃家实，前条已详言之。盖寒冱于表，风袭于肌，则脾阳顿滞而不能食，新食不进，宿食不去，加以潮热日作，胃中之液，悉为潮热所夺，遂成燥屎。由是舌苔黄燥，大渴饮冷，中脘痛而拒按，阙上痛，《内经》以阙上属喉间病，此以气色言之也。若阳明燥，气随经上入于脑，则阙上必痛，此予门人王慎轩验之。右髀有筋牵掣右膝外廉痛，此为予亲验得之。皆胃家实之明证也。

问曰：何缘得阳明病？答曰：太阳病，若发汗，若下，若利小便，此亡津液，胃中干燥，因转属阳明，不更衣，内实，大便难者，此名阳明也。

太阳病之传阳明，厥有三因：曰发汗，曰下，曰利小便。夫发汗则肌表病气当从汗去，不当反因汗而剧，或其人阴液本亏，不胜劫夺，或其人阳气本盛，易于化燥，则胃中津液衰耗于汗后，渴饮而转阳明。亦或一汗之后，潮热不已而转阳明，此因汗而传者也。太阳下证极少，设不当下而下，标阳本寒同陷心下，则为结胸。或标阳独陷，或表寒独陷，则为痞。甚或卫分阳气先伤于汗，营分阴气继伤于下，而心下所结，独存无气之湿痰，间亦有下利不止者。惟下后潮热为实，故有先用丸药下之，至自利后而仍宜大柴胡汤者；过经谵语为热，为内实，故又有先用丸药下之，至自利后，而仍宜调胃承气汤者。此本在当下之例，以下非其法而病气仍留阳明者也。三焦水道，与太阳相出入，随阳上升则为汗，水寒下降则为溺，惟上出者有时复降，下行者不能自还，故有汗后胃中燥竭，津液当还入胃中，汗后液少，不得小便，得小便利必自愈。此汗后津液当还之明证也。若利小便太过，虽膀胱之水易去，身之发黄易消，而津液既涸，胃必因燥增热，宿食不下，小肠大肠无所冲激，大便格而不下。此因利小便而转阳明者也。此太阳转属阳明，所以不离乎三因也。

问曰：阳明病外证云何？答曰：身热，汗自出，不恶寒，反恶热也。

予前既言阳之为热，明之为盛矣，此节仲师答词，固即当解阳明为热盛之确据。身热与太阳之标热同，身热而汗自出，如逢炎暑，如近炽炭，则与太阳之标热异。人非肠胃中有实热，虽当暑令，遇冰及井水，毛发为之凛然，无他，心有所畏忌也。至遇之辄喜，绝然无所违忤，甚至好风雨而畏晴日，饮寒泉而拒沸汤，则身中阳热，无可复加矣。盖必如是，乃谓之阳明矣。

问曰：病有得之一日，不发热而恶寒者，何也？答曰：虽得之一日，恶寒将自罢，即自汗出而恶热也。

问曰：恶寒何故自罢？答曰：始虽恶寒，二日自止，此为阳明病也。此条订正。

此二节，申《内经》"一日太阳、二日阳明"之义。篇中一日、二日，皆以一候言之，谓七日也。太阳伤寒，本无热而恶寒，既而血热与外邪相拒，血热渐胜，因而发热，发热不已，因而汗出，夺其胃液，胃中燥实，因而恶热。二日恶寒自止者，言七日以上当传阳明也。按：此二节，意味不深，合《太阳篇》"二三日阳明、少阳证不见者为不传"观之，理解方为充足。不然，太阳之病，原自有从汗解后不更传阳明者，何所见病至两候恶寒自止，而必传阳明乎？至如"阳明居中土"三语，既与所问不符，又与下答词不接，即非后人伪撰，亦必他节脱文，于辨证无甚关系，当删薙之。知我罪我，听之而已。

本太阳病，初得时发其汗，汗先出不彻，因转属阳明也。伤寒发热无汗，呕不能食，而反汗出濈濈然者，是转属阳明也。

此节为不敢用麻、桂者痛下针砭，以见畏葸[①]太甚者之必遗后患也。予遇恶寒甚者，轻者二三钱，重者四五钱，甚或一剂不愈，连服二剂者，一年中类此者常百数十证，迄未见亡阳之变。盖发汗必期透畅，然后肺与皮毛乃不至留恋余邪。若汗出不彻，时时发热，久乃有汗不解，津液日损，因而转属阳明。且其证呕不能食，与寒邪初犯太阳者同，发热亦同，惟汗出濈濈然者为独异，知邪传阳明之必有潮热矣。予尝由仲师所未言推阐之，伤寒心下有水气，则为干呕；寒郁肌表，脾阳内停，则不能食；若病传阳明，则下燥上湿，津液被胃热蒸迫，悉化痰涎，胃热与湿邪抗拒，因而病呕。不能食者，胃中本有宿食，胃液因汗而耗，燥结不复下行，

---

① 畏葸（xǐ 喜）：惧怯。

胃中壅阻，因不能食。由此观之，呕不能食同，所以呕不能食者异也。太阳标热虽盛，常欲拥被而卧，至一传阳明，则不欲近衣，发热同，而所以发热者异也。此条不过示初学以同中求异之法，使不误于疑似耳。若不于病理求之，则大谬矣。

伤寒二日，阳明脉大。此条订正。

此亦申《内经》"二日阳明受之"之义也。二日即七日以上，与上节"恶寒二日自止"同例。此云"三日"，传写之误耳。此与上"二日自止"同，故知"三"字为"二"字之讹。脉为血管中含有动气者，里寒则见缩，故少阴寒证，脉见微细；里热则扩张，故证传阳明，脉见洪大。不独在足之跌阳、喉旁之人迎见大，即手太阴六部之脉亦大。计其时日，皆当在七日以上，虽然，此亦指冬令伤寒言之耳。若春日，皮毛渐开，传热较易，则为日亦少。至于夏秋间温病，更有朝见太阳而日中即传阳明者，尤不可以常例论之。自来注家，不明"一日"之为"七日以上"，反谓《内经》传经期日为不足据。张隐庵又强为之说，以为正气相传而不关病气。夫正气之不受病者，一日之中，何经不达？不知何者为传，皆梦呓也。

伤寒，脉浮而缓，手足自温者，是谓系在太阴。太阴者，身当发黄，若小便自利者，不能发黄，至七八日，大便硬者，为阳明病也。

伤寒转系阳明者，其人濈然微汗出也。

太阳表解未彻，留着肌理，即见浮缓。浮为风，缓属足太阴脾，此与中风之证脉见浮缓正同。手足自温，即发热有汗恶风之证也。肌肉内应于脾，故曰"系在太阴"。风与湿交阻于肌理，则身当发黄。《金匮》云湿家身色如熏黄，是其明证。惟小便自利，则湿从下泄，故不能发

黄。按：《内经》"阳明标阳而本热"，标阳者即太阳之标热，本热者乃胃底之胆汁。胆汁不能容涓滴之水，惟赖肝液以濡之。若汗泄太过，胃乃生燥，然阳明中气实为太阴，阳明不从标本而从中气。中气化燥，则大便硬而转属阳明，不化燥，则脾家实而腐秽当去。故此条亦见《太阴篇》中。但转系阳明，亦必待濈然汗出，否则七八日当传阳明之期，不惟大便不硬，抑且暴烦下利而见太阴湿证。惟此下利与汗出同，一泄之后，即无余病，故虽日十余行而必自止也。

阳明中风，口苦咽干，腹满微喘，发热恶寒，脉浮而紧，若下之，则小便难也。此条订正。

此节上下两"腹满"字，必有一衍文。玩"则腹满""则"字之义，似腹满见于误下之后，未下时不应腹满。然非腹满，医者何因而误下？此必后之"腹满"字当衍也。所以为阳明中风者，太阳初转阳明，必有潮热；邪风闭遏皮毛，肺气不舒，因而微喘；肌表同病，故发热恶寒；湿热不从汗解，流入太阴部分，因而腹满；阳明燥热，迫胃中胆汁上抗，因而口苦咽干；皮毛不开，故脉浮紧。若以腹满之故，疑为阳明内实，妄行攻下，水液一下而尽，小便遂难，况湿邪黏腻，渗入膀胱，尤难疏泄。盖此证宜桂枝麻黄各半汤，或大青龙汤之表里双解，俾风湿由汗而解。设中脘不运，更为斟酌下法以去内实，此亦先解其表后攻其里之意也。

阳明病，若能食，名中风；不能食，名中寒。

阳明之为病，以潮热为验，潮热若汗出而肌表虚，风固能中之，寒亦能中之。但风气散，散则脾阳不受阻遏，胃中能磨水谷，所以能食者，胃中暖故也；寒气凝，凝则脾阳内停，胃底肝胆之液，不能

消谷及水，所以不能食者，胃中冷故也。张隐庵注"中寒"之"中"读平声，谓阳明中见之气虚寒，殊不必。

阳明病，若中寒者，不能食，小便不利，手足濈然汗出，此欲作固瘕，必大便初硬后溏。所以然者，以胃中冷，水谷不别故也。

阳明者，"热盛"之变文，至于中寒，则外阳而内阴，表热而里湿，阴寒凝沍，则机发内停。不能食者，脾不引、胃不磨也。寒湿下注，则水道腐秽。小便不利者，上污浊，下黏滞也。寒湿在里，逼浮阳而外泄，故手足濈然汗出。濈然者，微出沾渍而不挟蒸气也。寒湿渗入肠胃，由脐下痛引少腹，因作固瘕。固瘕，即俗名白痢，黏腻凝结如胶痰状。设令外见潮热、渴饮、阙上痛、夜不安寐、不大便诸证，亦当以大承气汤下之。然所下之物，有时初不见粪，但见黏腻之白物，甚有下至二三次而始见粪者，予尝治四明胡姓亲见之。若但见腹痛下重而时出白物一滴，直四逆汤证耳。但以上二证，皆已成固瘕之候。若欲作固瘕而未成者，大便必初硬后溏。大肠禀阳明之燥，中脘受太阴之湿，设攻其下燥，中脘之湿，必且随之俱下，不急温之，恐浸成寒湿下利矣。

阳明病，初欲食，小便反不利，大便自调，其人骨节痛，翕翕如有热状，奄然发热，濈然汗出而解者，此水不胜谷气，与汗共并，脉紧则愈。

阳明病初欲饮，既非胃中水谷不别，断无黏腻之湿邪渗入膀胱，则小便当利，大便当燥，其人骨节反痛，此风湿相搏之证也。夫湿痹之证，关节疼烦而痛，小便不利，大便反快者，则但当利其小便。若风湿相搏，骨节疼烦掣痛，不得屈伸，近之则痛剧，汗出短气，小便不利，恶风不欲去衣者，则当用甘草附子汤以发其微汗。小便不利，大便反快者，湿越于下，故宜从膀胱以泄之；同一小便不利而湿流于关节，故宜从腠理以泄之。此证小便不利，大便自调，骨节痛，与小便不利，大便反快之证略相似，然则仲师何不言当利小便？曰：此可以片言而决也。反快云者，水湿有直趋下游之势，自调不过润下而已，非有暴迫下注之状也。水气不下陷，其势犹能外泄，故当有热状，翕翕外浮，奄忽之间，发热汗出而解者。但仲师所谓此水不胜谷气、与汗共并、脉紧则愈三言，向来注家，多未了解，不得不略为分析。盖水气属卫，行脉外而达皮毛；谷气属营，行脉中而发腠理。营气胜于卫气，则脾阳内动，汗当由肌出表，营气胜，故内外相持而脉紧。此正如太阳病之脉浮紧，营气方盛，病邪在表，不难一汗而愈也。

阳明病欲解时，从申至戌上。

日昃①而阳衰，阴气乘之，地中水气为天阳蒸迫，阳盛之时，不能升越，必待阳衰而始见。观夏令暑雨，多在日斜之候，即晴日村落雾霭之气，亦多在傍晚，此可见申至戌上，乃太阴湿土当旺之时。张隐庵以为阳明所主，此真为古人所愚，殆不啻桃梗土偶之冥顽不灵矣。盖热盛之证，遇阴气而始解，故阳明欲解时，从申至戌上。其有热发于申至戌上者，皆太阴病也。《金匮》云：病者一身尽疼，发热，日晡所剧者，此名风湿。是为明证。或言"日晡所"本篇两见：一为吐下后五六日至十余日，不大便，日晡所发潮热；一为病人烦热汗出则解，又如疟状，日晡所发热者属阳明。似申至戌上，实为阳明主气。不知阳明热证，得日晡所阴气当解，而反剧者，自非本有寒湿，得微阴

---

① 日昃（zèng 仄）：太阳西斜。

而增重，必肠胃燥实，而反抗之力强也。然则阳明主气，其在巳至未上乎？大凡阳明证，日中必剧，其反见形寒者，并宜温药。历来注家，泥于干支生克，而不明天人相感之理，故特表而出之。夏令稻叶上露，日未暝而已成珠颗，远望之如烟气上腾，此亦阳降阴升之证也。

阳明病，不能食，攻其热，必哕。所以然者，胃中虚冷故也。此条订正。

阳明胃腑，受病于寒湿，以致脾胃不磨，水谷不化。此时阴盛则病进，而为寒湿下利之四逆证；阳回则病退，而为潮热便溏胸胁满之小柴胡证。若以汗出热重而漫投白虎或葛根芩连以攻其热，则胃中微阳，为阴寒所锢，必且格拒上出，遂病呃逆。盖不能食者，胃中本自虚冷，今更迫之以寒药故也。夫胃中虚冷者，饮水犹病呃逆，岂能更容寒药？若得此证，非用大剂四逆、理中合吴茱萸汤，以驱寒而止呃，致胃中寒湿宿垢，下陷太阴，甚或一转而成腹满加哕之死证，此其不可不慎也。"以其人本虚"二句，似属编纂者注文，当删去之。

阳明病，脉迟，食难用饱。饱则微烦，头眩，必小便难，此欲作谷瘅，虽下之，腹满如故。所以然者，脉迟故也，

胃底肝胆之液，并能消谷。若胃中虚寒，肝胆之液不足，则其脉必迟。迟者，虚寒之脉也。《太阳篇》云：脉数者当消谷。为其禀肝胆之气也。夫数为客热，尚然不能消谷，何况乎迟？以故食难过饱，饱即气壅湿聚，而生内热。气逆于上，则为头眩；湿壅于下，则小便难。此寒热不食，食即头眩，心胸不安，所以久久发为谷瘅也。加以小便既难，其腹必满，此证非去其寒而行其湿，虽下以茵陈蒿汤，其腹满当然不减。窃意当于茵陈蒿汤内重加生术、生附以行之。所以然者，则以胃虚

脉迟，中阳不运，非如胃实之谷瘅，脉见滑大者，可以一下而即愈也。此条并见《金匮》。予亡友甘仁遇此证每用茵陈蒿汤加附子，曾于治舍子久病见之。

阳明病，法多汗，反无汗，其身如虫行皮中状者，此久虚故也。

病至热盛，迫胃中津液由肌理外泄，法当多汗，故阳明为病，常以潮热为外候。而反无汗者，里虚故也。无汗而如虫行皮中、汗欲出而不得者，里虚而表亦虚也。风湿证服防己黄芪汤亦然，表虚故汗不易出也。盖阳明多气多血者，皆由水谷入胃蒸化，血多则汗自出。虚则分肉不热，卫阳不达，故汗欲出而不得，如虫行皮中也。此证宜于防己黄芪汤中略加麻黄，使汗从皮中外泄则愈。

阳明病，反无汗，而小便利，二三日呕而咳，手足厥者，必苦头痛；若不咳、不呕、手足不厥者，头不痛。

阳明病，但头眩，不恶寒。故能食而咳，其人咽必痛；若不咳嗽者，咽不痛。

阳明胃腑，含厥阴肝液、少阳胆液，以为消融水谷之助。此说发于近代西医，然仲师《伤寒》《金匮》中，往往含有此意，惜注家未有发明耳。夫阳明之病，反无汗而小便利，则湿消于下而热郁于胃。肝与胃同部。胃中有热，则肝阴伤而胆火盛。肝阴伤则手足厥，胆火盛则上逆而病呕与咳。胆火上逆，窜于脑部，则病头痛，此柴胡龙骨牡蛎汤证也。俗名肝胆头痛。盖厥而呕者，火上逆则为头痛，火下行则便脓血，其证异，其理同也。若但头眩不恶寒，为胃中有热而胆火独盛。胆汁能消水谷，故无水谷不别之变而知饥能食。胆火上逆冲激肺部，故其人咽痛。但欲清炎上之火，必当引热下行，此大黄黄连黄芩汤证也。俗名木火刑金。若失时不治，则其

喉必痹。俗名喉痈。否则，亦必待便脓血而后愈。《厥阴篇》咽中痛者，其喉为痹；便脓血者，其喉不痹。所以然者，阳明热甚则肝阴伤，肝为藏血之脏，肝虚于上，而脓血便于下，所谓铜山西崩，洛钟东应也。

阳明病，无汗，小便不利，心中懊憹者，身必发黄。

阳明病，被火，额上微汗出而小便不利者，必发黄。

发黄有数证，一为发汗太过，劫血液外泄皮中，隐隐见黄色；一为风湿内阻，身如熏黄；一为阳明之燥已成，太阴之湿未化，而为湿热内实之发黄；一为胆汁外溢，郁于皮里膜外，而成阳热无实之发黄。若汗不外泄，小便不利者，则为水郁之发黄，即因火熏而额上微汗，而余证依然不减，其为水郁之发黄如故也。夫注凉水于杯中，虽累月而莹洁如故，易之以沸汤，数日已变黄色矣。所以然者，为其曾受阳热蒸化也。是故发热之人，小便必黄；湿郁于表，身疼发热，其面亦黄。今太阳水气，既不能外泄于皮毛，又不能下出于肾、膀，复为阳明之热上下交迫，则水湿之变为黄色者，留着于皮毛之内而一身发黄。但表里不通，阳明胃热郁结心下，而心中为之懊憹。得此证者，惟栀子豉汤足以清里而达表。若不解，则宜栀子厚朴枳实汤，使热从下泄而黄自退。要未可以发汗、利小便之治治之也。

阳明病，脉浮而紧者，必潮热，发作有时；但浮者，必盗汗出。

此节以近似之脉，示人以虚实之辨也。阳明之脉，滑大为正，而浮紧者少；滑大而实者为正，但浮者则尤少。此太阳阳明合病之脉证也。夫寒邪初犯太阳，则其脉浮紧，此时营气方盛，足以拒外邪而不纳，故浮而见紧，即可为营血未衰之证。故同一太阳阳明合病，正有水不胜谷气，一见紧脉，即奄然发热，濈然汗出而解者，以浮紧为营气出表之脉故也。夫营气强而脉紧，虽不能汗出而解，必有潮热，而发作必在日晡所足太阴脾当旺之时。所以然者，以脾主肌肉，当旺时而腠理始开也。至如但浮而不紧，则营气弱矣。营气弱者，不能作潮热，故当卧寐之时，营气适行于阳，即为盗汗。潮热者，桂枝汤主之，此卫不与营和，先其时发汗之例也。盗汗者，桂枝加龙骨牡蛎汤主之，此《金匮·虚劳篇》治亡血、失精之例也。

阳明病，口燥，但欲漱水不欲咽者，此必衄。

阳明之热结于中脘则为燥屎，结于大肠则右髀筋缩牵掣右膝外廉而不良于行，由中脘上熏于脑则巅上痛，甚则满头皆痛，凡此皆实热为病，宜大承气汤急下之证也。若内无实热，阳热独盛于上，则其气随经而入脑，脑中热，则气由上腭下迫而口为之燥。燥气不涉中脘，故但欲漱水而不欲咽。脑中热则颅骨缝开，血从巅上下注鼻孔而为衄。今人于鼻衄之时，额上沃以凉水，其血立止，此即额上骨缝遇凉即合，遇热则开之明证。惟暴病见此证与汗出同，热随血泄，当可一衄而愈。不似久病之人，兼见胸满、唇痿、脉微大来迟者，为有瘀血之桃核承气证也。

阳明病，本自汗出，医更重发汗，病已瘥，尚微烦不了了者，此必大便硬故也。以亡津液，胃中干燥，故令大便硬。当问其小便日几行，若本小便日三四行，今日再行，故知大便不久出。今为小便数少，以津液当还入胃中，故知不久必大便也。

此节当属太阳证，发端便言阳明证者，实编纂者以此条在《阳明篇》而改窜之也。太阳之为病，除太阳伤寒外，往往见发热汗出之证，则自汗出原不定属阳明。况既属阳明热证，重发其汗，必且昏不知人，岂有发汗而病反瘥之理？曰重发其汗已瘥者，明其为太阳病也。曰尚微烦不了了者，明其为太阳之表已解，而尚有余邪未彻也。夫既为太阳病后余邪，则当仍于太阳求之。盖太阳寒水发于皮毛、肌腠者为汗，而出于肾、膀者为溺，之二者，皆取资于胃中水液。水液散之则易耗，养之则易复，故《太阳篇》云：凡病，若发汗、若吐、若下、若亡血亡津液，阴阳和者必自愈。又云：大下后，复发汗，小便不利者，亡津液故也。勿治之，得小便利必自愈。今以自汗之证而重发其汗，则胃中津液既少，必不能由小肠下润大肠，而大便因燥。设遇此证，当以小便多少为验，若小便本多而今少，则水饮所入，当由胃输入小肠、大肠，大便虽硬，不久亦能自下。此证无潮热、无谵语、无满头痛，不见阳明证象，虽不大便，亦无所苦，盖亦勿治之必自愈之例也。愚按：列此条于《阳明篇》中，实为上三不可攻起例，本条要非正文，读者勿误认为阳明可也。

伤寒呕多，虽有阳明证，不可攻之。

此上湿下燥之证，必当先治其呕，而后可行攻下。盖即《金匮》"病人欲吐者、不可下之"之说也。胃中郁热上泛，湿痰壅于上膈，便当用瓜蒂散以吐之。胃中虚气上逆而胸满者，则吴茱萸汤以降之。否则无论何药，入咽即吐，虽欲攻之，乌得而攻之。故必先杀其上逆之势，然后可行攻下。予每遇此证，或先用一味吴萸汤，间亦有肝胆郁热而用萸连汤者。呕吐既止，然后以大承气汤继之，阳明实热乃得一下而尽。须知"有阳明证"四字，即隐示人以可攻。若不于无字处求

之，但狃于胃气之虚，视芒硝、大黄如蛇蝎，真瞌睡汉耳。

阳明病，心下硬满者，不可攻之。攻之利遂不止者，死，利止者，愈。

此证有虚实寒热之不同，必详辨脉证而后定可攻与否。盖即《太阳篇》结胸、脏结之证也。《太阳篇》云：脏结之证也，脏结无阳证，不往来寒热，其人反静，舌上苔滑者，不可攻也。盖脏结之心下硬满与结胸同。而结胸一证，则由中风误下，风为阳邪，阳邪内陷，易于化燥，水从燥化，则为痰涎，故宜芒硝、大黄以通肠胃，甘遂以达痰，于是有大陷胸汤之攻下法；甚者燥热挟痰上阻肺气，于是并有加葶苈、杏仁于大陷胸汤内，而为大陷胸丸之攻下法。然惟热结在里，往来寒热者，乃可攻之。是故阳浮于外，脉见浮大者不可攻。结胸证悉具，外见烦躁者不可攻。为其孤阳外浮，如油灯之垂灭，非渐加膏油，浮阳将不归其根。此时用大剂熟附以收之，尚恐不及，奈何更行攻下乎？盖心下硬满之不可攻，原不独为脏结无阳证也。但脏结异于结胸者，一为不往来寒热，一为不烦躁而其人反静。结胸证虽不言舌苔何状，但以脏结证舌上苔滑求之，则结胸证阳热在里，舌上之苔亦必黄厚而燥。然则本节所谓攻之利遂不止而死者，自非阳浮于外之结胸证，必阴寒在里，其人反静之脏结证也。阳浮于外，则一下而里寒益甚；阴寒在里，则一下而清阳不升，利将何自而止乎？惟此节亦当于言外领悟，观"利止者愈"四字，即隐示人以心下硬满之证，实亦有可攻者。向使心下硬满必不可攻，不独大陷胸汤、丸并为赘设，而寒实结胸之白散、心下痞硬满干呕短气之十枣汤，既无可用矣。此岂仲师之意哉？

阳明病，面合赤色，不可攻之。必

发热，色黄，小便不利也。

此节《太阳篇》二阳并病之证也。《太阳篇》云：汗先出不彻，因转属阳明，续自微汗出，不恶寒，若太阳病证不罢者，不可下，下之为逆，如此，可小发汗，设面色缘缘正赤者，阳气怫郁在表，当解之熏之。盖此证不惟表热无汗，两太阳穴必痛，或用麻杏石甘汤表里双解，或并用药汁烧沸取下，俯首药甑之上，蒙衣物而熏之，则表汗出而头痛愈矣。若阳郁于表而反攻其里，于是汗液欲从外泄者，反挟表阳内陷而成湿热。夫水，以清洁而流，流则小便利，小便利者，不能发黄。湿以胶黏而滞，滞则小便不利，小便不利者，故热郁而发黄。设因误攻而见此证，欲救其失，惟茵陈五苓散差为近之。若湿热太甚者，栀子柏皮汤亦当可用也。

阳明病，不吐不下，心烦者，可与调胃承气汤。

调胃承气汤方

芒硝半斤　甘草二两，炙　大黄四两，去皮，清酒洗

上以水三升，煮大黄、甘草，取一升，去滓，纳芒硝，更上微火煮令沸，少少温服之。

不吐不下，似胃气尚和。然不吐不下而见不恶寒反恶热，濈然汗出之阳明病，则胃中已燥。胃系上通于心，胃中燥热，故心烦，恶人多言，不耐久视书籍，不欲见生客，似愠非愠，似怒非怒。烦出于心，而所以致烦者，则本于胃中燥热。故见此证者，譬犹釜中沸水，釜底之薪不去，则沸必不停，此其所以宜调胃承气汤也。独怪近人遇此证，动称邪犯心包，犀角、羚羊角、至宝丹等任意杂投，卒至胃中燥热日甚一日，以至枯槁而死，可哀也已。

阳明病，脉迟，虽汗出不恶寒者，其身必重，短气，腹满而喘，有潮热者，此外欲解，可攻里也。手足濈然汗出者，此大便已硬也，大承气汤主之。若汗多微发热恶寒者，外未解也；其热不潮，未可与承气汤；若腹大满不通者，可与小承气汤微和胃气，勿令大泄下。

大承气汤方

芒硝半斤　大黄四两，酒洗　枳实五枚，炙　厚朴半斤，炙，去皮

上四味，以水一斗，先煮枳、朴，取五升，去滓，纳大黄，煮取二升，去滓，纳芒硝，更上微火一两沸，分温再服。得下，余勿服。

小承气汤方

大黄四两　厚朴二两　枳实三枚

上三味，以水四升，煮取一升二合，去滓，分温二服。初服汤当更衣，不尔者，尽饮之；若更衣，勿服。

脉迟为胃中虚寒，前于"食难用饱"条内，已略言之，特其义尚有未尽，不得不更申前说。盖胃中谷气，实为生血之源。胃所以能消谷者，胆汁实为主要。胆火随卫气而动，卫气昼行于阳，自下而上，由三焦还入于胃，则能食；由心而入脑，则思虑强。夜则行于阴，自脑渐降，则思虑少；由胃而下入于肾，故不饥不渴；由肾而入膀胱，故小便多。黎明则达于宗筋，故宗筋张，浃晨①而起，小便一泄其热，乃又随卫阳而上出。少年多欲之人，往往饮食锐减，思虑恍惚者，皆由夜行于阴之时，伤其胆火故也。脉中营气，视血为强弱，胆火盛而纳谷多，富其生血之源，故脉数；胆火虚而纳谷少，生血之源不足，故脉迟。人之一身，血为最热，

———————————

① 浃晨：次日清晨。

血分充，故里温迫水气外泄而其体轻；能食壮盛之少年，往往多汗，能日行数十里而无倦容。血液虚，故里温不胜水气，水气留着肌理而其体重。老年食少，肌肉枯燥无汗，故好眠睡；少年虚羸者，面无血色，皮毛不泽，故亦不能动作；垂死之人，分肉不温而生阳绝，故重如铁石。故病者因胆汁不能消谷，损其生血之源，于是因血虚而脉迟。虽汗出不恶寒，病机渐入阳明，而汗出不彻，其身必重。此证若恶风而见浮脉，即为防己黄芪汤证。但见短气、腹满而喘、外有潮热，即阳气有外达之机，可用桂枝加厚朴杏仁以助之，所谓喘家用桂枝汤，加厚朴、杏子佳也。惟外已解者，乃可攻里。但令手足濈然汗出，则胃液悉化为汗，不复下行滋溉，肠中大便已燥，乃可以大承气汤攻之，若汗多而微见发热恶寒，其外未解，犹为麻杏石甘汤证，承气汤不中与也。若腹大满不通，不得已而用下法，亦不过用小承气汤而止。言外可见大便略通，并小承气汤亦可不用。近人于此证，不识为太阴阳明合病，名之曰湿温，舍苍术白虎汤一方外，更无余事。曾亦知表气不达，湿留肌腠者，有时当从汗解乎？又其下者，反用生地、石斛等滋阴之品，锢其表汗，汗液结成细菌，名之曰白痦，虽未必致人于死，亦太多事矣。予治病虽少，然二十余年，未见有发白痦者，亦可信医家制造之别有专长也。

阳明病，潮热，大便微硬者，可与大承气汤；不硬者，不可与之。若不大便六七日，恐有燥屎，欲知之法，少与小承气汤，汤入腹中，转矢气者，此有燥屎也，乃可攻之，若不转矢气者，此但初头硬，后必溏，不可攻之，攻之，必胀满不能食也。欲饮水者，饮水则哕。其后发热者，必大便复硬而少也，以小承气汤和之。不转矢气者，慎不可攻也。

俗语有之"肺腑而能语，医师面如土"，言内脏之未易臆断也。故近代医家，每有试药之法，审断不确，先用轻剂以尝之。辨证即精，然后改用重剂。虽未免徘徊观望，然亦慎重生命之道也。此节实即试药之法。盖阳明为病，惟热发而汗泄者，方可与论大便燥实与否，而后攻之以大承气。若但有潮热而大便不坚，未足言攻下也。不大便六七日，似可以攻下矣，然肠中燥实与否，尚未可定，而必先用小承气以尝之。服药后，肠中苟已燥结，大便当下不下，而但转矢气，则燥实显然，然后用大承气汤，可以一下而愈。若不转矢气，而大便初硬后溏，虽外见阳明之燥，中实含太阴之湿。以里湿之证，又经妄下，甚之以虚寒，则湿之所聚，腹必胀满，胃气虚寒，食入则吐，下湿上燥，渴欲饮冷，入咽即病哕逆，后文所谓胃中虚冷不能食者，饮水则哕，即此证也。得此证者，吴茱萸汤主之。用吴萸以温厥阴肝脏，即所以和渗入胃底之胆汁；兼用人参、姜、枣以救胃气虚寒，则胃寒去而哕逆平矣。设嗣后仍见潮热，必其大便当燥，仍宜用小承气汤试之，以观其转矢气与否。若转矢气，方可用大承气汤以攻之。否则胃寒哕逆之证，不免复作，此亦前车之覆、后车之鉴也。须知和之者，为小承气；攻之者，为大承气。张隐庵以慎不可攻，属小承气说，直谵语耳。

夫实则谵语，虚则郑声。郑声者，重语也。直视谵语，喘满者死，下利者亦死。

语言之发，必经思虑而后出。心之元神藏于脑，凡有思虑，心为主而脑为役。是故事关探讨，则仰首而神凝；暴受惊恐，则颠眩而神昏。明乎此，然后可与言郑声、谵语之理。本条云：夫实则谵语，虚则郑声。郑声者，重语也。直视谵语喘满者死，下利者亦死。张隐庵以为因虚而致，谵语即郑声，并谓此下十二节，皆论谵语而不言郑声，当知郑声即谵语之重复。此特就本书推测言之，其理固未明也。夫热，郁则邪实，病久则正虚，固当有一病而兼谵语、郑声者，固不得谓何证当见谵语、何证当见郑声也，故下文但举谵语而不言郑声。盖脑为清窍，胃中郁热，秽气上蒙，则闻见多妄；脑为神舍，久病虚羸，精气耗散，则游魂不归。故卧榻之旁，忽见有鬼出入，或骤见刀兵水火，或途遇蛇虎相逼，似梦似醉，惊呼叫号，是为谵语；或忽在通衢，忽浮大海，恍惚迁变，一时欲归不得，口中呶呶不休，是谓郑声。要知阳明化燥，惟精气壮实者，或但见谵语而不见郑声，然至病延八九日外，神气外浮，恐亦有魂游墟莽之象，若不急下，往往枯燥而死，甚可痛也。惟见此证者，要亦不能无辨，均之虚也，生死之间，若死与梦，人方卧寐，神魂从泥丸出，日有所思而梦见之，即日无所思而梦亦见之，然稍有惊觉，即神返其舍，生气存焉耳。人之将死也，神魂亦从泥丸出，营营①而上浮，忽忽乎远逝，如叶之脱，如烟之散，则一去而无归矣。故同一神不守舍，不自约束之谵语、郑声，关于阳热上熏者，是之谓逼，去其所逼而反本有余；关于精气内夺者，是之谓脱，固其所脱而犹恐不及。是故阳将上脱，则直视谵语而喘满；阴液内亡，则直视谵语而下利。之二者，不下亦死，况经妄下？临证者不可不慎也。阳明郁热上熏于脑，脑中燥热，目系强直，神经瞀乱，则直视而谵语，但见此证而并见喘满或下利者，何以知其为必死？盖直视谵语，原为胃中燥实之证，直视谵语而一时并见喘满，则胃中阻隔，吸入之气，至中脘而止，不能

下达丹田，吸入之气与呼出之气并居，肺不能容，是为喘满。其为当下，较然无可疑者，然《金匮》有言：吸而微数，其病在中焦实也，下之则愈，虚者不治。又曰：在上焦者其吸促，在下焦者其吸远，此皆难治。呼吸动摇振振者，不治。夫在上焦者其吸促，为肺虚气弱；在下焦者其吸远，为肾虚不能纳气，皆因中焦正气之虚而推广言之。惟呼吸动摇振振，为气虚形脱之实证，而为三证所同。然则喘满之所以必死者，亦当有此虚象。按：暴病之人，胃有宿食，妨其呼吸，一下而其气即调。至于久病虚羸，呼吸之间，肩背俱动，形气不能相保，不下固不免于死，然骤然攻下，胃中宿食方动，而气已上脱矣。此直视谵语而兼喘满者所以为必死之证也。《金匮》云，下利谵语者，有燥屎也，小承气汤主之。盖非胃中燥实，胃热不上攻脑部，断不至神识昏迷而发谵语，虽在下利，其为当下无疑。然何以同一谵语，加之以直视，即为死证？盖直视在太阳温病条内，为误下液亏，火逆上盛，目系强急之证。今乃未经攻下，阳明燥气，业将内脏津液熏灼殆尽，并脑中目系俱燥，加以协热而利，迫水下泄，则肠胃必无余润，虽于攻下药中，加入生地、石斛、麦冬、玉竹润燥之品，正恐一杯之水，不救车薪，明知不下必死，其如下之不动何？此直视谵语而兼下利者，所以为必死之证也。

发汗多，若重发汗者，亡其阳，谵语，脉短者死；脉自和者，不死。

《太阳篇》云：发汗后重发汗，必恍惚心乱。又云：伤寒脉浮，以火迫劫，亡其阳，必惊狂。所以然者，汗大出而阳气暴张，心神不能自持，脑部一时昏眩，不

---

① 营：同"萦"。围绕，缠绕。

甚则恍惚心乱，甚则发为惊狂。恍惚心乱即谵语所由来，惊狂又不止谵语矣。但同是发汗亡阳之谵语，何以脉短即死，脉自和者不死？且因发汗而亡阳谵语者，脉何以有短与自和之别？此不可不深究者也。盖汗与血同源而异致，故亡血者不可发汗，衄家不可发汗，发汗则其血益虚。脉短者，血虚之明证也。阳浮于外，惟里阴充足者，阴气外接，犹得渐归其根。若阳越于外，阴竭于内，阴阳两竭，能久存乎！此脉自和者所以不死，脉短者所以不免于死也。

伤寒，若吐、若下后，不解，不大便五六日，上至十余日，日晡所发潮热，不恶寒，独语如见鬼状；若剧者，发则不识人，循衣摸床，惕而不安，微喘直视，脉弦者生，涩者死。微者但发热，谵语者，大承气汤主之。若一服利，止后服。

发端但言伤寒，以太阳病恶寒无汗言之也。伤寒将传阳明，则上湿而下燥，是故寒湿壅成痰涎，胸中痞硬，气冲咽喉而不得息，则有瓜蒂、赤小豆散以吐之，内实者，调胃承气汤以下之。此条言太阳正病，凡大柴胡、桃核承气、泻心、陷胸诸汤，皆不在此例。而太阳病依然不解，不大便五六日，上至十余日，则业经二候，日晡所发潮热，不恶寒，病状已转属阳明。加以独语如见鬼状，其为谵语无疑，俗所称"热病似祟"也。但病有微甚。轻则谵语，剧则发狂。即不发狂而热邪暴张，充塞脑部，蒙蔽清窍，一发即不识人；心气恍惚，则循衣摸床，惕而不安；阳热上逼于肺，则为微喘；上逼于脑，则为直视。但直视有二：一为枯燥之直视，譬之卉木枝条，荣茂则柔，一经枯搞，则挺而不屈；一为暴压之直视，譬之草上青虫，任其游行，则曲折蜿蜒，执其一端，则一端不能屈矣。目系

为脑部神经之一脉之所属，固当按脉以决死生。弦与紧相类，以有所逼迫而营气外出之象，如衄家发汗，脉紧急，直视不能眴，可证也。阳气暴菀于上，脉中血液随阳而上菀，则内脏阴液尚存，一经去其胃实，便当引阳气下行，血行之菀于上者，亦且随之而降，故脉弦者生。润泽为滑，枯燥为涩，涩为里虚，本篇谵语潮热、脉滑而疾，服小承气汤，明日不大便，脉反微涩，为难治，可证也。内脏阴液已竭，则暴出之热邪循阳络上迫于脑者，为厥阳独行，而目系之不转为槁燥。此时虽欲下之，譬之枯港行舟，风帆虽利，其如不动何哉！故脉涩者死。设不大便十余日，但见潮热、谵语，而无不识人、循衣摸床诸危证，则内实显然，阴液无损，直可决为大承气汤一下即愈之证，不必更尽三剂，此非慎于药，良由病轻故耳。

阳明病，其人多汗，以津液外出，胃中燥，大便必硬，硬则谵语，小承气汤主之。若一服谵语止者，更莫复服。

阳明为病，法当多汗，为其热盛也。水气外泄，则胃液内燥，不能由小肠渗入大肠而大便因硬。燥气上蒸，则脑中清窍蒙翳，发为谵语。此证不因吐、下而起，内脏精气未伤，故攻下较易，更不需大承气汤，即改用小承气，一服而谵语止。即不妨弃其余药，盖以视前证为尤轻故也。张隐庵概以诚慎目之，愚哉！

阳明病，谵语，发潮热，脉滑而疾者，小承气汤主之。因与承气汤一升，腹中转矢气者，更服一升；若不转矢气，勿更与之；明日不大便，脉反微涩者，里虚也，为难治，不可更与承气汤。

内脏有所停蓄，则其脉滑。是故上膈有湿痰者滑；妇人妊娠者滑；肠胃宿食不去者滑。《金匮·宿食篇》云：下利脉滑

者，当有所去，大承气汤主之。即此例以推之，则脉滑之可攻，决然无可疑者。然则阳明病谵语发潮热，脉滑疾者，何以但言小承气汤主之？盖谵语为大便必硬之证，大便之硬为小承气汤之证，然犹必稍稍予之，以验转矢气与否。若转矢气，续进一升，大便即当自下；若不转矢气而脉反微涩，则肠内津液本虚，此即上脉涩则死之证，虽欲攻之而不为动也。愚按：大便欲行，则脉当跳动，上出鱼际，断无大便欲行，脉反见涩之理。脉反微涩者，肠内绝无余润，燥屎结如羊屎、马粪者，一如顽石之不转。曰不可更与承气汤者，言无济也。治之者用皂矾半斤，开水泡，倾入净桶，乘热坐于其上，其气由肛门熏入，肠内燥屎，必化水而下。尝见乡人忌邻家肥田之粪，投皂矾于粪池，一夕悉化为水。苟能依法用之，或能于不治之证，救活一二，盖亦莫大功德也。

阳明病，谵语，有潮热，反不能食者，胃中必有燥屎五六枚也，宜大承气汤。若能食者，但硬耳。此条订正。

阳明病而谵语潮热，其大便必硬，断未有腑气不通而能食之理。然则仲师何以言"反不能食"？曰：此仲师之失辞，不可为训者也。原其意旨，不过谓潮热之时，胃中宿食，或乘未经燥实而下行，则肠实胃虚，当不至恶闻食臭。今反见食而饱满，或稍稍纳谷而胀痛，则胃中宿食必因津液外泄，化为臭秽坚实之燥屎，欲下入小肠而不得，自非用大承气汤以攻之，病必不除。若稍稍进糜粥，亦无所苦，此即谓之"能食"。虽潮热谵语，不过肠中便硬，胃气固无损也，此盖为小承气汤的证。故予谓"宜大承气汤"五字，当在"五六枚也"下，今在"但硬耳"下，实为传写之误。张隐庵乃于有燥屎者，反谓不可下能食而但有便硬之证者，反谓宜大

承气汤。颠倒谬误，贻害不浅，特订正之。玩"但"字、"耳"字，语气极轻；"必"字、"也"字，语气极为郑重，宜大承气汤究竟当属何证，通人皆当辨之。独怪陈修园每做张氏应声虫，并谓不敢妄言错简，愚哉！

阳明病，下血谵语者，此为热入血室。但头汗出者，刺期门，随其实而泻之，濈然汗出则愈。

厥阴、少阳与阳明合病，病发于厥阴之燥，肝液不能养胆致胆火消水与食，留为胃病，予于《金匮》消渴见之。病发于阳明之燥，伤及厥阴，胆火内动，迫血妄行，累及肝经，予于《厥阴》便脓血及本条谵语下血见之。盖肝胆与胃同居中部，故肝胆余液为胃中消水谷之助。阳明邪热上逼，则肝阴虚而胆火盛，胆火盛则挟胃中燥热上迫于脑部，因而谵语。血室即胞中血海，血得温则行，遇寒则凝，肝阴虚而胆火盛，胆胃阳热窜入血室，逼血横行，因而下血。但头汗出者，胆胃之热独行脑部故也。期门为肝穴，在乳旁一寸，刺期门，实所以泻胆火，但令胆火微泄，杀其横出之势，其气乃还归中部，与胃中津液并居，于是胃中津液外泄，濈然汗出，还见阳明本象，而下血谵语止矣。

汗出谵语者，以有燥粪在胃中，此为风也，须下之，下之则愈，宜大承气汤。过经乃可下之，下之若早，语言必乱，以表虚里实故也。此条订正。

阳明为病，法当多汗，津液泄而胃中燥，胃中宿食熏灼而成坚癖不化之粪。秽浊亢热，上凌脑部，脑气昏晕，遂发谵语。此证当用大承气汤无可疑者。惟"此为风也"及"过经乃可下之"数语，正需研究。夫汗出谵语宜大承气汤者，为阳明习见之证。何以知其为风？何谓过经乃可下？且所过为何经？其言固大可疑也。盖此为太阳中风传入阳明之证，中风

本发热有汗，其表自疏，汗液外泄，不待一候之期，胃中即能化燥。过经为太阳证罢，不恶风之谓也。惟下接"下之太早，语言必乱，以表虚里实故也"三句，至为难解。汗出原属表虚，胃燥本为里实，若谓表虚里实为不当早下，岂一候已过而作再经，即不为表虚里实乎？何谓过经乃可下乎？且未下已发谵语，又何谓下之太早，语言必乱乎？盖仲师所谓表虚，特以太阳风邪未解言之。风主疏泄，故汗常出而表之为虚。若风邪外解，即表汗当止，但存里实。肌腠之间，既不为风邪留恋，乃不至随下后虚气上攻，神经卒然瞀乱。故前此之谵语，出于胃中燥热；后此语言之乱，由于风邪未解，并下后燥气而上攻。谵语者不死，语言之乱为脑受冲激，或不免于死。微甚之间，判若天渊，早下之为禁例，实由于此，此即表解乃可攻里之义也。愚按："下之则愈"二句，当与"须下之"直接，不当隶于节末，特订正之。

伤寒四五日，脉沉而喘满。沉为在里，而反发其汗，津液越出，大便为难。表虚里实，久则谵语。

伤寒四五日，犹在太阳七日期内，脉当浮紧而反见脉沉喘满，此为何气变证？治伤寒者，不可不知也。人当饮食于胃，其气散布为卫，故水气在皮毛；食入于胃，其精内蕴为营，故谷气在脉。谷气胜，则营气抗拒外邪而脉见浮紧；谷气弱而水气胜，则营虚不能外达，水湿内陷则喘，其责在肺；谷气不行则满，其责在脾。病不在皮毛、肌腠，脉乃转浮而沉。《金匮》水气病其脉多沉者，脉中谷气少也。伤寒本不能食，胃中生血之源，一时不续，则血热渐减，不能充溢孙络，因而脉沉。"沉为在里"者，即《金匮》所言"沉为络脉虚"也。胃中谷气本虚，静而

养之，犹恐不济，而反援太阳阳明合病喘而胸满之例，用麻黄汤以发其汗，劫胃中津液外出，以致津液不能由小肠下渗大肠而大便为难。表虚里实，则阴液不足，不能制阳明燥气，于是浊热上冲脑部，心神恍惚，发为谵语。愚按：此证宜厚朴、杏仁以定喘，小承气汤以祛满，使胃中微和而谷气自行，喘满既定，即脉之沉者亦起矣。

阳明病，腹满，身重难以转侧，口不仁，面垢，遗尿，发汗则谵语；下之则额上生汗，手足厥冷。若自汗出者，白虎汤主之。此条订正。

白虎汤方

知母六两　石膏一斤　甘草二两　粳米六合

上四味，以水一斗，煮米熟，汤成去滓，温服一升，日三服。

此条为阳明经证。发端"三阳合病"四字，当在后文"脉浮而紧"条，传写之倒误也。夫脉浮紧属太阳，咽燥口苦属少阳，不恶寒反恶热属阳明，此三者，皆三阳篇提纲，固当为三阳合病，本条则无之，可知历来注释家，望文生训，皆瞽说也。夫阳明之中气为太阴，太阳将传阳明，必上湿而下燥，故有脉迟、汗出、不恶寒者，亦必有身重、短气、腹满而喘诸证。为其太阳表汗未尽，内并太阴之湿而未易化燥也。湿热内蕴，上冒咽喉而出，则口中糜碎，舌苔干腻而厚，至不能辨五味，下逼于肾、膀，则小溲不禁。此时若发其汗，则胃中燥热上攻脑部，必至心神恍惚，发为谵语。若用硝、黄以下之，则浮热上冒阳明经脉入脑之处而额上生汗。额上者，阙上也。两眉间为阙，为愁苦者见颦蹙之处，孟子所谓蹙额，即两眉间也。阳明胃中燥实，则阙上痛，故误下后，浮热上冒，则阙上生汗。脾主四肢，胃亦主四肢，误下

后脾胃阳虚，故手足逆冷，故欲救谵语之逆，宜小承气，欲救四肢逆冷，宜四逆、理中。盖此证不当急治，必待自汗出，然后可用白虎汤泄肌理之湿热，俾从汗解。此亦有潮热乃可攻里之例也。愚按："面垢"下"谵语"字，亦为衍文。若本有"谵语"，下文"发汗则谵语"，当作何解乎？

阳明病，太阳证罢，但发潮热，手足漐漐汗出，大便难而谵语者，下之则愈，宜大承气汤。此条订正。

此节全系正阳阳明内实之证。发端言"二阳并病"，此必非仲师原文，浅人因三阳合病而妄加之也。夫既曰"太阳证罢"，无头痛、恶寒、恶风诸证可知，安得更谓之并病？但发潮热，手足汗出，则胃中津液必少，少则不能下润大肠而大便难。胃中燥热，上冲心神所寄之脑部，一时昏暗而心神为之恍惚，遂发谵语。譬之胆怯者夜行，见寝石以为伏虎，见植木以为立人，安在所见之非妄？又如败军之将，草木皆兵，闻风声鹤唳，则惕息而伏。此无他，皆因暴受激触脑中震动，心神失所依据故也。阳明病之谵语，何以异此？要惟大承气汤以下之，一泄肠胃之燥热而诸恙可愈。然则此证为正阳阳明而非二阳并病，较然无可疑者。张隐庵明知并病之非，犹言太阳病气并入阳明，则尽信书之过也。

三阳合病，脉浮而紧，咽燥口苦，腹满而喘，发热汗出，不恶寒，反恶热，身重。若发汗，则燥，心愦愦，反谵语；若加温针，必怵惕烦躁，不得眠；若下之，则胃中空虚，客气动膈，心中懊憹，舌上苔者，栀子豉汤主之。此条订正。

此节为三阳合病，前条已订正之，此云"阳明病者"误也。夫太阳伤寒提纲曰脉浮紧，此当用麻黄汤以汗者也。少阳提纲曰口苦、咽干、目眩，设兼见胁下硬满、干呕不能食、往来寒热诸证，此犹当用小柴胡汤以汗之者也。说详《太阳篇》。阳明提纲为不恶寒反恶热，阳明从中气化，故胃中未经化燥，有身重喘满之太阴证。若见潮热手足汗出，则胃中已经化燥，此当用三承气以下之者也。惟温针则三阳并忌之。阳明一证，但热不寒，医虽至愚，断不至误用温针，故仲师于《阳明篇》中，未垂明诫。若《太阳篇》太阳伤寒加温针必惊、《少阳篇》吐下发汗温针谵语，则固言之详矣。若此证既为三阳合病，无论骤加温针，火邪内攻，血脉迫阳气外张，有怵惕烦躁不眠之变。即以脉之浮紧而发汗，而胃液既从外泄，胆火因炽，于是手足不得宁静，坐卧不知所安。胆胃之热，上蒙心神所寄之脑部，亦且恍惚而时发谵语。即以不恶寒但恶热而下之，胃中津液下泄，胃底胆汁既虚，少阳浮火亦必冲动膈上，而心中为之懊憹，似愠似怒，似憎似悔。所以然者，药宜于太阳者，或转为阳明、少阳所忌；药宜于阳明者，或不免为少阳所忌故也。要之，此证为湿热内蕴，试观土润溽者，则地生苔藓，故验其舌生黄腻之苔，即为湿热之明证。但须栀豉汤轻剂以清里疏表，而湿热已解。盖此证全属气分，虽曰"三阳合病"，究非实热可比。葛仙翁《肘后方》：淡豆豉治伤寒，主能发汗。虽不尽然，然必非吐剂。《太阳篇》云：发汗吐下后，虚烦不得眠，剧者必反复颠倒，心中懊憹，栀子豉汤主之。救逆之法，与此条正相类也。

若渴欲饮水，口干舌燥者，白虎加人参汤主之。

白虎加人参汤方

知母六两　石膏一斤　甘草二两　粳米六合　人参二两

上五味，以水一斗，煮米熟汤成，去滓，温服一升，日三服。

若脉浮，发热，渴欲饮水，小便不利者，猪苓汤主之。

猪苓汤方

猪苓　茯苓　泽泻　滑石　阿胶各一两

上五味，以水四升，先煮四味，取二升，去滓，纳阿胶烊消，温服七合，日三服。

此承上节汗下温针而为救逆之方治也。上节为湿热内蕴、浮阳外越之证，若阳不外越而津液内伤，则有渴饮、口干舌燥之变；若浮热在表，水湿内蕴，则有渴欲饮水，小便不利之变。此二证并较前证为轻，津液内伤，则以清胃热、生津液主治，故宜白虎加人参，用人参者，为燥气留于气分也。热浮于外，水郁于里，则以导水邪、清血热主治，故宜猪苓汤，用阿胶者，为湿热留于营分也。

阳明病，汗出多而渴者，不可与猪苓汤。以汗多胃中燥，猪苓汤复利其小便故也。

阳明为病，法本多汗，汗多而渴，胃中津液已伤。此本白虎加人参汤证，一以清其胃热，一以养其津液，其病当已。不似小便不利者，可与猪苓汤也。若汗多胃燥之证，更与猪苓汤利其小便，轻则大便必硬，重则胃中燥实，发为谵语，此不可以不慎也。

脉浮而迟，表热里寒，下利清谷者，四逆汤主之。

胃中谷气，为生血之源，血热充则脉数，血热减则脉迟，前于"食难用饱，汗出不恶寒"条下，已详释其旨，兹复略而言之。夫脉浮为表热，迟为里寒。里寒者，胃中虚也。胃虚则脾湿聚之，脾湿重滞由小肠下陷大肠，乃并胃中未化之谷食倾泄而出。此时手足厥逆，冷汗出，胃中阳气垂绝，若不急温之，危在旦夕。故必用大剂四逆汤以回中阳，乃得转危为安，慎不可以生附子一枚为太重而减其剂量也。

若胃中虚冷，不能食者，饮水则哕。

阳明中气为足太阴，故太阳初传阳明，往往上湿而下燥。故有攻下太早，损其中阳，致胃寒脾虚，腹中胀满不能食者，此时下湿上燥，渴欲饮冷，一入于胃，即不能受，而发为哕逆。前于"潮热"条下，已略举大概，然亦有不待攻下而胃中虚冷不能食者，则中阳自败，胃底消融水谷之胆汁，视前证更为微薄，所以饮水即哕也，此时急需半夏干姜散以温之。如独阴上僭，将成反胃者，尤当用吴茱萸汤以抑之、附子理中以和之。当知胃中虚冷为主病，哕为因病，要非寻常治哕之橘皮生姜汤、橘皮竹茹汤所能奏功也。

脉浮，发热，口干，鼻燥，能食者，则衄。

脉浮发热，太阳之病多有之，未可决为阳明病也。阳明为病，要以大渴引饮为候。胃中燥热，势不得不借助于外，于是有口干引饮之证。阳明之脉，起于鼻，交頞中，阳明之热，由肠胃上逆，则頞上痛。頞上者，頞上也。故误下胃虚，浮热上冒，頞上生汗。热在于经，郁而不达，于是有鼻燥之证。然犹恐客热不能消谷也，必验其能食与否。若能食者，则胃中谷气不虚，而初非客热，但此证大便不硬，胃中无燥湿之证，承气汤既不当用。热上于头，无热结在里之变，白虎汤又不宜用。阳热之上浮者无所发泄，必至上迫于脑，颅骨受蒸，合缝处当有微隙，血之溢出者，乃由鼻交頞中下注鼻孔，于是热随衄解。凡遇此证，頞上不可早拍凉水，诚恐热泄未尽，转为他证。近世医家以衄为红汗者，正以其泄郁热故也。

阳明病，下之，其外有热，手足温，不结胸，心中懊憹，饥不能食，但头汗出者，栀子豉汤主之。

阳明为病，胃热上熏脑部，心神恍惚，则为谵语；悍热上冲巅上，则为头痛；胃中热甚，灼咽与舌，则为渴饮。胃中燥急，伤足阳明脉络，其自胃口下循腹里，抵气街下髀关、抵伏兔、下膝膑者，一时短缩掣痛，而右足不良于行，浊阴从右降，故足阳明支脉独病于右。大肠与小肠交会处之盲肠，居脐右旁下一寸。此时急下以大承气汤，犹恐药力不峻，下后不能了了，惟太阳之传阳明，中下化燥而上膈犹湿，故仲师于阳明一证，往往以慎下为主要，反不似下利脉滑者，可以见证而急攻。设燥热不甚而下之太早，则上湿下陷，燥去寒生，即有身寒肢冷之变。救逆之法为四逆、理中。设太阳标阳未尽，下后与上膈湿痰并居心下，则有结胸之变。救逆之法，为大陷胸汤、丸及小陷胸、白散诸方。今皆无之，而但见心中懊憹，饥不欲食，但头汗出，直是气分之余邪，初非实证可比。胃中肝胆之液，因下后见损，阳明浮火由胃络上冲于心，则心中懊憹。《太阳篇》汗吐下后，虚烦不得眠，心中懊憹，与此正同。胃因下后空虚则易饥，消磨水谷之胃液，因下后见少，中气痞闷，上不得噫嗳呵欠，下不得转矢气，故饥不能食。《太阳篇》胸中窒即此证。但头汗出者，下后虚阳上僭，胆胃之热独行脑部故也。《太阳篇》火劫发汗，营卫两虚，厥阳独行，则但头汗出；阳微结于心下，则头汗出；发汗复下，胸胁满微结，小便不利，渴而不呕，中气不能外达，则但头汗出；本篇肝阴虚而胆火盛，胆胃阳热侵入血室，逼血妄行，则但头汗出。此证下后阴阳两虚，胆胃之火，随浮阳上行脑部，与以上各证相出入。以其余邪独留气分，故但需栀子以清里，豆

豉以疏表，而诸恙可愈。固知病后余热，因正气未复，逗留中脘，外及肌表者，正不需白虎、泻心诸汤，即轻剂亦当奏效也。

阳明病，发潮热，大便溏，小便自可，胸胁满而不去者，小柴胡汤主之。

阳明为病，每当日晡所发潮热，一似江潮之有信。所以然者，日晡阳衰，地中水气被日中时阳气蒸薄，至阳衰时始得上腾，阳明燥热之气，往往格拒不受，发潮热多见于此时者，病气为之反抗也。故发潮热为阳明必有之证。大便溏则肠胃不燥；小便自可则下焦、肾、膀自通；肠胃不燥，则湿从下泄而胸满当去，肾、膀通畅，则水道不淤而胁满亦当去。胁下为肾。而卒不去者，此非水湿停蓄，乃太阳标热之气，郁于胸胁而不能外达也。故必用小柴胡汤以解其外，不惟标热之郁陷者可解，即下陷之水湿，亦且从汗解矣。

阳明病，胁下硬满，不大便而呕，舌上白苔者，可与小柴胡汤，上焦得通，津液得下，胃气因和，身濈然汗出而解也。

胁下为肾，肾与膀胱为表里者，有输尿管为之相接也，《内经》即谓之下焦。太阳寒水之气，格于肾、膀而不得下行，则胁下为之硬满；水气结于下焦，不能滋溉肠胃，故不大便；胃以燥而不和，胆火从而上逆，故呕；舌上白苔，则为阳气虚微。故虽不大便，断无可攻之理。要惟有小柴胡汤，发内陷之水气以达于上焦，俾津液之上出者，还入胃中，胃气得和，则胆火平而呕吐当止。大便之不通者，亦将缘滋溉而畅行，由是中无所结，阳气外散，乃濈然汗出而愈矣。

阳明中风，脉弦浮大而短气，腹都满，胁下及心痛，久按之，气不通，鼻干，不得汗，嗜卧，一身及面目悉黄，

小便难，有潮热，时时哕，耳前后肿，刺之小瘥，外不解。病过十日，脉续浮者，与小柴胡汤。脉但浮，无余证者，与麻黄汤。若不尿，腹满加哕者，不治。

此为风阳外吸，湿热内阻，隔塞不通之证。此证病机外出太阳则生，内陷太阴则死，可以两言而决。脉浮弦则为风，脉浮弦而兼大，则为阳明中风。中风为病，本属肌腠不开，脾阳不能外达，观于桂枝汤一方，辛甘发散，皆所以开发脾阳，此可见不独阳明中气系在太阴，即风阳内乘而肌腠不开，未尝不系在太阴也。张隐庵、黄坤载均以此节为三阳合病，则固不然。湿热伤气，故短气；湿阻太阴部分，故腹都满。太阳寒水不能作汗外泄，流于胁下则胁下痛，壅于心下则心痛。久按之气不通者，气为湿阻故也。气闭于上，故鼻干不得汗。嗜卧者，湿困脾阳，肌肉重滞故也。汗液不外泄，湿邪不从外解，小便难；湿邪不从里解，表里壅塞，故一身面目悉黄。此证有潮热必在日晡时，以地中蒸气乘阳衰而上出，与身内之湿热并居而益剧也。胃中湿热淤阻，不能受吸入之清气，故时时呃逆。愚按：以上诸证，若见谵语即为易治，以太阴之湿已从燥化，便当用茵陈蒿合大承气下之。若不见谵语，则犹未可攻也。手足少阳之脉，由耳前后入耳，湿邪郁其少阳之气，故耳前后肿。刺之小瘥者，有以泄其郁陷之气也。若潮热不解，病过十日，在两候以往，当传少阳之期，其脉续见浮弦，则当用小柴胡汤以汗之。脉但浮而不见弦大者，则当用麻黄汤以汗之，但令太阴湿邪从太阳外解，而已无余事。予所谓病机外出太阳则生者，此也。若夫太阳阳气不泄于膀胱，太阴湿邪并居于腹部，阴霾四塞，真阳外脱，遂至呃逆不止，此时虽用四逆以治

满、五苓以导水、吴萸以止呃，亦必无济。予所谓内陷太阴必死者，此也。

阳明病，自汗出，若发汗，小便自利者，此为津液内竭，虽硬不可攻之，当须自欲大便，宜蜜煎导而通之。若土瓜根及大猪胆汁，皆可为导。

蜜煎土瓜根猪胆汁导方

蜜七合

上一味，于铜器内，微火煎凝，如饴状，搅之勿焦着，欲可丸，并手捻作挺，令头锐，大如指，长二寸许，当热时急作，冷则硬。纳谷道中，欲大便须缓去之。或用土瓜根捣汁，竹管灌入谷道。如无土瓜，胆汁和醋导之。

自汗出，则不由潮热而出可知。或发汗及小便自利者，脏腑固无实热也。夫内有实热而大便燥结者，宜承气以攻之，此固无可疑者。此证则为津液内竭，大便虽硬，不可遽投承气。惟仲师但有此说，所以不可攻之理，未有明言。盖肠壁间淋巴微管，含有消化食物之乳糜，原所以排泄废料，承气入肠，芒硝咸寒善走，能借淋巴微管中乳糜及将出未出之废料水液，润燥屎而驱之外出。今肠内津液既竭，虽有芒硝之力，而肠中无可借助，故虽攻而不能动，必待其乳糜渐复，自欲大便，然后用法以导之。门人张永年述其戚陈姓一证，四明医家周某用猪胆汁导法奏效，可备参研。略谓：陈姓始病咯血，其色紫黑，经西医用止血针，血遂中止。翌日，病者腹满，困顿日甚，延至半月，大便不行，始而用蜜导不行，用灌肠法又不行，复用一切通大便之西药，终不行。于告陈曰：同乡周某，良医也。陈喜，使人延周，时不大便已一月矣。周至，察其脉无他病，病独在肠。乃令病家觅得猪胆，倾于盂，调以醋，借西医灌肠器以灌之。甫

灌入，转矢气不绝，不逾时而大便出，凡三寸许，掷于地有声，击以石不稍损，乃浸以清水，半日许，盂水皆赤。乃知向日所吐之血，本为瘀血，因西医用针止住，反下结大肠而为病也。越七日，又不大便，复用前法，下燥屎二枚，皆三寸许，病乃告痊。予于此悟蜜煎导法惟证情较轻者宜之，土瓜根又不易得，惟猪胆汁随地随时皆有，近世医家弃良方而不用，为可惜也。猪胆并肠液，西医通称消化液。盖胆汁最苦，能泄而降，人固如此，猪亦宜然。况猪之所食，至为秽浊，则猪之胆汁，疏泄秽浊之力必巨，故借之以助排泄粪秽，最为合用。而况胆汁含有碱性，碱与醋化合最易发酵，肠中燥屎遇之，亦以收缩胀力而易为活动也。

阳明病，脉迟，汗出多，微恶寒者，表未解也，可发汗，宜桂枝汤，

阳明病，脉浮，无汗而喘者，发汗则愈，宜麻黄汤。

阳明之病，有自中风传来者，则营气先伤，以其所痹在肌肉，为孙络密布之区故也。中风之证，卫强而营弱，卫强则表汗自出，营弱则里气不达。脉迟者，营气不足之征也。此证肌腠未解，风从汗孔袭肌，必微恶风。可仍从太阳中风例，用桂枝汤发肌理之汗，使之由肌出表，然后营气与卫气相接，一汗而表热解，浮汗止矣。此证当云：微恶风者，肌未解也。今云微恶寒者，表未解也，实为仲师失检处。有自伤寒传来者，则卫气先伤，以其所闭在皮毛，为卫阳疏泄汗液之区也。伤寒之证，卫病而营不病，卫病者，汗液不通于外，营不病者，血热抗拒于里。脉浮者，卫气受病之征也。此证皮毛未解，寒邪阻其肺气之呼吸，必无汗而喘。可仍从太阳伤寒例，用麻黄汤发皮毛之汗，使寒邪由肺出表，一汗而表疏喘定矣。愚按：以上二证，皆推原其始病以为治，与柔痓之用瓜蒌桂枝汤、刚痓之用葛根汤同例，皆不欲其因魄

汗未尽而转属阳明也。

阳明病，发热汗出者，此为热越，不能发黄也。但头汗出，身无汗，剂颈而还，小便不利，渴饮水浆者，此为瘀热在里，身必发黄，茵陈蒿汤主之。

茵陈蒿汤方

茵陈蒿六两　栀子十四枚　大黄二两

上三味，以水一斗，先煮茵陈，减六升，纳二味，煮取三升，去滓，分温三服。小便当利，尿如皂角汁状，色正赤，一宿腹减，黄从小便出也。

阳明病，发潮热而多汗，则湿随汗去，肌肉皮毛，略无壅阻，断然不能发黄，此正与小便利者不能发黄证情相似。湿邪解于太阳之表，与解于太阳之腑，一也。若但头汗出、身无汗、剂颈而还，则湿邪内壅而不泄，加以小便不利，渴饮水浆，湿热瘀积于三焦，外溢于皮毛肌肉而周身发黄。茵陈蒿汤，茵陈蒿以去湿，生栀子以清热，生大黄以通瘀，而湿热乃从小溲外泄，而诸恙除矣。此证与《太阳篇》阳微结于心下，小便不利，渴而不呕者略同，故皆有但头汗出之证也。

阳明证，其人喜妄者，必有蓄血。所以然者，本有久瘀血，故令喜妄；屎虽硬，大便反易，其色必黑，抵当汤下之。此条订正。

吴江徐鹿萍有言："忘"当为"妄"字之误。"喜"为有意，"忘"为无心，以有意作无心事，此为理之所必无，则"喜""忘"二字，正不可通是也。然予犹嫌其证佐之不足也。凡病蓄血者必发狂。《太阳篇》：太阳病不解，热结膀胱，其人如狂，血自下，下者愈。又云：太阳病，表证仍在，脉微而沉，反不结胸，其人发狂者，以热在下焦，少腹当硬满，小便自利者，下血乃愈。一为桃核承气证，

一为抵当汤证，皆明言发狂。然则喜妄者，即发狂之变文。今人于妄自尊大，无故怒詈者，谓之狂妄，足为旁证。独怪张隐庵本改上"喜忘"为"善忘"，陈修园《浅注》①并改之，真误人不浅也。予每见老人血衰，或刻意读书，心营虚耗，则必有善忘之病，蓄血证不在此例。又况太阳蓄血，尚有发狂之变，岂有阳明燥热而反安静者乎！盖即《灵枢·本神篇》所谓狂妄不精也。《灵枢》亦作"妄"，盖汉人假借字。血结于下，则脑部神魂不清，故言语动作多狂妄，此正与夜则谵语之蓄血证同例。但验其大便色黑硬者，即当用抵当汤以下之，但令浊瘀速去，则神魂清而狂妄止矣。

阳明病，下之，心中懊憹而烦，胃中有燥屎者，可攻。腹微满，初头硬，后必溏，不可攻之。若有燥屎者，宜大承气汤。

吴又可《温疫论》每言温病下后不妨再下，此深明仲师之旨，而高出于吴鞠通、王孟英者也。夫下后心中懊憹而烦，果属虚烦，直栀子豉汤证耳。设胃中燥屎未尽，其脉必实，且日久必发谵语，此当仍用大承气汤以攻之。但腹见微满，虽大便不行，不过燥屎结于直肠之内，以上仍属溏薄，要不过脾约麻仁丸证。若辨证不精，正恐一下之后，溏泄不已，浸成寒湿之变，故仲师于下后再下，必详加审辨，而吴又可之说，抑又未为通论矣。

病人不大便五六日，绕脐痛，烦躁，发作有时者，此有燥屎，故使不大便也。

不大便五六日，有因津液内竭者，有因水湿内壅者，未可定为有燥屎也。大肠自右至左，环出小肠之上，而适当脐之部分，故绕脐痛为病在大肠。烦者，心烦，即上所谓心中懊憹而烦也；燥者，口燥，即上所谓口干舌燥也。斯二者，皆阳明的证，然必以发作有时为验者，一为日中阳气极盛之时，一为日晡所阳衰之时。但阳盛之时而烦躁始剧，则胃中阳热犹轻。惟日晡阳衰之时，而阳热与阴气相抗，胃中阳热乃炽，故仲师以日晡所剧者属阳明。此与寒证日中而剧者，可为对照。予尝治崇明黄生元龙寒饮，日中形寒吐酸，用重剂小青龙汤而愈，可以证明病气与天时之反抗。故日晡所而烦躁加剧，胃中必无津液，不能由小肠滋溉大肠，而肠中必有燥屎，此即五六日不大便之由。愚按：上节"若有燥屎者，宜大承气汤"二语，即为此节说法。盖上节不过辨其可攻与否，原不必另出方治也。

病人烦热，汗出则解，又如疟状，日晡所发热者，属阳明也。脉实者宜下之，脉虚浮者宜发汗。下之与大承气汤，发汗宜桂枝汤。

病人烦热，汗出即解，如疟状者，太阳、阳明并有之。《太阳篇》云：太阳病，得之八九日，发热恶寒，热多寒少，一日二三度发，面有热色，无汗而身痒者，桂枝麻黄各半汤证也。又云：服桂枝汤大汗出，形似疟，日再发者，汗出必解，此桂枝二麻黄一汤证也。若日晡所发热，则属阳明。阳明之病，日晡所发热有二因：一由阳衰阴盛，地中水蒸气上出之时，病气与之反抗；一由日暮之时，草木发出炭气，病气与之化合。惟与水蒸气反抗者，不必见谵语，与草木炭气化合者，必有谵语，为其昏气重也。故同一日晡所潮热，而有胃中燥实与不燥实之别，见证同而治法不同，皆当决之于脉。脉滑大而坚实，则为大承气证；若脉但浮缓而不实，则为桂枝汤证。仲师言"浮虚"者，

---

① 《浅注》：即《伤寒论浅注》。

不过对上"脉实"言之，非虚弱之虚也。独怪近人遇时以汗解、时复发热之证，不问太阳、阳明，通谓之湿温，日进桑叶、菊花、银花、连翘、石斛、生地等药，即稍近高明者，亦不过能用苍术白虎。药不对病，庸有济乎？

大下后，六七日不大便，烦不解，腹满痛者，此有燥屎也。所以然者，本有宿食故也，宜大承气汤。

此即吴又可所谓温病下后不妨再下之证也。大下后六七日不大便，设中无所苦，但得小便减少，即大便当下。惟烦热不解，腹满痛者，乃可决为阳明燥实之证。盖以本有宿食，下后未尽，与阳明燥气并居，郁久而复炽故也。此惟大承气汤足以彻其余邪而不嫌猛峻。设畏承气猛峻，而漫用焦谷、麦芽、炒莱菔子、焦六曲及瓜蒌、麻仁等味，则阳明伏热既不能除，肠中燥屎又不能尽，有精气日渐消耗而至死者，为可恨也。

病人小便不利，大便乍难乍易，时有微热，喘冒，不能卧者，有燥屎，宜大承气汤。

张隐庵谓此承上文"大下后亡津液"而言，是也。津液经硝、黄攻下，水液从大便而出，故小便不利。津液既涸，肠中淋巴微管中乳糜不足，故大便乍难、小溲不利。上焦津液，当还入胃中，下溉大、小肠，故大便有时而乍易。设有时微热，而不见喘冒、不能卧诸证，则下后虚烦，心中懊憹者，不过栀子豉汤证，肠中绝无燥屎。惟中脘停滞，吸入之气必促，空气与里热相薄，则病喘冒。阳明者，热甚而日不交睫之谓，阳热郁于中脘而气冲于脑部，故目张而不得眠，与少阴证但欲寐相反，水幽而火明也。此正不待腹中满痛，已可决为当下之证，故亦宜大承气汤。

食谷欲呕者，属阳明也，吴茱萸汤主之。得汤反剧者，属上焦也。

太阳水气，不能随阳外达，流入胃中，即为寒饮。胃中阳热本盛，不能容涓滴之水，饮入于胃，随时化气，从淋巴细管散出，故胃中但有胆汁、胰汁、胰亦名膵，西医称为甜肉，在胃之下，与脾连属，中医则通谓之脾。肝液，味酸者即是。而不能留积外来之水，其所以浸成寒饮者，胆汁少而胃中虚寒也。故食谷欲呕一证，不当据颇欲吐之例，指为阳明之热，亦有属吴茱萸汤证者，《金匮》云：呕而胸满者，吴茱萸汤主之。干呕，吐涎沫，头痛者，吴茱萸汤主之。可为明证。惟得汤反剧，则是阳明悍热之气冲激于上。张隐庵谓火热在上，必水气承之而病可愈。虽不出方，可以意会，则舍大承气汤而外，宁有治法乎！

太阳病，寸缓、关浮、尺弱。其人发热汗出，复恶寒，不呕，但心下痞者，此以医下之也。如其不下者，病人不恶寒而渴，此转属阳明也。小便数者，大便必硬，不更衣十日，无所苦也。渴欲饮水者，少少与之；水停心下，但以法救之，渴者，宜五苓散。此条更正。

太阳之病，误下成痞者，则太阳标热陷于心下，而关上之脉独浮，是为大黄黄连泻心汤证。关上浮者，阳热在胸中故也。今寸缓、关浮、尺弱，发热汗出而复恶寒，病不在膈上，故寸缓，肾阳虚，故尺弱。虽关上见浮，胸中阳热独盛，而太阳之表寒未解。夫心下痞而复恶寒汗出者，则又为附子泻心汤证。泻心汤加附子以救表阳。不呕而但痞，则心下本无水气可知，故证情与干呕之甘草泻心汤殊异。但太阳误下成痞，虽部位当胃之上口，要不为转属阳明。如未经误下，病人不恶寒反恶热，大渴引饮，表里俱热，乃真为转属阳明也。阳明病法当多汗，然又有肠胃无实热，不能蒸水液成汗而小便数者，其大便必硬，不更衣十日无所苦，虽硬不可攻之。此时津液不能不上承，亦当渴欲饮水，但须少少与之，而不宜过多。所以然者，阳热少而蒸化难也。惟节末"但以法救之，渴者宜五苓散"二语，则殊有未妥。盖此节所论，为小便数而阳热不甚之证。设令为水湿中阻，津液不得上承，则以五苓散利其小便，中气既通，内脏津液自当随阳上达。今小便既数，大便复硬，则其渴为津液内竭。岂有津液内竭之证，而反用五苓散者乎？愚按："少少与之"下，当脱"水停心下"四字。盖津液内竭而渴欲饮水，原不同阳明热盛者易从汗泄，必有水停心下之弊。设水停心下，津不上承而渴，但用五苓驱水下行，然后中气通而津液上达，不治渴而渴自止矣。《太阳篇》云：渴欲饮水，水入则吐者，名曰水逆，五苓散主之。所谓法也。

脉阳微而汗出少者，为自和也；汗出多者，为太过。阳脉实，因发其汗，出多者，亦为太过。太过为阳绝于里，亡津液，大便因硬也。

脉浮而芤，浮为阳，芤为阴，浮芤相搏，胃气生热，其阳则绝。跌阳脉浮而涩，浮则胃气强，涩则小便数，浮涩相搏，大便则难，其脾为约，麻仁丸主之。

麻仁丸方

麻仁二升　芍药半斤　枳实半斤　大黄一斤　厚朴一斤　杏仁一斤，去皮尖，别研作脂

上六味为末，炼蜜为丸，如梧桐子大，饮服十丸，渐加，以知为度。

太阳之转阳明也，曰脉大，曰脉数急，此由太阳浮脉，一变而成内实之脉也。阳明之证，大便固硬，然大便硬者，要不尽为大承气证，此不可以不辨也。夫太阳之气，由卫而达于皮毛，为水分蒸化之汗；由营而达于肌腠，为血分泌出之汗；由三焦而下出膀胱，为水分未经化汗之液。之三者，虽半属人体中废料，其中亦含有阴液，与体中阳气化合，足以排泄外来之风寒。然泄之太过，皆能耗胃中津液，不能溉润大肠，而大肠为之燥结。故三因不同，而同归于大便之难，均之与正阳阳明潮热谵语者，相去悬绝。故仲师分条辨脉，使来学知所抉择。脉阳微则平，阳实则滑大。夫太阳之病，无论伤寒、中风，服麻、桂汤后，皆当取其微汗者，病乃得随汗而解。故脉阳微而自汗，汗出少者，为自和。自和者，肌表通彻而营卫和也。至于脉微自汗，汗出太多，则阴液必损。因发汗太多，脉阳实而见滑大者，亦为阴液受损，故仲师皆谓太过。阴液外散，则胃中阳热与阴气隔绝而成燥实，大便因硬。此大便之难，由于发泄肺与皮毛，汗伤卫气，肺阴虚而水之上源竭也。太阳之病，其脉本浮。夫中风之证，皮毛本开，风从毛孔而入，直入肌腠，肌腠皆孙络密布之区，故其病在营而不在卫。即伤寒为病，表解腠理未和者，其病亦在营而不在卫。故病有随经入里而热入血室者，亦有随阳上出而为衄者，亦有发肌理之汗，取资于血液之分泌者。设因发肌腠之汗，过伤其血液之分泌，或因衄血，或因血结胞中，用抵当汤下后，表病未解，血分既伤，其脉必浮芤相搏，血液愈少，胃中益生燥热，而在里之阳热，亦与阴气隔绝，而肠胃燥结。此大便之难，由于开泄脾与肌肉，及衄血、蓄血伤其营气，而统血之脏虚也。足阳明胃气，以跌阳为验，浮则为胃气上盛，涩则阴液下消。胃热盛于上，小便数于下，则见浮涩相搏之脉。胃中津液日少，遂成脾约。此大便之难，由于胃火太盛，太阳水气以不胜煎迫

而从肾、膀泄也。此三证，一由水分伤于皮毛之多汗；一由血分伤于肌理之多汗及衄与蓄血；一由胃火太甚，自伤未曾化汗之水分，而胃中亡其津液。仲师特于第三证出脾约麻仁丸方治者，盖以上二证，治之得宜，必不致大伤水分、血分，不似谷胜水负，必待善后之方治也。须知阳绝于里，为厥阳独行，不独表汗太过，血液内亏为阳绝于里，即胃气独盛，小便数而胃中不留水液者，亦为阳绝于里。譬犹狂夫逐妇，恩绝中道者然，故谓之绝。张隐庵乃谓表阳内陷，如绝于里而不行于外者然，所谓以其昏昏，使人昏昏也。

太阳病，二日，发汗不解，蒸蒸发热者，属胃也，调胃承气汤主之。此条订正。

太阳病"三日"，当为"二日"，谓七日以后也。发汗不解，却复蒸蒸发热，则病不在表而在里，胃中热而蒸逼于外也。故但需调胃承气，已足消融其里热，不似有燥屎者，必需攻坚之枳实也。

伤寒吐后，腹胀满者，与调胃承气汤。

太阳将传阳明，必上湿而下燥，中气不通，上焦水液蒸化而成痰涎，胃底胆汁不能相容，乃上逆而为吐。吐后腹胀满者，湿去而燥实未减也，故亦宜调胃承气以下之。设肠胃初无宿垢，则上膈阳气既通，中气自能下达，不当见胀满之证矣。

太阳病，若吐、若下、若发汗后，微烦，小便数，大便因硬者，与小承气汤和之，则愈。

太阳之病，所以转为阳明者，必有其因；其不传阳明者，亦必有其因。借如阳脉微者，为阴阳自和，当自汗而解；但阴脉微而阳脉实者，为汗多胃燥，当下之而解；寸微浮，胸痞硬，气上冲咽喉不得息者，为胸有寒饮，当吐之而解。此太阳之病可吐、下、发汗而解也。惟吐、下与汗，皆伤阴液，心营不足，或不免于内

烦，使小便不数，虽至懊憹，栀豉汤足以解之。惟小便数而大便因硬，积久将成内实。但因小便数而大便难者，究与阳明壮热而致小便数者有别，故但用小承气汤和之即愈，不待芒硝之咸寒也。

得病二三日，脉弱，无太阳柴胡证，烦躁，心下硬，至四五日，虽能食，以小承气汤少少与，微和之，令小安；至六日与承气汤一升，若不大便六七日，小便数少者，虽不能食，但初头硬，后必溏，未定成硬，攻之必溏；须小便利，屎定硬，乃可攻之，宜大承气汤。

此节补《太阳篇》"血弱气尽"节未备之义，特于《阳明篇》发之也。血弱则腠理开而营气微，气尽则皮毛开而卫气微，血弱气尽为肌表虚，肌表虚则其脉当弱，血弱气尽，固当有邪乘肌表之虚与正气相搏，结于胁下，往来寒热者，此所谓太阳柴胡证也。夫营卫两虚之证，水气盛，则以不得标阳之化而结于胁下；水气不盛，则以胃热内炽而病烦躁。得病二三日，未过七日之期限，又未经汗、吐、下，必不致阴液大伤。此证初传阳明，犹当为中气用事。此时胃热上蒸，脾湿乘之，湿热交阻，气机痞塞，故心下硬满。但此心下硬满，原不同误下成痞，大、小陷胸及泻心诸汤，俱不可用。正恐下后阴液既亏，上膈之湿热，留积胸中而不去，故必至迟四五日，俟中脘湿邪渐及化燥，然后得用小承气汤以微和胃气而止其烦躁，六日后复与小承气以行其大便。设大便不行，湿邪犹未化也。盖湿之恋于肠胃，若胶痰然，黏腻阻滞，冲激不去，必俟其与燥屎连结成片，乃能一攻而尽。若攻之太早，燥屎去而湿邪独留，有内热不清，久延而不易愈者，所谓欲速不达也。病至六七日，太阳之期已满，而阳明当

燥。然小便既少，犹恐湿邪渗入大肠，虽久不大便，胀满而不能食，直肠虽燥，回肠中宿垢，犹不免与湿邪并居。设经误下，则湿邪终不了了，故待小便既利，然后可用大承气以攻之，则湿经化燥，乃不至下后更有余弊。按：此节本文，原系"烦躁"，张隐庵解为"烦燥"，致与全节大旨显相背驰。不然，二三日已口中生燥，何至六七日用承气汤，犹先硬后溏者乎？

伤寒六七日，目中不了了，睛不和，无表里证，大便难，身微热者，此为实也。急下之，宜大承气汤。

张隐庵曰：此为悍热之气，循空窍而上炎者。《灵枢·动输》曰：胃气上注于肺，其悍气上冲头者，循咽上走空窍，循眼系入络脑，出颅，下客主人，循牙车，合阳明，并下人迎，此胃气别走于阳明，故阴阳上下，其动若一。目中不了了者，乃悍热之气循眼系而上走空窍。睛不和者，脑为精髓之海，而髓之精为瞳子，悍热之气循眼系而入脑，故睛不和。大便难而无燥屎，身微热而非壮热，故曰无表里证。实热在里，而悍气独行于上，故谓之实。设下之不早，有脑膜爆裂而死者，故当急下。予于张隐庵《集注》往往嫌其望文生训，独此节能于《阳明篇》中发明脑部，为中医改进之先声，其功为不可没也。此证轻则巅上痛，重者满头皆痛，西医谓之脑膜炎。

阳明病，发热汗多者，急下之，宜大承气汤。

阳明为病，法当多汗发热，故有发热而渴欲饮水者，有汗出多而渴者，胃中之燥，不言可知。盖发热为营血热炽，汗多为卫气外张，此证阴虚阳亢，营血热甚则脾精槁，卫阳张甚则肺液枯，须知此发热汗出，为肠胃燥热蒸逼所致。譬之釜底燃薪，则釜中之水郁热沸腾而蒸气四出，熄其薪火，则沸止而气定矣，此则"急下之"义也。张隐庵乃谓无肠胃之腑证，止发热汗出多者，病阳明之别气，非阳明之本气，说解殊谬。

发汗不解，腹满痛者，急下之，宜大承气汤。

发汗不解，腹满痛，为太阳急传阳明之证。夫太阳、阳明合病，原自有胃气不和，胁下硬满，不大便而呕，服小柴胡汤，濈然汗出而愈者；亦有汗出多而恶寒，宜桂枝汤发其汗者；又有无汗而喘，以麻黄汤发汗而愈者。若发汗不解，而骤见腹满痛之证，则太阳表病未去，阳明燥实已成。腹满痛为大、小肠俱隔塞不通，若不急下，燥气将由大肠蒸逼小肠，有攻之而不能动者，为小肠容积甚隘，而疏导益难为力也。按：脐右斜下一寸，大小肠交接处，小肠之末，多一空管，名曰盲肠，设有化物注入，久必溃烂，名盲肠炎，中医谓之肠痈，有大黄牡丹汤、败酱散二方。

腹满不减，减不足言，当下之，宜大承气汤。

腹满一证，寒与宿食之辨耳。腹满不关宿食，则按之不痛，证属虚寒，且寒甚则满，得温必减，故腹满时减者当与温药，四逆汤其主方也。惟腹满不减则为实，按之必剧痛，即或大小溲时通，有时略减，特减亦甚微，不足言减，宿食之停贮大、小肠者，则固依然不去，故宜大承气以下之，而病根始拔。按：此条并见《金匮·腹满篇》，参考之，其义自见。

阳明少阳合病，必下利。其脉不负者，为顺也；负者，失也。互相克贼，名曰负也。脉滑而数者，有宿食也，当下之，宜大承气汤。

少阳一经，所以主疏泄者有二：一系

手少阳三焦。上、中二焦属淋巴管，所以排泄汗液；下焦属肾与膀胱，所以通调水道，故古称少阴为寒水之脏。一系足少阳胆，寄肝叶中，与胃为同部，居胃之右，而胆管注于十二指肠之端，与胃底连属，胆汁助消融水谷，实从胃底幽门渗入，而十二指肠必先受之。阳明、少阳合病，必自下利者，胃底胆汁合胃中宿垢而下陷也。《少阴篇》少阴病自利清水、色纯青者即此证。色纯青为胆汁，胆主疏泄，故必自利。其脉不负为顺，盖惟见弦急滑数而不见少阴微细之脉，犹为少阳阳明正脉。夫少阴负跌阳为顺，即跌阳负少阴为逆，为其水寒而中阳败也。且少阳负跌阳为顺，即跌阳负少阳为逆，为其中气不和而胆火上逆也。惟脉滑而数，乃为阳明正脉，而不见少阳之弦急，并不见少阴之微细，乃为有宿食之脉。《金匮》云：下利脉滑者，当有所去，大承气汤主之。此即"其脉不负"之说也。

病人无表里证，发热七八日，虽脉浮数者，可下之。假令已下，脉数不解，合热则消谷善饥，至六七日不大便者，有瘀血也，宜抵当汤。

发热汗多为阳明表证，腹满痛为阳明里证，此其易知者也。惟不见表里证者，最难辨别，前于三急下之第一证，已明举其例。发热七八日，已在太阳传阳明期内，脉虽浮数，法在可下。所以然者，热在肠胃，其势反缓，热在气分，其势反急。急下证之热冲脑部致目中不了了者，皆气分之上逆为之也。惟脉之浮数，本属表热，今以下后，浮去而数不解，阳热并居于中脘，即有消谷善饥六七日不大便者。设令两足无力，则为肺热叶焦之痿躄，仍宜大承气汤。此证予屡见之。若能食知饥，不大便而但见少腹满，按之硬，脉滑而数者，乃为蓄血，予在斜桥治汪姓一

证亲见之。予始用桃核承气下之，大便紫黑，少腹软而满尚未减，后用大黄蟅虫丸，久久方愈，乃知仲师抵当汤方治为不可易也。世有畏方剂猛峻而改用轻剂者，请以是为前车之鉴。

若脉数不解而下不止，必协热而便脓血也。

此承上节推言脉数不解之变证也。脉数为有热，《金匮》云：下利脉数，数而渴者令自愈，设不瘥，必清脓血。所以然者，热郁在里，必伤其血。设不下利，则伤及胞中血海而为少腹硬满之蓄血证；若下利不止，则久久必清脓血，近人谓之赤白痢。此下利亦为热证。予治赤白痢，按其腹痛益剧者，多以大承气汤取效。间亦有转为寒证而用四逆、理中取效者，往往附子、干姜至四五钱。惟此证喜按，按之则不痛，其脉必沉迟而不见浮数，用白头翁汤多死。盖病之转移，倏忽万变，殆未可以胶柱而鼓瑟也。《金匮》原有桃花汤方治，以去湿和中。又按：西医以伤寒第一期为肠窒扶斯，为太阳失表内传阳明之燥屎证。即大承气证。甚则为肠出血，即下利赤色者。热则为承气证，寒则为四逆证。并谓伤寒杆菌喜宿于肠内，此为大误。中医向无病菌之说，而治疗法常于病气在肌表先行发汗，一汗之后，病机已去，可见其初即有病菌，绝不宿于肠间而宿于汗孔。故能于开泄肌表之时，一汗而排泄殆尽。惟其失表，杆菌之在汗孔者，渐入血络，由血络渐入肠中，乃有肠出血之证。张隐庵以此条协热，为协经脉之热，便脓血，为经脉之血化而为脓。虽由凭虚推测，于病理要为不谬也。

伤寒发汗已，身目俱黄，所以然者，以寒湿在里不解故也。以为不可下也，于寒湿中求之。

伤寒为病，有火劫发汗伤其血液，血

色见于皮外而其身发黄者；有阳明之燥已成，太阴之湿未化，湿热内蕴而发黄者；有胆汁外溢，郁于皮里膜外，而病阳热无实之发黄者；有无汗小便不利，而成水湿内蕴之发黄者。要未有发汗之后，反见身目俱黄者。盖阳明之病未成，必由胃中阳热迫水液成汗，然后胃中化燥，故发热汗多属阳明。其上膈津液未曾化汗者，则为痰涎，故颇欲吐，亦属阳明。先湿而后燥，故阳明中气反为太阴寒湿，发汗之后，不能发黄。其所以发黄者，必由发汗之后小便不利。《太阴篇》云：脉浮而缓，手足自温者，系在太阴，若小便自利者，不能发黄。然则仲师于本条所谓以寒湿在里不解者，即小便不利之说也。寒湿在里，未曾化燥，无论三承气汤皆不可用，即麻仁丸亦在禁例。脉浮者，宜麻黄加术汤；脉浮身重者，宜防己黄芪汤；水气在皮中，宜白术附子汤，所谓于寒湿中求之也。

伤寒七八日，身黄如橘子色，小便不利，腹微满者，茵陈蒿汤主之。

伤寒七八日，为太阳初传阳明之期。身黄如橘子色，则非湿家如熏黄之比。然阳明之中气未尽化燥，必有小便不利而腹微满者，虽黄色鲜明，似乎阳热用事，而湿与热并居于腹部。故亦宜茵陈蒿汤，使湿热从小溲而出，则湿减热除而黄亦自退矣。

伤寒身黄发热者，栀子柏皮汤主之。

栀子柏皮汤方

栀子十五枚　甘草一两　黄柏二两

上三味，以水四升，煮取一升半，去滓，分温再服。

伤寒化热，惟阳明腑证为多。其有不即化热者，则为太阴寒湿，以阳明中气为太阴故也；间有热胜于里与湿并居者，则为阳明湿热，以胃热未遽化燥，犹未离乎中气之湿也。独有身黄发热者，阳气独行于表，而初无里湿之牵掣，则为太阳、阳明合病于肌理，而为独阳无阴之证。故但用生栀子以清上，生甘草以清中，黄柏以清下，则表热清而身黄去矣。

伤寒，瘀热在里，身必发黄，麻黄连轺赤小豆汤主之。

麻黄连轺赤小豆汤方

麻黄二两　连轺二两　赤小豆一升　生梓白皮一斤　杏仁四十枚　大枣十二枚　生姜二两　甘草二两

上八味，以潦水一斗，先煮麻黄，再沸，去上沫，纳诸药，煮取三升，去滓，分温三服，半日服尽。

伤寒为病，起于表寒，血热内抗，因生表热。血为脾所统，散在孙络，而密布于分肉之中，表热不从汗解，与太阴之湿并居，乃为瘀热在里，肌表为之发黄。麻黄连轺赤小豆汤，连轺以清上热，生梓白皮以清相火，赤小豆以去里湿，加麻黄、杏仁以疏肺与皮毛，大枣、生姜、甘草以助脾阳，使里气与表气相接，则湿随汗解，而里热不瘀矣。按：此方连轺、赤小豆、生梓白皮合桂枝麻黄各半汤，而去桂枝、芍药。以卫气之阻，表汗不出，而君麻黄；以营气虚而生热，而去桂、芍；以一身上下皆热，而用连轺、生梓白皮；以瘀湿成热，毒留血分，而用赤小豆。《金匮》下血用之，痈脓亦用之，可证也。又非以上三证之发黄，所可混同施治矣。

少阳篇

少阳之为病,口苦,咽干,目眩也。

少阳一经,不能独病,而其端常合于阳明。盖胃底原有胆汁,胃气逆,则胃底胆汁上冒而口苦;胆火上灼胃管,故咽干;胃热合胆火上熏于脑,故脑气一时昏暗,因而目眩。但口苦咽干,尽人能辨之,惟目眩则向无确解。张隐庵据《六元正纪论》云:少阳所至,为飘风燔燎,以为风火相煽,似也。但病理虽明,病状未晰。予前十年,治同乡季仲文病亲见之。虽少阳病之目眩未必一端,要不可谓非目眩之确证。予于上午诊视,即知其为口苦咽干,至日晡所,病者在卧榻,见人视其疾,皆若有骇怪之状。问其故,则曰:来者面目悉如垂死之状,何也?盖此即所谓目眩也。抵暮,予至其寓,审其状,少阳证具,因用小柴胡汤。是夜,吐出胆汁数口而愈。夫病以汗、下解者为多,以衄解者已不多觏,不意少阳之证,竟有吐胆汁而解者,是亦足以补仲师之缺也。

少阳中风,两耳无所闻,目赤,胸中满而烦者,不可吐下,吐下则悸而惊。

足少阳之脉,起于目锐眦,支脉从耳后入于耳;手少阳支脉,从耳后入耳中,出耳前,过客主人前,交颊至目锐眦。风邪中于上,故头先受之,风阳随经入耳,故两耳无所闻。风阳由目眦入目,故目赤。胆火上逆,故胸中满而烦。胸中满,非太阳失表水气留于膈上,故不可吐。

烦,非胃中燥实,故不可下。误吐、误下,虚其津液,于是心营伤于吐,脉必代而心必悸。胆汁虚于下,则怯弱多恐,神魂惊惕而不宁。悸则怔忡不定,惊则梦寐叫呼。悸为灸甘草汤证,以心营虚也;惊为柴胡龙骨牡蛎证,以胆气弱也。救逆之方已详《太阳篇》中,故仲师于本篇不出方治。善读者当自悟之。火邪之桂枝去芍加蜀漆龙牡救逆汤、水饮之半夏麻黄丸,不在此例。

伤寒脉弦细,头痛发热者,属少阳。少阳不可发汗,发汗则谵语。此属胃,胃和则愈,胃不和则烦而悸。

医道之失坠,固由于传授之不精,而误于认脉者,亦复不少。即以弦脉论之,今人皆知弦为肝胆之脉矣。肝为藏血之脏,禀少阳胆火以上交于心肺,下达于肾脏而养一身之筋,故其气专主条达。其应于脉也,以条畅柔和为无病之脉,而非病脉也,故按之如循长竿梢。若弦脉之属于少阳者,为疟,为饮邪,为水气,为胁下偏痛。夫疟脉自弦,以汗液积于皮里膜外,而太阳寒水非一汗所能尽也。痰饮脉弦者,以寒水留于上膈,久久化为痰涎也。水气所以脉弦者,以卫气不行于外而水走肠间也。胁下偏痛所以脉弦者,以水气阻于肾关而不达下焦也。况寒疝脉沉弦者,当下其寒。合诸证观之,则弦脉属于少阳,手少阳三焦为多。盖手少阳三焦与足太阳相合,上、中二焦属淋巴管,分析而不归系。水气化液外出于皮毛,自肾以下,始有系统,为肾、膀、管。水由肾脏下泄于膀胱。《金匮》言：肿在腰以上，当发其汗；肿在腰以下，当利小便。职此之由，独至少阳自病之伤寒，脉见弦细而头痛发热者，则病不在三焦而在胆。不似沉弦之为寒，弦滑之为饮、为疟，弦紧之为水，系在太阳、三焦也。弦而细，则为无水气之脉。盖太阳寒水气盛则从寒化，寒水气衰则从燥化，故太阳与少阳合病，常有胁下偏痛者。独少阳自病，往往与阳明相系，为其从燥化也。盖水液充韧于皮毛肌腠，则病太阳寒水，恶寒而体痛。水液不充则寒从表受，热从里抗，则病少阳相火而头痛发热。所以然者，寒气以肌表液虚，外不能固而直犯中脘，胆汁由十二指肠之端溢入胃中者，其亢热之气，乃以有所压迫而上冲脑部，是为头痛，而其痛必在巅上。太阳病之发于阳者，亦当发热，但其证必兼恶寒发热。而不恶寒，其不为太阳可知。且阳明发热，法在多汗，今则阳热未甚而不见汗出，其不为阳明又可知。参核于二者之间，则其为少阳无疑。胆火本以津液不充之故，郁而上冒，以至头痛发热。若更以发汗损其胃液，则胃底胆汁挟胃中浊热上冲脑部，而心神不能守舍，因发谵语。但此证究非胃家实，不同潮热满痛，故津液还入胃中，则胃气和而愈，津液不还，则燥气熏于膈上，心营耗损，烦热而动悸。此证脉结、代，则炙甘草汤主之；否则，小建中汤亦主之。救逆之法，已详《太阳篇》中，故仲师于本条不赘。独怪近人一见弦脉，便称肝阳。蒺藜、滁菊、金铃子、延胡索、沉香片、广郁金、金石斛、石决明、羚羊角、左牡蛎、青龙齿、柴胡、白芍等杂凑成方，吾正不解其所治何病也。

本太阳病不解转入少阳者，胁下硬满，干呕不能食，往来寒热，尚未吐下，脉沉紧者，与小柴胡汤。

太阳之病，脉本浮紧。太阳失表，汗液不泄，水气从淋巴管荟聚胁下，肾脏寒湿停阻，不得从输尿管下泄膀胱。因病硬满。水气入胃，胆汁不相容纳，则为干呕。胃气不和，故不能食。水邪注于胁下，阳热抗于胃底，故往来寒热。此证若经吐伤中气，气逆脉促，则宜生姜半夏汤以和中气。若经误下，水气与标热结于心下，则为痞。痞当从下解，故以泻心汤下之。其未经吐、下而胁下硬满，则所病犹为太阳水气，故宜小柴胡汤以汗之。要其脉之沉紧，为紧反入里则一也。少阳忌吐、下，此条为未经吐、下而设。本篇谈吐、下后两证治，特补出之。

若已吐、下、发汗、温针，谵语，柴胡汤证罢，此为坏病。知犯何逆，以法治之。

谵语有二：一为胃家燥实之谵语，一为热入血室之谵语。盖汗、吐、下、温针，皆能坐耗水液。水液耗则胃中与血分并生燥热，阳热上冲于脑，脑为心神所寄，一有感触，则心神外亡，于是轻则为谵语，甚则为惊狂。故有先时极吐下，胆胃上逆脑部而发谵语者，则刺期门以泻之。有火劫发汗而发谵语、小便利者，宜大承气以下之。仲师未出方治。总之，误用汗、吐、下、温针，非病胃燥，即为血热。治法俱在《太阳篇》中。故曰以法治之。胃燥之证，轻则小承气，略重则调胃承气，最重则为大承气。血热之证，轻者刺期门，重者桃核承气，尤重者抵当汤，随证施治可也。

三阳合病，脉浮大，上关上，但欲眠睡，目合则汗。

三阳合病，太阳之病转入少阳、阳明也。阳明脉本大，太阳未罢，故浮。上关上者，左关属胆，右关属胃，胃底胆汁合胃浊并生燥热，故浮大之脉独甚于关上。

湿热盛于肌腠，故但欲眠睡。肌腠为孙络密布之区，属营分，湿热在营分，故目合则汗。营气夜行于阴，以夜则为卧寐之时，卫阳内敛，营气外浮也。汗随营气外泄，故目合即汗。此证若胃中燥实，则汗为实热所致，宜大柴胡汤。若无胃实，则汗为胆中虚热，宜柴胡龙骨牡蛎汤。

伤寒六七日，无大热，其人燥烦者，此为阳去入阴故也。

少阳病至六七日，已经一候，为当传三阴之期限。但少阳一证，传太阴者绝少。盖太阳一证，寒水当从汗解；汗出不彻，阳热转入阳明；汗液未泄者，遂并入太阴之湿。阳明之燥气上熏膈上痰涎，乃郁而欲吐，故《太阳篇》以颇欲吐者为传。设阳明阳热不盛，亦有太阳之后即传太阴者，所谓于寒湿中求之也。少阳之传，不入少阴，即入厥阴。所以入少阴者，则由手少阳三焦传入。腰以上为淋巴管，腰以下为输尿管。三焦主水道，外散为汗，下泄为溺，皆恃相火为之排泄。相火日消，则水脏不温，由是水脏固有之元阳，遏于寒水而不能外达，故有吐利手足逆冷、烦躁欲死之吴茱萸汤证。所以入厥阴者，则由足少阳胆传入。胆管下注十二指肠之端，正当胃底幽门，故胃底有胆汁。胆汁取资于肝脏之血液，助胃中消化，为生血之源。血之温度最高者，为其中含胆火也。胆火虚，则其血不温，肝脾俱寒，而生阳垂绝，故有脉微、手足厥冷而烦躁，灸厥阴而脉不还之死证。盖此二证，阳回则生，阳绝则死。较浮阳暴越之烦躁用干姜附子汤、茯苓四逆汤者，尤为危笃。本节无大热而烦躁，实为少阴、厥阴两证之渐，故仲师以为"阳去入阴"。盖其始则为无大热，其继即有逆冷、厥冷之变。《易》曰：履霜坚冰至，盖言渐也。太阴为纯阴

无阳，不当有烦躁之证，故不在此例。

伤寒三日，三阳为尽，三阴当受邪，其人反能食而不呕，此为三阴不受邪。

伤寒以二十一日为三候，三候相传则三阳经尽，而当入三阴，此以最甚者言之耳。《太阳篇》云：七日以上自愈者，为不传。则太阳之病，原不必传阳明、少阳，则二十一日以后，三经尽而不传三阴者，亦为伤寒通例。但必胃中胆汁与胰液、肝液相和，乃为能食而不呕，是亦太阳伤寒，七日以上自愈之例也。

伤寒三日，少阳，脉小者，欲已也。

此节承上不传三阴而更言其脉也。伤寒第三候属少阳，"少阳"二字，自成一句，与"脉小者"三字不相连属。按：少阳自病，则其脉弦细，细非小也，但弦急之中，脉细如丝耳。太阳转少阳，则脉沉紧，沉非小也，但太阳内陷，浮紧者转为沉紧耳。二脉皆实而有力。至三阳合病，则脉浮大，浮大者，阳热炽盛大也。凡病，热度增高则病进，而血热益张，其脉益大。至于病势渐减，则热度渐低，脉亦较和。故"脉小"为"欲已"。此盖统三阳言之，特于《少阳篇》举其例耳，非专指少阳言之也。

少阳病，欲解时，从寅至辰上。

寅至辰上，为夜气清寒至晨光微露之候，此时群动皆息，人于此时，亦志气清明而坦白。孟子所谓夜气及平旦之气也，清露既降，草木养气，渐次萌动。少阳为病，为郁勃不宣之气，得此时清平和缓之气以调之，而郁勃之气当解，此少阳之欲解所以从寅至辰上也。诸家牵涉五行衰旺，不可通。

太阴篇

太阴之为病，腹满而吐，食不下，自利益甚，时腹自痛。若下之，必胸下结硬。

太阴为湿土之脏，属脾。湿注太阴所主之腹部，则腹为之满；湿流于胃，胃不能受则吐；湿停中脘，则食不下；湿渗大肠，则自利益甚；寒湿在下，故腹时痛。湿为黏滞之物，固非如燥屎之一下即去，若湿邪犹在上膈，下之转病结胸。此证腹满、自利、腹痛，皆四逆汤证。惟下后胸下结硬者，宜大陷胸汤，为其痰湿在上，非得甘遂、硝、黄不足以破其坚壁也。

太阴中风，四肢烦疼，阳微阴涩而长者，为欲愈。

中风一证，病由虽出于太阳，而其病气，则常合于太阴。所以然者，则以风邪冱于肌肉，即内应于脾也。但此证阴寒则死，阳回则生。脾主四肢，阳回故四肢烦疼。脉右三部为阳，属气与水，阳脉微，则水气渐减。左三部为阴，属液与血，阴脉涩，则津液不濡。设阳微阴涩而见短促，则为血分枯燥，为阳热太过。若阳微而不大，阴涩而不滑，中见条达之脉，则湿邪去而正气渐复之象也，故为欲愈。

太阴病欲解时，从亥至丑上。

太阴为病，常以地中蒸气为验。日晡所为阳微阴长之候，地中蒸气上升，病湿者每感此气而加剧。若亥至丑上，为阴中之阴，风静露凉，地中蒸气至此，概行消歇，故太阴之病欲解，常以此时为验也。张隐庵乃谓太阴为阴中至阴而主开，亥者阴之极，丑者地气开辟，直似阳明谵语，令人无从索解。

太阴病，脉浮者，可发汗，宜桂枝汤。

脉浮缓可发汗，宜桂枝汤，此太阳中风方治也。此何以决其为太阴病？以曾见腹满而吐、食不下、自利腹痛之证言之也。脾主肌肉，太阳中风，风着肌肉而内应于脾，故用助脾阳之姜、枣、甘草以发之，语详《太阳篇》中。以太阴病而见浮脉，则湿邪正当从太阳外泄，客从大门入，还当送之使出也。

自利不渴者，属太阴，以其脏有寒故也。当温之，宜服四逆辈。

湿邪渗入大肠，则为自利，使湿邪渐减，胃中必生燥热，于是有自利之后而转为燥渴者。至于不渴，则其为寒湿下利无疑。曰脏有寒者，实为寒湿下陷大肠，初非指脾脏言之。盖此证必兼腹痛，按之稍愈，用大剂四逆汤可以一剂而愈，不待再计而决。盖寒阻而腹痛者，其气凝滞而不化，必待温药和之而气机始通也。

伤寒脉浮而缓，手足自温者，系在太阴。太阴身当发黄；若小便自利者，不能发黄。至七八日，虽暴烦下利，日十余行，必自止。以脾家实，腐秽当去故也。

伤寒脉浮缓，本为太阳中风证，其病起于风中肌理，汗液不得外泄。汗出不彻，则太阳之水与太阴之湿并居，故曰"系在太阴"。按：太阳之传阳明，必先病湿，七八日化燥，乃为阳明承气汤证。或七八日暴烦下利，日十余行，则仍为太阴将自愈之证。但病之传变，以小便之利、不利为验。使小便不利，则身必发黄，而为茵陈蒿汤证。惟小便利者，虽同一不能发黄，不传阳明，必从太阴自利而解，盖脾家实而腐秽当去，与服调胃承气汤微溏，其义正同，但使湿与热从大肠下泄而已，无余病。此太阴之病，所以同于阳明，而两存其说也。今人但知三阳之后，始传太阴，皆非能读仲景之书者。仲师云：阳明为中土，万物至此，无所复传。可见阳病传阴，皆为药所误耳。

本太阳病，医反下之，因而腹满时痛者，属太阴也，桂枝加芍药汤主之；大实痛者，桂枝加大黄汤主之。

桂枝加芍药汤方

桂枝三两　芍药六两　甘草二两　生姜三两　大枣十二枚

上五味，以水七升，煮取三升，去滓，分温三服。

桂枝加大黄汤方

即前方加大黄二两。

太阳桂枝汤证，本应发肌理之汗，所谓发热有汗，解外则愈者也。设不解其外而反攻其里，肌理中未尽之汗液，尽陷为太阴寒湿，由是腹满时痛。设验其病体，按之而不痛者，桂枝倍芍药以止痛，使其仍从肌理而解。若按之而实痛者，则其肠中兼有宿食，于前方中加大黄以利之，使之表里两解，然后病之从太阳内陷者，仍从太阳而解。益可信太阴之病由，直接太阳，不在三阳传遍之后矣。

太阴为病，脉弱，其人续自便利，设当行大黄、芍药者，宜减之，以其人胃气弱，易动故也。

病至脉弱，则血分中热度已低。芍药苦泄，能达血分之瘀，若脉道不充，按之而见虚弱，则血分不能胜芍药之疏泄，故于当用桂枝汤之证，芍药当减其分两。设其人续自便利，则太阴之湿，便当从自利而解。间亦有宿食未尽，腹中满痛，当用大黄者，分剂亦当从减。所以然者，以肠中本自通利，不似大实满者之难于见功，必得重用大黄。仲师言胃气须[①]易动，亦谓肠中通而宿食易去，原非有深意存乎其间，指桂枝加大黄证言之，非指倍芍药证言之也。

----

① 胃气须：据上文，似应作"胃气弱"。

少阴篇

少阴之为病，脉微细，但欲寐也。

阴寒之证，血为水气所败而热度低弱，故脉微细。阳热主动，而阴寒则主静，故但欲寐。黄坤载谓脉微细必兼沉，说殊有理。盖沉为里寒，如井水之无波，如坚冰之无气，故于法当温而不当发汗。少阴无表热，惟脉沉反发热者，为太阳、少阴表里同病，太阳寒水属三焦，自腰以上有淋巴微管，自腰以下直达膀胱，乃有淋巴系统，腰中，即足少阴脏。太阳标热本寒，寒水下陷少阴之脏，标热外出皮毛，故表里同病。有麻黄附子细辛汤一方。得之二三日无里证者，有麻黄附子甘草汤一方。所谓无里证，少阴虽见虚寒，而太阳水气尚未化为痰湿也。故但用开表之麻黄、温脏之附子，而无俟细辛以除饮。外此，则脉沉者，宜四逆汤；身体痛、手足寒、骨节痛、脉沉者，宜附子汤；下利脉微者，与白通汤；利不止、厥逆、无脉、干呕而烦者，白通加人尿猪胆汁汤；腹痛、小便不利、四肢沉重、疼痛自下利者，宜真武汤；亦有寒饮干呕者，宜四逆汤。盖温里方治为多焉。大抵少阴一证，寒极则死，阳回则生。是故同一恶寒蜷卧，手足温者可治，而逆冷者不治。但举一端，可以得其要领矣。

少阴病，欲吐不吐，心烦，但欲寐，五六日自利而渴者，属少阴也。虚故引水自救，若小便色白者，少阴病形悉具；小便白者，以下焦虚，有寒，不能制水，故令色白也。

少阴病，欲吐不吐，三焦水道，因寒停止，蒸气不得上行也。水气不得上行，则上膈燥而不润，心营因燥而烦也。但欲寐者，阴寒在下而阳气不宣也。寒水在下，故自利。下寒则蒸气不得上行，故口燥渴。膈上下津液皆虚，所为引水自救也。考久病之人，小便必黄。黄者，阳气未绝于内也。至下焦虚寒，不能制阴寒之水，则肾阳已绝，故不受阳热蒸化，而小便反白。固知久病而小便色白者，皆危证也。脉微细而沉，利不止，厥逆干呕而烦，故曰"少阴病形悉具"。上有虚热，下有实寒，遽投热药，必将倾吐而出，非用苦寒之猪胆汁及咸寒之人尿引之下行，恐不能受。夫惟曲以调之，乃能尽白通汤之力而收其效，但令肾水得从温化，蒸气上行，则心烦躁渴愈，下行之不便，亦将色变矣。

病人脉阴阳俱紧，反汗出者，亡阳也。此属少阴，法当咽痛而复吐利。

脉右三部主水与气，属阳；左三部主精与血，属阴。脉之阴阳俱紧者，惟太阳伤寒无汗者有之，以其寒邪薄于外，血热抗于里，相持而不相下也。若见此脉而反汗出，则非表寒外束，而实为孤阳外越。孤阳外越者，阴寒内据，阳气外脱而不归其根也。是故病不在太阳而属少阴，虚阳在上，故咽痛，阴寒在下，故吐利。此与上节略同，为假热实寒证，盖亦白通汤加人尿猪胆汁之证也。

少阴病，下利，咳而谵语者，被火气劫故也。小便必难，以强责少阴汗也。

太阳寒水，以少阴肾脏为关键。寒水

不能作汗外泄，乃下陷于寒水之脏，由下焦直泄膀胱。夫惟寒水壅阻，一时肾、膀、管中不能容纳，乃溢入回肠而为自利，此下利所以为少阴之本病也。惟咳而谵语，则为少阴证所本无。揆其所以致此变证者，则以火劫发汗之故。火劫发汗则阳气张，燥热上迫于肺则咳。燥热迫胃中津液外泄，则胃热上蒙脑气，昏暗而为谵语。阳热张于上，吸其下行之水道，故小便难。譬之打火管者，细微之火气在管中，能吸住人体，令毛孔中寒湿出于皮外，此证浮阳因火上浮，吸其下行之水，亦犹此也。愚按：下利者决不谵语；已见谵语，当不复下利。此节当云：少阴病下利，咳而谵语者，被火气劫故也。如此，则本病、变病较然分晰。窃意咳而谵语，当用调胃承气汤，使腑滞下行，则燥热之气除，而咳与谵语可止。如是，则火气不吸引于上而小便通矣。

少阴病，脉细沉数，病为在里，不可发汗。

少阴为病，由太阳寒水下陷三焦，此时腰以上淋巴微管阳气渐减，不与肌理毛孔相接泄为汗液。故脉细而沉数者，寒水下陷，孤阳将脱之象也。若更以表寒之故，误认为表阳不足，误用麻、桂，而强责汗液外泄，势必阳气散亡而不归其根，而恶寒益甚。仲师所以有不可发汗之戒也。

少阴病，脉微，不可发汗，亡阳故也。阳已虚，尺脉弱涩者，复不可下之。

少阴一证，血分中热度既低，不能外达肌理；水分中阴寒凝冱，不能外达皮毛，脉微则无阳，于无阳之证而发其汗，则阳气以外散而益薄，如烟之散，如火之灭，其人固已死矣。脉涩则血少而阴竭，于血少阴竭之证而下之，则阴血以下而益

燥，如木之枯，如草之萎，而其人又死矣。此阳微所以不可发汗，阴虚所以不可下也。按：《太阳篇》尺中脉微，此里虚，须表里实，津液自和，便自汗出，愈。脉涩为汗出不彻，更发汗则愈。脉象与此二证略相似，特此为太阳证言之耳。若已传少阴，则不惟脉微者当温，脉涩者亦当温。盖温则有气，气发则阴生；滋阴则无气，无气则阴不生。《内经》言"劳者温之"，正此意也。

少阴病，脉紧，至七八日自下利，脉暴微，手足反温，脉紧反去者，为欲解也，虽烦下利，必自愈。

淋巴系统水液壅阻，不得阳气以和之，则阴寒隔塞不通，如坚冰积雪，久而益硬，故其脉沉弦而搏指，名之曰紧。脉之所以紧者，与寒犯太阳之浮紧同，阴邪外迫而阳气内抗也。少阴病，脉紧，至七八日，已过一候，使一候之中，阳气当回，借如严冬暴寒，三五日必渐回暖。此证寒去利下，肠胃中凝冱积垢与寒水俱从大便宣泄，如冰之解，如雪之消，而川谷潺湲①矣。阴寒不见压迫，即里阳不复抵抗，脉因暴微。阴寒内解，里阳外达，故手足反温，脉紧反缓。虽至发烦下利，必不至死。此少阴一证，所以阳回即生也。益可证前条"脉微""脉涩"者，皆非温药不治矣。

少阴病，下利，若利自止，恶寒而蜷卧，手足温者，可治。

少阴病，恶寒而蜷，时自烦，欲去衣被者，可治。

少阴为病，独阴无阳，为必死之证。下利而利自止，则寒水已去而微阳当复，恶寒蜷卧，为少阴本病。设恶寒蜷卧而手

---

① 潺湲（yuán 原）：水缓慢流动的样子。

足逆冷，利虽自止，此证尚不可恃。所以然者，脾胃主四肢，脾胃绝，故四肢冷，《内经》所谓无胃则死也。惟手足温，则中阳未绝，投以四逆汤大剂，可以克日奏功，故云"可治"。但亦有恶寒蜷卧而不下利者，譬之冬令雨雪不甚，虽当阳回冰泮①之期，绝无潦水流溢。时自烦者，阳回之渐，欲去衣被，则阳气勃发之象也。盖人之一身动作，奋发则毗②乎阳，幽昧则毗乎阴。方其恶寒蜷卧，一幽昧纯阴之象也。时自烦，则郁而欲动矣。烦而欲去衣被，则心气勃发，皮毛肌腠阳气充溢矣。此证水气不从下消，当从汗解，但用桂枝加附子汤，便当一汗而愈，故亦云"可治"也。

　　少阴中风，脉阳微阴浮者，为欲愈。

　　中风之证，由太阳而系在太阴，故病发于肌理，内应于脾脏。肌理不解，太阳水气乃由手少阳三焦即淋巴、输尿管之原名而陷少阴之脏。此证脉本浮缓，及水气下降，脉必沉弦而紧。若右三部阳脉见微，则水气不甚可知。左三部阴脉见浮，则在里风寒不甚又可知，知其欲愈也。

　　少阴病欲解时，从子至寅上。

　　天将大明，必极昏暗，星芒炯炯犹未也；气将转阳，必极阴寒，雾露不收犹未也。自子至寅上，天光渐极昏黑，俗称寅卯不通光。阳气益复敛束，俗名五更寒。乃晦极将明，阴极转阳之大机也。少阴病之但欲寐、蜷卧，一昏暗之象也；恶寒、脉微细，一独阴之象也。乃蜷卧者，忽然欲去衣被，恶寒者，忽然发热内烦，是即少阴病之转机。今以晦极将明、寒极将回之证，必于晦极将明、寒极将回时验之，故必从子至寅上，不见昏暗阴寒之象，方可信为欲解。否则，日之方中，阳气甚隆，寒病遇此，何尝不稍稍和暖，然天阳一

过，而证情如故矣，岂可恃为欲解乎！

　　少阴病，吐利，手足不逆冷，反发热者，不死，脉不至者，灸少阴七壮。

　　太阴、少阴为病，多由太阳寒水内陷。陷于脾，则并胃中宿食下走大肠而为自利，其状如涂泥，证属太阴。陷于肾，则并手少阳三焦而为病，上、中二焦属淋巴微管，淋巴微管中水液泛滥四出，胃不能受，则上逆而为吐；下焦属淋巴系统，即输尿管。淋巴系统水道横流，不及输泄，则混入大肠为利，其状如河决堤，证属少阴。一则为溏泄，一则为洞泄，此太阴、少阴之辨也。惟人一身之阳热，内藏于血，水受血热蕴蒸，乃化为气、为汗、为津液、为溺、为白血球。血中热度渐低，不足华氏九十五度。水乃渐寒，寒则泛滥，于是上吐而下利。手足及全身肌肉皆受气于统血之脾脏，血中热愈低，则手足俱冷，而一身肌肉俱寒。所以然者，为其一身之水液，一如严冬溪涧，生气灭绝也。惟手足不逆冷反发热者，为不死之证。虽脉不至，但须灸足少阴太溪穴七壮。太溪在外踝后跟骨上，切姜成片，烧艾绒以灸。艾一团为一壮，使隔绝之里阳与表阳相接，病必无害。盖火气虽微，使血行脉中，则甚有力，观《太阳篇》"微数之脉"节，当自悟之。

　　少阴病，八九日，一身手足尽热者，以热在膀胱，必便血也，桃核承气汤主之。此条订正。

　　此证与小便色白者相反。寒水太盛，则表证为手足逆冷、为恶寒蜷卧；里证为下利不止，为小便色白。所以然者，以一身之血分热度低弱，不能蒸化水液故也。若少阴无阳之证，延至八九日，忽然一身

---

　　① 泮（pàn 判）：融解。
　　② 毗（pí 皮）：辅佐，帮助。

及手足尽热，此即上节谓"手足不逆冷，反发热不死"之证也。然后文突接"以热在膀胱，必便血也"二语，殊难解说。夫一身肌肉及手足，皆微丝血管及经脉流行之处，皆为脾脏所主。则一身手足尽热，似与膀胱绝无干涉。不知血分热度增高，水液必受灼烁，故久病发热之人，小便必黄赤而短。今以寒尽阳回之证，水气渐微，一身阳热蕴蒸，始而小便短赤，继而大便坚而色黑，热乃由肾及膀胱、胞中血海，遇湿热郁蒸之气，势必化为瘀血，外见少腹胀满硬痛之证。此与本篇三急下证大同小异，皆寒尽阳回之证。当下以桃核承气汤，使瘀血从大便而出，其病乃愈。然则本文"必便血也"下，当是脱去"桃核承气汤主之"七字。如此，则本文"以"字文义，方有着落，"以"之为言"因"也。盖因蓄血之证，原不能自行便血，其中自有治法在，若以为桃花汤证，则大误矣。

少阴病，但厥，无汗而强发之，必动其血，未知从何道出，或从口鼻，或从目出者，是名下厥上竭，为难治。

少阴为病，但厥无汗，为阴寒在里，阳气不能外达，此本四逆汤证，但温其里寒，水得温自能作汗。若强发其汗，三焦水液既少，不能供发汗之用，阳热随药力暴发，必牵动全身阳络，血随阳升，一时暴决而出于上窍，如黄河之溃堤，平吾山而溢巨野，不能限其所之。故或从口鼻出，或从目出，卒然难以预定。气脱于下，血冒于上，脱如垂死之离魂，冒如大辟之去首。脱者不还，故曰厥；冒者立罄，故曰竭。阴阳并脱，故称"难治"。此与妇人倒经败血出于口鼻者，固自不同。鄙意当用大剂炙甘草汤以复既亡之阴，复重用龙、牡、姜、附以收散亡之阳，或能于十百之中，挽救一二，此亦仲

师言外之微旨也。

少阴病，恶寒，身蜷而利，手足逆冷者，不治。

少阴病恶寒，表阳虚也；身蜷而利，里阳虚也；手足逆冷，中阳不达四肢也。盖人一身之卫气，为水液所蒸化，而卫气之强弱，实视血中热度高下为标准。血中热度渐低，皮毛中水液不能化气，卫阳因见微弱而病表寒。人一身之肌肉，皆为孙络所密布，血热与外寒相抗，是生表热，因有一时暴烦欲去衣被者。若一身肌肉血热不充，则血中黄色之余液，尽成寒水，而蜷卧不起，寒水下陷肠胃，因而下利。中阳既败，阳气不达四肢，手足因而逆冷。此证为独阴无阳，故云"不治"。盖人之将死，其血先寒，血不温则水不化气，营气亡于内，而后卫气亡于外。于无治法中求一线生路，惟有大剂四逆汤，或能救什一于千百也。

少阴病，吐利，躁烦，四逆者，死。

少阴为病，水气在心下，渗入于胃，胃不能受，因而吐逆，水气从三焦下注，输尿管容量太窄，不能相受，泛滥而入大肠，因而自利。阴寒内据，真阳外浮，是生躁烦。目欲瞑而寐不安，口欲言而心不耐，一精气将脱之象也。脾胃内绝，谷气不达四肢，因而手足逆冷。试观无病之人，饥则身寒，饱食之后，即一身手足皆热，此即脾胃阳气外达四肢之明证。今绝粒多日，故冷至肘膝，此即《内经》所谓无胃则死之证也。

少阴病，下利止而头眩，时时自冒者，死。

少阴为病，寒水太甚，则为自利。若下利已止，便当寒尽阳回，此利止手足温者，所以可治也。然必身和脉微，时见微汗，乃为阴阳自和。若阴竭于下而阳脱于

上，则必有眩冒之变。盖血虚之人，往往头眩。下寒愈甚，必见戴阳。窃意此证，当重用龙骨、牡蛎以潜阳，四逆汤以温肾，用大补气血之熟地、潞参以固脱。譬之油灯欲灭，火必忽然大明，或烟飞于上，益以膏油，则火归其原矣，或亦愚者之千虑也。

少阴病，四逆，恶寒而身蜷，脉不至，不烦而燥者，死。

少阴病，四逆，恶寒而身蜷，此四逆汤证也。加以脉不至，则通脉四逆汤证也。此证以阳回而生，以寒极而死，故时自烦、欲去衣被者，可治。若不烦而躁，则心阳绝而肾阴独张，所谓阴疑于阳也。夫少阴一证，但令有一线微阳，即属再生之机，医者志在救危，宁不效而受谤，毋有方而不用。张隐庵谓知死之所去，即知生之所从来，得一线生机而挽回之，功德莫大，真至言也。

少阴病，六七日，息高者，死。

此俗所谓肾不纳气也。六七日已尽一候，一候已过，寒水之脏，当得寒尽阳回，此时三焦水道，当渐化气，里气既和，血分不受阴寒逼迫，而脉之沉紧者当去，吸入之气当静。盖水与气本是一源，无病之人，吸入之气，由鼻直抵丹田，呼出之气，由丹田直出肺窍。此无他，气之下行为水，肾因收摄于下；水之上行为气，肺乃通调于上也。肾气下绝，肺气上脱，其息乃高。《金匮》云：在下焦者其吸远，难治。高则易出，远则不至，同一例也。

少阴病，脉微细沉，但欲卧，汗出不烦，自欲吐，至五六日自利，复烦躁，不得卧寐者，死。

少阴为病，大率寒水太胜，水气愈寒，则血中热度愈低，其脉因微细而沉。重阴之人，不能受清阳之气，故终日昏昏

欲睡，此为少阴本证。汗出不烦，则心阳大衰。自欲吐者，阴寒迫于下，胃中阳气垂绝也。盖少阴之病，以中阳为生化之本，故恶寒蜷卧，手足温者可治，以胃中阳气尚能旁达四肢也。时自烦，欲去衣被者可治，以心阳郁而欲动，终不为阴寒所陷。譬之久闷思嚏，久卧思起，虽不遽达所愿，其中尚有动机存焉。若夫汗出不烦，则心阳将绝；自欲吐，则胃阳将绝。此时若早用《厥阴篇》通脉四逆加吴茱萸生姜汤，或可挽救一二。若以为病者安静不足虑，五六日后，自利烦躁，不得卧寐，真阳外脱，已无救矣。此仲师言外之微旨，向来注家，无人道及，为可恨也。

少阴病，始得之，反发热，脉沉者，麻黄附子细辛汤主之。

麻黄附子细辛汤方

麻黄　细辛各二两　附子一枚，炮

上三味，以水一斗，先煮麻黄，减二升，去上沫，纳诸药，煮取三升，去滓，服一升，日三服。

少阴病，得之二三日，麻黄附子甘草汤微发汗。以二三日无里证，故微发汗也。

麻黄附子甘草汤方

麻黄　甘草炙。各二两　附子一枚，炮

上三味，以水七升，先煮麻黄一两沸，去上沫，纳诸药，煮取三升，去滓，温服一升，日三服。

此二节为少阴初病，及其未见吐利逆冷诸里证，先行发汗，预防里证之治法。后节"无里证"二语，原自赅上节言之，后节"得之二三日"，即为申明前节"始得之"义，要其为有表热无里证可以发汗而愈则一也，且前节之脉沉实，实赅后节言之。《金匮·水气篇》云：水气病，其脉沉小，属少阴，虚胀者，属气水，发

其汗即已。脉沉者，宜麻黄附子汤，所列方治，实为麻黄附子甘草汤，此即始得少阴病，必见沉脉之明证，初非见沉脉者，但宜麻黄附子细辛汤，不见沉脉者，方可用麻黄附子甘草汤也。盖太阳伤寒，未经发汗，水气由手少阳三焦即西医所谓淋巴系统并注寒水之脏，即为少阴始病。水气下注，故其脉沉。少阴始病，太阳标阳不随寒水下陷，故反发热。水壅寒水之脏，输尿管太窄，不能容纳，始溢入回肠而病自利。少阴始病，水气未经泛滥，故不见里证。反发热者，水脏之寒，不与表气相接，故于麻黄附子汤中，用气辛味烈之细辛，温水脏而散其寒，使水气与表热相和而作汗。但无里证者，水气虽陷，与太阳标阳未曾隔绝，寒水之下陷，实由中阳之虚，故于麻黄附子汤中，用炙甘草以益中气，使中气略舒，便当合淋巴微管乳糜外达皮毛而为汗。张隐庵乃独认麻黄附子甘草汤为发汗之剂，于麻黄附子细辛汤则否，要其谬误，特因前一节无"发汗"字，后节有"微发汗"句，强作解人。独不见《金匮·水气篇》心下坚大如盘证，桂甘姜枣麻辛附子汤下，有"分温三服，汗出如虫行皮中即愈"之训乎？岂加桂、甘、姜、枣，才能发汗，去桂、甘、姜、枣，即不能发汗乎？况麻黄、附子加炙甘草，尚能发汗，易以辛温散寒之细辛，反谓不能发汗，有是理乎？是所谓以其昏昏，使人昏昏也。

少阴病，得之二三日以上，心中烦，不得卧，黄连阿胶汤主之。

黄连阿胶汤方

黄连四两　阿胶三两　黄芩　芍药各二两　鸡子黄二枚

上五味，以水六升，先煮三物，取三升，去滓，纳胶烊尽，小冷，纳鸡子黄，搅令相得，温服七合，日三服。

少阴为病，多由寒水下陷，阴寒内据。阳气格于四肢，故手足逆冷；里寒既胜，表阳复虚，故恶寒蜷卧；水气溢入大肠，故自利。究其阴尽阳回，亦当在七日经尽之后，要未有二三日以上即病阳热者。黄坤载云：水脏在阳明为不足，在少阴为有余。有余则但欲寐，本篇之首章是也；不足则不得卧，《阳明篇》"时有微热，喘冒不得卧"是也。阳动阴静，相去天渊，断无二三日前，方病湿寒，二三日后，遽变燥热之理。此盖阳明腑热之伤及少阴，非少阴之自病。其说颇为近理，为向来注家未能见及。胃中燥热上熏，故心中烦；阳热张于上，故不得卧。考其病原，实为血亏液耗，故不为白虎、承气证，而为黄连阿胶汤证。按：人一身之血原，起于入胃之谷食。谷食多胶黏之性，其津液所化，即为白血球。既而随营气上升，达于心肺二脏，乃一变而红血球。今以胃中燥热，阻其血生之原，则心肺无所承受，不特心脏血少而生烦，肺营不得承胃中水谷之液，而水之上源垂绝。方用苦降之芩、连以清上热，阿胶、芍药以补血而行瘀，加生鸡子黄二枚培养中气，而滋生血、生津之原。按：西说鸡子含有发挥油，以助消化力，中有硫磺磷质。按：磷质为骨与髓之未成者。鸡骨本小，今在卵中，当以出卵之雏推算，为数甚微。惟硫质为鸡子黄全部分热力，硫磺在中医原系增长胃中消化之品，大致含于发挥油中，资人体内生活细胞之基质。愚按：此即白血球之原质。又言鸡卵含有甲种维生素，能防止结膜干燥症，卵黄更含有乙种维生素，能防脚气病。予按：所谓维生素者，为精血环周之原料，足以滋燥除烦，心肾之交，实有赖乎此。但使津血渐复，心气得下交于肾，肾气得上交于心，乃得高枕而卧焉。

少阴病，得之一二日，口中和，其背恶寒者，当灸之，附子汤主之。

附子汤方

附子二枚，炮　白术四两　人参二两

茯苓　芍药各三两

上五味，以水八升，煮取三升，去滓，温服一升，日三服。

少阴病，得之一二日，正阴寒方盛之时，不应便知五味。隐庵以五味释口中和，是不然。口中和，当是不燥不吐，不燥则水气在上，不吐则胃中无热，不能与水气相抗。惟胃中无热而水气独盛，其证当下利而手足逆冷，不当独见背寒，其背恶寒，则太阳之表证也。以少阴病而兼见太阳表寒，是宜先灸风池、风府以泄其表，然后用附子汤以温其表。按：六气之病，惟温病不当被火，以其津液先耗也，少阴证而见表寒，则在里之寒湿必甚，与温病之不当被火者，适得其反。故不妨先用灸法，以微除其表寒而通阳气，继乃用生附子、白术以祛皮中水气。且水寒则中气不达，于是用人参以和之，茯苓以降之；水寒则血凝，更用芍药以泄之，而表里通彻矣。此亦先解其表后温其里之意也。

少阴病，身体疼，手足寒，骨节痛，脉沉者，附子汤主之。

脾主肌肉及四肢，惟肾主骨，少阴为病，水胜而血寒，血中热度既低，阳气不能外达于肌肉，故身体疼。四肢为诸阳之本，阴寒内据，则中阳不达四肢而手足寒。水寒则湿凝，湿流关节则骨节痛。水寒血凝，里阳不达，故其脉沉。而治法特主附子汤以温里。水得温则卫阳复，而渗入骨节之寒湿，足以化气外出而内痛止；血得温则营气达，而肌肉手足之热度高，不复以脉络凝瘀，而见逆冷酸疼诸证。所以独不用灸者，为其无太阳之表寒也。

少阴病，下利便脓血者，桃花汤主之。

桃花汤方

赤石脂一斤，一半整用，一半筛末　干姜

一两　粳米一升

上三味，以水七升，煮米令熟，去滓，纳赤石脂方寸匕，温服七合，日三服。若一服愈，余勿服。

少阴为病，水凝而血败，寒水过多，不及注肾、膀而为溺，乃溢入回肠而下利。水寒血凝，浸成朽腐，乃便脓血。非温化其寒而填止其湿，不惟下利不止，而脓血又将加剧。此证先下利而见脓血，与《金匮》"先便后血"正同，故桃花汤方治，亦与《金匮》黄土汤略相似。方中用亦石脂与用灶中黄土同，用干姜与用附子同，用粳米与用甘草同。惟下血为湿热伤血而下注，与水寒伤血不同，故彼方有黄芩而本方无之；下血为鲜血，与腐败而成脓血者又不同，故彼方有养血之阿胶、地黄，而本方无之。此则二证之不可通治者也。试观痈疽之成，有湿热壅阻血络腐败而成脓血者，有寒湿壅阻血络腐败而成脓血者。若夫少阴之下利而见脓血，表热不生而脉微细，其为水寒血败何疑？妇人多淋带者，其经水必淡，血先腐也。夫脾为统血之脏而主一身之孙络，血之热度，以阴寒而益低，血之形质，以浸灌而始败。自经渗漏不止，脾脏生血之膏液，益复空虚。故仲师立法，但令寒湿并去，脾精得所滋养，即下利脓血当愈。盖此证寒湿为第一因，由寒湿浸灌致内脏血络腐败为第二因，由下利而脾精耗损为第三因，方治所以用赤石脂为主药，干姜次之，而粳米又次之也。譬之炉灰止水，黍谷回春，土膏发而百物生矣。

少阴病，二三日至四五日，腹痛，小便不利，下利不止，便脓血者，桃花汤主之。

少阴病，水盛于里，故恶寒。水寒而夺其血之温度，故无表热。二三日至四五日，已将及一候，设令阳气渐复，在里之寒水，当得从阳化气，从肌表外泄为汗，惟水寒内据，血络凝瘀，乃病腹痛，譬之冬令手足寒郁而血凝，因病冻瘃①，始则结而成块，久则痒痛溃烂。少阴病之腹痛便脓血，何以异此？假令当未下利、未便脓血之时，一见腹痛，急用四逆汤以温之，阴寒内解，水气四出，则小便当利。小便利则水道得所输泄，绝不至溢入大肠而下利不止。且阴寒一解，肌肉得温，脉络渐和，即不当更便脓血，所谓曲突徙薪也。惟其失此不治，水道壅塞，因见小便不利，水溢后阴，则下利不止，水寒血腐，因便脓血。证情与前证同，故治法亦同。桃花汤命意，说已见前，兹不赘。

少阴病，下利，便脓血者，可刺。

师但言下利便脓血者可刺，而不言所刺何穴。张隐庵举可刺之由，为脓血之在经脉，此说良是。柯韵伯直以为当刺期门，不知同一下血，不能不研求虚实而辨其所从来。《金匮》云：妇人中风，如结胸状，谵语者，此为热入血室，当刺期门，随其实而泻之。阳明病，下血谵语者，此为热入血室，但头汗出，当刺期门，随其实而泻之，濈然汗出者愈。今谓水寒血腐之少阴证，可与阳热血实者同治，此正与醉余梦呓略无差别，然则谓当刺期门者妄也。按：此证孙梓材言当刺脐下一寸之关元。此穴为任脉上行之经穴，下通胞中血海，上承脾之大络，刺之以泄寒毒，外覆以附子或姜片，灼艾而灸之，使寒湿得温化气，下利脓血乃愈。盖火气虽微，散入脉络中而力甚巨也。又云：此证若兼小便不利，当得兼刺合谷；不应，则更刺气海而水道自通。陈藏器之所指幽门二穴、交信二穴，虽不若柯韵伯之迂远，然究不若刺关元之信而有征耳。

少阴病，吐利，手足逆冷，烦躁欲死者，吴茱萸汤主之。

吴茱萸汤方

吴茱萸一升，洗　人参三两　生姜六两　大枣十二枚

上四味，以水七升，煮取二升，去滓，温服七合，日三服。

少阴为病，设但见吐利，手足逆冷，此外绝无兼证，则方治当用四逆、理中，要无可疑。其所以四肢逆冷者，则因上吐下利，中脘阳气微弱，不能旁达四肢故也。故同一吐利，手足逆冷之证，而见烦躁欲死，即不当妄投四逆、理中。所以然者，中阳既虚，则上下隔塞不通，浮阳上扰，因病烦躁。姜、附热药，即以中脘隔塞之故不能下达，反以助上膈浮热而增其呕吐，故但宜缓以调之。方中但用温中下气之吴茱萸以降呕逆，余则如人参、姜、枣，皆所以增胃汁而扶脾阳，但使中气渐和，津液得通调上下四傍，而呕吐烦躁当止。水气微者，下利将随之而止。设呕吐烦躁止而下利未止，更用四逆、理中以善其后，证乃无不愈矣。此可于言外体会而得之。

少阴病，下利，咽痛，胸满，心烦者，猪肤汤主之。

猪肤汤方

猪肤一斤

上一味，以水一斗，煮取五升，去滓，加白蜜一升，白粉五合，熬香，和令相得，温分六服。

病至三阴，大抵水寒湿胜，故下利一证，见于太阴者固多，见于少阴者亦复不少。惟少阴之下利，常与手足厥逆、恶寒蜷卧相因，寒水盛而中阳败也。至于阴寒下注，胃液少而阳热上浮，乃有咽痛、胸满、心烦之证。胃液虚则胃底胆汁化燥，

---

① 冻瘃（zhú 逐）：冻疮。

燥气上炎于食管，因病咽痛。肠胃中秽浊下行畅遂，上气始通。故有大便行后，因得噫嗳而胸闷始解者，有大便后得欠伸而胸膈始宽者。惟肠胃中淋巴微管乳糜，以下利而日减，大便即不得畅行而见后重，由是上气不通而病胸满，胃居膈下而心居膈上，胃热上熏，心乃烦乱之。三证病气皆见于上，而病根实起于下利，因下利而胃中胰液、膵液、馋涎，一时并涸，大便因是不得畅行。仲师因立猪肤汤一方，用猪肤以补胰液，白蜜以补膵液，加炒香之米粉以助胃中消化力，若饭灰然，引胃浊下行，但令回肠因润泽而通畅，则腐秽可一泄而尽。下气通则上气疏，咽痛、胸满、心烦且一时并愈矣。近世验方，用猪油二斤熬去滓，加入白蜜一斤，炼熟，治肺热声哑，意即本此。

少阴病，二三日，咽痛者，可与甘草汤；不瘥，与桔梗汤。

甘草汤方

甘草二两，生用

上一味，以水三升，煮取升半，去滓，分温再服。

桔梗汤方

即前方加桔梗一两，煎法同前。

何以知为少阴病？以脉微细，但欲寐也。脉微细则营热日消，但欲寐则卫阳日损，二三日咽痛则已寒尽阳回，而病在食管，胃热胜而燥气上逆，治之者当以清胃热为主，此固尽人而知之。然何以不用白虎汤而但用生甘草一味？盖生甘草能清热而解毒，胃热上蒸，血分郁久成毒，若疮疡然，痛久则溃烂随之矣。仲师用甘草汤，盖先于未成咽疮时，预防之治法也。然则不瘥，何以用桔梗汤？盖胃中燥热上僭，肺叶受灼，则热痰胶固而气机不得宣达，非开泄肺气，则胃中郁热不得外泄，故加开泄肺气兼有碱性之桔梗，以破咽中

热痰，使热痰以润滑而易出，胃中热邪且随之俱泄，而咽痛可以立止。予尝见道士宋左丞治咽喉证，常用青梅去核，中包明矾，置瓦上煅灰，吹入病人咽中，热痰倾吐而出，虽疮已成者，犹为易愈。此亦仲师用桔梗汤之遗意也。

少阴病，咽中伤，生疮，不能语言，声不出者，苦酒汤主之。

苦酒汤方

半夏十四枚，七乃水之生成数，十四乃偶七而成，偶中之奇也　鸡子一枚，去黄

上二味，纳半夏着苦酒中，以鸡子壳置刀环中，安火上，令三沸，去滓，少少含咽之。不瘥，更作三剂。

此节病证治法，历来注家，多欠分晓。先言咽中伤而后言生疮，则因伤而成疮可知，然咽中何以伤？此不可不辨也。不能语言为疮痛，与不能饮食同，此言略无深意。但声不出，又属何因？曰：声不出者，非无声也，有所阻碍故也。盖此证始因咽痛，医家刺以刀针，咽中遂伤，久不收口，因而生疮。至于不能语言，风痰阻塞，声乃不出。苦酒汤方治，以止痛润燥为主，生半夏入口麻木，有止痛之能而下达风痰，犹恐其失之燥也，渍之以苦酒，则燥气化，所以止痛涤痰而发其声也。鸡蛋白以润燥，西医谓有甲种维生素，能防止结膜干燥证，而又恐其凝滞也，合以能消鸡蛋质之苦酒，则凝质化，所以润咽中疮痛，而滋养以补其伤也。近世相传喉中戮伤饮食不下验方，用鸡蛋一枚，钻孔去黄留白，入生半夏一枚，用微火煨熟，将蛋白服之，伤处随愈，亦可证咽中伤为刀针之误，生半夏、蛋白之能补疮痛矣。曰咽之不瘥，更作三剂者，宜缓治不宜峻攻也。

少阴病，咽中痛，半夏散及汤主之。

半夏散及汤方

半夏_洗　桂枝　甘草

上三味等分，务别捣筛已，合治之。白饮和服方寸匕，日三服。不能散服者，以水一升煎七沸，纳散两方寸匕，更煎三沸，下火令小冷，少少咽之。

少阴病咽痛，前既有甘草、桔梗汤矣，此更列半夏散及半夏汤方治，既不言脉象之异，又无兼证可辨，则仲师同病异治，究属何因？然前条但言咽痛，本条独言咽中痛，此其可知者也。方中用生半夏，取其有麻醉性以止痛，并取其降逆去水以达痰下行，意当与"咽中伤"节同。用生甘草以清热而解毒，意当与甘草汤方同。惟桂枝一味，不得其解。按：近世吴氏《咽喉秘集》中，有寒伏喉痹一证，略言此证肺经脉缓寒重，色紫不甚肿，若误用凉药，久必烂。其方治有用细辛、桂枝、麻黄者。甚至有呛食音哑六脉迟细之阴证，用麻黄三钱，桂枝一钱，细辛二钱者。然则此咽中痛证，脉必迟细而缓，其色当紫，其肿亦必不甚。然则仲师之用桂枝，亦所以宣通阳气耳，以其寒在血分，故用桂枝，而不用麻黄，且缘少阴不宜强责其汗故也。咽痛用桂枝，近世无人能解。

少阴病，下利，白通汤主之。

白通汤方

葱白_{四茎}　干姜_{一两}　附子_{一枚，生用，去皮，破八片}

上三味，以水三升，煮取一升，去滓，分温再服。

少阴病，下利，脉微者，与白通汤，利不止，厥逆无脉，干呕烦者，白通加猪胆汁汤主之。服汤脉暴出者死，微续者生。

白通加猪胆汁汤方

即白通汤加人尿_{五合}　猪胆汁_{一合}

上五味，以水三升，煮取一升，去滓，纳胆汁、人尿，和令相得，分温再服，无胆汁亦可。

少阴为病，原以水盛血寒为的证。水盛则溢入回肠而下利，血寒则肢冷而脉微。血寒则水不化气，真阳不能上达，白通汤用葱白以升阳，干姜、附子以温中下，但使血分渐温，寒水化气上达，则下利当止。若服汤后利仍不止，水之盛者益盛，血之寒者益寒，而见厥逆无脉，甚至浮肠冒于膈上，而见干呕心烦，热药入口，正恐格而不受，故于白通汤中加咸寒之人尿、苦寒之猪胆汁，引之下行。追服药竟，热药之性内发，阳气当行，脉即当出。但脉暴出为阳脱，譬之油灯垂灭，忽然大明；微续者为阳回，譬之炉炭将燃，起于星火。此为生死之大机，诊病者不可不知也。

少阴病，二三日不已，至四五日，腹痛，小便不利，四肢沉重疼痛者，此为有水气。其人或咳，或小便利，或下利，或呕者，真武汤主之。_{此条订正。}

真武汤方

茯苓　芍药　生姜_{各三两}　白术_{二两}　附子_{一枚，炮}

上五味，以水八升，煮取三升，去滓，温服七合，日三服。若咳者，加五味子半斤，细辛一两，干姜一两；若小便利者，去茯苓；若下利者，去芍药，加干姜二两；若呕者，去附子，加生姜，足前成半斤。

肾脏下接膀胱，原属一身沟渠，而昼夜输泄其小便。然必血分充足，阳热无损，水道乃行。若阴寒在下，沟渠为之不通，譬之冬令池沼，虽不遇坚冰，潦水不降，水道犹为壅塞。故少阴阴寒之证，二三日至四五日，寒水泛滥，并入太阴而成寒湿。腹与四肢为太阴部分，寒湿入腹则腹痛。湿与水不同，水则倾泻，湿则黏滞，小便所以不利也。寒湿停蓄腹部，中阳不达于四肢，故四肢沉重。寒湿凝冱阻其血络，因而疼痛。故真武汤方用芍药以定痛，茯苓、生姜、术、附以散寒而行水，此固少阴病水气在里之治法也。惟疼痛下"自下利"三字，直可据后文"或下利"三字而断为衍文。"其人或咳"下，为本方加减治法。咳者加五味、姜、辛，所以蠲饮；小便利者去茯苓，不欲其利水太过；下利去芍药，加干姜，欲其温脾，不欲其苦泄；呕者去附子，加生姜，以水在中脘，不在下焦，故但发中脘之阳，而不欲其温肾。此又少阴病水气外泄之治法也。

少阴病，下利清谷，里寒外热，手足厥逆，脉微欲绝，身反不恶寒，其人面色赤。或腹痛，或干呕，或咽痛，或利止脉不出者，通脉四逆汤主之。

通脉四逆汤方

甘草三两　干姜三两，强人四两　附子一枚，生

上三味，以水三升，煮取一升二合，去滓，分温再服，其脉即出者愈。面色赤者，加葱九茎；腹中痛者，去葱，加芍药一两；呕者，加生姜二两；咽痛者，去芍药，加桔梗一两；利止脉不出者，去桔梗，加人参二两。

少阴为病，水寒而血败，水渗肠胃，则中脘阳衰，不能消融入胃之饮食，而完谷不化；阴寒内据而虚阳外浮，故里寒而外热；血中热度低弱，温度不达四肢，故四肢厥冷；血为寒水浸灌，不能流通脉道，故脉微欲绝；内真寒而外假热，故身反不恶寒而面色赤；寒湿内陷，故腹痛；水气留于心下，胃中虚寒，故干呕；湿痰

阻塞肺管，故咽痛；阴气以下利而日损，故利止而脉不出。通脉四逆汤，用甘草、干姜以温中焦，生附子以温下焦。盖水盛血寒，为少阴本病，故以下利清谷，手足厥逆为总纲。惟兼见脉微欲绝，乃为通脉四逆汤本证。盖胃为生血之原，胃中寒则脉微。按：《太阳篇》脉结、代用炙甘草，则本方之甘草，亦当用炙。惟里寒外热，外内不通，因病戴阳，面色乃赤，故加葱以通之；血络因寒而瘀，腹中为痛，故加苦平之芍药以泄之；呕者，为胃中有水气，故加生姜以散之；咽痛为湿痰阻滞，故加有碱性之桔梗以开之；利止脉不出为里阴虚，故加人参以益之。此又通脉四逆汤因证加减之治法也。

少阴病，四逆，其人或咳，或悸，或小便不利，或腹中痛，或泄利下重者，四逆散主之。

四逆散方

甘草　枳实　柴胡　芍药

上四味，各十分，捣筛，白饮和服方寸匕，日三服。咳者，加五味子、干姜各五分，并主下利；悸者加桂枝五分；小便不利者，加茯苓五分，俱去声；腹中痛者，加附子一枚炮令坼；泄利下重者，先以水五升煮薤白三升，煮取三升，去滓，以散方寸匕内汤中，煮取一升半，分温再服。

少阴病，手足厥逆，原属水寒血败之证，故有恶寒蜷卧，腹痛下利诸兼证。若四逆而不见恶寒蜷卧，腹痛下利，其不为水寒血败，要无可疑，故不宜四逆汤之辛温，而宜四逆散之疏泄。所以然者，阳气不达于四肢同，所以不达于四肢者异也。胃为生血之源，而主四肢，水寒血腐，故血中温度不达于四肢，而手足厥逆。湿痰与食滞交阻中脘，故血中温度不达于四

肢，而手足亦见厥逆。但观四逆散方治，惟用甘草则与四逆汤同，余则用枳实以去湿痰宿食之互阻，用柴胡以解外，用芍药以通瘀，但使内无停阻之中气，外无不达之血热，而手足自和矣，此四逆散所以为导滞和营之正方也。惟兼咳者，加五味、干姜，与治痰饮用苓、甘、五味、姜、辛同；小便不利加茯苓，与用五苓散同。惟下利而悸，则加桂枝，所以通心阳也；腹中痛加熟附子一枚，所以温里阳也。肺与大肠为表里，肺气阻塞于上，则大肠壅滞于下而见泄利下重，譬犹置中通之管于水盂，以一指捺其上，则滴水不出，去其指则水自泄矣。泄利下重，于四逆散中重用薤白，与胸痹用瓜蒌薤白汤同意，皆所以通阳而达肺气，肺气开于上，则大肠通于下。若误认为寒湿下利而用四逆汤，误认湿热下利而用白头翁汤，误认为宿食而用承气汤，则下重益不可治矣。

少阴病，下利六七日，咳而呕，渴，心烦不得眠者，猪苓汤主之。

少阴下利，至六七日，正阴尽阳回之候，阳回则病机当见阳明，所谓少阴负趺阳为顺也。按：《阳明篇》浮热在表，水湿内蕴，则有渴欲饮水、小便不利之证，故有猪苓汤方治，导水邪而清血热。今下利未止而见咳与呕之兼证，则为水湿内蕴，与《阳明篇》小便不利同；渴、心烦、不得眠，则为热在血分，与《阳明篇》渴欲饮水同。饮水为饮寒水。况必烦不眠，尤为湿热留恋营分之显据，此所以宜猪苓汤，猪苓汤方中所以重用阿胶也。

少阴病，得之二三日，口燥咽干者，急下之，宜大承气汤。

少阴病，自利清水者，色纯青，心下必痛，口干燥者，急下之，宜大承气汤。

少阴病，六七日，腹胀不大便者，急下之，宜大承气汤。

少阴之证，多死于阴寒，不死于阳热。故黄坤载以"少阴负趺阳为顺"释全篇大旨，见地特高。三急下证，虽亦为亢阳之过，然终异于独阴无阳之证，令人无所措手。故予即从关于阳明者，以申黄氏未尽之义。口燥咽干当急下者，口与咽为饮食入胃之门户，胃中燥实，悍热之气上冲咽喉，则水之上源先竭，而下游将涸，口燥咽干，所当急下者此也。自利清水，色纯青，心下痛，口干燥，病机亦出于胃。胃中阳热协胃底胆汁下陷，则胃液涸而胃之上口燥，故心下必痛。口干燥者，舌苔或黄燥，或焦黄，而上下津液将竭，此下利纯青由于胆汁与胃液同涸，所当急下者此也。六七日腹胀不大便，不惟胃燥，并大肠亦燥，尝见不大便者，小溲或短赤而痛，肾阴以肠燥而竭，腹胀不大便，所当急下者此也。独怪今之医家，遇口燥咽干者，则用生地、石斛、瓜蒌根；腹胀不大便者，则用五仁、苁蓉、白蜜，期在清热养阴，卒之阴液告竭，终于不救，为可痛也。

少阴病，脉沉者，急温之，宜四逆汤。

四逆汤方

甘草二两　干姜两半　附子一枚，生

上三味，以水三升，煮取一升二合，去滓，分温再服。

少阴为病，水寒血败，前已屡言之矣。脉沉则为血寒，血寒于里，则皮毛肌腠间水液浸灌，愈不得化气外出，而表里皆寒。垂死之人，所以遍身青紫者，温气先绝，而热血先死也。今人动称发斑伤寒为危证，不知早用温药，原不必有此现象。玩"急温之"三字，便可知生死之机，间不容发。四逆汤用生附子一枚，若畏生者猛峻而改用熟附子，畏干姜辛热而改用炮姜，则无济矣。

少阴病，饮食入口则吐，心中温温欲吐，复不能吐。始得之，手足寒，脉弦迟者，此胸中实，不可下也，当吐之。若膈上有寒饮，干呕者，不可吐也，当温之，宜四逆汤。

饮食入口即吐，有肠胃隔塞不通而热痰上窜者，于法当下，此《金匮》大黄甘草汤证也。惟肠胃不实而气逆上膈者，不在当下之例。所谓心中温温欲吐者，譬如水之将沸，甑底时泛一沤，气之上逆者不甚，故欲吐而复不能吐。今人谓之泛恶。始得之手足寒，则中阳不达可知。脉弦为有水，迟则为寒，寒水留于心下，故曰胸中实。此与《太阳篇》气上冲咽喉，不得息者同例。彼言胸有寒，为水气在心下，故宜瓜蒂散以吐之；此言胸中实，亦心下有水气，故亦宜瓜蒂散以吐之。仲师所以不列方治者，此节特为水阴寒证不可吐而当温者说法，特借不可下而当吐者以明其例耳。惟膈上有寒饮干呕，其方治似当为半夏干姜散，轻则小半夏加茯苓汤。仲师乃谓四逆汤者，按《金匮》云：呕

而脉弱，小便复利，身有微热见厥者，难治，四逆汤主之。少阴本证，脉必微细，四肢必厥逆，水寒血冷，与《金匮》"脉弱见厥"相似，而为阴邪上逆之危候，故亦宜四逆汤也。

少阴病，下利，脉微涩，呕而汗出，必数更衣，反少者，当温其下，灸之。此条订正。

少阴病，下利，脉微涩，此为水分太多，血之热度受寒水压迫而益见低弱，此本四逆汤证。若呕而汗出，肺胃气疏于上，而小肠、大肠之积垢，必将以上部开泄而脱然下坠，故知必数更衣。盖一呕即汗出，汗一泄则更衣一次，汗再出则更衣二次，故云必数更衣。反少者，则为浮阳在上，吸引大肠水液而不得泄，然则"当温其上"之"上"字，当为"下"字之误。所灸必在足少阴太溪、三阴交诸穴。盖温下以收散亡之阳气，兼以温在里之虚寒，否则呕而汗出，方苦浮阳在上，而又温其上以张其焰，稍知医理者，尚不肯为，奈何诬仲师乎！

厥阴篇

厥阴之为病，消渴，气上撞心，心中疼热，饥而不欲食，食则吐蛔，下之，利不止。

足厥阴肝脏，居胃之右，而复冒其半体，若醉人侧弁者然。而其脉络则下注两胁，更下则抵于少腹，与足少阴水脏相出入。肝叶中为胆所寄，胆汁由胆管渗于十二指肠，适当胃之下游，胆汁转输胃底，故胃中亦有胆汁，与胰液、膵液、肝液、馋涎合并，为消融水谷之助。惟胃中热，则胆火炽，故有消渴一证。阳明病所以渴而饮水者，由于胃中热甚，兼之胆汁苦燥故尔。《金匮》论消渴，首列厥阴为病，次节兼论趺阳之浮数，正以胃中含有胆汁，生血之原不足，而苦燥之胆汁用事，然后见消渴之证也。更即《金匮》"男子消渴"节以证明之。《金匮》云：男子消渴，小便反多，以饮一斗，小便亦一斗，肾气丸主之。盖手少阳三焦，通行水道，中含胆火，下走肾与膀胱，出而为溺，昼随行阳之卫气外出皮毛而为汗，夜则随行阴之卫气下走注于宗筋，天之将明，宗筋特强者，中有胆火故也。晨起而小便，则胆火泄矣。少年失慎，缘是精液日削，胆火之趋于下游者，反成捷径。胆火主泄，小便乃日见其多。而上膈津液遂以不得停蓄而日损，于是引水以自救。故小便愈多，口中愈渴，胃中消化力亦愈大。予尝见病房劳之人，贪味饱食，至死不改，则以胆汁之在胃中者，最能消食故也。此厥阴之病消渴，由于肝叶中泌出之胆汁，合胃中亢热使然也。胃中本热，不能容水，胆汁少

而他种液多，乃病痰饮。俗工强分上消、中消、下消，抑末也。肝为藏血之脏，而其变为善怒。少年体壮之人，夜多眠睡而不轻怒者，血分充足得以涵养胆汁，而柔其刚燥之性也；老年夜少眠睡而易怒者，血分不足，不能涵濡胆汁而刚暴之性易发也。人心有所怫郁，一时含怒未发，心中猝然刺痛，俗谓之气撞心，亦曰冲心气。血虚风燥，胃底胆火炽逆，由胃络上冲于心，故心中热疼，此与七情郁怒伤肝之病，似异而实同。此厥阴之病气上撞心，心中热疼，亦由胆胃上逆，而发之特暴，不似消渴之由于积渐也。若夫水盛血寒，胃中凝积湿痰而胆火不炀[1]，乃生蛔虫。湿痰充实于胃，食入则上泛，故饥不能食。胃中胆汁无消谷之力，因而纳减，蛔以久饥难忍，上出于膈，故闻食臭而出于口。此厥阴证之病饥不能食，食即吐蛔，实由胃中寒湿，胆火不能消谷，腐秽积而虫生也。语云：流水不腐，动气存焉耳；污池积秽，鳅鳝生焉，有积秽为之窟宅也。故乌梅丸一方，干姜、细辛以去痰而和胃，乌梅以止吐，川椒以杀虫，黄连、黄柏以降逆而去湿，当归以补血，人参以益气，附子、桂枝以散寒而温里，故服后蛔虫从大便挟湿痰而俱去。方中杀虫之药，仅有川椒一味，余多除痰去湿，温中散寒之药，可以识立方之旨矣。须知湿痰之生，由于胆汁不能消水，而胃中先寒，胃中即寒，蛔虫乃得滋生，湿痰即蛔虫之巢穴。以上三证，大要厥阴从中

---

[1]　炀（yáng 阳）：火旺。

见少阳之盛衰，致成燥热寒湿诸变，惟下之利遂不止，则承上饥不能食言之。盖此证水盛血寒，饥不能食，原系胃中湿痰阻塞，若有宿食，便不当饥，倘疑为宿食而误下之，利必不止。所以然者，以其人血分热度低弱，不能化水为气，泄出肌表，加以胃底胆汁为湿痰所遏，不能消水，而肠胃中淋巴管，因亦被湿痰淤塞，失其排泄水液之权，故一经误下，水势乃直趋小肠、大肠而不可止也。本条自"消渴"下，为胆炎太甚之证；"饥不欲食"下，为胆火不足之证。鄙人恐学者惑于俗工寒热错杂之谬论，故特分晰言之。

厥阴中风，脉微浮，为欲愈；不浮，为未愈。

凡脏之主血者，皆谓之阴。肝为藏血之脏，故称厥阴。人之一身，水以寒而主泄，水之所以能泄者，血热为之蒸化也。血以温而主藏，血之所以常温者，水借血热而散为气，阴寒不加凌逼也。故厥阴之病，与太阴、少阴同，阳回则生，寒极则死。血寒则死，故死后有口及遍身青黑者。向者医家固称阴为风木，以肝主筋，当如木之条达而不当郁结也。此喻亦为近理，借如春风始生，草木萌芽，山谷启秀，郊野繁花，当是时天气温和，厥阴之脏宜必无病。若夫寒风萧条，旷野寂寥，素雪晨飞，玄霜久飘，木始病矣。吾意厥阴之病中风，手足必厥逆，脉必沉弦。风入腠理，营血暴伤，脾阳阻遏，故脉沉而手足当寒。脉微浮为欲愈者，以血分之热度渐高，营气有外达之机，风将从肌腠解也。此证宜桂枝加附子汤。张隐庵乃曰：风为阳邪，脉主阴血，得阴血之微浮，而热病当愈。岂知厥阴中风，原不为热病乎？若夫脉不浮而见沉弦，在里而不能出表，风何自而解？故曰：不浮为未愈也。

厥阴病欲解时，从丑于卯上。

厥阴为病，不从标本，而从中见之少阳。故有胆火合胃中燥热而病消渴及心中热疼者，亦有湿痰在胃遏其相火，水盛血寒而病吐蛔者。然则厥阴之欲解，其为热证乎？其为寒证乎？舍此而不辨，何以知丑至卯上之欲解也？吾即据本篇通例释之。仲师言厥少热多，其病当愈；寒多热少，其病为进；热不除，便脓血者不必死；下利，厥不止者必死。则本条所谓欲解，其为寒尽阳回之证，要无可疑。考卯上属黎明，为天光初发之候。每岁之中，惟夏至节令属卯正，冬至节令属寅末卯初，余则自谷雨至处暑，皆在卯之上半时，自白露至来岁清明，皆在卯之下半时。然则卯上固阴尽阳回之定候，而不可更变者也。然必曰自丑至卯上者，丑在夜半，当阳回半子之后，属阴中之阳，嗣是由寅而卯，虽日未见光，而阳气已动。设厥阴寒证，当此微阳渐转之时，手足之厥者渐和，脉之沉弦者渐浮，或有微热而渴，其脉反弱，或脉来转数，有微热而汗出，皆为向愈之征。为其病气渐微，正气随天光而外出也。是故病者夜半或黎明，神色清湛，即去愈期不远。若独语如见鬼状，则犹为厥阴血热，而非正气之复，为其脑气昏也，惟神色渐清，乃真为向愈。若必待日中阳盛，阴寒略减，不逾时而厥逆恶寒如故矣，岂可恃为欲解乎？按：此条大旨，与少阴略同。

厥阴病，渴欲饮水者，少少与之，愈。

厥阴之病，最忌寒湿。寒湿太盛，则少阳阳热为水邪所遏，故常有下利不渴之证。惟其寒尽阳回，胃中阳气，合胆汁而化燥，然后渴欲冷饮。但微阳初复，不能多饮，故曰少少与之。所以不用人参白虎汤者，则以厥阴之渴，若死灰复燃，然涓滴可灭，不似阳明之渴，势若燎原，非一勺所能奏功。故厥阴之渴，无人参白虎证。又按：此证必出于下利之后，与太阳证汗后之渴略同，皆为胃中液虚生燥，故欲饮水者，皆当少少与之，以和胃气，但使胃气一和，已无余病。惟厥阴一证，下利止后，三焦水邪尽泄，不似太阳汗后，尚有寒水留阻膈上，使津液不得上行，故厥阴之渴，亦必无五苓散证也。

诸四逆厥者，不可下之，虚家亦然。

张隐庵曰：四逆而厥，温之犹难，岂有下之之理？今曰"不可下"，所以申上文"下之利不止"之意。此说良是。然所以为是说者，正为后文当下者致辨。盖不可下者其常，可下者其变也。按：后文云：厥深者热亦深，厥微者热亦微。厥应下之而反发汗，必口伤烂赤。盖四肢秉气于胃，胃中寒而见厥，固当用四逆以温之。若胃中有湿痰遏其中阳，不得达于四肢，或胃中有宿食，热邪内郁，则阳气亦不达于四肢而手足见厥，此与太阳初病不发热数日后始见表热者正同，故先厥而后热，此厥之所以当下也。惟厥但手足冷，逆则冷过肘膝。冷过肘膝者，必无热证，故不第曰"厥"，而曰"诸四逆厥"，此即不可下之确证。但手足冷者，则固有热证也。设非手足见厥之证，实有当下者，何待仲师之赘说乎！至如虚家之不可下，特连类及之耳。

伤寒，先厥后发热而利者，必自止，见厥复利。

厥逆为中阳不达四肢，以为风起四末者，妄也。中阳不运，则淋巴干中水液不得外泄，淋巴干在胸中，为水液入胃气水外泄之总区。脾湿内渟，因而下利，此本四逆汤证，不待再计者也。本节云：先厥后发热而利者，必自止。此寒尽阳回之候，不烦顾虑者也。曰：见厥复利。此寒湿未尽，

由阳入阴之候，所当急温者也。是故大汗大下，利而厥冷者，四逆汤主之。大汗出热不去，内拘急，四肢疼，又下利厥逆恶寒者，四逆汤主之。何尝寒热错杂耶？若夫"不可下"条所云"虚家亦然"，则以亡血而厥，为血分热度愈低，故身热减而脉道虚也。

伤寒，始发热六日，厥反九日而利，凡厥利者，当不能食；今反能食者，恐为除中，食以素饼。发热者，知胃气尚在，必愈。恐暴热来出而复去也，后三日脉之，其热续在者，期之旦日夜半愈。所以然者，本发热六日，厥反九日，复发热三日，并前六日亦为九日，与厥相应，故期之旦日夜半愈。后三日脉之而脉数，其热不罢者，此为热气有余，必发痈脓也。此条订正。

厥阴之证，先厥后热者，其病当愈；厥不还者，其病必死。究其所以发热者，则与太阳伤寒略同。太阳伤寒，其始水液在皮毛，为表寒所遏，故无热。其继血热抗于肌理，水液由寒化温，故发热。厥阴之手足冷，亦由寒湿太甚，血中温度不得外达之故。惟其病由寒湿，故必兼下利。惟其血中热度与寒湿战胜，故先厥后热。盖先厥者，病也，后热者，正气复也。明乎此，然后可以辨厥阴之生死，而本条传写讹误，亦可借以订证，不至为张隐庵注文所误。盖本条所举病证，为先热后厥，厥为病气胜。始发热六日，六日之后，旋复见厥，延至九日未已，而加之以下利，此正属寒湿过重，急当回阳之证。但得发热即可不死。厥而利者，其脾阳本虚，当不能食，若反欲食，恐系寒湿下趋太急，自胃以下，直达肛门，而绝然不守。故有久利之人，醒时思食，食已，稍稍思睡，即已遗屎，每食皆然，俗名肚肠直。凡下利见此证者，十不活一，名曰除中。张隐

庵注云：中土之气外除也，不可通，盖幽门至阑门无所阻也。所以然者，为其胃气先绝也。惟食之以麦饼，食已发热，因知其胃气尚在。《金匮》云：病人素不喜食者，忽暴思之，必发热也。试观饥者身常恶寒，至饱食之后，手足忽然转热，此即胃气尚存之明证。故厥者食后发热，直可决其必愈，然犹恐浮阳之暴出旋灭，于是俟三日之后，诊其脉而见浮数，乃可决为寒尽阳回。而向愈之期，即在旦日夜半。旦日为平旦，夜半者，天阳微动之时，正上所言"丑至卯上"也。惟血分热度，亦不可以太过，以六日之发热，九日之厥，续行三日之热，两两相较，为日适相当也。若更后三日，热仍未解，则为血热太过。血热太过者，必混脓血，故曰"必发痈脓"，非谓发生外证及一切内痈也。然则"食以素饼"下，"不发热"之"不"字，实为衍文，否则下文恐暴热来出而复去云云，俱不可通矣。

伤寒脉迟，六七日，而反与黄芩汤彻其热。脉迟为寒，今与黄芩汤复除其热，腹中应冷，当不能食；今反能食，此名除中，必死。

伤寒脉迟，为寒湿太甚，血分虚耗之证。胃为生血之原，胃气虚寒，则谷气不能生血，脉道因迟。前于《阳明篇》"食难用饱"条已略见一斑。盖脉迟者，胃必虚冷也，设遇此虚冷之脉证，不用理中以温之，反用黄芩汤以消其仅存之阳气，则向之食难用饱，饱则微烦者，至此并不能食。尝见有寒湿下利之证，服苓芍汤后，腹中痛而利益甚者。按：太阳伤寒于栀子汤条内，尚有病人旧微溏者，不可与之之戒，而况黄芩之寒，甚于栀子，虚寒者误服之，有不腹痛下利者乎！若下利之后，反能纳谷，亦必上纳下泄，自胃中下十二指肠、小肠、大肠直抵肛门者，中间

绝无阻碍，一如关门之不守，故曰除中。盖不待完谷不化之变，而已知其必死矣。

伤寒，先厥后发热，下利必自止，而反汗出咽中痛者，其喉为痹。发热无汗，而利必自止。若不止，必便脓血。便脓血者，其喉不痹。

肺与太阳为表里，先厥后热，下利当止，原系厥阴顺证，盖寒湿将尽而阳气复也。惟血分热度太高，上迫胸中淋巴干，水液外泄为汗，肺胃燥热，因致咽痛、喉痹，所谓大肠移热于肺也。若先厥后发热而无汗，利以当止而不止，血分之热直与肠中湿邪混杂而便脓血。大肠之热不移于肺，故其喉不痹。予按：咽痛为燥气上淫肺胃，厥阴之证，与少阴略同，要其便脓血，则大相违异。少阴之便脓血，为水寒血败，故方治宜桃花汤；厥阴之便脓血，为阳回血热，故独宜白头翁汤。不惟脉之微细滑数，大有径庭，而少阴之昏昏欲睡，厥阴之多言善怒，情形正自不同也。

伤寒一二日至四五日，厥者必发热，前热者后必厥。厥深者，热亦深，厥微者，热亦微。厥应下之，而反发汗者，必口伤烂赤。

冬令暴寒，四五日必渐回阳，厥阴证一二日至四五日，厥者后必发热，寒尽阳回之理，宜亦与之相等。或始病发热者，后必见厥，但血热被寒湿郁伏者，久必反抗。夫所谓厥深热亦深，厥微热亦微者，譬如冬令雨雪连绵，坚冰凝冱，阳气伏藏，天气转阳，其发益烈，此天时之可证者也；又如以手入冰雪中，冻僵之后，至于指不能屈，久而血热内发，炽炭不敌其热，此人体之可证者也。须知厥阴之证，重寒则死，阳回则生，虽血热反抗太甚，有时便血及痈脓，以视一厥不还，则大有闲矣。夫厥阴寒湿之证，原不当下，上文"下之利不止"，"诸四逆厥者，不可下

之"，言之已详，此又何烦赘说？惟寒郁于外，热伏于里，则其证当俟阳热渐回而下之，俾热邪从下部宣泄，而病已愈矣。若发其汗，则胃中液涸，胆火生燥，乃一转为阳明热证，为口伤烂赤所由来。此正与反汗出而咽痛痹者同例，由其发之太过而阳气上盛也。此证向予在四明医院亲见之，其始病予未之见，及予往诊，已满口烂赤，检其前方，则为最轻分量之桂枝汤，案中则言恶寒。夫病在太阳而用桂枝，虽不能定其确当与否，然犹相去不远。既而病转阳明，连服白虎汤五剂。前医以为不治，老友周肖彭属予同诊，问其状，昼则明了，暮则壮热，彻夜不得眠。夫营气夜行于阳，日暮发热属血分，昼明夜昏，与妇人热入血室同。热入血室用桃核承气，则此证实以厥阴而兼阳明燥化，病者言经西医用泻盐下大便一次，则中夜略能安睡。诊其脉，沉滑有力，予因大承气汤，日一剂，五日而热退。肖彭以酸枣仁汤善其后，七日而瘥。

伤寒病，厥五日，热亦五日，设六日当复厥，不厥者自愈。厥终不过五日，以热五日，故知自愈。凡厥者，阴阳气不相顺接，便为厥。厥者，手足逆冷者是也。

冬令暴寒，五日之后，天气必转温和。若转阳之后，严寒复作，必较前为甚。所以然者，以地中郁伏之阳气，不复能反抗故也。伤寒厥阴证之手足见厥，殆与冬令天时相等。仲师云：伤寒病，厥五日，热亦五日。近世医家多以未经寓目，不能深信，然其理要可凭也。盖伤寒水分太多，血热不能相抗，则手足见厥，厥尽阳回，则血分热度渐高，水被蒸化为气，阴阳乃相顺接，而不复见独阴无阳之变。然犹恐浮阳之出而复去也，故必五日热后不见厥，乃可决为向愈。否则血分热度愈

低，必将复厥，向愈之期，犹未可恃也。夫所谓阴阳气相顺接者，血为阴，气为阳，血分热度合华氏寒暑表九十五度，今则病表九十八度半。太阳寒水被蒸成热，然后化气外泄，或含于皮毛之里而不大泄。阳之所以卫外为固者，实由营阴热度与之俱化，所谓相顺接也，若营热不及九十五度，则水分不受蒸化，譬之釜底薪火微细，釜中满贮寒水，焉能成沸汤而气上出哉！是不为水火之既济，而为火水之未济也，所谓不相顺接也。若营热以渐而减，则里阳不达四肢，而肘足逆冷矣。凡但手足冷者为厥，冷过肘膝者为逆，《厥阴篇》之厥，实赅冷过肘膝者言之，仲师恐人误会，故特举逆冷而申明之，而全篇言厥者准此矣。

伤寒脉微而厥，至七八日，肤冷，其人躁，无暂安时者，此为脏厥，非蛔厥也。蛔厥者，其人当吐蛔。今病者静而复时烦者，此为脏寒，蛔上入其膈，故烦，须臾复止。得食而呕，又烦者，蛔闻食臭出，其人常自吐蛔。蛔厥者，乌梅丸主之，又主久利。

乌梅丸方

乌梅三百枚　细辛六两　干姜十两　黄连一斤　蜀椒去汗　当归各四两　桂枝　附子炮　人参　黄柏各六两

上十味，异捣，筛，合治之。以苦酒浸乌梅一宿，去核，蒸之五升米下，饭熟，捣成泥，和药令相得。纳白中，与蜜杵二千下，圆如梧桐子大。先食后服十圆，日二服，稍加至二十圆。禁生冷滑物臭食等。

伤寒为病，血热盛则与表寒相拒而脉紧，更盛则表里皆热而脉大。脉微而厥，则血分热度低弱，不言可知。至七八日肤冷，则已逾一候而不见回阳，是为独阴无

阳之的证，且其人躁急，坐卧不安，并无暂时之休息，则阴寒内据，孤阳外越，一出而不还矣，谓之脏厥。所谓脏厥者，别于蛔厥言之也。然概名之曰脏厥，其病究在何脏？此不可不辨也。若第以肝脏言之，而脉固心所主也，四肢及肤，固脾所主也，躁，又肾寒阳越之证也。概以厥阴证名之可乎？大抵脏厥一证，由于水胜血寒，血中热度太弱，则主血之心脏寒而脉道微，统血之脾脏寒而四肢及肤冷，水脏寒，则一身阳热脱根外出，而躁无暂安之时，是宜白通猪胆汁汤。盖合三阴而俱病，不当专以厥阴论治。脏厥者，因寒而厥，不同蛔厥之因痛而厥也。蛔厥为病，虫不动则安，静若无病之人；虫动而痛，则号叫反侧而见烦。此证因寒湿内壅，积为痰涎，蛔即从此滋生。譬之尘秽蕴湿，则生鼠妇；浊水成淖，乃生孑孓①。脏寒而蛔生，其情形适相等也。病蛔之人，胃中为湿痰所据，纳谷常少，蛔饥而上窜于膈则痛，痛即号叫，少定得食而呕，即又号叫不已。所以然者，蛔争食而吐涎，_{蛔中多痰涎，其质略同蜗牛。}咽中不能受，随时泛出，甚则蛔随方呕之时，倾吐而出。因其病由为寒湿痰涎，故特用温中散寒，除痰去湿之乌梅丸，以破蛔虫之巢穴，巢穴破，蛔乃无所容身，不得不从大便出矣。_{多则五十余条，少亦二三十条。}亦主久利者，正以能去寒湿故也。

伤寒，热少厥微，指头寒，默默不欲食，烦躁数日，小便利，色白者，此热除也，欲得食，其病为愈。若厥而呕，胸胁烦满者，其后必便脓血。

阴寒与阳热相等，则其病当愈，所谓阴阳和者，必自愈也。此证热少厥微，指头尚见微寒，盖即上"热微厥亦微"之证。默默不欲食，则中气犹为未复。烦躁数日，则为浮阳上冒。若小便利而色白，

则外有浮阳，里无余热。按：《少阴篇》小便色白，为下焦虚寒。厥阴之小便色白，则为病后热除。厥阴所以贵热除者，盖阳回之后，太过恐有脓血之变证也。但必里热除而欲得食者，方是中气已复，为病愈之确证。能食则中气达于四肢，而手足当温。胃气和而不呕，所谓有胃则生也。若厥而呕，则胃气不和而中阳不达，胸中淋巴干及腰下输尿管，重为湿邪所阻，阳气不通而见烦满。烦满者，气机否塞，郁而不纾之象也。夫浮阳无所依附，则不伤血分，惟湿与血热化合，乃致蕴蒸阴络，久久腐败，故其后必便脓血。此证与少阴便脓血者，寒热悬殊，治法违异，一或差误，皆足杀人。说详"先厥后发热"条，兹不赘。

病者手足厥冷，言我不结胸，小腹满，按之痛者，此冷结在膀胱关元也。

此承上节"胸胁烦满"言之。凡见厥者，中阳不能外达，胸中必见抑郁。若病者自言胸中舒泰如常，则手足之冷不起于脾胃虚寒可知。但手足之厥冷，究属何因？此正不可以无辨。厥逆之原有二，不在中脘，即在下焦。但验其少腹满痛拒按，即可决为冷结膀胱关元，_{关元在脐下一寸。}而为寒伤血海。按：《少阴篇》云，少阴病八九日，一身手足尽热者，以热在膀胱必便血也。盖血得热则行，故知其必便血，得寒则凝，故可断为血结，正不难比例而得之也。

伤寒发热四日，厥反三日，复热四日，厥少热多者，其病当愈。四日至七日，热不除者，必便脓血。

伤寒，厥四日，热反三日，复厥五日，其病为进，寒多热少，阳气退，故

---

① 孑孓（jiéjué 杰绝）：蚊子的幼虫。

为进也。

厥阴之名义，原以阴寒过甚手足逆冷为标准，为其水寒血败，胆胃之阳热，有时而不继也。病愈之期，当以寒尽阳回为验。是故厥少热多，则为将愈；寒多热少，则为病进。师言"伤寒发热四日，厥反三日，复热四日"，又言"厥四日，热反三日，复厥五日"，皆假设之辞耳。其实厥一日，复热二日，亦为当愈，热二日，厥反三日，亦为病进，原不必拘于日数也。惟七日热不除者，则为阳热太过，故必便脓血。说详"热少厥微"条，不赘。

伤寒六七日，脉微，手足厥冷，烦躁，灸厥阴，厥不还者，死。

厥阴为病，常例厥不过五日。至过一候之期，而脉微，手足厥冷，血分热度之弱，已不可支。然使里阳伏而不出，尚有回阳之望。若夫心烦冤而不舒，手足躁动而不息，则为阴血寒于里，而微阳脱于外。法当灸足厥阴穴，若大敦、太冲、膝关、五里等，引上出之浮阳，使之下行，则其厥当还。若其不还，则如夕阳欲没，草际微曛①，香炭成灰，炉余星火，虽曰一息尚存，固已不可久恃矣。

伤寒发热，下利，厥逆，躁不得卧者，死。

伤寒厥阴证，以先厥逆后发热下利者为顺，以发热下利而并见厥逆者为逆。厥逆为水盛血寒，中阳不达于四肢，阴尽阳回乃见发热。虽下利未止，一见阳回发热，后必自愈。若发热下利，一时并见厥逆，固已阴寒内据，而孤阳不归其根。设其人暂得安静，夜中卧寐尚有酣适之时，元气犹未散也。至于躁不得卧，则阴极似阳，柔和之气尽矣。《少阴篇》云：自利复烦躁，不得卧寐者，死。脉不至，不烦而躁者死。厥阴之病，亦正同此例也。

伤寒发热，下利至甚，厥不止者，死。

此亦先见发热，后见厥利之恶候也。此证如火着杯中汾酒，上火而下水，遇风即灭，虽标阳暂存，不能持久。又如灯盏之中膏油垂尽，火离其根，熛②焰反出于烟气之末，盖阴阳离决之象也。窃意此证虽云必死，急用理中加生附，以收外散之阳，加赤石脂、禹余粮，以固下脱之阴，倘能十活一二，或亦仁人之用心也。

伤寒六七日，下利，便发热，其人汗出不止者，死。有阴无阳故也。此条订正。

厥阴一证，虽曰阳回则生，而阳气暴出者，亦在必死之例。六七日下利，在后节本系不治之证，盖本节"不利"之"不"为"下"字之误，"而利"两字，实为衍文。当云"六七日下利，便发热，其人汗出不止者，死"。以六七日之厥，七日后忽然下利，正在下利，便见发热汗出不止之阳脱证，故云必死。如此则"便"字方有着落，谓其与下利一时并见也。如此则与末句"有阴无阳"，亦为密合无间。发热在六七日后，则六七日之厥，不待言而可知。下利在六七日后，则六七日之不利，反为赘说。故知"不"字当为"下"字也。按：《少阴篇》下利厥逆无脉，服白通加猪胆汁汤，脉暴出者死，微续者生。"汗出不止"与"脉暴出"同，正如烟气上离薪之熛火，立见灭熄，欲其复燃，岂可得乎？故曰有阴无阳也。

伤寒五六日，不结胸，腹濡，脉虚复厥者，不可下，此为亡血，下之，死。

---

① 曛（xūn 熏）：落日的余光。
② 熛（biāo 标）：火星迸飞。

伤寒五六日，正厥阴证寒尽阳回之候，所谓厥终不过五日也。结胸乃胸膈不宽舒之谓，非如太阳之证，有误下成结胸之一证也。所谓不结胸者，盖胸中淋巴干，中医谓之上焦，寒尽阳回，其中水液，当随阳外散，故上膈无痞闷之变。水湿不流入回肠，无下利腹胀之变，故腹濡。惟血分不充，动脉管中，不能不十分流动，故脉虚。血分热度愈低，势当复厥，此与上"厥应下"之条，适得其反。此证或因水寒血败，或因阳热太甚，伤及血分，致下利而便脓血，要之为亡血则一。此时血之温度，急用四逆汤以助之，尚恐不及，若经误下，焉有不死者乎！愚按：此节正申明"诸四逆厥不可下"条"虚家亦然"之义。上条未明言虚家之为气与血，此更指血以实之。

发热而厥，七日，下利者，为难治。

厥阴之证，以先厥后发热者为顺，为其阴寒去而真阳复也。若外有表热，依然四肢逆冷，则表热已属虚阳。若已经一候而厥不还，更加之以下利，则寒湿太甚，将恐下利不止，不免虚阳上脱，此其所以难治也。

伤寒脉促，手足，厥者，可灸之。

伤寒厥阴证，最忌血热消亡，"脉促"与《太阳篇》之"脉紧"同，在脏之血热与寒湿相抗，脉因见促。血热为寒湿阻遏，不能外达四肢，手足因厥。故必灸厥阴之穴以助阳气，但令血热战胜，阳气外达，而手足自温矣。

伤寒，脉滑而厥者，里有热也，白虎汤主之。

脉滑属阳明，《金匮·腹满寒疝宿食篇》云，脉数而滑者，此有宿食，下之愈，宜大承气汤。《呕吐哕下利篇》云，下利脉迟而滑者，实也，利未欲止，急下之，宜大承气汤。下利反滑者，当有所去，下乃愈，宜大承汤。此可证脉滑之属阳明矣。厥阴证之脉滑而厥，胃底胆汁合胃中燥火生热，异于宿食不化，而手足之厥，实为阳盛格阴。故宜阳明证之白虎汤以清里热，但使中阳外达四肢，而厥逆自和矣。

手足厥寒，脉细欲绝者，当归四逆汤主之。若其人内有久寒者，宜当归四逆加吴茱萸生姜汤。

当归四逆汤方

当归　桂枝　芍药　细辛各三两　大枣二十五枚　甘草　通草各二两

上七味，以水八升，煮取三升，去滓，温服一升，日三服。

当归四逆加吴茱萸生姜汤方

即前方加生姜半斤，吴茱萸二升。

上以水六升，清酒六升，煮取五升，温分五服。

脾主四肢，亦主肌肉；心主血，亦主脉。水气胜则血寒，血之温度不达四肢，故手足逆冷；血热不充分肉，故身寒；水气留结心下，寒伤动脉之血，脉管中营分不充，故脉细欲绝。要知此证为水分太过，血分不足，故方用当归以补血；细辛、通草以散寒而行水，所以助心营而起欲绝之脉也；合桂枝汤去生姜而倍大枣，所以扶脾阳而温手足之厥及肌肉之寒也。若其人内有久寒，心下水气，不免渗入于胃，胃底胆汁不能相容，又必抗拒而见呕逆。故于本方中加吴茱萸以止呕，生姜以和胃。仲师虽未明言，要可于无字处求之。诸家解说，泥于本文，失之未核。

大汗出，热不去，内拘急，四肢疼，又下利，厥逆而恶寒者，四逆汤主之。

大汗出而热不去，病情似转阳明，然

何以内拘急而四肢疼？此不可不辨也。凡筋脉拘急之痉证，则四肢及项背拘急，但拘急在表面不在内。盖人之内脏，遇温则舒，遇寒则缩，故常有病痰饮而腰腹部分如带紧缚者，此即拘急之明证也。"疼"与"痛"微有不同，"疼"即欲名"酸痛"，湿流关节之病，往往有之。即此二证，已可决为寒湿在里之病，而不去之表热为浮阳，而非转属阳明矣。于是寒湿下陷回肠，则病下利。寒湿伤及血分，血热不能外达四肢肌肉，则兼见厥逆而恶寒，此其所以宜四逆汤也。

大汗若大下利而厥冷者，四逆汤主之。

大汗泄于肌表，则胸中淋巴干发泄太甚，而膈上当病干燥。若大下利，则十二指肠以下淋巴微管乳糜，亦当以宣泄太过而病干燥。若其人血热尚存，当必以水液既尽而一身手足皆热，而反见厥冷者，则不惟内脏及大络之血，一时并见虚寒，而胆胃之中，绝无阳气足以外达，是其一身手足、肌肉，但有死阴而无生阳，危在旦夕矣。尝见下利之人，日数十次，一身手足俱冷如冰，按之黏腻，似有汗液，所异于死人者，仅有一丝鼻息耳。非急用大剂生附子、干姜以温之，甘草以和之，病必不愈。盖视前证为尤危，所当急温者也。

病人手足厥冷，脉乍紧者，邪结在胸中。心中满而烦，饥不能食者，病在胸中，当须吐之，宜瓜蒂散。

病人手足厥冷，阳气不达于四肢，此正无可疑者。然阳气何以不达？此不可以不辨也。夫阳气之不达，大致阻于水湿，但有水分过多，充溢内脏，阳气消亡而手足厥冷者，亦有水分不多，湿痰阻于上膈，阳气内伏而手足厥冷者。阳气消亡，则独存不化气之寒水，故其脉沉弦，或微细；阳气内伏者，阳气与湿痰相持不下，

故其脉乍紧。故其为病，属邪结胸中，阳气郁于上膈，故心中满而烦；湿痰渗入胃中，故饥不能食。此与《太阳篇》气上冲咽喉不得息，似异而实同。惟其湿痰阻于胸中，故吸气不得入，亦惟湿痰阻于胸中，故阳气不得出。此其所以并宜吐之，且并瓜蒂散也。

伤寒厥而心下悸者，宜先治水，当服桂枝甘草汤，却治其厥。不尔，水渍入胃，必作利也。此条订正。

凡水气在膈上者，宜散之，此即《金匮》水在腰以上当发其汗之义也。厥阴证，厥而心下悸，此时水在膈间，阻塞中脘，阳气不得外达四肢。水气在上焦者，不当参用下焦药。故《太阳篇》心下有水气已成留饮者，则为小青龙汤证，此即"散之"之义也。其有发汗过多，阳气上盛，吸水气上冲而心下悸者，则为桂枝甘草汤证。桂枝以助阳气，使之散入肌理而外泄，甘草和中而健脾，能助桂枝外散之力，此即桂枝汤发肌理之汗用甘草之义也，又能止上凌之水气以定心悸，此即脉结代，心动悸用炙甘草汤之义也。然则《厥阴篇》之厥而心下悸者，与太阳发汗过多水气凌心者，同为上焦之证。水在上焦，不当用利水之茯苓，然则恐其水渍入胃作利，而先治其水，亦当用桂枝甘草汤。此云"当服茯苓甘草汤"，则传写之误也。师云：却治其厥。不出方治，盖即白通、四逆诸方可知，使学者于言外领取之。

伤寒六七日，大下后，寸脉沉而迟，手足厥冷，下部脉不至，咽喉不利，吐脓血，泄利不止者，为难治，麻黄升麻汤主之。

麻黄升麻汤方

麻黄二两半　升麻一两一分　当归一两一分　知母　黄芩　芍药　葳蕤各十八铢

石膏　白术　干姜　桂枝　茯苓　甘草
天门冬去心。各六铢

上十四味，以水一斗，先煮麻黄一
两沸，去上沫，纳诸药，煮取三升，去
滓，分温三服。相去如炊三斗米顷，令
尽，汗出愈。

厥阴伤寒，原有表寒里热当下之证，
所谓厥应下之者是也。若大下之后，热除
脉和，则其病当愈。若夫寒湿因大下而
陷，阳气不达，手太阴动脉沉迟，至于手
足厥冷。寒湿在下，血分之热度益低，甚
至下部跌阳、太冲脉不至，寒湿甚矣。然
全系寒湿不见他证，其病犹易治也。乃按
其病情，亦既水寒血败，又因肝脏阴虚而
胆火上逆，胃底胆汁生燥，上冲肺部，以
至咽喉不利而吐脓血，加以在下寒湿为病
而泄利不止，是为上热下寒。此时欲清上
热，则增下寒，欲温下寒，则增上热，故
曰难治。麻黄升麻汤，君麻黄、升麻，以
升提下陷之寒湿而外散之，所以止下利
也；当归以补血，黄芩以清胆火，知母、
石膏以清胃热，所以止吐脓血也；葳蕤、
天冬以润肺，所以利咽喉不利也；白术、
干姜、芍药、桂枝、茯苓、甘草，所以解
水分之寒湿，增营分之热度，而通利血脉
也。但令水寒去而营热增，手足之厥冷自
解矣。

伤寒四五日，腹中痛，若转气下趋
少腹者，此欲自利也。

此一节见寒湿下利之证，同于太阴、
少阴者也。厥阴病，厥不过五日，则当四
五日间，正寒尽阳回之候。若寒湿趋于足
太阴部分而见腹中痛，此时不遽下利，或
将水寒血败而见下脓血之桃花汤证。设或
腹中否塞①之气，忽然冲动，漉漉有声，
直下而痛及少腹，必将转为寒湿自利之四
逆汤证。试观病悬饮内痛者，服十枣汤
后，始而痛在中脘，继而痛及腹部，追后

痛至少腹，乃不逾时而大下之矣。又如病
阳明证者服大承气汤后，亦必气走少腹而
后下，此大便欲行，气必下趋少腹之明证
也。非用下药而转气自趋少腹，故知其欲
自利也。

伤寒本自寒下，医复下之，寒格更
逆吐，若食入口即吐，干姜黄连黄芩人
参汤主之。此条订正。

干姜黄连黄芩人参汤方

干姜　黄连　黄芩　人参各三两

上四味，以水六升，煮取二升，去
滓，分温再服。

伤寒本自寒下，此厥阴证之寒湿下
利，同于太阴、少阴之证也，于法当温。
乃医以为协热利，循《内经》通因通用
之例，而更以承气汤下之，于是肠胃虚
寒，阻格膈上之阳气。夫胃气寒者，多病
吐逆。伏寒在内，格阳于上，谓之寒格。
寒结于肠胃，则十二指肠不能容胆汁之灌
输，少阳上逆，必病呕吐，故有食入口中
即吐之变。则其证为胸中有热，肠胃有寒
邪。然则"医复吐下之"，当云"医复下
之"；"寒格更逆吐下"，当云"寒格更逆
吐"。前句"吐"字，后句"下"字，皆
衍文耳。盖此证与《太阳篇》呕而腹痛
之黄连汤证略同，故干姜黄连黄芩人参汤
方治亦与黄连汤相似，所不同者，惟彼方
多甘草、桂枝、半夏、大枣而无黄芩耳。
按：《金匮》下利脉滑者，当有所去，大
承气汤主之。是知热利原有当用下法者，
医乃误寒利为热利而复下之耳，治法无下
利而使之吐者，故知"吐"字当衍也。
《太阳篇》呕而腹痛，为上热下寒，其为
寒格逆吐之证，与此正同，而方治之并用
黄连、干姜，亦与此同，故知当云"寒

———————————

① 否（pǐ痞）塞：闭塞不通。

格更逆吐"，而"下"字当衍也。

下利，有微热而渴，脉弱者，令自愈。

下利，脉缓有微热，汗出令自愈，设复紧，为未解。此条订正。

厥阴下利，证属寒湿陷大肠，其脉当见沉紧，而其外证必兼厥逆恶寒而口不渴，无表汗又不待言矣。夫下利一证，寒极则死，阳回则生。阳气之回又必以有微热为候。所以然者，正恐亢热暴出，反有便脓血之变也。但微热为寒尽阳回之第一步，又当参验其表里，或里湿尽而见渴，或利下后上膈未尽之水气，从肌表外泄为汗，其证皆当自愈。故仲师并云"令自愈"也。予按：上节言"脉弱"与"微热"相合，是也，下节言"脉数"与"微热"不合，则传写之误也。脉数当见壮热。然则"数"字当为何字之误？曰：观于下文"复紧为未解"，即可知为"缓"字之误矣。盖寒湿利，脉必沉紧，故必转为中风有汗之浮缓脉，然后汗出而利止，故脉复见沉紧，即可断为利未欲止也。

下利，手足厥冷，无脉者，灸之不温，若脉不还，反微喘者，死。

此寒极则死之证也。下利而手足厥冷，则中阳不达于四肢，水寒伤血，至血分中热度消歇，而脉伏不鼓，是当通灸三阴诸穴，使阳气四达而手足当温。若既灸之后，手足依然逆冷，脉之伏者，依然不还，而上膈反见微喘，则是血寒于里，气脱于外，虽有卢扁①，无能为力矣。按：此条之末，"少阴负跌阳为顺"句，当是《少阴篇》脱简，与上文义不相连属，另条附释于后。

少阴负跌阳者，为顺也。

少阳之证，重阴则死，回阳则生。虽厥阴之病，大略与少阴相似，但此语明指少阴，故黄坤载《悬解》移置《少阴篇》

中，以为虽三急下证，治之得法，皆可不死。故少阴见阳明证者无死法，此即手足温者可治，欲去衣被可治之例也。

下利，寸脉反浮数，尺中自涩者，必圊脓血。

下利，则寒水陷于回肠，其脉必见沉迟，而反见浮数者，即为寒尽阳回之验。若浮数之脉，但见于寸口而尺中自涩，尺中涩为血少阴竭，前于少阴"尺脉弱涩不可下之"条下，已略申其旨。但涩为凝定不流之脉，故在太阳为汗液凝涩不彻，则当重发其汗而流通之。少阴阳虚而尺脉弱涩，为阳虚之后，阴液不能作汗，则当温药以助之。独至厥阴之尺中脉涩，为胞中血海上连冲任，凝涩不通，其证必兼腹痛，上有热，下有瘀，故必圊脓血也。此非桃花汤证，亦非白头翁汤证，脓血尽则脉涩自愈，此即呕痈脓者脓尽自愈之例也。

下利清谷，不可攻表，汗出必胀满。

下利清谷之证，前于《阳明》《少阴》篇中两见，而皆为四逆汤证，温之尚恐不及，岂有攻表之理？按：此条当为《太阴篇》错简。盖太阳寒水不能作汗，下并太阴寒湿，冲激肠胃，始有下利清谷之变。少阴为寒水之脏，寒水泛滥，进入肠胃，故不惟病情与太阳同，即治法亦同。此证表热里寒，前于《阳明》《少阴》二篇，已举其例。则此证亦当为表热里寒，本太阳证而内陷太阴，表证仍在，故有"不可攻表"之诫，编纂者误列《厥阴》耳。胀满原属太阴寒证，下利清谷，中阳已不可支，更误发其汗，致一线微阳外散，阴寒乃独据中宫，譬如瓮

_____

① 卢扁：战国时名医扁鹊，家住卢国，故称"卢扁"。

中贮水遇寒成冰，瓮且因之暴裂。若经误治而成此变证，要惟有大剂回阳，尚当于什伯①之中，挽救一二。独怪近世庸工，遇此恶候，谬称肝郁，日服金铃子散，以至于不救，是真不知死活者也。

下利脉沉弦者，下重也。脉大者，为未止。脉微弱数者，为欲自止，虽发热不死。

脉之沉弦为水，下利而见沉弦，则寒水直趋回肠而见下重，此本四逆汤证，必俟阳气恢复，其病方愈。然脉之沉弦，一转而为滑大，则寒去而水未去，一变而为热利下重之白头翁汤证，此所以诊其脉大，不待问而决其为未止也。惟按其脉于微弱之中，略见数脉，乃为阳气渐回，而利当自止。《内经》云：肠澼身热则死，寒则生。为其湿与热并居肠胃，欲清其热，转滋其湿，欲燥其湿，转增其热，古未有白头翁方治，故曰死。其实非死证也，惟阳气渐回，脉不见滑大者，虽当发热，要为寒尽阳回之验，此其所以不死也。

下利，脉沉而迟，其人面少赤，身有微热，必郁冒，汗出而解。

下利清谷者，病人必微厥，所以然者，下虚故也。此条订正。

此节文义，"下利清谷"当在"汗出而解"下，"其面戴阳"为衍文。盖下利脉沉而迟，证情原属寒湿，若其人面少赤，身有微热，即血分热度犹存，可断为阳回之渐。阳热蕴蒸，乃见郁冒，郁冒不已，外达皮毛肌腠，乃能汗出而解，此寒去阳回，所以为向愈之征也。若夫下利清谷，水盛血寒，其人必脉微而肢厥。所以然者，为其阴寒下注，肠胃中阳气垂绝，急温之尚恐不及，岂复能郁冒而解？此可知下利清谷者为另一证，当列"病人必微厥"上，今本列"必郁冒"上，实为传写倒误。然则仲师所谓下虚，正以久利虚寒言之，盖以见阳热不回者未欲愈也。"其面戴阳"，似系"面少赤"注文，传写者误列正文耳。此条《金匮》亦讹误。

下利，脉数而渴者，令自愈。设不瘥，必圊脓血，以有热故也。

下利一证，最忌寒湿内蕴。血分中热度低弱，寒湿内蕴则不渴。血热消沮则脉虚微，此本四逆汤证。今见脉数而渴，则湿邪将尽而血热渐复，此不治自愈之证也。间亦有不即愈者，则一变而圊脓血，盖即白头翁汤证，所谓热利下重也。此又阳气回复失之太过者。然究为不死之证，慎毋嫌前后违异，而狃于四逆之方治也。

下利后，脉绝，手足厥冷，晬时脉还，手足温者，生；脉不还者，死。

下利脉绝，则心房血寒，欲强心房，莫如附子。手足厥冷，则脾脏血寒，欲温脾脏，莫如干姜、炙草。服药后晬时，心房得温而脉还，脾脏得温而手足之厥冷转热，则其病可以不死。盖此证不惟手足之厥冷，而肢体常有冷汗，黏腻如膏油，按之冷如井底石，病者魂营营飞越帐顶，身摇摇如堕万丈之深坑，直待阳回之后，膏汗始敛，神魂方定，盖去死不远矣。若服药后脉绝不还，则一身精血俱寒，殚祝融②全力，不能然既死之灰，罄橐驼③平生，未便活已枯之树，有惜其施治之太晚而已。

伤寒下利，日十余行，脉反实

① 什伯：古代兵制，十人为什，百人为伯。什伯，即十百。

② 祝融：火神。典出《吕氏春秋·孟夏纪·孟夏》："其神祝融。"高诱注："祝融，颛顼氏后，老童之子，吴回也，为高辛氏火正，死为火官之神。"

③ 橐驼：典出唐柳宗元《种树郭橐驼传》。为一善于植树者，驼背，人称"橐驼"。

者，死。

伤寒下利日十余行，似犹未为甚也。据病情论，则脉当浮弱，而反实者，盖腹中有物下行，太急则血气冲于上。故妇人之将产，则其脉洪大而搏指；大便时用力太猛，则其脉亦搏指。搏者，气下坠而脉上实也。下利日十余行，脉不应实，今反实者，则是血气胶固成瘕，壅阻回肠之内，虽下而不得通也。此证攻之不行，温之则生燥，故多有致死者。窃意当借用大黄牡丹汤以下之，兼通血分之瘀，倘能挽救一二，此亦仁人之用心也。张隐庵乃以日十余行为三阴三阳皆虚，故主死。世固有日夜八九十行，服大黄附子汤而愈者，岂三阴三阳反不虚耶？

下利清谷，里寒外热，脉微欲绝，汗出而厥者，通脉四逆汤主之。**此条订正。**

下利清谷为完谷不化，胃中无火可知，胃底无胆汁，则不能消水，水挟谷食之未消者，下走十二指肠，由回肠直趋而下，是为里寒。寒据中宫，阳浮于外，乃病外热。外热则汗出，里寒则手足见厥。按："汗出而厥"上，当脱"脉微欲绝"四字。故用通脉四逆汤，以强心阳而助血热，但使阳热渐回，其脉当出，手足当温。且温里则水化为气，在表之浮阳，亦以无所抵拒而归其根，而诸恙悉除矣。

热利下重者，白头翁汤主之。

白头翁汤方

白头翁二两　黄连　黄柏　秦皮各三两

上四味，以水七升，煮取二升，去渣，温服一升。

何以知为热利？手足不寒而脉数，秽气逼人者是。下重者，湿与热并而下气不通也。气不通，则秽物不得宣泄，白头翁汤方治，白头翁、秦皮以清凉破血分之热，黄连、黄柏以苦燥除下焦之湿，然后

热湿并去，而热利当止。盖下重之由，出于气阻，气阻之由，根于湿热，不更用疏气药者，所谓伏其所主也。

下利腹胀满，身体疼痛者，先温其里，乃攻其表，温里宜四逆汤，攻表宜桂枝汤。

此节原文，当列《太阳篇》"医下之"条上，编纂者误列《厥阴》也。盖太阳失表，则内陷太阴而病下利胀满，医者误与阳明吐后胀满同治，下以调胃承气，遂至下利清谷不止。此病情之次第，可以意会者也。故未经误下，因下利而胀满，与因胀满而误下，至于下利清谷，均为四逆汤证。利止而表未解，至于身体疼痛，均之为麻黄汤证。若夫桂枝讹误，已详论《太阳篇》中，兹不赘。又按：前后两条皆白头翁汤证，中间此条，亦夹杂不伦。

下利欲饮水者，以有热故也，白头翁汤主之。

厥阴下利，阳回之后，其利当止。阳回而利不止，即有便脓血之变，以阳热太重故也。但未便脓血之时，早有见端，当以欲饮水为之验。盖胃中生燥则渴，欲饮水而下利未止，则肠中湿热未尽，而络脉受其蕴蒸，故方治亦以清凉养血之白头翁为主，而佐之以秦皮，清热之黄连为辅，济之以燥湿之黄柏，此又将见下重未及便脓血之期，而先发制病之治法也。

下利谵语者，有燥屎也，宜小承气汤。

不大便之谵语，下利色纯青，皆当用大承气汤，尽人而知之矣。但有燥屎而下利，既无肠胃枯燥之变，亦无胆汁下泄之危，所以谵语者，燥屎不能随水液下行，秽浊之气上熏于脑，而脑气昏也。里热不甚，故不需咸寒之芒硝，且以肠中恶物胶固而坚，利用浸润而后下，若一过之水所能去，下利时宜早去矣，何待药乎？按：

此条为阳明病，非厥阴本证，缘"下利腹胀满"及"欲饮水"条，比例及之。

下利后更烦，按之心下濡者，为虚烦也，宜栀子豉汤。

下利耗其津液，则在表浮阳不收，而在里余热不去，因病虚烦。此在《太阳篇》中原属栀豉汤证，《厥阴篇》中何庸更列此条？盖亦为"下利腹胀满"及"欲饮水"条比例言之也。下利后更烦，当以心下为验，若按之石硬，或痛，则有痰涎与宿食胶结胃中，而为大、小陷胸汤证。惟按之而濡，乃可决为虚烦，但清其余邪足矣。又按：《太阳篇》心下痞，按之濡，为大黄黄连泻心汤证。此但云"按之心下濡"，其为无痞可知。有痞则为实，无痞则为虚，实则里有实热，虚则里为虚热，此泻心、栀豉之辨也。

呕家有痈脓者，不可治呕，脓尽自愈。

厥阴一证，常以中见之少阳为病。少阳之证善呕，故呕亦为厥阴之正病。厥阴寒尽阳回之后，阳热太甚，伤及血分，下行则便脓血，上出则呕痈脓。所以病延血分者，以胆火伤及血络故也。予按：《厥阴篇》中，便脓血与呕痈脓皆无方治。以鄙意测之，便脓血者，当用排脓散以攻而去之。呕痈脓者，当用排脓汤以开而泄之。按：此证蓄血而成脓，病出于肝脏之热，而表证当见于目，以肝开窍于目故也。《百合狐惑阴阳毒篇》云：病者脉数无热，微烦，默默但欲卧，汗出，初得之三四日，目赤如鸠眼，七八日，目四眦黑，若能食者，脓已成也，赤小豆当归散主之。疑即此证也。但此证不当止呕，当令毒从口出，脓尽而血自和。否则强欲止呕，毒留于中，有内溃而死耳。

呕而脉弱，小便复利，身有微热，见厥者，难治，四逆汤主之。

胃中虚寒，则呕而脉弱；下焦虚寒，故小便自利。阳气浮于外，故身有微热；阴寒据于里，故手足见厥。外阳而内阴，其象为否，为阴长阳消，故曰难治。张隐庵独指身有微热为阴阳之气通调，殊不可通。四逆汤温肾而暖胃，故以为主治之方也。

干呕，吐涎沫，头痛者，吴茱萸汤主之。

寒湿留于上膈，脾胃因虚寒而不和，则干呕而吐涎沫。清阳不升，浊阴上逆，则为头痛。俗以为肝阳上升者，谬也。吴茱萸汤，吴茱萸以祛寒而降逆；人参、姜、枣以补虚而和胃，即其病当愈。盖其所以头痛者，起于干呕，气逆而上冲也。其所以吐涎沫者，起于脾胃虚寒，脾虚则生湿，胃寒则易泛也。考吴茱萸辛温，主温中下气，最能散肝脏风寒，故于厥阴寒证为宜也。

呕而发热者，小柴胡汤主之。

肝脏阴虚，则胆胃上逆，因有呕而发热之证，盖太阳水气不能作汗，因成湿痰，留积上膈，致少阳胆火郁而不达，则上泛而为呕，寒湿在皮毛之里，正气与之相抗，是生表热。此证必先形寒，或兼头痛，若发有定候，即当为疟，且其脉必弦，为其内有湿痰也，其口必苦，为其胆汁上泛也。小柴胡汤，柴胡以疏表，黄芩以清里，半夏以降逆，人参、炙草、姜、枣以和中，则呕止而热清矣。按此方治疟，最为神效，今人废弃不用，是可惜也。予谓此证，若但热不寒，当从桂枝白虎汤例，于本方中加石膏、知母；若寒重热轻，当从太阳伤寒例，加桂枝、干姜，明者辨之。

伤寒，大吐大下之，极虚复极汗者，其人外气怫郁，复与之水，因得哕，所以然者，胃中寒冷故也。此条订正。

伤寒大吐大下之，则津液内损；极虚而复极汗，则津液外损。外气怫郁者，阳气因极汗外浮，而表热不彻也。津液内损则渴，若以发热而渴之故，而误为实热，复以冷水与之，即病寒呃，此无他，汗吐下之后，胃本虚寒，复与之水，以益胃中之寒，必且呃而愈逆。盖"以发其汗"四字，实为衍文。遍考古方，未闻有以水发汗者，即服五苓散后，有多服暖水发汗之条，要其所以发汗者，在五苓散而不在水，况按之本文，初未尝言暖水乎！向来注家，含糊读过，可笑亦可叹也。

伤寒，哕而腹满，视其前后，知何部不利，利之即愈。

伤寒呃逆之证，有宜橘皮生姜汤者，有橘皮生姜竹茹汤者，此其常也。然予曾见毗陵蒋姓伤寒发黄证，不大便而呃，四日矣，予以大承气加茵陈蒿下之，黄去而呃亦止。然后知仲师所谓视其前后，知何部不利，利之即愈，为信而有征也。至小溲不利之呃逆，予未之见，但以理测之，当与不大便同。盖必下部无所阻碍，然后吸入之气，与呼出之气，流动而冲和，虽间有噫嗳，而其气自顺。一有阻碍，则入既不顺，出乃愈激，故前部不利则用五苓，后部不利则用承气，不烦疑虑者也。

霍乱篇

问曰：病有霍乱者何？答曰：呕吐而利，是名霍乱。

病之有霍乱也，始见于《汉书·严助传》，所谓夏月暑时，呕泄霍乱之病相随属者是也。其病南方为甚，至西北高燥之地，实所罕见。盖地气卑湿，遇天时阳气外张，蒸气之逼人益炽，汗泄太甚，则营热而燥渴，渴则冷饮。设饱食之后，继以冷食，譬之冷茶与热茶搀和，冷羹与热羹搀和，不旋踵即泛呕，上下动摇，已成臭恶之物。此无他，热者有气，冷者无气，冷加于热，则气不行，而湿蕴于内，湿蕴则宿食，朽腐糟粕冒于上，水湿渍于下，中气忽然倒乱，浊气反升，清气反降，上呕而下泄矣。故知霍乱之名，专以吐利交作言之。近世医家，遇不吐不利之证，漫以干霍乱为名，不可解也。

问曰：病发热，头痛，身疼，恶寒，吐利者，此属何病？答曰：此名霍乱。霍乱自吐下，又利止，复更发热也。

前节既以"呕吐而利"为霍乱之定名，此为不兼他证者言之，犹易辨也。若见发热、头痛、身疼、恶寒而仍兼吐利者，则易与太阳伤寒相混，仲师恐人不辨其为霍乱，而漫以麻黄、葛枝二汤为治，故设问答以明之，使人知施治之缓急。此亦《太阳篇》先救其里，后身疼痛之例也。故无论表里同病，及吐利而表证仍在者，皆当后救其表，此伤寒、霍乱之所同，不可以混治者也。所谓利止更复发热者，谓先治其里，吐利止而表证仍在也。

此即先本后标之例也。谨按：五月阴气生于黄泉之下，至六月则为二阴，七月则为三阴，虽天时甚热，而人身胸腹，按之常冷，与井水相应，是为伏阴。加以长夏湿土司令，瓜果冷饮混投伏阴部分，皆足以伤中气。况大汗旁泄之期，皮毛大开，昼苦炎热，夜中贪凉，风露必乘其虚而闭遏汗孔，由是三焦水气，与未尽之魄汗，混杂为一。表气不通，则兼病伤寒；中气不通，则吐利交作。治以四逆、理中，药剂太轻，尚恐不及，以致四肢逆冷无脉而死。予友丁甘仁每论及此，为之痛恨。无如近世市医不知天时，不通《易》理，创为霍乱新论，多用芩、连苦寒之品，中气已败，而医更败之，则是不死于天时，不死于病，而死于医也。往年章次公治杨志一病，曾论及此，因附存之。间亦有浮阳在上，阴寒在下，须热药冷服而始受者，又有浮热上冲，必先投芩、连逆折其气，始能受热药者，要其为里寒则一，是在临证时明辨之耳。

伤寒其脉微涩者，本是霍乱，今是伤寒，却四五日至阴经，阳转入阴，必利。本呕下利者，不可治也；欲似大便而反矢气，仍不利者，此属阳明也，便必硬，十三日愈。所以然者，经尽故也。此条订正。

伤寒其脉微涩，此在三阴篇中，原为四逆汤证。所以然者，体温弱而结液不能化气，水盛而血寒也。本是霍乱，今是伤寒，即承上节"利止，更复发热"言之，谓霍乱止而表证仍在也。设当其发热恶寒，头痛身疼，病在太阳之时，即用麻黄加术汤救其表，则不难一汗而愈。惟其失此不治，四五日后，太阳水气合并太阴，转病寒湿下利。然则"上转入阴"，当为"阳转入阴"之误。谓其由太阳失表，转入太阴，盖即"阳去入阴"之说也。曰"本呕下利者，不可治"，非谓其必死也，谓其上热下寒，不可专治下利也。此证欲治下利，必用热药，格于上热，而入口即吐，当奈何？故上热轻者，有热药冷服之治；或用黄连汤，温凉并进；或于白通汤中加入人尿、猪胆汁，降呕逆而兼温里寒，此皆不可治之治法也。惟三阴之证，独阴则死，回阳则生，故必转属阳明，湿尽便硬，然后当愈。曰"欲似大便，反矢气，仍不利"者，湿尽之明证也。霍乱之证，起于暑令，与中风同，以六日为一候，十三日为阳明经过之一日，故曰十三日愈，下文所谓过之一日当愈也。

下利后，当便硬，硬则能食者愈。今反不能食，到后经中颇能食，复过一经能食，过之一日当愈。不愈者，不属阳明也。

霍乱一证，本属吐利，则便硬为难。若大便转燥，则寒湿除而中阳当复，故能食以便硬为期。曰"今反不能食，到后经中颇能食"，谓三候之少阳十八期内也，当传少阳，而胃底消食之胆汁当盛，故偏能食。惟愈期属阳明者，愈期在阳明期后一日，即上文所谓十三日。十三日不愈，或至过经四五日而愈者，阳气之回复，当兼系少阳阳明也。

利止，恶寒脉微，而复利，亡血也，四逆加人参汤主之。此条订正。

四逆加人参汤方

于四逆汤内加人参一两，余依四逆汤服法。

霍乱本吐利，若利止之后，恶寒、脉微而复利，此为统血之脾脏，不得血中温和之气发脾阳而消水，故使复利。盖血之本气至热，血不足，热减而寒胜，此盖申上文"脉微涩"条而补其方治。"利止"字当在"恶寒"上。"亡血也"三字，直谓统血之脾阳，以久利而虚耳，非吐衄、便血之谓，故方剂但用四逆加人参，而绝无当归、生地、阿胶之属。为其立方本旨，原为增长血中温度而设，非谓亡有形之血也。

霍乱头痛，发热，身疼痛，热多欲饮水者，五苓散主之。寒多不用水者，理中丸主之。

理中丸方

人参　甘草　白术　干姜各三两

上四味，捣筛为末，蜜和为丸，如鸡子黄大。以沸汤数合，和一丸研碎，温服之，日三四服，夜一服。腹中未热，益至三四丸，然不及汤。汤法：以四物依两数切，用水八升，煮取三升，去滓，温服一升，日三服。若脐上筑者，肾气动也，去术加桂四两；吐多者，去术加生姜三两；下多者，还用术；悸者，加茯苓二两；渴欲得水者，加术，足前成四两半；腹中痛者，加人参，足前成四两半；寒者，加干姜，足前成四两半；腹满者，去术加附子一枚。服汤后如食顷，饮热粥一升许，微自温，勿揭衣被。

凡物冷热相换，则味变而质败。近人于饱食之后，饮冰冻汽水，或冰淇淋，往往发霍乱之证。所以然者，冷与热参杂腹中，中气淆乱而吐利作也。气上冲，则头痛而发热；表有寒，则身疼痛。惟霍乱当先治里，前于"发热头痛"条下已详言之。治里有热多、寒多之辨。热多则标阳在上而渴欲饮水，寒多则寒湿在下而不用水。饮水者患其停水，故用五苓散以泄之；不用水者，患其里寒，故用理中丸、汤以温之，而表证从缓焉。

吐利止而身痛不休者，当消息和解其外，宜桂枝汤小和之。

此节申明后治其表之例。夫吐利止而身痛不休，原有二因：一为太阳水气凝沍皮毛，则必兼恶寒；一为太阳水气凝沍肌腠，则不兼恶寒。兼恶寒，便当用麻黄汤以达之，所以解表也；不兼恶寒者，但须桂枝汤以和之，所以解肌也。此小大轻重之辨也。

吐利汗出，发热恶寒，四肢拘急，手足厥冷者，四逆汤主之。既吐且利，小便复利，而大汗出，下利清谷，内寒外热，脉微欲绝者，四逆汤主之。

浮阳上冲则吐，而发热汗出；阴寒内据，则下利而恶寒；水气胜而血热不达，则四肢拘急而手足逆冷；寒水太甚，则三焦无火，而小便自利；溢入肠胃者，为下利清谷；水盛血寒，则脉微欲绝。凡见以上诸证，皆当与三阴寒湿下利同治，故均以四逆汤为主治之方也。

吐已下断，汗出而厥，四肢拘急不解，脉微欲绝者，通脉四逆加猪胆汁汤主之。

通脉四逆汤加猪胆汁方

甘草二两，炙　干姜三两，强人可四两

附子大者一枚，生，去皮破八片　猪胆汁半合

上四味，以水三升，煮取一升二合，去滓，纳猪胆汁，分温再服，其脉即来。无猪胆，以羊胆代之。

吐已下断，张隐庵谓吐无所吐，下无所下，津液内竭。此说是也。然何以有汗出而厥诸证？汗出者，浮阳亡于外也。阳浮于外，则里气已虚，而四肢厥逆；阴液内耗，关节不濡，故四肢拘急不解；寒凝血败，故脉微欲绝。然何以不用四逆汤而用通脉四逆汤加人尿、猪胆汁？盖血寒于下，于法当温，故用干姜、附子以温之。然温其中下，恐犹不能载阳气而上出，故加葱白。但此津液内竭之证，吐下虽止，犹不免干呕而内烦，非加咸寒之人尿、苦寒之猪胆汁导之下行，必将为浮阳所格，下咽即吐，此即热药冷服之意，而又加周密者也。

吐利发汗，脉平，小烦者，以新虚不胜谷气故也。

此节为病后正气未复者言之。服四逆汤而吐利止，服桂枝汤而发汗已，其脉已平，可无他虑矣。然于食后往往烦满气短，究其所以然，则以吐后而胃气一虚，下后而胃气再虚，发汗而胃气三虚。胃虚则胰液、胆汁并耗，不能消谷，故不胜谷气。减其食则愈，故不另立方治。

阴阳易差后劳复篇

伤寒，阴阳易之为病，其人身体重，少气，少腹里急，或引阴中拘挛，热上冲胸，头重不欲举，眼中生花，膝胫拘急者，烧裈散主之。

烧裈散方

上取妇人中裈，近隐处，剪烧灰，以水和服方寸匕，日三服，小便即利，阴头微肿则愈。妇人病取男子中裈烧灰。

妇人伤寒新瘥，男子与之交，余邪从廷孔吸入宗筋，谓之阴易；男子病后与妇人交，余邪由宗筋贯输廷孔，谓之阳易，如俗所传过癞者然。既云伤寒新瘥，即当证明所病者为何经，自来注家，多欠分晓。盖三阳无寒湿，三阴多寒湿，而三阴症之新瘥，又必在寒尽阳回之期，未尽之湿邪，乃一变而成湿热。苟令化热之湿浊渗入前阴，轻则为淋浊，重则腐烂而内溃。身体重者，太阴之湿象也；少气者，湿伤气也；少腹里急，或引阴中筋挛，膝胫拘急者，寒湿在下也；热上冲胸，头重不欲举，眼中生花者，浊热上僭，清阳为之蒙翳也。取中裈近阴处烧灰和服，以浊引浊，使病从何处受即从何处出。夫磁石引针、珀引灯芯，同气相感也。故食瓜而病者治以瓜皮汤，食谷而病者治以饭灰，其理同也。近世医家，既不识病原之为湿浊，又不明同气相感之理，无怪论及烧裈散，反憎其秽亵无理也。

大病瘥后，劳复者，枳实栀子豉汤主之。

枳实栀子豉汤方

枳实三枚，炙　栀子十四枚　香豉一升，绵裹

上三味，以清浆水七升，空煮取四升，纳枳实、栀子，煮取二升，下豉，更煮五六沸，去滓，温分再服，覆令微似汗。若有宿食者，纳大黄如博棋子大五六枚，服之愈。

大病瘥后，精气消歇，静以养之，犹恐本原之难复。若夫病后劳力，则百脉张而内热易生，汗液泄而表阳不固。内热生则不思饮食，表阳虚则易感风寒，烦热在里则中气易塞，风邪外袭则表气不濡。枳实以降之，栀子以清之，香豉以散之，而表里自和矣。若以病后中虚，便当从宿食治，但加大黄如博棋子大五六枚。不烦用大、小承气者，则以病后胃虚，不胜重剂故也。

伤寒脉浮者，以汗解之；脉沉实者，以下解之。瘥以后，更发热，小柴胡汤主之。此条订正。

伤寒瘥已，非谓病之自瘥也。大法脉浮者以汗解之，脉沉实者以下解之，可知"脉浮者"数语，当在"瘥已"上，传写倒误也。若瘥已后更复发热，表无太阳实寒，里无阳明实热，或由瘥后乏力多卧，表气不张，脾脏留湿，不能外达皮毛耳。故只需小柴胡汤以解外，使湿去表和，其热自退。此特为病后不胜重剂言之。不然，服枳实栀子汤，覆令微似汗，有宿食加大黄，前条已详言之，"脉浮者"数语，不几成赘说乎！

大病瘥后，从腰以下有水气者，牡

蛎泽泻散主之。

牡蛎泽泻散方

牡蛎 泽泻 蜀漆_{洗，去腥} 海藻_{洗，去咸} 瓜蒌根 商陆根 葶苈子_{以上各等分}

上七味，异捣，下筛为散，更入白中治之，白饮和服方寸匕。小便利，止后服。

凡人，久卧则生湿，积湿则生痰，湿痰凝沍，则水道为之不通，若阴沟日久瘀塞者然。人之一身水气，至腰以下而大泄，肾与膀胱左右并有管相接，以出小便，《内经》所谓决渎之官，水道出焉者是也。然则腰以下正为水道宣泄之冲，不当留积水气，自大病久卧，百脉停顿，必有败津留滞其中，水与败津化合，则胶固而成痰，痰浊并居血络，阻其下行之路，水道为之不通。故必用蜀漆、葶苈以泻痰，商陆以通瘀，海藻以破血络之凝结。海藻含有碘质，能清血毒，故疮痈多用之而病根始拨。君牡蛎、泽泻者，欲其降而泄之也。用瓜蒌根者，所以增益水津，欲其顺水而行舟也。此利小便之大法，异于五苓散之不兼痰湿者也。

大病瘥后，喜唾，久不了了，胃上有寒，当以丸药温之，宜理中丸。

胃中有热，则吐黄浊之痰，《金匮》但坐不卧之十枣汤证也。胃中有寒，则吐涎沫，《金匮·痰饮篇》之小青龙汤证也。若大病瘥后之喜唾，则胃中本无上泛之涎沫，咽中常觉梗塞，所出但有清唾，此与吐涎沫者略同，而证情极轻缓。痰饮之吐涎沫，以吐黄浊胶痰为向愈之期，喜唾者，亦当如是，为其寒去而阳回也。至

于久不了了，则胃中微寒，非用温药，断难听其自愈。然汤剂过而不留，尚恐无济，故必用理中丸以温之，使得久留胃中，且日三四服，以渐而化之，则宿寒去而水气消矣。

伤寒解后，虚羸少气，气逆欲吐，竹叶石膏汤主之。

竹叶石膏汤方

竹叶_{二把} 石膏_{一升} 半夏_{半斤} 人参_{三两} 甘草_{二两} 粳米_{半斤} 麦门冬_{一升}

上七味，以水一斗，煮取六升，去滓，纳粳米，煮米熟，汤成去米，温服一升，日三服。

伤寒解后，无论从汗解与从下解，其为伤胃阴则一。中气虚而胃纳减，故虚羸少气。阴伤则胃热易生，胃热上升，而不得津液以济之，故气逆欲吐。师用竹叶、石膏以清热，人参、甘草以和胃，生半夏以止吐，粳米、麦门冬以生津，但得津液渐复，则胃热去而中气和矣。

病人脉已解，而日暮微烦，以病新瘥，人强与谷，脾胃气尚弱，不能消谷，故令微烦，损谷则愈。

病已脉和，当可免除邪之留恋矣。间亦有日暮微烦者，非病也。盖其病新瘥，脾胃尚虚，不能遽胜谷食，谷食停而湿热内蕴也。然何必在日暮？盖日暮为地中蒸气上升，草木炭气张发之候，胃中新食壅阻成湿，与此升发之气相感，骤然上蒙，因见烦热。则但损谷，其烦当止，更不须大黄五六枚也。

痓湿暍篇

伤寒所致太阳病，痓、湿、暍三种，宜应别论，以为与伤寒相似，故此见之。

痓证有太阳，有阳明；湿证有太阴，有太阳。中热中暍，虽初病恶寒，而实与伤寒有别。仲师列三证于伤寒之后，正欲使人辨于疑似之间耳。

太阳病，发热无汗，恶寒者，名曰刚痓。此条订正。

太阳病，发热汗出，不恶寒者，名曰柔痓。

"痓"，原作"痓"，陈修园《金匮浅注》以为"痉"之误，是也。然何以有刚痓、柔痓之别？盖人之一身，血热而水寒，发热则血热胜，无汗则水气未泄。伤寒之证，无汗者多恶寒，则无汗之证，正不得云反恶寒。无汗者表实，水气遏于外，脉络张于内，两不相下，故曰刚痓。若发热汗出不恶寒，则表气已疏，无筋紧张之象，故曰柔痓。

太阳病，发热，脉沉细者，名曰痓，为难治。此条订正。

此节节末，当如《金匮》补出"为难治"三字，传写讹脱也。太阳病，发热无汗者，脉必浮紧；有汗者，脉必浮缓；若一见沉脉，便是痓证。故同一发热有汗之太阳证，而脉反沉迟，即为柔痓，而于桂枝汤本方内，加生津之瓜蒌根以濡其筋脉。然本条之脉沉而细，为标热本寒，亦宜瓜蒌桂枝汤加附子以温经，而其证当愈。盖里气不温，则水寒不能化气，无生津之药，不能外濡筋脉。若徒恃桂枝以解肌，正恐津液加耗，而益增强急，故曰难治，非谓此证之不治也。

太阳病，发汗太多，因致痓。

太阳之病，有失表而传阳明者，亦有汗液太泄而传阳明者。伤寒如此，痓证亦然。惟筋脉强急，则为痓证所独异。而要亦未尝不同。曾见燥实之阳明证，亦有两足拘挛不能复地者，又有从髀关下经伏兔牵右膝而不伸者，要之为大承气汤证，可以悟发汗致痓之大旨矣。

病者身热足寒，颈项强急，恶寒时头热，面赤，目脉赤，独头动摇，卒口噤，背反张者，痓病也。

此节前后绝然二证，不可以混治。身热足寒，颈项强急、恶寒，为无汗之刚痓，属太阳，即《金匮》所谓葛根汤主之者是也；"时头热"至"背反张"，肠胃及筋脉俱燥，为痓病最剧之证，属阳明，即《金匮》所谓可与承气汤者是也。中风本先发热，风从上受，而不及于下，故身热而足寒。颈项强急，为风寒袭太阳经络。恶寒者，表未解也。此葛根汤方治，所谓寓生津于发汗之中者也。若夫胃热上熏，则头热而面赤；热邪郁于脑部，则目脉赤；血热挟风，循神经上冲颠顶，则独头动摇；牙龈筋脉以液涸而强急，故卒口噤；燥屎郁于内，筋脉挛于外，故背反张。此大承气汤方治，所谓急下存阴而间不容发者也。

太阳病，关节疼痛而烦，脉沉而细者，此名湿痹。湿痹之候，其人小便不利，大便反快，但当利其小便。

《内经》云湿流关节，又云湿胜则濡泻。故关节疼痛而烦，小便不利，大便反快者，名曰湿痹。痹者，闭塞不通之谓。痹于外，则毛孔塞而汗液不通，譬之不毛之地，蒸气内郁；痹于内，则下焦壅而小便不利，譬之浊秽之淖，涓滴不流。表气不达，则水气窜于节骱空隙处，筋络受其浸灌，始则酸疼，继则烦热。里气不通，则三焦水气与膏液并居，阻其肾脏输尿之上源，黏腻而不泄，水乃上泛窜入回肠，而大便反快。脉沉而细者，太阳之气不能外内之明证也。师言小便不利，大便反快，但当利其小便，此特据湿痹下焦言之耳。若但见关节疼痛而烦，则湿痹在腰以上，但发其汗即愈，此可于"风湿相搏"节领悟之。

湿家之为病，一身尽疼，发热，身色如似熏黄。

《内经》云脾脏湿，又云脾主肌肉。一身尽疼者，太阳阳气不宣，肌肉为滋腻之邪所闭塞，血分热度蕴蒸于内，则发为表热，而身色熏黄。大便坚，小便利者，宜桂枝附子汤去桂加术，小便不利者，宜麻黄加术汤，已详"阳明系在太阴"条。若八九日间溅然汗出者，大便必硬，宜茵陈蒿汤。

湿家，其人但头汗出，背强，欲得被覆向火。若下之早，则哕，胸满，小便不利。舌上如苔者，以丹田有热，胸中有寒，渴欲得水，而不能饮，口燥烦也。

湿家之为病，外痹于毛孔，内痹于下焦，前条已详言之矣。痹于毛孔，故表汗不泄而但头汗出；痹于下焦，则积垢淤塞水道而小便不利。邪入太阳经腧，故背强；寒水郁于毛孔之内，故欲得被覆向火。此时表寒未解，下之太早，则太阳寒水内陷胸膈，寒湿在里，故哕而胸满。太

阳标阳以误下而陷入膀胱，故丹田有热。舌上如苔者，以上湿下热惟之，必白腻而兼有黄色也。热在下焦，蒸气上薄阳明，故渴欲饮水，湿在上膈，故不能饮，口燥而心烦，溃溃无奈何之象也。此证出于误下，师不立方，陈修园以黄连汤补之，最为近理。鄙意于原方加吴茱萸以止呃，似较周密。盖呃为寒呃，断非竹茹橘皮汤所能止也。

湿家，下之，额上汗出，微喘，小便利者，死。若下利不止者，亦死。

太阴湿证，本属虚寒，血分热度最低，所忌阳气外脱，阴液内亡。所冀大便溏泄畅适，则黏滞之腐秽当去，小便一利，其病当愈，而非太阴将传阳明，上湿下燥者可比。若一经误下，无论黏滞之秽物，如胶痰黏着肠胃，非芒硝、大黄一过之力能尽。而下后血热不能外达，或转致阴阳离决，阳上脱，则额上汗出，微喘，小便复利者，必死，为其阳脱而阴复不守也。阴气脱，则下利不止而亦死，为其回肠旋折之处，不复留顿，里阳不能运化水气而阴气下绝也。

问曰：风湿相搏，一身尽疼痛，法当汗出而解，值天阴雨不止，医云此可发汗，汗之病不愈者，何也？答曰：发其汗，汗大出者，但风气去，湿气在，是故不愈也。若治风湿者，发其汗，但微微似欲汗出者，风湿俱去也。

太阳之证，身疼痛者，救表皆宜麻黄汤，惟湿证则非一汗所能愈，以太阳与太阴同病也。故治湿证，但有麻黄加术汤、麻黄杏仁甘草薏苡汤，表里同治，然后风湿俱去，此风湿初病无汗之治法也。但方治固宜抉择，寒病向愈，亦贵有天阳之助。师言值天阴下雨不止，医发其汗，汗大出，风气去，湿气在，故不愈者，一以见麻黄汤之不合于风湿，一以见发汗之必

当其时。盖阴雨不止之时，地中水气上蒸，空中水气下降，人体中黏滞不化之湿，方且应天时而发，故有天将雨而足先痒者，亦有当雨而肚腹胀满者。乃又虚其毛孔，以为受湿之地，开门揖盗，是表里两受其困也，即使风湿并治，期病者微汗而解，且犹不愈，况令汗大泄乎？但此特为风湿无汗者言之耳。若夫汗出恶风，及身体疼烦不能自转侧，骨节疼烦掣痛不得屈伸，近之则痛剧者，《金匮》另有方治，不在此条例。

湿家病，身上疼痛，发热，面黄而喘，头痛，鼻塞而烦，其脉大，自能饮食，腹中和，无病，病在头中寒湿，故鼻塞，纳药鼻中则愈。

湿病上半身疼痛，虽非一身尽疼者可比，要为湿伤肌肉，肌肉为络脉所聚，血热与湿邪相抗，因而发热。湿家身色本黄，湿在上体，故但面黄；湿困肌理而伤及肺气，因而喘息。头痛鼻塞而烦，脑气为风湿所阻也。脉不沉细而大，则证象在表，其为当发汗与否尚未可定。观其尚能饮食，腹中无病，但见头痛鼻塞，即可知为风中于脑。吾乡陈葆厚先生每用细辛、薄荷、豆蔻研末，令病者吸入鼻中，时有小效，此亦纳药鼻中之意也。然此证风中于脑，湿凝而气阻，似不如用荆芥、防风、蔓荆子、紫苏、蝉衣等煎汤，熏令汗出，似较纳药鼻中为胜，并附存之。

病者一身尽疼，发热，日晡所剧者，此名风湿。此病伤于汗出当风，或久伤取冷所致也。

风伤皮毛，寒伤肌腠，乃病身疼，《内经》所谓形寒饮冷则伤肺者，此证是也。盖风寒由表入肌，汗液之未泄者，悉凝聚而成寒湿，湿伤肌肉，故一身尽疼。卫气外闭，营血内抗，是生表热，此即前条"法当汗出而解"之证。若疼痛甚者，宜桂枝麻黄各半汤；若表热甚者，宜桂枝二越婢一汤，或用麻黄加术汤，随证酌剂可也。

太阳中热者，暍是也。其人汗出恶寒，身热而渴也。

近日市医动称"伏气"，此谬论也。夫《太阳篇》中，既明言太阳、温病矣，此更言"太阳中热""太阳中暍"，可见六气外感，断无"伏气"可言。如《内经》所言，病伤寒而成热者，先夏至为病温，后夏至为病暑，不过谓一二日间，寒病化热，非谓冬令之伤寒久伏，至夏令而化热也。不然，伤寒三候阳明脉大，失时不治，有津液枯竭而死者，正恐当夏至前后而墓草荒矣，故曰言伏气者谬也。"暍"之为义，从"日"从"渴"者，谓暴于日中而渴也。今有暴于烈日之中燥渴不止者，计惟以凉水徐与之，使不伤其正气。设有医者在旁，津津而谈"伏气"，则乡愚皆笑之矣，谓明系今日所受之病，何医生言隔年事也。夏令皮毛开泄，热邪直中肌腠，肌腠受灼，故汗出；所以恶寒者，皮毛虚而风犯之也；身热而渴，汗出则津液少而血分增热，故肌肉俱热，胃汁外散，故渴也。此证仲景用人参白虎汤，与《太阳篇》渴欲饮水及口燥渴、心烦、背微恶寒者同法，可见本条之"恶寒"，正与《太阳篇》之"微恶寒"同，明者辨之。

太阳中暍者，身热疼重，而脉微弱，此以夏月伤冷水，水行皮中所致也。

有阳热之中暍，有阴寒之中暍。太阳中暍固属热证，至于身热疼重，脉微弱，便可决为湿困脾阳。脾主肌肉，天阳外迫故身热，寒湿壅阻肌理故疼重。人身之毛孔，一日不死，则一日悍气外泄，不能不受水。然则师云夏月伤冷水，水行皮中所致，其旨安在？盖畏热之人，日以凉水浸灌，则皮中汗液悉化寒水可知。水行皮中者，为本体汗液外受凉水所化，而非皮毛之可以进水也。皮毛无汗，阳气不得外泄，肌肉困于水湿，血热被压，故脉微弱。仲师于《金匮》出一物瓜蒂汤，历来注家，不知其效用。予治新北门永兴隆板箱店顾五郎亲见试之。时甲子六月也，予甫临病者卧榻，病者默默不语，身重不能自转侧，诊其脉则微弱，证情略同太阳中暍，独多一呕吐。考其病因，始则饮高粱酒大醉，醉后口渴，继以井水浸香瓜五六枚，卒然晕倒，因念酒性外发，遏以凉水浸瓜，凉气内薄，湿乃并入肌腠，此与"伤冷水，水行皮中"正复相似。予乃使店友向市中取香瓜蒂四十余枚，煎汤进之，入口不吐，须臾尽一瓯，再索再进，病者即沉沉睡，遍身微汗，追醒而诸恙悉愈矣。

太阳中暍者，发热恶寒，身重而疼痛，其脉弦细芤迟，小便已，洒洒然毛耸，手足逆冷，小有劳，身即热，口开，前板齿燥。若发汗则恶寒甚，加温针则发热甚，数下则淋甚。

发热恶寒，身重而疼痛，小便已，洒洒然毛耸，手足逆冷，全似太阳表寒证。所异者，脉不见浮紧而见弦细芤迟耳。卫虚故弦细，营虚故芤迟，见此脉者，不当汗下，全书成例具在，不可诬也。小有劳，身即热，口开，前板齿燥，则阴虚之的证矣。然但凭证象而论，恶寒身痛似麻黄证，身热、口开、前板齿燥似承气证。然卫阳本虚之人，发汗则其表益虚，故恶寒甚；以营阴本虚之人，下之则重伤其阴而淋甚；以阴亏之人而加温针，故发热甚。此证忌汗、下、被火，与太阳温病绝相类。所不同者，营卫两虚耳，故脉证不同如此。按：此亦人参白虎汤证，若西瓜汁、梨汁、荷叶露、银花露，并可用之以解渴也。

跋

　　余八九岁入塾时，家君即酷嗜岐黄家言，间为人治病，辄著奇效。时年甫三十，以当时肆力举文字，未遑问世。嗣后南走湖湘，北游齐鲁，行箧中恒以方书自随，未尝一日暂废。及自潍县归，家居数载，暇即与里中钱性芳、朱翔云、冯箴若诸先生互相讨论，以阐发经旨为要务，而以刘、李、张、朱之溺于一偏为非是。里中时医闻之，多河汉①其言而不之信，以是不治于众口，道尼不行。岁己未②，悬壶于沪上，以利济世人疾苦为事，亦不屑屑于诊金之多寡，以是贫病者咸感赖之。嗣是孟河丁甘仁先生复聘主广益中医专门学校讲席授课，益肆力于医，于《伤寒》《金匮》二书，尤多所论著，于经文之错误，多所改正，不取前人望文生训。庚午年③，始成《伤寒发微》一书，命男及吴县门人陈道南分任抄写，稿藏于家。今年春，始托丁君济华担任剞劂④，而校正文字之役则嘱沈君石顽。二君皆曾受学于家君者，故尤服膺师说。昔汉人治经，贵重师承，故两汉经生，多以经术名世。若二君者，其亦有汉人之遗意乎！余不文，乐二君之相与有成，而家君之书行将传世也。爰略书数语于后，以志其梗概云。

辛未五月端节后二日男锡嘉谨跋

---

① 河汉：比喻浮夸而不可信的空话。《庄子·逍遥游》："吾惊怖其言，犹河汉而无极也。"
② 己未：1919 年。
③ 庚午年：1930 年。
④ 剞劂（jījué 机绝）：雕版，刊印。

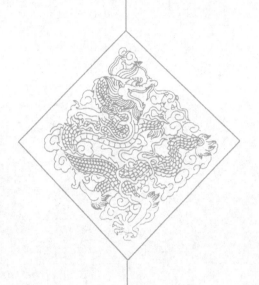

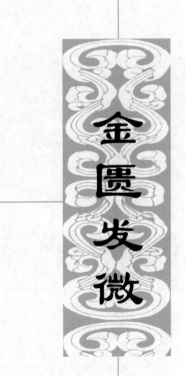

金匮发微

内容提要

　　全书对《金匮要略》二十二篇原文加以校释，校正了部分原文传抄过程产生的讹误，订正了前人一些错误或不当的注解。注解内容遵从经旨，参见名家，不泥于旧说。释义多纳临床治验以为佐证，并结合西方医学"胃底胆汁""血中热度"等概念加以论证，对"三焦"概念及《金匮要略》方剂中的某些药物亦有新见解。

焦　序[1]

　　吾国医学，衰微久矣。盖自金元以来，每喜别树一帜，创为学说，以为独得之秘，虽与古人实事求是之学稍异，然犹有独到之处。及至晚近，操是业者日趋苟简，仅取《脉诀》《药性赋》等书读之，抄录方案数百通，以为已尽医学之能事，而于医经忽焉不讲，犹阳尊仲景为医圣，问以《伤寒》《金匮》之方论，则瞠目而不能对，甚有谓古方不可以治今病，江南无真伤寒，其离经叛道有如此者，此乃生民之厄运也。旁观日本，则研究汉医者大有其人，若东洞吉益、丹波元简、汤本求真辈，皆有著述行世，使仲圣之微言奥旨得以大明。吾国有志之士多取为参考之资，古人所谓礼失而求诸野，不其然乎！余忝长[2]中央国医馆，见医学之日衰，辄思有以振之而不可得。适今年春，江阴曹颖甫先生本其数十年之心得，以毕生之经验撰成《金匮发微》一书，刊以行世，求予一言以为重。予窃惟先生之书，洞迹探微，发挥精义，而于前人注解之不当者则订正之，其嘉惠来学为不少矣。是为序。

民国二十五年四月维夏焦易堂

---

① 焦序：底本仅有陆渊雷、许半龙、章成之三人序，置于合刊本卷首，今据校本排序依次补入焦易堂、丁宗兴、秦之济、姜佐景序。"焦序"原作"序"，今据落款补入"焦"字。

② 长（zhǎng 掌）：负责；执掌。

丁　序

医之为道，随文学为消长，岂不以通人多则理明，市人多则理晦耶？自长沙创愈疾之法，若日月光，后之儒者不兼治医，以致抄写伪谬莫之考正。近世以来，国学衰微，堂奥寝塞矣。江阴曹尹甫先生，中年登贤书[①]，博通经子，复承其先君子秉生、朗轩两先生遗教，兼治《伤寒论》，沉潜探索，务求有得于心，不急急于问世，迄于今垂四十年矣。向在丁卯之岁，先生始考订《伤寒论》书，昼夜之力，若攻坚木，不断不释也，如凿甃井[②]，不见水不止也。注其疑难，订其伪误，垂四年而后成，岂真不惮劳哉！诚恐千载而下，谬种流传，长沙大法，益陵夷[③]而莫之贵也。自兹以往，因遂肆力于《金匮玉函经》，按《金匮》与《伤寒》相表里故。全书所载若《痉湿暍篇》《呕吐哕下利篇》，多与《伤寒论》所载大同小异，其余证治于二十二篇中亦多散见，此可知治杂病者不可不明六经矣。但《金匮》传写伪谬处，不减《伤寒》，而同证异治与异证独治之方，则尤多于《伤寒》，故治《金匮》者，自徐、尤[④]而外，迄无传作，盖非好学深思，心知其义，诚未易为浅见寡闻道也。先生此注，成于戊辰冬季，为抄写者散佚其半，遂成缺失，于是重加研核，始于癸酉六月成书，盖又三年于兹矣！世固有能读先生之书者乎？吾将拭目俟之。

癸酉八月嵊县丁宗兴序

---

① 贤书：贤能之书，谓举荐贤能的名录。语本《周礼·地官·乡大夫》："乡老及乡大夫群吏献贤能之书于王。"后因以"贤书"指考试中式的名榜。

② 甃（yuān 冤）井：干枯的井。甃，枯竭。

③ 陵夷：衰败，衰落。

④ 徐尤：徐指徐彬，字忠可，著《金匮要略论注》。尤指尤怡，字在泾，著《金匮心典》。

陆 序①

　　曩尝遇已故某伟人与余杭章太炎先生相继演说，某伟人陈义肤薄，吐辞浅易，而听者倾耳屏息，摩肩重足，讲舍不能容。章先生继之，引据翔实，言辞雅驯，三数语后，听者稍稍引去，比讲毕，全舍仅存十许人，有假寐者。此无他，其曲弥高，其和弥寡故也。江阴曹拙巢先生，精选学，诗文书画，俱推绝诣。以其余绪治医，专宗长沙，视晋唐以后蔑如，无论金元。与故名医丁君甘仁友善，讨论医学，互相推重。丁君精诣秘术，门人子弟所或未知者，先生无不知之。二君既年相若，道相似，然妇人孺子皆知有丁君，而丈夫治医者，或未知有曹先生焉。此无他，先生拙于言辞，不善修饰，上海浮夸之地，人多皮相故也。丁君既没，后生小子，转相依附，窃取勦袭②，跻于著作，人或亦争相购取，风行一时。先生出其心得治验，著《伤寒发微》，仆得而先读之，以经解经，精湛允当，以为自来注大论者，未能或先，而世人顾不甚重视焉。嗟乎！末世耳食③，颠倒是非，有如是者。仆因章君次公获交先生，久已心仪其人，而愤世人之无目。今先生将续刻《金匮发微》，走书责序，且嘱揄扬，以速其书之行。仆谓先生书风行与否，不足为先生重轻，不行，适足以见先生耳。因书其所以知先生之始末，以告天下后世之具正法眼藏者。

丙子三月后学陆彭年渊雷拜序

---

① 陆序：原作"陆渊雷序"，据校本改。
② 勦（chāo 超）袭：抄取；抄袭。
③ 耳食：不加省察，徒信传闻。

许　序①

　　历来治古书者，造端于善信，而成功于善疑。不善信则涉猎而不专，不善疑则茫昧而失实。考仲景之《伤寒杂病论》，自王叔和编次以来，已非仲景之旧，其中论伤寒者十卷，论杂病者六卷，至梁《七录》及《唐书·艺文志》所载，乃独存论伤寒之十卷，而论杂病之六卷不与焉。惟宋时有一本将全书十六卷删节为三卷者，名《金匮玉函要略》，尚存馆阁中。其书上卷论伤寒，中论杂病，下载其方并疗妇人。王洙于蠹简中得之，以其论伤寒者文多简略，但取杂病以下至服食禁忌二十五篇，二百六十五方，而仍其旧名。林亿等校理又取此二卷，分为三卷，以符原定之数，改颜曰《金匮方论》，即今之《金匮要略》是也。曹师颖甫寝馈于仲景之学者凡四十年，行医海上，以敢用药闻，不屑软熟阿婥②取媚于世。所著《伤寒发微》既已刊行于世，胜誉医林，复有《金匮发微》之辑。夫《金匮》一书，治者视《伤寒》为少，宋、元人皆无注释，明初赵以德始有《衍义》之作，厥后较夥，就半龙所觏，仅五十余家，若黄坤载、程云来、魏念庭辈所笺，见仁见智，都有独到处，而尤在泾之《金匮心典》允称精粹。师于诸家外能独树一帜，不为前贤学说所囿，于原文又多删订，计《脏腑经络篇》一条，《痉湿暍篇》者一条，《百合狐惑篇》一条，《疟病篇》一条，《五脏风寒积聚篇》七条，《痰饮篇》一条，《惊悸吐衄篇》二条，《疮痈肠痈篇》二条，《妇人产后篇》二条，《妇人杂病篇》四条，凡二十二条。其他说解特异之处，尤不胜枚举，所为劳神苦形于百疑求一信者，盖类如此矣，顾师特隐于医耳。师工诗古文辞，善墨梅，酒酣耳热，红牙一曲，又复恻艳动人。半龙于壬戌之秋始获侍于左右，今岁春师年七十矣，同门等环请将所著《金匮发微》寿诸梨枣，师笑颔之而命半龙为之序。语云：上医医国，其次医人。其所为寿者大矣，固非铺张扬厉如习俗之徒为焜耀者所得同日语。师其掀髯而进一觞乎。

丙子清明门人吴江许半龙谨序

---

　① 许序：原作"许半龙序"，据校本改。
　② 阿婥（ān 安）：亦作"婥阿""婥婴"，依违阿曲，无主见。

章 序①

昔先兄病阳明大实证，时医不知急下存阴，竟投增液诸剂，迁延数十日，竟以枯烁死。先君痛之，乃命成之读成无己所注《伤寒论》，逐日讲授，必成诵而后已。曰：明乎此，则医学根本已立，后此之纷纭聚讼，胥不能摇夺之矣。成之谨受教，及卒读三阳三阴证状，治法已粗得梗概，方期博览旁稽，以求深造，又不幸失怙②，受遗命游学上海中医专校，时江阴曹颖甫先生任讲席，成之亲炙议论，知其寝馈于仲景遗书者垂四十年，不尚空谈，惟凭实验，每于修业之暇，执经问难，商榷疑义，反复不厌，先生亦许其可造，谓他日传吾衣钵者，当在此子。固知奖借③之语，不无溢美，然窃喜庭训师承之有合也。及戊辰年，先生成《金匮发微》，先生之年已六十有一，成之出重资，觅工书者抄录，甫及半，后半部草稿为其同居者借阅，零星散佚，仅存十至四五，付梓之愿，格而不行。及庚午年成《伤寒发微》，既于辛未岁刊行传世，成之乃命门人谢诵穆、郭鸿杰等收拾丛残，抄成三数卷，还之先生，先生随命长君湘人录之，先生复劳神惮精，补注"疡痈"以下五篇，而《金匮发微》始有完书，即今之续付手民者是也。窃惟先生之学，提要钩玄，诠解精当固不待言，而其尤卓异者，凡经文之错简必校订之，前人注解之谬误必纠正之，复取平日经验方案附于经文之下，以明仲圣方治，效如桴鼓，使后之学者循是以求，不难入仲景堂奥，为其信而有征也。成之从游先生于今垂十七年，益以少日趋庭之训，致力于仲圣之书实专且久，爰不揣梼昧④而书之。

丙子三月廿八日门人丹徒章成之拜撰

---

① 章序：原作"章次公序"，据校本改。
② 失怙（hù护）：丧父。
③ 奖借：勉励推许。
④ 梼（táo逃）昧：愚昧。多作自谦之词。

秦　序

　　戊午秋，余从丁师甘仁游，闻江阴曹尹甫先生能诗古文词，心仪之。居数月，郁郁寡欢，私袖近作，往谒于厦门路寄庐。先生见之曰：缠绵悱恻，此诗人之诗也。吾私淑渔洋数十年，新城嫡乳，将属斯人乎！余唯唯。时居停季君仲文在座，遽握手言欢，曰：今而后，吾得一畏友矣。自是，过从日密。有所作先示仲文先生，则或为评估，或窜易一二字，或竟弃置，以为毋庸存。兴之所至时，亦濡毫摊纸唱和，共忘寝食焉。翌岁，许君盥孚来同学，亦能诗近选体，遂约每七日啜茗于明泉楼，借图永日欢。并邀王君均卿暨于平施、徐少楠、王一仁、严苍山、章次公诸同学组织沧社，择半淞园为觞咏地，诗酒之盛，一时无两。迄于今，回首前尘，忽忽十七年矣。会先生有《金匮发微》之削青，命序于余。余交先生，深于信古，医派良非心好，不敢掇浮词进，聊述知遇，以志因缘。今者均卿、平施作古，仲文以瘘躄居乡，一仁远客武林，余者或以意见不孚，踪迹稍疏，先生亦皤皤垂老，余则哀乐相乘，无复当时豪兴，不禁俯仰今昔，而有余感也。

丙子二月诗弟子秦之济拜稿

　　是篇于本书略无关系，而文气夷犹宕往雅，近欧阳六一，不忍割爱，姑附于成之序后，以资展玩，正如施愚山所谓题目虽差，文字却佳者。世有解人，当不河汉予言。

拙巢附识

姜 序

读书不难，读中医书则难。读中医书不难，读《伤寒》《金匮》则难。读《伤寒》《金匮》不难，能融会而贯通之则难。融会二书而贯通之不难，能重实验摒臆测注释之，喻人以真知则难。注释二书而喻人以真知不难，能临证施治胥用经方，行与言合则良难。注书临证，行与言合不难，而能一剂知、二剂已，起沉疴于顷刻，挽天命之将倾则大难。然而药到病除、巧夺天工犹不难，借于医术之外，并茂医德，恻隐之心油然，慈悲之怀沛然，遇贫病辄施药，过富家不矜功，风雪交加不能阻其驾，千里迢遥不足挠其愿，仿佛乎天使之下凡，登斯民于衽席，能如是，乃万难。今有仁人焉，浩然白发，蔼然和颜，竟能运此万难若反掌，历数十年如一日者，则七十翁拙巢老人，吾师江阴曹颖甫先生是也。

先生夙承家学渊源，复寝馈于仲圣之书者四十余载，以庚午年成《伤寒发微》，刊行于辛未年。然先生虚怀若谷，不肯标榜，故虽验案累累，而《伤寒发微》中不多觏也。先于戊辰年著《金匮发微》，纳章氏次公言，稍稍入治验于其中，珍藏迄兹，盖又历八寒暑矣。迨佐景从师游，展卷拜读，方恍然知甘草粉蜜汤之粉为铅粉，蒲灰散之蒲为大叶菖蒲，蛇床子散本治阴中痒，而温阴寒之坐药当为吴茱萸蜀椒丸，蜘蛛散并不毒而能治狐疝如神。此皆先生所独验，抑亦千古之卓识也。更知皂荚丸之治咳逆上气，诃黎勒散之治气利初，不嫌其荡涤太峻，抑或收涩过专。又知一物瓜蒂汤之治太阳中暍病者，微汗即愈，绝不吐，亦不下，与《本经》吐下之说迥殊。奔豚汤之治奔豚，有赖甘李根白皮之功，适与《外台》之方相合。复见葶苈大枣泻肺汤之治肺痈，大黄牡丹皮汤之治肠痈，化险为夷，不劳解剖。推至桂枝芍药知母汤之治历节，桂枝加龙骨牡蛎汤之治盗汗与失精，无不如响斯应，别有发明。若夫麻黄加术汤治风湿之初起，微汗而解，免致有湿温之变；射干麻黄汤之治喉中水鸡声，痰平辄愈，亦无所谓肺病之虑，是又岂近世医家所可梦想而几及也哉？综上名贵之治迹，不唯他书所无有，纵求之于汤本求真氏之《皇汉医学》，亦有所不可得者。夫《皇汉医学》一书，乃日本诸名皇汉医家成绩之荟萃，风行我国，学子奉为圭臬，今《金匮发微》既有所过之，则其真际之价值，亦宁有涯涘①哉。

抑尤有进者，先生之学既臻化境，遂视亲历之奇特医案为不足录，甚或弃之不稍惜，而他人偶获其一鳞一爪，又靡不珍若拱璧，函以金玉。孟子曰：口之于味也，有同嗜焉？嘻！是岂偶然哉！佐景不敏，侍诊数载，虔求师道之发扬，爰选集先生医案医话都二百余则，益以佐景读书临证之心得，汇为一集，恭秉师命，颜曰《经方实验录》，盖纪其真也。兹是录已，分期刊诸全国各医学杂志之中，以快读者之先睹，并作《发微》之印证。夫然后仲圣之大道得复兴于今日，病家蒙其福，医者增其荣，更不复有医难之叹，方符吾师之夙愿矣乎！佐景乐观《金匮发微》之发刊也，敬书此，以志喜云。

太岁在丙子五月门人瑞安姜佐景谨序

---

① 涯涘（sì 四）：边际，尽头。涘，水边。

金匮发微目录

脏腑经络先后病脉证第一

问曰：上工治未病，何也？师曰：夫治未病者，见肝之病，知肝传脾，当先实脾。四季脾王不受邪，即勿补之。中工不晓相传，见肝之病，不解实脾，惟治肝也。夫肝之病，补用酸，助用焦苦，益用甘味之药以调之。肝虚则用此法，实则不任用之。经曰：无实实无虚虚，补不足损有余，是其义也。余脏准此。

此节借肝病传脾，以明上工治未病之说也。肝脏血虚，则其叶燥挺而压于脾。脾气郁，则痛延腹部，遂有腹中急痛之证。《伤寒论》云：阳脉急，阴脉弦，腹中急痛，先予小建中汤。盖桂枝汤其味本甘，加饴糖则其味益甘。《内经》所谓肝苦急，急食甘以缓之，即实脾之说也。脾王不必泥四季，但湿土当王之时即是，长夏用小建中，即病胀懑①，故曰勿补。中工不知因肝脏血虚之故，而用甘味以实脾，而以小建中汤为治肝补脾不二法门，则大误矣。盖肝之本味酸，而中含有胆液则苦。肝与胃同居膈下，而胃实为生血之原，肝胆之液，渗入胃中，并能消食。寒则吐酸，肝之液也；热则吐苦，胆之液也。要之，为胃气不和。胃气不和，则无以资肝脏之血，且湿胜则肝胆不调，故多呕。湿之所聚，蛔病乃作。然则所谓补用酸，助用焦苦者，以乌梅丸言之也。但焦苦当言苦温，以乌梅之酸，合细辛、干姜、蜀椒、桂枝、附子之温，及黄连、黄柏之苦燥，而后胃温湿化，肝胆之郁方得条达。更有胃中虚寒，干呕吐涎沫，则专用苦温之吴茱萸汤，而不用酸以补之者，此证寒湿初起，肝脏未虚，故但需助胃阳而止呕也。若夫益用甘味以调之者，乃专

指建中汤言之。以上三法，皆为肝虚而设。凡病虚则生寒，实则生热，故有肝乘脾、肝乘肺，而刺期门者，亦有厥深、热深而当下者，亦有肝实血热，热利下重，而用白头翁汤者。若不问虚实，而概用建中汤以治肝补脾，不病胀懑，即病烦躁，故曰不任用之。"无实实，无虚虚，补不足，损有余"，当是古《内经》文，见扁鹊《难经》。"酸入肝"至"要妙也"一段，述中工谬论，不着紧要，特删去之，从黄坤载《悬解》例也。

夫人禀五常，因风气而生长，风气虽能生万物，亦能害万物，如水能载舟，亦能覆舟。若五脏元真通畅，人即安和。客气邪风，中人多死。千般疢难，不越三条。一者，皮肤所中，经络受邪，内入脏腑，为外所因也。二者，四肢九窍，血脉相传，壅塞不通，为内所因也。三者，房室、金刃、虫兽所伤。以此详之，病由都尽。若人能养慎，不令邪风干忤经络，适中经络，未流传腑脏，即医治之。四肢才觉重滞，即导引、吐纳、针灸、膏摩，勿令九窍闭塞。更能无犯王法，禽兽灾伤，房室勿令竭乏，服食节其冷热酸苦甘辛，不遗形体有衰，病则无由入其腠理。腠者，是三焦通会元真之处。理者，是皮肤脏腑之文理也。许半龙②曰："从经络传脏腑，当为外因；血脉壅塞不通为内因。原本倒误。"今从其说校正。

人禀五常，不过言人之禀五德耳。《浅注》③谓日在五气之中，非也。玩以

---

① 懑（mèn 闷）：烦闷。
② 许半龙：许观曾（1898—1939），字盥孚，号半龙。江苏吴江县人。与王一仁、秦伯未等创立中国医学院。
③ 浅注：即《金匮要略浅注》。

下方说到"风气"，便知所谓因风气而生长者，人得风中空气，则精神爽健，然必清晨吸受，方为有益，故昔人多有吹卯风①而得大寿者。然亦不可太过，过则为病。譬如今人多喜吸受空气，甚至天寒地冻，夜中开窗眠睡，有不病伤寒者乎。此即风气生万物，亦能害万物之说也，是何异水能载舟，亦能覆舟乎。要惟本体强者，乃能无病，故脏腑元气充足，呼息调畅，然后眠食安而营卫和。若外来之客气邪风，亦当思患预防，否则中人多死。假如风中皮毛肌腠，则病伤寒中风。风中于筋，则病拘挛。风中腑脏，即口噤不识人。风中于头，则颠眩，或疼痛，或口眼不正。风中于体，则半身不遂，是谓邪风。且风为百病长，合于燥则病燥，合于湿则病湿，合于寒则病寒，合于暑则病暑，是谓客气。然治之得法，犹有不死者。若夫疫疠之气，暴疾之风，中人往往致死。此节为全书大纲，故特举外因、内因、不外不内因三条，以为之冠。六气之病，起于皮毛肌腠，故善治病者治皮毛，其次治肌肤。今以皮毛肌腠不固，邪中经络而入脏腑，是为外因。四肢九窍，血脉相传，脾胃主四肢，中阳不运，风湿困于四肢，则四肢为之不举。肝开窍于目而资于肾，肾阴耗而胆火盛，则目为之昏。肾开窍于耳而资于脑，脑气亏而胆火张，则耳为之聋。肺开窍于鼻，风邪袭肺，则鼻中不闻香臭。胃开窍于舌，胃中宿食不化，则口中不知五味。胃与大小肠下窍在肛门，肠胃燥则大便闭。三焦下窍在膀胱，湿痰阻其水道，则小溲不利。阳热结于膀胱，则小溲亦为之不利，是谓内因。若夫房室之伤，则病内热惑蛊。金刃之伤，缓则溃烂，急则病破伤风。虫兽之伤，毒血凝瘀，甚则走窜周身而死，金刃初伤，用小蓟叶打烂涂之，不致出血太过。毒蛇咬伤，用壁虱②入面酱内捣涂即愈。疯犬咬伤，血必走窜大肠，凝结成块，久则发狂，宜抵当汤下之。是为不内不外因。即此三因推之，全书大纲，略尽于此。凡此者惟预为防范者能免之。才中皮毛肌腠，即用麻黄、桂枝二汤以发之，然后病机不传经络。即传经络，未及脏腑，即用葛根汤以发之，则外因之内陷者寡矣。血脉不流通，则四肢为之重滞，然当甫觉重滞，或用八段锦、十二段锦法，使筋节舒展，或吸气纳于丹田，而徐嘘散之，使周身血分水分，随之运行。甚或湿壅关节，时作酸痛，则针灸以通阳气，膏摩以破壅滞，则内因闭塞九窍者寡矣。然犹必安本分以避刑辟，远山林以避蛇虎，远床第以保精髓，节衣服之寒暖，节五味之过当，务令营卫调适，内外强固，六淫之邪，乃无由入其腠理，则病之成于不内不外因者又寡矣。所谓腠理者，人身肌肉方斜长短大小不等之块，凑合而成，凑合处之大隙，即谓之腠，肌肉并众丝而成块，众丝之小隙，即谓之理。胸中淋巴系统，发出之乳糜水液，出肌腠而成汗，故曰通会元真。元真者，固有之元气真气。血分中营阴及之，水分中卫阳亦及之，故曰通会文理。即合并成块之肉丝，不独肌肉有之，即胃与小肠、大肠并有之，各具淋巴微管，发出水液，故仲师连类及之耳。其实病气之始入，原不关乎内脏也。

问曰：病人有气色见于面部，愿闻其说。师曰：鼻头色青，腹中痛，苦冷者死。鼻头色微黑者，有水气。色黄者，胸上有寒。色白者，亡血也。设微

---

① 卯风：卯时之风。卯时，上午五点至七点。

② 壁虱：土虫之类，化生壁间。与牛虱相似。

赤，非时者死。其目正圆者，痉，不治。又色青为痛，色黑为劳，色赤为风，色黄者便难，色鲜明者有留饮。

气色之见于面部者，无病之人亦有之。借如夏令行烈日中则面赤，暴受惊恐则色白，此其易知者也。明乎此，乃可推病之人气色。曰鼻头色青，腹中痛者。鼻头，鼻之上部尽头处，非鼻准之谓，相家谓之印堂，医家谓之阙下。小儿下利，印堂多见青色，腹痛不言可知。下利手足逆冷，为独阴无阳，故曰苦冷者死。湿家身色熏黄者，黄中见黑色也。今印堂微见黑，故知其有水气。湿病属脾脏，脾统血，血中有黄色之液，湿胜而血负，病在营，故其色黄黑相杂。水气属三焦、肾与膀胱，病在卫，故印堂微黑。胸中为饮食入胃发生水液之处，其水液由脾阳生发，中医谓之中焦，西医谓之淋巴系统。胸中有寒，是病留饮，故萎黄见于印堂。血不华色则白，故亡血者色白。人饮酒则面有赤色，行日中及向火并同，为其血热内盛，阳气外浮也。伤寒阴寒内据，真阳外脱，则亦面见赤色，是谓戴阳，此证多属冬令，故曰非时者死，谓非夏令血热张发之候也。按：寒饮之色黄，失血之色白，或全见面部。戴阳之赤色，或见额上及两颧，不定在鼻之上部，故无"鼻头"字，非省文也。面色既辨，然又必验之于目。刚痉无汗，周身筋脉紧张，故目系强急而目正圆，此证脉必直上下行，《内经》所谓但弦无胃也，故曰不治。目色青，少年妇人时有之，或不必因病而见，然往往有肝郁乘脾，而腹中急痛。若夫色黑为劳，与女劳瘅额上黑同。凡人目中瞳人则黑，其外微黄，惟女劳则瞳人外圈俱黑。吾乡钱茂才信芳，诊宋姓病，断其必死，不三月果死。予问故，钱曰：女劳目之外眶尽黑，法在必死。盖瞳人精散外溢，如卵黄

之忽散，臭败随之矣。风邪中于头，则入于目而目脉赤，荆芥、防风、蝉衣、僵蚕等味熏洗，足以愈之，仲师固无方治也。色黄便难，是谓谷瘅，宜茵陈蒿汤。惟鲜明有留饮，当指面目鲜泽者及目下有卧蚕形者言之。若专以目论，则巧媚之妇人，固自有明眸善睐者，何尝病留饮乎。

师曰：病人语声寂寂然，喜惊呼者，骨节间病。语声喑喑然不彻者，心膈间病。语声啾啾然细而长者，头中痛。

无病之人，语声如平时，虽高下疾徐不同，决无特异之处。寒湿在骨节间，发为酸痛，故怠于语言而声寂寂，转侧则剧痛，故喜惊呼。心膈间为肺，湿痰阻肺窍，故语声喑喑然不彻。头痛者，出言大则脑痛欲裂，故语声喑喑然细而长，不敢高声语也。

师曰：息摇肩者，心中坚；息引胸中上气者，咳；息张口短气者，肺痿吐沫。此条"心中坚"当为"心下坚"之误。

痰饮留于膈间，则心下坚满，《痰饮篇》所谓"虽利，心下续坚满""膈间支饮，其人喘满，心下痞坚"，《寒疝篇》"脉紧大而弦者，必心下坚"。则此云"息摇肩心中坚"者，其必为"心下坚"之误无疑。心为君主之脏，不能容纳外邪，惟心下为膈与胃相逼处，痰湿流于膈间，则气为之阻而气不顺。至于两肩用力摇动，则心下之坚满可知矣。此为湿痰凝固之证，所谓宜十枣汤者也。至于息引胸中上气而咳，即后文咳而上气之证，吐黄浊者宜皂荚丸，有水痰者宜射干麻黄汤；张口短气者，肺痿吐沫，即后篇所谓肺痿之证。以上三者，皆出于主气之肺，辨息至为切近，故类及之。

师曰：吸而微数，其病在中焦，实也，当下之则愈。虚者不治。在上焦者

其吸促，在下焦者其吸远，此皆难治。呼吸动摇振振，不治。

息由丹田上出肺窍是为呼，由肺窍下入丹田是为吸。呼吸略无阻碍，乃为无病之人。惟中脘宿食不化，则吸入之气，至中脘而还，不能下入丹田，故出纳转数，下之则上下通彻，略无窒碍，此大承气汤所以为承接中气之用也。然有本为大承气证，始病失下，病久精气耗损，肠胃枯燥而死者，即有久病虚羸，一下正随邪尽，以致虚脱而死者。因此后医失误，转授前医以为口实，而硝、黄遂成禁例。然则仲师言虚者不治，为法当早下言之，非为见死不救之庸工言之也。大下后食复同此例。若夫肺虚而吸气乏力故吸促，肾虚而纳气无权故吸远，促者上焦不容，远者下焦不摄，故曰难治。其不曰不治，而曰难治者，肺痈、肺痿、肺胀及膈间有留饮，其吸皆促，为其有所阻也。亡血失精，其吸皆远，为其不相引也。数者皆有方治，而愈期正不可知，故曰难治。至于呼吸动摇振振，其人必大肉瘦陷，大骨枯槁，午后微热，死在旦夕。虽使扁鹊复生，无能为役矣。

师曰：寸口脉动者，因其王时而动，四时各随其色，非其时色脉，皆当病。

此寸口以两手六部言之。凡脉之大小，视血分热度之高下。血分之热度，又以天时之寒暖为盈朒①。天时至春而疏达，则其脉调畅；夏而张发，则其脉盛大；秋而收束，则其脉敛抑；冬而闭藏，则其脉沉潜。所谓因王时而动也。夏令天气炎热，血分热度既高，甚有面色及掌心发红色者，亦有八九月间天气渐寒，红色渐变为白色者。此固因于血热之高低，非可以五色配四时也。不然，春日肝王，冬日水王，曾未见有春日色青，冬日色黑

者。五色分配四时之谬，固已不攻自破。然则四时各随其色，亦不过分赤白二色，以见血热之高低耳，非其时色者皆当病。直以天时温暖，血不华色，营气不充脉络言之。亦以天时苦寒，血热暴张，面赤脉洪者言之。然则"假令肝王色青"及"肝色青而反白"二语，皆当删去，此必非仲师之言，或由门人袭《内经》"东方生木"节意而附会之。不可为训。

问曰：有未至而至，有至而不至，有至而不去，有至而太过，何谓也？师曰：冬至之后，甲子夜半少阳起，少阳之时阳始生，天得温和，此为未至而至也。以得甲子而天未温和者，此为至而不至也。以得甲子而天大寒不解，此为至而不去也。以得甲子而天温如盛夏五六月时，此为至而太过也。

此一节论天时气阳之愆伏，愆，太过也。伏，不足也。以见病气所由受。未至而至数语，当是古医家言。师特借冬至后甲子以起例。古者十一月甲子朔夜半冬至为历元，则冬至后甲子当在正月。曰夜半少阳起者，不过略言阳气初回，《内经》所谓春三月发陈之期也。当此期内，地气方得温和，春未至而地气转阳，故曰未至而至。皮毛早开，风邪易袭，多桂枝证。若时令当温不温，即为至而不至。设当春令阳回之时，而天气忽然大寒，春行冬令，是谓至而不去。皮毛未开，寒邪中之，多麻黄证。若春气方回，忽然大热如盛夏五六月，春令夏行，是谓至而太过。汗液大泄，津液早亏，多人参白虎证。四气之转移，莫不皆然，此特一隅之举耳。得甲子、未得甲子，不过陈述故训，勿泥。

师曰：病人脉，浮者在前，其病在

---

① 朒（nǜ 衄）：亏缺，不足。

表。浮者在后，其病在里。腰痛背强不能行，必短气而极也。浮在前当病表实，以麻、桂二汤发之，固已一汗而愈。若浮在后则里虚，血不充脉，发其汗则里液益虚，以致不能行，短气而竭，其不死者几希。考其致死之原，皆因医家见其脉浮，以为表实而强为发汗，不知浮在后，不当发汗也。

　　脉浮在前，是通关前后言之，是谓表实。在后是指关后独浮言之，浮在关后，而不及关前，则脉管中血液不足，可知脉浮病在表，为麻黄、桂枝二汤证。若浮不及关以上，则血分本虚而不当发汗，此即"淋家不可发汗""失精家不可发汗"之意。太阳之里属少阴，脉之浮属太阳，不见微细，病固无内传少阴之理。然太阳之脉，夹脊抵腰中，即谓之里可也。脊为督脉经隧，腰实少阴之脏，肾与膀胱为表里，自腰以下有两管，注小溲于膀胱，中医谓之下焦，西医谓之输尿管，即为其病在里亦可也。阴虚之人，强责其汗，势必牵涉于肾。腰酸背强，犹为太阳本病，至于阴寒精自出，朘①削不能行，则水之上源，因发汗而竭，而下流亦涸矣。短气而竭者，则以肾虚不能纳气故也。况阴虚必生内热，内热熏灼，至于骨痿髓枯，焉有不死者乎。

　　问曰：经云厥阳独行，何谓也？师曰：此为有阳无阴，故称厥阳。

　　油灯将灭，火必大明。膏油竭于下，则光气脱于上，是故虚劳不足之人，日晡有微热，甚者入夜壮热，至有喉痹口燥而烂赤者，此火如煤油、如火酒，救之以水则熛焰益张，扑之以灰则息矣。故昔人有甘温清大热之法，《内经》所谓劳者温之也。然补血养阴，正不可少，若油灯之添油者然，但恐不能不受重剂耳。倘更投以寒凉，焉有不死者乎。

　　问曰：寸脉沉大而滑，沉则为实，滑则为气，实气相抟，血气入脏即死，入腑即愈，此为卒厥，何谓也？师曰：唇口青身冷为入脏，即死。如身和汗自出为入腑，即愈。

　　大气挟血，并而上逆，则寸口见沉大而滑之脉。但举寸口，则关后无脉可知。气血菀于上，冲动脑气，一时昏晕而为暴厥。血逆行而入于脑，则血络暴裂死，故唇口青。青者，血凝而死色见也。若冲激不甚，血随气还，身和汗出而愈矣。须知入脏、入腑为假设之词，观下文在外、入里可知。不然，气血并而上逆，方冀其下行为顺，岂有入脏即死，入腑即愈之理。门人章次公言：入脏为脑充血，脑膜为热血冲破，一时血凝气脱，故唇口青身冷者死，脑固藏而不泻也；入腑为气还三焦脉络，散入肌腠皮毛，故身和汗出者生，三焦固泻而不藏也。"此与《内经》所谓气与血并走于上，则为大厥。厥则暴死，气复还则生，不还则死，其义正同。否则既云并走于上矣，《内经》虽未明言脑，而其旨甚明。尤在泾犹强指为腔内之五脏，通乎？否乎？章说较鄙人为详尽，故并存之。

　　问曰：脉脱入脏即死，入腑即愈，何也？师曰：非为一病，百病皆然。譬如浸淫疮，从口起流向四肢者可治，从四肢流来入口者不可治。病在外者可治，入里者难治。

　　上节独言寸口，则有上无下，脉垂脱矣。则此云脉脱，当指无脉言之。陈修园以为"脱换"之"脱"，非也。按：《伤寒论》云，利厥无脉，服白通汤加猪胆汁。脉微续者生，暴出者死。微续者，胃气尚存，故曰入腑即愈。暴出者，真脏脉见，故曰入脏即死，非为一病下，特推广

───────────────

①　朘（juān 捐）：缩；减少。

言之。譬之浸淫疮，湿热兼毒之皮肤证也。天痘溃烂入口者死，广疮入口者死。若小儿天泡疮、黄水疮，未见有从四肢流入口者，盖亦外病流脂水者，通名浸淫耳。病在外者可治，入里即死。以伤寒病论，则三阳可治，三阴难治。以痈疽言，则肿痛色红者可治，平陷色白不甚痛者难治，故师言百病皆然也。

问曰：阳病十八，何谓也？师曰：头痛，项、腰、脊、臂、脚掣痛。问曰①：阴病十八，何谓也？师曰：咳、上气、喘、哕、咽、肠鸣、胀满、心痛拘急。五脏病各有十八，合为九十病。人又有六微，微有十八病，合为一百八病。五劳七伤六极，妇人三十六病，不在其中。清邪居上，浊邪居下。大邪恶中表，小邪中里。榖饪之邪，从口入者，宿食也。五邪中人，各有法度。风中于前，寒中于后，湿伤于下，雾伤于上，风令脉浮，寒令脉急，雾伤皮腠，湿流关节，食伤脾胃，极寒伤经，极热伤络。

治病以明理为先务，设病理不明，死守成方，则同一病证，且有宜于彼而不宜此者。则"阳病十八"一节，当是为拘守成方治病者言之。然变证虽多，岂可拘于十八之数。阳病十八，阴病十八，五脏病各有十八，六微复有十八病，令学者于此，昏无所得，若涉大川，不见津涯，卒致临证不敢用药，彷徨歧路，不知所归，此亦仲师之过也。惟善读书者，正不当以辞害意。今姑就所举之病名而释之，疑者阙焉。病在外体为阳，寒邪袭表，体温郁而不达，则阳热上冲而病头痛；风中于脑，郁而不达，则病头痛；肠胃不通，燥气上入于脑，则病头痛；疟疾发热，血气上入于脑，则病头痛；又有气挟热血菀而

犯脑，则亦病头痛。头痛同，而所以为头痛者不同。项为太阳经脉出脑下行之路，风寒外束，热血抵抗，胀脉奋兴，项因强痛；寒凝太阳之脉，发为脑疽，则项亦强痛。项之强痛同，而所以强痛者不同。腰为少阴寒水之脏，下接输尿管而输入膀胱，寒湿内阻，三焦水道不通，则病腰痛；强力举重，气阻胁下，则病腰痛；汗出着冷，久为肾着，则腰下冷痛。腰痛同，而所以为腰痛者不同。太阳经络，夹脊抵腰中，而脊髓则为督脉，寒袭于表，经络不舒，则背脊痛；强力入房，伤其督脉，则背脊亦痛。脊痛同，而所以为脊痛者不同。四肢者，诸阳之本，湿流关节，则臂脚掣痛；风中四末，四肢不用，则臂脚亦掣痛；血不养筋，筋络强急，则臂脚亦掣痛；此外复有肢节疼痛，脚肿如脱之历节；阳明燥实，伤及支脉，右髀牵掣膝外廉而痛；寒湿流筋，髀肉内痛。掣痛同，而所以掣痛者不同。复有脚气肿痛者，痛而腹中麻木，属血分，宜四物加生附、牛膝、防己、吴萸、木瓜以治之；腹中急痛者，属气分，宜鸡鸣散以治之；又有血络不通，脚挛急者，宜芍药甘草汤以治之；有肠燥伤筋而脚挛急者，宜大承气以治之。此又脚病之不同也。然则阳病十八，举多数而言之也。病在内脏为阴，风伤于肺则咳；膈间支饮则咳；肠中燥气犯肺则咳，咳固不必同也。胶痰在中脘，不能一时倾吐则上气；水痰在心下，阳气欲升不得则上气，上气固不同也。寒缚表阳，外不得汗则喘；元气下虚，肾不纳气则喘，喘固不必同也。呃逆之证，有属胃气虚寒者，有属大肠腑滞不行及膀胱小溲不利者，则哕固不同也。　"咽"当为

---

① 问曰：此2字底本及校本皆无，据明洪武吴迁抄本《金匮要略方》补入。

"噎"，老年之人，血气并亏，有食未入胃，梗于胸膈而不下者；又有噎膈之证，既入于胃，梗塞而不下者，是噎又不同也。水湿入肠，下利不止，则病肠鸣；痰饮为病，水入肠间，则亦肠鸣；虚劳之人，亦复肠鸣，是肠鸣又不同也。太阴寒湿，则腹中胀满；虚气停阻，则腹中胀满；水结膀胱，则少腹胀满；宿食不化，则腹中胀满；血结胞门，则少腹胀痛，是胀满又不同也。久事伛偻，胸中阳气否塞，则心痛彻背；阴寒凝结胸膈，则亦心痛彻背，背痛彻心，是心痛又不同也。虚劳之人，输尿管不通，小便不利而腰痛者，小腹为之拘急；下后发汗，津液亏耗，则筋脉为之拘急，是拘急又不同也。然则阴病十八，亦举多数言之也。若夫五脏之病，散见《内经》及元化《中藏经》者，不胜枚举，第就本书著录者言之。曰肺痿，曰肺痈，曰肺胀，曰肺中风，曰肺中寒，曰肺饮，曰肺水，此肺病之可知者也。曰肝中风，曰肝中寒，曰肝着，曰肝乘脾，曰肝乘肺，曰肝虚，曰肝实，此肝病之可知者也。曰心中风，曰心中寒，曰心中痛，曰心下痞，曰心下悸，曰心烦，曰心伤，此心病之可知者也。曰脾中风，曰脾约，曰脾水，此脾病之可知者也。曰肾着，曰水在肾，曰奔豚，此肾病之可知者也。谷瘅，宿食，呕吐，哕，反胃，消渴，不能食，食已即吐，胃病也。肠壅，下利清谷，不大便，圊脓血，肠病也。胁下痛，小便不利，遗溺，三焦病也。寒则下重便血，热则为痔，小肠病也。呕吐，口苦，耳聋，下利纯青，胆病也。膀胱无专病，时与三焦相出入，此六腑病之可知者也。然则五脏病各有十八，合为九十，微有十八病，合为一百八病，要不过示人病出一经，寒热虚实之不同者，居其多数，不当泥成法以为治耳。不然病之变证

多端，一切以十八限之，而谓绝无增减，有是理乎？据后文五劳七伤六极，妇人三十六病，不在其中，便可识立言之旨，在多数而不在定数。自此以下，略为疏析病源。风露中人，挟高寒之气，故清邪居上。湿热蕴蒸，挟地中水气而出，故浊邪居下。六气中人，起于皮毛，故大邪中表。气体先虚，邪乃乘之，故小邪中里。榖，即"榖"字，传写者误作"榖"耳。飪，尤本作"飥"，饼也。榖飪之邪，从口入者，为宿食。胃中胆汁胰液不足，消化之力薄也。曰五邪中人，各有法度，谓邪之中人，各有不可变易之处。风为阳邪，已至未上，为阳气方盛，故风中于前；寒为阴邪，申至戌上，为阴风始出，故寒中于暮。湿从地升，故中于下，足先受也；雾散空中，故中于上，头先受也。风脉浮缓，其表疏也；寒脉浮急，其表实也。雾伤皮腠，乃生癣疥；湿流关节，因病历节。食伤脾胃，是病腹痛；极寒伤经，项背斯痛。极热伤络，不病吐衄，即圊脓血。可以识辨证之大纲矣。

问曰：病有急当救里救表者，何谓也？师曰：病，医下之，续得下利清谷不止，身体疼痛者，急当救里。后身疼痛，清便自调者，急当救表也。

此下二节，皆以治病缓急言之。治病大法，固当先表后里，如《伤寒论》太阳未罢，阳明化燥，先解其表，后攻其里，此其常也。若夫太阳失表，一经误下，汗反入里，遂有水激中脘，直走小肠大肠，至于完谷不化者，此时水寒湿陷，中阳垂绝，危在须臾。虽有身痛当汗之太阳表证，正当置为后图，而急温其里。譬之侍疾之人，忽闻爨下失火，势必奔息[1]

---

[1] 奔（bèn 笨）息：呼吸急促。奔，涌出貌。

往救，彼其心，非不爱病者，有急于此者也。若内脏无病，但有身疼痛之表证，则一汗可以立愈，不烦再计矣。此条见《伤寒论》。

夫病痼疾，加以卒病，当先治其卒病，后乃治其痼疾也。

病之暴起者易变，而痼疾则无变。变则加剧，不变则固无害也。故曰先治卒病。卒病者，伤寒也。虽然痰饮痼疾也，感于表寒而病，可用小青龙汤以汗之。膈间支饮，痼疾也，伤寒胃家实，可用大陷胸汤以下之。然则痼疾卒病，何尝不可同治乎。善治病者，可以观其通矣。

师曰：五脏病各有所得者愈。五脏病各有所恶，各随其所不喜者为病。得，古作"合"解。《韵会》：与人契合曰相得。

五脏病各有所得者愈，以五味为最近。本篇首节举例甚明，肝虚者补用酸，故厥阴病之乌梅丸，以乌梅为君。肝虚乘脾，则腹中急痛。急痛者，肝叶燥而压于脾，脾气不舒，痛延腹部，因用甘味之药以实脾，故小建中汤方治，以饴糖为君。苦入心，故泻心汤降逆方治，以黄连为君。辛入肺，故十枣汤泻痰泄水方治，以芫花为君。近人以芥菜卤治肺痈，白芥子治痰饮，同此例。咸入肾，故小便不利之蒲灰散，以蒲灰为君。此即水中菖蒲烧灰，近人以为蒲黄则误。茯苓戎盐汤治小便不利，亦此意也。此五脏之病，各有所得而愈之大略也。肺恶寒而主皮毛，寒由皮毛犯肺，则病伤寒。汗出不彻，水在膈间，即病喘咳。脾恶湿而主肌肉，外风凝冱肌腠，因病中风，留着不去，渗入关节，因病历节。湿与水气并居，留于中脘，即病痰饮。下陷大肠，即病下利。泛滥充塞，即病水肿。心恶燥亦恶水，胆胃燥气上薄心脏，则心气不足，而病吐血衄血，是为泻心汤证。水气凌心，则心下悸，是为小青龙汤证。

肝恶燥，燥则胆火盛而病消渴。肝恶拂郁，有所逆则乘脾，而腹中急痛。肝又恶湿，湿胜而血败，秽浊所聚，蛔病乃作。肾恶寒，水寒则血败，因病下血。肾又恶燥，脏燥则精竭，筋脉不舒，因病痿躄。此五脏各有所恶之大略也。脾喜燥而恶湿，多饮茶酒，则病湿痰；多卧湿地，则病风痹。肺喜温而恶寒，形寒饮冷，则病寒饮；风寒袭肺，皮毛不开，则病风湿。肾喜温而恶水，水停胁下，则小便不利，不病腹满，即病腰痛。肝喜凉而恶热，血虚生燥，则病善怒，气上撞心。心为君主之脏，无所谓喜，亦无所谓恶。其偶亦有病，亦不过他脏所牵及耳。心喜静而恶烦，人人皆然，但不在病情之中，故不述。血热伤络，则便脓血。此则五脏之气，随其所不喜为病之大略也。要而言之，脾脏湿，故恶湿。肺脏凉，故恶寒。心脏热，故恶热。肾脏多水，故恶水。肝脏合胆火生燥，故恶燥。此脏气有余而为病者也。然发汗太过，脾精不濡，痉病乃作。肠胃燥实，肺热叶焦，乃生痿躄。心阳不振，则脉变结代。肾寒精冷，令人无子。肝脏血寒，则病厥逆。然则脏气不足，又何尝不为病乎。究之，治病当求其本，断无成迹之可拘，读《金匮》者，亦观其通焉可耳。

病者素不应食，而反暴思之，必发热也。

此三句当别为一节。古本与五脏病混而为一，以致不可解说。陈修园以为脏气为病气所变，直臆说耳。夫曰素不应食，原非素不喜食，为始病本不欲食者言之耳。此证或出于病后，或出于病之将愈。盖病气之吉凶，原以胃气之有无为验。病固有表里证悉去，始终不能纳谷以致于死者，此固有胃则生，无胃则死之明证也。但胃气之转，为病者生机，与脉伏之复出同。脉暴出者死，渐起者生，故胃气之转，亦以渐和为向愈，暴发为太过。夫胃主肌肉，常人过时忍饥则瑟瑟恶寒，至饱食之后，肢体乃渐见温和。故《厥阴篇》有厥利欲食，食以素饼而发热者，即为不死之征。但病后胃火太甚，即有急欲得食，食已即发壮热，而病食复者，予于家人见之；亦有阳明燥热，饱食之后，以致累日不大便，一发热而手足拘挛者，予于沈松涛见之。此仲师《劳复篇》中所以用博棋大五六枚之大黄，《内经》治痿所以独取阳明也。

夫诸病在藏，此"藏"字当作藏匿之"藏"解，谓病藏匿在里也，非指五脏，学者其勿误。欲攻之，当随其所得而攻之，如渴者与猪苓汤，余皆仿此。猪苓汤方见《伤寒论·阳明篇》，又见后消渴证中。以猪苓之利湿，所以通其小便，以阿胶之滋阴，所以解其渴，此猪苓汤所以为利小便而兼解其渴之神方也。攻其实而补其虚，惟仲师能深知其内情。

诸病在脏为里证，别于皮毛、肌腠、筋络言之，非谓五脏也。此节表明因势利导之治法，特借渴者与猪苓汤以起例。盖下利则伤津液而渴，加以小便不利，水气在下，是当以利小便为急。然又恐甚其渴，与猪苓汤，则既解其渴，又利小便，此一举两得之术也。如伤寒转矢气，及宿食下利脉滑，可用大承气，亦此例也。

痉湿暍病脉证治第二

太阳病，发热，无汗，恶寒者，名曰刚痉。

太阳病，发热，汗出，而不恶寒，名曰柔痉。

此二条说解详《伤寒发微》。风寒外薄，血热内张，正与邪相争，故名刚痉。汗出表疏，正气柔弱，不与邪争，故名柔痉。

太阳病，发热，脉沉而细者，名曰痉，为难治。

此条见《伤寒论》。盖痉为津液枯燥之证。卫气不和于表，故发热。营气不足于里，故脉沉细。发热为标阳，脉沉细则为本寒。里气不温，则水寒不能化气，是当用栝蒌桂枝以解表，加熟附以温里。释详《伤寒发微》，兹不赘。

太阳病，发汗太多，因致痉。

此条见《伤寒论》。释解具详《伤寒发微》，兹不赘。

夫风病，下之则痉，复发汗，必拘急。

风病，陈修园以为发热有汗之桂枝汤证，是不然。太阳病固自有先下之不愈，因复发汗，表里俱虚，其人因致冒，终以自汗解者，亦有下后气上冲，而仍宜桂枝汤者，亦有误下成痞，误下成结胸者。独发汗致痉之证，为中风所希见，则所谓风病者，其为风温无疑。夫风温为病，其受病与中风同，所以别于中风者，独在阴液之不足，故脉浮、自汗、心烦、脚挛急者，不可与桂枝汤，得汤便厥。所以然者，为其表阳外浮，里阴内虚，阴不抱阳，一经发汗，中阳易于散亡也。但此犹为证变之未甚也。更有脉阴阳俱浮、自汗出、身重、息鼾、言语难出之证，一经误下，即见小便不利，直视失溲，若火劫发汗，则瘈疭如惊痫。所以然者，里阴素亏，误下则在上之津液下夺，目系因之不濡；火劫则在里之津液外烁，筋脉因之不濡。津液本自不足，又从而耗损之，风燥乃益无所制，故上自目系，下及四肢，无不拘急，而痉病成矣。不然，本篇汗出发热不恶寒之柔痉，与伤寒温病条之不恶寒，何其不谋而合乎。是知中风一证，津液充足者，虽误汗误下，未必成痉。惟津液本虚者，乃不免于痉也。

疮家，虽身疼痛，不可发汗，汗出则痉。

此条见《伤寒·太阳篇》。盖人之汗液，由卫气外出者属水分，由营气外出者属血分。身疼痛，原系寒凝肌腠，急当发汗以救表。惟疮家营分素亏，一经发汗，血液重伤，至于不能养筋，一身为之拘急，是亦投鼠不忌器之过也。夫病至无可措手，要当用药熏洗，使邪从外解，而不当任其疼痛。如浮萍、藁本、荆芥、薄荷、防风等味，俱可煎汤熏洗，但使略有微汗，疼痛当止。语详《伤寒发微》。

病者身热足寒，颈项强急，恶寒，时头热，面赤，目赤，独头动摇，卒口噤，背反张者，痉病也。若发其汗，其脉如蛇。

此条见《伤寒论》本篇而佚其后半节。"身热"至"恶寒"，为葛根汤证；"时头热"至"背反张"，为大承气汤证。语详《伤寒发微》。惟"发其汗"下，当有衍文。痉病之未成，原有属于太阳而当发汗者，惟已传阳明，燥气用事，一经发汗，即当见经脉强急，不当有"寒湿相得，其表益虚，恶寒益甚"之变数语，似属湿证脱文，不知者误列于此。陈修园明知阳邪用事，热甚灼筋，不当恶寒，犹为之含混强解，此亦泥古之过也。愚按："若发其汗，其脉如蛇"，独承上"时头热面赤"以下言之，非承上"身热足寒"证言之也。《内经》云：肝主筋。肝脏血虚生燥，则其脉弦急，后文所谓直上下行是也。发其汗，其脉如蛇，乃肝之真脏脉见。《五脏风寒积聚篇》所谓肝死脉，浮之弱，按之如索不来，或曲如蛇行者死是也。盖痉病脉本弦急，重发汗，则经脉益燥，直上下行之弦脉，一变而成屈曲难伸之状。脉固如此，筋亦宜然，一身之拘急可知矣。黄坤载以为即直上下行，非是。

暴腹胀大者，为欲解，脉如故，及伏弦者，痉。此节承上节言之。脉如故，即上之其脉如蛇也。

夫痉脉，按之紧如弦，直上下行。

痉病之成，始于太阳，而传于阳明。太阳水气，受阳明燥化，阴液消烁，筋脉乃燥。但阳明不从标本而从中气，容有一转而入太阴者，《伤寒·太阳篇》发汗后腹胀满，厚朴生姜半夏甘草人参汤主之，即此证也。痉病本由血少，统血之脾脏当虚，而复以发汗张其虚气，病乃转入太阴，而腹部虚胀，病机由表入里，筋脉不更受灼，故为欲解。惟下文脉如故，反伏弦，则殊不可通。沉弦则非曲如蛇行矣，何得云如故耶。按：此"反"字，当为"及"字，传写之误也。脉如故，即上节"曲如蛇行"之谓。沉弦，即下节"直上下行"。其所以屈曲如蛇者，为其脉中营气不足，汗后阳气暴张，气欲行而血不从也。所以直上下行者，为血分热度增高，脉道流行，暴张而不和也。夫血少则筋燥，悬生物之筋于风中可证也；热血灼筋，则筋亦暴缩，投生物之肉于沸油中可证也。故痉病之作，由于筋之受灼，验之于脉，无不可知。血虚固伤筋，血热亦伤筋也。

痉病，有灸疮，难治。

痉病为风燥伤筋之证。血虚不能养筋，而复加以灸疮，使其证属中风传来，则当用栝蒌根以生津，桂枝汤以发汗。然又恐犯疮家发汗之戒，故云难治。但里急于外，又不当先治灸疮。窃意先用芍药、甘草加生地以舒筋，加黄芪、防风以散风，外用圹灰年久者，调桐油以清热毒而生肌，其病当愈。陈修园《浅注》谓借用风引汤去桂枝、干姜一半，研末煮服，往往获效。盖此方主清热祛风，揆之于里，当自可用。

太阳病，其证备，身体强，几几然，脉反沉迟，此为痉。栝蒌桂枝汤主之。

栝蒌桂枝汤方

栝蒌根二两　桂枝三两　芍药三两　甘草二两　生姜三两　大枣十二枚

上六味，以水九升，煮取三升，分温三服，微汗。汗不出，食顷，啜热粥发之。

太阳病，其证备，则颈项强痛。发热自汗，恶风之证也。身体强几几，背强急而不能舒展，邪陷太阳经腧也。自非将成痉证，则有汗之中风，脉宜浮缓，而不宜沉迟。夫痉脉伏弦，沉即为伏，迟为营气不足，此正与《太阳篇》无血，尺中迟者同例。血不养筋，而见沉伏之痉脉，故以培养津液为主。而君栝蒌根，仍从太阳中风之桂枝汤，以宣脾阳而达营分，使卫与营和，汗出热清，筋得所养，而柔痉可以不作矣。

太阳病，无汗，而小便反少，气上冲胸，口噤不得语，欲作刚痉，葛根汤主之。

葛根汤方

葛根四两　麻黄三两去节　桂枝　甘草炙　芍药各二两　生姜三两　大枣十二枚

上七味，以水一斗，先煮麻黄、葛根，减三升，去沫，纳诸药，煮取三升，去滓，温服一升，覆取微似汗，不须啜粥，余如桂枝汤法将息及禁忌。

太阳病无汗，小便反少，气上冲，此与《太阳篇》下后气上冲，可与桂枝汤如前法同。惟筋脉强急，牙关紧而见口噤，风痰阻塞会厌而不得语，实为刚痉见端。以气上冲而用桂枝，此为太阳中风正治法。惟本证为风寒两感，寒泣皮毛，内阻肺气，故外见无汗，内则会厌隔阻，故

本方于桂枝汤加麻黄，期于肌表双解。太阳经腧在背，邪陷经腧，久郁生燥，于是有背反张，卧不着席之变，故于肌表双解外，复加葛根，从经腧达邪外出，而刚痉可以立解，所谓上工治未病也。按：此方本为太阳标热下陷经腧而设，故加清热润燥上升之葛根，于背强痛者宜之。推原痉病所由成，以外风陷入太阳为标准，无论刚痉、柔痉一也。柔痉起于中风，故用栝蒌桂枝汤，栝蒌蔓生上行，主清经络之热，功用与葛根同。刚痉之成，起于风寒两感，故用葛根汤。盖非风不能生燥，非风窜经腧，必不成痉。可以识立方之旨矣。

痉为病，胸满，口噤，卧不着席，脚挛急，必齘齿，可与大承气汤。

大承气汤方

大黄四两，酒洗　厚朴半斤，炙，去皮　枳实五枚，炙　芒硝三合

上四味，以水一斗，先煮枳、朴，取五升，去滓，内大黄，煮二升，去滓，纳芒硝，更上微火一两沸，分温再服，得下利，余勿服。

风燥入阳明之腑，津液受灼，上膈乃有湿痰。痰阻胸膈，则胸满。风痰塞会厌，而阳热上灼，牙关之筋燥急，则口噤。背脊经腧干燥，则卧不着席。周身筋脉液干而缩，故脚挛于下，齿齘于上，可与大承气汤，此亦急下存阴之义也。盖必泄其燥热，然后膈上之风痰，得以下行，周身筋脉，亦以不受熏灼而舒矣。下后弃其余药者，正以所急在筋脉，非燥矢宿食可比，故不曰宜而曰可与。独怪近世儿科，既不识痉病所由来，而概名为惊风，妄投镇惊祛风之药，杀人无算，为可恨也。

太阳病，关节疼痛而烦，脉沉而细者，此名中湿，亦名湿痹。湿痹之候，

小便不利，大便反快，但当利其小便。

前篇曰湿流关节，又曰湿伤于下。盖太阳病汗出不彻，由腠理流入肢节空隙，因病酸疼，是为历节所由起。阳气为寒湿所遏，故内烦。脉之沉细，在痉病为寒水在下不能化气，湿病亦然。湿者，水及膏液合并，滞而不流，若痰涎然。下焦垢腻，故小便不利。水道壅塞不通，溢入回肠，故大便反快。大便有日三四行，而饮食如故者，是宜五苓散倍桂枝。但得阳气渐通，而小便自畅，大便之溏泄，固当以不治治之。余解详《伤寒发微》，不赘。

湿家之为病，一身尽疼，发热，身色如熏黄也。

湿家之病，起于太阳寒水。表汗不出，则郁于肌理，而血络为之不通。一身尽疼者，寒湿凝冱肌腠也。此证始则恶寒，继则发热，终则湿热蕴蒸，而身色晦暗如熏黄。湿证小便不利，大率以麻黄加术为主方。师所以不出方治者，要以病变多端，随病者之体温为进退。血分温度不足，易于化寒；温度太高，易于化燥，未可执一论治也。说解详《伤寒发微》。

湿家，其人但头汗出，背强，欲得被覆向火。若下之早，则哕，或胸满，小便不利。舌上如苔者，以丹田有热，胸上有寒，渴欲得饮而不能饮，则口燥烦也。

但头汗出，约有二端。阳热之证，阴液内竭，则但头汗出。寒湿之证，毛孔闭塞，则亦但头汗出。寒湿郁于经腧，故背强。此与太阳病之项背强同。寒冱皮毛，内连肌肉，恶寒甚者，遂欲得被向火，此与太阳伤寒同。此时正宜麻黄加术汤以发其汗，使水气外达。中气化燥，不得已而后下，然下之太早，水气太甚，随药内陷，与人体之膏液并居，留于上膈，则病寒呃胸满。陷于下焦，则滋腻之湿，阻于水道，

小便为之不利。此证寒湿在上，郁热在下，故有时渴欲饮水，水入口而不能不咽。仲师不立方治，陈修园补用黄连汤。语详《伤寒发微》。

湿家，下之，额上汗出，微喘，小便利者，死。若下利不止者，亦死。

湿与水异，水可从小便去，而湿不可去，水清而湿浊也。湿与燥反，燥结者易攻，而湿不可攻，燥易去而湿黏滞也。故下之而湿流上膈，故有胸满小便不利之变，但此犹易为治也。至下后阳气上脱，至于额上汗出如珠，微喘而气咻咻若不续，阴液下脱，而小便反利，或下利不止，疾乃不可为矣。按：伤寒阳明证，于下法往往慎重者，亦以太阳之传阳明，下燥不胜上湿，恐下后利遂不止也。否则宿食下利脉滑者，犹当用大承气汤，何独于阳明证而反不轻用乎。

风湿相抟，一身尽疼痛，法当汗出而解。值天阴雨不止，医云，此可发其汗。汗之病不愈者，何也？盖发其汗，汗大出者，但风气去，湿气在，是故不愈也。若治风湿者，但微微似欲汗出者，风湿俱去也。

太阳病，发汗后，或自汗，风邪乘之，毛孔闭塞，汗液之未尽者，留着肌理成湿，一身肌肉尽痛，是为风湿相抟。此证本应发汗，与太阳伤寒之体痛同，后文麻黄加术汤，麻黄杏仁薏苡甘草汤，其主方也。以麻黄之发汗，白术、薏苡之去湿，本期风湿俱去。然适当天时阴雨，病必不去。药可与病气相抵，而地中之湿，与雨中之寒，决非药力所能及，故虽发汗，病必不愈。说解详《伤寒发微》。

湿家，病身上疼，发热，面黄而喘，头痛鼻塞而烦，其脉大，自能饮食，腹中和，无病，病在头中寒湿，故

鼻塞，纳药鼻中则愈。

湿家身上疼，非一身尽疼之比。风湿在皮毛故发热。湿郁则发黄，湿在上体故面黄。肺气不宣故喘。头痛鼻塞，风湿入脑之明证也。惟纳药鼻中则愈，仲师未出方治。予每用煎药熏脑之法，倾药于盆，以布幕首熏之，汗出则愈。详《伤寒发微》，头痛甚者加独活。

湿家，身烦疼，可与麻黄加术汤，发其汗为宜，慎不可以火攻之。

麻黄加术汤方

麻黄三两，去节　桂枝二两　甘草一两
白术四两　杏仁七十个，去皮尖

上五味，以水九升，先煮麻黄，减二升，去上沫，纳诸药，煮取二升半，去滓，温服八合，覆取微汗。

太阳寒水，发于外者为汗，壅阻皮毛之内即成湿。故太阳伤寒，皮毛不开，无汗恶寒，发热体痛者，宜麻黄汤以汗之。湿家发热身疼者，宜麻黄加术汤以汗之。加术者，所以去中焦之湿也。盖水湿凝冱肌肉，血络停阻，乃病疼痛。痛疽之生，患处必先疼痛者，血络瘀结为之也。故欲已疼痛者，必先通其不通之血络。阴疽之用阳和汤，亦即此意。若急于求救，而灼艾以灸之，断葱以熨之，或炽炭以熏之，毛孔之内，汗液被灼成菌，汗乃愈不得出，而血络之瘀阻如故也。况火劫发汗，汗泄而伤血分，更有发黄、吐血、衄血之变乎。

病者，一身尽疼，发热，日晡所剧者，此名风湿。此病伤于汗出当风，或久伤取冷所致也。可与麻黄杏仁薏苡甘草汤。

麻黄杏仁薏苡甘草汤方

麻黄半斤　杏仁十个，去皮尖　薏苡半两　甘草一两，炙

上剉麻豆大，每服四钱匕，匕者，茶匙也。四钱匕者，四茶匙也。水一盏半，煎八分，去滓温服，有微汗，避风。

一身尽疼，为寒湿凝冱肌理，血络阻滞作痛，若阴疽然，前文已详言之。发热者，寒湿外闭，血分之热度，以阻阨而增剧也。日晡所为地中蒸气上腾之时，属太阴湿土，故阳明病欲解时，从申至戌上。所以解于申至戌上者，为热盛之证，当遇阳衰退阴盛而瘥也。明乎此，可知申至戌上为太阴主气，湿与湿相感，故风湿之证，当日晡所剧。究病之所由成，则或由汗出当风，或由久伤取冷。《内经》云：形寒饮冷则伤肺。肺主皮毛，务令湿邪和表热，由皮毛一泄而尽，其病当愈。师所以用麻黄汤去桂枝加薏苡者，则以薏苡能去湿故也。

风湿，脉浮，身重，汗出恶风者，防己黄芪汤主之。

防己黄芪汤方

防己一两　甘草半两，炙　白术七钱半　黄芪一两一分

上剉麻豆大，每抄五钱匕，生姜四片，大枣一枚，水盏半，煎八分，去滓温服。喘者，加麻黄半两。胃中不和者，加芍药三分。气上冲者，加桂枝三分。下有陈寒者，加细辛三分。服后当如虫行皮中，自腰下如冰，后坐被上，又以一被绕腰下，温令微汗瘥。

脉浮为风，身重为湿。汗出恶风，为表气虚，而汗泄不畅，此亦卫不与营和之证。防己泄热，黄芪助表气而托汗畅行，白术、炙甘草补中气以胜湿，此亦桂枝汤助脾阳，俾汗出肌腠之意也。按：本条方治下所列如虫行皮中云云，殊不可通。此证本非无汗，不当云服药后令微汗瘥，谬一。本方四味俱和平之剂，非责汗猛剂，何以服之便如虫行皮中，且何以腰下如冰冷，谬二。且阳明久虚无汗，方见虫行皮中之象，

为其欲汗不得也。何以服汤后反见此状，谬三。此必浅人增注，特标出之。

伤寒八九日，风湿相抟，身体疼烦，不能自转侧，不呕不渴，脉浮虚而涩者，桂枝附子汤主之。

桂枝附子汤方

桂枝四两　附子三枚，炮，去皮，破八片　生姜三两，切　甘草二两，炙　大枣十二枚，擘

上五味，以水六升，煮取二升，去滓，分温三服。

若大便坚，小便自利，去桂枝加白术汤主之①。

白术附子汤方

白术一两　附子一枚，炮，去皮　甘草二两，炙　生姜一两半　大枣六枚

上五味，以水三升，煮取一升，去滓，分温三服。一服觉身痹，半日许再服，三服都尽，其人如冒状，勿怪。即是术、附并走皮中，逐水气，未得除故耳。

此条见《太阳篇》，说解详《伤寒发微》。于"不呕不渴"及"大便坚，小便自利"二证，辨析至为明了，兹特举其未备者言之。桂枝附子汤，为阳旦汤变方，而要有差别。阳旦之证，表阳盛而营血未为湿困，故加桂以助芍药之泄营，此证脉见浮虚而涩。表阳已虚，营血先为湿困，故但加熟附以温里，以营虚不可泄，而去疏泄营气之芍药。阳旦所以用生附者，所以助里阳而泄在表之水气也。此用熟附三枚者，所以助表阳而化其湿也。彼为表实，此为表虚也。顾同一"风湿相抟，身体疼烦，不能转侧，不呕不渴"之证，何以大便燥小便自利者，便须加白术而去桂枝，加术为去湿也；大便坚小便自利，似里已无湿，而反加白术；身烦疼不能自转侧，似寒湿独留于肌腠，而反去

解肌之桂枝，此大可疑也。不知不呕不渴，则大便之坚直可决为非少阳阳明燥化。小便自利，则以阳气不行于表，三焦水道以无所统摄而下趋也。盖此证小便色白，故用附子以温肾。湿痹肌肉，故加白术以扶脾。但使术、附之力，从皮中运行肌表，然后寒湿得从汗解，津液从汗后还入胃中，肠中乃渐见润泽，大便之坚，固当以不治治之。

附：服白术附子汤后见象解。

《商书》云：若药勿瞑眩，厥疾弗瘳。旨哉言乎。篇中大剂，每分温三服，独于白术附子汤后，详言"一服觉身痹"。痹者，麻木之谓。凡服附子后，不独身麻，即口中额上俱麻，否则药未中病，即为无效。予尝亲验之。继之曰"三服都尽，其人如冒状，勿怪。即术、附并走皮中，水气未得除故耳"，夫所谓冒者，如中酒之人，欲呕状，其人头晕眼花，愦愦无可奈何，良久朦胧睡去，固已溃然汗出而解矣。此亦余所亲见。独怪今之病家，一见麻木昏晕，便十分悔恨，质之他医，又从而痛诋之。即病者已愈，亦称冒险，吾不知其是何居心也。

风湿相抟，骨节疼烦掣痛，不得屈伸，近之则痛剧，汗出短气，小便不利，恶风不欲去衣，或身微肿，甘草附子汤主之。

甘草附子汤方

甘草二两，炙　附子二枚，炮，去皮　白术二两　桂枝四两

上四味，以水六升，煮取三升，去滓，温服一升，日三服。初服得微汗则解，能食。汗出复烦者，服五合。恐一

① 若大……主之：此句校本在"桂枝附子汤方"前。

升多者，宜服六七合为妙。

此与上节并见《太阳篇》，于《伤寒发微》中言之已详，兹复略而言之。盖水与湿遇寒则冰，遇热则融，此理之最易明者也。风湿相抟，至于骨节疼烦掣痛不得屈伸，近之则痛剧，此可见寒湿流入关节，表里气血隔塞不通。此与疮疡作痛略同，盖气血以不通而痛也。不通则痛，此证暴发为湿，积久即成历节。汗出短气，亦与历节同。湿犹在表，故恶风不欲去衣，或身微肿，不似历节之纯为里证。风阳引于外，故小便不利。惟证情与历节同源，故方治亦相为出入。甘草附子汤，用甘草、白术、桂枝，与桂枝、芍药、知母同。用熟附子二枚，与乌头五枚，炙草三两同。惟一身微肿，似当用麻黄以发汗。仲师弃而不用者，正以湿邪陷入关节，利用缓攻也。否则发其汗而大汗出，风去而湿不去，庸有济乎。

太阳中暍，发热恶寒，身重而疼痛，其脉弦细芤迟，小便已，洒洒然毛耸，手足逆冷，小有劳，身即热，口开，前板齿燥。若发其汗，则恶寒甚。加温针，则发热甚。数下之，则淋甚。

中暍系在太阳，则伏气之说，正当不攻自破。发热恶寒，似伤寒。身重疼痛，似风湿。小便已洒洒然毛耸，手足逆冷，又似表阳大虚。所以有此见象者，夏令天气郁蒸，汗液大泄，则其表本虚，表虚故恶寒。感受天阳，故发热。加以土润溽暑，地中水气上升，易于受湿，湿甚，故身重而体痛。小便已，洒洒然毛耸者，暑令阳气大张，毛孔不闭，表虚而外风易乘也。所以手足逆冷者，暑湿郁于肌肉，脾阳顿滞，阳气不达于四肢也。是证营卫两虚，卫虚故脉见弦细，营虚故脉见芤迟。小有劳，身即热，口开，前板齿燥，此证要属阴虚。卫阳本虚之人，发汗则卫阳益

虚，故恶寒甚。阴虚之人而加温针，故发热甚。营阴本虚之人，下之则重伤其阴，故淋甚。此证忌汗、下、被火，与太阳温病略同，但彼为实证，故汗、下、被火后，多见实象；此为虚证，故汗、下、温针后，多见虚象。要之为人参白虎、竹叶石膏诸汤证，固不当以形如伤寒，妄投热药也。

太阳中热者，暍是也。汗出恶寒，身热而渴，白虎加人参汤主之。

白虎加人参汤方

知母六两　生石膏一斤，碎，绵裹　甘草二两，炙　粳米六合　人参三两

上五味，以水一斗，煮米熟，汤成去滓，温服一升，日三服。

暴行烈日之中，则热邪由皮毛入犯肌腠，于是有太阳中热之病。外热与血热并居，则身热而汗出。暑气内侵，胃液旁泄为汗，则胃中燥热，因病渴饮。寒水沾滞，卫阳不固皮毛，故表虚而恶寒。陈修园谓太阳以寒为本，虽似相去不远，究不免失之含混。此证用人参白虎汤，与《太阳篇》口燥渴，心烦，微恶寒同，然则本条所谓恶寒，与伤寒中风之恶寒甚者，固自不同也。

太阳中暍，身热疼重，而脉微弱，此以夏月伤冷水，水行皮中所致也。一物瓜蒂汤主之。

瓜蒂汤方

瓜蒂二十个

上剉，以水一升，煮取五合，去滓顿服。

夏令地中水气随阳上蒸，是为暑。暑者，湿热相抟之动气也。此气不着于人体则已，着于人体，无有不身热疼痛者，以有热复有湿也。但此证脉当浮大，所以然者，以血受阳热蒸化，脉道中热度必高，

高者脉大，有表热而病气在肌肉，属太阳部分之第二层，与中风同。其脉当浮，而反见微弱之脉者，是非在浚寒泉恣其盥濯，或者中宵露处，卧看星河，皮中汗液未出者，乃一时悉化凉水，此即心下有水气之水，不由外入。水渍皮中，因病疼重；暴感阳热，转被郁陷，因病身热。瓜蒂苦泄，能发表汗，汗出热泄，其病当愈。《伤寒发微》中附列治验，兹不赘述。予意浮萍煎汤熏洗，亦当有效，他日遇此证，当试验之。

百合狐惑阴阳毒病证治第三

论曰：百合病者，百脉一宗，悉致其病也。意欲食，复不能食。常默然，欲卧不能卧，欲行不能行，饮食或有美时，或有不欲闻食臭时，如寒无寒，如热无热，口苦，小便赤，诸药不能治，得药则剧吐利，如有神灵者。身形如和，其脉微数。每溺时头痛者，六十日乃愈。若溺时头不痛，淅淅然者，四十日愈。若溺快然，但头眩，二十日愈。其证或未病而预见，或病四五日而出，或二十日，或一月后见者，各随证治之。

百合之病，余未之见，然意则可知。仲师以"百脉一宗，悉致其病"为提纲，即可知其病在肺。盖饮食入胃，由脾阳运行上承于肺，肺乃朝百脉而输精皮毛。百脉精液得以沾溉而不燥者，肺为水之上源，足以贯输而不竭也。故肺主一身治节，而独为五脏主。肺主皮毛，过于发汗，则肺液由皮毛外泄，而水之上源一竭。肺与大肠为表里，过于攻下，则太阳寒水由大肠下陷，而水之上源再竭。咽为食管，喉为气管，并接会厌，吐之太过，则胃液竭而肺液亦伤，而水之上源三竭。

三者之中，苟犯其一，则肺必燥。肺燥则无以滋溉百脉，而百脉俱病。加以肺阴虚耗，病延血分，阴络内伤，肠中败血瘀阻。或由上源虚耗，胃中生燥，因病渴饮。或久渴不愈如消渴状。况肺阴一虚，易生内热。水泽不降，虚阳外浮，是生表热。病情不同，皆当以补肺之百合为主治之方药，此百合病之大略，可由方治而揣测者也。肺阴不濡，则浊气不降，清气不升，诸脏之气，悉为顿滞。是故胃气顿滞，则欲食而不能食。意兴萧索，百事俱废，故常默然。且肺阴不降，胆火上逆，因病烦躁，故欲卧不能卧，欲行不能行。肺阴虽伤，胃气尚存，故饮食或有美时；然以筋脉懈弛，不能动作，中脘易于停顿，故或有不欲闻食臭时。肺主皮毛，肺阴伤则卫阳不能卫外，微觉恶风，故似寒无寒；津液不濡皮毛，时苦干燥，故如热无热。口苦者，肺阴不能滋溉中脘而胆胃燥也。小便赤者，水之上源不足而下焦热郁也。溺时头痛者，水液下泄，郁热上冲于脑也。冲激不甚，则太阳穴经脉跳动，而但见淅淅然似痛非痛。小便畅适，但有浮阳上冒，而病头弦，则其病更轻。若不知其肺阴之虚，而误投药剂，热药入口即吐，为其阴虚而内热也。凉药入胃即利，为其初无实热也。所谓如有神灵者，正如《左氏传》所云晋侯梦二竖，居膏之上，肓之下，药所不能攻，针所不能达，使良医无能为力也。但病者身形虽如微和，其脉必见微数，微数者，肺阴亏而水之上源不足以溉五脏而濡百脉，五脏热郁而经脉俱燥也。故此证但补肺阴，而诸恙不治当愈。譬之发电总机一开，而万灯齐明，万机齐动，所谓伏其所主也。此证或未病而见者，肺阴先虚也；或既病而见者，肺阴因病而虚也；或二十日、一月后见者，则药误也。所以致此病者不同，故治法亦略有差别。此证大抵出于失志怀忧之人，平时本郁郁不乐，以致此病一发，行住坐卧饮食，不能自主，若有鬼物驱遣之者，口中喃喃，时欲速死，又如前生怨鬼索命。世无良医，无怪乡愚病此，召幽灵而女巫唱秋坟之鬼曲，设醮坛①而道士擅司令之淫威，未收愈疾之功，而已室如悬罄矣，哀哉！

百合病，发汗后者，百合知母汤主之。

百合知母汤方

百合七枚，擘　知母三两

上先以水洗百合，渍一宿当白沫出，去其水，别以泉水二升，煎取一升，去滓，别以泉水二升煎知母，取一升。后合煎一升五合，分温再服。

百合病，下之后者，百合滑石代赭汤主之。

百合滑石代赭汤方

百合七枚，擘　滑石三两，碎，绵裹　代赭石如弹丸大一枚，碎，绵裹

上先煎百合如前法，别以泉水二升，煎滑石、代赭取一升，去滓后合和重煎，取一升五合，分温再服。

百合病，吐之后者，百合鸡子汤主之。

百合鸡子汤方

百合七枚，擘　鸡子黄一枚

上先煎百合如前法，纳鸡子黄搅匀，煎五分温服。

百合病，不经吐下发汗，病形如初者，百合地黄汤主之。

百合地黄汤方

百合七枚，擘　生地黄汁一升

上先煎百合如前法，纳地黄汁，煎取一升五合，分温再服。中病勿更服，大便当如漆。

太阳寒水，由三焦下达膀胱为溺，由肾阳蒸化膀胱，外出皮毛为汗，故溺与汗为一源。寒水下陷，轻则为蓄水，重则为蓄血。汗之由肺出皮毛者，属水分。由脾出肌腠者，属血分。故血与汗为同体。营为血之精，行于脉中；卫为水之精，行于脉外。人一身之水，借血热而化气，故肌腠孙络温而后皮毛固；一身之血，得水液而平燥，故三焦水道通而后血海濡。今以方治为标准，可知病之轻重。汗伤肺阴者，治以百合知母汤，但滋肺阴已足。下后水液下出大肠，由腑病累及脏阴，湿热逗留为病，则治以百合滑石代赭汤。吐后液亏，阳气上冒，累及主脉之心脏，而怔忡不宁，或至不能卧寐，则治以百合鸡子黄汤。此其易知者也。惟不经吐下发汗，而见百脉俱病，自来注家，未有知其病由者。陈修园知其病在太阳，不能从《伤寒·太阳篇》悟到太阳之变证。黄坤载识为瘀浊在里，不能定瘀浊之名。识病而不能彻底，非所以教初学也。予以为此证直可决为太阳标热内陷，蒸成败血之证，故方治用百合七枚以清肺，用生地黄汁一升以清血热。一升约今一大碗，须鲜生地半斤许。血热得生地黄汁清润，则太阳标热除，败血以浸润而当下。观其分温再服，大便如漆，可为明证矣。按：肠中本无血，惟热郁蒸腐经络乃有之，此亦利下脓血之类，观于病蓄血者大便必黑，于此证当可了解。

百合病，一月不解，变成渴者，百合洗方主之。

百合洗方

百合一升，以水一斗，渍之一宿，以洗身。洗已，食煮饼，勿以咸豉也。

病至一月不解，则肺阴伤于里而皮毛

---

① 醮（jiào 较）坛：道士祭祀时设置的作法场所。

不泽，脾阳停于里而津液不生，内外俱燥，遂病渴饮。此非水气停蓄，阻隔阴液而不能上承，不当用猪苓、五苓之方治治之。仲师主以百合洗方，洗已，食以不用咸豉之蒸饼，其意与服桂枝汤后之啜热粥略同。盖食入于胃，营气方能外达，与在表之卫气相接，然后在表之药力，乃得由皮毛吸入肺脏，而燥热以除，所谓营卫和则愈也。其不用咸豉，以百脉既病，不当走血故也。

百合病，渴不解者，栝蒌牡蛎散主之。

栝蒌牡蛎散方

栝蒌根　牡蛎熬。等分

上为细末，饮服方寸匕，日三服。

百合洗方，所以润肺主之皮毛，以肺脏张翕之气，原自与皮毛之张翕相应，易于传达，譬之百川赴海，一区所受，万派①同归。又惧其未也，更食煮饼以助脾阳，使里气外出，引药力内渍肺脏，而其渴当瘥。其不瘥者，必浮阳上升，肺脏之受灼特甚也。栝蒌根清润生津，能除肺胃燥热而濡筋脉，观柔痓用栝蒌桂枝汤可知。牡蛎能降上出之浮阳，观《伤寒》柴胡龙牡救逆汤可知，合二味以为方治，即降浮阳，又增肺液，渴有不瘥者乎。然必杵以为散者，则以病久正气不支，药当渐进也。试观久饥之人，骤然饱食则死，徐饮米汤则生，可以知用药之缓急矣。

百合病，变发热者，百合滑石散主之。

百合滑石散方

百合一两，炙　滑石三两

上二味为散，饮服方寸匕，日三服。当微利者止服，热则除。

人体之腑脏，清阳内涵则凉，浊阴内蕴则热。伤寒传阳明，由于胃浊失降，其

明证也。百合病内脏虽燥，其初固无表热。变热者，久郁而生热也。此证阳气与阴液俱虚。肠胃初无宿食，欲去郁热，三承气汤俱非所宜。白虎竹叶石膏虽能清热，而不能疏其瘀滞。仲师立方用百合滑石散，滑石剂量三倍于百合，百合以润燥，滑石以清热，石质重滞，取其引热下行，但使服后微利，其热当除。所以用散者，亦因病久正虚，不宜汤剂也。

百合病，见于阴者，以阳法救之；见于阳者，以阴法救之。见阳攻阴，复发其汗，此为逆；见阴攻阳，乃复下之，此亦为逆。

见于阳者，以阴法救之，盖统上七节言之。水液不足，卫阳大伤，故曰见于阳。养阴泄热，故曰以阴法救之。百合病为似病非病之证，所谓见于阴者以阳法救之，本篇既不列病状，又无方治，读《金匮》者，不无疑窦。不知肺阴既伤，阳气外浮，故用百合养其肺阴。若营阴不达，当以扶助脾阳主治，即不当用百合，且不得谓之百合病矣，岂能更列于本篇乎？按：《太阳篇》云：病人脏无他病，时发热自汗出而不愈者，此卫气不和也。先其时发汗则愈，宜桂枝汤。此证卫强营弱，营为阴，故曰见于阴。桂枝汤能振脾阳，故曰以阳法救之。若夫阳浮于外，复发汗以戕里阴，阳乃益无所制，阴盛于里，复下之以伤中阳，阴乃浸成寒中，故皆为逆也。

狐惑之为病，状如伤寒，默默欲眠，目不得闭，卧起不安，蚀于喉为惑，蚀于阴为狐。不欲饮食，恶闻食臭，其面目乍赤乍黑乍白，蚀于上部则声嗄，甘草泻心汤方主之。

————————

① 派：水的支流。《说文》："派，别水也。"

甘草泻心汤方

甘草四两，炙　黄芩　干姜　人参各三两　半夏半升　黄连一两　大枣十二枚

上七味，以水一斗，煮取六升，去滓，再煎，取三升，温服一升，日三服。

蚀于下部则咽干，苦参汤洗之。蚀于肛者，雄黄熏之。

苦参汤方

苦参一升，以水一斗，煎取七升，去滓，熏洗，日三。

雄黄熏法

雄黄一味为末，筒瓦二枚合之，烧，向肛熏之。

狐，淫兽也，《诗》有"狐绥绥"，为寡妇欲嫁鳏夫而作。《左氏春秋》秦人卜与晋战，其繇[①]曰：千乘三去，三去之余，获其雄狐。占之曰：夫狐蛊，必其君也。盖晋惠公蒸于贾君，有人欲而无天理，故秦人以狐名之，此可证狐为淫病矣。又"晋侯有疾篇"有"晦淫惑疾"之文。下文申之曰：夫女，阳物而晦时，淫则有内热惑蛊之疾。内热为女劳瘅，惑、蛊为二证。惑即本篇虫蚀之证。蛊则聚毒虫于瓮，令自相食，或用虾蟆，或用蜈蚣，最后存其一，即为蛊。相传南方有此术，妇人于其所爱者将行，以蛊灰暗投饮食中，约期不至，即毒发而死。《左氏传》以三证并称，又可证惑为淫病矣。以理断之，直今之梅毒耳。盖阴阳二电，以磨擦生火，重之以秽浊虫生，遂成腐烂。蚀于喉为惑，蚀于阴为狐，不过强分病名，而其实则一。按：此证先蚀于阴，阴蚀已，则余毒上攻而蚀于喉，并有蚀于鼻者，俗谓之开天窗。譬之郁伏之火，冒屋而出也。鼻烂尽，其人可以不死。蚀于上部则声嗄，会厌穿也。蚀于下部则咽干，火炎上也。惟蚀于肛者甚少，或者其娈童欤？世所称龙阳毒，盖即指此。所以状如伤寒者，以头痛言也。毒发于宗筋，则其热上冲于脑而病头痛，俗谓之杨梅风，宜水磨羚羊角以抑之。所以默默欲眠，起则颠眩者，小便数而痛剧也。或用车前草汁饮之，间亦有小效。所以目不得闭，卧起不安者，昼夜剧痛，欲卧而不得也。所以不欲饮食，恶闻食臭者，小便结于前，故不欲饮；大便闭于后，故不欲食；浊阴不降，中气顿滞，故恶闻食臭。热毒攻于上，故面目乍赤；脓血成于下，故面目乍黑；营气既脱，加以剧痛，故面目乍白。以仲师方治考之，狐惑之为虫病，灼然无可疑者。苦参汤洗阴蚀，则以苦参味性寒，兼有杀虫功用也。雄黄末熏肛蚀，亦以雄黄功用去毒而兼能杀虫也。然则蚀于上者，何不用杀虫之品？曰：病起于下，虫即在下，蚀于喉，不过毒热上攻耳。此与厥阴证之口伤烂赤同。故重用解毒之甘草为君，半夏、黄连以降之，黄芩以清之，恐其败胃也，干姜以温之，人参、大枣以补之。其不用杀虫之药者，口中固无虫也。陈修园不知此证之为梅毒，乃至欲借用乌梅丸。夫谁见乌梅丸能愈梅毒者乎，亦可笑已。

病者脉数，无热微烦，默默但欲卧，汗出，初得之三四日，目赤如鸠眼，七八日，目四眦黑，若能食者，脓已成也。赤豆当归散主之。

赤豆当归散方

赤小豆三升，浸令芽出，曝干　当归十两

上二味，杵为散，浆水服方寸匕，日三服。

文曰：脉数，无热微烦，但欲卧，汗

---

① 繇（zhòu 咒）：古同"籀"，占卜的文辞。

出。夫无热脉数，此为阳中有痈，自汗出为脓未成，肠痈条下已历历言之。惟痈将成之状，《疮痈篇》初无明文，此云初得之三四日，目赤如鸠眼，内热蕴蒸之象也。又云七八日，目四眦皆黑。若能食者，脓已成也。目四眦黑，为内痈已腐，而败血之色外见。此当是《疮痈篇》诸痈肿节后脱文，传写者误录于此。赤豆当归散治肠中所下之近血，则此条当为肠痈正治。妇人腹中痛用当归散，亦以其病在大肠而用之。可见本条与《狐惑篇》阴阳毒绝不相干，特标出之，以正历来注家之失。

阳毒之为病，面赤斑斑如锦纹，咽喉痛，吐脓血，五日可治，七日不可治，升麻鳖甲汤主之。

阴毒之为病，面目青，身痛如被杖，咽喉痛，五日可治，七日不可治。升麻鳖甲汤去雄黄蜀椒主之。

升麻鳖甲汤方

鳖甲手指大一片，炙 雄黄半两，研 升麻 当归 甘草各二两 蜀椒炒去汗，一两

上六味，以水四升，煮取一升，顿服之，老小再服，取汗。《肘后》《千金方》阳毒用升麻汤，无鳖甲，有桂。阴毒用甘草汤，无雄黄。

邪中之人，血热炽盛为阳，血寒凝涩为阴，此不难意会者也。然则阴阳毒二证，虽未之见，直可援证状而决之。阳毒为阳盛之证，热郁于上，故面赤斑斑如锦纹。热伤肺胃，故吐脓血。阴毒为凝寒之证，血凝而见死血之色，故面目青。血凝于肌肉，故身痛如被杖。二证皆咽痛者，阳热熏灼固痛，阴寒凝阻亦痛，咽痛同而所以为咽痛者不同。以方治论，则阳毒有虫，阴毒无虫，譬之天时暴热，则蛰虫咸仰，天时暴寒，则蛰虫咸俯。盖不独阳毒

方治有杀虫之川椒、雄黄，而阴毒无之，为信而有征也。方中升麻，近人多以为升提之品，在《本经》则主解百毒，甘草亦解毒，则此二味实为二证主药。鳖甲善攻，当归和血，此与痈毒用炙甲片同，一以破其血热，一以攻其死血也。又按：《千金方》阳毒升麻汤无鳖甲有桂，阴毒甘草汤无雄黄。以后文"水四升，煮取一升，顿服，取汗"观之，似升麻鳖甲汤中原有桂枝，后人传写讹脱耳。

疟病脉证并治第四

师曰：疟脉自弦，弦数者多热，弦迟者多寒。弦小紧者下之瘥，弦迟者可温之，弦紧者可发汗针灸也，浮大者可吐之，弦数者风发也，以饮食消息止之。

弦为少阳之脉，此尽人之所知也。然疟病何以属少阳，则以手少阳三焦寒水不得畅行皮毛之故。究其病由，厥有数因。人当暑令，静处高堂邃宇，披襟当风，则汗液常少，水气之留于皮毛之里者必多，秋风一起，皮毛收缩，汗液乃凝沍于肌理，是为一因。劳力之人，暑汗沾渍，体中阳气暴张，不胜烦热，昼则浴以凉水，夜则眠当风露，未经秋凉，皮毛先闭，而水气留着肌理者尤多，是为二因。又或秋宵苦热，骤冒晓凉，皮毛一闭，水气被遏，是为三因。三因虽有轻重之别，而皮里膜外，并留水气，故其脉皆弦。痰饮之脉必弦者，由其有水气故也。太阳寒水痹于外，一受秋凉，遂生表寒。营血受压，与之相抗，是生表热。故有寒热往来之变。惟水气轻者，随卫气而动，休作日早，其病易愈；水气重者，随营血内伏，休作日晏，其病难愈。血热内张，故脉弦数而多热；水寒外胜，故脉弦迟而多寒。

长女昭华治多热者，用小柴胡汤加石膏、知母，治多寒者，则加干姜、桂枝，此本孙氏《千金方》，每岁秋间，治愈者动至数十人，足补仲师方治之阙。至如弦小紧者下之瘥，或不尽然。所谓小紧者，或即温疟其脉如平之谓。盖温疟之为病，但热不寒，即寒亦甚微，渴饮恶热，不胜烦苦。本属阳明热证，用桂枝白虎汤后，表虽解而腹及少腹必胀痛，即不痛，亦必大便不行。予尝治斜桥一妊妇，先病温疟，继病腹痛，先用桂枝白虎汤，愈后，继以腹痛下利，用大承气汤而愈。后治一年近不惑之老人，亦然。可见下之而瘥，为温疟言之。辛未六月，浦东门人吴云峰患间日疟，发则手足挛急麻木，口苦吐黄水，午后热盛谵语，中夜手足不停，脉滑数而弦，用大柴胡汤下之，一剂而瘥。此可证当下之疟脉，不定为弦小紧矣。迟为血寒，故弦迟者可温之。弦紧为太阳伤寒之脉，水气留着皮毛，故可发汗；留着肌腠，故可针灸。浮大之脉，阳气上盛，证当自吐，不吐则其胸必闷，故可用瓜蒂赤小豆散以吐之。至谓弦数者为风发，证状未明，以理断之，大约风阳暴发，两手拘挛，卒然呕吐。若吴生之证，所谓以饮食消息止之者，不过如西瓜汁、芦根汤、菜豆汤之类，清其暴出之浮阳，然究不如大柴胡汤，可以剿除病根也。惟此证病后胃气大伤，饮食少进，当以培养胃气为先务，此又不可不知耳。

病疟结为癥瘕，如其不瘥，当云何？师曰：此名疟母，急治之。以月一日发，当十五日愈。设不瘥，当月尽解。宜鳖甲煎丸。

鳖甲煎丸方

鳖甲十二分，炙　乌扇三分，烧。即射干　黄芩三分　柴胡六分　鼠妇三分，熬　干姜　大黄　桂枝　石苇去毛　厚朴　紫葳即凌霄　半夏　阿胶各三分　芍药　牡丹去心　䗪虫　葶苈　人参各一分　瞿麦二分　蜂窠四分，炙　赤硝十二分　蜣螂六分，熬　桃仁二分，去皮尖，研

上二十三味为末，取煅灶下灰一斗，清酒一斛五升浸灰，俟酒尽一半，着鳖甲于中，煮令泛滥如胶漆，绞取汁，纳诸药煎为丸。如梧子大，空心服七丸，日三服。《千金方》用鳖甲十二片，又有海藻三分，大戟一分，无鼠妇、赤硝二味。

病疟之由，不外寒热，早用加减小柴胡汤，何至十五日、一月而始愈。况一月不瘥，结为癥瘕之说，尤不可信，此传写之误也。疟母之成，多在病愈之后，岂有疟未瘥而成疟母者？此痞或在心下，或在脐下，大小不等，惟鳖甲煎丸至为神妙，或半月而消尽，或匝月而消尽。予向治朱姓板箱学徒及沙姓小孩，亲验之。盖此证以寒疟为多，胎疟亦间有之，他疟则否。北人谓疟为脾寒，南人谓无痰不成疟，二者兼有之。脾为统血之脏，脾寒则血寒，脾为湿脏，湿胜则痰多，痰与血并，乃成癥瘕。方中用桃仁、䗪虫、蜣螂、鼠妇之属以破血，葶苈以涤痰，君鳖甲以攻痞，而又参用小柴胡汤以清少阳，干姜、桂枝以温脾，阿胶、芍药以通血，大黄、厚朴以调胃，赤硝、瞿麦以利水而泄湿，疟母乃渐攻而渐消矣。细玩此节文义，当云："病疟结为癥瘕，如其不瘥，当云何？师曰：名曰疟母，当急治之，以月一日发，当十五日愈。设不瘥，当月尽解。宜鳖甲煎丸。"陈修园、黄坤载辈望文生训，殊欠分晓。

师曰：阴气孤绝，阳气独发，则热而少气。烦冤，手足热而欲呕，名曰瘅疟。若但热不寒者，邪气内藏于心，外

舍分肉之间，令人消烁肌肉。

此节为温疟标准，阴气孤绝，或由汗出太过，或由亡血失精，水分不足，血热独强。温疟之证，其脉不弦者，水分虚也。水分不足，则亢阳无制，是为厥阳独行，故此病不发，则如平人，一发即身热如灼，渴欲饮冷，气短胸闷，其苦不可言喻。手足热者，谓不似寻常疟证，手足尚见微寒也。欲呕者，阳气上亢，胆胃逆行也。但热不寒，故名瘅疟。《说文》：瘅，劳也。人劳则阳气张，观于劳力之人，虽冬令多汗，阳气以用力外出之明证也。邪气内藏于心，外舍于分肉之间，不过形容表里俱热，非谓心脏有热，各脏各腑无热也。予谓胃主肌肉，观下文肌肉消烁，此证当属阳明。原人一身肌肉，由水分与血分化合，水液本自不足，又经表里俱热，亢热熏灼，血分益增枯燥，则既类尧肌如腊，欲求如郭重之肥，见恶于季康子者，不可得矣。大肉瘘陷，大骨枯槁，能久存乎。

温疟者，其脉如平，身无寒，但热，骨节烦疼，时呕，白虎加桂枝汤主之。

白虎加桂枝汤方

知母六两　石膏一斤　甘草二两，炙　粳米二合　桂枝三两

上五味，以水一斗煮米熟，汤成去滓，温服一升，日三服。

温疟之为病，太阳标热并入阳明之证也。太阳之气不宣，则阳明之热不去，此仲师用桂枝白虎汤之义也。外无水气压迫，故其脉不弦。一身无寒但热，骨节烦疼，及腰酸时呕，则诸疟并有之，不惟温疟为然。此于诊病时亲见之，但不如温疟之甚耳。独怪自来注家，多称"冬不藏精，水亏火盛"，若《内经·疟论》冬中风寒，气藏骨髓，遇大暑而发云云，尤为荒诞。治贵实验，安用此浮夸之言，使非

阳明实热，何以温疟服桂枝白虎汤愈后，乃又有大承气汤证耶。

疟多寒者，名曰牡疟。蜀漆散主之。

蜀漆散方

蜀漆洗去腥　云母石烧二日夜　龙骨各等分

上三味，杵为散，未发前，以浆水服半钱匕。

疟之所以多寒者，皮毛为水气所遏，阳气不得宣也。水气留于上膈，则浸成痰涎，故世俗有无痰不成疟之说。蜀漆为常山苗，能去湿痰，故用之以为君。云母石《本经》主治中风寒热，如在舟车，是为止眩晕镇风阳之品。龙骨当为牡蛎之误，《本经》牡蛎主治咳逆，并言治痰如神，水归其宅。可见蜀漆散方治，专为风痰眩晕而设。盖上膈之湿痰去，然后阳气得以外达，益可信无痰不成疟之说，为信而有征矣。

补三阴疟方治

疟之轻者日发，血分热度渐低，则间日发，热度更低，则间二日发，世俗谓之三阴疟。然此证仲师既无方治，俗工又不能医，故常有二三年始愈者。予畨年即好治病，有乡人以三阴疟求诊，诊其脉，迟而弱。予决其为正气之虚，为之拟方。后此乡人愈后，将此方遍传村巷，愈十余人。后于李建初书塾诊其侄克仁之子，脉证并同，即书前方授之，二剂愈。名常山草果补正汤，此方并治虚疟。癸酉十月初三日，麦加利银行茶役韩姓子，寒热日三四度发，服此汗出而愈。方用常山四钱，草果四钱，生潞党五钱，茯苓四钱，全当归八钱，生白术四钱，炙草五钱，川芎三钱，熟地一两，小青皮三钱，知母二钱，半夏三钱，生姜八片，红枣九枚。

中风历节病脉并治第五

夫风之为病，当半身不遂，或但臂不遂者，此为痹。脉微而数，中风使然。

不明风之为义，不足以知中风之病。譬之惊飙乍发，林木披靡，风从东受，则木靡于西；风从西来，则木靡于东。本体所以偏斜不正者，风力之所着偏也，故口眼㖞僻，半身不遂。所受之风，虽有轻重，而一面之暴受压迫则同。然则风之着于人体者，偏左病即在左，血气乃受约而并于右；偏右病即在右，血气乃受约而并于左。血气不行之手足，乃废而不用，故曰当半身不遂。但臂不遂者，此为寒湿痹于筋络，当用威灵仙、独活等合桂枝附子汤以治之，不当与中风同治矣。脉为血分盈虚之大验，血虚故脉微。与《伤寒·太阳篇》脉微脉涩同。风为阳邪，其气善于鼓动，故脉数。盖脉微者不必数，虚固多寒也；脉数者不必微，热固多实也。今半身不遂，脉微而有数象，故决为中风使然。然则卒然晕倒痰涎上涌，两脉但弦无胃者，岂得谓之中风耶？予常治四明邹炳生右手足不用，与无锡华宗海合治之，诊其脉，微而数，微为血虚，其人向患咯血便血，营分之虚，要无可疑。日常由外滩报关行夜半回福田庵路寓所，风邪乘虚，因而致病，以伤寒之例求之，则脉浮为风。以杂病之例求之，则数亦为风。疟脉之弦数为风发，可为明证。予因用麻黄汤外加防风、潞参、当归、川芎、熟地等味，宗海针手足三里、风池、委中、肩井、合谷、环跳、跗阳、丰隆、离钩等穴而灸之，三日即能步行。独怪金元四家，主痰、主火、主风，而不辨其为虚，根本先谬。独不见侯氏黑散有人参、芎、归以补虚，风

引汤重用龙骨、牡蛎以镇风阳之犯脑耶？又不见防己地黄汤之重用地黄汁耶？

寸口脉浮而紧，紧则为寒，浮则为虚。寒虚相抟，邪在皮肤。浮者血虚，络脉空虚，贼邪不泻，或左或右。邪气反缓，正气即急。正气引邪，㖞僻不遂。邪在于络，肌肤不仁。邪在于经，即重不胜。邪入于腑，即不识人。邪入于脏，舌即难言，口吐涎沫。

《伤寒论》有中风，《杂病论》亦有中风，同名而异病，究竟是一是二，此不可以不辨也。仲师云：寸口脉浮而紧，紧则为寒，浮则为虚，寒虚相抟，邪在皮肤。此即太阳伤寒麻黄汤证也。此时营血不虚，络脉中热血出而相抗，因病发热，表气未泄，则尤宜麻黄汤。设汗液从皮毛出，即当用中风之桂枝汤以助脾阳，俾风邪从络脉外泄，然此为营血不虚者言之也。营血不虚，则所中者浅，而其病为《伤寒论》之中风；营血既虚，则所中者深，而其病即为《杂病论》之中风。是故素病咯血便血之人，络脉久虚，伤寒正治之法，遂不可用，《伤寒论》所以有亡血不可发汗之戒也。脾为统血之脏而主四肢，风中络脉，乃内应于脾而旁及手足，于是或左或右而手足不举矣，故其病源与《太阳篇》之中风同，而要有差别。风着人体，外薄于皮毛肌腠，散在周身，则气散而缓，惟偏注于一手一足，则气聚而急。邪薄于左，则正气并于右；薄于右，则正气并于左。正气以并居而急，邪乃从之，因有口眼㖞斜半身不遂之变。风之所着，受者见斜，昔之诗人有"寒食东风御柳斜""轻燕受风斜"之句，可为㖞僻偏枯之明证已，至如后文所列四证，惟入于脏一条，为半身不遂者所必有，其余不过连类及之。夫所谓邪在于络，肌肤不仁者，则风与寒湿相杂之证也。湿凝于肌，

则络为之痹，故有不痛不痒麻木不仁者，亦有湿胜而成顽癣者，此证治之未必即愈，不治亦必无死法，是为最轻。所谓邪在于经，即重不胜者，以太阴经病言也。盖风之中人，皆由血虚，风从肌腠而入，阻陁脾阳，阳气不达于肌肉，则身为之重。此风湿为病，脉浮身重，防己黄芪汤证也。所谓邪入于腑，即不识人者，以阳明腑病言也。风之中人，由于血虚，虚则生燥，如吐下后大便不解者。然不识人者，即《阳明篇》"发则不识人"之证，盖燥热在下，则阳气上冲于脑，而神志昏蒙，下之以大承气汤，脑中阳热下降，神志即清，所谓釜底抽薪也。惟入脏之说，向无确解，陈修园主心肾，黄坤载则主心肾脾，谓三脏之脉，俱连舌本，但未见愈疾之方，而空言聚讼，徒贻笑柄耳。世传中风不语用黄芪、防风各数两煎汤，以大盎①盛之，置床下熏之，冷则再煎再熏，一日即能言，此为黄九峰法。镇江蒋宝素用之入煎剂，名黄风汤。蒋为九峰门人，著有《医略》传世。大抵正气引邪上行，脑气闭塞，鼻窍不通，喉窍独开，故口中流涎，所以难言者，脉为风激，血菀于脑，舌本之脉，牵掣而愈短也。黄风汤只二味，一以祛风，一以补正，先令从鼻窍熏入于脑，脑气一疏，则脉之牵掣者缓，舌即能转，鼻窍开而喉窍顺矣。章次公以脑为脏而不泻，卒厥为血菀于脑，故入脑亦名入脏。今西医亦以中风为脑充血，揆之此证，理解并合。山川可以崩竭，此议不可改也。

寸口脉迟而缓，迟则为寒，缓则为虚，营缓则为亡血，卫缓则为中风，邪气中经，则身痒而瘾疹，心气不足，邪气入中，则胸满而短气。

风之中人，必乘营血之虚，脉之所以迟也。营虚则风从卫分传入者，营血热度

不足以相闭拒，风乃得乘间而入，此中风之大略也。邪气中经，身痒瘾疹，当即世俗所谓风疹，其病犹在表也。予尝治其寿侄及上海姚金福室人，并以麻黄加术汤取效，又在清和坊治愈一老年妇人，亦用此方，可为明证。惟心营不足，风邪转而入里。夫胸为太阳出入之道路，上、中二焦，水气分布之总区也。西医谓之淋巴干。风从皮毛入，遏其清阳之气，阻水液之散布，故令胸满而气短。仲师不出方治，窃谓常用桂枝汤去芍药加参、术、防风、黄芪，助心阳而补脾阴，使营气略和，风将自息，风引汤似不合病。

防己地黄汤：治病如狂状，妄行，独语不休，无寒热，其脉浮。

防己 甘草各一分 桂枝 防风各三分

上四味，以酒一杯渍之，绞取汁。生地黄二斤，咬咀蒸之，如斗米饭，久以铜器盛药汁，更绞地黄汁和，分再服。

不明病理者，不可与论古人之方治，盖风邪失表之证，往往随经而瘀热于里，太阳标热内陷，因致热伤血海，太阳证所以蓄血也。此节病由，曰病如狂状，妄行，独语不休，无寒热，其脉浮，此为中风而蓄血于下，与风吸百脉血窜脑部，舌难言而口吐涎者，正自不同。热结在里，故无表热。病在太阳之腑，故脉浮。如狂、喜、妄，在伤寒为蓄血之证。独语如见鬼状，为热入血室，仲师成例具在，不可诬也。惟伤寒之蓄血为血实，故用抵当汤、桃核承气汤以下之，中风则本由血虚，《伤寒论》所谓营弱卫强。虚者不可重虚，故但用防己地黄汤，重用地黄汁以清瘀血，防己以泄湿，防风以疏风，甘草、桂

---

① 盎：古代的一种盆，腹大口小。

枝以扶脾而解肌，此法正与百合证用地黄汁同，服后中病亦当大便如漆，蓄血同也。

方解附

侯氏黑散解

侯氏黑散：治大风，四肢烦重，心中恶寒不足者。

菊花四十分　白术　防风各十分　桔梗八分　黄芩五分　细辛　干姜　人参　茯苓　当归　川芎　牡蛎　矾石　桂枝各三分

上十四味，杵为散，酒服方寸匕，日一服。初期服二十日，温酒调服，禁一切鱼肉大蒜，常宜冷食，六十日止，即药积腹中不下也。热食即下矣，冷食自能助药力。

古人所立方治，一方有一方之作用，作用不可知，当于病理求之；一方有一方之主名，主名不可知，当于药味求之。侯氏黑散一方，主治大风，四肢烦重，心中恶寒不足者。四肢烦重，为风湿痹于外；心中恶寒不足为气血伤于里；脾阳不达于四肢，故烦重；血分虚而热度不充内脏，故心中恶寒，此病理之易明者也。桂枝为《伤寒论》中风主药，防风以祛风，薯蓣丸用之。菊花能清血分之热，合地丁草能愈疔毒。黄芩能清肺热，白术、茯苓以祛湿，湿胜必生痰，故用桔梗以开肺，细辛、干姜、牡蛎以运化湿痰，但湿痰之生，由于气血两虚，故用人参以补气，当归、川芎以和血，此药味之可知者也。惟矾石一味，不甚了然，近代人张锡纯始发明为皂矾，按：皂矾色黑，能染黑布，主通燥粪而清内脏蕴湿，张三丰伐木丸用之以治黄瘅，俾内脏蕴湿，从大便而解者，正为此也。然则方之所以名黑散者，实以皂矾色黑名之，如黑虎丹、黑锡丹之例。要知病属气血两虚，风湿痹于表里，方治实主疏通，

而不主固涩。女劳瘅腹胀，治以硝石矾石散，亦此意也。由此观之，方后所云初服二十日，温酒调服者，冀药力之通行脉络也；禁一切鱼肉大蒜者，恐其更增湿热，为药力之障碍也。至如四十日常宜冷食以助药力，特以不用温酒言之。若四十日常食冷饭及粥，不病宿食，必病寒中。风疾未除，新病又作，治病者固当如是乎？盖皂矾热则速行，冷即缓下，所以欲药积腹中者，则以太阴蕴湿，有如油垢，非一过之水所能尽也。喻嘉言乃谓固涩诸药，使之积留不散，以渐填空窍，彼既误皂矾为明矾，于立方之旨已谬，岂知药积腹中，原不过欲其逾数时而后下，否则积六十日之药于腹中，其人已胀溃死矣。陈修园复亟称之，是何异瘖者之唱，聋者之听乎，亦可笑已。

风引汤解

风引汤：治除热瘫痫。

大黄　干姜　龙骨各四两　桂枝三两　甘草　牡蛎各二两　寒水石　滑石　赤石脂　白石脂　紫石英　石膏各六两

上十二味，杵，粗筛，以韦囊盛之，取三指撮，井花水三升，煮三沸，温服一升。治大人风引，少小惊痫瘛疭日数发，医所不疗，除热方。巢氏云：脚气宜风引汤。

本条云除热瘫痫，方后附列服法主治。又云治大人风引，小儿惊痫瘛疭日数发，医所不疗，除热方，病以风引为名，似当以半身不遂为主要，所谓正气引邪，喎僻不遂者是也。但风起于四末，则为偏中风；中于头，则为眩晕。以方治考之，治瘛疭必有验，治偏中必无济。所云除瘫痫者，不定以偏中言之也。血不过头，借如手上刀伤，以指捺伤处，按于颠顶，其血自止。惟风阳吸于上，则一身之气血，一时并入于脑，故有卒然晕倒，痰涎上涌

而死者，热血菀于脑而脑膜为之暴裂也。西医谓脑充血。血逆行于上，则百脉为之牵掣，小儿所以病瘈疭者，亦由于此。盖此类病证，胸中先有热痰，外风引之，乃并热血而上入于脑，如风起水涌者然。方中大黄用以泄热，非以通滞，此与泻心汤治吐血同，所谓釜底抽薪也。干姜炮用，能止脑中上溢之血，向在常熟见某钱肆经理鼻衄，纳炮姜灰于鼻中，其衄即止。所谓煤油着火，水泼益张，灰扑立止也。此味下脱注"炮"字。所以用龙骨、牡蛎者，此与《伤寒·太阳篇》误下烦惊谵语，用柴胡加龙骨、牡蛎；火迫劫之发为惊狂，桂枝去芍药加蜀漆、牡蛎、龙骨；及下后烧针烦躁，主桂甘龙牡汤，用意略同，二味镇浮阳之冲脑，而牡蛎又有达痰下行之力也。所以用桂枝、甘草者，桂枝汤方治，原所以祛邪风，而于本方风引之义，固未尽合。盖桂枝汤发脾阳之汗而出之肌理，原为营气不虚者而设，若营气本虚，阳气张发于上，冲气被吸引而上逆，非扶中土而厚其堤防，不足以制冲逆，而痰与热血将一时并入于脑，此即发汗过多，心下悸欲得按，主以桂枝甘草汤。脐下悸欲作奔豚，主以苓桂甘枣汤之例，欲其不能逾中脘而上冒也。其余所用寒水石、滑石、紫石英、石膏，不过清凉重镇，使诸脏百脉之气不受外风牵引而已。方中惟赤石脂、白石脂二味，至为夹杂不伦。喻嘉言《寓意草》所载治寒湿下利，颇著特效；伤寒利在下焦之禹余粮汤、寒湿下利之桃花汤，赤石脂并为要药。可见其功用，全系止涩，与上用大黄之意，绝然相反。故不用此方则已，若用此方，此二味究当除去，否则药不合病，且更生诸药之阻力也。

头风摩散解

头风摩散

大附子一枚　盐等分

上二味为散，沐了以方寸匕摩疾上，令药力行。

此方之义不可知，惟近人所传，偏头痛、目赤用食盐和水涂太阳穴，半日之间，其痛立止，其赤立消，当是此方遗意。加以附子善走，风阳之入脑者，当更易散。此与纳药鼻中同，不关于内脏者也。

寸口脉沉而弱，沉即主骨，弱即主筋，沉即为肾，弱即为肝，汗出入水中，如水伤心，历节痛，黄汗出，故曰历节。

肺主一身治节，独为五脏主，故近世诊病者，皆取决于手太阴动脉，《伤寒》《金匮》所言寸口，皆统关前后言之。此层本不待言，因后一节有"太阴脉浮而弱"一条，恐人不明为手太阴动脉，故略言之。大凡历节之成要，不外乎水寒血败，血痹于下，则营气不能上承，故手太阴之动脉必弱，水气胜则阳气不升，故脉沉，此证以湿留关节为大纲。关节为筋与骨交会之所，汗出入水，不用麻黄加术汤以发之，寒湿伤筋故筋痛，伤骨故骨痛。肝主筋，血不行故筋痹。肾主骨，髓日败故骨痹，而脉之沉弱应之。盖人之一身，气分多于水分，则脉浮，水分多于气分，则脉沉，故历节而见沉弱之脉，即可决为汗出入水所致。人身之汗孔随肺气而张发，水渍于外，毛孔中要有正气抵拒，涓滴不能渗入，所以病此者，凉者浸灌于外，皮中汗液悉化寒水，水寒则伤血，心为主血之脏，故仲景师言如水伤心，如水伤心云者，原不谓水气凌心也。水湿渗入关节，所以历节痛；太阳标热郁而欲出，故发黄汗，黄汗在腋下，着衣成黄色。此为历节之第一因。

趺阳脉浮而滑，滑则谷气实，浮则汗自出。

太阴脉浮而弱，弱则血不足，浮则为风，风血相搏，即疼痛如掣。

盛人脉涩小，短气，自汗出，历节疼，不可屈伸，此皆饮酒汗出当风所致。

此节前半节以趺阳、寸口之脉求出历节根原。寸口即手太阴动脉，陈修园本作少阴者，误也。趺阳脉在小儿系鞋带处，为胃脉之根。趺阳脉浮而滑，浮为阳气外出，滑则为谷气实，浮则汗自出。按：《宿食篇》云：脉数而滑者实也，此有宿食，下之愈。外汗出而内有宿食，有似阳明腑病，未可定为历节，故此证当并取决于手太阴动脉。太阴脉浮为风，邪在太阳，弱为血虚，营气不能上承，与前证略同。风气着于肌理，则湿邪凝沍而血为之痹。然但专就寸口而观，可决为汗出当风，终不能断为酒后之汗出当风。盖饮酒汗出当风，其肌肉先痹，此时不用桂枝汤以发之，则湿热蒸于内，而腑浊不行，趺阳之脉，因见浮滑。脾主四肢，为统血之脏，湿热壅于胃，则脾阳不达于四肢，于是营血内停，风湿乃日流于关节，手太阴动脉因见浮弱。太阳病中风，脉本浮缓，湿痹于外，血之热度愈低，乃变浮弱。风束于外，湿不得泄，湿与血并，遂成阴寒，故疼痛如掣，此为历节之第二因。盛壮之人，多气与血，脉当浮滑而大，反见涩小者，湿胜而脾阳不达也。短气者，酒湿伤肺也。自汗者，风主泄也观中风有汗可知。汗本太阳寒水，随阳而出，瘀湿内停，则寒湿不随汗解，未尽之魄汗，一受外风，遂与湿并而流入关节，故手足节骱处，疼痛不可屈伸，此为历节之第三因。

诸肢节疼痛，身体尪羸，脚肿如脱，头眩短气，温温欲吐，桂枝芍药知母汤主之。

桂枝芍药知母汤方

桂枝四两　芍药三两　甘草　麻黄　附子各二两,炮　白术　知母　防风各四两　生姜五两

上九味，以水七升，煮取二升，温服七合，日三服。

历节一证，大率起于皮毛肌腠，阳气不能外达，寒湿遂留于关节，此即肢节疼痛所由来，所谓不通则痛也。身体尪羸者，统血之脏久虚，不能营养分肉也。脚肿如脱者，寒湿下注之象也。头眩为血虚，西医谓之脑贫血，亦有见于历节治愈之后者。气短为湿胜，病痰饮者多喘，湿胜故也。独胃中尚有浮热，故温温欲吐。温温，如釜中冷水被炭火下迫，釜底时有一沤上浮，俗名胃泛。桂枝芍药知母汤方，惟知母一味主治欲吐，余则桂、芍、甘草、生姜以通阳而解肌，麻黄、附子、白术以开表而祛湿，防风以祛风，方治之妙不可言喻。予尝治一戴姓妇人亲验之，但病因与仲师所举大有不同，乃知肢节疼痛，仲师特下一"诸"字，正以其所包者广也。盖此妇妊娠八月，为其夫病求医，抱而乘车，病人身重，将腹中小儿压毙，夫病愈而妻病腹痛，乃求医，医药而堕之，腐矣。妊妇本属血虚，死胎既下，因贫不能善后，湿毒留顿腹中，久乃旁溢肢节，死血与寒湿并居，因病历节。手足拘挛，入夜手足节骱剧痛，旦日较缓，其为阴寒无疑，盖二年矣。予因用原方，以每两折为二钱，用熟附块四钱，二剂不应。二诊改用生附子，汗乃大出，两剂，肢节便可屈伸，足肿亦小，独手发出大泡，有脓有水，将成溃烂。予用丁甘仁法，用大小蓟各五钱，丹皮一两，地骨皮四钱以清血热，二剂而痂成，四剂而痂脱。遂与未病时无异，以为可无患矣，忽然阴痒难忍，盖湿毒未尽而下注也。予因令其用蛇床子煎汤熏洗，良瘥。未几，入市购物，卒然晕倒，诸恙退

而血虚之真象见。予乃用大熟地一两，潞党参五钱，川芎、当归各四钱，龙骨、牡蛎各一两，凡二十余剂而止。今已抱子矣。

味酸则伤筋，筋伤则缓，名曰泄。咸则伤骨，骨伤则痿，名曰枯。枯泄相抟，名曰断泄。营气不通，卫不独行，营卫俱微，三焦无所御，四属断绝，身体羸瘦，独足肿大，黄汗出，胫冷。假令发热，便为历节也。

浪如屋，巨舟覆，顺则利济，逆则杀人者，均之水也。鸟焚巢，旅人号，炊爨之所需，熹①出之可畏者，均之火也。故服食寒暖酸苦辛甘，皆当有节，于首篇已详言之，今特于历节证之。人皆知酸味之善敛，而不知其性最易发酵，今试以碱化水，投醋其中，则如汤之沸，溢出盆盎，和面涂伤，能去瘀血，非以挥发之性，力能破血耶？此可知酸之所以补肝，实因酸味发扬肝脏血液，得遂其条达之性，而无郁塞胀痛之病也。若味过于酸，则血液发挥太甚，久且不足以养筋，而筋为之缓，病在血液旁泄，故名曰泄。人皆知咸味之为润下，而不知其性燥烈，今试投盐于炽炭炉中，则火力加猛，多食盐而渴者，非以苦燥之质，足以伤津耶？此可知咸之所以补肾，实因咸味燥烈，能排下焦之水，而无胁下硬满之变也。若味过于咸，则津液灼烁太甚，髓不足以充骨，而骨为之痿，病在精髓内枯，故名曰枯。血以发而过泄，精以燥而日枯，汗液乃不达肌表，故曰断泄。营气不通，卫不独行，则阴弱而阳亦微。肾阳不能统摄水道，故三焦无所御；肝阴不能养筋，故四属断绝。血虚而寒湿在下，故身羸而足肿；血虚而湿胜，阳气不能达表，故黄汗时出腋下；寒湿流注于足，故胫冷。以上诸证，并属阴亏湿胜，若风寒乘虚，郁其表气，风湿相抟，乃外热发而内疼痛，故发热便为历节，此为历节之第四因。

病历节不可屈伸，疼痛，乌头汤主之。

乌头汤：亦治脚气疼痛，不可屈伸。

麻黄　芍药　黄芪　甘草各三两。炙　乌头五枚，㕮咀，以蜜二升，煎取一升，即出乌头

上四味，以水三升，煮取一升，去滓，纳蜜煎中，更煎之，服七合。不知，尽服之。

历节一证，大约寒湿痹于关节，阳气痹于肌表。阴痹而阳欲外泄，则热发而黄汗出；阳痹而寒湿阻于筋脉，则疼痛不可屈伸。此为阴寒重症，非桂枝芍药知母汤所能通治，故不得已而用乌头汤，亦犹蛔厥重症，乌梅丸所不能治，不得已而用甘草粉蜜汤也。按：乌头为附子之母，若芋婆然，其颗甚小，一枚约有今权三钱，五枚则一两半矣。然则麻黄、芍药、黄芪、炙草之各三两，不当如《日知录》折成七钱八分矣。盖以两计可折，以枚计则无可折，岂古今药剂权量，初无沿革耶？否则今日所用之大称，即古人药剂之权量耶？此方重用乌头，以历节足肿胫冷，确定为少阴寒湿而用之，与寒疝用大乌头煎同。徐忠可乃谓膝胫不冷，似可加黄柏、知母，夫使膝胫不冷，岂可用乌头五枚耶？足见仲师既殁，医家更无通才也。

矾石汤：治脚气冲心。

矾石二两

上一味，以浆水一斗五升，煎三五沸，浸脚良。

方用矾石二两，以浆水一斗五升，煎三五沸，浸脚良。陈修园以为疼痛不可屈

---

① 熹（xī 吸）：炽热。

伸，以乌头汤主之，至于冲心重证，似难以外治幸功[1]，似也。然近世所传验方，白矾二两，地浆水十大碗，掘地灌水和泥取出，名曰地浆。新杉木三四片，煎六七沸，用杉木桶盛之，浸脚，留一半徐徐添入，上用衣被围身，使略有微汗，洗毕，饮稀粥一碗，如不愈，用前方加硫黄三钱，无不愈矣。按：此方即仲师原方，本书尚多脱漏，特补出之。盖脚气一证，湿胜于下，挟风阳而上升，故其气冲心。方中所以用矾者，以矾能燥湿故也。所以用地浆水者，钱乙所谓以土伏水，水得其平，风自止也。所以用杉木者，以杉木燥湿，能治脚气肿痛也。柳子厚《救死方》[2]曰：得脚气，夜半痞绝，胁块如石，昏困且死，郑洵美传杉木汤，食顷大下，块散而气通，用杉木节一升，橘叶一升，枣儿槟榔七枚打，童便三升煎，一服下，止后服。所以使其略有微汗者，欲其气之外散，所以加用硫黄者，则以硫虽燥热，能引大肠秽浊下行，与他药炎上者不同，故冲心之脚气，亦得借引浊下行之力，使不上冒也。然则方用白矾，不如用皂矾为胜，以皂矾引浊下行之力，与石硫适相等也。辛未八月，乡人庄姓病此，两足肿大，气急心痛易饥，此证气分居多，而寒湿不甚，长女昭华投以加味鸡鸣散，方用吴萸五钱，木瓜五钱，槟榔三钱，黑豆五钱，桔梗三钱，青陈皮各三钱，苍白术各三钱，生甘草一钱，生芪五钱，紫苏六两，生姜一大块，浓煎服之，一夕而足肿全消，此八月十四日事也，附录之以为临证之一助。又按：痛者属气分，麻木在少腹属血分。予曾治焦店潘姓，用加味四物汤取效，方用川芎三钱，当归五钱，白芍四钱，生地一两，吴萸三钱，木瓜三钱，生附子二钱，防己三钱，牛膝一两，三剂而愈，与病属气分者不同，存以备参。

血痹虚劳病脉证并治第六

问曰：血痹之病，从何得之？师曰：夫尊荣人，骨弱肌肤盛，重因疲劳汗出，卧不时动摇，加被微风，遂得之。但以脉自微涩在寸口，关上小紧，宜针引阳气，令脉和紧去则愈。

血痹初得之状，仲师初无明文，但云尊荣之人，骨弱肌肤盛，重因疲劳汗出，卧不时动摇，加被微风，遂得之，自来注家，多未明了。予特抉其隐情而发之，大约与虚劳失精家病，原相伯仲耳。夫所谓尊荣之人者，美人充下陈，左拥而右抱，卧必晏起，纳谷不多，静坐终日，动时恒少，脾阳先已不振。膵肉乏吸收作用。肌肉虽盛，腠理实虚，加以内嬖[3]既多，精气遂削，精髓空虚，骨乃荏弱。不受外邪，固已不能任事，况又入房汗出，全身动摇，微风袭之，血受风遏，阳气不达，阴血遂凝，此风不受于肩井，即受于风池、风府，以其背在上也。故知其臂必麻木，背必酸痛，平时脉本微涩，而关上独见小紧者，正以痹在上部，不及中下也。此病在草野之夫，不足为患，独纨绔少年，气体素弱，因而成痹，故但需针灸所病之穴，俾血从内动，即风从外解，而紧去脉和矣。玩"则愈"二字，此意自见。丁甘仁云：吾之门诊，所以多用轻药者，彼固未有重病也，亦此意也。近有富人金姓，多姬侍，时发病，无锡华宗海一针即

---

[1]　幸功：希图侥幸立功。

[2]　柳子厚救死方：柳宗元，字子厚，唐代文学家。著《柳州救三死方》，为治疗疮方、治霍乱盐汤方、治脚气方等验方。

[3]　内嬖（bì 闭）：指受君主或达官贵人宠爱的人。

愈，后宗海离上海，求诊于党波平，亦如之，倘今不异于古所云耶。

血痹，阴阳俱微，寸口关上微，尺中小紧，外证身体不仁，如风痹状，黄芪桂枝五物汤主之。

黄芪桂枝五物汤方

黄芪三两　芍药三两　桂枝三两　生姜六两　大枣十二枚

上五味，以水六升煮取二升，温服七合，日三服。

病至气血两虚，与上节本原柔脆，正虚病轻者，固自不同。寸口关上脉微，尺中小紧，阴血不充，阳气郁塞之脉证也。气血不通，故身体不仁，如风痹状，甚则两足痿弱，或更因阳气闭塞，不濡分肉，麻木不知痛处。此证治法，以宣达脾阳，俾风邪从肌肉外泄为主，故用解肌去风之桂枝汤，去甘草而用黄芪者，正以补里阴之虚，而达之表分也。

夫男子平人，脉大为劳，脉极虚亦为劳。

阴虚生内热，阳气外张，故脉大。阳衰生里寒，阴血不充，故脉极虚。脉大则发热，脉极虚则恶寒，病情详后文，兹不赘。

男子面色薄，主渴及亡血。卒喘悸，脉浮者，里虚也。

此节为望色审证及脉而知虚劳之病也。面色之厚薄，视其人之气血为转移，气血充则颊辅丰腴，无论赪如渥丹为厚，即肤如凝脂亦为厚；气血不充，则枯白不华，无论面如削瓜为薄，即肥白如瓠者亦为薄，为其精亏而血少也。精亏则生内热，而引水自救，故主渴；血少则色夭不泽，故主亡血，此一望而可知者也。肾不纳气则喘，此为精竭者所必有。心营虚耗则悸。此为亡血所必至。虽喘与悸皆有虚实之

辨，要惟虚劳之喘，坐卧则略定，稍动则肩摇而息粗，是为卒然而喘，与汗出饮水之喘、痰饮之喘，静处不能暂停者，固不同也；虚劳之悸，略无惊恐，则坦坦如平人，若据梧沉思，忽闻对座高声，或凝神夜坐，忽见灯旁物影，不觉怦然大动，是为卒然而悸，与水气凌心之悸、烦热之悸，绝无间断者，又不同也。至谓脉浮为里虚，则为仲师失辞，原其意，殆指浮取则见，重按若无，乼脉承上渴及亡血言之。否则浮为在表，浮则为风，伤寒浮紧，中风浮缓，岂得概谓之里虚耶。

男子脉虚沉弦，无寒热，短气里急，小便不利，面色白，时目瞑，兼衄，少腹满，此为劳使之然。

凡脉见沉弦者，不主里水，即主表寒。卫虚则生寒，营虚则生热，故表邪见沉弦者，必有寒热，今无寒热，则非表邪可知。虚阳不归其根，故短气。里急者，似胀非胀，似痛非痛，而中气否塞也。小便不利而少腹满者，三焦水道，由肾下达膀胱，水道得温则行，遇寒则冻，肾阳既耗，水道遂瘀，按：此证必兼腰痛。尝见好眠睡忍小便者，其腰必痛，水瘀肾脏，以膨急而伤也。否则其膀胱必痛，亦以膨急而伤也。若夫肾阳以多欲而丧，则水脏虚寒，其气不能上下行。不上行，则与水之上源隔绝，而见气短里急。不下行，则下流之输泄无力，而见小便不利，少腹急。下文虽有小建中一方以治里急，八味肾气丸以治小便不利，自非猛自惩艾，实于生命无济，倘如《西厢记》所云，月移花影，疑是玉人来，虽卢扁其奈之何。

劳之为病，其脉浮大，手足烦，春夏剧，秋冬瘥，阴寒精自出，酸削不能行。上节"面色白，时目瞑兼衄"，当在此节"劳之为病"下。

上节言肾阳之虚，"小便不利与少腹

急"为连文，与下"少腹拘急，小便不利"同，"面色白"三语属阴虚，为此节脱简，今订正之。血虚而阳络之末空，不能上荣颜面，因而色白。脑为髓海，髓之精则以目睛为标，精竭而脑虚，目睛失养，不能胜阳光之逼，故时目瞑。阴虚而浮阳窜脑，脑气热，则颅骨之缝开，故兼衄。此证惟目时瞑者，为予所亲见，予诗友吴苇青名希鄂者，诗才高隽，尝患房劳证，畏阳光，虽盛暑必以黄布罨窗棂，与人对语时，忽然闭目良久，人皆谓目力之不济，而不知脑气不能濡养眸子，不能久耐阳光也。手足烦为掌心足底皆热，脾阴虚也。春夏不胜阳热，故剧，秋冬阳气伏藏，故瘥。阴虚之人，相火不能蛰藏，宗筋易举易泄，而胆火益弱，阴头益冷，宜乎髀肉日削，欲行不得，而一步三折摇矣。

男子脉浮弱而涩为无子，精气清冷。

《易》始乾坤，生生之义大矣。《系辞传》曰：夫乾，其静也专，其动也直，是以大生焉。夫坤，其静也翕，其动也辟，是以广生焉。其所以象人体者，尽人能言之，人子始生，则母之交骨开，故谓之辟。寡欲则无二偶而肾阳充，故静专而动直，此即大生之义也。若男子之脉，以阳气不足而浮弱，以精血不足而涩，则其肾脏元阳必虚，而交感之时，精冷而不能有子，此证惟羊肉当归汤足为疗治。冬令服二三剂，定当黍谷回春，虽妇人有痛淋者，亦能生子。屡试而效，阅者倘能传布，功德莫大焉。予所定之方，用生羊肉三斤，当归四两，生附子一枚，生姜四两，附子无麻醉性，羊肉不膻，生姜不甚辣，服此者向无流弊，勿惧。

夫失精家，少腹弦急，阴头寒，目眩，发落。脉极虚芤迟，为清谷，亡血失精。脉得诸芤动微紧，男子失精，女子梦交，桂枝龙骨牡蛎汤主之。

桂枝龙骨牡蛎汤方

桂枝　芍药　生姜各三两　甘草二两　大枣十二枚　龙骨　牡蛎各三两

上七味，以水七升，煮取三升，分温三服。

失精之情不同，始则有梦而遗，是尚有相火也。至于不梦亦遗，而肾阳始败矣。又其甚则醒时亦遗，而肾阳益败矣。少腹弦急，浊阴下注而小便不利也。阴头寒，精气虚而寒湿下注宗筋也。目之瞳人，视脑气盈虚为出入，脑气以精血两竭而虚，故目眩。此与痰饮之眩、少阳病之眩不同。此与历节之头眩同，精神恍惚，开目则诸物旋转，闭目则略定，世传防眩汤，间有特效，录之以为救急之助。方用党参、半夏各三钱，归、芍、熟地、白术各一两，川芎、山萸各五钱，天麻三钱，陈皮一钱，轻者四五剂，可以永久不发。予早年病此，嘉定秦芍舲师曾用之，惟多川芎三钱耳，至今三十年无此病，皆芍师之赐也。发者血之余，故少年血盛则黑，老年血衰则白。至于肾脏虚寒，胞中血海之血，乃不能合督脉上行于脑，脑气不濡而发为之落，此正如高秋风燥，草木黄落者然。脉失精则虚，亡血则芤，下利清谷则迟。劳之所以失精者，相火不能蛰藏也。所以失血者，阴气益虚，相火益炽，阳根拔于下，血海之血，乃随之而上脱也。所以下利清谷者，人体精血日损，水分益寒，入胃之水饮，以不得温化而下陷也。胆火下窜，真阴不守，在男子则为失精，在女子则为梦交，于是脉芤而见动，脉微而见紧，泄之愈甚，阴寒愈急，若更以滋阴降火之剂投之，则阳气愈不得升，阴液益无统摄，故用桂枝汤以扶脾阳，加牡蛎、龙骨以固肾阴，独怪近世医家，专用生地、石斛、麦冬、知母、玉竹、黄柏一切阴寒滋腻之品，吾不知其是何居心也。

男子平人，脉虚弱细微者，喜盗汗也。

人体血分多于水分，则热度高而脉道利，应指者条达而冲和；水分多于血分，则热度低，而脉道窒，应指者虚弱而微细。水分多则卫强，血分少则营弱。凡人醒时则阳气外达，寐则阳气内守，卫所以夜行于阴也，卫气内守，则营气当夜行于阳之时，不能外泄，故寐者无汗。惟卫气不守，营气从之，乃为盗汗，盗汗者，卫不与营和也。按：伤寒之例，卫不与营和，先时以桂枝汤发汗则愈，更加龙骨以镇浮阳，牡蛎以抑上逆之水气，则盗汗当止，师虽不出方治，读者当观其通也。

人年五六十，其病脉大者，痹侠背行，若肠鸣马刀侠瘿者，皆为劳得之。

少年气血俱盛，则脉当实大而动数，老年气血俱虚，则脉当虚细而安静，此其常也。至于病脉，固不尽然。人当用力太过，阳气外张，则其脉必大，此固不可以年齿论。然则师言其病脉大，痹侠背行者，盖谓劳力阳伤于前，阳张汗泄，故始病倦怠。见浮大之脉，毛孔不闭，风寒乘之，汗液未尽者，乃悉化为湿，背毛锢于寒湿，因侠背而痹。但既痹之后，阳气一虚，即脉不应大。此证初起，当与风湿同治。麻黄加术、麻黄杏仁薏苡甘草二汤，皆可用之。至于痹证既成，则其脉当微，而为黄芪五物证。所以然者，痹在太阳部分，阳气已为寒湿所困，岂有阳气不达而其脉反大者乎？若阴寒内据，孤阳外越，则其脉亦大。阴寒内据，则水走肠间而为肠鸣，此证不见下利，即病腹痛，宜四逆、理中辈。至于外证见马刀侠瘿，则脉见弦大，时医以为小柴胡证，其实不然。马刀之状，若长形小蚌，生于腋下，坚硬如石，久乃成脓溃烂。侠瘿生于颈项，连连如贯珠，初起用旱烟杆中烟油涂之，三日即消，外科小金丹亦可用之。日三服，每服二粒，以消为度。此证虽起于失志郁怒，究与阴疽相类，其中必有寒湿结毒，小柴胡汤必然无济，若不早治，一二年后溃烂不收，未有不死者也。

脉沉小迟，名脱气，其人疾行则喘喝，手足逆寒，腹满，甚则溏泄，食不消化也。

脉沉小而迟，是为水寒血败，血分热度愈低，津液不能化气，故名脱气。疾行则喘喝者，肾虚不能纳气也。血分之热度弱而又弱，故手足逆寒。寒水下陷，故腹满而溏泄。胃中无火，故食不消化。按：此条在《伤寒论》中为少阴寒湿证，亦当用四逆、理中主治。

脉弦而大，弦则为减，大则为芤，减则为寒，芤则为虚，虚寒相抟，此名为革，妇人则半产漏下，男子则亡血失精。

脉弦为阳气衰，脉大而芤为阴气夺，阳衰则中寒，阴夺则里虚，两脉并见，其名曰革。浮阳不降，则阳不摄阴，阴不抱阳，则精血寒陷。此条见《妇人杂病篇》，治妇人半产漏下，则有旋覆花汤，而男子亡血失精，独无方治，而补阳摄阴之法，要以天雄散为最胜。天雄以温下寒，龙骨以镇浮阳，白术、桂枝以扶中气，而坎离交济矣。黄坤载云：后世医法不传，治此乃用清凉滋润，中气崩败，水走火飞，百不一生，今之医士不可问也。谅哉斯言。

天雄散方

天雄三两，炮　白术八两　桂枝六两　龙骨三两

上四味，杵为散，酒服半钱匕，日三服。不知，稍增之。

虚劳里急，悸，衄，腹中痛，梦失精，四肢酸疼，手足烦热，咽干口燥，小建中汤主之。

小建中汤方

桂枝三两　甘草二两　芍药六两　大枣十二枚　生姜三两　饴糖一升

上六味，以水七升，煮取三升，去滓，纳胶饴，更上微火消解，温服一升，日三服。

里急以下诸证，用小建中汤，此乃第一篇所谓治肝补脾之方治也。厥阴含少阳胆火，胆实则气壮而强，胆虚则气馁而悸。腹为足太阴部分，肝胆之火逆于太阴，则腹中痛。厥阴之脉络于阴器，胆火下泄，则梦失精。阴泄于下，脑应于上，则为衄。脾精不行于四肢，故四肢酸楚而手足烦热。脾精不上承，故咽干而口燥。其病在脾，致病之由则为肝胆，此证肝胆俱虚而不任泻，故特出建中汤以补脾，使肝脏不虚，则胆火潜藏，岂能泄肾阴而伤脾脏，故又云肝虚则用此法也。

虚劳里急，诸不足，黄芪建中汤主之。

黄芪建中汤方

即小建中汤内加黄芪一两半，余依上法。若气短胸满者，加生姜。腹满者去枣加茯苓一两半，及疗肺虚损不足，补气加半夏三两。

虚劳一证，急者缓之以甘，不足者补之以温，上节小建中汤，其主方也。但小建中汤于阳虚为宜，阴阳并虚者，恐不能收其全效，仲师因于本方外加黄芪以补阴液，而即以黄芪建中为主名，此外之加减不与焉。气短胸满加生姜者，阳气上虚，故气短，阴干阳位，故胸满，因加生姜以散之。腹满所以去枣加茯苓者，腹满为太阴湿聚，防其壅阻脾气也，因去大枣，加

茯苓以泄之，湿去而脾精上行，然后肺脏得滋溉之益，故肺之虚损亦主之。补气所以加半夏者，肺为主气之脏，水湿在膈上，则气虚而喘促，故纳半夏以去水，水湿下降，则肺气自调，其理甚明。陈修园以为匪夷所思，不免自矜神秘，盖彼第见俗工以补为补，而不知以泻为补，故自负读书得间①耳。

虚劳腰痛，少腹拘急，小便不利者，八味肾气丸主之。八味肾气丸见《妇人杂病篇》。

虚劳腰痛，少腹拘急，小便不利，此肾阳不充之证也。肾脏虚寒，则水湿不能化气，膨急于上则腰痛，膨急于下则少腹拘急，此证仲师主以崔氏八味丸，然予曾用之，绝然不应，乃知陈修园易以天雄散为不刊之论也。原肾脏所以虚寒者，则以肾阳不藏之故，肾阳不藏，则三焦水道得温而气反升，水欲下泄，虚阳吸之，此水道所以不通也，方用龙骨、天雄以收散亡之阳，白术补中以制逆行之水，桂枝通阳以破阴霾之寒，于是天晴云散，水归其壑矣。

虚劳，诸不足，风气百疾，薯蓣丸主之。

薯蓣丸方

薯蓣三十分　人参七分　白术六分　茯苓五分　甘草二十八分　当归十分　干地黄十分　芍药六分　芎䓖六分　麦冬六分　阿胶七分　干姜三分　大枣百枚，为膏　桔梗五分　杏仁六分　桂枝十分　防风六分　神曲十分　豆黄卷十分　柴胡五分　白敛二分

上二十一味末之，炼蜜和丸，如弹子大，空腹酒服一丸，一百丸为剂。

———————

①　读书得间（jiàn 见）：读书能对文字所描述的真正含义心领神会。间，间隙。此指除文字本身外，字里行间所包含的意思。

虚劳诸不足，是为正虚。风气百疾，是为邪实。正虚则不胜表散，邪实则不应调补，此尽人之所知也。若正虚而不妨达邪，邪实而仍应补正，则非尽人之所知也。仲师《虚劳篇》于黄芪建中、八味肾气丸已举其例，复于气血两虚，外感风邪者，出薯蓣丸统治之方。所用补虚凡十二味，舍薯蓣、麦冬、阿胶、大枣外，实为后人八珍汤所自出。去风气百疾者凡九味，白敛能散结气，治痈疽疮肿，敛疮口，愈冻疮，出箭镞，止痛，大率能通血络壅塞而排泄之力为多，盖风之中人，肌腠外闭而脾阳内停，方中用白敛所以助桂枝之解肌也；风中皮毛，则肺受之，肺气被阻，咳嗽乃作，方中用桔梗、杏仁，所以开肺也；气血两虚，则血分热度愈低，因生里寒，方中用干姜，所以温里也；风气外解，必须表汗，然其人血虚，设用麻黄以发之，必致亡阳之变，故但用防风、柴胡、豆卷以泄之；且风着肌肉，脾阳内停，胃中不无宿垢，胃纳日减，不胜大黄、枳实，故但用神曲以导之。要之补虚用重药，惧不胜邪也；开表和里用轻药，惧伤正也，可以识立方之旨矣。

虚劳，虚烦不得眠，酸枣仁汤主之。

酸枣仁汤方

酸枣仁二升　甘草一两　知母　茯苓各二两　芎䓖一两

上五味，以水八升，煮酸枣仁得六升，纳诸药，煮取三升，分温三服。

酸枣仁汤之治虚烦不寐，予既屡试而亲验之矣。特其所以然，正未易明也。胃不和者寐不安，故用甘草、知母以清胃热。藏血之脏不足，肝阴虚而浊气不能归心，心阳为之不敛，故用酸枣仁以为君。夫少年血盛，则早眠而晏起，老年血气衰，则晚眠而晨兴，酸枣仁能养肝阴，即

所以安魂神而使不外驰也，此其易知者也。惟茯苓、川芎二味，殊难解说。盖虚劳之证，每兼失精亡血，失精者留湿，亡血者留瘀。湿不甚，故仅用茯苓；茯苓无真者，予每用猪苓、泽泻以代之，取其利湿也。瘀不甚，故仅用川芎，此病后调摄之方治也。

五劳虚极羸瘦，腹满不能饮食，食伤、忧伤、饮伤、房室伤、饥伤、劳伤、经络营卫气伤，内有干血，肌肤甲错，两目黯黑，缓中补虚，大黄䗪虫丸主之。

大黄䗪虫丸方

大黄十分，蒸　黄芩二两　甘草三两　桃仁一升　杏仁一升　芍药四两　干地黄十　干漆一两，烧令烟尽　虻虫一升，去翅足，熬　水蛭百枚，熬　蛴螬百枚，熬　䗪虫半升，熬

上十二味，末之，炼蜜和丸，小豆大，酒服五丸，日三服。

大黄䗪虫丸主治为五劳虚极，羸瘦腹满，不能饮食，外证则因内有干血，肌肤甲错，两目黯黑。立方之意，则曰缓中补虚。夫桃仁、芍药、干漆，所以破干血；芍药破血，人多不信，试问外科用京赤芍何意。加以虻虫、水蛭、蛴螬、䗪虫诸物之攻瘀；䗪虫俗名地鳖虫，多生灶下垃圾中，伤药中用之，以攻瘀血，今药肆所用硬壳黑虫非是。有实也，大黄以泻之；有热也，杏仁、黄芩以清之；其中惟甘草缓中，干地黄滋养营血。统计全方，似攻邪者多而补正者少，仲师乃曰缓中补虚，是有说焉。譬之强寇在境，不痛加剿除，则人民无安居之日，设漫为招抚，适足以养疽遗患。是攻瘀即所以缓中，缓中即所以补虚也。今有患阳明实热者，用大承气汤不死，用滋阴清热之药者终不免于死，则本方作用，可以比例而得之矣。

肺痿肺痈咳嗽上气
病脉证治第七

问曰：热在上焦者，因咳为肺痿。肺痿之病，从何得之？师曰：或从汗出，或从呕吐，或从消渴，小便利数，或从便难，又被快药下利，重亡津液，故得之。

"热在上焦"二语，为仲师所尝言，见下《五脏风寒积聚篇》。兹特借此发问，以研求肺痿所从来。夫既称热在上焦，便当知上焦在人体中居何部位，焦字究属何义，固不当如庸工所言三焦有名而无形也。盖上焦在胸中，即西医所谓淋巴干，为发水成汗输出毛孔作用；中焦在胃底，即西医所指膜肉，中医即谓之脾阳，为吸收小肠水液，由上焦输入肺脏作用；散布未尽之水液，乃由肺下降，由肾脏注膀胱，是为下焦。合上中下三部观之，方显出焦字之义。譬之釜中煮饭，蒸气上浮，其饭始干，蒸气化水，仍回于下，釜底之饭，久久而焦。可见焦之为义，为排泄水液之统名，而排泄作用，实由丁少阳胆火。师言热在上焦，因咳为肺痿，便可知病由燥热矣，故仲师历举燥热之病由以答之。曰或从汗出者，肺主皮毛，呼吸与之相应，太阳表汗，由肺外出皮毛，汗出太多，则肺脏燥；曰或从呕吐者，呕吐为胆胃上逆，胆胃气燥，则上灼肺脏，肺脏之液与之俱涸；曰或从消渴者，消则胆火逼水液而泄出肾膀，渴则胃中热而引水自救，随消随渴，则肺脏之液以涸；曰小便利数者，肺为水之上源，水从下焦一泄无余，则上源告竭；曰或从便难，又被快药下利，重亡津液者，大肠与肺为表里，大肠燥则肺脏与之俱燥，此其所以浸成肺痿也。按：以上所列病由，俱出燥热，以视肺痈，但有

虚实之别耳，故治此证者，火逆之麦门冬汤、肺痈之千金苇茎汤，并可借用，仲师固未出方治也。按：《内经》云：肺热叶焦，则生痿躄。盖上源绝则下流涸，津液枯燥，不濡筋脉，而两足挛急，此因痿成躄之证。予于沈松寿亲见之。盖始则病后能食，继则便难，终则脚挛急，故治痿独取阳明也。章次公在红十字会治痿证，用大承气及鲜生地、玉竹、知母等味，重剂五剂而痿。是时襄诊者为卢扶摇。病者始则两足不能移动，继则自行走去，盖步履如常矣。

曰：寸口脉数，其人咳，口中反有浊唾涎沫者何？师曰：为肺痿之病。若口中辟辟燥，咳即胸中隐隐痛，脉反滑数，此为肺痈。咳吐脓血，脉数虚者为肺痿，数实者为肺痈。

上文但举肺痿病由，然犹未详肺脏燥热之脉证何如也。曰寸口脉数，热在肺也；曰其人咳，气上逆也。脉数而气逆，病当口燥，乃口中反有黏腻之浊唾涎沫，可见肺脏之津液被燥气蒸逼，悉化痰涎，故可决为肺痿。所以别于肺痈者，以其津液随热外泄而不内闭也。至于口中辟辟作声，燥咳无津，每咳则胸中隐隐作痛，便可决为肺痈。痈者，壅也，盖此证肺络为外邪壅塞，郁而生热，热伤血滞，因而成痈。风袭于肺，故咳。血郁成胀，故胸中隐隐作痛。血络壅则营分热度增高，故脉数。肺中热郁血腐，故咳吐脓血。要之肺痿之与肺痈，皆出于热，不过为虚实之辨，故脉数相似，浮而虚者为痿，滑而实者为痈也。

问曰：病咳逆，脉之，何以知其为肺痈？当有脓血，吐之则死，其脉何类？师曰：寸口脉浮而数，浮则为风，数则为热，浮则汗出，数则恶风。风中于卫，呼气不入，热过于营，吸而不出。风伤皮毛，热伤血脉，风舍于肺，

其人则咳，口干喘满，咽燥不渴，多吐浊沫，时时振寒，热之所过，血为之凝滞，蓄结痈脓，吐如米粥，始萌可救，脓成则死。

咳逆之证有痰饮，有风邪，有水气，所以决定为肺痈者，要有特异之脉证。肺痈之死证，固以吐脓血为最后一步，要其最初病因则甚轻，揆仲师所举脉证，特为中风失治。中风之证，其脉浮，发热，自汗，恶寒，此宜桂枝汤以发之者也。今曰寸口脉浮而数，浮则为风，数则为热，浮则汗出，数则恶风，风中于卫，呼气不入，热过于营，吸而不出，其与太阳中风，发热汗出，鼻鸣干呕者何异，若早用桂枝汤以发其汗，宜必无肺痈之病，惟其失时不治，致风热内陷肺脏，久久浸成肺痈。究其所以然，风伤皮毛，则内舍于肺，热伤肺络，则变为咳嗽，但初见口干喘满，咽燥不渴，多唾浊沫，时时振寒，虽非若前此之桂枝汤证，苟能清燥救肺，其病犹易愈也。惟其热郁肺脏，肺中血络凝阻，若疮疡然，其始以血络不通而痛，痛之不已，遂至蒸化成脓，吐如米粥，则内痈已成，始萌尚有方治，脓溃则万无一生，此肺痈之大略也。

上气，面浮肿，肩息，其脉浮大，不治，又加利，尤甚。

上气，喘而躁者，此为肺胀，欲作风水，发汗则愈。

肾不纳气，则气上冲，肺气壅塞，则气亦上冲；但面浮肿，则痿黄而不泽；肩息，则气短而不伸；加以浮大之脉，则阳气将从上脱，故曰不治。又加下利，则阳脱于上，阴竭于下也，此上气以肺肾两虚而不治者也。若夫喘逆而躁疾，则为肺实，而胀为风遏太阳寒水不能外达皮毛之证。欲作风水，则为风水未成，盖风水既成，必至一身尽肿，此证独无，故曰发其

汗即愈。麻黄加术汤、越婢汤、小青龙汤，俱可随证酌用，此上气以肺实而易愈者也。

肺痿，吐涎沫而不咳者，其人不渴，必遗尿，小便数，所以然者，以上虚不能制下故也。此为肺中冷，必眩，多涎唾，甘草干姜汤以温之。若服汤已，渴者，属消渴。

甘草干姜汤方

甘草四两，炙　干姜二两，炮

上二味，㕮咀，以水三升，煮取一升五合，去滓，分温再服。

痿之言萎，若草木然，烈日暴之，则燥而萎，水泽渍之，则腐而萎。本条吐涎沫而不渴之肺痿，与上燥热之肺痿，要自不同。所谓不渴必遗尿，小便数者，上无气而不能摄水也。气有余即是火，气不摄水，则肺中无热可知。然则仲师所谓肺中冷，实为肺寒。眩为水气上冒，多涎唾，则寒湿在上也，故宜甘草干姜汤以温之。陈修园以为冷淡之冷，不可从。不然服汤已而渴者，何以属燥热之消渴耶。便可知甘草干姜方治，专为寒肺痿设矣。又按：《伤寒·太阳篇》干姜甘草汤，治误用桂枝汤发汗，伤其脾阳，而手足见厥冷而设，故作干姜甘草汤以复其阳，便当厥愈足温，但治厥倍干姜，治痿倍甘草耳，此亦虚寒用温药之明证也。此方治寒肺痿，要为升发脾精，上滋肺脏而设。章次公云。

咳而上气，喉中水鸡声，射干麻黄汤主之。

射干麻黄汤方

射干三两　麻黄　生姜各四两　细辛紫菀　款冬花各三两　大枣七枚　半夏半升五味子半升

上九味，以水一斗二升，先煮麻黄两沸，去上沫，纳诸药，煮取三升，分

温三服。

太阳水气，不能作汗外泄，则留着胸膈而成寒饮，饮邪上冒则为咳。胸有留饮，吸入之气不顺，则为上气。呼吸之气，引胸膈之水痰出纳喉间，故喉中如水鸡声，格格而不能止，此固当以温药和之者也。故射干麻黄汤方治，麻黄、细辛、半夏、五味子并同小青龙汤，惟降逆之射干，利水之紫菀，《本草汇》云：能通小便。散寒之生姜，止咳之款冬，和中之大枣，则与小青龙汤异。究其所以然，咳而上气之证，究为新病，不似痰饮之为痼疾，及时降气泄水，开肺散寒，尚不至浸成痰饮。外此若细辛之治咳，五味之治气冲，生麻黄之散寒，生半夏之去水，不惟与小青龙汤同，并与苓甘五味姜辛半夏汤同，可以识立方之旨矣。

咳逆上气，时时吐浊，但坐不得眠，皂荚丸主之。

皂荚丸方

皂荚八两，刮去皮，酥炙

蜜丸梧子大，以枣膏和汤服三丸，日三夜一服。

上节云"咳而上气"，是不咳之时，其气未必上冲也。若夫咳逆上气，则喘息而不可止矣。此证惟背拥叠被六七层，尚能垂头而睡，倘叠被较少，则终夜呛咳，所吐之痰，黄浊胶黏。此证予于宣统二年，侍先姊邢太安人病亲见之。先姊平时喜食厚味，又有烟癖，厚味被火气熏灼，因变浊痰，气吸于上，大小便不通。予不得已，自制皂荚丸进之。长女昭华煎枣膏汤如法，昼夜四服。以其不易下咽也，改丸如绿豆大，每服九丸，凡四服，浃晨而大小便通，可以去被安睡矣。后一年，闻晋乡城北朱姓老妇，以此证坐一月而死，可惜也。

咳而脉浮者，厚朴麻黄汤主之。咳而脉沉者，泽漆汤主之。

厚朴麻黄汤方

厚朴五两　麻黄四两　石膏如鸡子大　杏仁半升　半夏半升　干姜　细辛各二两　小麦一升　五味子半升

上九味，以水一斗二升，先煮小麦熟，去滓，纳诸药，煮取三升，温服一升，日三服。

泽漆汤方

半夏半升　紫参一本作紫菀　生姜　白前各五两　甘草　黄芩　人参　桂枝各三两　泽漆三升，以东流水五斗煮取一斗五升。泽漆即大戟苗，性味功用与大戟相同，今沪上药肆无此药，即用大戟可也

上九味，㕮咀，纳泽漆汤中，煮取五升，温服五合，至夜尽。

咳而脉浮，水气在胸膈间，病情与痰饮同。咳而脉沉，水气在胁下，病情与痰饮异。惟病原等于痰饮，故厚朴麻黄汤方治，略同小青龙汤。所以去桂枝、芍药、甘草者，桂、芍、甘草为桂枝汤方治，在《伤寒论》中，原所以扶脾阳而泄肌腠，中医所谓脾，即西医所谓膵，在胃底，为吸收小肠水气发舒津液作用，属中焦。此证咳而脉浮，水气留于胸膈，胸中行气发水作用，西医谓之淋巴干，中含乳糜，属上焦。去桂、芍、甘草加厚朴者，正以厚朴去湿宽胸，能疏达上焦太多之乳糜故也。人体之中，胃本燥热，加以胸膈留饮，遏而愈炽，所以加石膏者，清中脘之热，则肺气之下行者顺也；所以加小麦者，咳则伤肺，饮食入胃，由脾津上输于肺，小麦之益脾精，正所以滋肺阴也。妇人脏燥，悲伤欲哭，用甘麦大枣，悲伤欲哭属肺虚，三味皆补脾之药，可为明证也。此厚朴麻黄汤大旨，以开表蠲饮为主治者也。惟病原异于痰饮，故泽漆汤方治，君行水之泽漆；本草：利大小肠，治大腹水肿。而去水之生半夏、利水之紫菀佐之；原作紫参，非。咳在上则

肺热不降，故用黄芩以清之，白前以降之；水在下则脾脏有寒，故用生姜以散之，桂枝以达之；水气在下则胃气不濡，故用人参、甘草以益之。此泽漆汤大旨，以去水肃肺和胃为主治者也。

火逆上气，咽喉不利，止逆下气，麦门冬汤主之。

麦门冬汤方

麦门冬七升　半夏一升　人参　甘草各二两　粳米三合　大枣十二枚

上六味，以水一斗二升，煮取六升，温服一升，日三夜一服。

火逆一证，为阳盛劫阴，《太阳篇》所谓误下烧针，因致烦躁之证也。盖此证胃中津液先亏，燥气上逆，伤及肺脏，因见火逆上气。胃中液亏，则咽中燥；肺脏阴伤，则喉中梗塞，咽喉所以不利也。麦门冬汤，麦冬、半夏以润肺而降逆，人参、甘草、粳米、大枣以和胃而增液，而火逆可愈。喻嘉言不知肺胃同治之法，漫增清燥救肺汤，则不读书之过也。

肺痈，喘不得卧，葶苈大枣泻肺汤主之。

葶苈大枣泻肺汤方

葶苈熬令黄色，捣丸如弹子大　大枣十二枚

上先以水三升煮枣，取二升，去枣，纳葶苈，煮取一升，顿服。

咳而胸满，振寒，脉数，咽干不渴，时出浊唾腥臭，久久吐脓如米粥者，为肺痈，桔梗汤主之。

桔梗汤方

桔梗一两　甘草二两

上以水三升，煮取一升，分温再服，则吐脓血也。

肺为主气之脏，风热壅阻肺窍，吸气不纳，呼气不出，则喘。喘急则欲卧不得，叠被而倚息，证情与但坐不得眠之咳逆上气者相近，但不吐浊耳。痈脓未成，但见胀满，故气机内闭而不顺，此证与支饮不得息者，同为肺满气闭，故宜葶苈大枣泻肺汤，直破肺脏之郁结。用大枣者，恐葶苈猛峻，伤及脾胃也。此与皂荚丸用枣膏汤同法。至如咳而胸满，盖即喘不得卧之证，见于内脏者。热郁于肺，皮毛开而恶风，故振寒；血热内炽，故脉数；肺液被风热灼烁，故咽干；口多涎沫，故不渴。要其始萌，胸中便隐隐作痛，时出浊唾腥臭，至于失时不治，吐脓如米粥，则肺痈已成。桔梗汤方治，桔梗开泄肺气，兼具滑泽之碱性，以去滋垢；倍甘草以消毒，使脓易吐出，而痈自愈矣。排脓汤之用桔梗，亦即此意。剧者，赤小豆此即杂粮市中赤豆当归散，亦可用之。热重者，千金苇茎汤亦可用之。苇茎即芦根，瓜瓣不知何物，许半龙、章次公俱以冬瓜仁代之，亦通。盖冬瓜仁在肠痈大黄牡丹汤方治中，为保肺泄肠之品也。惟犀黄丸一方，最为消毒上品，初起时服之一料，无不愈者。方用犀黄五分，元寸五分，净乳香、没药各二两，先将乳没研细，然后和入犀黄、元寸，加糯米粉五钱，捣和为丸，如秫米大，每服三钱。又有俗传单方，用隔年咸芥卤，每日半杯，和豆腐浆饮之，胸中梗塞，顷之吐出脓血，日进一服，吐至无脓为度，而痈即愈矣。此皆补经方所未备，俾济世者资采择焉。辛未七月望后，予治浦东陈姓一证，胸中痛，咯痰腥臭如米粒，初诊用桔梗一两，甘草五钱，五剂而胸痛止，二诊用葶苈五钱，黑枣十二枚，五剂而如米粒之脓尽，三诊用千金苇茎汤，五剂而腥臭尽。岂知病根未拔，九月初十日复来，咯痰腥臭如昔，但不似米粥耳。予仍用桔梗汤加冬瓜仁、昆布、海藻、大小蓟以消余毒，另授以犀黄丸九钱，令其日进一服，病者遂不复至，盖已愈矣。考肺痈初起，脚骨必痛，或舌下肿起一粒，以刀针破之，脓已成者，其血紫黑，未成者淡红，服犀黄丸，百不一失，医者审之。己巳三月，长女昭华治愈王姓肺痈，亦用犀黄丸取效，附录之以告同志。

咳而上气，此为肺胀，其人喘，目如脱状，脉浮大者，越婢加半夏汤主之。

越婢加半夏汤方

麻黄六两　石膏半斤　生姜三两　大枣十五枚　甘草二两　半夏半升

上六味，以水六升，先煮麻黄，去上沫，纳诸药，煮取三升，分温三服。

肺胀，咳而上气，烦躁而喘，脉浮者，心下有水，小青龙加石膏汤主之。

小青龙加石膏汤方

麻黄　芍药　桂枝　细辛　干姜甘草各三两　五味子　半夏各半升　石膏二两

上九味，以水一斗，先煮麻黄，去上沫，纳诸药，煮取三升。强人服一升，羸者减之，日三服。小儿服四合。

咳而上气，为心下有水，为咳嗽吸引而上冲，不咳之时，则其气如平，与咳逆上气之全系燥热不同，前条已详辨之。惟水气所从来，则起于太阳失表，汗液留积胸膈间，暴感则为肺胀，浸久即成痰饮。使其内脏无热，则虽不免于咳，必兼见恶寒之象，惟其里热与水气相抟，乃有喘咳，目如脱状，或喘而并见烦躁。要之脉浮者当以汗解，浮而大，则里热甚于水气，故用越婢加半夏汤，重用石膏以清里而定喘；脉但浮，则水气甚于里热，故用蠲饮之小青龙汤加石膏以定喘，重用麻桂姜辛，以开表温里，而石膏之剂量独轻。观麻杏石甘之定喘，当可悟二方之旨矣。

奔豚气病脉证第八

师曰：病有奔豚，有吐脓，有惊怖，有火邪，此四部病，皆从惊发得之。

此一节，因奔豚起于惊发，而连类以及他证。吐脓为肺痈，桔梗甘草汤证也，见上篇。误列《百合狐惑篇》之赤小豆当归散，肠痈方治亦可用之。火邪有太阳阳热，以火熏下陷胞中，圊脓血者，仲师未出方治，窃意当用桃核承气汤以下之。亦有太阳寒水，因灸而陷下焦，邪无从出，腰以下重而痹者，俟其阳气渐复，乃能汗出而解。并见《太阳篇》。独惊怖一证未见。"太阳病加温针必惊""火劫亡阳则为惊狂"，此本桂枝去芍药加蜀漆、龙骨、牡蛎证，予谓暴感非常而病惊怖者，病情正与此同。所以然者，以二证并有热痰上窜脑部故也。特无太阳表证者，但用蜀漆、龙骨、牡蛎已足，仲师以其与奔豚同出一原，故类举之耳。

师曰：奔豚病从少腹上冲咽喉，发作欲死，复还止，皆从惊恐得之。

奔豚，气上冲胸，腹痛，往来寒热，奔豚汤主之。

奔豚汤方

甘草　芎䓖　当归　黄芩　芍药各二两　半夏　生姜各四两　生葛五两　甘李根白皮一升

上九味，以水二斗，煮取五升，温服一升，日三夜一服。

奔豚之病，少腹有块坟起，发作从下上冲，或一块，或二三块，大小不等，或并而为一。方其上冲，气促而痛，及其下行，其块仍留少腹，气平而痛亦定。但仲师言从惊恐得之，最为精确，与《难经》

所云从季冬壬癸日得之者,奚啻郑昭宋聋①之别。予尝治平姓妇,其人新产,会有仇家到门寻衅,毁物漫骂,恶声达户外,妇大惊怖,嗣是少腹即有一块,数日后,大小二块,时上时下,腹中剧痛不可忍,日暮即有寒热,予初投以炮姜、熟附、当归、川芎、白芍,二剂稍愈,后投以奔豚汤,二剂而消。惟李根白皮,为药肆所无,其人于谢姓园中得之,竟得痊可,盖亦有天幸焉。

(发汗后)烧针令其汗,针处被寒,核起而赤者,必发奔豚,气从少腹上至心,灸其核上各一壮,与桂枝加桂汤主之。

桂枝加桂汤方

桂枝五两 芍药 生姜各三两 甘草二两,炙 大枣十二枚

上五味,以水七升,微火煮取三升,去滓,服一升。

《伤寒论》此节发端,无"发汗后"三字,盖衍文也。烧针令发汗,本桂枝汤证"先服桂枝汤不解,刺风池、风府,却与桂枝汤则愈"之证,乃针后不用桂枝汤,风邪未能外泄,寒气乘虚而闭针孔。夫风池本少阳之穴,风府以督脉之穴而属少阴,二穴为寒邪所遏,则少阳抗热,挟少阴冲气,一时暴奔而上,此所以针处核起而赤,必发奔豚也。故仲师救逆之法,先灸核上,与桂枝加桂汤,此即先刺风池、风府,却与桂枝汤之成例,所以汗而泄之,不令气机闭塞,吸而上冲也。余详《伤寒发微·太阳篇》,兹不赘。

发汗后,脐下悸者,欲作奔豚,茯苓桂枝甘草大枣汤主之。

茯苓桂枝甘草大枣汤方

茯苓半斤 甘草二两 大枣十五枚 桂枝四两

上四味,以甘澜水一斗,先煮茯苓,减二升,纳诸药,煮取三升,去滓,温服一升,日三服。甘澜水法,取水二斗,置大盆内,以勺扬之,上有珠子五六千颗相逐,取用之也。

发汗则伤阳,阳虚而水气上凌,则脐下悸。欲作奔豚者,不过水气为浮阳吸引,而非实有癥瘕也。故仲师苓桂甘枣汤方治,用茯苓以抑水,桂枝以通阳,甘草、大枣培中气而厚堤防,使水邪不得上僭,复煎以甘澜水,扬之至轻,使不助水邪之上僭,脐下之悸平,奔豚可以不作矣。余详《伤寒·太阳篇》,兹不赘。

胸痹心痛短气病脉证治第九

师曰:夫脉当取太过不及,阳微阴弦,即胸痹而痛。所以然者,责其极虚也。今阳虚,知在上焦,所以胸痹心痛者,以其阴弦故也。

诊病者之脉,阳有余,阴不足,则为发热自汗之中风,以阳有余而阴不足也,故其脉右浮而左弱;阳不足,阴有余,则为胸膈引痛之胸痹,故其脉右微而左弦。营弱而卫强,故脉有太过不及;阳虚而阴盛,故脉亦有太过不及。胸痹之证,阳气虚于上,而阴寒乘之之证也。阳气主上,阳脉微,故知在上焦。上焦在胸中,西医谓之淋巴干,为发抒水液之总机,微管中并有乳糜,乳糜停阻,则凝结而痛。心之部位在胸中,故曰胸痹心痛,与心中坚痞在心中,俱为仲师失辞。脉弦为有水,为阴寒,水气与寒并结胸中,故痛,是可于左脉沉弦决之。

---

① 郑昭宋聋:郑国明白,宋国胡涂。语出《左传·宣公十四年》:"郑昭宋聋,晋使不害,我则必死。"杜预注:"昭,明也。聋,暗也。"后借以比喻情况不同。

平人无寒热，短气不足以息者，实也。

其人素无他病，忽然肺窍气短，而呼吸不顺，非留饮阻于膈上，即宿食留于中脘，与胸痹之阴寒上僭者不同，法当蠲饮导滞。仲师以其与胸痹相似而举之，使人知虚实之辨也。

胸痹之病，喘息咳唾，胸背痛，短气，寸口脉沉而迟，关上小紧数，栝蒌薤白白酒汤主之。

栝蒌薤白白酒汤方

栝蒌实一枚，捣　薤白半升　白酒七升

上三味，同煮，取二升，分温再服。

凡人劳力则伤阳，耐夜则寒袭。然而采芙蓉膏泽，一榻明灯；冒城郭星霜，五更寒柝，卒不病此者，盖以卧者阳不散，行者阳独张也。惟劳力伛偻之人，往往病此。予向者在同仁辅元堂亲见之，病者但言胸背痛，脉之沉而涩，尺至关上紧，虽无喘息咳吐，其为胸痹，则确然无疑。问其业，则为缝工，问其病因，则为寒夜伛偻制裘，裘成稍觉胸闷，久乃作痛。予即书栝蒌薤白白酒汤授之，方用瓜蒌五钱，薤白三钱，高粱酒一小杯，二剂而痛止。翌日，复有胸痛者求诊，右脉沉迟，左脉弦急，气短。问其业，则亦缝工，其业同，其病同，脉则大同而小异。予授以前方，亦二剂而瘥。盖伛偻则胸膈气凝，用力则背毛汗泄，阳气虚而阴气从之也。惟本条所举喘息咳唾，所见二证皆无之，当移后节不得卧上，为其兼有痰饮也。

胸痹，不得卧，心痛彻背者，栝蒌薤白半夏汤主之。

栝蒌薤白半夏汤方

栝蒌实一枚，捣　薤白三两　半夏半升

白酒一斗

上四味，同煮，取四升，温服一升，日三服。

咳而上气，时吐浊，但从不得眠，与此证不得卧相似，惟不见黄厚胶痰，则非皂荚丸证可知。咳逆倚息不得卧，为风寒外阻，吸起痰饮，与此证不得卧同，而心痛彻背为独异，则非小青龙汤证可知。夫肺与皮毛，束于表寒，则浸成留饮，甚至倚息不得卧，惟胸背痛为胸痹的证，固当从本证论治，特于前方加生半夏以蠲饮，所以别于前证也。

胸痹，心中痞气，气结在胸，胸满，胁下逆抢心，枳实薤白桂枝汤主之，人参汤亦主之。

枳实薤白桂枝汤方

枳实四枚　薤白半斤　桂枝一两　厚朴四两　栝蒌实一枚，捣

上五味，以水五升，先煮枳实、厚朴，取二升，去滓，纳诸药，煮数沸，分温三服。

人参汤方

人参　甘草　干姜　白术各三两

上四味，以水八升，煮取三升，温服一升，日三服。

寒缚于表，而肺气内停，清阳之位，固已为阴霾所据，日久遂变痰涎，痰积于上，故胸中痞气，留积不散。胸中为上焦发水行气之道路，下焦水道，由肾下接膀胱，肾膀并在胁下，胸中阻塞，胁下水气为阴霾所吸，乃从胁下逆行，冲迫心下。尝见土润溽暑之时，云阴昼晦，地中水气，为在上蒸气吸引，暴奔于上，俗名挂龙。自非雷以动之，风以散之，雨以降之，安在于顷刻之间，俾天光下济。枳实、栝蒌实达痰下行，譬之雨；薤白通阳，譬之雷；厚朴燥湿，譬之风，而胸中阴霾之气，乃一泄无余矣。上无所引，则

下无所吸，但得胸满一去，而胁下之逆抢自定。至于人参汤一方，乃服汤后调摄之方，而非胸痹正治，明者辨之。

胸痹，胸中气塞，短气，茯苓杏仁甘草汤主之，橘枳生姜汤亦主之。

茯苓杏仁甘草汤方

茯苓三两　杏仁五十个　甘草一两

上三味，以水一斗，煮取五升，温服一升，日三服。不瘥，更服。

橘枳生姜汤方

橘皮一斤　枳实三两　生姜半斤

上三味，以水五升，煮取二升，分温再服。

胸中气塞，其源有二，一由水停伤气，一由湿痰阻气。水停伤气，以利水为主，而用茯苓为君，佐杏仁以开肺，甘草以和中，而气自顺；湿痰阻气，以疏气为主，而君橘皮、枳实以去痰，生姜以散寒，而气自畅。证固寻常，方亦平近，初无深意者也。

胸痹缓急者，薏苡附子散主之。

薏苡附子散方

薏苡仁十五两　大附子十枚，炮

上二味，杵为散，服方寸匕，日三服。

胸痹缓急，仲师以薏苡附子散为主治之方。薏苡去湿，附子散寒，此固尽人能言之，但"缓急"二字，毕竟当作何解，病状未知而妄议方治，恐亦误人不浅也。盖胸为太阳出入之道路，湿痹则痛，平时痛缓，遇寒则痛急，故谓之缓急，方用薏苡以去湿，大附子以散寒，欲药力之厚，故散而服之，病不可以急攻，故缓而进之。方中薏苡用至十五两，大附子十枚，以今权量计，大附子每枚当得一两半，则十枚亦得十五两矣，谁谓古今权量之不同耶。

心中痞，诸逆，心悬痛，桂枝生姜枳实汤主之。

桂枝生姜枳实汤方

桂枝　生姜各三两　枳实五两

上三味，以水六升，煮取三升，分温三服。

湿痰阻于膈上，则心阳以不达而痞。心阳不达，则胸中之阳气虚。阳虚于上，肾邪凌之，冲气逆之，而心为之悬痛。治之者当伏其所主，扶心阳，破湿痰，则痞去而痛止矣。此用桂枝枳实生姜之意也。

心痛彻背，背痛彻心，乌头赤石脂丸主之。

乌头赤石脂丸方

乌头一分，炮　蜀椒　干姜各一两　附子半两　赤石脂一两

上五味，末之，蜜丸如桐子大，先食服一丸，日三服。不知，稍加服。

前证心痛彻背，既出栝蒌薤白半夏汤方治矣，此并见背痛彻心之证，其不当以前方混治，固不待言。按：《五脏风寒积聚篇》云：心中寒者，其人苦病心如啖蒜状，剧者心痛彻背，背痛彻心，譬如虫注。脉浮者，自吐乃愈。然心何以中寒，何以如啖蒜状，痛何以如虫注，何以自吐乃愈，与乌头赤石脂丸证，是一是二，是皆不可知也。盖此证与胸痹同，阳微于上，阴乘于下也，如啖蒜者，形容无可奈何之状，谚所谓猢狲吃辣胡椒也。注之言窜，背方痛而已窜于心，心方痛而又窜于背，一似虫之窜于前后，故如虫注。心阳衰微，阴寒乘之，自生湿痰，自吐乃愈者，吐其湿痰，心阳始不受困也。盖此即乌头赤石脂丸证，以肾邪之凌心也，故用乌头、附子；以其如虫注也，故用蜀椒；湿痰有虫，蜀椒有杀虫之功，而并温化湿痰。以其寒也，故用干姜；以水邪之上僭也，故用

止涩之赤石脂。观桃花汤及赤石脂禹余粮汤，可见止水功用。方中乌头炮用，附子生用，一以固表阳，一以去肾寒，其中皆有深意，独怪近日药肆，至于不备生附子，有书于方笺者，反以为怪，则庸工之教也。脉浮者能吐，故无方治，此证脉必沉紧，故别出方治如此。

腹满寒疝宿食病脉证治第十

跌阳脉微弦，法当腹满，不满者必便难，两胠疼痛，此虚寒从下上也，当以温药服之。

跌阳脉在足背，为胃脉之根，其脉当滑大而和，今以微弦之脉见于跌阳，是谓阴加于阳。阴邪上逆，是生胀满，譬之瓮水坚冰，沃以沸汤，犹恐不济，稍事迟疑，则砉然崩裂矣。所以然者，寒之力百倍于热也。是故寒入太阴则腹满，不满亦必痰涎壅阻，浸成痼瘕，而大便不通。寒水上逆，则水道不行而两胠疼痛。两胠为下焦水道从出之路，寒水膨则腰中痛引两胠，所谓虚寒从下上者，为水邪将上干阳位也。仲师但言温药服之而未出方治，窃意当用大黄附子细辛汤，所以然者，以腹满兼有寒痰故也。门人俞哲生言：腹满脉弦者无宿食，宜附子粳米汤，便难者有宿食，故宜温下。亦通。

病者腹满，按之不痛为虚，痛者为实，可下之。舌黄未下者，下之，黄自去。

同一腹满，要有阴寒宿食之辨。宿食则按之而痛，不按亦痛。阴寒亦有时而痛，按则痛止。然证情时有变迁，不当有先入之见，予曾与丁济华治肉铺范姓一证，始病喜按，既服四逆汤而愈矣。翌日剧痛，按之益甚，济华决为大承气证，书方授之，明日问其侄，愈矣。又与陈中权、黄彝鼎诊叶姓女孩，始病腹满不食，

渴饮不寐，既下而愈矣。翌日，病者热甚，予乘夜往诊，脉虚弦而面戴阳，乃用附子理中汤，一剂而瘥。可见腹满一证，固有始病虚寒得温药而转实者，亦有本为实证，下后阴寒乘虚而上僭者，倘执而不化，正恐误人不浅也。至于舌苔黄厚或焦黑，大承气一下即愈，此庸工能知之，不具论。

腹满时减，复如故，此为寒，当与温药。

腹满不减，减不足言，仲师既出大承气方治矣，此却以时减时满为寒，知虚实之辨，即在减与不减矣。盖宿食有形，阴寒无形，有形者不能减，无形者能减，此人之所易知也。尝视同乡章向青腹满证，病经半载，马泽人投以熟附子，则稍减。予改用生附子三钱，佐以干姜、白术，五六剂减其大半。六月中至上海，以方示恽铁樵，以为不必再服，由恽处方服之，无效，后赴丹阳访贺医，乃用海参肠、韭菜子等味，曰：及此湿令治愈，乃不复发。回江阴后，服至十余剂，病乃大瘥，乃知去病方治，不可太过也。

病者痿黄，燥而不渴，胸中寒实，而利不止者死。

病者痿黄，寒湿之象也。燥而不渴，寒湿隔于中脘，胃中无热而津不上输也。胸中寒实而利下不止，是为上下俱寒，生阳俱绝，故仲师以为必死。然用大剂术、附以回阳，用去湿之赤石脂、禹余粮以止涩下焦，或亦当挽救一二也。

寸口脉弦者，即胁下拘急而痛，其人啬啬恶寒也。

寸口脉弦者，即太阳病浮紧之脉。太阳之脉，出脑下项，夹脊抵腰中，太阳本寒入里，故胁下拘急而痛，啬啬恶寒，病在皮毛，此当用葛根汤，使下陷之寒邪循经上出而外达皮毛，便当一汗而愈，盖胁

下之拘急，原等于项背强也。

夫中寒家，喜欠，其人清涕出，发热，色和者善嚏。

中寒，其人下利，以里虚也。欲嚏不能，此人肚中寒。

寒有微甚不同，轻者在肺，是为表寒，重者在肚，是为里寒，不曰在胃而曰在肚者，以太阳寒水与太阴湿土混杂，病在脾而不在胃也。胃气郁而欲伸，故喜欠。肺窍之气，经寒化水，故清涕出。善嚏者，清寒入肺窍，肺中热气与之相冲激也。体中之血，与寒相抗，故发热。寒不入营，故色和，此证俗名伤风，以荆、防、姜、苏煎熏头面而即愈者也。但失此不治，寒水陷入太阴，即病下利。寒入于里，不得外泄，故欲嚏不得。此时惟有重用五苓散，使水气从小便出，庶为近之，所谓因势利导也。

夫瘦人绕脐痛，必有风冷，谷气不行，而反下之，其气必冲，不冲者，心下则痞。

风邪挟寒，由肌腠入，则脾阳为之不运，故表受风寒者，多不欲食，此谷气所由停也。谷气停则浊不行，故绕脐痛，此寒积也。治此者即宜四逆、理中，否则亦当温下，若误用寒凉，则气必上冲，所以然者，宿食去而风寒不去也。按：《太阳篇》"下之后，气上冲者，可与桂枝汤，不上冲者，不得与之"。所以然者，气上冲，则风邪不因下而陷，故仍宜桂枝汤，若不上冲而心下痞，便当斟酌虚实，而用泻心汤矣。

病腹满，发热十日，脉浮而数，饮食如故，厚朴七物汤主之。

厚朴七物汤方

厚朴半斤　甘草　大黄各三两　大枣十枚　枳实五枚　桂枝二两　生姜五两

上七味，以水一斗，煮取四升，温服八合，日三服。呕者加半夏五合，下利去大黄，寒多者加生姜至半斤。

解外与攻里同治，此俗医所诃，悬为厉禁者也。病见腹满发热，是为表里同病。十日脉浮数，饮食如故，则里实未甚，而表邪未去。表邪为风，故用中风证之桂枝汤而去芍药。里实为大便硬，故用和燥气之小承气汤，此仲师参变方治，不从先表后里之例者也。辛未秋七月，予治虹庙弄吴姓小儿曾用此方，下后热退腹减，拟用补脾温中法，病家不信，后仍见虚肿，延至八月而死，可惜也。下后脾虚，则气易胀，虚而寒气乘之，则寒亦能胀。

腹中寒气，雷鸣切痛，胸胁逆满，呕吐，附子粳米汤主之。

附子粳米汤方

附子一枚,炮　半夏　粳米各半升　甘草一两　大枣十枚

上五味，以水八升，煮米熟，汤成去滓，温服一升，日三服。

此中阳将败，水寒上逆之证也。寒乘中气之虚，故曰寒气。水走肠间，故雷鸣。寒气结于太阴部分，故切痛。切痛者，沉着而不浮也。胸胁逆满而呕吐者，阳虚于上而肾脏虚寒，乘中阳之虚而上僭也。附子粳米汤，用炮附子一枚以回肾阳，用粳米、甘草、大枣以扶中气，复加半夏以降冲逆。肾阳复则虚寒之上逆者息矣，中气实则雷鸣切痛止矣，冲逆降则胸胁逆满呕吐平矣。或谓腹中雷鸣为有水，故纳生半夏以去水；寒气在腹故切痛，故用附子以定痛。说殊有理，并存之。

痛而闭者，厚朴三物汤主之。

厚朴三物汤方

厚朴八两　大黄四两　枳实五枚

上三味，以水一斗二升，先煮二味取五升，纳大黄煮取三升，温服一升，

以利为度。

病腹满发热，为表里同病，故参用桂枝汤以解外。若但见腹痛便闭而不发热，厚朴三物汤已足通大便之闭，一下而腹痛自止矣。按：此方即小承气汤，惟厚朴较重耳。

按之心下满痛者，此为实也。当下之，宜大柴胡汤。

大柴胡汤方

柴胡半斤　黄芩　芍药各三两　半夏半斤　枳实四枚　大黄二两　大枣十二枚　生姜五两

上八味，以水一斗二升，煮取六升，去滓再煎，温服一升，日三服。

今日之医家，莫不知大柴胡汤为少阳阳明合病方治，而仲师乃以治心下满痛，心下当胃之上口，满痛为胃家实，非必尽关少阳，此大可疑也。不知小柴胡汤本属太阳标阳下陷方治。按：《伤寒》之例"太阳病，汗下利小便，亡其津液，则转属阳明，汗出不彻者，亦转属阳明"。一为寒水发泄太尽，一为标热下陷。故心下支结，外证未去者，柴胡桂枝汤主之；发热汗出，心下痞硬，呕吐下利者，大柴胡汤主之。可见太阳将传阳明，其病必见于心下矣。此心下满痛所以宜大柴胡汤，亦犹心下痞硬，呕吐下利者之宜大柴胡汤，皆为标热下陷而设，初不关于少阳也。

腹满不减，减不足言，当下之，宜大承气汤。

大承气汤方见《伤寒·阳明篇》，又见《痉病》

说详腹满时减条，并见《伤寒·阳明篇》。

心胸中大寒痛，呕不能饮食，腹中满，上冲皮起，出见有头足，上下痛而不可触近者，大建中汤主之。

大建中汤方

蜀椒二合，炒去汗　干姜四两　人参一两

上三味，以水四升，煮取二升，去滓，纳胶饴一升，微火煎取二升，分温再服，如一炊顷，可饮粥二升，后更服。当一日食糜粥，温覆之。

阳气痹于上，则阴寒乘于下。心胸本清阳之位，阳气衰而寒气从之，因而作痛。寒入于胃，则呕而不能饮食。寒入太阴，则腹中满。寒气结于少腹，一似天寒，瓶水冻而欲裂，于是上冲皮起，见有头足，上下俱痛而不可触近。此病于脾胃特重，故用大建中汤，干姜以温脾，人参以滋胃，加饴糖以缓痛，饮热粥以和中，特君蜀椒以消下寒，不待附子、乌头，便已如东风解冻矣。

胁下偏痛，发热，其脉紧弦，此寒也，以温药下之，宜大黄附子汤。

大黄附子汤方

大黄三两　附子三枚　细辛二两

上三味，以水五升，煮取二升，分温三服。若强人煮取二升半，分温三服。服后如人行四五里，进一服。

弦为阴脉，主肾虚而寒动于中。寒水上逆，则为水气，为饮邪。阳虚于上，阴乘于下，则为胸痹，为腹满寒疝。本条云"胁下偏痛，发热，其脉紧弦，此寒也，以温药下之，宜大黄附子汤"。夫胁下偏痛，何以知为寒水凝结？发热似有表证，何以知其当下？诊病者要不可无定识也。胁下为肾，属中下二焦水道之关键，由中焦而上出胸中，上接肺阴，出皮毛为汗，肺气下行，津液还入胃中，滋溉大肠，余则由胁下肾脏走下焦，输泄膀胱为溺。水道阻于关键，故胁下痛。伤寒误下成痞，足为旁证。卧者平时偏着之处，即为痛处，所以然者，着则气凝也。阴寒内据，则浮阳外越；阴寒不破，则孤阳无归，且其脉紧弦，发热则见数，用大黄附子汤者，后文所谓脉弦数者当下其寒也。方中附子、细辛以祛寒而降逆，行水而止痛，更得大黄以利之，则寒之凝瘀者破，而胁下水道通矣。《内经》云痛则不通，亶其然乎。

寒气厥逆，赤丸主之。

赤丸方

乌头二两，炮　茯苓四两　细辛一两
半夏四两

上四味末之，纳真朱为色，炼蜜为丸，如麻子大。先食饮，酒下三丸，日再夜一服。不知，稍增之，以知为度。

寒气厥逆，此四逆汤证也，然则仲师何以不用四逆汤而用赤丸？知此意者，方可与论赤丸功用。盖汤剂过而不留，可治新病，不可以治痼疾，且同一厥逆，四逆汤证脉必微细，赤丸证脉必沉弦，所以然者，伤寒太阴少阴不必有水气，而寒气厥逆，即从水气得之。肾虚于下，寒水迫于上，因病腹满。阳气不达四肢，乃一变而为厥逆。方用炮乌头二两，茯苓四两，茯苓无真者，惟浙苓为野山所产，但不出省，云南产更少。细辛一两，生半夏四两，朱砂为色，取其多，炼蜜成丸，取其不滑肠，无分量者，但取其足用也。方治重在利水降逆，便可知厥逆由于水寒，即乌头、细辛有回阳功用，实亦足以行水而下痰。朱砂含有铁质，足以补血镇心，使水气不得上僭。丸之分量不可知，如麻子大则甚小，每服三丸，日再服，夜一服者，欲其缓以留中，使得渐拔病根也。此则用丸之旨也。

腹满，脉弦而紧，弦则卫气不行，即恶寒，紧则不欲食，邪正相抟，即为寒疝。寒疝绕脐痛，若发则白津出，手足厥冷，其脉沉紧者，大乌头煎主之。

大乌头煎

乌头大者五枚，熬，去皮，不必咀

上以水三升，煮取一升，去滓，纳蜜二升，煎令水气尽，取二升。强人服七合，弱人五合。不瘥，明日更服，不可一日更服。

今人用附子，熟者能用一钱，已为彼善于此，至于生附用至三钱，已令人咋舌，况在乌头？脱遇重证，有坐视其死耳，又其甚者，已不能用，而又禁病者之服，非惟寡识，抑又不仁。予读《金匮》至大乌头煎及乌头桂枝汤，为之废书三叹。乌头药力，大于附子，干者小于附子，一枚合今权三钱有奇，五枚当得今权一两半，以水三升煮取一升，去滓，纳蜜二升，煎令水气尽，取二升，乌头之膏液，固已尽入于蜜，强人服七合，则为三之一，弱人五合，则为四之一，不瘥者，明日更服，何尝不慎之又慎。仲师卒毅然用此者，正以危急之证，非此不能救死也。夫寒疝所由成，大率表阳不达，而阴寒内乘。阳衰于外，故恶寒而脉弦；阴乘于内，故不欲食而脉紧。表寒与里寒并居，然后绕脐急痛，发为寒疝。阴寒内迫，至于白津下泄。剥之上九，几不得硕果之孤悬，设非大破阴寒，此证将成不救，此予所以苦口相告，愿天下有心人，奉仲师为瓣香者也。

寒疝，腹中痛，及胁痛里急者，当归生姜羊肉汤主之。

当归生姜羊肉汤方

当归三两　生姜五两　羊肉一斤

上三味，以水八升，煮取三升，温服七合，日三服。若寒多加生姜，成一斤。痛多而呕者，加橘皮二两，白术一两。加生姜者，亦加水五升，煮取三升二合服之。

人体血分多则生热，水分多则生寒。腹为足太阴部分，脾为统血之脏，水胜血，寒则腹痛；胁下足少阴部分，肾为寒水之脏，水气太盛，则胁痛而里急。当归生姜羊肉汤，当归、羊肉以补血，生姜以散寒，而其痛自止。虚寒甚者，可于本方加生附子一枚，不但如仲师方后所载，痛多而呕者加橘皮、白术已也。此为妇科温经补血良剂，另详。

寒疝，腹中痛，逆冷，手足不仁，若身疼痛，灸刺诸药不能治，抵当乌头桂枝汤主之。

乌头桂枝汤方

乌头五枚

上一味，以蜜二升煎，减半去滓，以桂枝汤五合解之。令得一升后，初服五合，不知，即服三合，又不知，复加至五合。其知者，如醉状，得吐者为中病。

腹痛逆冷，手足不仁，身疼痛，视大乌头煎一证，似为稍缓。按：《伤寒论》凡身疼痛而无里证者，用麻黄汤以解表，兼里证而欲使之外达者，则用桂枝汤以解肌。乌头桂枝汤，用乌头煎以回里阳，复加桂枝汤以救表阳，以蜜二升煎减半者，煎去蜜之半而止，复减其半，而取桂枝汤之半数相加，合得一升，而又仅服五合，不知，更服三合，又不知，更服五合，岂不慎之又慎。最后却云其知者如醉状，得吐者为中病。此非亲验者不能言，盖乌头性同附子，麻醉甚于附子，服后遍身麻木，欲言不得，欲坐不得，欲卧不得，胸中跳荡不宁，神智沉冥，如中酒状。顷之，寒痰从口一涌而出，胸膈便舒，手足温而身痛止矣。服生附子者，往往有此见象，予与长女昭华，俱以亲试而识之，但昭华因痰饮服之，则呕痰而愈，予以寒利服之，则大泄而愈，要其为麻醉则一也。

其脉数而紧，乃弦，状如弓弦，按之不移，脉数弦者，当下其寒。脉紧大而迟者，必心下坚。脉大而紧者，阳中有阴，可下之。

脉数为阳热，为气。紧弦则为阴寒，为水。惟其独阴无阳，故脉如弓弦。按之不移者，言其紧张搏指。盖虽有歧出之脉，要当以弦脉为准，此正如航海南针，随所往而不迷所向。故无论脉弦而数，脉紧大而迟，脉大而紧，皆当以温药下之，而浮阳之数与大，俱可不问矣。仲师但言"当下其寒""心中坚""阳中有阴"，未出方治。陈修园以为即大黄附子汤，殆不诬也。

问曰：人病有宿食，何以别之？师曰：寸口脉浮而大，按之反涩，尺中亦微而涩，故知有宿食，大承气汤主之。脉数而滑者，实也，此有宿食，下之愈，宜大承气汤。下利不欲食者，此有宿食，当下之，宜大承气汤。

大承气汤方见《伤寒·阳明篇》，又见《痉病》

予每见脉滑数及下利不欲食者，既莫不以大承气汤为主治之方矣，此脉证之易知也。凡人胸腹上下有凝滞之处，其脉必滑，是故湿痰多者其脉滑，妊娠者其脉滑，中有所阻，而气反有余也。下利不欲食，其人必有渴饮，阙上痛，不寐，或心痞闷及腹痛拒按诸证，惟寸口浮大，按之反涩，尺中微而涩者，最为难辨。盖浊阴不降，阳气不宣，故脉涩。寸口脉大者，肺与大肠为表里，腑气不通，肺中吸入之气格而不受，故寸口独大，此可见吸气必促。涩者，凝滞之象。按之反涩，即可见腑滞不行，合之尺中之微而涩，益可决为当下之证矣。按：《伤寒·阳明篇》有谵语，潮热，脉滑疾服小承气汤，不转矢气，脉反微涩者为难治。彼惟不见浮大，而但见微涩，故为里虚，此则寸口浮大，气不下达，故知为宿食也。

宿食在上脘，当吐之，宜瓜蒂散。

瓜蒂散方

瓜蒂一分，熬黄　赤小豆二分，煮

上二味，杵为散，以香豉七合，煮取汁，和散一钱匕，温服之，不吐者少加之，以快吐为度而止。

宿食在上脘，其气痞闷而不通，下不入于小肠，留积中脘，梗塞而不能下，非引而越之，使之倾吐而出，则胃气不降，而新谷不纳，故宜瓜蒂散以吐之。盖此证必有寒痰，故《伤寒论》谓之胸有寒，可见宿食所以留积上脘者，为湿痰所格故也。

脉紧如转索无常者，宿食也。

脉紧，头痛，风寒，腹中有宿食不化也。

宿食而见涩脉，已不易辨，至于紧脉，则尤在疑似之间。紧为表寒，惟表寒之紧，按之益紧，惟宿食之脉，则如转索无常，忽松忽紧。亦有因外感风寒而停食者，其脉亦紧，其头必痛，此头痛为矢气上冲，一经下后，当得微汗，头痛止而风寒亦散矣。此予在苏垣亲验之。

五脏风寒积聚病脉证并治第十一

肺中风者，口燥而喘，身运而重，冒而肿胀。

《内经》言肺风之状有三。一曰多汗恶风，即太阳中风证象，杂病亦有之，盖即《痉湿暍篇》所谓脉浮，身重，汗出，恶风之防己黄芪汤证。汗欲泄而风从毛孔相薄，故恶风。风中于毛，湿留于肌，故身重。在表，故脉浮。可见《内经》言汗出恶风，即本篇"身运而重"之证。身运者，风动于外，头目眩转，坐立不定之象也。二曰时咳，此即《咳嗽上气篇》所谓风舍于肺，其人则咳，上气喘而燥，欲作风水，发其汗即愈之证也。可见《内经》所谓时咳，即本篇"口燥而喘"之证。风薄于外，故燥，湿脏于内，故喘也。三曰昼瘥暮甚，此即身疼，发热，日晡所剧之麻黄杏仁薏苡甘草汤证也。失此不治，表阳日痹，寒水陷于皮中，乃变为一身悉肿之风水，而为越婢汤证，甚则为久咳苦冒之支饮证。可见《内经》言昼瘥暮甚，为本篇"冒而肿胀"之积渐。水气停蓄，故肿胀。冲气上逆，故冒也。合参之而其义始备也。

肺中寒，吐浊涕。

寒从皮毛入，即内应于肺，太阳寒水为之不行，气闭热郁，乃吐浊涕。表寒不散，即里热不清，发其汗即愈，若不知病源而漫为清燥，失之远矣。

肺死脉，浮之虚，按之弱如葱叶，下无根者死。脉，旧讹脏，今订正。

肺脉之绝也，《内经》谓之但毛无胃，此云浮之虚，按之弱如葱叶，下无根者死。盖浮按即轻如风絮，软若游丝，稍重似有，沉取则无之脉也。得此脉者，其气不续，故主死。按："肺死脏"之"脏"字，当为"脉"字之误，诸家解为真脏脉，文义不通，特更正之。

肝中风者，头目瞤，两胁痛，行常伛，两臂不举，舌本燥，善太息，令人嗜甘。此条"两臂不举"三句，旧讹在后条，今订正之。

肝为藏血之脏，而主一身之筋节，所谓中风者，亦血虚生风之类，非比肺脏外应皮毛，真有外风袭之也。肝脏血虚，则风动于上而头目瞤。此证仲师无方治，当用熟地以补血，潞参以补气，重用龙骨、牡蛎以镇之，其效至速，万不可疏风破气。瞤甚者，目中房舍林木旋转不已，往往途中颠仆。至于两胁痛，行常伛，则血弱气尽，邪正相抟，结于胁下之小柴胡汤证也。肝脏血足则柔，风胜则燥，燥气薄于脾脏则腹痛，食甘稍缓，故令人嗜甘，此先予小建中汤，不瘥者与小柴胡汤之证也。按：后节"两臂不举"三语，亦为肝中风，列于肝中寒下，实为传写之误。风燥而血不养筋，故两臂不举，血虚于下，风胜于上，故舌本燥。《内经》肝中于风，嗌干。风胜而气郁，故善太息，此理甚明，特订正之。

肝中寒者，胸中痛，不得转侧，食则吐而汗出也。

肝中寒之证有三，曰胸中痛，曰不得转侧，曰食则吐而汗出。胸中痛有二证，一为水寒血腐，蛔虫滋生，固当有"蛔上入膈"之乌梅丸证，谓之蛔厥。亦有如后文所云胸常气痞，按之小愈之旋覆花汤证，谓之肝着。肝胆之气，主疏泄营卫二气，太阳寒水与太阴寒湿并居，则肝胆不得疏泄，故凝滞胸膈作痛。不得转侧亦有二，一为寒阻胸膈，阳气不通，水道阻于下焦，痛连胁下，不得转侧，则为胸胁苦满，往来寒热，或胁下痞硬之小柴胡汤证；亦有脾脏蕴湿，寒湿凝闭肌腠者，则为一身尽重不可转侧之柴胡加龙骨牡蛎汤证。肝胆与胃同部，胃底原有消食之胆汁，肝中寒，则胃中亦寒，故食即吐酸而汗出，此即呕而胸满之吴茱萸汤证。阳明病之不能食为胃中虚冷，亦正以肝脏困于寒湿，消食之胆汁少也。

肝死脉，浮之弱，按之如索不来，或曲如蛇行者，死。

肝脉之绝也，《内经》但言但弦无胃，此云浮之弱，谓浮取之无力也，重按之则如绳索之弦急，忽然中止，则弦而见代脉矣。曲如蛇行，即痉证发其汗，其脉如蛇之证，盖筋脉以燥而强急也。

肝着，其人常欲蹈其胸上，先未苦时，但欲饮热，旋覆花汤主之。

旋覆花汤方

旋覆花三两。即金沸草 葱十四茎 新绛少许

上三味，以水三升，煮取一升，顿服。

肝着之病，胸中气机阻塞，以手按其胸则稍舒，此肝乘肺之证也。胸中阳气不舒，故未病时当引热以自救。旋覆花汤方，用葱十四茎以通阳而和肝，旋覆花三两以助肺，新绛以通络，而肝着愈矣。

心中风者，翕翕发热，不能起，心中饥，食即呕吐。

风邪入脏，舌即难言，口吐涎，《中风篇》既言之矣。乃又有翕翕发热，不能起，心中饥，食即呕吐之证，与前证是一是二，前人未有言及此者，此大可疑也。按：此为风邪袭肺，吸动心阳之证，心阳随卫气外泄，故翕翕发热。热伤气，故无气以动而卧不能起。心营虚，故嘈杂似饥。胃底胆汁为风阳吸而上逆，故食入即呕吐。风一日不去，则心阳一日不定，胃气一日不和。是当用黄芪、防风以泄风，甘草、大黄以降逆，不必治风而风自愈。若漫用羚羊以熄风，犀角以凉心，则失之矣。

心中寒者，其人苦病心如啖蒜状，剧者心痛彻背，背痛彻心，譬如虫注，其脉浮者，自吐乃愈。

此乌头赤石脂丸证，说详《胸痹篇》，不赘。

心伤者，其人劳倦，即头面赤而下重，心中痛而自烦，发热，当脐跳，其脉弦，此为心脏伤所致也。

此营虚证也。营虚则虚阳浮于上而头面赤。浊阴滞于下，浮阳吸之，则为下

重。下重者,大便欲行而气滞也。此证当便脓血,但证由劳倦而见,即属虚寒,当用桃花汤以温中去湿,或用四逆、理中,而非实热之白头翁汤证。阳气浮于上,则心中热痛,自烦发热。浮阳吸肾邪上僭,则当脐跳动,此与发汗后欲作奔豚同。脉弦者,阴寒上僭之脉也。此盖心阳虚而冲气上冒之证,故曰为心脏所伤,法当用桂枝以扶心阳,甘草、大枣以培中气,桂枝加桂汤、茯苓桂枝甘草大枣汤,正不妨随证酌用也。

心死脉,浮之实,如麻豆,按之益躁疾者,死。

心脉之绝,《内经》云但钩无胃,谓如带钩之坚实数急而不见柔和也;此云"浮之实,如麻豆",即以坚实言之,"按之益躁疾",即以数急而不见柔和言之也。

邪哭,使魂魄不安者,血气少也。血气少者属于心,心气虚者,其人则畏,合目欲眠,梦远行,而精神离散,魂魄妄行。阴气衰者为颠,阳气衰者为狂。

"邪哭"当从黄坤载作"邪入"。陈修园谓如邪所凭而哭,此望文生训之过也。表邪乘里,必从其虚,气少则卫虚,血少则营虚,营卫两虚,则外邪从皮毛肌腠而入。曰使人魂魄不安者,不过言梦寐之不安,原不指肝、肺二脏言之。心为主血之脏而主脉,营气之环周应之,故血气少者属于心。心气虚,则中馁,故善畏。神魂不宁,故合目即梦远行而精神离散,魂魄妄行。譬之釜下薪火将灭,烟腾而煤飞,将一散而不可收也。此证正虚为重,外邪为轻,治此者,朱砂以镇之,枣仁以敛之,熟地、潞参、当归以补之,而又加远志以化痰,半夏以降逆,秫米以和胃,或者十活四五,否则积之既久,虽不即

死,为癫为狂,将成痼疾矣。太阴无阳气,则脾脏聚湿成痰,痰蒙心窍,是为癫;阳明无阴气,则肠胃积燥生热,热犯心包,是为狂。

脾中风,翕翕发热,形如醉人,腹中烦重,皮目瞤瞤而短气。

脾脏主湿,风中于肌肉,内应于脾,留着不去,即为风湿。原其始病,盖即《伤寒·太阳篇》系在太阴之证也。翕翕发热,形如醉人,此即《太阳篇》翕翕发热,鼻鸣干呕之桂枝汤证。腹为足太阴部分,风中脾脏,里湿应之,风湿相抟,故腹中烦重。风淫于上,吸水湿上行,肺气为之阻塞,故皮目瞤瞤而短气。此证湿邪不流关节而入于里,轻则为风湿,重则为风水。风邪吸于上,则湿邪壅于腹部而不行,非去其上之所吸,则下部之壅湿不去。窃意越婢加术汤亦可用也。

脾死脉,浮之大坚,按之如覆杯洁洁,状如摇者,死。

脾脉之绝,《内经》言但代无胃,而不举其形状;此言浮之坚,按之如覆杯洁洁,即但代无胃之的解也。浮取似实,重按绝无,或如杯中酒空,覆之绝无涓滴,或忽然上出鱼际,忽然下入尺部,初如摇荡不宁,继乃卒然中绝,后人所谓雀啄脉也。

趺阳脉浮而涩,浮则胃气强,涩则小便数,浮涩相抟,大便则坚,其脾为约,麻仁丸主之。

麻仁丸方

麻仁二升　芍药半斤　大黄去皮,一斤 枳实半斤　厚朴一斤,去皮　杏仁一升,去皮尖,熬,别作脂

上六味,末之,炼蜜和丸桐子大,饮服十丸,日三服,渐加,以知为度。

此条见《伤寒·阳明篇》,趺阳脉在足背,为胃脉之根,浮则胃气上盛,涩则阴液下消。胃热盛而小便数,乃见浮涩相

抟之脉。抟之为言，合也。抟，合也。义如抟沙为人之抟，言合两为一也。今本皆误"搏"。搏之为言击也。义如搏而跃之之搏。按之之义，殊不可通，今订正之。胃液日涸，遂成脾约，此脾约麻仁丸方治，所以为阳明证也。

肾着之病，其人身体重，腰中冷，如坐水中，形如水状，反不渴，小便自利，饮食如故，病属下焦。身劳汗出，衣里冷湿，久久得之。腰以下冷痛，腹重如带五千钱，甘姜苓术汤主之。

甘草干姜茯苓白术汤方一名肾着汤

甘草　白术各二两　干姜　茯苓各四两

上四味，以水五升，煮取三升，分温三服，腰中即温。

由肾达膀胱，为水道所自出，古人谓之下焦，西医谓之输尿管。故有谓三焦有名无形者，不特与《内经》不符，求之仲师意旨，亦然未合。此可见汉以后医家无通才也。即以肾着一证言之，仲师言其人身体重，腰中冷，如坐水中，反不渴，小便利，饮食如故，病属下焦。身体重，为水湿泛滥，渗入肌肉，肌肉着湿，故体重。腰中冷，如坐水中，形如水状①，则寒湿壅阻寒水之脏也。水气阻于腰以下，则津不上承而当渴，小便当不利，而反见口中不渴，小便自利，里脏无阳热，则小便色白，不言可知。曰饮食如故，病在下焦者，明其病在水道也。原其得病之始，则以身劳汗出，里衣冷湿，久久得之。盖上焦在胸中，西医谓之淋巴干，为发抒气水作汗之枢机。汗出而里衣沾渍，则毛孔闭塞，而水气内积，下注寒水之脏，则腰以下冷痛。水道虽通于下，而水之上源不能化气外出，则积日并趋于下，输尿管不能相容，水乃溢入腹部与湿并居，故黏滞不下利，而腹重如带五千钱。师主以甘草干姜茯苓白术汤者，作用只在温脾去湿，

盖以腹为足太阴部分，腹部之寒湿去，不待生附走水，而腰部当温也。

肾死脉，浮之坚，按之乱如转丸，益下入尺中者，死。

肾脉之绝，《内经》云但石无胃；此云浮之坚，坚者，实也，曰按之乱如转丸，益下入尺中，是躁疾坚硬，动至尺后，而无柔和之象也。

问曰：上焦寒，善噫，何谓也？师曰：上焦受中焦气，未和不能消谷，故能噫耳。下焦寒，即遗溺失便，其气不和，不能自禁制，不须治，久则愈。

此节发端，原有"三焦竭部"四字，当是编书旧标目，传抄者误入正文耳，但"竭"字亦不可解。上焦在胸中为发抒水气之总枢，上焦竭，则淋巴干乳糜不足，胸中当热，不当云善噫。下焦水道涸，则大便当硬，不当云遗溺失便。以下节三焦热观之，"竭"字当为"寒"字之误，盖寒入胸中，胃底、膵脏吸收小肠水液，为上焦寒气所压，不能发抒，而留于中脘，胃寒不能消谷，故善噫。噫者，气从咽中出，哑哑有声，有时兼有食臭之谓。下焦合肾与膀胱，下焦水寒，即遗溺失便，不能自禁。此证正需四逆、理中，然则仲师所谓不须治，久则愈者，亦谓不须治上下二焦，非谓不治中焦也。善读者当自悟之。

师曰：热在上焦者，因咳为肺痿；热在中焦者，则为坚；热在下焦者，则尿血，亦令淋闷不通。大肠有寒者，多鹜溏；有热者，便肠垢。小肠有寒者，其人下重便血；有热者，必痔。

胸中发抒水液之枢，不能自行发热，所谓上焦热者，要为大肠燥实而移热于

---

① 状：原作"肿"，据上文改。

肺，此所以因咳为肺痿也。故治痿独取阳明。热在中焦，中焦为脾与膵吸收水液之处，水液为胃热所夺，自汗过多，则胃以燥而便艰。下焦由肾接膀胱，膀胱两旁为血海，热入胞中则尿血，热留精管，败精阻之，则淋闭不通。大肠寒则便溏，热伤血络则便脓血，然亦有水寒血败而便脓血者，桃核承气汤证，正不当与桃花汤证同治也。小肠之端，为十二指肠，胆汁入焉，胆汁最燥，胆汁不足，则小肠寒而下重便血，先言下重，后言便血，此即先便后血之黄土汤证也。小肠有热，则湿热注于大肠，壅阻肛门，乃病痔疮，此证唯枯痔散最神效，方用白砒煅尽白烟，研末一钱，枯矾二钱，乌梅炭研末一钱，朱砂三分，和研，手指蘸药敷痔头捻之。一日二次，五六日出臭水，水尽痔枯，重者不过半月，可以全愈。

问曰：病者积有聚，有榖气，何谓也？师曰：积者，脏病也，终不移。聚者，腑病也，发作有时，展转痛移，为可治。榖气者，胁下痛，按之则愈，复发，为榖气。

腹中阻滞之病，大概有三。积为脏病云者，心积伏梁，肾积奔豚，肝积肥气，肺积息贲，脾积痞气是也。然师以为终不移，似不可以概奔豚。奔豚之病，有痞块从少腹上冲心下，但痛定后仍在少腹，是终不移也。然奔豚一证，得自惊恐，要为肝肾两经病，正不当以肾积名之。心下之伏梁，为予所亲见，至如中脘之痞气，左胁之肥气，右胁之息贲，皆未寓目，大抵久留不去之病，必非可以急攻者。加味平胃散，至为平稳，苍术、陈皮、厚朴、甘草、萹蓄、瞿麦炒、大麦芽、川芎各五钱，沉香、木香各一钱，大黄二两。每服药末三钱，姜汤送下，须于黄昏时不进晚餐服之。明早大便，必见恶物，一月可愈。一切加减法，在陈修

园《时方妙用》中。聚有血，有痰，有气，有水，一时凝闭不通，则聚而为痞，发则辗转痛移。痰则痛在心下，血则痛达少腹，随其实而泻之，则其病易愈，故曰可治。气为食滞，食滞者当在脐下，此云胁下痛者，误也。按之则小愈，更发则仍痛，此证服饭灰即愈。陈修园不知"榖"为"榖"字之误，乃以为"馨香"之"馨"，亦可笑已。

诸积大法，脉来细而附骨者，乃积也。寸口，积在胸中；微出寸口，积在喉中；关上，积在脐旁；上关上，积在心下；微下关，积在少腹；尺中，积在气冲。脉出左，积在左；脉出右，积在右；脉两出，积在中央。各以其部处之。

积为阴寒之证，故脉细而沉。曰在寸口，积在胸中者，则寸口脉沉迟之胸痹证也。曰微出寸口，积在喉中者，则妇人咽中如炙脔之半夏厚朴汤证也。曰关上，积在脐旁者，则绕脐痛，脉沉紧之寒疝证也。曰上关上，积在心下者，则心积伏梁之证也。曰微下关，积在少腹者，自非肾积奔豚证，即瘀血在少腹不去也。曰尺中，积在气冲者，则妇人经候不匀，气冲急痛之证也。曰脉出左，积在左；脉出右，积在右；脉两出，积在中央者，谓所病部分不同，而脉之部分应之，即《内经》上附上、中附中、下附下之义也。

痰饮咳嗽病脉证治第十二

问曰：夫饮有四，何谓也？师曰：有痰饮，有悬饮，有溢饮，有支饮。

问曰：四饮何以为异？师曰：其人素盛今瘦，水走肠间，沥沥有声，

谓之痰饮。饮后水流在胁下，咳唾引痛，谓之悬饮。饮水流行，归于四肢，当汗出而不汗出，身体疼重，谓之溢饮。咳逆倚息，不得卧，其形如肿，谓之支饮。

首节先辨四饮之名，次节进求四饮之义。水与津液并居，则为痰饮。痰黏胸膈，水湿流入痰囊，倒悬肠间，则为悬饮。水溢四肢，则为溢饮。水痰为冲气上激，支撑胸膈，则为支饮。是为四饮定名。夫所谓痰饮者，太阳寒水，失于开泄，外不达于皮毛，内不行于下焦，于是留积成痰。人体水分与血分平均则盛，水气不达于皮毛肌腠，血肉中水分不充则瘦，故病痰饮者，往往素盛而今瘦。水痰下注大肠，则漉漉有声，此肺病延入大肠之证也。所谓悬饮者，水至中焦，阳气不足，不能直达下焦，于是结于胁下而病支满，咳则痛引胸胁，此下焦不通之证也。所谓溢饮者，表汗不泄，与太阴之湿混杂，即身体为之疼重。疼重者，脾阳不运，肌肉为水气所痹也。水流四肢，则四肢肿，谓水从中道外溢也。所谓支饮者，冲气从下上逆，支撑无已，故咳逆倚息不得卧，表里水气壅塞，故其形如肿。此则四饮之义也。

水在心，心下坚筑短气，恶水不欲饮。水在肺，吐涎沫，欲饮水。水在脾，少气身重。水在肝，胁下支满，嚏而痛。水在肾，心下悸。

心为君主之官，居清阳之位，诸脏可以有水，而心脏不当有水。所谓水在心者，直以水气凌心言之。水气不能作汗外泄，内陷中脘，则心下坚硬而短气。恶水不欲饮者，心阳被遏而中气寒也。肺主皮毛，卫气充则太阳寒水外泄皮毛而为汗，卫气虚则太阳之气留于胸中而为水，胸中阳气蒸化，乃一变而成似痰

非痰之涎沫，吐之不已，津液日耗，乃欲饮水，水入不化，涎沫益多。脾主一身肌肉，而为湿脏，水湿混杂，伤及中气，肌肉不禀中气，故少气而身重。肝脉布胁肋，水在胁下，故曰水在肝。太阳之脉，夹脊抵腰中，与三焦水道并行，中焦水道瘀积，则胁下支满。胁下为寒水之脏，水道痞结，故嚏而痛，其实病不在肝也。肾水上泛，水气凌心，故心下悸。是谓五脏饮。

夫心下有留饮，其人背寒，冷如掌大。留饮者，胁下痛引缺盆，咳嗽则辄已。胸中有留饮，其人短气而渴。四肢历节痛，脉沉者有留饮。

留饮之来源不同，证情则往往相类，阳气痹于外，则水邪淳于里，此其握要之区，不可不察也。大抵病之所由成，莫不起于形寒饮冷，形寒者当发汗，汗出太过，内脏燥实，是病阳明，汗出不彻，即为留饮。饮冷者，中气先病，水陷于胃与大肠，转为濡泻，是病太阴。水气淳蓄上膈，亦为留饮，以手入冷水浣濯，亦多病此，为其阳气痹也。以上二端，病根皆中于太阳。太阳阳气微，则汗溺俱少，始则水停心下，心下当胃之上口，久留不去，寒气遏其心阳，甚则为心痛彻背，背痛彻心之乌头赤石脂丸证；轻则背冷如掌大，而为小青龙汤证。夫饮入于胃之水液，由脾阳从小肠吸收，此脾脏，西医谓之膵，胰液所出。上输胸中，是为中焦，由胸中散布皮毛，是为上焦，二焦皆上行。散布不尽之水液，还入内脏，伤寒所谓津液还入胃中。由肾走膀胱，是为下焦。下焦不通，则留积胁下，水停腰部，而痛引缺盆，缺盆，俗名琵琶骨，在肩内齐颈处。咳嗽则痛不可忍，故欲咳而辄已，已者，中止之谓。辄，原作撤，音近之误。此为支饮之十枣汤证。胸膈阳微，

不能作汗，则水留膈上，阻塞肺脏出纳之气，因病短气。水在胸中，津液不得上承，故渴。必喜热饮。水不循三焦故道下行，乃流溢四肢而历节痛，此为当发汗之溢饮证，于麻黄加术为宜。水寒不得阳热之化，则其脉沉弦，故曰脉沉者，有留饮，若脉不见沉而浮，则犹为风湿证耳。

膈上病，痰满喘咳吐，发则寒热，背痛腰疼，目泣自出，其人振振身瞤，剧必有伏饮。

伏饮之证，以痰满喘咳为见端，一触外寒，即突然呕吐涎沫，寒热交作，背痛腰疼，呕吐剧时，目泪迸出，全身瞤动。所以见寒热者，伏饮本起于太阳，加以新寒，则太阳标本同病。太阳之脉在背，夹脊抵腰，以呕吐牵动经脉，故疼痛。气迸于头，故目泣自出。阳衰气弱，故全身振振瞤动。今之医家，动以瞤动为肝风，殆不然也。按：此证仲师不出方治，似宜真武汤加五味、干姜、细辛，未知然否。

夫病人饮水多，必暴喘满。凡食少饮多，水停心下，甚者则悸，微者短气。脉双弦者，寒也。皆大下后，里虚。脉偏弦者，饮也。

此节为病痰饮者推原所从来，病者液亏精耗，势必引水以自救，但中阳本虚，饮水过多，未易消解，于是停积心下，卒然而病喘满，此不惟病人为然，凡胃气素虚者皆是。水在心下，甚则目眩而心悸，譬之履危崖而俯百尺之深渊，即懔然而怵惕。其或未甚，肺中吸入之气，亦必因有所格而见促，譬之当炎暑而处无风之密室，必郁然而不怡。惟见象如此，尤当辨之于脉。脉双弦为寒，即为大下后里虚，附子理中汤证。偏弦为饮，为小青龙及苓甘五味姜辛半夏汤证，但此节特举崖略言之。尝见纳谷少而饮酒多者，往往病此，

盖酒标热而本寒，酒性一过，悉成寒水，故病停饮。又有身弱多眠者，亦往往病此，盖卧者阳气停，太阳之气内伏，必聚而为湿，久久成痰，亦病停饮，固知治病者当观其通，幸无泥仲师之言而不为隅反也。

肺饮不弦，但苦喘短气。支饮亦喘而不能卧，加短气，其脉平也。

肺饮、支饮，一在胸中，一在膈间。心下留饮在胸，未及中下二焦，故曰肺饮。上有湿痰之凝沍，下有太阳标热之支撑，故曰支饮。惟仲师俱谓其脉不弦，所以不弦之故，前人未有议及之者。陈修园、黄坤载并谓金能制木，此术家之言，非必为仲师意也。盖肺为水之上源，水气积而不降，但见吸入气短，寒湿犹未甚也。肾脏虚寒，寒水上逆，乃见弦脉。肺饮在上而不在下，故其脉不弦。此苓桂术甘汤及肾气丸之证，但利小便而即愈者也，而支饮胸胁支满视此矣。凡支饮眩冒之宜泽泻汤，呕吐不渴之宜小半夏汤，卒呕吐，膈间有水，眩悸者，宜小半夏加茯苓汤，一切导水下行者视此矣。盖二证初起，皆在阳位，未涉阴寒，故其脉不弦者，特为始病而言，未可据为成例，若执此而求之，则后文"咳家脉弦为有水，十枣汤主之"，设支饮不弦，咳烦，胸中痛，不卒死之支饮，不当更云宜十枣汤矣。设谓支饮不涉阴寒，则后文之咳而胸满者，与冒而呕者，不当用苓甘五味姜辛汤及苓甘五味姜辛半夏汤矣。要知凡饮皆始于肺，以失治而浸成支饮。支饮失治，由胸下胁，转为悬饮。胁下固厥阴脉络所在，而实为少阴之脏，水道出焉。水结胁下，肾脏乃寒，下焦寒甚，生附子亦当加入。然后叹仲师温药和之之训，为大有深意也。独怪今日市医，遇当用姜、辛之证

不过五六分而止，曾亦念烧萧条之无以御水①，而宣防②之功不立乎！

病痰饮者，当以温药和之。

近日市医，动以不凉不热为温药，是不然。仲师云病痰饮者，当以温药和之，究为何等药味，此不可不辨也。据本篇云，加干姜、细辛以治咳满；又云，细辛、干姜为热药，服之当遂渴，渴反止者，支饮也，可知此节所谓温药，即后文所谓热药。又按：《太阳篇》真武汤后所列加减法，咳者加五味子、细辛、干姜，益可信温药之为细辛、干姜矣。

心下有痰饮，胸胁支满，目眩，苓桂术甘汤主之。

苓桂术甘汤方

茯苓　桂枝　白术各三两　甘草二两

上四味，以水六升，煮取三升，分温三服，小便则利。

夫短气有微饮，当从小便去之，苓桂术甘汤主之，肾气丸亦主之。

肾气丸方见《妇人杂病》

此二节，为支饮脉平，肺饮不弦者出其方治也。夫胸胁支满，属手少阳三焦，三焦水道不通，乃病支饮。目眩者，水饮上冒而眩晕不定也。起于心下，由胸连胁，冲气上逆，喘不能卧，故曰支饮。下焦水道不通，肺脏吸入之气，不能顺受而病短气，故曰肺饮。仲师所出方治，皆用苓桂术甘汤者，则以饮邪初起，水气仅在三焦而不及内脏，故但扶脾脏以通阳气，使上焦气散，无吸水之力，而水道自通，水道通而饮邪去矣。但苦短气之肺饮，亦主以肾气丸者，或病在寒水之脏不能纳气，如《妇人杂病篇》不得卧而反倚息之证，故同一利小便，而方治固自不同也。按：此二方，但可治痰饮之初病，若饮邪既盛，往往失效。

病者脉伏，其人欲自利，利反快，虽利，心下续坚满，此为留饮欲去故也。甘遂半夏汤主之。

甘遂半夏汤方

甘遂大者，三枚　半夏十二枚，以水一升，煮取半升，去滓　芍药五枚　甘草如指大一枚，炙

上四味，以水二升，煮取半升，去滓，以蜜半升，和药汁煎，取八合，顿服之。

卒病、宿疾之不同，一辨于脉，一辨于证，如本条所云其人欲自利，利反快，此为留饮欲去，其与系在太阴之暴烦下利，日十余行，脾家实，腐积当去者何异？然何以下利之太阴证，不治而自止？此何以虽利而心下续坚满？且太阴自利之证，其脉浮缓，此证何以脉伏？要不可不辨也。盖湿本黏滞之物，太阳寒水与太阴寒湿并居，虽为痰饮所同，而太阳伤寒，内传太阴，为日未久，其病根浅，故脉见浮缓；痰饮之病，以积日而后成，其病根深，故其脉见伏，伏之言沉也。病根浅者，但见下利，水湿已并入大肠，故不治而自愈；病根深者，当下利而水湿之留于膈上者，复趋心下，故心下续见坚满，而必待甘遂半夏汤以因势而利导之。方中甘遂三枚，半夏十二枚，所以去水；芍药五枚，炙甘草一枚，所以疏通血络而起沉伏之脉，盖脉伏者，水胜而血负也。药去滓而和蜜者，欲其缓以留中，使药力无微不达，并取其润下之性，使内脏积垢易去

---

① 烧萧条之无以御水：谓药力不足以祛疾。语出汉武帝《瓠子歌》，事见《史记·河渠书》及《汉书·沟洫志》。按武帝元封二年（前109），黄河于瓠子决口，因为当地烧草肥田，以致旷野萧条，没有薪柴可以塞决口之楗，故以竹塞，功竟不成。汉武既亲临瓠子，乃感慨而作歌。

② 宣防：泛指防河治水。

也，此甘遂半夏汤之义也。陈修园谓甘遂与甘草相反，所以同用者，欲其交战于胃中，使病根劗除。未确。

脉浮而细滑，伤饮。脉弦数，有寒饮，冬夏难治。脉沉而弦者，悬饮内痛。病悬饮者，十枣汤主之。

十枣汤方

芫花熬　甘遂　大戟各等分

上三味，捣筛，以水一升五合，先煮肥大枣十枚，取八合，去滓，纳药末，强人服一钱匕，羸人服半钱匕，平旦温服之。不下者，明日更加半钱匕，得快利后，糜粥自养。

此节发明悬饮之积渐，欲学者明辨而施治也。其始由太阳传入太阴，故脉浮而并见细滑。滑者，湿象也。太阳失表，汗液不泄，水气乃内陷胸膈，与湿并居，即为伤饮。水邪不去，由胸及胁，乃见弦脉，是为寒饮。饮邪内陷，阳气郁伏，脉转弦数。寒饮则须温药，伏热尤须凉剂，二者不可兼顾，故冬夏难治。若夫脉沉而弦，沉则为水，弦则为痛，故悬饮而内痛。悬饮者，痰囊系于内脏，水饮蓄焉，故非破囊抉水，病必不愈，此芫花、甘遂、大戟，所以为救死之方治也。

病溢饮者，当发其汗，大青龙汤主之，小青龙汤亦主之。

大青龙汤方

麻黄六两　桂枝　甘草各二两　生姜三两　杏仁四十个　大枣十二枚　石膏如鸡子大一枚

上七味，以水九升，先煮麻黄减二升，去上沫，纳诸药，煮取三升，去滓，温服一升，取微似汗，汗多者温粉扑之。

小青龙汤方

麻黄去节　芍药　干姜　甘草炙　细辛　桂枝各三两　五味子　半夏各半升

上八味，以水一斗，先煮麻黄减二升，去上沫，纳诸药，煮取三升，去滓，温服一升。

溢饮一证，以水气旁溢四肢而作，识其病之所从来，便可知病之所由去，所谓解铃须问系铃人也。盖肺主皮毛，肺脏呼吸，即周身毛孔为之张弛，殆有登高一呼，群山皆应之意。皮毛闭塞于外，即内脏之呼吸不灵，发为喘咳。皮毛一日不从汗解，即咳逆一日不平，水气流溢于四肢者一日不去，此病溢饮者，所以宜大、小青龙汤也。但大青龙汤方治，为表汗里热而设，即麻杏石甘汤加桂枝、姜、枣耳，溢饮发汗用此方，或用小青龙汤，其旨安在？盖脾主四肢，胃亦主四肢，中脘有热，逼内脏之水旁溢四肢者，故主以大青龙汤；水饮太甚，内脏不能相容，自行流溢四肢者，故主以小青龙汤。要其为发汗则一也。

膈间支饮，其人喘满，心下痞坚，面色黧黑，其脉沉紧，得之数十日，医吐下之不愈，木防己汤主之。虚者即愈，实者三日复发。复与不愈者，宜木防己汤去石膏加茯苓芒硝汤主之。

木防己汤

木防己　桂枝各三两　人参四两　石膏如鸡子大二枚，一本十二枚

上四味，以水六升，煮取二升，分温再服。

木防己去石膏加茯苓芒硝汤方

木防己　桂枝各三两　茯苓四两　人参四两　芒硝三合

上五味，以水六升，煮取二升，去滓，纳芒硝，再微煎，分温再服，微利则愈。

饮邪留于膈间，支撑无已，肺气伤于水，太阳阳气不得外达则喘。胸中阳痹，

水液内停则满，由胸及于心下，则心下痞坚。寒湿在上，阻遏三阳之络，血色不荣于面，故其色鳖黑，此与湿家身色如熏黄同。水盛于上，血分热度愈低，故其脉沉紧。得之数十日，病根渐深，医以为水在上也，而用瓜蒂散以吐之，吐之不愈，又以心下痞坚，而用泻心汤以下之，若仍不愈，医者之术穷矣。不知寒湿久郁，则生里热，胃热合胆火上抗，因病喘逆。饮邪留积不去，则上满而下痞坚，故宜苦寒之防己以泄下焦，甘寒体重之石膏以清胃热；又以心阳之不达也，用桂枝以通之。以津液之伤于吐下也，用人参以益之，此仲师用木防己汤意也。但此证胃中无宿垢，但有胃热上冲，阻水饮下行之路，而喘满痞坚者为虚，故但于方剂中用石膏以清胃热，中脘已无阻碍，盖即阳明虚热用白虎汤之义也。若胃中有宿垢，虽经石膏清热，上冲之气稍平，但一经复发，此方即无效力，故必去清虚热之石膏，加茯苓以利水道，芒硝以通腑滞，膈间支饮乃得由胃中下走小肠、大肠，而一泄无余，盖即阳明实热用大承气汤之义也。此虚实之辨也。

心下有支饮，其人苦冒眩，泽泻汤主之。

泽泻汤方

泽泻五两　白术二两

上二味，以水二升，煮取一升，分温再服。

支饮胸满者，厚朴大黄汤主之。

厚朴大黄汤方

厚朴一只　大黄六两　枳实四枚

上三味，以水五升，煮取二升，分温再服。

此承上加茯苓、芒硝而别出其方治也。水在心下，静则为心悸，动则为冒眩，欲遏水邪之上泛，为木防己汤加茯苓所不能治，仲师因别出泽泻汤，所以抉泛滥之水而厚其堤防也；胃中燥热，逼水上逆，则病胸满，木防己汤加芒硝所不能治，仲师因别出厚朴大黄汤方，所以破中脘之阻隔，开水饮下行之路也。

支饮不得息，葶苈大枣泻肺汤主之。

葶苈大枣泻肺汤方见肺痈

肺为主气之脏，为全身呼吸出入之门户，凡肺脏有所壅阻，则全体能张而不能弛也。是故风热伤其血络，则肺脏壅塞而气闭；湿痰阻其空窍，则肺脏亦壅塞而气闭。是非立破其壅塞，则呼吸不调。盖无论肺痈之喘不得卧，及本条支饮不得息，莫不以葶苈大枣泻肺汤主之。要其作用，只在抉去所壅，令肺气能张能弛，初无分于血分、水分也。

呕家本渴，渴者为欲解，今反不渴，心下有支饮故也，小半夏汤主之。

小半夏汤方

半夏一升。一本五钱　生姜半斤。一本四钱

上二味，以水七升，煮取一升半，分温再服。

本书之例，呕而不吐者为干呕。凡言呕皆兼吐言之，故吐水及痰涎，皆谓之呕。胃底胆汁不能容水，胆汁苦燥，与膈上水气相拒，则为呕吐，少阳所以善呕也。但既呕之后，胃中转燥，因而病渴，渴则水邪已去，故为欲解。今反不渴，则以心下支饮方盛，胃底胆火不炀，故以生半夏以去水，生姜以散寒，而心下之支饮当去。此证水停心下，阻其胃之上口，势必不能纳谷，《呕吐哕下利篇》云诸呕吐，谷不得下者，小半夏汤主之，即此证也。

腹满，口舌干燥，此肠间有水气，己椒苈黄丸主之。

己椒苈黄丸方

防己　椒目　葶苈　大黄各一两

上四味，末之，蜜丸如梧子大，先食饮服一丸，日三服。稍增，口中有津液。渴者加芒硝半两。

腹满一证，以时减为太阴虚寒，不减为阳明实热。虚寒当温，实热当泻，此其易知者也。若绕脐剧痛之寒疝，当用大乌头煎者，已易与大实满之大承气证淆混。若夫水在肠间之腹满，抑又难为辨别。师但言腹满，口舌干燥，又不言脉之何似，几令人疑为阳明燥实。要知太阳水气，不能由肺外出皮毛，留于膈间心下，久乃与太阴之湿混杂。湿本黏腻，与水相杂，遂变水痰。肺与大肠为表里，由表入里，水痰并走肠间，因病腹满。且腹未满之时，肠中先漉漉有声，权其巅末，即可知口舌干燥，为里寒不能化气与液，其脉必见沉弦。仲师主以己椒苈黄丸者，防己、椒目以行水，葶苈、大黄兼泄肺与大肠也。所以先食饮而服者，则以水邪在下部故也。

卒呕吐，心下痞，膈间有水，眩悸者，小半夏加茯苓汤主之。

小半夏加茯苓汤方

半夏一升　生姜半升　茯苓四两

上三味，以水七升，煮取一升五合，分温再服。

假令瘦人脐下有悸，吐涎沫而颠眩，此水也，五苓散主之。

五苓散方

泽泻一两六铢　猪苓　茯苓　白术各十八铢　桂枝半两

上五味，为末，白饮服方寸匕，日三服。多服暖水，汗出愈。

痰饮之未成者，始于水。水因寒而停，则为饮；水与膏液混杂，则为痰。水盛则痰浮而上阻胸膈，胆胃被郁，与水冲激，则卒然呕吐。痰在膈间，则心下痞痛。水气冲脑则眩。水气凌心则悸。生半夏能去至高之水，生姜能散膈上之寒，加茯苓能决排水道，此可知仲师出小半夏加茯苓方治，正所以抑在上之水，以逆而折之也。茯苓，和面伪造，云产固不易得，浙产亦不出省，似不如改用猪苓。语云肥人多痰，瘦人似不当有痰，为其肌肉皮毛中所含水分少也。水分多者，心下有水，则心下悸；水分少者，水在脐下，则脐下亦悸。水气微薄，虽不至卒然呕吐，然引动上焦，亦必吐涎沫而头目眩晕。此可见仲师出五苓散方治，正所以泄在下之水以顺而导之也。此上下之辨也。同一心下悸，而发汗后之欲得按者，但用桂枝甘草汤，而不更用去水之生半夏；同一脐下悸，而发汗后之欲作奔豚，惟桂枝、茯苓同五苓散，而重用大枣、甘草以实脾。皆为正虚邪轻而设，故病同而方异也。

咳家其脉弦，为有水，十枣汤主之。

十枣汤方见《伤寒论·太阳篇》，又见本篇

水力至强，体柔而性刚，滴石则石穿，冲堤则堤坏，故病水者，其脉多弦。弦者，沉紧而搏指也。水胜则血负，血分热度日减则蒸化力弱，而卫阳虚微，故仲师以弦为减，谓阳气减也。但水势下趋，似不应上逆为咳，不知痰湿黏滞下游，水道不通，则高原泛滥日甚，是非破东南之壅塞，则西北之浲洞①无归。此十枣汤一方，所以尽抉排疏瀹之能也。予每见病痰饮者，大小便往往不通，此即下游壅塞之明证，所以用十枣者，一因药力猛峻，恐伤脾胃，一因痰涎未易浣濯，用甘味之十枣以缓芫花、大戟、甘遂之力，使如碱皂之去油垢，在渐渍不在冲激也。

夫有支饮家，咳烦，胸中痛者，不

———————————

① 浲（jiàng 降）洞：大水弥漫。

卒死，至一百日，或一岁，宜以十枣汤。

水气支撑胸膈，故名支饮。此证大便不通，上湿下燥。肠胃之热上攻，则咳而心烦。痰积胸中，故胸中痛。不卒死者，谓不猝然而死也，然死机已伏，故有百日而死者，有经一载而死者。尝见大小便不通，气喘不得卧，卧即咳逆不得息，叠被而倚之，此一月、十五日而死者也。亦有大小便时通，发时则三五日不通，咳则目睛突出，气出不续，过即如故，但膈间留饮愈积愈厚，则愈发愈勤，此一岁而死者也。知死之所由去，即知生之所从来，盖非猛峻之十枣汤驱水入大肠，以抉荡肠中燥气，病不必治。予先慈邢太安人病支饮，有年矣，丙寅春，忽然昏迷若癫状，延医诊治，皆曰危在旦夕，予不得已，制十枣汤进之，夜半而利，下痰无算，明旦清醒如平人矣。后至上海恽禹九家，其孙祥官，同乡张尔常门人也，本无病，尔常以其累逃塾，使予诊之。予诊其脉，左脉弦，问所苦，则曰胸中痛。予曰：此真病也。以十枣汤方付之。明旦大下痰涎，冷甚，以为愈矣。翌日来诊，脉弦如故，仍令服前方，下痰更多，继以姜、辛、五味而愈，不更病矣。丙辰冬，无锡强鸿培病，此人开饭作。人皆目为肺劳，咳而上气，胸中满痛，无大小便，叠被而倚息，喘声达户外。予诊其脉，沉伏而弦急。因令服十枣汤，每服六分，日一服。每进一服，其痛渐移而下，服至四剂始下，冲气乃平。又能治小儿痰饮，俗称马脾风，七日见血即死。予尝治其寿侄，时方三岁；又治潘姓小儿，名阿煦者，皆以泻痰得愈。沈石顽自治痰饮，每服药末一钱半，两服而瘥。可见猛峻之药，益人甚于参、芩也。

久咳数岁，其脉弱者可治，实大数者死。其虚者，必苦冒，其人本有支饮在胸中故也，治属饮家。

痰饮为病，有咳烦胸中痛，或百日或一岁而死者，此期日之至促者也。至于久咳数岁，庶几恒不死之贞疾矣。然水性至刚，病之进退，皆当决之于脉。脉弱不弦，则内脏水气未甚，故其病可治；实大而数，则水邪充于内脏，故其病当死。至如脉由弱而虚，则水气当微。然久咳不已，引动冲气，必苦郁冒。所以然者，则以病人久咳，胸中原有支饮也。按：此证脉虚不弦，既非十枣汤证，脉不沉紧，又非木防己汤证，方治之中，惟泽泻汤为近之。盖泽泻蠲饮，而白术补虚也。

咳逆倚息，不得卧，小青龙汤主之。

小青龙汤方见《伤寒论·太阳篇》，又见本篇

咳逆则气出不续。倚息不得卧，则终夜叠被而倚之，不得平卧也。寒气郁于表，饮邪被遏，则激而上冲，固应解表温里，俾外寒与里水双解。此小青龙汤方治，所以为蠲饮之主方也。

青龙汤下已，多唾口燥，寸脉沉，尺脉微，手足厥逆，气从小腹上冲胸咽，手足痹，其面翕热如醉状，因复下流阴股，小便难，时复冒者，与茯苓桂枝五味甘草汤，治其气冲。

苓桂五味甘草汤方

桂枝　茯苓各四两　五味半升　甘草三两炙

上四味，以水八升，煮取三升，去滓，分温三服。

阳气张于上，则冲气动于下，小青龙汤发其阳气太甚，则口多浊唾而燥。寸脉沉为有水，尺脉微为阴虚。手足厥逆者，中阳痹也。气从小腹上冲胸咽者，以麻黄、细辛之开泄太甚，少阴水气，被吸而

上僭也。中阳既痹，故手足不仁。虚阳上浮，故其面翕热如醉状。且浮阳之上冒者，复下流阴股而吸其水道，致小水不利，阳不归根，故时上冒颠顶，方用苓桂五味甘草汤，与《伤寒·太阳篇》发汗后，欲作奔豚之苓桂大枣甘草汤略同。但彼为脾阳因汗后而虚，不能厚中道之堤防，故用大枣；此为肾气被热药牵引，不能摄下焦之浮阳，故用五味，要其为降冲逆则一也。

冲气即低，而反更咳，胸满者，用桂苓五味甘草汤去桂加干姜细辛，以治其咳满。

苓甘五味姜辛汤方

茯苓四两　甘草　干姜三两　细辛三两　五味子半升

上五味，以水八升，煮取三升，去滓，温服半升，日三服。

降冲气而冲气低，则上冒之浮阳当息，而咳逆可止矣。而反更咳，胸满，似前方失之太轻。是不然，盖前用小青龙汤，麻黄开泄太甚，迫其汗液，而阳气暴张，小腹之客气，因而上逆。中阳既痹，始则手足厥逆，继而手足痹，甚至上下颠倒，浮阳窜乱，一似电光石火，闪烁无定。此时若以温药化饮，不免助浮阳外抗，于是不得已用苓桂五味甘草汤，以收散亡之阳。盖必冲气渐低，然后可进温药，师于是有苓甘五味姜辛汤方治，以发抒胸中阳气而除其咳满，此先标后本之治也。

咳满即止，而冲气复发者，以细辛、干姜为热药也，服之当遂渴，而渴反止者，为支饮也。支饮者，法当冒，冒者必呕，呕者复纳半夏以去其水。

苓甘五味姜辛半夏汤方

茯苓四两　甘草二两　细辛二两　干

姜二两　半夏半升　五味半升

上六味，以水八升，煮取三升，去滓，温服半升，日三服。

此节"更复渴"三字，为衍文。"以细辛、干姜为热药"句，为假设之词，当属下读，非承上"冲气复发"言之。若承上言，似但指冲气一层，"服之当遂渴"句，转类节外生枝。若原有"更复渴"三字，则下文当遂渴反不渴，俱不可通矣。此节大旨，谓咳满止后，上膈气机已疏，当不复病，然亦有咳满方止，冲气复发者。倘因干姜、细辛为热药而发其冲气，服后当立见燥渴，乃本病燥渴，服干姜、细辛而渴反止，则前此之渴，实为支饮隔塞在胸，津液不得上承喉舌，而初非真燥。此证予寓小北门时治宋姓妇人亲见之。病者平时常患口燥，所服方剂，大率不外生地、石斛、麦冬、玉竹、知母、花粉、西洋参之类，予见其咳吐涎沫，脉弦而体肥，决为痰饮，授以此方。服后终日不曾饮水，略无所苦。乃知仲师渴反止为支饮之说，信而有征也。此证后以咳逆不得卧，乳中胀痛，用十枣汤加王不留行，大下水痰而愈。但支饮在胸膈间，中脘阳气被遏，必见郁冒。冒者，胃底胆汁不能容水，冲激而上逆也，故仲师言冒家必呕。盖中阳与支饮相拒，轻则虚阳上浮，甚则卒然呕吐清水痰涎，可知热药实为对病，故治法特于前方中加生半夏以去水，不更忌细辛、干姜也。

水去呕止，其人形肿者，加杏仁主之。其证应纳麻黄，以其人遂痹，故不纳之。若逆而纳之者，必厥。所以然者，以其人血虚，麻黄发其阳故也。

苓甘五味加姜辛半夏杏仁汤方

茯苓四两　甘草　干姜　细辛各三两　五味　半夏　杏仁各半升

上七味，以水一斗，煮取三升，去

滓，温服半升，日三服。

前方纳半夏以去水，则心下之水气当去。水邪去，则胆胃之火不复上冲，而呕亦当止。但水方止贮中脘，气不外散，一旦决而去之，未尽之水气不能从表汗外泄，或转留皮毛之里，变为形肿。按：水气病，一身面目黄肿者，则越婢加术汤主之；一身悉肿，则越婢汤主之。此水气甚而形肿，药剂中应纳麻黄之证也。但此证业经半夏去水，水气不甚，则形肿当属虚胀。《水气篇》又云虚胀者为气水，发其汗即已，脉沉者，宜麻黄附子甘草汤，此又水气不甚而形肿，药剂中应纳麻黄之证也。故仲师既于前方中加杏仁，以利肺气而泄皮毛，复申之曰：其证应纳麻黄，以其人遂痹，故不内之，若逆而内之，必厥，所以然者，以其人血虚，麻黄发其阳故也。夫此证之应纳麻黄，仲师既言之矣，但何以见此证血虚？何以见形肿之为痹？何以见麻黄发汗之必厥？历来注释家固未有能言其意者。盖水盛则血寒，血中热度既低，则吸收力薄，精液不能贯输脉道，而络脉益虚，水病所以血虚也。痹之言闭，血分热度不足，则水气之在表者，不能蒸化成汗，故毛孔闭塞而形肿，若用麻黄强责其汗，太阳阳气一时张发于外，则里气益寒，而手足见厥，此即衄家不可发汗、疮家不可发汗、失精家不可发汗"之例也。

若面热如醉，此为胃热上冲熏其面，加大黄以利之。

苓甘五味加姜辛夏杏大黄汤方

茯苓四两　甘草二两　干姜　细辛各三两　五味　半夏　杏仁各半升　大黄三两

上八味，以水一斗，煮取三升，去滓，温服一升，日三服。

水去呕止，有未尽之水气，因水方外散，痹于表分而形肿者；亦有水分已尽，

胃中燥热上冒头面者，于是有面热如醉之形态。盖累进温中泄水之剂，证情决非戴阳，故于前方加杏仁外，更加大黄以利之。所以然者，则以水邪去路，不出于肺，必出大肠也。

先渴后呕，为水停心下，此属饮家，小半夏加茯苓汤主之。

小半夏加茯苓汤方见上

心下有水，脾精不得挟胃中谷气上溉肺脏而润喉舌，因而渴饮，但胃底含有苦燥之胆汁，胃中热如炽炭，不能容水，水在胃之上口，胃热出而相抗，乃病呕吐，此其所以先渴后呕也。按：此节合上"呕家本渴"节，并见下《呕吐哕下利篇》，以其治属饮家，故本条独出方治也。

消渴小便不利淋病脉证治第十三

厥阴之为病，消渴，气上冲心，心中疼热，饥而不欲食，食则吐，下之不肯止。

此与《伤寒·厥阴篇》同，予向以为非一时并见之证，此特为厥阴本病言之耳。至于消渴，则殊不然。消渴所以起于厥阴者，始于肝脏血虚，血虚则内风生，胆寄肝叶之内，赖肝液为滋养，肝燥而胆不濡，则浮火易动，风与火相抟，于是肺液耗损，引水自救，水能胜有形之火，不能胜无形之风燥，于是饮者自饮，渴者自渴，此消渴所以起于厥阴也。风阳上薄，故气上撞心，热郁心房，故心中疼热。风阳上逆，故饥不欲食，风阳吸于上，胃气逆行，故食即吐。若疑为宿食，而误下之，风性疏泄，脾湿随之下陷，乃至一下而不肯止。气上冲则肺燥，屡吐则胃燥，下之不止，则肠亦燥，此为消渴所由成。

推本穷原，则但清肝热，滋营血，而阳自息。此证似宜黄连阿胶汤合百合地黄汤，陈修园谓当于乌梅丸诸方按证求之，未的。

寸口脉浮而迟，浮即为虚，迟即为劳，虚则卫气不足，劳则营气竭。趺阳脉浮而数，浮即为气，数即消谷而大坚，气盛则溲数，溲数则坚，坚数相抟，即为消渴。

男子消渴，小便反多，以饮一斗，小便亦一斗，肾气丸主之。

肾气丸方见《妇人杂病》

今之议病者，皆以寸口脉数浮为上消，趺阳脉浮为中消，男子消渴即为下消。此不知本之言也。惟黄坤载以阳明为消渴之原，最得主要。《素问·别论》云：二阳结，谓之消。黄氏引而申之曰：二阳者，阳明也。手阳明主燥化，燥在大肠则消水而便坚。足阳明亦从燥化，燥在胃则消谷而溲数。太阴行气于三阴，脉候于寸口；阳明行气于三阳，脉候于趺阳。太阴主升阴中之阳，升于脉络，则经气盛；阳明主降阳中之阴，降于肠胃，则腑气和。太阴虚而经气衰，故寸口浮而迟；阳明盛而腑气王，故趺阳浮而数。虚劳伤其营卫，为发热作渴之原；燥热耗其精液，为消谷引饮之渐。胃热渗于大肠，故大便坚；水饮并入三焦，故小便多。经气虚而腑气实，所谓壮火食气也。此黄坤载本《内经》以释仲师之旨，精义不可磨灭者也。北齐道兴《造像记》，附方有顿服乌麻油一升，神验，当即此证。予按：黄氏此说，言阳明之燥，关于上渴下消，则甚当矣。特以上节厥阴为病核之，上下几成两橛，爰本黄说合上节而申言之。盖胃与肝同隶中部，肝居胃右而斜覆其半体，胆寄肝叶，资血液而后充，脾脏之胰液合胆汁渗入胃中，为消谷之助，肝脏血液不足，胃底独存苦燥之胆汁，而消食之力更猛，故营卫以虚劳而损，胃中之燥热益增，胆管之下注十二指肠者亦愈热，因是上下俱燥，大便坚而小便更数。少阴病自利清血，色纯青之大承气证，亦即胆胃同病，此上渴下消之由，虽在胃与大肠之燥，实出肝阴虚而胆汁生燥也。然则首条言饥不欲食，食即吐，此云消谷，又将何说以处之？不知首节以病之发端言之，营卫虚于上，是病风燥，胆胃上逆，是病呕吐。仲师虽未明言，而其味必苦。肝阴愈亏，胃底胆火愈炽，乃一变而为消谷。肠胃既燥，大便尽坚，水气乃独行于肾膀，而饮一溲一之证具矣。按：此证仲师方治主以肾气丸，肾气丸在《妇人杂病篇》为利小便之药，此证小溲甚数，更服利水之药，小溲毋乃太多？曰：否。此方原为调摄肾气而设，肾为水道关键，肾寒水不化气，则水势下趋而小溲数。肾阳不运则气闭，气闭则小溲不通，故病以相反而同治。盖消渴一证，原为肝脾阴虚而胆胃生燥，因致消谷便坚，不比阳明燥实，故用干地黄、山药、山茱萸，以滋养肝脾，而胆胃燥气自平。又惧其助湿也，故用泽泻、丹皮、茯苓以泄之。方中惟桂枝、附子二味，最为主要。桂枝以通脾阳，胸中淋巴干受之，所以疏上焦之水气。附子以通肾阳，输尿管受之，所以温下焦之水，使得化气而润燥。所以然者，则以小溲之多，实由水寒无气故也。

脉浮，小便不利，微热，消渴，宜利小便，发汗，五苓散主之。

五苓散方见《伤寒论·太阳篇》，又见《痰饮》

此条见《太阳篇》"发汗后"条下。盖因大汗之后，浮阳在表，吸下焦水气，不得输泄于膀胱，但用五苓散发汗利小水，俾水道下通，津液上承，而消渴自止。此与真消渴不同，因其相似而类及之。欲发汗，服散后多饮暖水，见《伤寒论》。

渴欲饮水，水入则吐者，名曰水逆，五苓散主之。

此条见《太阳篇》"中风发热"条下。夫渴欲饮水，固有阳明实热，少少与之而愈者。乃入口而即吐，则是水停心下，津液不生而渴饮，初非燥热，故名水逆。为下流之壅塞，此与宿食未消不能纳谷者同。故必浚其下流，津液乃得上承于喉舌，要非人参白虎、竹叶石膏诸方治所当混投也。

渴欲饮水不止者，文蛤散主之。

文蛤散方

文蛤五两

上一味，杵为散，以沸汤五合，和服方寸匕。

此条见《太阳篇》"病在阳"节下，而微有不同。彼以太阳标热及水气，为冷水所灌，太阳寒水与标热停顿心下，意欲饮水而反不渴者出其方治，特用咸寒之文蛤，标本同治，使热随水泄而渴当止。此为渴欲饮水，水入渴不止者言之。盖以水能去阳明实热，不能去太阳标热，加以屡渴屡饮，其水必停，标热熏灼，蕴成湿痰，水更黏滞。文蛤散用蛤壳杵细，开水和服，若今日之砂漏然，隔其渣滓，使水清易利，又不独咸寒，清热已也。

淋之为病，小便如粟状，小腹弦急，痛引脐中。

仲师于淋证未出方治，但以病情而论，则此证实为虚寒。发端便曰小便如粟状，如粟状者，阳气不达于宗筋而精道塞也。肝肾因虚生寒，则少腹为之弦急。肾虚而寒气上乘，故痛引脐中。虽以外证验之，未尝非湿热之交阻，然有服龙胆草而加剧者，亦有服木通累斤而痿顿不起者，则以里阳不达，湿热无自而化也。吾谓治

淋之法，病之初起，以疏达瘀滞为急，是犹湿热下利中有宿食而宜大承气者也；病之既久，宜温中通阳，佐以泄水，是犹下利虚寒而宜四逆、理中者也。独怪近世庸工，一遇淋证，务清肝热而败脾阳，吾见其冥路之日近矣。

趺阳脉数，胃中有热，即消谷引饮，大便必坚，小便则数。

淋之为病，或小溲肿痛，或败精瘀塞，变为癃闭。病此者多懊憹欲死，坐立不安，要未见消谷引饮，大便坚而小便数者。仲师于此节，既不言淋证，而其义则与趺阳脉浮而数大致略同，故予决其为衍文。若夫大肠燥，小溲赤痛，迫精外泄者，阳明证间亦有之，非淋病也。

淋家不可发汗，发汗则便血。

此条见《太阳篇》，与衄家不可发汗同。血与汗为同体，衄家发其汗，则阳气张于上而目直视；淋家发其汗，则阴液损于下而便血。其不从小溲出者，以津道本塞，欲出不得故也。

小便不利者，有水气，其人若渴，栝蒌瞿麦丸主之。

栝蒌瞿麦丸方

薯蓣三两　茯苓三两　栝蒌根二两　附子一枚，炮　瞿麦一两

上五味，末之，炼蜜丸如梧子大，饮服二丸，日三服。不知，增至七八丸，以小便利腹中温为知。

天时阳热则生湿，土膏发于地，云气上于天，然后雷雨作而沟渠通；阴寒则生燥，风霜日紧，潦水不降，于是蒸气消而溪涧塞。人但知苦热易于生燥，而不知苦寒之尤易生燥也。知此意者，然后可与论栝蒌瞿麦丸方治。证曰小便不利，有水气而渴，此水胜血负，水寒不能化气之证也。三焦水道，以肾为关键，肾寒则水淳

蓄于下而阳气不升，阳气不升则肺阴亏于上而津液不降。方用栝蒌根以润肺而止渴，瞿麦以导膀胱而利小便、薯蓣、茯苓以扶脾阳而抑心下水气。要惟以炮附子一枚，为方中主要，观"小便利，腹中温为知"八字，其义自见。盖未服药时，腹中必然冷痛也。

小便不利，蒲灰散主之，滑石白鱼散、茯苓戎盐汤并主之。

蒲灰散方

蒲灰半分　滑石三分

上二味，杵为散，饮服方寸匕，日三服。

滑石白鱼散方

滑石　乱发烧　白鱼各二分

上三味，杵为散，饮服方寸匕，日三服。

茯苓戎盐汤方

茯苓半斤　白术三两　戎盐弹丸一枚

上三味，先将茯苓、白术煎成，入戎盐再煎，分温三服。

小便不利，证情不同，治法亦异。所谓蒲灰散主之者，湿胜热郁之证也。肾脏当寒水下行之冲，水胜则肾阳被遏，由输尿管下结膀胱，而小便不利，用咸寒泄水之蒲灰，合淡渗清热之滑石，则水去而热亦除矣。所谓滑石白鱼散、茯苓戎盐汤并主之者，滑石白鱼散为水与血并结膀胱之方治也。水以寒而易泄，故称太阳寒水，水蓄于下，与胞中血海混杂，乃生里热，热郁则水道不通，故渗之以滑石，佐以善导血淋之发灰。白鱼俗名蠹鱼，喜蚀书籍，窜伏破书中，不见阳光，虽性味不可知，大约与土鳖子、鼠妇相等，善于攻瘀而行血者，盖瘀与热俱去，而小便自通矣。茯苓戎盐汤为膏淋、血淋阻塞水道通治之方也。茯苓、白术以补中而抑水，戎

盐以平血热、泄瘀浊，而小便乃无所窒碍矣，此又小便不利兼有淋证之治也。

渴欲饮水，口干燥者，白虎加人参汤主之。

白虎加人参汤方见《伤寒论·阳明篇》，又见《暍病》

脉浮，发热，渴欲饮水，小便不利者，猪苓汤主之。

猪苓汤方

猪苓去皮　茯苓　阿胶　滑石　泽泻各一两

上五味，以水四升，先煮四味，取二升，去滓，纳胶烊消，温服七合，日三服。

此二条，并见《伤寒·阳明篇》，为汗下温针救逆之方治。阳不外越，津液内伤，因病口干舌燥。浮热在表，水湿内蕴，因病渴欲饮水。小便不利，津液伤则以清热生津主治，方治宜白虎。加人参者，为其热伤气血也。里水郁，故以导水邪清血热主治，方治宜猪苓汤。用阿胶者，为其湿伤血分也。此卫与营之辨也。

水气病脉证并治第十四

师曰：病有风水，有皮水，有正水，有石水，有黄汗。

风水，其脉自浮，外证骨节疼痛，恶风。皮水，其脉亦浮，外证跗肿，按之没指，不恶风，其腹如鼓，不渴，当发其汗。正水，其脉沉迟，外证自喘。石水，其脉自沉，外证腹满不喘。黄汗，其脉沉迟，身发热，胸满，四肢头面肿，久不愈，必致痈脓。

水与气相为消长，水温则气生，水寒则气夺。气夺则卫阳痹于外，营阴痹于里，水即顿滞而不行，其病凡四，有风

水、皮水、正水、石水之别。黄汗则似水非水。风水之病，起于中风。中风不愈，汗液凝于肌理，乃病风湿。风湿不愈，水气因寒凝聚，乃病风水。故脉浮恶风，与中风同；外证骨节疼痛，与风湿同。盖湿不甚者为湿，湿胜者即为水。表阳一日不达，即里气一日不和，此水气之病，由于脾阳顿滞者也。皮水之病，或起于中暍，《痉湿暍篇》所谓身热疼重，夏月伤冷水，水行皮中所致者是也。或起于伤寒，《痉湿暍篇》所谓伤寒八九日，风湿相抟，身体疼烦，不能自转侧，大便坚，小便自利者，服桂枝附子汤去桂加术，尽三服，如冒状，术附并走皮中，逐水气未得除者是也。盖人身生气一日不绝，外来之水断不能溃入毛孔，惟水饮入胃，挟胸中阳气外泄之汗液，外着冷水及寒气，乃留滞于皮中。病起于太阳，故脉浮。太阳之腑为膀胱，部位最下。膀胱不行，水从旁溢，故其病为跗肿。皮毛外闭，故不恶风。水湿在皮里而不入大肠，故其腹如鼓，而无洞泄下利之变。水不在中脘，不能隔绝上承之液，故不渴。病在表分，故当开皮毛而发汗，此水气之病，由于卫阳被遏而肺阴不达者也。正水之病，起于寒水之腑脏，其证为下焦虚寒，寒水停蓄，水气胜而血热微也。水气胜，故脉沉；血热微，故脉迟。肾寒不能纳气，故喘。此水气之病，关于本脏，而绝无外因者也。石水之病，亦出于肾寒，其脉沉绝。石，谓如石之沉于水底，非如他物之足以上泛。似石水之名，特以阴寒凝固不可动摇之。又按：淋浊一证，有砂淋、石淋，谓水与膏液凝结，坚硬而不可攻也。不知石水一证，亦当有膏液凝结如石，在回肠之外，无碍于呼吸，故腹满不喘。此水气之病，异于正水，而攻之不动，温之不化者也。陈修园乃以后文属少阴者当之，岂正水不属少阴

乎？近人有治石淋方，用咸寒软坚之银硝[1]，合利水之滑石调服，似可借用。黄汗之病，郁于营分，久而后发，此与水气之郁在卫分者不同。沉迟似正水脉，则其病不在皮毛。盖邪在卫，主皮毛而恶寒；邪在营，即主肌肉而发热，水寒而血热也。胸为阳位，四肢为诸阳本，三阳之络，皆上头面，胸满而四肢头面肿，则湿胜而阳痹。所以久不愈必致痈脓者，营郁而生热也。此水气、黄汗之别也。

脉浮而洪，浮则为风，洪则为气，风气相抟。风强则为瘾疹，身体为痒，痒者为泄，风久为痂癞。气强则为水，难以俯仰。风气相系，身体洪肿，汗出乃愈，恶风则虚，此为风水。不恶风者，小便通利，上焦有寒，其口多涎，此为黄汗。

水气一证，惟风水为轻，大要为外风束缚而汗出不彻。轻则为风湿，重即为风水，覆杯水于坳堂[2]，但觉其沾渍耳，累进而增益之，则泛而溢矣。病属太阳之表，故脉浮，骨节酸痛。恶风与风湿略相似，此即积湿成水之明证。盖气与水相为变化，汗与湿相为虚实，水液由脾阳运输，为胸中阳热蒸化，当由皮毛外泄成汗，故水之未成者为气；一受外邪，毛孔闭塞，其气即停阻不行，故气之渐寒者为水。但此证初起，水气未甚，风薄于外，气抗于里，脉乃浮洪。风淫于外，毛孔之汗不泄，则结于皮外而成瘾疹，于是遍体痒不能忍，则搔以泄之，久而不愈遂成痂癞，与疥相类。此风甚湿轻之证，亦卫气

---

[1] 银硝：硝石。
[2] 坳堂：堂上的低洼处。语出《庄子·逍遥游》："且夫水之积也不厚，则其负大舟也无力。覆杯水于坳堂之上，则芥为之舟，置杯焉则胶，水浅而舟大也。"

微弱，不能作水之证也。夫卫气微弱，中含水分不足，遇风气夺则为湿；卫气强盛，中含水分过多，遇风气夺则为水。湿则仅留表分为疹，为痒；水则流注皮中，内及胸腹，肿胀喘满，难以俯仰。风邪一日不解，则水气一日不去，故曰汗出乃愈。但仲师所言汗出乃愈者，合前证言之，非专指已成水病者言之也。虽然风水之体肿实与黄汗相似，风水属卫，宜解表，固当用麻黄以发汗。黄汗属营，宜解肌，即不当用麻黄。辨此者，要以恶风不恶风为标准。风水起于外感，病原与中风同，故恶风；黄汗不由外感，病原与中风异，故不恶风。加以小便通利，上焦有寒，其口多涎。所以小便利者，外无风邪以吸之，内无黏滞之湿以阻之也。所以上焦有寒，其口多涎者，黄汗始病，营热为寒水所郁，胸膈无阳热之化也。此黄汗别于风水之大略也。

寸口脉沉滑者，中有水气，面目肿大，有热，名曰风水。视人之目窠上微肿，如蚕新卧起状，其颈脉动，时时咳，按其手足上，陷而不起者，风水。

风水之证，起于太阳，故其脉浮洪为多。浮者，风脉也，但风水所由成，积渐于太阴之湿，终成于少阴之寒，故其脉亦有时而沉滑。沉即为水，滑即为湿。水气留着皮毛之里，面目独见肿大者，风中于头也。所以有表热者，以病原之同于中风也。此证或目下有卧蚕形，鲜明光泽，气冲咽喉，颈脉动而微咳，易与正水淆混，但其手足俱肿，按之下陷不起者，乃为风水确证。所以然者，盖以风之中人，肌腠先受，而脾为之应，故《伤寒论》《太阳》《阳明》二篇，并谓之系在太阴，不独《太阴》本篇为然。所以载于《太阳篇》者，以风之中人，先痹肌腠言也，故桂枝汤之作用曰解肌。所以载于《阳明篇》者，以太阳寒水不得外泄，流入肠胃言之也。所以隶于《太阳》本篇者，则以病起于风，成于水，水气不得外泄，合脾脏之湿下陷，将成寒湿之证也。脾主四肢，故风水必流溢四肢。是以瘆疟由于脾寒者，手足先冷；外风系在太阴者，手足自温。发汗亡其中阳，手足见厥者，服干姜甘草汤而其厥当还，病理固无不同也。

太阳病，脉浮而紧，法当骨节疼痛。反不疼，身体反重而酸，其人不渴，汗出即愈，此为风水。恶寒者，此为极虚，发汗得之。渴而不恶寒者，此为皮水。身肿而冷，状如周痹，胸中窒，不能食，反聚痛，暮躁不得眠，此为黄汗。痛在骨节，咳而喘，不渴者，此为肺胀，其状如肿，发汗则愈。然诸病此者，渴而下利，小便数者，皆不可发汗。

此一节，举相类之证，出阴虚不可发汗之例，欲处方者，知所择也。风寒为病，起于太阳，故其脉当浮，但缓则为气，紧则为寒，为水由风湿浸成。风水外证，当见骨节疼痛，今不疼而反见体肿而酸者，盖湿将成水则痛，湿已成水即重而酸，此湿流关节，水伤肌肉之辨也。水气尚在肌肉，不在心下，不能阻隔中脘阳气，故不渴，此风水之宜于发汗者也。又有本太阳病，因发汗而恶寒者，此为表阳虚，《太阳篇》所谓发汗，病不解，反恶寒者，芍药甘草附子汤主之，即此证也。此同一太阳病，而不宜更发汗者也。前云皮水脉浮，跗肿不恶风，不渴者当发其汗；此云渴而不恶寒，此为皮水。按："寒"字当为"风"字之误，为其异于风水也。夫四肢肿，水在皮肤中为皮水，甚则肢冷，故后文又有厥而皮水方治，此可见皮水为里寒水聚之证。何以前条言皮水不渴，当发其汗，本条反以渴而不恶风为皮水？几令辨证者茫无定据。不知当发其汗，特为不渴者言之耳。皮水之证要以渴为标准，水气入里，肿见于外，水寒不能化气，滋溉不及咽喉，乃引温水以自救。皮水不渴，不由燥而由湿，灼然无可疑者。水不去，则肿不消，寒不去，则渴不止，此当利小便之治，异于始病之可以发汗者也。皮毛外闭，故不恶风。惟下文"身肿而冷"二句，当属黄汗言，陈修园指为皮水者，误也。盖黄汗之始病，四肢头目皆肿，故曰如周痹，谓一身之阳气痹也。营热为水邪所郁，故身肿而冷，惟其湿胜阳痹，故胸中窒。此与胸痹相类，胸中淋巴干不能发水液与气，故气不通。湿停中脘，容积不多，故不能食。水寒营郁，络脉不通，故反聚痛。营气夜行于阳，故血分温度特高，不惟烦躁，抑当热发汗出。所以然者，营气昼郁，暮则反抗也。此黄汗病在肌腠郁热，异于皮毛之寒，当解肌以发汗者也。太阳寒水为表寒所遏，则一身尽疼，脉见浮紧，此太阳伤寒之所同。皮毛不开，肺气内闭，里热与水气相持，因喘咳而病肺胀，所以不渴者，水气未入中脘，不能阻阳气之上承也。所以其状如肿者，水气郁于皮毛也。证属暴感，宜越婢加半夏汤以开表清理，而其喘自定，所谓发汗即愈也。但病在皮毛者，可以发汗，若水渗肠胃而下利，水入下焦而小便数，阳虚于上，湿流于下，必见燥渴，若发其汗，非惟重伤阴液，抑且不能愈病。所以然者，为水气不在腰以上也。

里水者，一身面目黄肿，其脉沉，小便不利，故令病水。假令小便自利，此亡津液，故令渴，越婢加术汤主之。方见《中风》。

黄汗之始病，四肢面目皆肿，而其脉沉迟，里水则四肢面目黄肿，而其脉亦

沉，所以别于黄汗者，特暮夜无盗汗耳。夫水气外泄为汗，下行为小便，今外既无汗，小便复不利，水乃郁于皮毛之里而病黄肿。若小便自利，黄肿当减。乃黄肿如故，而反见渴者，以水湿隔塞于上，胃中津液，不得上承也。此证胃中必有郁热，观外证之黄肿自见。不见夫造酱面者乎，乘热而覆盖之，水湿与热合并，蕴蒸不三日而发黄矣。仲师用越婢加术汤，解表与清里同治，使水湿与热，悉从汗解，则肿退而渴止矣。

趺阳脉当伏，今反紧，本自有寒，疝瘕，腹中痛，医反下之，即胸满短气。趺阳脉当伏，今反数，本自有热，消谷，小便数，今反不利，此欲作水。

此节向无的解。陈修园以为水病人别有宿疾，当从趺阳脉与其旧疾而兼顾之，不可见肿治肿。黄坤载则谓脉伏有寒热不同，寒伏当脉紧，此当有寒，疝瘕腹痛，医下之即胸满短气；热伏则脉数，此当有积热，消水谷而小便数。今反不利，此水谷不消，内原无热，欲作水也。二说俱非。盖水之将成，必有其因，水病多由肾阳虚寒，其脉本当沉伏，反见紧者，则以向有疝瘕腹痛诸证，医反用寒下法，使外寒乘虚而入，肾气从之，因见胸满气短之象，此即后文以为留饮而大下之，又与葶苈丸下水之变也。趺阳之脉，本因水病而沉伏，今反见数，设病者本自有热，当得消谷，而小便数，今反不利，便可知客热不消水谷，热结膀胱而蓄水也。此节后文数脉即止之义也。数为热结，止即水潴蓄。

寸口脉浮而迟，浮脉则热，迟脉则潜，热潜相抟，名曰沉。趺阳脉浮而数，浮脉即热，数脉即止，热止相抟，名曰伏。沉伏相抟，名曰水。沉则络脉虚，伏则小便难。虚难相抟，水走皮肤，即为水矣。

风水、皮水，皆由肺气不达皮毛所致，故其诊多在手太阴动脉，而不及趺阳，惟正水则上下并见，而根原独成于下，故必兼诊趺阳，方能核实。但寸口脉明系浮迟，仲师乃名之曰沉，趺阳明系浮数，仲师反名之曰伏，后学殊难索解。虽徐忠可说理至为详尽，然可与中人以上言之，浅学者不能无疑也。吾直以为浮迟、浮数主脉象言，沉与伏主病情言，两者不当朦混。沉伏相抟名曰水，此即专指病情之显著也。浮迟在寸口，则营气下寒而不上应，营气下寒则水不化气，水就下，故名曰沉。浮数在趺阳，则卫气下阻而不上行，卫气下阻，则水道反为所吸，而不得流通，故名曰伏。然则仲师言浮脉则热，迟脉则潜，热潜相抟者，以水气上闭，血寒不能蒸化为汗言之也。言浮脉则热，数脉则止，热止相抟者，以热结膀胱，小溲不利言之也。营气不上应，因见络脉之虚，络脉虚则身冷无汗。卫气不上行，因见小便之难，小便难则瘀热苦水，于是一身上下阳气不通，乃逆走皮肤而成水矣。此证仲师未有方治，陈修园消水圣愈汤尚有古意，附存之。

大乌头、牡桂、细辛、净麻黄、炙甘草、知母、防己、生姜、大枣，日夜三服，当汗出如虫行皮中即愈。

寸口脉弦而紧，弦则卫气不行，即恶寒，水不沾流，走于肠间。

少阴脉紧而沉，紧则为痛，沉则为水，小便即难。

正水前后，脉证不同，仲师虽不出方治，原其脉证所以不同者，而治法已存乎其中矣。正水已成，则水寒积于下，虚阳浮于上，故寸口脉浮而迟。方在将成，则阴寒锢其表，阳气停于内，故寸口弦而紧。正水已成，则水寒无气，阳郁不通，故趺阳脉浮而数。方在初成，阴寒内薄，

气化不行，故寸口关后之脉沉而紧。水寒血凝，故痛。卫气束于寒，不能作汗外散，则水不沾渍，下走肠间。原作沾流，误也。盖水化气成汗，故沾渍，水寒重坠，故下陷也。营热息于内，则肾阳不通而小便不利，此时寒水暴遏，表里阳气，绝然消歇，故但见弦紧、沉紧之脉。予谓此直麻黄细辛附子汤证，麻黄以达表寒，附子以温里寒，细辛由里达表，从下而上，扶肾阳而疏表郁，则大气运行，汗液泄而小便亦通矣。近人漫用五苓、五皮以治水，舍此别无良法，抑独何欤。

脉得诸沉，当责有水，身体肿重。水病脉出者死。

水病脉当沉，沉非重按始得之谓，乃脉道不利，而寸口浮迟也。水气沉于下，清阳不能化气上行，络脉不得滋溉，因病空虚。络脉虚，故寸口应之而迟。沉者必伏，伏者水气在下，足背趺阳之脉反见浮数，水气不得由膀胱下泄，故脉沉者小便必难。表里上下，不得气化，故水留于肌肉而身体肿重。若浮迟之寸口，反见洪大而数，少阴趺阳之脉，反见微弱，则是阴盛于下，阳脱于上，谓之脉出。譬之油灯垂涸，忽然大明，其能久而不灭乎。

夫水病人，目下有卧蚕，面目鲜泽，脉伏，其人消渴病水。腹大，小便不利，其脉沉绝者，有水可下之。

《内经》云：诸有水气者，微肿先见于目下。予诊痰饮病，亦往往见之，盖水与饮固同源而异病也。水困脾阳，必见于所主之部分，目胞及腹，皆足太阴所主，故目下有卧蚕而腹大。目鲜泽者水之标，小便不利者水之本。消渴者，水外浮而内竭，且水寒不能化气故也。脉沉固当有水，至于沉绝，则肾中阳气将亡，便当急下以存阳，譬犹伤寒少阴证之急下存阴。仲师于此条不出方治，予意当与大黄附子

细辛汤。是即寒疝之脉，状如弓弦之不移，阳中有阴可下之例也。若陈修园所云用真武汤加木通、防己、椒目以温肾阳而利小便，虽亦言之成理，不知水气清者，外可以发汗，内可以利小便，若水与痰涎粪秽胶结成瘀，则舍温下更无良法也。奈何利小便乎。

问曰：病下利后，渴饮水，小便不利，腹满因肿者，何也？答曰：时法当病水，若小便自利及汗出者，自当愈。

下利之后，阴阳并虚，阴虚则渴，阳虚则水饮不消，小便不利，腹因肿满。此为暴蓄之水，初无胶固不解之痰浊与之混合，故但得汗出，小便利即当自愈。惟下后里阴先伤，阳气复顿，虽腹满而肿，不当徒利小便，当用妇人转胞肾气丸方治，阴阳两补，而水道自通。或用渴欲饮水之文蛤散。盖蛤壳咸寒，上能止渴，下通小便，杵为细者，譬之滤水之砂漏，格其渣滓，水道以澄清而易通也。

心水者，其身重而少气，不得卧，烦而燥，其人阴肿。肝水者，其腹大不能自转侧，胁下腹痛，时时津液微生，小便续通。肺水者，其身肿，小便难，肿时鸭溏。脾水者，其腹大，四肢苦重，津液不生，但苦少气，小便难。肾水者，其腹大，脐肿，腰痛不得溺，阴下湿如牛鼻上汗，其足逆冷，面反瘦。

水道行于三焦，而出于膀胱，故六腑有水，五脏不当有水，以五脏为真有水者，妄也。然则仲师何以言五脏水？曰：此以部分言之，以脏气之受病言之也。水气凌心，则心阳受困，脾肺不能承受心阳，故身重而少气。心气不能降，故心肾不交而不得卧寐。心火郁于上，则烦而躁。阳不下达，水气独留，故阴肿。此心水不关本脏者也。水胜则肝胆被郁，不得

疏泄，肝病传脾，故腹大不能转侧。厥阴脉络，结于胁下，故胁下痛。但肝胆虽郁，亦有时而疏泄，故津液微生而小便续通。此肝水不关本脏者也。肺主清降，肺气为水邪所沮，则水邪不降，而身为之肿。肺气不达皮毛，太阳标热下陷，膀胱热结，小便困难。肺与大肠为表里，肺病延至大肠，故时鸭溏。此肺水不关本脏者也。脾在中脘，部分在腹而外主四肢，脾为水困，故腹大而四肢苦重。脾寒不能化生津液，故津液与气俱少。脾为湿脏，水湿相抟，则浊痰黏滞，水道不清，故小便难。此脾水不关本脏者也。若夫肾，则本为寒水之脏，上承中焦，下及膀胱，以全其为决渎之官，肾寒则决渎失司，滥于腹，则腹大而脐肿。壅阻中下之关键，则腰痛而不得溺。寒水浸灌于下，故阴下湿如牛鼻上汗。肾阳不行，阴寒随少阴之脉下注，故其足逆冷。头为诸阳之会，水气作于少阴，阴不过阳，故肿不及面部而反瘦。此肾水虽关本脏，而肾脏要无蓄水之余地也。

师曰：诸有水者，腰以下肿，当利小便，腰以上肿，当发汗乃愈。

利小便，人但知为五苓散，发汗，人但知为麻黄汤，此泥于成方，不知水病者也。利小便之剂详《消渴篇》，发汗之剂详痰饮、风湿二证，学者酌剂轻重而用之，皆当应手奏效。然亦有当利小便之证，必先行发汗而小便始通者，盖大气不运，则里气不疏，肺气不开，则肾气不降，故常有屡进利水之药，小便终不利者，职是故也；并有当发汗之证，必兼利小便而始愈者，盖发汗则表疏，在里之水气不能尽去，势必由下焦决渎运输而始畅，非因势利导，则余邪不清也，变而通之，存乎其人。尝记吴县门人陈道南于戊辰八月偕闿北贾姓小儿来诊，手足并肿，

腹大如鼓，予用麻黄五钱，熟附子五钱，细辛三钱，小便微通而胀如故。道南用麻黄六钱，原方中加杏仁、桔梗，一夕而小便大行，明旦肿已全消，周身微汗而病愈矣。可见开肺表疏，则一身之水，不为大气所吸，不待猪苓、泽泻，自能顺其就下之性也。若夫仲师所言，要为示初学辨证用药法程，盖腰以上有膜与脾，能吸收小肠水气津液，由胸中发抒水气之总机关，以散出皮毛为汗。腰以下由两肾泄水，输入下焦，直达膀胱为小便。一部分有一部分之作用，则固不当混同也。

师曰：寸口脉沉而迟，沉则为水，迟则为寒，寒水相抟。趺阳脉伏，水谷不化，脾气衰则鹜溏，胃气衰则身肿。少阳脉卑，少阴脉细，男子则小便不利，妇人则经水不通，经为血，血不利则为水，名曰血分。

水病所由成，起于阳衰阴盛，此固尽人知之矣，然不明水气消长之原，与水道通行之处，则仲师此节意旨，正未易明也。《内经》云：上焦如雾，中焦如沤，下焦如渎。所谓上焦如雾者，肺为主气之脏，水谷入胃，化蒸气而上达于肺。肺窍吸入之天气较凉，与蒸气相触，乃化为水，则肺为发水之原可知。饮入于胃，胃中至热，不能容涓滴之水，西人暴牛烈日中，饮以盆水，杀而验之，胃中固无水也。可见中焦如沤，正以所纳之水，悉受阳明燥化，散成水面细泡上出，则脾胃为行气之本可知。若肺脏化水下行，由肾脏出下焦，直达膀胱为小便，可见足少阴寒水之脏，为泄水之器。寸口为手太阴动脉，仲师言寸口沉而迟，寒水相抟者，谓肺寒而气不行于太阳之表，太阳寒水，相并而下陷也。言趺阳脉伏水谷不化者，为胃中原有之热，为寒水所夺，而水将泛滥也。言少阳脉卑少阴脉细，男子则小便不

利，妇人则经水不通者，谓手少阳三焦水道，与肾脏俱寒，水气遏于膀胱，胞中血海在少腹两角乃并为寒水所困，血凝成瘀，水道愈塞，故有水肿之病，无论何种利水猛药，水终不行者，职是故也。然则桃核承气、抵当汤丸、大黄䗪虫丸为万不可少矣。䗪虫即地鳖虫，今药肆所用硬壳黑虫非是，丸亦无效。但病机所在，起于肺脏之寒，而太阳寒水不行于表里，继乃延至中脘，而阳明燥化无权，终乃寒水阻于肾膀，累及胞中血海，自非大温大泄并行不背，恐徒事攻瘀，瘀卒不行，则麻黄、附子、细辛合干姜、甘草，参用抵当丸尚矣。或曰，此证阳虚血寒，正恐不胜重药，故但用泽兰、茺蔚已足，若施之后一证，犹为近是。陈修园治蔡本谦水肿垂死，用泽兰取效，其明验也。若此证阴寒太甚，概欲以轻剂取效，得乎？

师曰：寸口脉沉而数，数则为出，沉则为入，出则为阳实，入则为阴结。趺阳脉微而弦，微则无胃气，弦则不得息。少阴脉沉而滑，沉则在里，滑则为实，沉滑相抟，血结胞门，其瘕不泻，经络不通，名曰血分。

上节言寸口脉沉而迟，此节言沉而数，脉得诸沉，当责有水，仲师则既言之矣，然何以有迟数之别？盖寸口为肺脉，太阳虚寒，肺气不能外达，脉即见迟，太阳标阳外浮，吸水不得下行，故脉见数。数则为出者，为标阳外浮言之也；沉则为入者，为本寒下陷言之也。阳实者，标阳外实也；阴结者，里阴凝结也。外有所吸，里有所凝，则寒伤卫而更伤营矣。上节言趺阳脉伏，此节言微而弦，夫水气为病，趺阳脉当伏，仲师又明言之矣。若微而弦，则胃气虚寒，虚则纳减，寒则少气，盖即上文当伏反紧之脉，此正与血分虚寒，先见瘕疝腹痛，误下成水，胸满短

气者，略相似也。尺部脉微，固属水胜血寒，当从少阳伤寒脉微细之例。若少阴沉滑，沉即为水，滑即为血，叔和《脉经》言滑为血有余，观妊娠停经之脉，每见滑象，足为旁证。此即血结胞中之大验，治法当以去瘕为急，瘕不去则水不利。然则寸口脉沉而数，太阳标热，既吸于外而水不下行，趺阳脉微而弦，又于无阳之脉，隐然见瘕疝之象，参之少阴之沉滑，水寒血凝之象，益复显然。近人但见水治水，见寒治寒，于血分每多疏忽，此不读经方之过也。

问曰：病有血分、水分何也？师曰：经水前断后病水，名曰血分，此病难治。先病水后经水断，名曰水分，此病易治。何以故？去水，其经自下。

仲师言：经水前断后病水，名曰血分，此病难治。先病水后经水断，名曰水分，此病易治。究其所以然，盖谓经水之断，或由肝郁，或由血亏，大抵虚寒为多，虽亦有出于二阳燥热者，此证必不病水。因水停经，病正在水，血分之病，不过因水气太甚，阻其径隧，虚者难攻，实者易攻。妊娠有水气，用冬葵子伏苓散，亦易治之明证也。设本非妊娠，则但去水而经自通矣。

问曰：病者苦水，面目身体四肢皆肿，小便不利，脉之，不言水，反言胸中痛，气上冲咽，状如炙肉，当微咳喘，审如师言，其脉何类？师曰：寸口脉沉而紧，沉为水，紧为寒，沉紧相抟，结在关元。始时尚微，年盛不觉，阳衰之后，营卫相干，阳损阴盛，结寒微动，肾气上冲，咽喉塞噎，胁下急痛。医以为留饮而大下之，气系不去，其病不除。复重吐之，胃家虚烦，咽燥欲饮水，小便不利，水谷不化，面目手

足浮肿。又与葶苈丸下水，当时如小瘥，食饮过度，肿复如前，胸胁苦痛，象若奔豚，其水扬溢则咳喘逆。当先攻击冲气令止，乃治咳，咳止，其喘自瘥，先治新病，病当在后。

治病之法，当辨虚实缓急，始之不慎，乃有误治之变，救逆之法，则当从先治客病后治本病之例，学者不可不知也。即如病者苦水，面目身体四肢皆肿，小便不利，此水气泛滥，乃本证也。然病人不言苦水，而反苦胸中痛，及气上冲咽，状如炙䐑，微喘咳，似非水气本病，而与痰饮之冲气上逆者略相似。仲师所谓脉沉而紧者，盖此证本属虚寒蓄水，沉紧为在里之象，故本病结在关元。关元者，少阴之穴，在脐下一寸。年盛不觉，迨阳衰阴盛，水气漫延，先病卫分而后及于营分。寒气溜于肾，则肾气上冲咽喉而胁下急痛，胁下本肾脏所居，为水道下通之门户。悬饮内痛，正在胁下，故医者误以为留饮，用十枣汤大下之，水去而寒气独留，胁下之痛如故。又疑痰阻上膈，用瓜蒂散吐之，于是胃中虚热上浮，而咽燥渴饮矣。渴饮无度，肾寒不能制水，小便不利矣。脾阳吐后益虚，而水谷不化矣。寒水泛滥逆行，而面目手足浮肿矣。医者至此，尚不觉悟，泥于葶苈止胀之说，更用葶苈丸以下水，非不小瘥也，食饮过度，肿复如前。所以然者，胃阳虚而不能消谷，肾阳虚而不能消水也。所以胸胁苦痛，状若奔豚者，胸为上焦所自起，西医谓之淋巴干。胁为中下二焦水道所从出，水道由肾走膀胱。屡经误治，阳气益虚，阴寒乃乘虚而上僭，水气冲激于肺，肺不能受，故咳而喘逆。然则治之之法奈何？曰：此当先治冲气喘咳，为误治后之新病，《痰饮篇》治冲气之桂苓五味甘草汤，当可借用。冲气既低，而咳如故，又

当用苓甘五味姜辛汤以治咳，而喘自止。由是治其本病，而防己茯苓汤、麻黄附子甘草汤、栝蒌瞿麦汤、茯苓戎盐汤、滑石白鱼散，俱可随证酌用矣。

风水，脉浮身重，汗出恶风者，防己黄芪汤主之。腹痛者加芍药。

防己黄芪汤方见《湿病》

按：此条与风湿同。脉浮为风，身重为湿，湿甚即为水。汗出恶风，表虚而汗泄不畅也。按：此亦卫不与营和之证。防己以利水，黄芪固表而托汗外出，白术、炙甘草补中以抑水，而风水可愈矣。所以腹痛加芍药者，芍药味甘微苦，其性疏泄，能通血分之瘀，伤寒桂枝汤用之以发脾脏之汗而达肌理者也。脾为统血之脏，腹为足太阴部分，腹痛则其气郁于脾之大络，故加芍药以泄之。妇人腹痛用当归芍药散，亦正以血分凝瘀而取其疏泄，若以为酸寒敛阴，则大误矣。

风水，恶风，一身悉肿，脉浮不渴，续自汗出，无大热，越婢汤主之。

越婢汤方

麻黄六两　石膏半斤　生姜三两　甘草二两　大枣十二枚

上五味，以水六升，先煮麻黄，去上沫，纳诸药，煮取三升，分温三服。恶风加附子一枚，风水加术四两。

犹是风水之证，恶风脉浮与前证同，惟身重则病在肌肉；一身悉肿，则病在皮毛。不渴，则胃中无热。续自汗出者，风主疏泄故也。但风为阳邪，当得发热，观中风证便知。今病者无大热而但有微热，则皮毛不开，阳气不得发越之象，故用越婢汤，内扶脾阳，外开皮毛肌腠，使风随汗液外解，而其肿自消，所谓因势利导也。

皮水为病，四肢肿，水气在皮肤中，四肢聂聂动者，防己茯苓汤主之。

防己茯苓汤方

防己　黄芪　桂枝各三两　茯苓六两　甘草二两

上五味，以水六升，煮取二升，分温三服。

肺主皮毛，皮水之为肺病，此固不言可知。按：本篇提纲曰其脉亦浮，外证跗肿，按之没指，不恶风，其腹如鼓，不渴，当发其汗。其为越婢加术汤证，无可疑者。然何以有防己茯苓汤证？曰：此为渴者言之也。寒水在下，不受阳热之化，则津液不得上承，而咽喉为燥，自非利小便以排水，则渴将不止。防己茯苓汤，此固利小便之方治也。太阳水气，本当作汗外泄，为表寒所遏，则皮毛之气，悉化为水，而水气在皮肤中，所以在皮肤中者，由皮毛而渐渍肌肉也。水渍肌肉，则脾阳不达四肢而四肢肿。肿之不已，阳气被郁，因见筋脉跳荡，肌肉寒颤，如风前木叶，聂聂动摇，故方中用黄芪以达皮毛，桂枝以解肌肉，使皮毛肌肉疏畅，不至吸下行之水，更加甘草以和脾，合桂枝之温，使脾阳得旁达四肢，但得脾精稍舒，而肢肿当消。所以用黄芪不用麻黄者，此亦痰饮病形肿，以其人遂痹，故不内之之例也。

里水，越婢加术汤主之，甘草麻黄汤亦主之。

越婢加术汤方见上

甘草麻黄汤方

甘草二两　麻黄四两

上二味，以水五升，先煮麻黄，去上沫，纳甘草，煮取三升，温服一升。重覆汗出，不汗再服，慎风寒。

里水一证，用越婢加术，使水湿与里热悉从汗解，前文已详言之矣。此节特补出甘草麻黄汤方治，用麻黄汤之半以发表汗为急务，盖专为无里热者设也。

水之为病，其脉沉小，属少阴。浮者为风，无水。虚胀者为气水，发其汗即已。脉沉者宜麻黄附子汤，浮者宜杏子汤。

麻黄附子汤方

麻黄三两　附子一枚　甘草二两

上三味，以水七升，先煮麻黄，去上沫，纳诸药，煮取二升半，温服八合，日三服。

杏子汤方阙陈修园曰：恐是麻黄杏仁甘草石膏汤

水病始于太阳，而终于少阴。太阳当得浮脉，少阴即见沉脉。按：太阳伤寒未经发汗，水气由三焦下注寒水之脏，即为少阴始病。少阴为病，其脉当沉，为其在里也。小即微细之渐，《伤寒·少阴篇》所谓脉微细者，指阴寒太甚者言之也。此时水邪未经泛滥溢入回肠而下利，故见脉小而不见微细。水邪虽陷，与表气未曾隔绝，寒水下陷，要为中阳之虚，方治特于麻黄附子汤内加炙甘草以益中气，使中气略舒，便当外达皮毛肌腠，变为汗液，而水病自除。若夫脉浮为风，与太阳中风之脉浮同，此证尚属风湿，而未成为水，水气壅在皮毛而发为虚胀，故曰气水。气水者，汗液欲出不出，表气不能开泄之谓。发其汗则水还化气成汗，故其胀即消。杏子汤方阙，窃意可用风湿证之麻杏甘薏汤，要以发汗为一定之标准也。

厥而皮水者，蒲灰散主之。

蒲灰散方见《消渴》

蒲灰散一方，今人不用久矣。世皆论蒲灰为蒲黄，其实不然。即钱太医以"厥而皮水"之"厥"为皮水溃烂，以水伤阳气而厥冷，尤为背谬。此"厥"字即上文"身肿而冷"之"冷"，《伤寒》《金匮》中从未有以厥为溃烂者，此陈修园之盲从，不可为训者也。蒲灰即溪涧中大叶菖蒲，味咸能降，味辛能开。王一仁在广益医院治病，有钱姓男子，腹如鼓，股大如五斗瓮，臂如车轴之心，头面皆肿，遍体如冰，气咻咻若不续，见者皆曰必死。一仁商于刘仲华，取药房中干菖蒲一巨捆，炽炭焚之，得灰半斤，随用滑石和研，用麻油调涂遍体，以开水调服一钱，日三服，明日肿减大半。一仁见有效，益厚涂之，改服二钱，日三服。三日而肿全消，饮食谈笑如常人，乃知经方之妙不可思议也。前数年予在家乡治谢姓小儿，茎及睾丸明显水碧，令制而服之，一夕得小便甚多，其肿即消。惟腹满不减，继以姜、辛、术、附，后以急于赴沪，不复知其究竟。甲戌十一月，闻此儿已十四岁矣。庚午秋，治海潮寺路宋姓小儿水肿亦用之，但其人手足不冷，小便清。内服麻黄附子细辛汤，佐以五苓、冬葵子、车前子，外敷蒲灰散，早夜调服一钱，五日而肿全消，每一日夜，小溲十七八次云。

问曰：黄汗之为病，身体肿，发热，汗出而渴，状如风水，汗沾衣，色正黄如柏汁，脉自沉，何从得之？师曰：以汗出入水中浴，水从汗孔入得之，宜芪芍桂酒汤主之。

黄芪芍药桂枝苦酒汤方

黄芪五两　芍药　桂枝各三两

上三味，以苦酒一升，水七升，相合，煮取三升，温服一升。当心烦，服至六七日，乃解。若心烦不止者，以苦酒阻故也。

黄汗之为病，郁于营分，日久而后发，此与水气郁在卫分者不同。方其郁伏未久，营热不甚，故身肿而冷，状如周痹。至于身体肿，发热汗出而渴，营热始炽矣。汗沾衣上，色黄如柏汁者，血中之液以热郁而外泄也。今试以针刺手，其初必有鲜血一点，血过乃出黄水，即此而推之，便可知黄汗之由，实起于营分郁热。所以如柏汁者，以营热所蒸，益加浓厚，非如黄瘅之黄，由胃底胆汁而成也。然不辨明致此之由，则治法何从下手。将清营热乎，何以处在表之湿？将疏表气乎，何以处营之热？仲师申明"汗出而浴，水入汗孔得之"，而治法乃定矣。以表虚也，故君黄芪；以营郁之当宣也，故用芍药、桂枝；又惧药力之不胜病气也，故煎以具挥发性通调血分之苦酒，而营分之郁热始解。今人用醋和面涂伤，能去瘀血，其明证也。妇人肝郁不调内痛，用醋炒柴胡，醋磨青皮、白芍，其痛立解，当亦以其能达血郁之故，则苦酒之作用可知矣。庸工动称能敛肝阴，岂仲师用苦酒之旨乎？所以六七日乃解者，以久郁之邪，未易战胜也；所以心烦者，营分久郁，而主血之脏虚，一时不胜药力也。

黄汗之病，两胫自冷，假令发热，此属历节。食已汗出，又身常暮盗汗出者，此营气也。若汗出已，反发热者，久久其身必甲错。发热不止者，必生恶疮。若身重，汗出已辄轻者，久久必身瞤，瞤即胸中痛，又从腰以上汗出，下无汗，腰髋弛痛，如有物在皮中状。剧者不能食，身疼重，烦躁，小便不利，此为黄汗，桂枝加黄芪汤主之。

桂枝加黄芪汤方

桂枝　芍药各三两　甘草　黄芪各二两　生姜三两　大枣十二枚

上六味，以水八升，煮取三升，温服一升，须臾啜热稀粥一升余，以助药力，温覆取微汗，若不汗更服。

中风之证，受病于肌腠，内困于脾阳，则用桂枝汤助脾阳以解肌，使汗从腠理外泄。脾统血而主肌肉，为血络凝聚之处，故风郁肌理者，宜桂枝汤，所以达营郁也。风从皮毛入，邪薄肌肉，遏其营分，是生表热。惟黄汗一证，所以异于中风者，足胫必冷，所以然者，阳郁于上，而不下通也。中风证有汗，黄汗证亦有汗，或食已汗出，或暮夜盗汗，皆为营热外达，或汗出不解，反至发热，则营分热度更高，久必皮肤甲错而生恶疮。试观痈疡外证，先病热与肿，为血郁增热，继则剧痛，为热甚血败，败即脓成，待医者决去其脓，其痛始定，此即营分郁热必致痈脓之明证也。或身重，而汗已辄轻者，湿将与汗俱去。然汗出阳伤，久必身瞤。瞤者，如目光之旋转，闪烁不定，彼此互相跳动也。浮阳张于外，牵掣胸中，胸中阴液已亏，不能外应，故瞤见于外而痛应于里。若腰以上汗出而不及腰以下，则汗湿在下而腰髋弛痛。少阳三焦道路，由肾而下属膀胱，阳不下通，故腰以下多所牵掣，如有物在皮中状。又其甚者，胸中发抒水气之枢机，一时停顿，脾阳不能作汗外泄，故湿阻胃之上口而不能食。湿在肌肉，故身疼重。心阳被郁，故烦躁。阳气在上，吸水不得下行，故小便不利。究其所以然，实由水湿郁其营血所致。要知黄汗一证，肌表以久汗而虚，不同中风之为卒病，此桂枝汤所以加固表之黄芪也。

师曰：寸口脉迟而涩，迟则为寒，涩则为血不足。趺阳脉微而迟，微则为气，迟则为寒。寒气不足，即手足逆冷，手足逆冷，则营卫不利，营卫不利，则腹满胁鸣，相逐气转，膀胱营卫俱劳。阳气不通，即身冷，阴气不通，即骨疼。阳前通则恶寒，阴前通则痹不仁，阴阳相得，其气乃行，大气一转，其气乃散。实则矢气，虚则遗溺，名曰气分。

气分，心下坚大如盘，边如旋盘，桂甘姜枣麻辛附子汤主之。

桂甘姜枣麻辛附子汤方

桂枝　生姜各三两　细辛　甘草　麻黄各二两　附子一枚，炮　大枣十二枚

上七味，以水七升，先煮麻黄去上沫，纳诸药，煮取二升，分温三服，当汗出如虫行皮中即愈。

仲师既明水气证治而终以血分，既明黄汗证治而终以气分，欲人于同中求异而明治法也。盖水之甚者为水，水不甚即为黄汗。气之外泄而遇寒为水，水气之在里不遇寒则仍为气。水可攻而气不可攻，要其证则为表里上下俱寒，如冬令雨雪坚冰，阳气郁伏不动，不似春夏之易散。故仲师举寸口之脉迟而涩，便可知外不达于皮毛，而太阳之阳气先虚；举趺阳之脉微而迟，便可知里气虚寒，四肢不得禀中阳之气。中脘虚寒不能发抒营卫二气，于是太阴之腹部，厥阴、少阴之胁下，悉为客寒所据，而太阳水气不行于膀胱。中脘脾阳不通于肌腠，因而身冷；里阴不濡于骨髓，因而骨痛。由是太阳之气通于前，而肾阳不与俱行，则小便已而啬啬恶寒；少阳之气通于前，而三焦之火不与俱至，则少腹满而外证不仁。故必先去其固阴沍寒，使血海之营气得温而上行，肺脏之卫气清寒而下降，然后郁伏之气从而消释。大气者，阳气也，阳气转则阴寒散矣。由是寒气之乘里虚者，以遗溺解而腹满胁鸣止，表里和而手足不复逆冷矣。此桂甘姜枣麻辛附子汤所以治心下坚大如盘，边如旋杯，凝固不解之阴寒，而效如桴鼓也。

心下坚大如盘，边如旋盘，水饮所作，枳术汤主之。

枳术汤方

枳实七枚　白术二两

上二味，以水五升，煮取三升，分温三服。腹中软，即当散也。

诊病之法，惟外证同而虚实异治者，为不易辨也。同一心下坚大如盘边如旋杯之证，旋杯，按之硬，若杯之旋转而高出。何以一则宜上下表里通行温散，汗出如虫行皮中而愈；一则用攻坚燥湿，三服后腹中软而愈？盖气分之脉，必兼迟涩；水饮之脉，必见沉弦，此脉之易辨者也。气分则见窒塞，水饮必将内痛，此证情之易辨者也。气为寒约，则温以散之；寒因水实，则攻而和之，此仲师所以称医圣也。

黄瘅病证并治第十五

寸口脉浮而缓，浮则为风，缓则为痹。痹非中风，四肢苦烦，脾色必黄，瘀热以行。趺阳脉紧而数，数则为热，热则消谷，紧则为寒，食即为满。尺脉浮为伤肾，趺阳脉紧为伤脾。风寒相抟，食谷即眩，谷气不消，胃中苦浊，浊气下流，小便不通，阴被其寒，热流膀胱，身体尽黄，名曰谷瘅。

湿与热并，乃生黄色，蒀菜在瓮，酱曲在盒①，其明证也，故论黄瘅所由成，必先论脾脏之湿。脾主肌肉，而汗泄于肌理，气达于四肢，则湿无停阻之患。惟风中肌肉，则脾阳必顿，顿则腠理闭塞而肌肉为痹。四肢为脾所主，湿热留于脾脏，故四肢苦烦。风脉本浮，湿痹肌肉则缓。寸口见浮缓之脉，脾中瘀热行于周身，而面目爪甲俱黄矣，此一因也。一系胃中之热，胃热固能消谷，而肌肉外受风寒，内困脾阳，即宿食为之停阻，水谷停于中

---

① 盒（ān 安）：古代盛食物的器皿。

脘，湿热以日久而增，故趺阳见紧数之脉，便可决为发黄之渐，此二因也。一系风邪由肌腠入里，循三焦而下及于肾，肾为寒水之脏，下有二管，直接膀胱，为水道所从出，风阳吸于肾，则水道不行；寒邪由肌腠犯脾脏，则脾以虚寒而留湿，食谷即眩者，湿与热淆杂，而浊气上冒于颠也；寒入足太阴，脾不能为胃输津液作汗，湿热反致内陷，小便不通，胃中浊热，无外出之路，乃由肾而流入膀胱，故于尺部少阴脉浮，见肾水不流，足背趺阳脉紧，见脾阳不运，皆足蕴蒸发黄，此三因也。名曰谷瘅。

额上黑，微汗出，手足中热，薄暮即发，膀胱急，小便自利，名曰女劳瘅，腹如水状，不治。

女劳瘅证状有六。一曰额上黑。额上为颅骨覆脑处，肾虚者脑气必亏，故精气不荣于额上而见晦滞之色。陈修园以额上为心部，肾邪重而水色见于火部，直瞽说耳。二曰微汗出。微汗出似不足为病，而女劳瘅独否，盖用力入房，皮毛开而汗液屡泄，泄之不已，皮毛从此不收，津液即随时漏泄。三曰手足中热。则由以欲竭精之时，手足用力太猛，少阳胆火，乃乘少阴之虚，流溢于劳宫、涌泉二穴。四曰薄暮即发。薄暮，阳衰之候，寒湿下动，乃反迫真阳而外出。五曰膀胱急。寡欲者肾阳充，充则下焦水道布气于少腹，膀胱以温和而缓；多欲者肾阳虚，虚则阳气不及州都，膀胱以虚寒而急。此证与脉紧为寒同义，可见陈修园谓肾虚累及外腑，犹为未达一间也。六曰小便自利。自利者，不自知而利也。肾关不固，则小溲不禁。黄坤载谓火败水寒，蛰藏失政，盖略近之。若夫脾肾两败，腹如水状，即为不治之证。盖腹为足太阴部分，肾即在腹之两旁，肾脏无火，不能蒸化脾阳，由是脾脏

虚寒，湿邪凝沍，从而腹满。然苟用四逆加茵陈蒿以治之，何尝不可挽救一二。昔金子久患此证，自服茵陈蒿汤，不愈。乃就诊于丁君甘仁，授以附子汤加茵陈，但熟附子仅用钱半，服二剂不效，乃仍用茵陈蒿汤，以致脾气虚寒，大便色白而死，为可惜也。但金本时医，即授以大剂四逆汤，彼亦终不敢服，则是有方与无方同，有药与无药同，经方见畏于世若此，可慨夫。

心中懊憹而热，不能食，时欲吐，名曰酒瘅。

酒者，水与谷蕴蒸而后成，随体气强弱以为量。体气强则从三焦水道下走膀胱，体气弱则留于中脘，而成湿热之媒介。胃络上通于心，胃中酒气上熏于心，故心中懊憹而热。酒气郁而成热，胃气大伤，故不能食。酒性上泛，故时欲吐，得甘味则益剧。此酒瘅之渐也。

阳明病，脉迟，食难用饱，饱则发烦，头眩，小便必难，此欲作谷瘅。虽下之，腹满如故。所以然者，脉迟故也。

阳明病，胃病也。脉迟，胃寒也。寒则不能消谷，故饱食即发烦。所以发烦者，蕴积不消而生热也。胃中生热，必冲脑部，故头眩。阙上痛，目中不了了者，亦即胃中热邪上冲脑部之明证也。但彼为实热，实热则生燥，此为虚热，虚热则生湿。湿邪垢腻，流入三焦，故小便必难。胃中谷食不消，湿热相抟，于是欲作谷瘅。且阳明实热，下之则腹满除，阳明虚热，虽下之而腹满如故。所以然者，则以胃虚脉迟，中阳不运，非如滑大之脉便于峻攻也。余详《伤寒发微·阳明篇》，不赘。

夫病酒黄瘅，必小便不利，其后心中热，足下热，是其证也。

酒黄瘅者，或无热，靖言了了，腹满欲吐，鼻燥。其脉浮者，先吐之。沉弦者，先下之。酒瘅心中热，欲吐者，吐之愈。

酒瘅，下之，久久为黑瘅，目青面黑，心中如啖蒜齑状，大便正黑，皮肤爪之不仁，其脉浮弱，虽黑微黄，故知之。

酒瘅之病，有相因而荐①至者。体虚之人，不胜酒力，故湿热渗下焦而小便不利。不惟酒气上熏而心中热，且酒气下移而足下热，此为酒瘅之垂成。亦有酒气不冒于心而肺独受其熏灼者，则心不热。心不热，故神色安靖。出言了了，而鼻中燥热者，亦为将成之酒瘅。此时病在心肺，或为心中热，或为鼻中燥，以及胃气上泛欲吐者，皆可用瓜蒂散吐之。湿热泄于上，酒瘅可以不作。若小便不利，足下热，即为湿热下注，但需茵陈栀子大黄汤下之以泄其热，酒瘅亦可以不作。然必审其脉浮而后可吐，倘属沉弦，即当先下，此即在高者引而越之，在下者引而竭之之例也。若心中热而误下之，则在上之热未除，在下之阴先竭，积久遂成黑瘅。伤其血分，故目青，跌打损伤肌肤见青色者，伤血故也。湿热不除，面色熏黄，此与湿家身色如熏黄同，但彼为黄中见黑，此为黑中见黄，为小异耳。心热仍在，懊憹欲死，故如啖蒜状，犹谚所谓猢狲吃辣胡椒也。酒少饮则能生血，多饮反能伤血。热瘀在下，熏灼胞中血海。热血上行，则瘀积肠中，故大便色黑。血不荣于肌表，故皮肤爬搔而不知痛痒。酒气在上，故脉仍见浮，特因误下而见弱耳。面色黑而微黄，故知非女劳之比。窃意此证黄连阿胶汤或可疗治，或借用百合病之百合地黄汤，以清血热而滋肺阴，附存管见，俟海内明眼人研核之。

师曰：病黄瘅，发热烦渴，胸满口燥者，以病发时火劫其汗，两热相得。然黄家所得，从湿得之，一身尽发热而黄，肚热，热在里，当下之。

黄瘅所由成，胃热与脾湿相参杂者为多，独有发热烦渴，胸满口燥之证，为亢热而无湿。推原其故，则以方遭他病时，证属阳热，复以火劫发汗，两热相得，便与湿热参杂之证，判若天渊，概云从湿得之可乎？一身尽发热面黄，肚热，仲师既明示人以瘀热在里，直可决为独阳无阴之大黄硝石汤证。伤寒阳明病之但恶热不恶寒，宜大承气汤者，即其例也。请更据伤寒发黄证而推求之，太阳魄汗未尽，瘀湿生热，亦必发黄，此时湿尚未去，要不在当下之例，故有阳明病，无汗，小便不利，心中懊憹者，身必发黄；阳明病，被火，额上微汗出，小便不利者，必发黄；但头汗出，剂颈而还，小便不利，渴饮水浆者，此为瘀热在里，身必发黄，茵陈蒿汤主之。何以同一阳明病，仲师于前二证不出方治？非以其从湿得之，湿未尽者，不当下乎？本条热在里，与伤寒之瘀热在里同，法在可下。况本条一身尽发热而黄，肚热，阳明腑实显然，予故曰宜大黄硝石汤也。

脉沉，渴欲饮水，小便不利者，皆发黄。

腹满，舌痿黄，躁不得睡，属黄家。

黄瘅将成，起于蕴湿生热，此固尽人知之矣。然其所以致此之由，则由于辨之不早。即如仲师所述，脉沉，渴欲饮水，小便不利者，皆发黄。夫消渴小便不利，脉浮者，宜利小便发汗，则仲师方治明有

---

① 荐：再，屡次。

五苓散矣。小便不利而渴，果为肾寒不能化气行水，则用栝蒌瞿麦丸亦足矣，何必待发黄而始治。又如腹满，舌痿黄，躁不得睡，属黄家。夫腹为足太阴部分，舌苔黄腻属湿，则湿在脾脏可知。阳明病多不寐证，缘胃中燥实不和也。此云躁不得睡，其为胃热无疑。此证治湿则增燥，润燥则滋湿，如欲两全，但用白虎汤加苍术可矣。果其胃中有燥矢，用茵陈蒿汤亦足矣。曲突徙薪此为上策，何必焦头烂额乃为上客乎。

黄瘅之病，当以十八日为期，治之，十日以上瘥，反剧为难治。

病气之衰，不逾三候。伤寒太阳证，发于阴者以七日为一候。仲师言黄家从湿得之，湿郁生热，乃传阳明。发于阳者以六日为一候。《伤寒论》"发于阴七日愈，发于阳六日愈"之文，谓一候也。玩"太阳病七日以上自愈"之条，足为明证。《阳明篇》云：伤寒三日，阳明脉大。谓本太阳之病，过三候而反剧也。然则黄瘅以十八日为期，即属《阳明篇》三日之例。阴以七为候，则伤寒三日为二十一日。阳以六为候，故黄瘅三候为十八日。所以然者，始病十八日内，可发汗及利小便，可清热而去湿。正犹太阳伤寒，一汗病已，更无余病。若过十八日，湿尽化热，欲攻不得，故仲师言反剧为难治也。

瘅而渴者，其瘅难治，瘅而不渴者，其瘅可治。发于阴部，其人必呕，阳部，其人振寒而发热也。

非渴之难，渴而饮水之难。黄瘅之病，既从湿得之，则肠胃之中，必多黏滞宿垢，妨其水道，小便不利，湿乃日增，则其证益剧，此其所以难治也。若夫不渴之证，脾阳犹能化气输津，即不治亦当渐愈，此其所以可治也。但同一黄瘅，不惟渴与不渴之异，即所发之部分，要自不同，故有脾阳不振，湿留中脘，胃底胆汁不容，势必亢而上逆，故呕。下文云诸黄，腹痛而呕者，宜柴胡汤，即此证也。发于太阴，故称阴部。太阳寒水不行于膀胱，即出于皮毛。表虚不达，加以外寒，水气遇寒，即病振栗。营热内抗，即生表热。后文所云诸病黄家，当利小便，脉浮者当以汗解，桂枝加黄芪汤主之，即此证也。发于太阳，故称阳部。阳部以太阳寒水言之，阴部以太阴湿土言之。要知黄瘅病源，以水与湿为主要，而成于胆汁之掺杂。胆火炎上，不能容水与湿，乃合并而溢出皮外，此为黄瘅所由成。胆汁色黄，故其汁亦如柏汁之染物，可见太阳病由汗出不彻而有发黄之变者，皆胆汁与湿热混杂为之也。

谷瘅之病，寒热不食，食即头眩，心胸不安，久久发黄为谷瘅，茵陈蒿汤主之。

茵陈蒿汤方

茵陈蒿六两　栀子十四枚　大黄二两

上三味，以水一斗，先煮茵陈减六升，纳二味，煮取三升，去滓，分温三服。小便当利，尿如皂角汁状，色正赤，一宿腹减，黄从小便去也。

谷瘅之病，起于太阴之湿，成于阳明之热。太阴寒湿与阳明之热交争，则生寒热。寒热作时，胃中饱懑不食，有时思食，谷气引动胃热，上冲脑部，即病头眩。心胸不安者，胃热合胆汁上攻，胸中之湿郁而生热也。湿热与胆汁混合，上于头目，则头目黄，发于皮外，则一身之皮肤黄，于是遂成谷瘅。所以用茵陈蒿汤者，用苦平之茵陈以去湿，苦寒清热之栀子以降肺胃之浊，制大黄走前阴，疏谷气之瘀，俾湿热从小溲下泄，则腹胀平而黄自去矣。按：此节后仲师言分温三服，小便当利，尿如皂角汁状，鄙意大黄当走大肠，惟制大黄走小便。服制大黄者，小便多黄，而其色极深，以意会之，当是脱去"制"字。然既成谷瘅，大便必少，或大便行后，继以黄浊之小便，亦未可知也。

黄家，日晡所发热，而反恶寒，此为女劳得之。膀胱急，少腹满，身尽黄，额上黑，足下热，因作黑瘅。其腹胀如水状，大便必黑，时溏，此女劳之病，非水病也。腹满者难治，硝石矾石散主之。

硝石矾石散方

硝石熬黄　矾石烧。等分

上二味，为散，大麦粥汁和服方寸匕，日三服。病随大小便去，小便正黄，大便正黑，是其候也。

硝石即芒硝之成块者；矾石即皂矾，能化粪为水。女劳用此方治，此亦急下存阴之义，为上文腹如水状言之也。皮水其腹如鼓，外浮而中空。日晡所发热，证情似属阳明，阳明当不恶寒，而反恶寒者，则以肾阴亏则阳明更燥，观少阴三急下证可知。相火败则表阳更虚也。观虚劳证手足逆寒可知。燥则发热，虚则恶寒，仲师所谓女劳得之者，为其阴虚而阳越也。膀胱不得温和之气，故急。虚气膨于少腹，故满。肾亏则脑虚，故脑气不荣额上而见黧色。胆胃之火，下陷涌泉，故足下热，《伤寒论》所谓谷气下流也。伤及血海，故便血。大便色黑者，瘀血之象也。脾肾俱虚，故湿陷大肠而时溏。方用硝石以去垢，矾石以化燥屎，和以大麦粥汁，以调胃而疏肝，使病从大小便去。此亦在下者引而竭之之例也。

酒瘅，心中懊憹，或热痛，栀子大黄汤主之。

栀子大黄汤方

栀子十四枚　大黄三两　枳实五枚　豉一升

上四味，以水六升，煮取二升，分温三服。

酒气留于心下，上逆心脏，则心气亢而不下，往往有虚烦失眠之证，于是心阳不敛，转为懊憹。酒之标气为热，从胃系上迫于心，故热痛。方用栀、豉，与《伤寒·太阳篇》治心中懊憹同，加枳实则与栀子厚朴汤同，而必用大黄者，以酒瘅胃热独甚也。但使胃热一去，则黄从大便去，心下诸病将不治自愈矣。

诸病黄家，但利其小便，假令脉浮，当以汗解之，宜桂枝加黄芪汤主之。

桂枝加黄芪汤方见《水气》

黄瘅之病，起于湿，成于水。利小便发汗，仲师既出茵陈五苓散及桂枝加黄芪汤方治矣。食古而不化，此笨材也。徐忠可言尝治一垂死之证，令服鲜射干至数斤而愈。又有偏于阴者，令服鲜益母草至数斤而愈。由前之说，则鼻燥，头眩，心中热痛，懊憹欲死之证也。由后之说，则大便必黑之证也。其有不系酒瘅、谷瘅、女劳瘅者，但以小便不利，湿郁发黄，服鲜车前根叶自然汁，当无不效。此又易利小便之变法也。

诸黄，猪膏发煎主之。

猪膏发煎方

猪膏半斤　乱发如鸡子大，三枚

上二味，和膏中煎之，发消药成，分再服，病从小便出。

方用猪油半斤熬去滓，加乱发如鸡子大三团入煎，发消药成，分三服，病从小便出。仲师方治如此，然但言诸黄，而不言所治何证。予谓此酒瘅、谷瘅、女劳瘅通治之方也。按：《妇人杂病篇》云"胃气下泄，阴吹而正喧，此谷气之实也，猪

膏发煎主之"，谷气实非谷瘅之渐乎。校
《千金》云"太医校尉史脱家婢黄病，服
此下燥粪而瘥，神验"；徐忠可治骆天游
黄瘅，用猪膏四两，发灰四两，煎服一剂
而瘥，皆其明证。至如女劳一证，相火熏
灼，血分必燥，酒气伤血，血分亦燥，故
二证大便皆黑。猪膏以润燥，发灰为血
余，取其入血分而和血。凡大便色黑，肌
肤甲错者皆宜之，故不指定为何证也。

黄瘅病，茵陈五苓散主之。

茵陈五苓散方

茵陈十分，末　　五苓散五分

上二味，和，先食饮服方寸匕，日
三服。

黄瘅从湿得之，此固尽人知之。治湿
不利小便非其治，此亦尽人知之。五苓散
可利寻常之湿，不能治湿热交阻之黄瘅，
倍茵陈则湿热俱去矣。先食饮服者，恐药
力为食饮所阻故也。

黄瘅，腹满，小便不利而赤，自汗
出，此为表和里实，当下之，宜大黄硝
石汤。

大黄硝石汤方

大黄　黄柏　硝石各四两　栀子十
五枚

上四味，以水六升，煮取二升，去
滓，纳硝，更煮取一升，顿服。

凡热邪内壅阳明，小便必短赤，甚而
宗筋内痛，时出白物，又甚则筋牵右髀而
痛，此固审为大承气证矣。腹满，小便不
利而赤，虽证属黄瘅，其为阳明里实，则
固同于伤寒。自汗出则为表和，病气不涉
太阳，故宜大黄硝石汤，以攻下为主。瘅
病多由胃热上熏，故用苦降之栀子；此味
宜生用。湿热阻塞肾膀，故加苦寒之黄柏。
或云栀子、黄柏，染布皆作黄色，仲师用
此，欲其以黄治黄。是说也，予未之信。

黄瘅病，小便色不变，欲自利，腹

满而喘，不可除热，热除必哕。哕者，
小半夏汤主之。

小半夏汤方见《痰饮》

小半夏汤一方，以生半夏合生姜，为
寒湿上逆者用之也，岂可以治黄瘅。故陈
修园于本条下极称理中汤加茵陈之妙。然
玩仲师本文，特为误下成哕者言之，非以
治瘅也。小便色不变，则肾膀无热。欲自
利，则肠中无热。腹满而喘，便可决为太
阴虚寒。若再事攻下，则热除而转哕。哕
者，虚寒上逆之变证，与欲呕之病正同，
用特借之以救逆。盖此证当不能食，不能
食，则胃中本自虚冷，客热不能消谷。
《伤寒·阳明篇》云：阳明病，不能食，
攻其热必哕。所以然者，胃中虚冷故也。
然则此证不经误治，原宜四逆、理中，予
故谓用小半夏汤，为误治成哕言之也。

诸黄，腹痛而呕者，宜柴胡汤。

柴胡汤方即小柴胡汤，见《呕吐》。按：本
方加减法，腹痛去黄芩加芍药

黄瘅之病，始于湿，中于水，成于
燥。予读《杂病论》至"痛而呕者，宜
柴胡汤"，恍然于胆火之为病也。夫湿胜
则腹满，水胜则小便不利，燥胜则胃热上
攻而心中热疼，或上熏于肺而鼻燥，或食
入胃热上浮而头眩。原其所以病黄瘅之
由，则由胃底原有之胆汁，不能容水与
湿，水湿混入于胃，胆汁出而相抗，乃随
水湿溢出皮毛、手足、头目而成黄色。腹
为足太阴部分，胆邪乘脾，乃病腹痛。
《伤寒·太阳篇》云：脉弦紧者，腹中剧
痛，先与小建中汤。不瘥，与小柴胡汤。
此即胆邪乘脾之治也。呕固少阳本病，此
可证柴胡汤统治诸黄之旨矣。

男子黄，小便自利，当与虚劳小建
中汤。

此亦肝胆乘脾之方治也。首篇云：知
肝传脾，必先实脾。男子黄，小便自利，

则脾脏之湿欲去，而本脏先虚。脾虚而胆邪乘之，必有前条"腹痛而呕"之变，用甘味之小建中汤，此正因脾脏之虚，而先行实脾。历来注家，不知仲师立方之意，专为胃底胆汁发燥，内乘脾脏而设，故所言多如梦呓也。

惊悸吐衄下血胸满瘀血病脉证第十六

寸口脉动而弱，动即为惊，弱则为悸。

此寸口，当以手太阴之第一部言，非以全部分言也。寸口之脉，世称左心而右肺，其实心寄肺脏之内，原不必强分左右也。寸口之脉，暴按则动，细按则弱，盖仓卒之间，暴受惊怖，则心为之跳荡不宁，而寸口之动应之，故动则为惊。既受惊怖，气馁而惕息，寸口之弱应之，故弱则为悸。此证不得卧寐，才合目则惊叫，又复多疑。予尝治赵姓妇人一证，颇类此。中夜比邻王姓失火，梦中惊觉，人声鼎沸，急从楼梯奔下，未及地而仆，虽未波及，而心中常震荡不宁。予用炙甘草汤加枣仁、辰砂，五剂而卧寐渐安，不复叫呼矣。

师曰：尺脉浮，目睛晕黄，衄未止。晕黄去，目睛慧了，知衄今止。

大凡人体中浊阴下坠，则动急之脉，上出鱼际。妇人临产，脉出指端，妇人经来，脉浮鱼际，此血下出而脉形变于上也。浮阳上冲，则尺部浮动而数急。虚劳吐血，则尺脉浮大；阳热上冒，鼻中衄血，则尺部亦浮大，此血上逆而脉形见于下也。本条以尺部脉浮而知衄血，然必合目睛晕黄，始可定为衄血。所以然者，衄为浮阳上冲脑部之证，盖目系内接脑部，无论阳明实热、太阳标热，一犯脑部，则

颅骨缝开，血从额上下走鼻孔，衄血多日，则溢入目睛而见黄色，此与太阳温病津液素亏，误发汗而微见黄色者同例，皆为血色发黄之明证。故医者诊脉辨色，既于尺部得浮脉，更据目睛之黄与不黄，便可决衄之止与不止也。

又曰：从冬至春，衄者太阳。从夏至秋，衄者阳明。原本误，今校正。

太阳表实无汗之证，血热内抗，外不得泄，则上冲于脑而为衄。阳明里热，不得大便，则亦上冲于脑而为衄。此太阳阳明之脉，因于证，不因于时也。然则仲师何以言从春至夏，衄者太阳，从秋至冬，衄者阳明？曰：此传写之误也。太阳伤寒，见于冬令为多。太阳中风，见于春令为多。则原文当云："从冬至春，衄者太阳。"自夏徂秋，天气炎热，肠胃易于化燥，阳明内实为多。则原文当云：从夏至秋，衄者阳明。陈修园亦知其说不可据，不敢订正其失，而谓四时当活看，犹为未达一间。

衄家不可汗，汗出必颡上陷，脉紧急，直视不能眴，不得眠。

此条见《伤寒论》。前释"额上陷"，既订正为"额旁陷"矣，然犹未甚精确也。人之头颅，惟两太阳穴最为空虚，液少则瘦而下陷，部位在颧以上，则本条当云"颧上陷"。所以然者，衄家阳热冲脑，更复发汗，则阳热益张，阴液枯燥，颧上太阳穴因瘦而陷。脉紧急，目直视不能眴，不得眠，皆阳热外张，阴液内竭之象也。余详《伤寒发微》，不赘。

病人面无色，无寒热，脉沉弦者，衄。脉浮弱，手按之绝者，下血。烦咳者，必吐血。

文曰病人面无色，初未明言何病。然面无色，则气弱血虚之象也，《虚劳篇》，男子面色薄为亡血。加以外无寒热，则病不在

表而在里。脉见沉弦者，水胜血负，阴寒内据，而阳上亢也。阳气冲脑，则颅骨缝开，血从脑出而为衄。此证既无寒热，即为里虚，与上脉浮之衄不同。脉浮而弱，弱为血虚，浮即为阴不抱阳，若手按之而不能应指，则阳上浮而气下脱矣，在男子为便血，在妇人为崩漏。至于浮弱之脉，加之以烦咳，则血被冲激而上出于口，三证不同，而血分之热度皆低。若误浮阳为实热，投以寒凉，必致上冒之浮阳益急，而见发热，病乃不可治矣。

夫吐血，咳逆上气，其脉数而间有热，不得卧者死。

吐血咳逆上气，此即上"烦咳吐血"之证，但脉本浮弱，何以反数？本无寒热，何以间有表热？则凉药误之也。尝见丹徒赵朴庵在四明医院吐血，表有微热，既返丹徒，医家投以凉药数十剂，表热日甚一日，至于累夜失眠，以至于死，可哀也已。此证误于凉药，压之不平，发之益炽，至于血热消亡，而其人已死矣。

夫酒客咳者，必致吐血，此因极饮过度所致也。

酒标热而本寒，标热伤肺，因病咳嗽；本寒伤脾，因病多痰。痰不尽则咳不止，肺络激破，因病吐血，此非外感，皆贪杯者所自取。仲师虽不出方治，当清湿热，要无可疑。陈修园谓五苓去桂加知母、石膏、竹茹多效，盖近之矣。

寸口脉弦而大，弦则为减，大则为芤，减则为寒，芤则为虚，虚寒相抟，此名为革，妇人则半产漏下，男子则亡血失精。

此节互见《虚劳篇》，说解已详，兹不赘

亡血不可发其表，汗出，即寒栗而振。

亡血一证，血分之热度本低，发其表则热度益低。血热损于前，表阳虚于后，有不病寒栗而振乎。亡友丁甘仁尝言："予治失血证，验其血热亏耗者，每以附子理中取效"，真至言也。说解详《伤寒·太阳篇》，并补方治。

病人胸满唇痿，舌青口燥，但欲漱水，不欲咽，无寒热，脉微大来迟，腹不满，其人言我满，为有瘀血。

病人胸满为气滞不通，其为有湿痰与否，尚未可定。血之色见于唇，亡血者唇白，血热重则唇黑，至于唇干黑而痿，其为瘀血无疑。舌青者，死血之色见于上也。血干则口燥，然燥而渴饮，犹恐为阳明之热，若但欲漱水不欲咽，则燥气不在肠胃可知。无寒热，则决非表病。脉微大来迟，血停于下而脉不应也。腹不满，无宿食也，病者自言满，其为蓄血无疑。轻则桃核承气，重则抵当汤丸，视病之轻重而酌剂可也。

病者如有热状，烦满，口干燥而渴，其脉反无热，此为阴伏，是瘀血也，当下之。

病者如有热状，于何见之，一见于心烦胸满，一见于口干燥而渴。盖蓄血一证，原自有合阳明燥实者，《内经》二阳之病发心脾，女子不月是也。然按其脉，有时与证情不同，此又何说？盖阴血内伏，则脉不奋兴，是当以桃核承气合抵当汤下之，瘀血行则烦满燥渴止矣。

火邪者，桂枝去芍药加蜀漆牡蛎龙骨救逆汤主之。

桂枝去芍药加蜀漆牡蛎龙骨救逆汤方

桂枝三两，去皮　甘草二两，炙　龙骨四两　牡蛎五两　生姜三两　大枣十二枚　蜀漆三两，洗去腥

上为末，以水一斗二升，先煮蜀漆，减二升，纳诸药，煮取三升，去

滓，温服一升。

此条大旨，与火劫发汗同。火劫发汗，或为惊狂，或圊血吐血，要以惊狂为最剧，故《伤寒·太阳篇》于火劫亡阳一证，出救逆汤方治。方用龙牡以收上浮之阳，加蜀漆以去痰。按：火邪之为病，因火熏灼毛孔，汗液外泄，卫气太强，肌肉之营气不与卫和，故用桂枝、姜、枣，扶脾阳外达，使与在表之卫气融洽一片，外浮之阳气乃与里气相接，所以去芍药者，不欲过泄其营气故也。

心下悸者，半夏麻黄丸主之。

半夏麻黄丸方

半夏　麻黄各等分

上二味，末之，炼蜜和丸小豆大，饮服三丸，日三服。

太阳寒水内陷，水气凌心，则心下悸，此非可漫以镇心之治治也。皮毛不开，则水气之在表者不去；浊阴失降，则水气之在里者不除。半夏麻黄丸，用生半夏以去水，生麻黄以发汗，不治悸而悸当自定。所以用丸者，欲其缓以攻之。盖因水气日久，化为黏滞之湿痰，非如暴感之证，水气尚清，易于达毛孔而为汗也。

吐血不止者，柏叶汤主之。

柏叶汤方

柏叶　干姜各三两　艾三把

上三味，以水五升，取马通汁一升，合煮，取一升，分温再服。《千金》加阿胶三两，亦佳。

吐血无止法，强止之则积为瘀血，而病变不测。尝见四明某患吐血，西医用止血针止之，遂至瘀结大肠，大便不通，后用猪胆汁导下其燥粪，投之水中，化为血色。又有用鲜生地、地骨皮止之者，其人腹中常痛。故虽吐而不止，断无强止之理。柏叶汤方治，用苦涩微寒清血分之侧柏叶，以除肺脏之热；又恐其血之凝滞也，用温脾之干姜以和之，更用逐寒湿理气血之艾叶以调之；惟马通汁不易制，陈修园谓无马通汁，可用童便代之，引上逆之血而导之下行，则不止血而血自止矣。

下血，先便后血，此远血也，黄土汤主之。

黄土汤方亦主吐衄

甘草　干地黄　白术　附子各三两。炮　阿胶三两　黄芩三两　灶中黄土半斤

上七味，以水八升，煮取三升，分温三服。

脾寒不能统血，则下陷而便血，尤在泾谓脾去肛门远，故曰远血是也。黄土汤方治，温凉并进，以血之下泄，久久必生燥热也，故用地黄、黄芩、阿胶以润而清之；以脾脏之虚寒下陷也，故用甘草、白术以补虚，炮附子以散寒，更用灶中黄土以去湿，而其血当止。辛未八月，曾治强姓饭作同事下利证，所下之血如水，昼夜不食，几死矣。方用灶中黄土四两，炮附子五钱，干姜四钱，五剂后，利止能食，盖即黄土汤之意也。

下血，先血后便，此近血也，赤豆当归散主之。方见《狐惑篇》。

先血后便，此即西医所谓肠出血之证也。按：本书《百合狐惑篇》"病者脉数"节，实为"肠痈证，欲知有脓"节脱文。而赤小豆当归散，要为肠痈正治，语详本条下，兹不赘述。赤小豆以去湿，当归以和血，欲使脓去而新血不伤也。由此观之，本条之近血证情，必与肠痈为近，故方治同也。

心气不足，吐血衄血，泻心汤主之。

泻心汤方

大黄二两　黄连　黄芩各一两

上三味，以水三升，煮取一升，顿服之。

太阳标阳下陷，则心气以下不足而虚，气结成痞，与阳明燥气相合，则大便不行。燥气上迫于心，则心气愈形不足。燥热上冲于脑，则病衄血。大肠燥热挟血海之血上出于口，则病吐血。方用芩、连、大黄引热下泄，则心脏以不受熏灼而自舒矣。尝见同乡韩筠谷治红木作吐血证用此方，一下而吐血立止，盖亦釜底抽薪之旨也。

呕吐哕下利病脉证治第十七

夫呕家有痈脓，不可治呕，脓尽自愈。

此为热郁伤络之证，与寻常呕吐不同。师但言呕家有痈脓，正不知其在肺在胃。《伤寒·太阳篇》云：凡服桂枝汤吐者，其后必吐脓血也。按：肺痈之为病，始萌可救，脓成则死。则此节所谓不可治呕，脓尽自愈者，必非肺痈可知。窃意凡遇此证，可竟用外科犀黄丸以止痛而消毒，千金苇茎汤、桔梗甘草汤并可用之，当归赤小豆散、排脓散尤为主要。盖血腐成脓，利用抉排，若外体之溃疡然，毒未尽者，不当急于生肌也。此条见《伤寒·厥阴篇》。

先呕却渴者，此为欲解。先渴却呕者，为水停心下，此属饮家。呕家本渴，今不渴者，心下有支饮故也，此属支饮。

水气湿痰，阻于上膈，胆胃上逆，则一时倾吐而出。及水气湿痰既尽，独存胆胃之火，乃一转而为燥渴，此即欲饮水者，少少与之即愈之证也，故渴为欲解。若水停心下，津液不能上润喉舌而渴，及胃邪充溢，渗入胃之上口，胃①底胆火不

能兼容，乃至冲激而呕，此饮家所以先渴却呕也。若夫呕而不渴，则心下支饮方盛，胃中胆火不炀，此在《痰饮篇》为小半夏汤证，说详"呕家本渴"条下，不赘。

问曰：病人脉数，数为热，当消谷引饮，而反吐者，何也？师曰：以发其汗，令阳微，膈气虚，脉乃数，数为胃热，不能消谷，胃中虚冷故也。脉弦者虚也，胃气无余，朝食暮吐，变为胃反。寒在于上，医反下之，令脉反弦，故名曰虚。

此经医者误治伤及中气之病脉证也。风寒袭表，皮毛间水气凝冱，则病形寒。中阳不振，不能旁达四肢，则亦病形寒。忍饥之人，多瑟缩畏寒，可为明证。恶寒同，而所以恶寒者不同。设于中阳不振之恶寒，误认为麻黄汤证而遽发其汗，则胃中阳气益虚，而脉反见数。脉数者，汗后阳气挟营阴而外张，内脏之阳气将一泄无余。盖其脉虽数，要与脉迟不胜谷食者，同为胃中虚冷。故饮食入胃而反吐，为其一去不还，故为客热。膈气因寒而虚，故其气上逆，吸入胃之饮食，倾吐而出也，此胃气因误汗而虚冷者也。此条见《太阳篇》。阳热之证，肠胃燥实，则病不能食，寒湿阻滞，胃气不降，则亦病不能食。不能食同，所以不能食者不同。设于寒湿阻滞之不能食，误认为大承气汤证而遽下之，则膈上之寒湿并入胃中，而消化之力益微，脉乃转弦。弦为阴脉，故痰饮、水气、疟证多有之。水饮入胃，胃底胆汁不能相容，则病呕逆。痰饮、疟证多呕，皆有湿痰，而其脉俱弦，可知弦为胃中湿痰所致。盖胃中胰液馋涎，皆能消食，自误下之后，膈上寒痰

---

① 胃：原作"渴"，据校本改。

入胃，与胃中原有之津液，化而为一，中气既寒，消化之力愈薄，故食入停贮胃中，历一周时，胃中胆汁抗行，因至朝食暮吐。所以变为胃反者，胃中阳气既虚，他种津液与胆汁不和故也。此胃气因误下而虚冷者也。

寸口脉微，微则无气，无气则营虚，营虚则血不足，血不足则胸中冷。

玩此节原文，首句言寸口脉微而数，后文但言脉微，则"而数"二字当为衍文。盖人一身之血，热度合华氏寒暑表九十五度，为血之中数，其应于动脉者，即为平脉。若热度渐低，营气不能上应，则其脉当迟、当弱。至于两手动脉见微，则营气不足以上应而脉管血少。心脏主脉与血，部位正在胸中，血不足而脉道微，故胸中冷。营虚而血少，则太阳寒水，不得阳热蒸化，而卫阳不达于皮毛，脾阳不达于四肢。少阴病脉必微细者，水胜而血负也。水寒则胃败，故趺阳负少阴为不顺。近人以呕吐清水为胃寒，其说要非无据。尤在泾乃谓胸中冷非真冷，不可以热治之。然则少阴病之脉微细，何以用四逆汤耶？要知用药之法，无问寒热补泻，只在以偏救偏，但中病即止，而不当太过耳。尤在泾持论如此，无怪其偏信丹溪，不能入仲景之室也。

趺阳脉浮而涩，浮则为虚，涩则伤脾。脾伤则不磨，朝食暮吐，暮食朝吐，宿谷不化，名曰胃反。脉紧而涩，其病难治。

趺阳脉为胃脉之根，当以冲和为正脉。若轻取见浮，重按见涩，则胃气不降，宿食不下小肠，脾阳不升，不能吸收小肠津液上承心肺而为血。盖食入于胃，食气与脾气化合，上下相引，乃掣制胃之全体，磨擦新食成浆，然后下渗十二指肠。无病之人所以知饥也。若脾阳顿滞，不能牵掣胃之全体上下磨擦，则胃中所受之谷食不能消融成糜，以下渗十二指肠。胃底胆汁上抗，遂至朝食暮吐，暮食朝吐，病名胃反。方治在后条。盖此证水饮入口即上泛，谷食入胃，又以消化力薄，始则停蓄，继即倾吐，大肠宿垢，积欠不行，一似阴干者然。大肠干涩不通，则胃浊愈加上泛，故脉紧而涩。急则治标，要惟有于他方治中加大黄利之之法，较为近似。否则胃浊不降，加以肠中否塞，其病乃益不可治也。半硫丸似亦可用。

病人欲吐者，不可下之。

湿痰阻于胸膈，则上泛而欲吐。考太阳将传阳明，则上湿下燥，固有当用瓜蒂散吐之者。盖湿邪黏滞，非一下所能尽，或恐留滞肠胃，转为他病，为其病在上膈也。尝见病呕逆之人，自用吴茱萸以止之者，腹中胀满欲死，浸成里热，以致匝月昏愦，几于不救。由此观之，病人欲吐者，不惟不可下，并不可止，为胸中自有湿痰也，《内经》不云在高者引而越之乎？

哕而腹满，视其前后，知何部不利，利之愈。

寒热二气相冲激，则病哕逆，若阴阳电相触者然，故哕有寒热之别。湿痰留于上膈，真阳被郁，有时冲激而上，不能相胜，则为寒哕。郁热在下，鼻中吸入之清气，与之冲激，则为热哕。然则哕而腹满者，究为何病？盖热结膀胱，三焦水道不通，则由蓄水而肿满，是为五苓散证。热结大肠，腑气不通，则由燥屎而腹满，是为大承气证。所谓知其何部不利，利之而愈也。释义详《伤寒发微·厥阴篇》，兹不赘。按：此证大便不行者，下后呃止则愈，呃不止则死，予亲见之。

呕而胸满者，吴茱萸汤主之。

吴茱萸汤方

吴茱萸一升　人参三两　生姜六两
大枣十二枚

上四味，以水五升，煮取三升，温服七合，日三服。

胃浊不降，脾阳不升，则气机否塞。呕而胸满者，脾虚生湿，中气寒而胃浊上泛也。盖脾脏吸收小肠津液，上出胸中，胸中阳气充足，则清者散为汗液，膏者上达心肺二脏，化而为血。西医谓之淋巴干。胸中阳气不足，则津液淳蓄，悉化为湿。胸中为宗气所居，气为湿阻，至不得噫嗳，则胀满欲死，此其所以呕而胸满也。湿痰在胸，胆胃郁而不舒，则激而上泛，此其所以呕而胸满也。吴茱萸汤，吴茱萸以降逆散寒，人参、姜、枣以和胃扶脾，但使膈间阳气渐舒，咽中时得噫嗳，或呵欠，或吐出痰涎，则胸满去而呕逆亦止。盖仲师虽言呕而胸满，其实由胸满而呕也。

干呕，吐涎沫，头痛者，吴茱萸汤主之。

脾虚则生湿，胃寒则易泛，胃中无宿食，则为干呕。胃中馋涎与胃底胆汁化合，并能助消化之力。胆汁太多，热乃上泛而吐苦水；馋涎太多，寒乃上泛而吐涎沫。干呕不已，胃中浊气上冲，因病头痛。故仲师但用吴茱萸汤，与上节"呕而胸满"同法，但使浊阴下降，头即不痛，此亦不治之治也。此条见《伤寒论·厥阴篇》。

呕而肠鸣，心下痞者，半夏泻心汤主之。

半夏泻心汤方

半夏半升，洗　黄芩　干姜　人参
甘草各三两，炙　黄连一两　大枣十二枚

上七味，以水一斗，煮取六升，去滓再煮，取三升，温服一升，日三服。

上膈寒湿下陷于胃，胃底胆汁不能相容，则病呕逆，此属寒，宜用吴茱萸者也；胃中浊热合胆火上奔，则亦病呕逆，此属热，宜用黄连者也。二证寒热不同，故降逆之药品，亦因之而异。近人不辨寒热，合萸、连用之，模棱之见耳。此节证象为呕而肠鸣，为心下痞，郁热在上，寒水在下，与伤寒，胸中有热，胃中有邪，腹中痛，欲呕吐之黄连汤证略同。故半夏泻心汤方治，所用半夏、干姜、甘草、人参、黄连、大枣皆与黄连汤同。惟彼以寒郁太阴而腹痛，用桂枝以达郁；此为气痞在心下，热邪伤及肺阴，兼用黄芩以清水之上源，为不同耳。又按：《伤寒·太阳篇》云：但满而不痛者，此为痞，柴胡汤不中与之，宜半夏泻心汤。知此方原为治痞主方，所以不与腹中雷鸣下利之证同用生姜泻心汤者，亦以水气不甚，不用生姜以散寒也。

干呕而利者，黄芩加半夏生姜汤主之。

黄芩加半夏生姜汤方

黄芩　生姜各三两　甘草二两　芍药
一两　半夏半升　大枣十二枚

上六味，以水一斗，煮取三升，去滓，温服一升，日再夜一服。

太阳寒水内薄，胃底胆汁不能相容，则为干呕。寒水太多，脾不能胜，协标热下趋，即为自利。二者均为脾胃不和，方用黄芩汤以治协热利。其功用在清胆火而兼能扶脾，合小半夏汤以止呕，其功用不惟降胃逆，而并能去水。此二方合用之大旨也。方及证治，并见《伤寒论·太阳篇》。

诸呕吐，谷不得下者，小半夏汤主之。

小半夏汤方见《痰饮》

呕吐而不能食，为胃中虚寒，是宜吴茱萸汤者也。仲师乃曰：诸呕吐，谷不得下者，小半夏汤主之。然予尝如法用之，往往失效。岂仲师之误耶？是不然。古人用半夏多用生者，但洗去泥耳，近来药肆所用，先以水浸七日，去膏液而留渣滓，去水之本性全失，再用生姜汁拌炒半熟，欲其立止呕吐，岂可得哉？按：呕吐一证，心下水气不甚，胃中虚寒者，则宜吴茱萸汤；水气太甚，时时泛滥而呕吐清水者，则宜生半夏生姜汤，仲师所谓纳半夏以去其水也。

呕吐而病在膈上，后思水者解，急与之。思水者，猪苓散主之。

猪苓散方

猪苓　茯苓　白术各等分

上三味，杵为散，饮服方寸匕，日三服。

水气在心下则甚，在膈上则微。呕吐而病在膈上，则倾吐易尽。设渴而思饮，则水气已尽，其病当解，急与水以滋其燥，而此外更无余病。《伤寒论》所谓少少与之愈也。若水气在心下而呕吐思水者，则当通下焦，特于五苓散中去桂枝、泽泻以利小便，使下焦通，而在上之水气，得以下行，上承之津液，乃不为所阻，而渴饮自止矣。此亦《伤寒·太阳篇》渴者宜五苓散之意也。

呕而脉弱，小便复利，身有微热，见厥者，难治。四逆汤主之。

四逆汤方

附子一枚，生用　干姜一两半　甘草二两，炙

上三味，以水三升，煮取一升二合，去滓，分温再服。强人可大附子一枚，干姜三两。

呕而脉弱，水胜而血负也。惟其水胜，则下焦必寒，故小便复利。按：此证，小便必色白不黄。浮阳外出，而中无实热，故身热微。手足见厥者，中阳虚而不达四肢也。此证纯阴无阳，自半夏泻心汤以下

诸方，俱不合用，故曰难治。难治非不治也，盖舍四逆汤大温中下之剂，病必不愈。观方后所列强人可大附子一枚，干姜三两，可以识难治之旨矣。

呕而发热者，小柴胡汤主之。

小柴胡汤方

柴胡半斤　半夏半升　黄芩　人参　甘草　生姜各三两　大枣十二枚

上七味，以水一斗，煮取六升，去滓再煎，取三升，温服一升，日三服。

凡疟病多呕，其脉必弦。所以多呕者，胆胃之气上逆也。故疟病用小柴胡汤，往往取效。然则呕而发热者，仲师虽不言脉，窃意脉亦见弦，故亦宜小柴胡汤。柴胡以发汗，黄芩以清胆，参、草、姜、枣以和胃。汗出而外解，则表热不吸引胆火，中气不至上逆，而无呕吐之弊。此呕而发热，所以与疟同法也。

胃反呕吐者，大半夏汤主之。

大半夏汤方

半夏二升　人参三两　白蜜一升

上三味，以水一斗二升，和蜜扬之二百四十遍，煮药取二升半，温服一升，余分再服。

反胃之证，大便如羊矢，艰涩而不下，不类阳明燥矢，可用大承气汤以下之。况水气太甚，渗入于胃，胃底胆汁不受，因而呕吐。呕吐伤及胃阴，时时上泛，胃因不和，水气所以不降者，又因大肠干涸之故。胃中谷食，久不下十二指肠，肠中粪秽一似阴干者然。故大半夏汤方治，生半夏以去水，人参以益胃汁，白蜜以润肠，使渣滓下通，水乃得降，而胃反之病愈矣。

按：世俗相传朝食暮吐、暮食朝吐方治，为熟地二两，山萸肉三两，牡桂一钱。又有脾胃虚弱食不消化方，为秫米粉作汤圆子，每服煮食七粒，加醋吞服。一重用山萸肉，一用醋，皆能令干涸之粪发酵易化，附存之。癸酉闰五月十四日，裴德炎妻病此，予用姜半夏

四钱，潞熏参一两，白蜜四两，三剂即便通能食呕止。

食已即吐者，大黄甘草汤主之。

大黄甘草汤方

大黄二两　甘草一两

上二味，以水三升，煮取一升，分温再服。

食已即吐，所吐者为谷食，非饮水即吐之比。胃底胆汁，不能合胰液而消谷，反逆行而冲激于上，故食已即吐。但吐之太暴，虽由胆火上逆，要亦因大肠之壅塞，故方用甘草以和胃，大黄以通肠，肠胃通而胆火降，谷食乃得以顺受焉，此大黄甘草汤之旨也。

胃反，吐而渴，欲饮水者，茯苓泽泻汤主之。

茯苓泽泻汤方

茯苓半斤　泽泻四两　甘草　桂枝各二两　白术三两　生姜四两

上六味，以水一斗，煮取三升，纳泽泻，再煮，取二升半，温服八合，日三服。

此证与病在膈上节略同，方治以利水为主，亦与思水之猪苓散相似。茯苓泽泻方治，于五苓中去猪苓以泄水，可知渴欲饮水，为水气阻于心下，津液不能上达喉舌，而初非真渴；所以加生姜、甘草者，亦以水邪出于胃之上口，辛甘发散以调之也；所以后纳泽泻者，亦以其气味俱薄，不任多煎也。

吐后，渴欲得水而贪饮者，文蛤汤主之。兼主微风，脉紧头痛。

文蛤汤方

麻黄三两　杏仁五十枚　大枣十二枚　甘草　石膏　文蛤各五两　生姜三两

上七味，以水六升，煮取二升，温服一升，汗出即愈。

吐后渴欲得水而贪饮，似与前证吐而渴欲饮水者无别。何以前证用茯苓泽泻汤，此证独宜文蛤汤，此不可以不辨也。盖吐而渴欲饮水，为随吐随渴，随饮随吐，水气溜胃之上口而里无热之证。吐后渴欲得水而贪饮，为吐后之渴，水气出上膈而里有热之证。惟其无里热，故但疏阳气通小便，使水热自下焦泄之；惟其有里热，故上发汗而下泄热，使水气从上下二焦分泄之，夫各有所当也。

干呕吐逆，吐涎沫，半夏干姜散主之。

半夏干姜散方

半夏　干姜各等分

上二味，杵为散，取方寸匕，浆水一升半，煮取七合，顿服之。

始而干呕，俗名胃泛。继而吐逆，俗名胃寒，所吐清水。是水气从胃之上口渗入，胃不纳而上泛之证也。加之以吐涎沫，心下必有微饮，其所以异于头痛一证者，彼但为胃中浊气上泛，初无水气，故但用吴茱萸汤以降逆。此证吐逆，为膈上有水气，为胃中有寒，故用半夏干姜散以降逆而温中。徐忠可反以头痛者为重，此证为轻，殆不然也。

病人胸中似喘不喘，似呕不呕，似哕不哕，彻心中愦愦无奈者，生姜半夏汤主之。

生姜半夏汤方

半夏半升　生姜汁一升

上二味，以水三升，煮半夏，取二升，纳生姜汁，煮取一升半，小冷，分四服，日三夜一。呕止，停后服。

胸中为上焦升发水液之区，西医谓之淋巴干。气与水由细管中散出，胸中之气乃得舒畅，否则乳糜顿滞，即化为湿痰，阻其上出之气，肺气欲纳而不能受，胃气欲抗而不能伸，于是似喘不喘，似呕不呕，似哕不哕。肺气不达，胃气不通，上不得为噫嗳，下不能转矢气，以致彻心中愦愦无奈，究其所以致此者，为其湿痰阻塞膈上，阳气被遏而不宣也。方用生姜汁以宣阳气郁，用生半夏以祛水气之淳，但使阳气通于上，湿痰降于下，胸中气机，乃通达无所窒碍，而诸恙自愈矣。

干呕，哕，若手足厥者，橘皮汤主之。

橘皮汤方

橘皮四两　生姜半斤

上二味，以水七升，煮取三升，温服一升，下咽即愈。

干呕及哕，皆出于胃气不和，但病之来源不同，故治法亦异。胃主四肢，胃气阻塞不能旁达四肢，故手足厥。要其所以致此者，不可以不辨也。水胜血寒，阳气不达四肢者，手足必厥，但必有兼证，或为吐利交作，或为下利，其脉必细弱无力，此宜四逆、理中者也。或湿痰与宿食交阻中脘，阳气不达于四肢，则手足亦厥。其人或咳或悸，或小便不利，或腹中痛而泄利下重，此宜四逆散者也。若但见干呕哕之证，其脉必不微细，亦必无泄利下重之变。胃中阳气，所以不达四肢者，要不过气机阻塞耳，故但用生姜以散上膈之郁，橘皮以发胃气之闭，温服一升，而下咽即愈矣。

哕逆者，橘皮竹茹汤主之。

橘皮竹茹汤方

橘皮二斤　竹茹二升　大枣三十枚　生姜半斤　甘草五两　人参三两

上六味，以水一斗，煮取三升，温服一升，日三服。

哕有寒热之别，"哕而腹满"条及前条，已详言之矣。若但哕逆而别无兼证，在上无干呕手足厥之变，在下无腹满之变，则但为中气之虚，而微见胆火上逆。中气虚，则阳气不能外散，而阻于膈上，兼之胆火内郁，于是吸入之清气，与之相触，遂病呃逆。方以橘皮竹茹为名者，橘皮以疏膈上停阻之气，竹茹以疏久郁之胆火，而呃逆可止矣。然呃逆之由，起于上膈不散之气，胆火之上冲，亦为此不散之气所郁，而气之所以不得外散者，实因中气之虚。故知此方橘皮、竹茹为治标，大枣、生姜、甘草、人参为治本。不然，但用橘皮、竹茹亦足治呃矣，既愈之后，能保其不复哕耶？

夫六腑气绝于外者，手足寒，上气，脚缩。五脏气绝于内者，利不禁，下甚者，手足不仁。

气之行于六腑者，水分之寒，得血分之温，蒸化外出者为卫。血分温度不高，则水分不能化气达于皮毛之外而手足寒。水气留着上膈，里气阻而不出，外气吸而不纳，则为上气，病属太阳；肠胃燥热，大便不通，熏灼阳明支脉，股下牵掣，右膝外廉屈而不伸，病属阳明。脾湿下陷，肾阳虚而不能泄水，溢入回肠，则利不禁，是为阴气内绝；脾主四肢，脾湿下陷，阳气不达，故手足不仁，甚则逆冷，仲师不言者，盖即在不仁之内也，病属三阴。沈自南说不精，以脚缩为阳虚生寒，尤谬。

下利，脉沉弦者，下重，脉大者为未止，脉微弱数者，为欲自止，虽发热，不死。

脉沉弦为有水，此《伤寒》《金匮》之通例也。水与湿并，乃病下利。水流动而湿黏滞，故利而下重，此为四逆汤证，为其寒湿下陷也。予治此证，见脓血者，或用附子理中汤加柴胡、升麻，所以疏郁而消毒也。痛甚则加乳香、没药，所以止痛也。此厥阴下利，虽下重而不宜凉剂者也。若夫寒尽阳回，则阳明脉大，是其始病寒湿而利不止，继乃寒湿变为燥热，而利仍未止，是即后文下乃愈之证，宜用大承气汤者也。惟邪尽正虚，脉乃微弱，邪尽则利欲自止。阴尽阳回，脉乃微弱而兼数，则尤可决其利将自止也。此证虽脉数而渴，甚至发热圊脓血，但用清热去湿之白头翁汤，一二剂可愈，故曰虽发热不死，不似肢冷脉伏，治以温药而厥不还者，为必无生理也。此条见《伤寒论·厥阴篇》。

下利，手足厥冷，无脉者，灸之，不温，若脉不还，反微喘者，死。

脾主四肢，脾脏虚寒，则手足厥冷。心主脉与血，心房血虚，则无脉。欲温脾脏，莫如干姜、甘草，欲强心房，莫如附子，则四逆汤其主方也。此为有脉者言之也。若血分中热度消歇，以至脉伏不鼓，则非药力所及，是当通灸三阴诸穴，使阳气四达，而手足当温，脉伏当出。若既灸之后，手足依然逆冷，脉之伏者，依然不还而反见微喘，则是血虚于里，气脱于外，危在旦夕矣。

少阴负趺阳者，为顺也。

此句与上不接，当为另一条。盖少阴为病，每患寒湿下陷，但得寒尽阳回，即是生机。少阴病虽三急下证，及时而治，皆可不死，为其以少阴而兼阳明也，故谓之顺。

下利，有微热而渴，脉弱者，令自愈。

下利，脉缓，有微热，汗出，令自愈。设脉紧，为未解。

下利一证，起于脾阳不升，而寒湿下陷，其脉当见沉紧，身冷无汗，不言可知。盖阳气外散则脉见浮缓，太阳中风，发热有汗者，脉必浮缓，其明证也；阴寒内据则脉见沉紧，厥阴下利，脉沉弦为下

重，其明证也。是故下利一证，以出阳为顺，以入阴为逆。微热而渴者，水湿下尽，而阳明之气当复也；微热汗出者，里水外泄，而太阳之气当复也，故皆令自愈。而沉紧有力，不见缓弱之脉，则为未解。"缓"字旧讹作"数"，陈修园不知此证为寒尽回阳，望文生训，反以为热利。夫热利为白头翁汤证，岂不药自愈之证耶。

下利，脉数而渴者，令自愈。设不瘥，必圊脓血，以有热故也。

人体之强弱，视血热之存亡为进退。血热之存亡不可知，要当验之于脉。下利见阴脉，则难愈，见阳脉，则易愈，其大较也。是故下利脉沉弦，则病下重，由血热为水气所压，相抗于下部也。此为初病者言之也。病者脉微而厥，则为下利清谷，由血中温度消亡，而水气独胜也。此为病甚者言之也。按其外证，为恶寒，为肢冷，其里证为不渴饮，小便色白，莫不以阳气退为病进。至如下利脉数，则血热渐高，加之以渴，则水气渐减，此即死阴尽去，生阳来复之佳兆，固当不药自愈。间亦有不即瘥者，则一变而圊脓血，此为阳回太暴，然究非死证，白头翁汤、桃核承气汤，俱可随证酌用，要不当泥于始病之阴寒，而漫用桃花汤也。

下利脉反弦，发热身汗者愈。

下利一证，其脉始于沉弦，由沉弦而沉迟，由沉迟而沉微，其人固已垂死矣。若迟微之脉一变而为浮弦，则太阳寒水之气，已受血热蒸化，将从皮毛外泄。仲师所谓反弦者，反之言转，弦之言紧，谓沉微之脉，一转而成太阳浮紧之脉也。由浮紧而发热，由发热而汗出，则内陷之寒湿，已从太阳外解，病有不愈者乎。

下利气者，当利其小便。

下利一证，决无小便，此尽人之所知

也。但仲师所谓下利气者，当利其小便，究属何因？其与后文气利用诃黎勒散止涩者，究竟是一是二？此不可以不辨也。盖本节所谓下利气者，为方在下利，肛门辟辟作声，一似转矢气者，气与腹中殊不相接，此利实关下焦。《太阳篇》理中者，理中焦，此利在下焦，可与赤石脂禹余粮汤，不瘥，当利其小便，即此证。下焦阳气不通，水道闭塞，气乃并注于肛门，于五苓散中重桂枝以达阳，合四苓以泄水，但令水泄于前，即气还其故，而利自愈矣。若夫气利用止涩之诃黎散者，实因久利而气虚下陷，意与近人治晨泄用四神丸略同。予昔寓白克路，治乡人陶姓曾用之，所用为诃子壳，取其味涩能止，彼以药末味涩，不能下咽，和入粥中强吞之，日进一服，三日而止，与当利小便之证，病原固自不同也。

下利，寸脉反浮数，尺中自涩者，必圊脓血。

下利一证，其脉多见沉迟，而不应反见浮数，为其寒湿下陷也。若见浮数，即为寒尽阳回，而利将自止，但不应独见于寸口。而尺中自涩，涩者，凝定不流之象，盖胞中血海凝涩不通，气机不达于冲任，是为瘀血。此证必见腹痛，下连少腹，热在上，瘀在下，故必圊脓血也。此证不必治，脓血尽，下利自止，当从呕痛脓者，脓尽自愈之例，说解详《伤寒论·厥阴篇》。如病者必欲服药，略用丹皮、桃仁、地鳖虫等味均可。

下利清谷，不可攻其表，汗出必胀满。

下利清谷，为太阳寒水不能作汗，下并太阴寒湿，冲激肠胃之证。太阳为寒水之腑，少阴为寒水之脏，故在《伤寒论》中，《太阳》《少阴》二篇并见之，皆为四逆汤证。此证表热里寒，本太阳证而内陷太阴，故有不可攻表之戒。按：胀满原属太阴寒证，下利清谷，中阳垂绝，若更误汗，致一线微阳外散，阴寒乃独据中宫，譬之一瓮寒水，冬令坚冰，势将暴裂。设遇此变，惟大剂生附子以回阳，或当挽救一二，慎勿误认肝郁也。近代医家多有此失。

下利，脉沉而迟，其人面少赤，身有微热，必郁冒汗出而解。下利清谷者，其人必微厥，所以然者，下虚故也。

下利一证，原属寒湿下陷，而血热不能上抗，脉之所以沉迟也。若其面戴阳，而身有微热，即可知血分热度渐高，为寒尽阳回之渐。阳热内蕴，乃见郁冒。郁者，身热而汗不遽泄。冒者，气上冲而欲呕之象也。此时心中极为懊憹，逮肺与皮毛中含之水气，为阳热蒸逼，乃漐然汗出而愈矣。若夫下利清谷一证，其人必脉微肢厥，肠胃中阳气垂绝。所谓下虚者，久利而虚寒也。此为四逆汤证，学者不可不知。

下利后，脉绝，手足厥冷，晬时脉还。手足温者生，脉不还者死。

心主脉，下利脉绝，则心房血寒；脾主四肢，下利手足厥冷，则脾阳已绝。欲强心房，莫如生附子，欲温脾阳，莫如干姜、甘草，则四逆汤其主方也。假令服汤后一周时，心房得温而脉还，脾阳得温而手足热，则其病可以不死。盖此证不惟手足厥冷，而肢体常有冷汗，黏腻如膏油，所下之物，白如猪膏，又似冬月之肉冻，病者自觉脑中轰轰有声，久则魂飞帐顶，身摇摇如坠万丈之深潭，背有所着，则忽然惊觉，日数次，直待阳回之后，膏汗始敛，神魂始定，盖去死不远矣。予十五岁时，侍先严秉生公疾亲见之。盖始服高康泉芩连汤而加剧，继服陈子雍外祖芩芍汤，而病益不支。厥后，延赵云泉先生，方用制附子五钱，吴萸三钱，干姜四钱，炙甘草三钱，五味子三钱，公丁香三钱，吉林参三钱，二剂后，手足始温。若服药后脉绝不还，则一身精血俱寒，虽有卢扁，无能为役矣。敬告同人，《倪涵初疟利三方》，慎毋轻用而杀人也。

下利后，腹胀满，身体疼痛者，先温其里，乃攻其表。温里宜四逆汤，攻表宜麻黄汤。

下利而腹胀满，为太阴寒湿内据，前于不可攻表条下，已详言之。身体疼痛，则由太阳寒水，为表寒所郁，不能化汗液而出皮毛。先温其里，后救其表，此为伤寒通例。温里固宜四逆，救表实用麻黄，《伤寒论》中太阳、厥阴二条，与本条并讹桂枝，不可盲从。

下利，三部脉皆平，按之心下坚者，急下之，宜大承气汤。

今之论治者，遇脉证不符之证，或从证不从脉，或从脉不从证，此意实本仲师。即如本节"下利，三部脉皆平"，而无滑大坚实之象，但不在急下之例。然按之而心下坚，心下当胃之上口。今按之而坚，胃中必有宿食梗塞，致上下之气不通。设在上之梗塞一日不去，则下利一日不止，此其所以法在急下，而不当从脉者也。

下利，脉迟而滑者，实也。利未欲止，急下之，宜大承气汤。

下利脉迟，为寒湿在里，血分不敌水分之证。盖胃为生血之原。胃所以能生血者，实关于胃底消食之胆汁。胆火盛而纳谷多，则富其生血之原而脉数；胆火虚而纳谷少，生血之原不足，故脉迟。按：《伤寒·阳明篇》云：脉迟，食难用饱，饱则微烦，头眩，必小便难，此欲作谷瘅。虽下之，腹满如故。所以然者，脉迟故也。此寒湿阻于太阴，不当攻之之明证

也。又云：阳明病，脉迟，虽汗出不恶寒，其身必重，短气，腹满而喘，有潮热者，此外已解，可攻里也。若汗多微发热恶寒者，外未解也。其热不潮，未可与承气汤。此太阴、阳明同病，湿留肌腠，表气不达，不当攻下之明证也。若脉迟而兼滑，则为内实。《阳明篇》又云：谵语发潮热，脉滑而疾者，小承气汤主之。此即脉滑当下之例。盖病者内脏有所停蓄，则其脉滑，是故上膈有湿痰者滑，妇人妊娠者滑，肠胃宿食不去则亦滑。按：此证必兼腹痛，故必通肠胃窒塞，然后痛定利止，此所以当急下也。

下利，脉反滑者，当有所去，下乃愈，宜大承气汤。

下利之脉多沉迟，为其寒湿下陷也。若沉迟之脉，转为滑疾，则阴脉转阳，其病必腹痛拒按。"反"之言"转"也，谓脉之本不如是也。病固有前一日甫用附子理中汤，后一日即当用大承气汤者，予昔年治江阴街肉店范姓男子亲见之。盖湿以下利而日消，寒以温药而顿尽，胃中宿食，不能与之俱去，故前此之缓痛喜按者，一变而为急痛拒按，则舍大承气汤外，岂复有愈疾之方治乎。

下利已瘥，至其年月日时复发者，以病不尽故也。当下之，宜大承气汤。

大承气汤方见《伤寒论·阳明篇》，又见《痓病》

血热盛壮之人，遇天气酷蒸，往往以多汗而胃中化燥，始则大便不行，继则口燥饮冷。夏令伏阴之体，饮冷太暴，或且转为下利，究之利者自利，胃中燥实依然不去，故仍宜用大承气汤以下之。予子湘人辛未六月在红十字会治一山东人亲见之。一剂后，不再来诊，盖已瘥矣。壬申六月，复见此人来诊，诊其脉，洪大而滑疾，已疏大承气汤方治矣。其人曰：去岁

之病，承先生用大黄而愈。湘人告以亦用大黄，其人欣然持方去，不复来，盖又瘥矣。又江阴街烟纸店主严姓男子，每年七月上旬，大便闭而腹痛，予每用调胃承气汤，无不应手奏效。殆亦血热太高，暑汗经其排泄，胃中易于化燥。可见此证不忌冷饮，则湿流太阴部分而兼下利，不敢饮冷，则但病大实满痛，要之为承气汤证。若仲师所云：下利已瘥，至其年月日复发，为病不尽。世岂有病根不拔，能安然眠食，待来岁今日而复发者乎？故知"病不尽"为仲师失辞，不可为训。

下利谵语者，有燥屎也，小承气汤主之。

小承气汤方

大黄四两　枳实三枚　厚朴三两炙

上三味，以水四升，煮取一升二合，去滓，分温二服，得利则止。

大便燥结之证，当有谵语，为肠胃浊热上蒙脑气，心神为之恍惚也。若夫下利一证，正复不当谵语，仲师主以小承气汤，而决其有燥屎。按：此即世俗所谓热结旁流。张隐庵注《伤寒论》，以此证为必无，特未观其通耳。说解详《伤寒论·厥阴篇》，不赘。

下利，便脓血者，桃花汤主之。

桃花汤方

赤石脂一斤，一半全用，一半研末　干姜二两　粳米一升

上三味，以水七升，煮米熟，去滓，温服七合，纳赤石脂末方寸匕，日三服。若一服愈，余勿服。

下利便脓血，为少阴寒湿沉浸，血络腐败之证。陈修园以为由寒郁转为湿热，因而动血，此真大误。水分多于血分，不及注肾膀为溺，乃溢入回肠而下利。水寒血凝，若冻家然，冻家既溃，即有脓血。下利便脓血者，正复如是，非温化其寒而填止其湿，不惟下利不止，脓血又将加剧，此固寒水凝瘀血络，积久溃败之证，非寒郁转为湿热，然后动血也。盖寒湿下注为第一病因，故桃花汤方治，以止涩之赤石脂为君；由寒湿浸灌，致内脏血络腐败为第二病因，故干姜次之；由下利而脾精耗损，为第三病因，故粳米又次之。假令当小便不利腹痛之时，早用四逆、理中，或不至下利而便脓血也。余详《伤寒论·少阴篇》，不赘。

热利下重者，白头翁汤主之。

白头翁汤方

白头翁二两　黄连　黄柏　秦皮各三两

上四味，以水七升，煮取三升，去滓，温服一升。不愈更服。

热利之别于寒利者，热利之证，臭秽逼人，往往不可向迩，而寒证无之。热利之证，身热而气粗，面垢而色浮，而寒证无之。热利有滑大动数之脉，而寒证无之。兼此数者，乃能如航海南针，不迷所向。究其所以下重者，则以湿热并居，阻塞气分，秽物不得宣泄也。白头翁汤方治，用白头翁、秦皮，以清凉破血分之热，黄连、黄柏以苦燥而兼凉性者，除下焦之湿，于是湿热并去，气无所阻而利自止矣。所以不用气分药者，湿热去而气自通也。若后人所用香连丸，即治此证，而识解已落后一层矣。按：此与前一条对文，使人知寒热之辨。

下利后更烦，按之心下濡者，为虚烦也，栀子豉汤主之。

栀子豉汤方

栀子十四枚，擘　香豉四合，绵裹

上二味，以水四升，先煮栀子，得二升半，纳豉，煮取一升半，去滓，分二服，温进一服，得吐则愈。按：方后末八

字，宜从张氏删之。

心下当胃之上口，胃中燥热，则熏灼心下而烦。固自有阳明燥证，虽经下后，心中懊憹而烦者，则下利后之更烦，安知非胃中有燥屎，宜大承气汤之证。但有燥屎者，心下必硬，今按之而濡，可见烦为虚烦。盖下利后津液消耗，阴不抱阳，由是在表则浮阳不收，在里则余热不去，郁结而生虚烦，甚有反复颠倒胸中窒塞及心中热痛者。然究为病后余邪，故但用豆豉以发表汗，生山栀以降里热，而虚烦可解。所谓在表者散而去之，在高者引而下之也。栀子生用，下走大肠。《伤寒·太阳篇》：病人旧微溏者不可与之，其明证也。

下利清谷，里寒外热，脉微欲绝，汗出而厥，通脉四逆汤主之。

通脉四逆汤方

附子一枚，生用　干姜三两，强人可四两
甘草二两，炙

上三味，以水三升，煮取一升二合，去滓，分温再服。

下利清谷，为完谷不化，胃中阳气消亡之证也。胃底消食之胆汁，日见薄弱，不能消入胃之水饮，乃挟未化之谷食直下小肠大肠，是为里寒；寒据中宫，逼真阳外浮，是病外热。外热则汗出，里寒则手足厥逆，以病情论，里寒为真，外热为假。"里寒外热"下，原脱"脉微欲绝"四字，说详《伤寒发微》中。盖阳亡于外，而脉微欲绝，故方治为通脉四逆汤，用生附子一枚以强心房，而脉之伏者起，以心主脉故也。干姜四两，炙甘草三两以助脾阳，而手足之厥逆者温，以脾主四肢故也。里寒外热，真阳外浮，外内不通，故加葱九茎以通之。寒凝血瘀，腹中必痛，故加芍药以疏之。此仲师用通脉四逆之旨也。

下利肺痛，紫参汤主之。

紫参汤方

紫参半斤　甘草三两

上二味，以水五升，先煮紫参，取二升，纳甘草，煮取一升半，分温三服。

下利一证，未闻有肺痛者。且肺痛当是何病，所痛之处，究系何部分，究竟是寒是热，历来注家，绝无分晓，此所当研核者也。按：《内经》云：一阳为病，善咳善泄。盖少阳之火，下注则为泄利，上注于肺则为咳，燥火上迫，肺有所壅，乃至咳而肺痛，则此证为热而非寒也。然则痛在何部分？曰：其痛当在胸中。予尝见病肺痈之人，胸中常隐隐作痛，此即痛在胸中之明证。考本书肺痈方治为桔梗甘草汤，盖桔梗以泄壅，甘草以除毒，而肺痛可止。陈修园疑紫参为桔梗之误，理或然也。

气利，诃黎勒散主之。

诃黎勒散方

诃黎勒十枚，煨

上一味，为散，粥饮和，顿服。

说解详"上下利气者"节，兹不赘。诃黎勒今名诃子，味涩而苦，煨不透则研不细，入咽梗塞，前于同乡陶姓亲验之。

疮痈肠痈浸淫病脉证治第十八

诸浮数脉，应当发热，而反洒淅恶寒，若有痛处，当发其痈。

凡外证初起，必先恶寒，此其大较也。盖痈之所由成，血络闭于寒湿，而营气不通。营郁生热，脉乃浮数，血以凝涩而内停，则阳气不能独行于表分，此所以当发热而反洒淅恶寒也。遇此脉证，虽形似伤寒，而实为痈疽。始则恶寒，继则发热，寒热日作，若疟发然。三数日后，瘀血蕴蒸化热，始知痛处，此与将溃之冻瘃，正复相似，无论在何部分，皆当以药发之。大约人体外证之属寒者，除流注外，发背、脑疽最为重大。惟世传阳和汤一方，与仲师当发其痈之旨最合。若误投寒凉败毒之品，十不活一。所以然者，为血络凝于寒湿，非疔毒、流火属于阳证者比也。

附：阳和汤方

麻黄三钱去根节，炮姜三钱，熟地黄一两，鹿角胶三钱，肉桂一钱，寒重加附子。

师曰：诸痈肿，欲知有脓无脓，以手掩肿上，热者为有脓，不热者为无脓。

痈毒初起，以肿大见红色为顺，而皮色不变，平塌不起者为逆。大率由寒而热，由热而肿，由肿而痛，痛剧则瘀血蒸化为脓，痛减则脓已成，身亦渐凉，抉而去之，疮口掩以拔毒生肌药，其证立愈。此因痛减而知有脓之说也。仲师验脓之法，则以肿处热不热为验，此又以热而知有脓之说也。予按：痈疽大证，必有极大之脓头，坚硬不化，疮上极热灼手处，即为脓头所在。以刀抉之，百不失一。仲师之言，则固信而有征也。复有体虚未易肿大者，或妇人病在下体，未便开刀者，仙方活命饮成效卓著，当附存之。

附：仙方活命饮方

乳香、没药各二钱，炙甲片五钱，皂角刺三钱，防风一钱，大贝四钱，生草二钱，归尾二钱，生黄芪三钱，赤芍四钱，银花三钱，排脓加白芷。上药水煎服，即日止痛，脓成自溃，未成即消。

肠痈之为病，其身甲错，腹皮急，如肿状，按之濡。此下与后条错简，今校正。时时发热，热汗出，反恶寒，其脉迟紧者，脓未成。可下之，大黄牡丹汤主之。脉洪数者，脓已成，不可下也。三句旧误在上，今校正。

大黄牡丹汤方

大黄四两　牡丹一两　桃仁五十个　冬瓜仁半升　芒硝三合

上五味，以水六升，煮取一升，去滓，纳芒硝，顿服之。有脓当下，如无脓当下血。

肠痈一证，由于血凝气滞，阴络内阻，营气干涩，不能外润肤表，则肌肤为之甲错。甲错者，血枯之象也。在里之气血不通，乃成内痈。此证始以水寒而血凝，继以血凝而腐烂，若冻瘃然，日久化热，即成溃疡矣。血阻于内，气膨于外，故腹皮之急如鼓。但有气而无水，故按之濡。时发热自汗出复恶寒者，肺与大肠为表里。皮毛为肺所主，肠内病痈，邪热外薄皮毛，故时发热。热胜而皮毛开，故自汗。汗后毛孔不闭，风乘其虚，故复恶寒。脉迟而紧则里热未盛，毒血尚凝聚未散，不难一下而尽，所谓曲突徙薪也。以其大肠壅阻也，用大黄、芒硝以通之；以其身甲错，知其内有干血也，用桃仁、丹皮以攻之；以发热自汗复恶寒，知大肠移热于肺，肺主之皮毛，张于标热而不收也，用泻肺除热之冬瓜仁以清之，此大黄牡丹汤之义也。若夫里热既盛，脓成血溃，至于两脉洪数，则非一下所能尽。仲师不曰脓已成，赤豆当归散主之乎。方见《百合狐惑篇》中。究其所以不可下者，譬之流寇，溃散则难为攻，不如方聚之易为歼也。尝记癸丑十一月，若华之母病此，腰腹俱肿，有时发热自汗，有时不甚发热，痛不可忍，按之稍定，于冬至前二日，用大黄五钱，丹皮一两，桃仁五十粒，冬瓜子八十粒，芒硝三钱，服后腹中大痛，午后下血半净桶，而腹平痛止，不啻平人矣。辛未四月，强鸿培嗣子福全病此，既就宝隆医院矣，西医指为盲肠炎，并言三日后大开刀，福全不解，私问看护，以破腹告，福全惧，弃其衣物而遁。翌日，抵予小西门寓所，以腹中剧痛求诊。按其脉紧而数，发热有汗，但不恶寒，予即疏方与之。明日复诊，盖下经三次而腹痛止矣。又壬申年，治大自鸣钟慎大衣庄裘姓少年亦如之。癸酉年，治陆姓少女腹右旁痛，痛经四月，身体瘦弱，西医不敢开刀，由同乡高长佑推荐，予以此方减轻授之，当夕下泥黑粪，痛未止，稍稍加重，遂大下黑粪，如河泥，其痛乃定，调理一月，方能出险，盖亦危矣。乙亥八月，四明史惠甫病此，已由姜佐景用前方下过，未能拔除病根，予用生大黄五钱，冬瓜仁一两，桃仁八十粒，丹皮一两，芒硝三钱，外加当归、赤豆，二诊加赤芍五钱，败酱草五钱，所下黑粪，并如污泥状，病乃出险，并附记之。

肿痛者，少腹肿痞，按之即痛，如淋，小便自调，腹无积聚，身无热，脉数，此为内有痈脓。"内"字上旧有"肠"字误。薏苡附子败酱散主之。"腹无积聚"下，旧讹在上节，今校正。

薏苡附子败酱散方

薏苡仁十分　附子二分　败酱五分

上三味，杵为散，取方寸匕，以水二升，煎减半，顿服，小便当下。

肿见于外，谓之肿痈，不类病在大肠，气膨腹皮，但见肿状也。按：此节所列病状，曰少腹肿痞，按之即痛，如淋，小便自调，显系少腹疽。《伤寒·太阳篇》：少腹硬满，小便自利者，下血乃愈。又云：少腹硬，小便不利者，为无血也。小便自利，其人如狂者，血证谛也。此可见病在血分者，水分必无阻碍。今少腹肿痞，按之即痛如淋，小便自调，与少

腹硬而小便自利，有何差别。病当在胞中血海，岂得更谓之肠痈。且以证情论，"小便自调"下，当与上节"腹无积聚"连属，为薏苡附子败酱散证。观于方治后"小便当下"字，便可决为少腹肿痞证方治，断非其身甲错之方治矣。肿痞在少腹，上不及脐，故知腹无积聚，病根即在少腹，不似标阳内陷，故身无热，但据少腹肿痞按之即痛如淋之病状，加之以脉数，便可知血已成脓。然则肠内有痈脓，实为内有痈脓之误。要知证虽化热，病原实起于肾寒，血海遇寒而凝，凝则痛，久而化热，血之凝者腐矣。故方治十倍利湿开壅之薏苡，而破血热排脓之败酱草半之，略用生附子以解凝而止痛，数不及败酱之半，然后少腹之脓乃得从小便中出。予直决其为少腹疽。王鸿绪以为患在少腹之内为小肠疽，陈修园又以为小肠痈，俱谬误。不然，少腹承下焦水道，由肾脏出，与小肠之下，自接大肠者，何尝有丝毫干涉耶。尝记辛未正月，予子妇之妹嫁江阴北门外程姓者病此，昼夜剧痛，不能安睡，小便时时出黏腻白物，有时微带红色，所出不过一滴，出之先，痛不可忍。赴医院求诊，西医饮以药水，七日不减，其夫以病状来告，予用重剂仙方活命饮加当归四两，向杂粮肆买赤豆一升先煎，后入他药，阴以茶铫携入医院，伪言开水，服之，半小时即能安睡。明日用原方，二剂肿消，月余生一子。盖此证多出妊娠之妇，谅由气血凝聚化热，伤及血海所致，学者幸致意焉。

问曰：寸口脉浮微而涩，法当亡血若汗出，设不汗出者云何？曰：若身有疮，被刀斧所伤，亡血故也。

人之一身，皮毛之内，尽含水分，水分所以能化气外泄者，全恃周身之血热，血热之盈亏不可知。以寸口脉为之验，脉

微而涩，是为阴虚。阴虚之人，或吐血，或盗汗，是为虚劳本证。今见此极虚之脉，既不吐血，又无盗汗，病既不属虚劳，则其人必有夙疾，或身有疮疡，而脓血之抉去者过多，或向受刀创，而鲜血之流溢者加剧，虽境过情迁，而营气既衰，断不能复充脉道，盖脉之虚，正不系乎新病也。

病金疮，王不留行散主之。

王不留行散方

王不留行十分，八月八日采　蒴藋细叶十分，七月七日采　桑东南根白皮十分，三月三日采　甘草十八分　黄芩二分　川椒三分　厚朴二分　干姜二分　芍药二分

上九味，前三味，烧灰存性，各别杵筛，合为散，服方寸匕。小疮即粉之，大疮但服之，产后亦可服。

此方有桑皮之润、厚朴之燥、黄芩之寒、椒姜之热。大致金创流血，创口干燥增痛，故宜润；血去既多，湿寒停阻脾阳，故宜燥；血虚则生内热，故宜凉；血分热度，以亡血而低，中阳失运，故宜温。而终以通利血脉止金创血为要；故以王不留行、蒴藋细叶为方中主药，而芍药佐之，又复倍用甘草以和诸药，使得通行表里。此王不留行散之大旨也。

排脓散方

枳实十六枚　芍药六分　桔梗二分

上三味，杵为散，取鸡子黄一枚，以药散与鸡黄相等，饮和服之，日一服。

予按：此方之上，脱去病证，以方治重用枳实，当为胃痛。

排脓汤方

甘草二两　桔梗三两　生姜一两　大枣十枚

上四味，以水三升，煮取一升，服五合，日再服。

按：此为肺痈方治，故与桔梗汤同。

浸淫疮，从口起流向四肢者可治，从四肢流来入口者不可治。浸淫疮，黄连粉主之。方阙。

浸淫疮为脂水流溢之通称，说详《脏腑经络篇》。黄连苦寒，能清大毒，许半龙治疗毒重用之，往往取效。而其性尤燥，能去湿热，湿热既去，疮中脂水，乃不至蔓延流溢也。然则黄连粉方虽阙，其意则大可知也。

趺蹶手指臂肿转筋狐疝蛔虫病脉证治第十九

师曰：病趺蹶，其人但能前不能却，刺腨入二寸，此太阳经伤也。

此湿从下受之证也。趺蹶为足背经脉转庚，其人能前不能却，要为寒湿伤筋之证。昔大禹因治水，久居湿地病湿，至于两足不相过，后世巫者效之，谓之禹步，可为明证。仲师所云刺腨二寸，断为太阳经伤者，盖太阳之经入腘中，贯腨内，出外踝之后，至小指外侧。寒湿伤其经脉，血瘀不通，故强直而不能却。刺腨二寸，正所以泻其瘀也。惟近世内科能用针者少。予尝患右臂酸痛，自肩至于尺泽，长女昭华用毛姜四两，川乌三两，草乌五两，红花二两，良姜一两，每夜浓煎熏洗，月余竟愈，则寒湿伤经，似亦不妨用之也。

病人常以手指臂肿动，此人身体瞤瞤者，藜芦甘草汤主之。方阙。

《内经》云：风胜则动，湿胜则肿。仲师言手臂肿动，身体瞤瞤，此可知为风湿痰涎，走窜指臂，延及周身之证，与风痫证略同，特风痫无此表证耳。按：子和《儒门事亲》云：一妇病风痫，其始一二

年发，后即日发，甚至一日数发，求死不得。值凶岁，采野草充粮，见草若葱状，采蒸饱食，胸膈间胀闷，顷之，涌吐胶痰，数日，约一二斗，甚昏困，后遂轻健如平人。以所食葱访人，即藜芦也。盖风痰内壅，积久旁窜，积者为本，窜者为标，用藜芦者，涌吐而抉其壅也。所以用甘草者，恐藜芦苦寒败胃，甘味以调之也。近闻痫证有日服控涎涎丹一钱，久而自愈者，亦所以去痰涎也。

转筋之为病，其人臂脚直，脉上下行，微弦，转筋入腹者，鸡矢白散主之。

鸡矢白散方

鸡矢白

为末，取方寸匕，以水六合和温服。

转筋入腹之病，予未之见。原其病情，则与痉证之宜大承气汤者略同。痉证云"痉脉按之紧如弦，直上下行"，与此证"脉上下行，微弦"何异。痉证云"脚挛急"，与此证"臂脚直"又何异。痉证燥热，阴液垂绝，故急下以救之，所以除里热也。此证用下气破积通利大小便之鸡矢白散，亦所以除里热也。所以然者，里热不除，则筋脉受灼而不得柔和，故必通其大肠，使阳明燥气内熄，而筋脉乃和。考葛仙方中风头足往后扯动，弯曲不伸，其形如弓，用鸡矢白三钱，酒五杯，用竹箸搅千遍，日服二次。予按：此即痉病之卧不着席证。痉病自中风传来，易于化燥，内脏燥而筋脉受灼，以致全身强急，故借《内经》治臌胀之鸡矢醴以下之，盖亦《金匮》用大承气汤之义也。然则转筋用鸡矢白散，亦何独不然乎。

阴狐疝气者，偏有小大，时时上下，蜘蛛散主之。

蜘蛛散方

蜘蛛十四枚，熬　桂枝半两

上二味，为散，取八分一匕，饮和服，日再服，蜜丸亦可。

此寒邪并少阳湿热并注睾丸之证也。湿热偏注，睾丸一胀一否，则偏有小大。发时胀而偏坠，不发则如平人，故时时上下。以其病在下体，与蚀下为狐同例，故谓之阴狐疝。蜘蛛破瘀消肿，昼隐夜出，为阴类之虫，取其下入阴部。桂枝通阳宣郁，能达肝胆沦陷之气。破瘀则寒湿不凝，通阳则郁热外散，而偏坠可愈矣。予昔在同仁辅元堂改散为煎，治愈二人。用桂枝三钱，蜘蛛一枚炙存性，一人二剂愈，一人一剂愈。章次公、王慎轩皆亲见之。今则相隔久远，并病者姓与居址而忘之矣。乙亥重九日，有倪姓来诊，其证时发时止，今以遇寒而发，偏坠微痛，夜有寒热，睡醒汗出，两脉迟滑。方用大蜘蛛一枚，炙过，川桂枝四钱，一剂即愈。此为前病肠痈之史惠甫介绍，并附记之。

问曰：病腹痛有虫，其脉何以别之？师曰：腹中痛，其脉当沉若弦。反洪大，故有蚘虫。

此从脉象之异，决其为有虫之痛也。凡腹痛，脉沉为寒湿下陷，直四逆汤证耳；脉弦为肝邪乘脾，直小建中汤证耳。若不沉不弦而腹痛，则既非寒湿内停，又非肝胆郁陷，故可决为虫痛。然"洪大"二字，亦为仲师失词，脉不足据，当以病状参验之。不然，岂大实满之阳明证，其脉独不洪大耶。

蚘虫之为病，令人吐涎，心痛，发作有时，毒药不止者，甘草粉蜜汤主之。

甘草粉蜜汤方

甘草二两　白粉二两。即铅粉　白蜜四两

上三味，以水三升，先煮甘草取二

升，去滓，纳粉蜜，搅令和，煮如薄粥，温服一升。瘥即止。

蛔虫之为病，常起于脾脏寒湿。由寒湿积为水痰，少阳之气不达于三焦，水痰感少阳生气，乃生蛔虫。蛔托生于痰涎，故其腹多涎。蛔饥吐涎，胃不能容，随即倾吐而出，此所以令人吐涎也。心痛者，心下窜痛，蛔上入膈故痛，非真心痛也。蛔安静则如平人，窜动则痛欲死，故发作有时，此蛔病之大概也。然竟有毒药不能奏效者，则以病者曾用杀虫猛药，剂量太少，蛔虫醉而不死，后遂狡避不食也。故不能猛攻，莫如诱劫，不得已而用甘草粉蜜，使虫贪蜜之甘，而不知铅粉之毒，此亦陈人畏宋万多力，使妇人饮之酒醉而执之之计也。用甘草者，欲病人不受铅粉之毒也。先母侍婢曾患此，始病吐蛔，一二日后，暴厥若死，治以乌梅丸，入口即吐。予用甘草五钱，先煎去滓，以铅粉二钱，白蜜一两调饮之，半日许，下蛔虫如拇指大者九条，其病乃愈。然时医辄非笑之，夏虫不可语冰，宣其然乎。

蛔厥者，其人当吐蛔。今病者静而复时烦，此为脏寒。蛔上入膈，故烦。须臾复止，得食而呕，又烦者，蛔闻食臭出，其人当自吐蛔。蛔厥者，乌梅丸主之。

乌梅丸方

乌梅三百个　细辛六两　干姜十两　黄连一斤　当归　川椒各四两　附子　桂枝　人参　黄柏各六两

上十味，异捣筛，合治之，以苦酒渍乌梅，一宿去核，蒸之五升米上，饭熟，捣成泥，和药令相得，纳白中，与蜜杵二千下，丸如梧子大，先食饮服十丸，日三服，稍增至二十丸，禁生冷滑臭等食。

蛔厥非手足逆冷，乃心下暴痛，病者目珠上出，瞑然若死之谓，间亦有痛极而手足冷者，要其立名之义，正不在此也。按：此证丸药不效，不妨改丸为汤。曾记无锡强福全未病肠痈时，先病腹痛，痛无定时，忽作忽止，知为虫，已服丸半斤矣，痛如故，后即改丸为汤，二剂而瘥。说解详《伤寒论》，兹不赘。

妇人妊娠病脉证治第二十

师曰：妇人得平脉，阴脉小弱，其人渴，不能食，无寒热，名妊娠，桂枝汤主之。于法六十日当有此证。设有医治逆者，却一月加吐下，则绝之。

妊娠之脉，关后有余，尺跳动，右甚为女，左甚为男，此历试不爽者也。今师云妇人得平脉，阴脉小弱，何乃适得其反？盖妊娠停经之初，本无他病，故脉如平人。血凝子宫，胎气尚微，故阴脉小弱，非如四五月后，胎气壮盛之比。月事既停，统血之脾脏顿滞，脾精之上输者少，故渴。脾阳失运，消谷之力微，故不能食。更有湿痰停阻胸中，时欲呕者，俗称恶阻。仲师不言者，盖已统于不能食中，非脱漏也。凡见此证，脉平而表无寒热，即可断为妊娠。主以桂枝汤者，所以助脾阳而疏胸中水气也。方解详《伤寒发微·太阳篇》。所以六十日方见此证者，为始停经时，中气尚疏，上中二焦，未有所觉也。此证不当治渴及呕，治之为逆。设治渴而误用清燥滋阴之品，胃中必寒。设治不能食而误投下药，脾湿又将下陷。治不得法，后一月必加吐下，中气败也。绝其药，并斥其医，庶几勿药，有喜乎。

妇人宿有癥病，经水断，未及三月，而得漏下不止，胎动在脐上者，此为癥痼害。妊娠六月动者，前三月经水利时，胎也。下血者后断三月，衃也。所以不止者，其癥不去故也，当下其癥，桂枝茯苓丸主之。

桂枝茯苓丸方

桂枝　茯苓　丹皮　桃仁去皮尖，熬　芍药各等分

上五味，末之，炼蜜丸如兔屎大，每日食前服一丸，不知，加至三丸。

欲安良民，必除盗贼，欲养良苗，必除莠稗，此尽人之所知也。然则欲孕妇之安胎，不去其宿疾可乎？设宿癥不去，或经断未及三月，即有漏下之变。所以然者，养胎之血，不能凝聚子宫，反为宿癥所阻，从旁溢出，胎失所养，则动在脐上。其实胎元无损，癥痼害之也。然亦有三月后而胎动下血者，其证亦为癥。仲师言六月动者，赅四月至六月言之耳。前三月经水通调，忽然中止，当可决其为胎。若经断三月之后，忽然下血，其为衃血横梗，不能融洽何疑。新血与衃血不和，因有渗漏之隙，不下其癥，胎必因失养而不安。仲师设立桂枝茯苓丸，以缓而下之。盖癥之所由成，起于寒湿，故用桂枝以通阳，茯苓以泄湿，丹皮、桃仁、赤芍则攻瘀而疏达之，固未可以虚寒漏下之治治也。间亦有寒湿固瘕之证阻隔腹中，不下血而胎元不足者。曾记丁卯新秋，无锡华宗海之母，经停十月，而腹不甚大，始由丁医用疏气行血药，即不觉胀满，饮食如常人。经西医考验，则谓腹中有胎，为腐败之物压住，不得长大，欲攻而去之，势必伤胎。宗海邀予赴锡诊之，脉涩不滑，不类妊娠。当晚，与丁医商进桃核承气汤，晨起，下白物如胶痰，更进抵当汤，下白物更多，胀满悉除，而腹忽大，月余生一女，母子俱安。孙子云：置之死地而后生，宣其然乎。

妇人怀妊六七月，脉弦，发热，其胎愈胀，腹痛恶寒，少腹如扇平声。所以然者，子脏开故也。当以附子汤温其脏。方见《伤寒》。

怀妊六七月，胎已长成，血凝于下，热度不高。太阳寒水，化气者少，脾脏乃气虚生湿，寒湿内壅，故胎胀。流入足太阴部分，故腹痛。脾阳不能外达，故发热而恶寒。弦脉为寒，水湿凝固，此《伤寒》《金匮》之通例，以为肝病者，谬也。间有肝邪乘脾脉弦腹痛者，要由脾虚湿胜，肝胆郁陷之气暴乘其虚，故先用小建中汤以实脾。凡脉见弦急，俱为水胜血寒，胎气张于内，少腹膨急而子脏开，风寒袭之，故少腹如扇。如扇云者，谓逐阵冷气相逼也。附子汤方，用附子以温肾，肾下水道接膀胱，故温肾而少腹自暖；茯苓、白术、人参以泄水而扶脾，湿邪去，则寒热止而胎胀平；芍药能调阴络阻滞，故治腹痛，《伤寒论》所谓腹痛加芍药也。

师曰：妇人有漏下者，有半产后因续下血不绝者，有妊娠下血者。假令妊娠腹中痛，为胞阻，胶艾汤主之。

胶艾汤方

干地黄六两　川芎　阿胶　甘草各二两　艾叶　当归各三两　芍药四两

上七味，以水五升，清酒三升，合煎取三升，去滓，纳胶，令消尽，温服三升，日三服。不瘥更作。

妇人妊娠，有宿癥不去，致经血妄行者，前既出桂枝茯苓丸方治矣。但经血妄行，不能一致。有下少数之血，相续不绝者；有因半产气虚不能摄血，续下不止者；有冲激大下者。设妊娠见此证，但腹中痛，脐上不见跳动者，即为内无宿癥。宿癥利用攻，无癥则利用补。胞中之血，不得上行冲任二脉，阻塞下陷，故名胞

阻。胶艾汤方，地黄、阿胶以养血，川芎、艾叶以升陷而温寒，炙草以扶统血之脾，归、芍以行瘀而止痛，而下血腹痛愈矣。尝记丁巳年治潘姓漏下证，用仲师方治，改两为钱，服后腹中胀甚，二日而漏下止，二十日后生一男，今十七岁矣。

妇人怀孕，腹中疠痛，当归芍药散主之。

当归芍药散方

当归　芎䓖各三两　芍药一斤　茯苓白术各四两　泽泻半斤

上六味，杵为散，取方寸匕，酒和，日二服。

妇人怀孕，全恃养胎之血。因怀孕之故，周身气血环转较迟，水湿不能随之运化，乃停阻下焦而延及腹部，此即腹中疠痛所由来。方用芎、归、芍以和血，并用茯苓、泽泻、白术以泄水而去湿，但令水湿去而血分调，疠痛自止。盖治病必伏其所主，宿食腹痛，则治以承气，得下即痛止；寒利腹痛，则治以四逆、理中，寒去则痛止；肝乘脾腹痛，则治以小建中，脾安则痛止；蛔虫腹痛，则治以乌梅丸，虫下则痛止，皆不泛用止痛之药。当归芍药散之治孕妇疠痛，亦犹是耳。自世多不识病原之医士，乃有通治之套方，而古法浸荒矣。

妊娠呕吐不止，干姜人参半夏丸主之。

干姜人参半夏丸方

干姜　人参各一两　半夏二两

上三味，末之，以生姜汁糊为丸，梧子大，饮服十丸，日三服。

妊娠之妇，经血下停，上膈当然湿阻，故六十日后，当见干呕不能食之证。惟湿困脾阳，不妨竟用桂枝汤，但得脾阳略振，胃气自和。若夫湿积成水，停蓄心下，渗入于胃，胃中虚寒，遂有呕吐不止之变。法当去水温中，仲师因立干姜人参半夏丸方，但令心下之水与胃中之寒并去，呕吐自定。但半夏一味，决宜生用，并不可浸去麻性，以半数之干姜搀杂，又加姜汁为丸，入口必然不麻，否则弃精华而用渣滓，以之泄水，恐无济也。

妊娠小便难，当归贝母苦参丸主之。

当归贝母苦参丸方

当归　贝母　苦参各四两

上三味，末之，炼蜜丸如小豆大，饮服三丸，加至十丸。

小便难而上焦无热，则下焦水道不利，不由浮阳吸引可知。饮食如故，则心下又无水气。尝见妇人淋带多者，湿痰必少。一见湿痰上泛，淋带即少，则此证要由血虚生热，湿痰下注成淋，阻塞水道所致。贝母本去痰之品，亦主淋沥，此即湿痰与淋带随发异名之确证。方用当归贝母苦参丸，当归补血，苦参泄热，此为妊娠大法，而主要则全在贝母一味，为其去淋沥之瘀塞而小便始通也。所以用丸不用汤者，则以湿浊黏滞，非一过之水所能排决也。

妊娠，有水气，身重，小便不利，洒淅恶寒，起即头眩，葵子茯苓散主之。

葵子茯苓散方

葵子一升　茯苓三两

上二味，杵为散，饮服方寸匕，日二服，小便利则愈。

妊娠之妇，血凝气弱，入胃水饮，运化较难，故有水气留积心下，上泛而呕吐者，亦有阻于膀胱，淋沥不清而小便难者。若夫水不化气，湿留肌肉，则病身重。三焦气阻，则小便不利。由肌及表，阳气不通，则洒淅恶寒。水气上乘，不凌心而犯头目，则心下不悸而起即头眩。葵子茯苓散，专以滑窍利水为主，其病当愈，葵子滑胎而不忌者，所谓有故无陨亦无陨也。

妇人妊娠，宜常服当归散。

当归散方

当归　黄芩　芍药　芎䓖各一斤　白术半斤

上五味，杵为散，酒服方寸匕，日再服。妊娠常服即易产，胎无所苦，产后百病悉主之。

妊娠之妇，血凝而气聚，血凝则易生热，气聚则易生湿，湿热相抟，则病腹痛，当归散所以为常服之品也。归、芍、川芎以和血，黄芩以清热，白术以燥湿，但令湿热清而血脉和，其胎即安。后世医家有胎前宜凉之说，由此方用黄芩始也。

妊娠养胎，白术散主之。

白术散方

白术　川芎　蜀椒去汗　牡蛎各三分

上四味，杵为散，酒服一钱匕，日三服，夜一服。但苦痛加芍药。心下毒痛倍加川芎。心烦吐痛不能食饮加细辛一两，半夏大者二十枚，服之后，更以醋浆水服之。若呕，以醋浆水服之。复不解者，小麦汁服之。已后渴者，大麦粥服之。病虽愈，服之勿置。

人体有强弱，强者血分多于水分，而热度常高；弱者水分多于血分，而寒湿为胜。观当归散与白术散之异，知胎前宜凉之说，不可为训也。寒水太胜，则血热被压，下陷而不能升。白术散方，白术以燥湿，牡蛎以泄水，川芎以升陷，蜀椒以散寒，但令寒水下泄，血温上升，其胎即安。况水盛血虚之人，养胎尤为不易，故仲师于当归散后，别无增益之药，独于本

方之后，辨证加药，并出善后方治，何其郑重分明乎？此无他，水微而血盛，不过热郁生燥，不似水胜血寒者，必有坠胎之变也。血瘀则腹痛，故加芍药以通络。水停心下，心脏血郁，故加升陷之川芎。水泛凌心，寒渍入胃，以至心烦吐痛，此痛与悬饮内痛同。不能食饮，故加细辛、半夏，以去水而蠲饮。服以醋浆者，所以平胆胃而止呕也。不解，以小麦汁服之者，以小麦养心除烦，兼能利水故也。若夫病已而渴，常服大麦粥者，以病原起于血虚，胃为生血之原，和胃降逆，俾能食饮，正所以补虚也。

妇人伤胎，怀身腹满，不得小便，从腰以下重，如有水状。怀身七月，太阴当养不养，此心气实，当刺泻劳宫及关元，小便微利则愈。

此承上养胎，旁及失养之证也。盖胎得养则安，失养则伤。但胎气营养，不惟外借药力，抑更视其本体。初受胎二月，肝液养之，胎气安静。三四月胆火养之，胎至是而始动。五六月脾精养之，脾脏多湿，腹至是而始大。七八月肺阴养之，肺主气，故气充而液下济。九十月肾阴养之，肾主水，故腹以多水而益大。设令肺阴养胎之期，为湿邪凝阻，不能下济，湿之所聚，太阴气化不宣，因病腹满。气闭于上，水吸于下，故不得小便。第观其腰以下重，如有水气状，便可知病在下焦矣。《水气篇》云：肿在腰以下，当利小便，非其明证欤。但膈上气疏，利用从治，膈上气闭，便当曲治。所以然者，不宣上气，无论五苓散、猪苓汤，百无一效，正恐愈利而愈塞也。湿停于中，心气不得下交，则郁而上逆。心气实者，非心气自实，以有所阻隔而然也。脉中营气不动，脉外之卫气，不得独行，心气闭于上，则肾气窒于下，故泻掌心之劳宫、脐

下之关元，上下两泄，令小便微利即愈。譬之今人开煤油铁箱，上下各开一钉眼，以器下承之，油自从钉眼出。若但有下眼，便涓滴不出矣。

附：难产方治

妇人临产，有先下水一日而小儿不下者；有气血两虚，小儿欲出不出者。长女昭华制方，活人甚多。壬申冬十一月，长子湘人之室亦以下水一日用之。附录之以告存心济世者，盖一举而救人二命也。方用生潞党二两，当归三两，牛膝四两，上三味浓煎顿服，食顷即产。盖取其气血两补，并利用牛膝之坠胎也。气分充满者，去党参加牛膝一两。

妇人产后病脉证治第二十一

问曰：新产妇人有三病，一者病痉，二者病郁冒，三者大便难，何谓也？师曰：新产血虚，多汗出，喜中风，故令病痉。亡血复汗，寒多，故令郁冒。亡津液，胃燥，故大便难。

妇人怀孕，周身血及水液，尽资养胎之用，至于临产，养胎之血及水液载胎以出，譬之顺水行舟，水随舟下。产后血液虚耗，正不待言。阴亡于内，则阳张于外，阴耗阳张，故令肠胃内燥。肌腠外疏，营魄弱而汗液泄。风乘其虚，始则中风；风燥伤筋，因转为痉，此即栝蒌桂枝汤证也。脾为统血之脏，血虚则脾精不行，肠胃燥而大便难，此即脾约麻仁丸证也。血分与阳气合则温，与阳气离则寒。西医谓血中无气者，妄也。但内含而不外散耳。血中无气安有热度。产后亡血而阳浮于上，阳浮则表虚而汗出，阴寒袭虚，内脏微阳益不能支，因致郁而上冒，若暴厥状。此桂枝去芍药加龙骨牡蛎汤证也。以上三证，并为亡阳伤津，要其为大便之难

则一。设不大便无所苦，不妨徐俟津液之复，大便自通，虽不治亦可也。

产后郁冒，其脉微弱，呕不能食，大便反坚，但头汗出。所以然者，血虚而厥，厥而必冒，冒家欲解，必大汗出，以血虚下厥，孤阳上出，故头汗出。所以产妇喜汗出者，亡阴血虚，阳气独盛，故当汗出，阴阳乃复。大便坚，呕不能食，小柴胡汤主之。

此申上节郁冒大便难而发明其病理，非谓小柴胡汤可通治郁冒大便难也。仲师所以不出方治者，正以证有轻重，剂量可随时增减也。至不明病理而妄治之，则殆矣。证情由于血虚，自当以养血为主，是故产后血虚，不惟桂枝去芍药加龙骨牡蛎为治标之法，而初非正治，即仲师小柴胡汤，亦为大便坚，呕不能食而设，亦非通治郁冒。郁冒之脉所以微弱者，亦由血虚。血虚则肝阴亏而胆液生燥，少阳之气上逆，则呕不能食。呕则胃燥，津液不能下溉大肠而大便坚。故治此者，但需小柴胡汤以平胆胃之逆，使膈上津液足以下润大肠，诸恙可愈。若夫虚阳上浮，则但头汗出。阴虚阳越，则卫不与营和，但令助营气之弱，使与卫气相接，其病自愈。曰冒家欲解，必大汗出乃愈者，此即脏无他病，先其时发汗则愈，宜桂枝汤之例也。如营气过弱，异于血实不行，即当去芍药；阳气上盛，吸水不降，即当加龙骨、牡蛎，可以片言决也。陈修园乃谓小柴胡汤通治郁冒及便难，有是理乎？予尝治湖南曹姓妇产后冒风恶寒泄泻之证，经前医两进小柴胡汤，泄泻虽止，而壮热头晕，多汗而喘，一身尽疼，恶露不行。予谓产后百脉空虚，风寒易入，此即恶寒泄泻所由来，此时不用温中补虚，反用解外之小柴胡汤张发其阳气，因有发热头晕之变。瘀血为阳气吸引，不得下行，故身痛。阳

气郁冒于上，故多汗而喘。予即认定虚寒，用潞参三钱，炙黄芪三钱，熟地黄二两，归身五钱，附子三钱，麦冬四钱，外加姜、枣，一剂而浮阳减，继以胶艾汤而恶露通。夫小柴胡汤能致郁冒，岂有本郁冒而反用小柴胡汤之理？足见仲师此方，专为大便坚呕不能食而设。盖以止少阳之呕逆，留胃液而润肠燥，并欲下行之腑气，不为浮阳吸引也。仲师恐人误认为郁冒方治，故于节末另提"大便坚，呕不能食"两层，二者之中，又以呕不能食为主，然非好学深思，心知其意，固未易为浅见寡闻道也。

病解能食，七八日更发热者，此为胃实，宜大承气汤主之。

病解能食，则胆胃气平而呕吐止，胃中津液，得以下润大肠矣。小柴胡汤重用黄芩，令人大便泄，屡验。乃至七八日更发热者，此必非阴虚生热可知也。但按其脉而滑大，便当乘胃气之强，用大承气汤以攻之，所谓曲突徙薪也。独怪近世医家，遇虚羸之体，虽大实之证，不敢竟用攻剂，不知胃实不去，热势日增，及其危笃而始议攻下，有惜其见几不早耳。

产后腹中疞痛，当归生姜羊肉汤主之。并治腹中寒疝，虚劳不足。疞，音绞，急也。陈修园以为缓痛，殊谬误。

产后下血过多，其人水分不足，则因虚生燥而大便难；水分过多，则因虚生寒而腹中疞痛。当归生姜羊肉汤，当归以补血，生姜以散寒，羊肉以补虚，而疞痛可止。惟治腹中寒疝虚劳不足，宜于本方中加生附子一枚，非惟去病，兼能令人有子。予于赵振声妻张氏亲验之。盖前此所以不孕者，以其有痛淋也，每痛必下白物一滴。服此方而痛淋止矣。

产后腹痛，烦满不得卧，枳实芍药散主之。

枳实芍药散方

枳实烧令黑勿太过　芍药各等分

上二味，杵为散，服方寸匕，日三服。并主痈脓，大麦粥下之。

产后腹痛有三，一为虚寒之痛，上节所谓疞痛是也；一为蓄血之痛，后节枳实芍药散治之有愈者是也；一为胃实，血不流行之证，即此烦满不得卧者是也。血少而不能交会于心则烦，胃气顿滞则满，胃不和则胀潴而不得卧。方用芍药以通血分之瘀，枳实以导胃实之滞，并用大麦粥以调养肝脾，但使血分通调，中气疏畅，烦满自止。烦满止，然后营卫调适，卧寐坦然矣。

师曰：产妇腹痛，法当以枳实芍药散。假令不愈者，此为腹中有瘀血着脐下，宜下瘀血汤主之，亦主经水不利。

下瘀血汤方

大黄一两　桃仁三十个　䗪虫二十枚，去足，熬。按，此即地鳖虫。

上三味，末之，炼蜜和为四丸，以酒一升煮丸，取八合顿服之，新血下如豚肝。

前证为血少不能流通，兼胃浊失降之故，故其腹痛虽与虚寒有别，要犹未为实证也，惟用前方不效者，乃可决为产后瘀血，而利用急攻。胞中之血由冲任吸引而上者，以脐下为冲要，故血瘀必着脐下。按：下瘀血汤方治，大黄、桃仁与抵当同，惟用䗪虫而不用虻虫、水蛭，则与抵当异。此二方所以不同者，要不可以不辨也。产后血去既多，不同经闭之证，故不用吮血之虫类，恐兼伤及新血也。䗪虫生于尘秽之中，善于攻窜，而又不伤新血，故于产后为宜，虽亦主经水不利，气体虚羸者或宜之，要未可去坚癖之干血也。

产后七八日，无太阳证，少腹坚痛，此恶露不尽，热在里，结在膀胱也。二句旧讹在节末，今校正。不大便，烦躁发热，切脉微实，日晡时更倍烦躁发热，此句旧讹在"日晡"句上，无理，今校正。不食，食则谵语，至夜即愈，宜大承气汤主之。

产后七八日，无太阳证，则不病痉及郁冒可知。若少腹坚痛，则为产后恶露不尽，外虽无热，正以热结在里而血瘀胞中。此节盖借热入血室，引起阳明实证，故"热在里"二语，当在"恶露不尽"下，今在节末，则传写之误也。设证情为热入血室，则营气夜行于阳，当得夜分谵语。设但见不大便烦躁发热，犹难断为阳明实证，惟切其脉滑大而实，乃可断为胃家实，加以日晡所太阴湿土当王，阳气衰而地中水气上行，此时不能稍抑其阳气，反见心中烦乱而手足无所措，热势倍于日中，即可断为阳明亢热，且不食则已，食即谵语，至夜中阴盛之时，谵语反止，其不为热入血室而为阳明实证明矣。仲师言宜大承气汤者，恐人误认为桃核承气证也。曾记戊辰年高长顺女病此，二十余日，已更数医矣，其证能食，日晡所必发壮热，脉大而实。予用生大黄四钱，厚朴二钱，枳实四钱，芒硝三钱，一剂热除，即系此证。愚按："更倍发热"四字，当在"日晡时烦躁"下，《伤寒论》以日晡所发热属阳明，可为明证，反在"日晡"句上，亦误，特订正之。

产后风，续续数十日不解，头微疼，恶寒，时时有热，心下闷，干呕，汗出，虽久，阳旦证续在者，可与阳旦汤。

阳旦汤方

桂枝三两，去皮　芍药三两　甘草二两，炙　生姜三两，切　大枣十二枚，擘　附子一枚　牡桂四两

产后之证，肌表空虚，中风较易。续续云者，以其虚而易受，故时乘而续受也。续而复续，因致数十日不解。头微痛，恶寒，时时有热，此皆太阳中风桂枝汤的证。太阳中风，肌腠闭而皮毛开，故汗出。湿痹肌肉，内困脾阳，故心下闷，《伤寒论》所谓系在太阴也。湿在心下，胃不能受，则为干呕。皮毛之浮汗，但泄水气，而肌理之营气不行，故虽至数十日，阳旦证依然不减，仍当用桂枝加桂并加炮附子一枚之阳旦汤，以助里阳而发肌理之汗，其病方愈。所以加牡桂、附子者，桂枝汤治其本病，病久而里阳虚，非加桂附以助之，肌理之汗不出也。

产后中风发热，面正赤，喘而头痛，竹叶汤主之。

竹叶汤方

竹叶一把　葛根三两　防风　桔梗　桂枝　人参　甘草各一两　附子一枚，炮　生姜五两　大枣十五枚

上十味，以水一斗，煮取二升半，分温三服，覆使汗出。颈项强，用大附子一枚，破之如豆大，前药扬去沫。呕者加半夏半升洗。

产后中风发热，起于血去过多而营气虚寒。风本阳邪，易于发热，不似寒邪外薄，皮毛之内，水气生寒，必待营热内抗，然后发热也。但发热而面色赤，则阳郁于上，与恶寒时时有热者异。喘而头痛，则与头微疼者亦异。夫面正赤，为胃热上熏，《痰饮篇》可证也。然产后体虚，岂宜于胃家未实，加大黄以利之，此一难也。中风表证未罢，固不应急攻其里，但在表之浮阳，吸阳明浮热上升，于清热一层，岂宜置之不论，而本体又甚虚寒，此二难也。惟喘而头痛，究为风热相抟。竹叶汤方治，竹叶、葛根以清胃热，防风、桔梗以散风而定喘，余则仍从阳旦

汤意，去芍药而加人参。所以去芍药加人参者，则以阴虚不任苦泄而急于营养之故。伤寒少阴下利，真武汤去芍药；吐下后液亏，桂枝白虎二汤加人参，此其例也。予早年闻北京产妇，三日后即服吉林参汤，一月后，产妇气体如未产时，此其明证。又按：本方清太阳阳明风热，温脾脏之虚寒，与桂枝加葛根汤、栝蒌桂枝汤用意略同，不使阳邪内陷经腧，发为柔痉，倘亦上工治未病之旨乎。

妇人乳中虚，烦乱呕逆，安中益气，竹皮大丸主之。

竹皮大丸方

生竹茹　石膏各二分　桂枝　白薇各一分　甘草七分

上五味，末之，枣肉和丸，弹子大，饮服一丸，日三夜二服。有热倍白薇，烦喘者，加枳实一分。

妇人乳汁，为精血所化，常见乳子之妇，终年月事不行，可为明证。乳中虚者，或产妇体本虚羸，纳谷减少，或因小儿吮乳过多，乳少不能为继，于是营阴不足，心中烦乱，胃纳既少，生血之原本自不足，加以无餍之吸吮，引动胆胃之火，发为呕逆。仲师出竹皮大丸方治，竹茹、石膏以清胆胃之逆，三倍甘草以和中气，减半桂枝、白薇以略扶中阳而清里热，更用枣和丸，以扶脾而建中，但令胃热除而谷食增，则生血之原既富，胆胃之上逆自平矣。

产后下利虚极，白头翁加甘草阿胶汤主之。

白头翁加甘草阿胶汤方

白头翁　甘草　阿胶各二两　秦皮　黄连　柏皮各三两

上六味，以水七升，煮取二升半，纳胶令消尽，分温三服。

产后下利，寒热不同，今但云下利虚极，白头翁加甘草阿胶汤主之，此仲师之失辞，不可为训者也。夫热利下重，则为白头翁汤证，加甘草以补中，阿胶以养血，亦第为热利虚极而设。夫产后血瘀不行，腐败而下利为热，血去过多，因虚受凉而下利为寒。予尝于丙午六月治梁姓妇人，因产后纳凉，下利腹痛。予用附、桂、炮姜，略加白头翁、秦皮，一剂而利止。所以用白头翁、秦皮者，以新产不无血热也；所以去黄连、柏皮者，以暴受新凉，不胜苦寒也。若必执成方以治病，与乡愚用单方，何以异哉。

妇人杂病脉证治第二十二

妇人中风七八日，续来寒热，发作有时，经水适断者，此为热入血室，其血必结，故使如疟状，发作有时，小柴胡汤主之。

妇人中风，延至七八日，适当经水初断，热除身凉，既而续发寒热，发作有时，不似病中风时昼夜无间，虽在中工，亦当知其非桂枝汤证。究其所以然，则以经水初断，标阳乘虚而陷血室，因是血结胞中，乘营气夜行于阳，发为寒热，且即明了，一如疟之休作有时。但热邪甫陷，胞中定无干血，故但需小柴胡汤，使标阳之陷而入者，升发而出之，其病当愈，更不须桃核承气也。此虚实之辨也。

妇人伤寒发热，经水适来，昼日明了，暮则谵语，如见鬼状者，此为热入血室。治之，无犯胃气及上二焦，必自愈。

伤寒始病，有已发热、未发热之别。妇人当伤寒发热之期，经水适来，则胞中之血未虚。发热，则周身血分，热度已高，以至高之血热，合始行之经血，热乃并入血室。卫气昼行于阳，水分无热，故明了；营气夜行于阳，血分有热，故暮即谵语，如见鬼状。俗称热昏。此证血热在下，但需攻瘀，其病当已，所谓血自结，下之愈也。断不可因谵语而妄用承气汤，伤及胃气，亦不可发太阳之汗，损上中二焦水液，致血热益无控制。桃核承气汤、抵当汤丸、下瘀血汤，皆足以治之，陈修园乃以为无方之治深于治，盖未识仲师之旨也。

妇人中风，发热，恶寒，经水适来。得之七八日，热除，脉迟身凉和，胸胁满，如结胸状，谵语者，此为热入血室也。当刺期门，随其实而取之。

中风当翕翕发热之候，仍不免啬啬恶寒，此时病气全在肌表。在妇人虽经水适来，决无里证，乃得病七八日，脉迟身凉，则肌表邪热已解，似可无余病矣，乃一变为胸胁下满，如结胸状。设为太阳标热并水气结于胸胁，要惟有硬满而痛，不当谵语，谵语为阳明实证所常有，但此谵语，当如上节之发于暮夜，不在旦昼，以七八日经水适来推之，便可知标阳内陷血室。所以然者，经后血室空虚，邪热易为入也。热陷在经后，必无干血为患，故但刺乳旁一寸之期门，以泻肝胆之热，诸恙自平。盖胸胁主上中二焦，肾下至膀胱属下焦，并为少阳部分。热郁胸胁，则犹未及下焦，随少阳之热结于上中二焦者，先刺期门以泻之，不使下陷胞中，久成干血，所谓曲突徙薪也。

阳明病，下血谵语者，此为热入血室。但头汗出，当刺期门，随其实而泻之，濈然汗出者愈。

阳明为病，往往血热炽盛，迫水液而外泄。血热炽而肠燥，故谵语。水液涸于自汗，故阙上痛。斯二证，虽不下血，亦在所必有。若妇人病此，但头汗出，而一身无汗，似不当见谵语，则谵语固不由肠燥也。非大承气证。太阳阳热，随三焦而陷胞中，则为蓄血，蓄血者不下血，今乃热血妄行，则此证又不同血结也。非抵当证。盖水液不外泄，与热并居，若沸汤然，随三焦而下陷，胞中血海之血乃被灼而横溢，故惟泻期门以泄肝胆之郁，使血分之热得以外达表分，俾皮毛水分，受血热而蒸化成汗，则热退而病解矣。

妇人咽中如有炙脔，半夏厚朴汤主之。

半夏厚朴汤方

半夏一升　厚朴三两　茯苓四两　生姜五两　苏叶二两

上五味，以水一斗，煮取四升，分温四服，日三夜一服。

湿痰阻滞，咽中气机不利，如有物梗塞，吐之不出，咽之不下，仲师于无可形容中，名之曰如有炙脔，即俗所称梅核气也。方用姜、夏以去痰，厚朴以宽胸膈，苏叶以开肺，茯苓以泄湿，务令上膈气宽，湿浊下降，则咽中出纳无阻矣。此方癸酉二月于四明刘姓男子亲试之，良验，惟不用人造之茯苓，改用有碱性泄黏痰之桔梗，为小异耳。又按：近世效方，有用半青半黄梅子，以食盐腌一昼夜，取出晒干，再腌再晒，以盐水干为度。每用青铜钱二枚夹二梅子，麻扎，入磁瓶封固，埋地下百日取出。每用梅子一枚含口中，半刻，咽中梗塞即消，当附存之。曾记早年居乡时，见城隍庙道士宋左丞治咽喉痛胀闭塞，用青梅破开去核，中包明矾，烧灰研末，和皂角末少许吹入，吐出痰涎无算，咽喉即通，足见酸味之青梅，当别具挥发性，不当如旧说之收敛矣。

妇人脏燥，悲伤欲哭，象如神灵所作，数欠喜伸，甘麦大枣汤主之。

甘麦大枣汤方

甘草三两　小麦一升　大枣十枚

上三味，以水六升，煮取三升，分温三服，亦补脾气。

师但言妇人脏燥而不言何脏，然病情方治可知也。肺主悲，亦主哭，悲伤欲哭，病当在肺。凡人倦则欠伸，精神强固则否，所以数欠伸者，脾阳不振而中气怠也。凡人饮食入胃，由脾气散津，上输于肺，脾精不能运输，则肺脏燥。肺阴虚，则主气之脏窒塞，故悲伤欲哭。方后别出"亦补脾气"四字，可知病机专属肺脏矣。方用甘麦、大枣，专取甘味之药，俾脾精上输于肺，肺阴既充，则下足以贯注百脉，外足以输精皮毛，内外调达，气机舒畅，略无抑郁不和之气，悲伤欲哭之证，乃可不作。曰如有神灵者，甚言不能自主也。

妇人吐涎沫，医反下之，心下即痞，当先治其吐涎沫，小青龙汤主之。涎沫止，乃治痞，泻心汤主之。

膈间有寒饮，乃吐涎沫，此宜温药和之者也。乃不用温药而反下之，上膈水痰，断不能一下而尽，加以卫气不行，水气郁于皮毛之里，一经误下，在表水液乘虚入里，乃留积心下而成痞。故治此者，当用小青龙汤，俾饮邪从汗解，然后用大黄黄连泻心汤以泻心下之痞，否则饮邪方盘据阳位，急于攻痞，正恐反被吸引，不得下达。盖先解表而后攻里，此固《伤寒》《金匮》之通例也。

妇人之病，因虚积冷结气，为诸经水断绝，至有历年，血寒积结胞门。寒伤经络，凝坚在上，呕吐涎唾，久成肺痿。旧讹作"痛"，今校正。形体损分，在中盘结，绕脐寒疝，或两胁疼痛，与脏相连。或结热中，痛在关元，脉数无疮，肌若鱼鳞。时着男子，非止女身。在下来多，"来"旧讹作"未"，今校正。经候不匀，

令阴掣痛，少腹恶寒，或引腰脊，下根气街，气冲急痛，膝胫疼烦。奄忽眩冒，状如厥颠，旧讹"巅"，今校正。或有忧惨，悲伤多嗔。此皆带下，非有鬼神，久则羸瘦，脉虚多寒。三十六病，千变万端，审脉阴阳。虚实紧弦，行其针药，治危得安，其虽同病，脉各异源。子当辨记，勿谓不然。

此统述妇人经水之病也。人之一身，水分与血分平均，乃无有余不足之弊。若血分不足，水分不受血热蒸化，则寒凝气结而月事不行，血凝气结则痛，不及此时用附子汤以温之，至有历年寒伤胞门，癥瘕凝痼而坚癖，虽用抵当汤合桂枝茯苓丸下之，犹恐其无济也。大抵水寒血郁之证，久必生热，若冻瘃然，始则寒凝而痛，久乃热郁而溃，故有寒在上焦者，始则呕吐涎唾，久郁则成肺痿。《肺痿肺痈篇》云肺痿或从呕吐亡其津液，与此呕吐涎唾久成肺痿正同。盖液伤而燥，病在外，不比血热壅阻，病在肺脏之里。外燥为痿，里实为痈，故肺痈但有辟辟燥咳，必无呕吐，此云痈者误也。《内经》云：肺热叶焦，乃生痿躄。上痿下躄，故曰形体损分。或寒湿据于中部，由胃入肠，绕脐而痛，是名寒疝。此证脉必弦紧。寒在外则恶寒，在里则不欲食，发即白津出，手足厥冷，此大乌头煎证也。其痛连两胁，牵掣肾脏，甚则痛及少腹，此血虚水寒之当归羊肉汤证也。所谓热结于中者，亦缘水寒血凝，积久生热所致。始则痛，痛久则腐烂，瘀血生热，则脉数，外无疮疡，而血瘀在里，血不行于肌表，故肌若鱼鳞，此虚劳大黄䗪虫丸证也。此证下后血必纯黑，下之不早，必至虚极而死。癸酉正月予于四明陈姓少年见之，其证肌肤甲错，腹部外皮焦黑，按之刺手，渴饮，彻夜不寐，大便累日不行。予因其内有干

血也，用百合地黄合桃核承气轻剂，当晚下黑血无算，下后觉恶寒甚，天明肢厥脉伏。病家大惊，乃就近延四明某医士，投以炮姜、附子，脉出身和，后予以附子理中继之，已得安睡，并能食，病家以为无患矣。后闻于六七日后，病者一寐不醒。盖干血虽去，而正气不支矣。然后叹时着男子，非止女身之说，信而有征也。在下未多，于义未通，当系"来"字之误。温经汤方后月水来过多，当即此证，否则上既有血结胞门一证，此更别出经候不匀一证，岂得谓之未多耶。盖在下来多，即下经候不匀之说，或一月一中，经来二次，或月信过多，间月再来，或经行多日，以致前后参差不一，皆得以来多名之。厥阴之络，入于阴中，血亏而络燥，故令阴掣痛。血海在少腹左右，血海不温，故少腹恶寒。腰为水脏，后通督脉，水湿壅滞，阳气不通，则本脏及背脊酸疼。气街为足阳明动脉，在腿腹之交，亦名气冲，此脉由髀关抵伏兔，下膝膑，循胫外廉，下至足跗。寒湿上阻，阳气被压，故气冲急痛。膝胫疼烦，此脉水脏不足，则燥而掣痛，为阳明之大承气证。水湿太过，阳气内陷，乃见此证。肾脏寒水一日不泄，阳气一日不通，桂枝芍药知母汤、麻黄附子细辛汤，俱可参酌用之。血虚之人，往往猝然眩晕，颠仆道左，状如厥颠者，谓如暴厥而颠仆也。此证西医谓之脑贫血，治此者宜大补气血。近代所传防眩汤，大有成效。此证气血两虚，气虚则多悲，血虚则善怒，忽然颠仆，忽然悲哭，忽然嗔怒，状若神灵所作，其实非有鬼神，昔人谓之带下病。凡血虚阴亏藏瘕蓄血之类皆是，不专指淋涩。始病不觉，久乃羸瘦。此证多由血虚生寒，故但曰脉虚多寒，而无脉实多热之证。妇人有十二瘕九痛七害五伤三因，共三十六病，变端百出，皆当

决之于脉。脉左为阴，属精与血，右为阳，属气与水。或水盛而血寒，或液枯而血燥。而论脉终以紧弦者，紧则以始病气结于外，在内之血热，犹足与之相抗，至于沉弦，则水寒而血热消沮矣。治此者或针泻期门，或针引阳气。血结者气实，药以泻之；水寒者阳虚，药以温之。所以针药异用者，谓验其脉而知病源不同也。此节或仲师自述师承，或门人述仲师之训，与全书文体不类，或亦因论列妇人杂病而附存之欤？

问曰：妇人年五十所，病下利，数十日不止，暮即发热，少腹里急，腹满，手掌烦热，唇口干燥，何也？师曰：此病属带下。何以故？曾经半产，瘀血在少腹不去。何以知之？其证唇口干燥，故知之。当以温经汤主之。

温经汤方

吴茱萸三两　当归　芎䓖　芍药
人参　桂枝　阿胶　丹皮　生姜　甘草各二两　半夏半升　麦冬一升

上十二味，以水一斗，煮取三升，分温三服。亦主妇人少腹寒，久不受胎。兼治崩中去血，或月水来过多，及至期不来。

据《内经》女子七七四十九而天癸绝，则妇人年五十所而病下利，数十日不止，似与月事无关。但营气夜行于阳，今病者暮即发热，病在血分可知。加以少腹里急，则瘀当在膀胱血海。腹满为脾湿下陷，手掌烦热，唇口干燥，脾精不得上行之象也。以病源论，当用大黄䗪虫丸，以现状论，当用附子理中丸。然则师何以指为带下证，所用者乃为温经汤？治远因而不据近因，不可不求其故也。盖带下之证，寒湿下注而浮阳上升，下寒故少腹急，上燥故唇口干。盖此妇旧有淋浊，少

腹常急，唇口常燥。究其远因，则以曾经半产，少腹留积败血，久而腐化，乃下白物。寒湿从之，历年不愈，津液下渗，故唇口燥。积瘀不尽，故少腹急。此二证，为未经下利时所恒有，今淋涩中止而病下利，知其血寒湿胜，陷入大肠。瘀血业经腐烂，故不用大黄䗪虫丸；病不在中而在下，故不用附子理中汤。用温经汤者，推其原以为治也。方中芎、归、芍、胶、丹皮以和血而通瘀，桂枝以达郁而通阳，生姜、半夏以去水，麦冬、人参、甘草以滋液而润上燥，吴茱萸疏肝燥脾，温中除湿，故不治利而利可止也。予按：此为调经统治之方，凡久不受胎，经来先期后期，或经行腹痛，或见紫黑，或淡如黄浊之水，施治无不愈者。曾记寓华庆坊时治浦东十余年不孕之妇，服此得子者六七家，江阴街四明范姓妇亦然，此其成效也。

带下，经水不利，少腹满痛，经一月再见者，土瓜根散主之。

土瓜根散方

土瓜根　芍药　桂枝　䗪虫各三分

上四味，杵为散，酒服方寸匕，日三服。

带下经水不利少腹满痛，其为胞中蓄血可知。血瘀则生热，血分有热，故经一月而再见。且行经之期，既以有所阻碍，不得畅遂，余血停顿，遂与后月正期经水，合并充牣，不及期而先事排泄。满者必溢，理固然也。土瓜即王瓜，味苦性寒，能驱热行瘀，黄瘅变黑，医所不能治，用根捣汁，平旦温服，午刻黄从小便出，即愈，此可证通瘀泄热之作用；芍药能通凝闭之血络，故疡科方书，常用京赤芍；䗪虫即地鳖虫，生灶下乱柴尘土中，善攻积秽，不穴坚土，故大黄䗪虫丸、下瘀血汤用之，伤科亦用之，取其不伤新血

也；用桂枝者，所以调达肝脾，变凝结为疏泄也。此土瓜根散之旨也。

寸口脉弦而大，弦则为减，大则为芤，减则为寒，芤则为虚，寒虚相抟，此名曰革。妇人则半产漏下，男子则亡血失精。原本无末句，当系浅人删去，特补出之，并删旋覆花汤主之及方治。

此节一见于《虚劳》，一见于《吐衄下血》，二篇皆无方治。多"男子则亡血失精"七字，盖节末但有妇人句，语意正未毕也。不知何时浅人将末句删去，又将肝着方治旋覆花汤阑入①，药不对病，此又何足致辨。若钱乙所谓半产漏下，气已下陷，焉有用旋覆花下气之理，特为中下人说法耳。《妊娠篇》不云妇人漏下及半产后下血不绝，胶艾汤主之乎？然则无干姜者为胶艾汤，加干姜即为胶姜汤，方治即在后一节，本条特为后一节补出脉象，原本固无方治也。说解详前。

妇人陷经漏下，黑不解，胶姜汤主之。

胶姜汤方 即胶艾汤加干姜，见《千金方》

此承上节虚寒相抟言之。以虚寒之故，因病漏下。病由出于寒湿下陷，故名陷经。因寒湿下陷而瘀血色黑者日出不已，则法当温化。吾友丁甘仁云：凡吐血、下血见黑色者，皆当用附子理中汤以温运脾阳。服凉药者多死，数十年来不爽。则陷经、黑不解之当用温药，要可类推。胶姜汤方治虽阙，其必为胶艾汤加干姜无疑也。方解详胶艾汤下，兹不赘。

妇人少腹如敦状，敦，音对，古礼器，体圆而膨其外，旁有两环，俗音如得。有瓦敦、锡敦诸器，形略同古器。小便微难而不渴，生后者，此为水与血俱结在血室也，大黄甘遂汤主之。

―――――――――――

① 阑入：混进。

大黄甘遂汤方

大黄四两　甘遂　阿胶各二两

上三味，以水三升，煮取一升，顿服，其血当下。

少腹满如敦状，谓如敦之膨其外也。少腹为血室所寄，膨在少腹，则胞中有蓄血可知，设令小便自利，直抵当汤证耳。乃小便微难而不渴，水液略无亏损，此即为产后水与血俱结胞门之确证，未产时水与血俱供养胎，产后排泄未尽，乃见此证。而为平人之所无。盖养胎之血及水，混合不别，临产则送小儿及胞衣出产门，一时不能畅泄，余者遂积胞中，治此者便当水血同治。大黄甘遂汤，甘遂以泄水，阿胶入血分，以生新而去瘀，大黄入大肠，令水与血俱从大便出，少腹之满，可以立除，此与桃核承气汤、抵当汤、下瘀血汤之用大黄同意。盖取后阴容积较宽，瘀血之排泄易尽也。

妇人经水不利下，抵当汤主之。

抵当汤方

水蛭　蛀虫各三十个，熬　桃仁三十枚
大黄三两，酒浸

上四味，为末，水五升，煮取三升，温服一升。

妇人经水不利，有虚实寒热之分。虚者宜温经汤，兼有湿热，则宜土瓜根散，产后水与血俱结胞中，则宜大黄甘遂汤。前数条已详言之矣。然则此条何以但言不利下，而主治乃为抵当汤？盖此条不举病状者，为其于《伤寒·太阳篇》已备言之也。《太阳篇》云"热在下焦，少腹当硬满，小便不利者，下血乃愈，抵当汤主之"，又云"脉沉结，少腹硬，小便自利，其人如狂者，血证谛也，抵当汤主之"，其明证也。按：此证少腹必结痛，大便必黑，要以小便利为不易之标准，使但用寻常通经之药，岂有济乎？予昔在同

仁辅元堂治周姓十七岁少女，时经停五月矣，以善堂忌用猛药，每日令服大黄䗪虫丸，不应，送诊期后，病者至江阴街寓所求诊，月事不行，已抵七月。予用蛀虫、水蛭各一钱，大黄五钱，桃仁五十粒，下之，下后以四物加参、芪善后，凡二剂。十年来，于江阴街遇之，始知其嫁于小西门朱姓，已生有二子矣。

妇人经水闭不利，脏坚癖不止，中有干血，下白物，矾石丸主之。

矾石丸方

矾石三分，烧　杏仁一分

上二味，末之，蜜丸枣核大，纳脏中，剧者再纳之。

妇人经闭，累月不至，犹未知其何证也。若子脏坚癖，少腹硬满不消，干血久停，因湿热而腐烂，时下白物，俗名白带。其病固显然矣。盖始则因热结而成干血，其继因浊痰下注而留湿，湿热蒸化，干血乃成白带。尝见妇人有痰病者，痰多则无淋，淋多即无痰，可为明证。故外治之法，要以去湿为主，而三倍矾石佐杏仁以破下陷之湿痰，而湿浊可去矣。

妇人六十二种风，腹中血气刺痛，红蓝花酒主之。

红蓝花酒方

红蓝花二两

上一味，酒一大升，煎减半，顿服一半，未止再服。

此节张隐庵注甚有意味，兹特引申之以博其趣。张云：红花色赤多汁，生血、行血之品也。陶隐居主治胎产血晕，恶血不尽，绞痛，绞，本书作疠。胎死腹中。此可知红花作用，专主调适血分矣。又云：治风先治血，血行风自灭。此又可知红花虽行血之品，其作用实能治风矣。但血虚生风，有从内发者，有从外受者，从内发

者，忽然头目眩转，令人倾仆，此宜气血两补，重用参、术、归、芍、地黄者也；从外受者，皮毛开泄，感受阳邪，此宜桂枝汤者也。红蓝花酒，究治何风？然观于方治用酒，可知其专主外风矣。《灵枢》云：饮酒者，卫气先行于皮肤。冲任之络，散于皮肤肌腠间，肌表血虚，易受外风，故以生血、行血之红花主治，而以酒助其药力，使得行于肌表，以拒外风之侵入。妇人月事时下，冲任之血不足，故治风以此方为宜，要之为外皮肤及筋骨酸疼之病，与中风正自不同。近世验方有用延胡索、当归、牡桂，等分研末，以酒调服，治周身痛不可忍者，意与此同。曰六十二种风，不过言通治之总方，举多数也。血行则腹中刺痛止，故亦兼治之，固不在六十二种之内也。

妇人腹中诸疾痛，当归芍药散主之。

妇人腹中疾痛，大要由于水湿太甚，血菀不通，前于《妊娠篇》"妇人怀孕"节言之已详。但怀孕之人，水血俱停，人尽知之，不知杂病亦有相类者。盖妇人经水，按月而行，故血常不足，血不足而水湿有余，乃郁结于太阴部而为痛，此方泄湿行血，故可通治，要不惟为妊娠设也。

妇人腹中痛，小建中汤主之。

此证俗名下肝气。妇人胸襟，为处境所限，因而狭小，稍有怫逆，则气下沉而入腹，立见胀痛，所谓肝乘脾也。《伤寒·太阳篇》云：阳脉急，阴脉弦，法当腹中急痛，宜小建中汤主之。重用甘味之药者，《内经》所谓肝苦急，食甘以缓之也。

问曰：妇人病，饮食如故，烦热不得卧，而反倚息者，何也？师曰：此名转胞，不得溺也。以胞系了戾，故致此病。但当利小便则愈，肾气丸主之。

肾气丸方

干地黄八两　山药　山茱萸各四两泽泻　丹皮　茯苓各三两　桂枝一两　附子一枚，炮

上八味，末之，炼蜜和丸，梧子大，酒下十五丸，加至二十丸，日再服。

饮食如故，则脾胃无病可知。烦热不得卧，又似阳明热证。若果阳明生燥，上膈决无水气湿痰，岂有反倚息如病痰饮咳逆之理，此甚可疑也。然究其所以倚息之故，则以小便不通之故。盖下流不通，则上源壅塞，其所以不通者，则以转胞了戾之故，通其小便，则上膈水气下行而倚息自平。所以烦热不得卧者，则以下焦闭结，而少阳之热上熏也，泄其水则邪热之上熏者息矣。然则何以不用泄水之五苓散？曰：此阴阳两虚之证，恐其愈泄而愈不通也。尝见有气闭而小便不通者，以木通、车前、猪苓等药治之，百无一效，或用白归身一两，川芎五钱，佐以柴胡、升麻，一服即通，可见地黄、山萸、山药之补阴，桂、附之扶阳，为至不可少，必非专用茯苓、泽泻同等之药所能奏功也。用丹皮者，所以通壅塞也。《肠痈篇》有大黄牡丹汤，可为明证。

妇人阴寒，字当作"痒"。温阴中，坐药，蛇床子散主之。

蛇床子散方

蛇床子

上一味，末之，以白粉少许，和合相得，如枣大，绵裹，纳之，自然温。当云不痒。

妇人寒湿，下注阴中，或为白带，或为败血，久久化热，皆足生虫，虫多而蠕动，则痒不可忍。以川椒、百部洗之，往往不效，惟蛇床子散足治之。昔年予治一妇人历节风，愈后，自言阴痒不可忍，自

用明矾泡水洗之，洗时稍定，少顷，痒如故，予以此方授之，二日而瘥。详《历节篇》。盖以蛇床之燥烈，合铅粉之杀虫，湿去虫死，其痒乃止。但予实变法用之，使之煎汤坐盆中洗之，然后扑以铅粉，此可知仲师立方之旨，在燥湿杀虫而不在祛寒矣。陈修园乃谓遥承上节令阴掣痛，少腹恶寒证，出其方治，岂其然乎。又按：阴寒不孕，另是一证，仲师当别有方治。近世所传吴茱萸、蜀椒各八两为末，炼蜜为丸，弹丸大，绵裹纳阴中，日夜一换，一月后，子宫温和即孕，用法与此方相似，或即仲师之遗方欤。否则本条所列病证，与方治固了不合也。

少阴脉滑而数者，阴中即生疮。阴中蚀，疮烂者，狼牙汤洗之。

狼牙汤方

狼牙三两

上一味，以水四升，煮取半升，以绵缠筋如茧，浸汤沥阴中，日四遍。

少阴脉，手太阴动脉之尺部也，属下焦。脉滑而数，属下焦湿热。湿热注于下焦，或为淋带，或为太阳蓄血，犹未可定为阴蚀也，惟阴中痒痛腐烂，乃可决为阴中生疮。狼牙草近今所无，陈修园以为可用狼毒代之，未知验否。但此证有虫与毒，即世俗所谓杨梅疮，似不如虾蟆散为宜。方用硫磺三钱，胡椒二钱，研末，纳虾蟆口中，用线扎住，外用黄泥和水厚涂，入炭火烧之，俟泥团红透取出，候冷去泥细研，忌用铁器。用时以小磨麻油调，以鸡毛蘸涂患处，去其毒水，数日毒尽，虽肉烂尽亦愈，此葛仙《肘后方》也。自来注释家徒事说理，不求实用，岂仲师著书之旨欤。

胃气下泄，阴吹而正喧，此谷气之实也，膏发煎主之。

膏发煎方

猪膏半斤　乱发如鸡子大，三枚

上二味，和膏中煎之，发消药成，病从大旧误作"小"便出。

凡大便燥实之证，由回肠灼烂前阴者，则小便已而阴中疼热。其有不兼阳明实热而燥实者，在妇人则有阴吹，此非可以大承气汤治之也。阴吹如转矢气声，实由大便不通，矢气无从下泄，转从间道出。此证但苦肠中燥矢与阴络固结，故但用膏发煎以和血滑肠，则大便通而阴吹止矣。校《千金》云：太医史脱家婢黄病，服此，燥粪下便瘥，神验。乃知方后"从小便出"为传写之误。黄坤载泄湿通膀胱之解，为大不通也。又按：门人吴炳南之妻，每患肠燥，纳谷不多。予授以大半夏汤，服之甚效，间一二日不服，燥结如故。吴私念此胃实肠燥之证，乃自制猪膏发煎服之，一剂而瘥。乃知仲师"谷气之实"四字，早有明示人以通治他证之路，不专为阴吹设也。

跋

　　戊辰之冬，家君注《金匮发微》成，托人抄写，不意为其友人借阅，稿多散佚，乃于辛未之春，整理残稿，续加注释，由家君及湘人抄录一通，于是复成完书，稿藏于家。今年正月，及门①诸子以家君行年六十有九，借祝毂②称觞③，谋刊刻行世，佥曰可。乃由裴君德炎与钱君颂霞商定，托医学书局代售预约，次第校印，装订成书。其校字之役，乃归黄君汉栋与湘人分任之。湘人虽学识肤浅，于医学未能深造，而观家君数十年殚精极神之作，今且风行海内，传之永久，深喜私愿之克成也。敬述数语，以志缘起。

丙子闰三月上浣男湘人谨跋

---

① 及门：正式登门拜师受业的学生。
② 毂（gǔ 谷）：寿辰。
③ 称觞：举杯敬酒，表示祝贺。

重刊《伤寒发微》《金匮发微》跋

　　余髫龄多病，及冠，荏弱如故，因有志学医，冀一以健身，一以救人。吾父知而善之，遂负笈沪上，学岐黄术于丁师福保仲祜之门。丁师谓中医之道深邃难明，不若西医之易于入门，即授以生理、病理、解剖、药物诸书，分门指示，前后三年。丁师见余时时涉猎中医，乃曰：汝既喜国医，独学无师，焉能入室。吾挚友江阴曹颖甫先生，文章道德，著于当代，余力治医，卓然成家。今中医之驰名海上者多出其门，余为汝介绍。余大喜，执贽①请见。曹师为人，和谐可亲，当时即授以所著《伤寒发微》一书，并为讲述麻黄汤之义理，滔滔不倦。余倾耳神会，不觉饥渴之皆忘也。丙子岁，师年六十有九，及门诸子祝嘏称觞，佥谓师之《伤寒发微》久已刊行，而《金匮发微》一书，稿成已久，尚未付梓，亟宜寿之梨枣，以成全璧。众议既协，嘱余主其事。书成，委肆经售，不胫而走，未及期年，《伤寒》《金匮》二书，竟罄无存书。"八·一三"之变，曹师遇难，《伤寒》《金匮》二书纸版原存医学书局，亦以书肆易主，竟不知去向。书尽版毁，求书者以无书为苦。今年春，千顷堂书局谋为重印，以余为《金匮发微》之发行人，驰书计议。余惟曹师是书，久为医界所推崇，但前此发行，为数不多，知者憾之，今再版刊行，不特名著能广为传播，对于今日研究祖国医学遗产，亦大有帮助，协为筹划，排印既成，附记数语于末。

　　　　　公元一九五五年八月下浣日门人无锡钱颂霞谨识

---

　　① 贽（zhì 志）：古代初次拜见尊长所送的礼物。

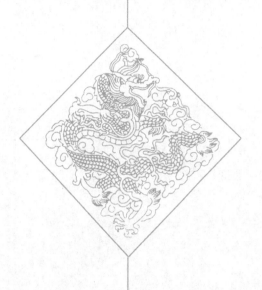

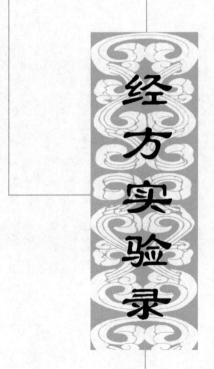

经方实验录

内容提要

《经方实验录》三卷，是姜佐景据其师曹颖甫的医案辑录而成。曹颖甫治医专宗张仲景，以善用经方闻于时。本书秉承"以经方为经，以实验为纬，以理论为花纹。经方求其纯，实验求其真，而理论求其新"的编撰宗旨，以曹颖甫四十年临床验案为基础，附以姜氏本人的医案笔记、同门治验等，共选辑了一百个医案，姜氏逐案附加按语，叙述见闻，阐发心得，曹师审阅后，又逐案加以评语，师生往来切磋，从实践到理论，体现了曹颖甫辨证施治的特色和经验，对于当代学习和应用经方者大有裨益。本书 1937 年由上海大东书局铅印出版，1947 年千顷堂书局再版。

今日所见之《经方实验录》，乃曹氏医案之第一集，故仅收录太阳、阳明二经之病，其余少阳、太阴、少阴、厥阴四经之验案，姜氏计划在第二集中辑录，但第二集是否出版，不得而知，甚是可惜。

姜佐景，浙江瑞安人，生于清末，卒于 20 世纪 80 年代。姜氏民国初年进入丁甘仁先生创办的上海中医学校学习，后为曹颖甫入室弟子，致力于《伤寒论》学术学理阐发与临床应用，1949 年移居台湾，在当地从事《伤寒论》学术研究和教学活动。

经方实验录序

予自髫年即喜读张隐庵《伤寒论注》，先君子见而慰之，以为读书之暇，倘得略通医理，是亦济世之一术也。年十六，会先君子病洞泄寒中，医者用芩连十余剂，病益不支，汗凝若膏，肤冷若石，魂恍恍而欲飞，体摇摇而若堕，一夕数惊，去死者盖无几矣。最后赵云泉先生来，投以大剂附子理中加吴萸、丁香之属，甫进一剂，汗敛体温，泄止神定，累进之病乃告痊。云泉之言曰：今年太岁在辰，为湿土司天，又当长夏之令，累日阴雨，天人交困，证多寒湿，时医不读《伤寒·太阴篇》，何足与论活人方治哉！予自闻此语，然后知仲景方治果足脱人于险也。

厥后予治举子业，辍而弗理。光绪中，赴试金陵，途中卧病，偕行者略知医方，日以藿香、佩兰进之，汗出而热不除，抵金陵，病益殆。适先表伯陈葆厚先生来同寓，诊予脉曰：病当速愈，但累经发汗，津液已耗。因向药肆中购荷叶露三大瓶，及哀家梨十余枚，曰：渴即饮之，饥即啖之！予从其言，半日而尽。抵暮，携药及煎粥之器及米炭来，予睡方醒，闻药香，葆伯令侍者进一瓯，自觉满身沾渍，中夜，衣被俱湿，葆伯为予易衣被，问其方，则曰：桂枝白虎汤也。予至是，全体舒畅，呼粥尽二碗，安眠达旦，非复病夫之故态矣。予至是，益信经方，然以家君子期望予掇取科名，未暇尽瘁研究。

自甲辰礼闱后，诏罢科举，家君子亦于是年弃养，然后流览《伤寒》《金匮》全文，予年已三十有八矣。嗣是以来，慨然兴救世之志，然其端实起于家庭：用大剂附子理中，则自先母邢太安人病洞泄始；用皂夹丸，则自母氏病但坐不眠，时吐浊痰始；用十枣汤，则自母氏病痰饮始；用甘草粉蜜汤，则自家婢病蛔厥始；用大黄牡丹汤，则自若华母潘氏病肠痈始。莫不随时取效，其应如响。然则，仲景之书，岂金元四家所能窥见万一哉！所谓仁人之言，其利溥也。

予年过五十，始来上海，其间用经方取效者，十常八九，顾性疏懒，耽吟咏，于活人方治，境过情迁，略不措意，故存稿绝少，即偶焉录存，复为从游者携去。甲戌年，姜生佐景来，掇拾方案，佐以解说，名之曰《经方实验录》，数载之中，裒然成集。行将刊布问世，丐序于予，予笑谓姜生曰：此书一出，其于予《伤寒金匮发微》有光矣！爰本平素趋重经方颠末，拉杂书之。

丙子立秋后二日江阴曹家达序于上海寓斋

章 序

　　成之从曹师游也，于今十七年矣。师以经方治病几于数见不鲜，成之心好之，故每遇重证往往以师为法，即当时有曹派医生之目，予亦弗之辩也。盖观师方治往往如己所欲出，故于师之验案亦若不甚珍惜，窃谓取法其意足矣，安用此琐琐者为？若必汇而录之，仲景原书固自在也。姜君佐景自近三年中始游师门下，乃辑师验案及己所效用之经方，解说而详述之，名曰《经方实验录》。其意适与成之相反。此何说欤？成之所以不录验案而但师其意者，为一身之学术技也。今姜君广搜验案使天下人知经方之有实用者，为全国之学术技也。然则独善其身何如兼善天下之为广博哉！然后叹予向日之所见为拘墟①，不免对姜君而益滋惭恧②也。

丙子重九日同学章成之序

---

　　① 拘墟：亦作"拘虚"。比喻孤处一隅，见闻狭隘。语本《庄子·秋水》："井蛙不可语于海者，拘于虚也。"

　　② 恧（nǜ 衄）：惭愧。

邵　序

复古不已，终必达于本，凡事尽然。今夫长沙之术，体实而用玄，事有征验。乃时师倒植，转尊叶、吴新学，无识猥邪欧美，盗憎主人，杂然同辞，夏璜楚玉视如粪土，此所谓以二缶钟惑①也，可不大哀乎。予自辛未②先人患痰饮，辗转误治，以至不起。恨市医害道，始闭户单③精嫥④究《伤寒大论》，发愤寝馈⑤，搜购注疏殆遍，旁及诸家医案，密栗⑥比勘，稍稍出所学，为人诊病时获奇效。尝治壮夫痰厥，半夏重用至二两；治小儿吐蛔，赭石重用至二两四钱；又治小儿头面如焚而下利不止，用《金匮》麦门冬汤；治妇人血瘀，脉伏，如狂，用《伤寒论》桃核承气汤；治妇人崩漏，师《内经》茹蘆乌鲗丸意，用张氏固冲汤出入损益；阳明燥结兼结胸，则任大承气合大陷胸汤；痰饮，则用苓桂术甘汤、苓甘五味姜辛半夏汤、小青龙加石膏汤；疟，则用白虎汤加半夏；妇人病后，脉弱，则用真武汤加薯蓣，其茯苓、半夏皆重至二两，石膏、薯蓣皆重至四两，附子重至五钱，服后瞑眩者达半日许。每任重剂，见者咋舌，然皆覆杯取效。余乃亟叹经方功用之神奇，岂金元诸家与夫吴下派所能梦见万一者。

今年春，以文字因缘得交姜子佐景，而经方大家曹公颖甫者，姜子问业师也。二人者，曾为拙著《伤寒论新诠》损序。兹《经方实验录》将行世，则师案而弟子编者载之，空言固不如见诸行事之为深切著明矣。间如神志恍惚，以阙上蒸热，用大承气；小儿脉微细，但欲寐，舍四逆而取麻附甘草，几于入虢望色，神妙欲到秋毫之颠矣。又如肠痈病，数千年所不经见，西方医所无奈何；大陷胸证，恽铁樵疑莫能明；葶苈泻肺汤，张锡纯希见著录。此书皆历历详之，非夫黄中通理独造幽奥者，能乎？斟其淑静，味其奇侅⑦，可以遣东西下士之鄙执，而寻仲师坠绪于微芒，虽达于本不难矣。其视东洞、丹波、汤本何如哉？彼徒

---

① 二缶钟惑：弄不清缶与钟的容量。比喻弄不清普通的是非道理。二，疑，不明确。
② 辛未：1931 年。
③ 单：通"殚"，尽，竭尽。
④ 嫥（zhuān 专）：专一。
⑤ 寝馈：指寝食，吃住，又指时刻在其中。
⑥ 密栗：缜密。
⑦ 侅（gāi 该）：非常，特殊。

掇拾欧美皮毛，与夫冀得为叶、吴之后世者，将皆夺魄焉。所愧者，郢人能垩其鼻端若蝇翼，吾斫之未能运斤成风。佛头着粪①，余数有讥矣。

柔兆②困敦③辜月④浙婺邵餐芝序

---

① 佛头着粪：典出《景德传灯录·如会禅师》："崔相公入寺，见鸟雀于佛头上放粪，乃问师曰：鸟雀还有佛性也无？师云：有。崔云：为什么向佛头上放粪？师云：是伊为什么不向鹞子头上放？"后用以比喻美好的事物被亵渎，玷污。

② 柔兆：十天干中"丙"的别称。

③ 困敦：十二地支中"子"的别称。

④ 辜月：指十一月。

叶　序

　　中医存废问题，在目下确尚未能解决。中医改进方针，现在可谓主张分歧，主废弃者，谓中医说理太荒谬，不合真际，此言确属实情；主保存者，谓中医治疗有不可思议之实效，能补科学方法之不及，此亦不可磨灭之事实。前者谓中医治疗的功效在药而不在医，故中医当废而中药不可废；后者谓中医之学理是哲学，无在不合于科学，中西学说只须加以汇通，即是中医科学化。于是编刊物，印专著，纷纷出版，几如雨后春笋。然而一检其内容，非撷拾陈言，即妄逞臆说，或猎取一二科学名辞，硬凑五行气化、经络运气等腐说，如中学为体西学为用，以及中西沟通等，连篇累牍，汗牛充栋之作，殊少见能差强人意者。鄙人以为中医之治疗功效虽在于药物，然决不是各个药物单独所发挥之效力，而方剂之配合大有研究之价值。以临床之经验言，知整个之经方每能起沉疴大疾，若杂凑药物以成方剂，则治效即大减。后人妄谓古方不宜于今病，而臆造时方，此中国医学所以至元明而退化也。盖古人由体验得来之整个经方，其组织自成为一种混合的药效，故某方有某方的主治症候，如麻黄汤主治太阳病——脉浮、头项强痛而恶寒——之无汗脉浮紧，桂枝汤主治同类症候之有汗脉浮缓等是也。治中医者除深究药物之外，尤须注意经方方剂及主治症候之研究。证候者，人体因病理的变化而所显的征象也。古医之无病理学固不可讳，而证候之认识为方药治疗之相对的凭藉。若废弃中医，而专研药物，则试问抛弃数千年经验之凭藉——根据证候而投方药（经方）而另起炉灶，迂迂远远地化验药物，那不但舍近就远，而且不易得到效果，此所以主废弃者未免流于偏激也。至于主保存者，于中西绝不可通之中，硬求汇通，牵强附会，以图整理改进，窃以为亦徒劳而少功，此所以主保存改进者之方针亟宜瞄准也。医学重实验，欲求治验之效速而确，舍经方莫属。方剂治疗之对象是证候，欲究证候之所由来，则细胞病理之机变不可不知，推而至于生理、组织、解剖、病理、药理等，均为必修之科。鄙人承海内同志不弃，佥以识途老马相视，纷纷来函，询以中医改进之方针，及所应读之医药书籍，或以新出医书之良劣为询，或要求介绍最精良之近代作品，书函叠积，苦不胜答。因藉报端刊启事，介绍同志所应读者，以科学的生理、解剖、病理、药理等外，中医书籍惟药物、方剂、伤寒、金匮、千金、外台等经验的古方，证候治疗的学术而已。

神交姜君佐景所编之《经方实验录》，适已杀青，驰书索序。喜其以忠实之笔，述经方大家曹颖甫先生之治验，周密翔实，得未曾有。姜君更阐发其病理药理，治案有姓名与住址，复影印曹先生之原方，以真确之事实，报告最有实用之经方治验于医界。使人对于经方减去畏葸过虑之观念，其功实不在仲景下也。此书出而果子药敷衍塞责之时风或可稍杀，其对于改进中医前途，宁不大哉！爰书所感以应之。

　　时民国二十五年蒋委员长蒙难出险之翌日叶橘泉书于苏州存济医庐

熊 序

近世俗医于仲景之学入之不深，对经方辄多畏避，创为辛凉轻剂以欺世盗名，乃使仲景之道郁而不彰。今佐景先生以其纵横矫健之笔，将其师曹颖甫先生平日历奏奇效诸经方为之阐幽抉奥，疏通证明，裒成一帙，颜曰《经方实验录》，以大声疾呼于医界。吾知是书一出，不惟可以医病，亦且可以医医，诚足以振聋发聩，羽翼仲景矣。凡治医者，倘能将是书精究而熟玩之，更进而与曹氏《伤寒发微》及《金匮发微》二书相互印证，则于治病立方必有左右逢源之乐。其津逮后学，沾溉医林，夫岂浅鲜哉！予受读既竟，特勉缀数语弁诸简端，非敢云序，亦聊以赞扬于万一云尔。

岁在丙子仲夏南昌熊世琳绎言拜撰于种杏医庐

殷 序

昔人有言曰："良医之功，等于良相。"此褒医之语也。而又有言曰："学书废纸，学医费人。"此贬医之词也。褒之贬之，孰言足信？余今敢立于现代医界之基石而宣告于众曰：褒之殊未必当，而贬之则近乎是也！世之人有疑吾言倾于偏激者乎？然余固滥竽医界中之一人也，且请一罄余言何如？

余自肆习医学以至开业问世，迄今凡十数寒暑。医风腐化，习俗卑趋，瓦釜雷鸣，黄钟尘覆。不学无术者，固无足论矣。即有一二高明之士，亦常为环境所囿，未敢轻用大方，启人疑畏。而社会间好事者，复多一知半解之流，甚至医界中人亦复助长其风。遂致一方既出，众议纷纭，不曰若者寒若者热，即曰斯者轻斯者重，而对于方之意义，药之组合，既无整个之认识，复乏深层之研究，而辄狺狺狂吠，沾沾骄喜，以致形成社会间一种避重就轻、习非成是之风气，医道遂于以大难，学术乃不复可问。明末大贤顾亭林氏所著之《日知录》中曾有论医一则曰："古之时，庸医杀人。今之时，庸医不杀人亦不活人，使其人在不死不活之间，其病日深而卒至于死……今之用药者，大抵泛杂而均停，既见之不明，而又治之不勇，病所以不能愈也。而世但以不杀人为贤……《易》曰：裕父之蛊，往见吝。奈何独取夫裕蛊者？以为其人虽死，而不出于我之为。呜呼！此张禹之所以亡汉，李林甫之所以亡唐也！"于此足征医多庸材，或意存躲避责任者，固自古已然，第于今益烈耳！所谓学医费人之语，宁不可信？而其欺世之深，为祸之久，可胜慨哉？可胜慨哉！余既不幸置身斯境，临症疏方，轻则恨无以驱病毒，重则惜无以祛人疑，其精神之痛苦，几欲弃医而更他业。尝闻余师有一诗句曰："深悔当年误学医！"余初过耳若忘，何期今日身历其境，始知此语固大堪玩味者乎？

吾兄旧曾告余一联云："儿女性情，英雄肝胆；神仙手眼，菩萨心肠。"余一闻而善之，且甚觉若用此语以绳医为最切。医界先哲孙思邈先生亦有言以勖医者曰："胆欲大而心欲小，智欲圆而行欲方。"余何人斯，讵敢妄以道义自诩？惟念医家动作辄与病家之幸福在在攸关，稍一不慎，非徒个人之精神、物质、生命均将感受牺牲，甚至大家庭、全民族亦或蒙受相当之损害。吾人倘稍具良知，又安敢轻忽？余自秉兹旨趣，献身社会以来，虽日处恶劣环境之中，固未敢一日忘其责任，以自欺欺人也。对于临床施治，辄不禁战战兢兢，时以"小心辨症，大胆处方"八字悬为座右铭。盖以小心辨症，庶可期其毋失，大胆处方，始可责其必效耳。以历年之经验言之，殊觉经方之效能，常具神妙之功绩，方既精纯，药亦锐利，倘果投之得宜，无不有绝大之收获。以个人之方案言之，例如前五年间，曾以大青龙汤一药而愈病经两旬医更三四之所谓冬温症；前年秋，又以桂枝加大黄汤治愈病八九月、日二三行之肠澼症；去夏间，又曾以附子汤合桂枝人参汤（桂用桂心）治愈时逾一载、日辄两次之滑泄症；又以桃核承气汤合排脓散治愈当脐剧痛每便下血之肠风症；其余如叠以大柴胡和调胃承气汤治愈身热脘痞胁满腹痛之胃实症；小建中汤合四逆散治愈中焦嘈杂四末清冷之脾虚症。其类甚多，不遑缕举，凡此所述，仅就一时记忆所及而语，非敢妄以治绩自炫，盖难在用方中肯，尤难在投药负责，姑略举数例如是耳。友好中常有以勿用重药以致惊世骇俗，而或影响业务相劝者，余曰："盛意良感，惟君非医者，似不知个中真理之所在。盖疾病之发生，乃生理之反常；药物之矫治，系利用其偏性。质言之，则病与药之关连，正相反相成者耳。以故方药之运用，无所谓轻重；医者之胆量，亦无所谓大小。用之当，则附、桂正所以生人；用之非，则参、苓适用以祸世。药之功罪，固用者之功罪，何预于轻重大小之本身哉？倘明致谨慎之名，阴成委责之实，则恐恶斯甚矣，过莫大焉！君果知其中之因素乎？余今之所为，亦但行其心之所安而已！非然者，纵可徇俗求荣，盗名欺世，君又奚取？"诸友闻言，辄憬然若悟，无以难而退。

惟自顾学识浅薄，技术平庸，纵稍具袜线①之长，讵敢效器小之量？既懔于医司人命之责，复味于学无止境之艰，爰自忘其愚陋，对于医学之进修，时未敢忽。最近叠于各医刊中，获见颖甫大师所历试、佐景先生所编述之《经方实验录》多则，虽仅一鳞半爪，已征良将宏韬。拜读之余，不禁作旷世一有、人间那得几回闻之想，而自惭所学有若小巫也。

余景仰颖甫大师之德望，固非自今日始，而于读此书后则尤甚，盖

---

① 袜线：孙光宪《北梦琐言》卷五："韩昭仕蜀，至礼部尚书、文思殿大学士，粗有文章，至于琴、棋、书、算、射、法，悉皆涉猎，以此承恩于后主。时有朝士李台嘏曰：'韩八座事艺，如拆袜线，无一条长。'"后因以"袜线"为才短之喻。

所记述之方案，无一非卓识负责，精诣独到之结晶品。以此而知大师拯救疾苦，造福病黎之灵且确、伟且著也。昔贤有言曰："独善何如兼善?"今大师不私平日宝贵之心得，而慨然由佐景先生搜集编按，著之简素，贡之社会，是则愿移独善其身之行，而扩为兼善天下之举也。大师之德，固足麟炳千秋，昭垂万世，而佐景先生赞襄发皇之力，更安得以常功衡计耶？余至愿此书一出，环宇风行，一药正虚邪实之医林，与夫舆论杀人之社会也。敢秉心香一瓣，昕夕祷之。

今全书出版有期矣。辄不避辞费之嫌，而撼其所怀，抒其所感如是，其亦能免夫着粪佛头之讥乎？

民国二十六年元旦殷子正序于安庆

杨　序

　　自轻可去实之说兴，经方遂不为人所重视，医者但求无过，避重就轻，即偶有用之者，病家亦顾而却步，竞相效尤，风靡一时，而仲景之方几成寡和之曲矣。噫！时方流行，去实验益远，欲求中医之振兴，进而与西医抗衡安可得乎？民国十一年，志一负笈上海中医专校时，曹师颖甫讲授医经，兴味盎然。次年秋，志一以饮食不慎身染霍乱，吐泻肢冷，势濒于危，同学章君次公邀师来诊，投以大剂四逆汤，二剂而安，经方之神效固早已尝试之矣。问世以来，服膺师训，悉心体验，深知功效宏而应用广者，固舍经方莫属。除四逆汤之于霍乱（虎列拉）外，如麻杏石甘汤之治喉痧（猩红热）、小青龙汤之治肺风（急性肺炎）、栀子厚朴汤之治湿温（肠窒扶斯）、大黄牡丹汤之治肠痈（盲肠炎）、十枣汤之治悬饮（肋膜炎）等，苟对证施用，靡不立竿见影，化险为夷，此其彰明较著者也。师著行《伤寒发微》《金匮发微》二书后，同学姜君佐景编师医案成《经方实验录》一书，复加按以伸其义，痛贬时弊，独标真谛。俾世之以玄学相视者，亦知吾国医学确有实验可据，绝非空言所能左右。挽医林颓风，新世人耳目，然则本书之作，其价值宁可以道里计哉？

　　　　　　丙子十二月一日拙师门下同门吉安杨志一谨序

尹　序

曩者肄业医校，与秦子伯未、张子熊飞、许子半龙以诗请业于颖师门下。师邃于医而娴于诗，诗源汉魏而医宗长沙，无如当时诸子皆舍医论诗，故得力于诗者多，而致力于医者少也。盖学者有大患二：急于行道者，弃经方而不敢用；好臆断者，非不知经方可贵，辄随翻数章，若有所悟，寻以卷目浩繁，难撮纲要，辍而弗读。此医道之所以常不明也。医籍最古者，莫如《伤寒》《金匮》，而诸家笺注者，又不能澈其底蕴，而改其讹误，令读者多明昧参半之处。吾师乃不畏艰深，独殚思竭虑，潜志阐扬，治迹多以经方奏功，盖仲圣有嗣音矣。迹其心力所萃，已梓行者，有《伤寒发微》《金匮发微》，其余师说验案，二十年来颇多散失逸。夫衣食奔走，久违师训，辄用愧恧。乃姜君佐景受师亲炙不过在三数年间，慨然以搜集散佚诸什为责，积案若干，都为一集，附以按语，成《经方实验录》，寿之梨枣。闻者壮之，语云：学于古训乃有获。发仲圣之秘者，吾师也；公吾师不传之秘者，姜君也。问世有期，用缀小言。而予年未四十，颓状都陈，倘吾师仍以不屑教诲也，而教诲之乎！

二十五年云南起义纪念日上虞尹逸夫识于题凤庐

张 序

　　姜君佐景，余千里外志同道合之文字交也。上年初，翻阅各刊，拜读其《经方实验录》，三复之下，觉有羽翼《伤寒》《金匮》之价值，因欲窥其全豹，俾开茅塞，故不揣冒昧，上书姜君，旋蒙惠赐医案多篇，征余评语。余感姜君垂青之盛意，故亦不辞谫陋，贡献刍言，复蒙录登各刊，由此益加接近，遂成契友。最近姜君应各地学者之请，将成书付梓，向余索序。余思姜君此举，不独加惠于医林，抑可发扬国粹，推行国药，诚有益于民生之事也。现在吾国医药日见衰颓，西洋医药大有取而代之之势，外溢之金钱不计其数。考吾国医药非不良也，其发明之早，成绩之优，药物出产之丰富，方剂组织之精密，允称世界之冠军。特因汉唐以降，五行之玄说盛行，学者竞尚空谈，凭幻想而用药，谓之时方。古人确具科学性质之经验良方反弃而不用，造成近代中衰之现象，良可慨也！此时若不急起复古，提倡经方，使收伟大之治绩，以挽回民众之信仰，则中医必陷灭亡，民生更不堪设想。当知中医所以得长存至今者，不赖虚玄之学理，而在灵异之药效，为其能起沉疴比比也。试问，起沉疴者果系桑菊平肝、银翘清肺、木蝴蝶、路路通、丝瓜络、荷叶筋等轻描淡写之果子药耶，抑系麻、桂、硝、黄等之仲景方耶？将不辨而自明矣。今姜君抱济世之宏旨，述实验之经方，余知长沙绝学自此复兴，民生受益将永永无穷匮矣！爰不揣固陋，而为之序。

民国二十五年十二月益林张治河序

吴　序

　　拙巢夫子，少事举业，精诗古文辞，中年治仲景书，批郤导窾，精审绝伦，所处医案泰半直录经方，绝鲜损益，以其见之真，辨之审，故方无不用，投无不中，视危难险证蔑如也。居尝喟然叹曰：予之治医，岂故好古而远俗哉。徒以江南无正伤寒之谬说行，仲景活人之大道湮，而生民之厄运至，勉挽狂澜，不得已也。顾老夫耄矣，不能复有进益，尔曹英年，尚其勉旃。凝轩闻命之下，窃凛然有所惧焉。退思我国医学，以汉代为鼎盛，唐孙思邈有《千金方》传世，犹为近古。自宋以迄明清，诸家挟其偏见，各树一帜，竞以虚无渺茫之论，测脏腑实质之病，驯至说理以玄妙为尚，用药主轻灵为巧，以是求愈人疾，岂不难哉？间有一二杰出之士，能秉笔注《伤寒》《金匮》，观其文，标新立异，非不动人也，无如临诊处方，又悉平淡下品意。若著书为一事，临诊又一事，不啻阳尊仲景若天人，阴畏经方若蛇蝎，自为矛盾，曷胜浩叹。降至近年，西学东渐，又有人焉不自量力，谬以陈腐不经之说与西医相搏，其被摧残拉朽固在意中，犹曰我能斩将搴旗，是亦靦颜①而已，曷足贵乎？盖中医之长，不在乎理论而重在辨证，果能凭证用方，已可生死人而肉白骨。夫医以愈病为职者也，得此尚何他求哉！独怪仲圣以后之人，舍本逐末，浑浑噩噩，以迄今日，举目中流，求一砥柱而不易觏。有之，其惟拙巢夫子乎？夫子临诊四十年，著有《伤寒发微》《金匮发微》二书，至所处方案，率多散佚，其中大案险证，不可胜数，学者惜之。学长姜君佐景乃奋起以表扬师道为己任，穷数载之心力搜集编纂，卓然成《经方实验录》，凡二集。集中逐案附以按语，如抽丝，如剥蕉，大能启发阅者之巧思，间亦附以己之治验，其精湛几与夫子相埒。盖君之治医，一以夫子为法，同以实验为依归者也。夫子尝称之曰：能得我真传者，丹徒章次公之后，佐景一人而已。其能得师心有如此者。是书在各医药杂志中发表未久，而读者赞许之函已纷至沓来。君乃徇众请，先刊首集。行见问世之后，不胫而走，于是乎经方之价值彰，而医界之颓风扫。苏子不云乎：言有大而非夸者，达者信之，众人疑焉。世有能读此编者，当不以斯言为阿好也。

　　　　　　　　　民国二十五年冬月拙师门下学弟吴凝轩拜序

---

①　靦颜：厚颜。

姚　序

在医学前进的史上，演到了清朝的一页，已将古方渐渐地推翻，而递嬗到"轻灵派"了，因为这时有叶天士先生创"温邪上受，首先犯肺，逆传心包"的学说，于是他一辈子是"轻描淡写"，这在他的大著《临证指南》上尽可看到的。

后来吴先生鞠通出世，因为崇拜叶氏的缘故，将圣人张仲景的六经学说暂且撇开，并很巧妙地主张利用那三焦论治而成立了一部《温病条辨》。于是，中国如江、浙、皖、闽以至边远的各省，就相率地引用这些成方，师传其徒，父诏其子，因此形成一个"薄荷牛蒡"的世界！

然而，这些都是叶、吴的罪戾么？近今很有一部分人是这样抽象地固执地批评说，但是这些批评都已错误了！我们过去的一些诅咒和嘲骂，终究是太亏负了他们了！这是什么原故呢？因为那时叶先生正生长在鼓舞喧阗的姑苏，吴先生亦悬壶于南方偏中的淮阴，所诊皆王公贵人、富贾大商。这些人，却因为平时的养尊处优，食腹纵色，稍有不适，也不过是偶然的感冒、轻微的疲劳罢了。所以，风寒不需要麻、桂，至多不过荆、防、羌、独；不汗出而烦躁，用不着大青龙，仅以普通疗法取胜；遇着胸痞，正如叶氏所说："如近俗之杏、蔻、橘、桔，具流通之品可耳。"诸如此类，不胜枚举，这全是环境关系，往往自然而然。

可是，从此我们大部分神经过敏的同志，既把这个主观看得非常错误，而又养成一个颠扑不破的惯例了。积日愈久，也好像只知有这样两部"金科玉律"，而将那"宝藏待发"的圣经——《伤寒论》——竟就束诸高阁！（或许没有看见。）这[1]他们的观念有五：（一）师徒互相传授，习惯使然。（二）《伤寒论》系属汉文，词简意奥，不如《指南》《条辨》比较容易批读，浅学者流，因此不愿寓目。（三）误解叶、吴学说，一意孤行，迷惘日深。（四）固执《伤寒论》原为古来学说，不能适合现实，避之如虎狼不啻。（五）现在病家心理，大都喜轻避重，一班狡黠的医师，因此乘机取悦；就是一两个明达之士，心欲发挥《伤寒》效能，又恐遭人忌讳，相率裹足不前。此外加之那些所谓"时方派"的大吹大擂，社会心理的逐日积压，所以遂使一部仲圣精英的读

288　　　[1]　这：此字疑衍。

本，因此奚落得不堪闻问！我想，这倒不是叶、吴的作俑，好像还是我们误解了罢！

至于追究前人之著温病书者，也未尝把《伤寒论》丢在眼外。例如吴氏曾这样说过："是书虽为温病而设，实能羽翼《伤寒》；若真能识得《伤寒》，断不至疑麻桂之法不可用……"且开篇即以桂枝论治。周禹载氏著《温热暑疫全书》也说："仲景于《伤寒论》中，温热森森具载，黄芩、白虎等汤，是其治也。后之学者，苟能引申此意，便可变化不穷，神明千载；不能细察其理，反执以为治伤寒之法，盍思本汤既无外解之功，又无内夺之力，圣人立法，果何谓乎……"其卷一、卷二、卷三并首述仲景正文。吴又可在其《瘟疫论》自述之中，又有下列记载："仲景以伤寒为急病，仓促失治，多致伤生，因立论以济天下后世，用心可谓仁矣……"所以由此种种看来，他们虽然把伤寒与温病分成一条鸿沟，但其理论基础，大都仍建筑在圣人身上。其他如金元四家，以及清之论温热病者如王孟英、陈平伯、凌嘉六、薛生白、澹然子、戴麟郊、柳宝诒辈（以上诸公，限于笔者曾经见其作品而言），虽然思想各有所偏，或自狭于一家，然而他们的着眼立足之点，也可说从来没有违背《伤寒》。

再进一步说：《金匮》（前人与《伤寒论》并称，因仲圣原著《伤寒杂病论》合十六卷，《金匮方论》悉在其中，自王叔和编次，始分而为二）确是一部主治杂症的矩矱，翻开了一本普遍通行的《医方集解》，所记载的《伤寒》《金匮》的方子，几乎占了整个的十分之四。这不是圣人伟大的一个证明吗？又如，自魏晋以后，虽然名贤辈出，但他们对于杂病的理论学说，实质能超出仲圣的遗训，究竟有几个呢？白虎、黄芩、承气、泻心等汤应用于我们的临床，似乎不见的时候还很少罢？周扬俊《二注玉函》自序所谓："其间推测病由，如六淫之气，七情之感，脏腑之伤，及汤丸之补泄，气味之缓急，罔不必备。"这真是一个确切不磨的定评啊。

我们总括来说：全是我们自己错误了！我们既不得踏进仲圣的堂奥，又不能步趋前贤的天才，百余年来因袭着上述的因素，误解了一切的事实，因此，具有真正价值的许多宝贵的经方，也就这样轻轻地放过了！这是多么可惜的事情呢？

但是，我们就这样任意地因循么？笔者以为，这是绝对不能的。因为柯先生韵伯曾那样愤慨地表示过："仲景之道，至平至易，仲景之门，人人可入……"这样一个强有力的遗训，总要使无负于这个先贤的深心，这才是我们后人应尽的义务呢！所以我们应该上追圣人的典模，下尽各个的苦心，将《伤寒》整理成一有系统而具有科学化的学说，使整个有一个共同进取的标的。一方面要发挥经方的效能，使前面所说的那些人知道经方的功用，因而引起了他们研究经方的兴趣，使他们渐渐步入圣人的阶梯，造成了"家弦户诵"的习惯，革除了从前一切的积弊，俾人人知道麻黄、桂枝之不宜避忌，青龙、白虎之亟应取用，慢慢地走入"改进"的道路上来，这的确是未来的中医界一件唯一而伟大的工作呀！

江阴曹颖甫先生是海上的名医，这是谁都知道的。他生平工诗词而又长于丹青。对于医学的研究，则一宗圣人的遗法，一往直前，绝无旁顾。四十年来，以经方治愈的病人，我们正不知如何可以胜数！真可说是近代一个纯粹的"经方家"了。他先后有《伤寒发微》《金匮发微》两书问世，前者是演述《伤寒论》深层的意义，可以看作整理完成的某一部分，后者乃参入了他的治验，并附列了许多新的收获。例如申明一物瓜蒂汤的所以疗治太阳中暍，瓜蒂绝不具有吐下的力量，不过使病者微汗即愈，别怀深识，诚能一扫前人的陈说。（笔者按：《本经》与《心典》均言能吐能下。《衍义》虽明知水行皮中，而皮中者属表，惜仍随文敷义，而含糊曲解者正复如此。）他如言甘草粉蜜汤之粉为铅粉，不落赵以德注胡粉之窠白；蒲灰散之蒲为大叶菖蒲，一改尤在泾言香蒲之旧例；蜘蛛散之蜘蛛并无毒（诸家大都谓有毒），可以治狐疝之如神；蛇床子散本治阴中痒（蛇床子原具杀菌之功效，所以笔者常疑蛇床子散条的"寒"字或为"痒"字所错误，而"温"字作一"熏"字或"洗"字解，庶几于症方皆符合）；而温阴寒之坐药，当是吴茱萸蜀椒丸等等。这样在发挥经方的功效外，实在又具有一些深切的创造工夫了。

不过先生为性很孤僻，往往视记录学验为不屑为，是以除这两部"前侔古人，后启来兹"的著述外，要求先生实录的人，这就很是难能的事情了。所好现在先生的高足姜先生佐景氏，以数年来侍诊余闲的光阴，把先生平日的方案和学验，陆续地裒成了一帙，名之为《经方实验录》，于是从前大家所希翼所仰望的问题，将给我们一个圆满的解决！

但是，这其间决不是曹先生单纯的学验和方案，因为除曹先生的学说将永远留给后人仰慕外，姜君曾鼓起了他的"纵横矫健"之大笔，那样很详确地敏捷地加入他的"按语"了，而这"按语"也决不是肤浅平凡的"附作"，试看在本书未出版前发表于各大刊物的一部，是怎样的令人钦佩呢？例如桂枝汤证其四按内，他对于桂枝汤之研究，解释桂枝汤和他条白虎汤、桂枝白虎汤、大陷胸汤等的真际之药理，是多么的简括而透澈，多么的耐人寻味啊！他如详述服药后之反应，使读者见之可获知"左右逢源，触类旁通"之妙处，以及对事实能旁敲而侧击，对说理能反覆以推详，这样使曹先生的深理与奥义，益发跃然于吾人之目前，其功岂下于柯氏之阐发圣意而成为《来苏集》，尤氏之注疏《金匮》而作成《心典》吗？

总之，我们对于本书要有深层之认识，进而精究于曹氏之前著。我们要无负于古人之劘心，要无负于曹先生之渊博，要无负于姜君之精探。希望继本书而行世的关于进窥经方之医籍，要不断地表见着，这是有期于现在和未来的同志的！

一九三六年岁暮东皋后学姚世琛于病中叙

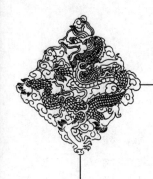

医圣张仲景赞

汉传灵素，绍述轩岐，
书虽非古，结精覃思。
强合五行，实惟骈枝。
张氏有作，辨析纯疵，
责实道明，无取玄之。
十有六卷，方案昭垂。
以决死生，若蓍与龟，
以济生命，化险而夷。
卓哉南阳，为万世师！

后学曹家达撰

曹颖甫先生小传

先生江阴人，名家达，字颖甫，别号拙巢老人。擅文学，工诗词，各种著作颇多，其已出版者，有《汉乐府评注》《诸子精华录》《梅花诗集》各若干卷。然先生笃好医学，著有《伤寒发微》《金匮发微》两书，尤为平生精心绝诣之作，足以长留天地间，而千古不朽者也。方先生十二龄时，读张隐庵注《伤寒论》，其文字奥衍①，攸然神往。越年，研习《阳明》一篇，适邻有老妪，卧病缠绵，更医者屡，久不得效。先生试诊之，脉实，大便多日未行，腹胀而拒按，曰：此大承气汤证也。斗胆投之，功如桴鼓。乃叹曰：仲圣之方，若是其神哉！越二年，先生之尊人病下利，势几殆矣，延老医赵云泉先生，投四逆、理中辈起之。后十一年，先生赴南京应秋试，病寒热，濒于危，幸遇姻丈陈葆厚先生，用白虎加桂枝汤，获庆更生。自是先生于仲景书，识解益深，信仰益坚，而寝馈不释卷矣。嗣丁甘仁先生创中医专门学校于沪上，又广设施诊给药之善堂于城内外，乃聘先生主教务，兼主同仁辅元堂医务。一时四方学子负笈来归者，济济如也，而贫病者皆庆幸歌颂。岁月不居，时先生年近六十矣，课余诊暇，二老乃互研医学之奥旨，阐扬历圣之功绩，而技以益精。其时从先生游者，多能以经方大剂起沉疴，愈废疾，时人有曹派之目，章氏次公则其尤著者也。自丁翁作古，先生眷念故人，郁郁寡欢，乃专志闭户著书，讲经授徒，或以诗请益，或以医求教，先后出先生门下者，毋虑数百人，今皆为超群拔俗之士。夫悬壶海上，岂易事哉？以海上之人好浮夸而无定识，畏瞑眩而喜淡药。见有医者焉，居高堂华屋，御轻裘汽车。声价之高，非质不允命驾；执业之繁，虽昏不临病家。众曰此名医也，群聚而归之，不遑计其诊费之昂焉。及名医至，则曰：我虚不胜攻，请用补。名医不获已，疏淡药以与之，众誉为稳妥，而病之迁移转变不知也。若先生则俭朴自安，恬淡自守，急人之急，忧人之忧。有来乞诊者，不为风雪阻，及临诊，则曰此易耳，一剂而愈之，而其人以为病本轻，初可勿药矣，于是先生之道不盛行。不第是也，海上之人好尤人，及病之不起，乃延谙律法者讼医于官，官转询于医会。医会曰：此药不能伤生，伤其生者病也。于是医无罪。呜呼！医乃仁人之术，原具割股之心。设天不延其人之寿，医复有

---

① 奥衍：深奥曲折。

何力以胜天耶？与其求胜天以受谤，毋宁但顺天以保身。卒也时尚所趋，淡药风行。伊谁之过，吾不暇细辨，吾但知先生则不肯随俗俯仰也。盖先生之临险证也，明知其难治，犹必殚精竭虑，为之立方而后安。曰：毋有方而不用，宁不效而受谤。又曰：必求其生而不可得，则死者与我皆无遗憾也。卒也赖以生者多，而出怨谤者鲜。然而先生之道不盛行也如故，抑亦奇矣！傥所谓阳春白雪，曲高和寡者耶？昔柯氏韵伯在世之日，绝无籍籍大名，后人读《来苏集》一书，方知其为仲圣功臣。近贤章氏太炎在日，且欲搜集其遗著，以传来兹。然则当日之卑论侪俗者，何损柯氏毫末哉？故吾于先生亦云。今岁丙子，适值先生七秩诞辰，诸弟子假广益中医院，为先生称觞。王氏一亭致贺联云：广恻隐心仁者寿，有布施德福无疆。信乎哉！先生哲嗣湘人，能传衣钵，女公子昭华、若华，均深精医理云。

姜佐景

编按者自序

　　佐景既稍稍知医，目睹世人疾苦，辗转床席，世之医者，曾莫能识。有大医焉，隐于市，能愈废疾，起沉疴，而人反莫之知。又因中西医论战之亟，而中医学之真髓竟莫能道之。不禁心怀悲愤，作《经方实验录》以告当代之治医者，并以告当代之延医者。

　　　　　　　　　　　　　　　丁丑孟春瑞安姜佐景志

凡 例

一，本书以吾师曹颖甫先生之医案医话为主，此乃吾师四十年治医之结晶，附以编按者之医案笔记为辅，虽细流莫益大海，而吾师弟之学一脉相承，两可贯通，倘免续貂之讥乎？

一，本书将医案医话混合编制，在体裁上别树一格，但两者均以不离经方之实验为主。

一，本书以经方为经，以实验为纬，以理论为花纹，经方求其纯，实验求其真，而理论求其新。

一，吾师弟二人对于医学理论之见解间有不同之处，例如吾师主不弃营卫，而编按者则主不恋营卫是也。好在经纬不改，纵花纹稍异，不妨任之。

一，本书中每案之成必请吾师批阅一过，师直书批语于其后，凡起首见"曹颖甫曰"四字者即是。

一，案后间见"拙巢注"三字者，乃当日临床时吾师之自注也。

一，本书首揭"融温热于伤寒"之旗帜，冀自此了却伤寒温热之纷争，知我罪我，在所不计。

一，本书每案按语内容窃不喜重复，或述服后之瞑眩，或叙证情之传变，或释解经文奥旨，或检讨煎服古法，或发为疑问以辟钻研之途，或略道笑语用舒沉闷之思，错综陆离似无定局，还盼读者触类旁伸，别求会意，慎毋拘泥于此可也。

一，仲圣原书间言服药瞑眩之象，如"覆取微似汗""服汤已渴者""得快利""新血下如豚肝""有脓当下""大便当如漆""当大便出宿食恶物""黄从小便去"之类，均是惟文简而约，后人每不经意，本书于此种反应现象记载独详，使医者知所预防，病家免却惊疑。

一，本书关于病情之记载力求详尽真切，使读者恍如身临其境，逢险证死证之终于不治者，亦悉从实写出，一洗前人著书恒喜粉饰之陋习。

一，本书对于"证"字极为着重，惟当知仲圣之所谓证，并非如一般中医误解之所谓证，更非西医所谓对症疗法之症。

一，本书对于"方"同样重视，每一主方之前身后影旁形侧观必详尽描写，俾学者知方与方间之连锁关系，于是进则能攻，退则能守。

一，本书对于药量之轻重不遗纤微，使医者临诊有所依据，不似前贤之医案每有方而无量，或竟有法而无方，徒令后人多揣测之苦。

一，本书本"知之为知之，不知为不知"之义，述其所知，表其所不知，故鲜模棱两可之语，更无颟顸自欺之句。

一，本书为求趋重通俗，使一般病家可以阅读参考起见，故对于中医学中之玄说类多避免，非谓其尽属不经之谈也。

一，本书之讲解由浅入深，由简而繁，俾学者易于领会；时或用归纳法，时或用演绎法，俾学者易于推寻。故本书之论述，乃有系统中无系统，无系统中有系统。

一，前贤著书传后，启迪来者，厥功无穷，吾人绝对敬仰。惟为讨论学术，研求真理起见，乃不能不略辨其是非，彰其功过，所敢自信者，此中毫无对人之私见也。

一，编按者对于西医及中医之时方派，敬抱他山攻错之旨，决不效兄弟阋墙之争，故本书逢关于西医及时方派之记载，绝对根据事实，毫无歧视之意。

一，日本皇汉医家研究仲圣之学成绩卓尔，堪作借镜，而说解之未尽善处间亦有之，本书所载一切病理药理悉重自力搜讨，不敢掠美以为荣也。

一，同仁临诊可携带本书，以便检示病家，作为佐证而坚信仰，故本书版木特求玲珑。

一，读者如未有用方之经验，但欲效法本书用药者，请先阅本书附录中之"大胆和细心"一篇。

一，本书中各案病者住址就现在所知者列于姓名之下，以示真实，其迁居无定或日久不明者任缺之。

一，本书勉应各方读者之请，匆促间分卷出版，谬误必多，还祈贤达诸公不吝匡教。

编按者谨志

经方实验录目录

上 卷

第一案 桂枝汤证_{其一}

颖师医案

汤左 二月十八日

太阳，中风，发热，有汗，恶风，头痛，鼻塞，脉浮而缓，桂枝汤主之。

川桂枝三钱　生白芍三钱　生甘草钱半　生姜三片　红枣六枚

佐景按 明窗净几，焚香盥手，恭展《伤寒论》，凝神细读。恍然见标题曰："辨太阳病脉证并治上"数大字。窃谓在此寥寥数字中，仲圣垂教之精义，仿佛尽之矣。

何谓脉，人谁而知之；何谓证，人谁而勿知之。何者？证其所谓证，非仲圣之所谓证也！人以发热为一证，有汗为一证，恶风为一证，头痛为一证，等而推之。仲圣则统发热、有汗、恶风、头痛等等，合称曰证。是犹合桂、芍、姜、甘、枣五味为一方，而不可称独桂也、独芍也皆方也。是为证之真义。何谓治，与病人以方去其邪，助其正，一剂知，二剂已，不待其传，必免其危之谓也。故仲圣之学，可以简称曰"脉证治法"。

仲圣在千百年前之昔日，以此法治病，"既至京师，为名医，于当时称上手"。吾人在千百年后之今日，以此法治病，亦"用之多验"，与昔几无以异。推而广之，后人在千百年后之他日，以此法治病，亦必效如桴鼓，与今日无殊。

夫医，求其效而已矣，孰能效者，是即为新。故窃谓仲圣之书历万古而常新者，义在此也。若眩于机械之新奇繁缛，震于解剖之精微细致，惑于提炼之纤巧玲珑，而治效却渺如者，犹曰此新医药也，窃有疑焉！

大论曰："太阳病，发热，汗出，恶风，脉缓者，名曰中风。"又曰："太阳病，头痛，发热，汗出，恶风，桂枝汤主之。"观此二条，知桂枝汤证又名曰中风。所谓名曰者，知前人本有此名，仲圣不过沿而用之。惟严格言之，桂枝汤证四字，其义较广，中风二字，其义较狭。易言之，中风特桂枝汤证之一耳。又此中风非杂病中之中风，即非西医所谓脑溢血、脑充血之中风。中医病证名称每多重复，有待整理，此其一斑耳。至考此所以异证同名之理，盖为其均属风也，中之者浅，则仅在肌肉，此为《伤寒论》之中风；中之者深，则内及经络，甚至内及五脏，此为杂病之中风，所谓风为百病之长也。

仲圣方之药量以斤两计，骤观之似甚重，实则古今权衡不同，未许齐观。历来学者，考证达数十家，比例各异，莫知适从，且古今煎法服法悬殊。古者若桂枝汤，但取初煎之汁，分之为三，曰一服、二服、三服，今则取初煎为一服，次煎为二服，是其间不无径庭。姑摒此种种勿论。简言之，吾师之用量，大抵为原方之什一，例如桂枝、芍药，原作三两者，师常用三钱是也。佐景视证之较轻者，病之可疑者，更减半用之，例如桂、芍各用钱半是也。以此为准，利多弊少。

曹颖甫曰 桂枝汤一方，予用之而取效者屡矣。尝于高长顺先生家，治其子女，一方治三人，皆愈。大约夏令汗液大泄，毛孔大开，开窗而卧，外风中其毛孔，即病中风，于是有发热自汗之证。故近日桂枝汤方独于夏令为宜也。

又按：近世章太炎以汉五铢钱考证，每两约当今三钱，则原方三两，一剂当得九钱，再以分温三服折之，每服亦仅得三钱耳。由是观之，原方三两，今用三钱，于古法正无不合也。

第二案　桂枝汤证其二
颖师讲授　佐景笔记

师曰 余尝于某年夏，治一同乡杨兆彭病。先，其人畏热，启窗而卧，周身热汗淋漓，风来适体，乃即睡去。夜半觉冷，覆被再睡，其冷不减，反加甚。次日诊之，病者头有汗，手足心有汗，背汗不多，周身汗亦不多，当予桂枝汤原方：

桂枝三钱　白芍三钱　甘草一钱　生姜三片　大枣三枚

又次日，未请复诊。后以他病来乞治，曰：前次服药后，汗出不少，病遂告瘥。药力何其峻也？然安知此方乃吾之轻剂乎！

佐景按 仲圣之"脉证治法"，似置病因、病原、病理等于不问，非不问也，第不详言耳。惟以其脉证治法之完备，吾人但循其道以治病，即已绰有余裕。故常有病已愈，而吾人尚莫明其所以愈者，或竟有尚不知其病之何名者。此非荒唐欺人之语，凡属仲圣信徒，皆当默许也。然则仲圣何以不详言病因、病原、病理乎？曰：殆仲圣以为果言之，将不餍后人之望，反令《伤寒论》不能成万世之新书乎。然乎？否乎？我不敢必，惟窃以今日

之中医，亦当就病因、病原、病理种种方面，略事研究，以补不足，则中医药之进步，方无艾乎。

病有病原，西医所谓细菌、原虫是也。一旦虫菌侵犯人体则病，此通例也。顾历观下级社会之土人，蓬头垢首，赤体跣足，居常伍犬豕，食不避蚊蝇，此其受虫菌侵袭之机缘为如何？乃彼辈壮硕长寿，不减都会人士，然则病原尚非疾病之惟一主因，彰彰明甚。故中医不重病原，但重病因，西医所谓诱因是也。

本案示桂枝汤证病因之一，所谓风是也。方人醒时，风来适体，不致为病。及其入睡，体温降低，防御骤弛，而清风之徐来也依旧，于是病原得随以长驱直入，比醒，病矣！

曹颖甫曰 仲景非不言病因、病理也。夫邪风外乘，乃病中风，欲救邪风者，宜桂枝汤，此非病因乎？卫不与营和，乃自汗出。风中肌肉，着于营分，而卫气不伤，故卫强而营弱。行水之卫气不伤，故毛孔自能出汗，行血之营气受困，故肌腠不能作汗，致皮毛与腠理显分两橛，而不能相合，故曰不和。不和者，不合也。用桂枝汤以发肌理之汗，而营卫自和矣。此非病理乎？读书能观其通，则思过半矣。

第三案　桂枝汤证其三
颖师讲授　佐景笔记

师曰 我治一湖北人叶君，住霞飞路霞飞坊。大暑之夜，游大世界屋顶花园，披襟当风，兼进冷饮。当时甚为愉快，觉南面王不易也。顷之，觉恶寒头痛，急急回家，伏枕而睡。适有友人来访，乃强起坐中庭，相与周旋。夜阑客去，背益寒，头痛更甚，自作紫苏生姜服之，得微汗，

但不解。次早乞诊，病者被扶至楼下，即急呼闭户，且吐绿色痰浊甚多，盖系冰饮酿成也，两手臂出汗，抚之潮，随疏方，用：

桂枝四钱　白芍三钱　甘草钱半　生姜五片　大枣七枚　浮萍三钱

加浮萍者，因其身无汗，头汗不多故也。次日，未请复诊。某夕值于途，叶君拱手谢曰：前病承一诊而愈，先生之术，可谓神矣！

佐景按　一病一证之成，其病因每不一而足。本案示风之外，更有冷饮是也。外为风袭，内为饮遏，所谓表里两病。是犹国家不幸，外有强邻之侵，内有异党之扰，两相牵制，证情杂矣。

本案见证较前多一"吐"字，可见病人之证随时变化，决不就吾医书之轨范。而用药可加减，又岂非吾医者之权衡，观本方用生姜五片可知矣。

曹颖甫曰　此公系同乡高长佑先生之友，予因治其妻神经病始识之。盖其妻饮食如故，但终日歌唱，或达旦不寐，诊其脉滑疾。因用丁甘仁先生法，用猪心一枚剖开，内藏辰砂二钱，甘遂二钱，扎住，向炭炉煨枯，将甘遂、朱砂研成细末。一服而大下，下后安眠，不复歌唱矣。后以十全大补汤收膏调之，精神胜于未病时。附录之以资谈助。后迁古拔路，今则四五年不见矣。

第四案　桂枝汤证其四
佐景医案

谢先生　三伏之天，盛暑迫人，平人汗流浃背，频频呼热，今先生重棉叠衾，尚觉凛然形寒，不吐而下利，日十数度行，腹痛而后重，小便短赤，独其脉不沉而浮。大论曰：太阴病，脉浮者，可发汗，宜桂枝汤。本证似之。

川桂枝钱半　大白芍钱半　炙甘草钱半　生姜二片　红枣四枚　六神曲三钱　谷麦芽炒。各三钱　赤茯苓三钱

佐景按　本案乃余所亲历，附丽于此者也。谢君先是应友人宴，享西餐、冰淋、汽水，畅饮鼓腹。及归，夜即病下利。三日不解，反增剧。曾投轻剂乏效。愚则依证治之，虽三伏之天，不避桂枝，服后果表解利稀，调理而瘥。

本案不吐而下利，又异于前案，所谓证有变化是也。吐者为胃不和，利者为肠不和。然而能吐能利，胃肠尚有抗毒逐邪之机能，病未得为进也。

大论《太阴篇》云："太阴病，脉浮者，可发汗，宜桂枝汤。"舒氏疑本条有误，当以理中为主，内加桂枝云云，说似有见。然而理中加桂枝为偏里，桂枝汤为偏表，今脉浮，表证重，故宜桂枝汤。况曰宜，而不曰主之，其宾主层次之分了然矣。

曹颖甫曰　本案桂枝汤证其四实为太阴病，盖桂枝汤为证见脉浮之本方，虽重棉叠衾，尚觉恶寒，有似麻黄汤证，不知桂枝汤证原自有啬啬恶寒者，况脉浮而不紧，其不为麻黄汤证明矣。因下利之为食滞也，加六神曲、炒谷麦芽，因小便短赤也，加赤茯苓，可以悟随证加减之法矣。

佐景又按　本年（二十五年）六月二十四日起，天时突转炎热，友人沈君瘦鹤于其夜进冰淇淋一客，兼受微风，次日即病，头胀，恶风，汗出，抚其额微冷，大便溏泄，复发心悸宿恙，脉遂有结代意。与桂枝、白芍、炙草各钱半，生姜一片，红枣六枚切，夜服此。又次早醒来，诸恙悉平，惟心悸未愈，乃以炙甘草汤，四剂全瘥。诸方均不离桂枝。又越日，孙椒君以进梅浆，病下利，恶风，冷汗出，

头胀胸闷，骨酸腿软，不欲食而呕，一如沈君，给方与沈同。惟孙君以午夜市药，药肆不备红枣，任缺之。服后一时许，热汗漐漐遍体，舒然睡去。翌早醒来，不知病于何时去。然则桂枝汤实为夏日好冷饮而得表证者之第一效方，又岂惟治冬日北地之伤寒而已哉？夫伤寒而必限于北地，北地而必限于冬日，抑何固执之甚邪？俗医无识，以耳为目，使其见我治沈、孙之方，必曰桂枝、生姜皆辛热之品，值此炎令，何堪抱薪救火？甘草、大枣又悉甘腻之物，甘增中满，腻能恋邪。若芍药之酸收更属不合。综药五味，乃无一可用者。向使病者无坚决之信仰，聆此评语，得毋击节叹赏而撕吾方纸乎？呜呼！鱼目混珠，燕石乱玉，亦安知不合理之论，按之事实，不几相去万里乎？设有医者焉，遇上述之证，信吾此说，愿用此方，但恐药味太少，药值太廉（原方价仅一角许），不足以壮观瞻而坚信仰，则薄荷、藿香、佩兰、苡仁、谷芽、麦芽、灯心、茯苓、豆卷、扁豆之属，不妨邀作陪客，聊凑热闹，但切勿用桂枝二分，还须泡汤带水，免致无效，反损吾经方声价。不特此也，倘有识者见此，抑虑其笑坏齿牙乎？呵呵！

然则桂枝汤证之病理果如何？桂枝汤之药理又如何？至此，不能不有所解说。在余未陈己意之前，姑略引诸家之说，以资参考。《医宗金鉴》略云：桂枝辛温，辛能散邪，温从阳而扶卫。芍药酸寒，酸能敛汗，寒走阴而益营。桂枝君芍药，是于发汗中寓敛汗之意。芍药从桂枝，是于固表中有微汗之道。陆氏九芝曰：桂枝者，能入营而出卫者也。太阳主开，今风乘之，而过于开，则必祛风外出，而太阳之气始复其常。但中风为虚邪，营气已弱，是宜慢泄。又风邪已近肌肉，即为肝

气乘脾，故君以桂枝，而必以养血和中者为臣。风能化热，以芍药之凉者监之。柯氏韵伯曰：此为仲景群方之魁，乃滋阴和阳，调和营卫，解肌发汗之总方也。此皆不离营卫以为说。然而营卫茫茫，试问读仲圣书者，有几人能真个了解乎？先贤有谓桂枝汤中不应有酸寒之芍药，而时贤祝味菊先生则曰：本汤之组合，应以芍药为主药，桂枝为重要副药。盖适用本方之标准，在皮肤蒸发机能亢进，而自汗出者，故用芍药以调节其亢进之机能。桂枝则不过补助心脏之作用而已，故麻黄汤中亦用之，其非主药可知也。此二说也，相左特甚。汤本右卫门[①]《皇汉医学》云：余之经验，凡用芍药、大枣、甘草之证，必诊得筋肉挛急，而于直腹筋最为明确，可为三药之腹证，亦可为本方之腹证。以上纯属理论，实际上当随师论，准据脉证外证，可以不问腹证也。此说前后参差，亦堪商矣。众说纷纭，吾将安从？

虽然，本书以实验为名，自当从实验中求解决，安可囿于前贤近哲之说以自锢也哉？今有桂枝汤中风证患者于此，恶风头痛，发热汗出，诸状次第呈现。顾汗出不畅，抚之常带凉意，是可谓之曰病汗。设其人正气旺，即自疗机能强者，其发热瞬必加甚，随得畅汗，抚之有热意，于是诸状尽失，可知一切毒素（包括外来之病原物及内壅之排泄物）已随此畅汗以俱去，此所谓法当汗解是也。设其人正气不足以办此，则必须假外物或动作以为助，例如啜滚热之茶汤可以助汗，作剧烈之运动，就温水之沐浴，亦皆可以助汗。方法不一，致汗则同（当炎暑之日，吾

_____

① 汤本右卫门：日人汤本求真（1876—1941），原名汤本四郎右卫门，著有《皇汉医学》。

人周身舒适无汗之时，偶作此三事，则致汗甚易，可为明证），及此汗出，病亦寻瘥。然而中风证之重者，又非此简易疗法所可得而几，何况啜水太多，胃不能容，运动就浴，又易伤风，于是乎桂枝汤尚矣。

及服桂枝汤已，须臾，当歠①热稀粥一小碗，以助药力，且卧床温覆一二时许，将遍身漐漐微似汗出（似者，续也，非似乎也），病乃悉去。此汗也，当名曰药汗，而别于前之病汗也。病汗常带凉意，药汗则带热意；病汗虽久，不足以去病，药汗瞬时，而功乃大著，此其分也。有桂枝证者来求诊，与桂枝汤，告之曰：服此汗出，病可愈矣。彼必曰：先生，我本有汗也。夫常人不知病汗、药汗之分，不足为责。独怪一般医家，尚有桂枝汤能发汗、能止汗之辩，呶呶②相争，无有已时。不知以中风证而服桂枝汤，先得药汗，是发汗也，病汗遂除，亦止汗也。是故发汗、止汗二说，若以为非则均非，若以为是则均是，惜乎未观其通，尚差一筹耳！

试陈桂枝汤之真际药理。曰：桂枝能活动脉之血者也，芍药能活静脉之血者也。动脉为阳，故曰桂枝为阳药；静脉为阴，故曰芍药为阴药。动脉之血由心脏放射，以外达于微丝血管，其地位由小而大，桂枝助之，故曰桂枝发散为阳；静脉之血由微丝血管收回，以内归于心脏，其范围由大而小，芍药辅之，故曰芍药收敛为阴。桂枝内含挥发油，故能发散；芍药内含安息酸，故能收敛。收敛之后，继以发散，发散之极，转又收敛。二者互为起讫，如环无端，依道运行，周而复始，是故收敛并无停滞之意，发散更非不复之谓。所以分名之者，盖但示其运行之方向不同已耳。由是可知桂、芍之分工，实乃

合作。况微丝血管之周布于身，无远勿届，与肌肉、神经、汗腺等杂沓而居，故动静脉血运加速之后，势必生热，较前此之发热尤甚。热蒸汗腺，势必汗出，与吾人剧烈运动之后，心脏鼓动加速，脉搏加速，血运加速，全身发热，因而汗出，理正相同。惟此运动而生之汗，不必有若何毒素于其间，若夫先病后药因而得汗，其汗必含毒素无疑。吾人虽未经显微镜之检察，事实固如此也。本汤煎服法中曰：遍身漐漐，微似有汗者益佳；若不汗，更服；又不汗，后服小促其间；若汗不出，乃服至二三剂。仲圣谆谆垂教，娓娓叮咛，以求一汗而后已者，抑亦何哉？曰：盖惟借此药汗方能排除一切毒素故耳！毒素既去，是即西医所谓根本疗法。顾排毒素于体之外，而不杀毒菌于身之内，其间又有上下床之别矣。

炎暑之日，汗流浃背，诚能畅进冰制饮料，汗乃遂止。所以然者，冰能凉胃故也。然则凉胃既可以止汗，今欲出汗，又何可不温胃？于是温胃之良药，兼可以止呕之生姜为必需之品矣。又恐汗出过多，将伤胃液，于是用大枣以摄持之（详说吴著③大枣之主治）。又虑肠居胃下，胃失和，则肠有受传之虞，于是预用甘草以安之（详说吴著甘草之主治）。要之，姜也，枣也，草也，同为温和胃肠之圣药，胃肠性喜微温，温则能和，故云。胃肠既受三药之扶护而和，血液循环又被桂芍之激励而急，表里两合，于是遍身漐漐汗出。若其人为本汤证其一其二之表证者，随愈，即有本汤证其三之吐者，亦愈，或有本汤证其四之利者，亦无不愈。使更能

① 歠（chuò 绰）：饮，喝。
② 呶（náo 挠）呶：喋喋不休。
③ 吴著：当指下文提到的吴凝轩的著作。

明其孰轻孰重，加以权衡，则仲圣复生，亦犹是乎？

试更由此返溯桂枝汤证之真际病理。曰：一言以蔽之，胃肠虚寒，血运不畅而已。身热者，血运自起救济，以蒸肌肉（包括神经汗腺），惜乎救济之力不足，终不能解除困苦，故大论曰桂枝本为解肌。汗出恶风者，毒素阻于汗腺，排之不能尽，凉风袭于身旁，抗之无余力故耳。头痛者，殆头部神经不堪充血之压迫，因而不舒。以上所言，殊嫌抽象简略，深自愧恧，然而大致不错，却可引以自慰者。

执此以论，然后知营卫之说，本属渺茫，谈者娓娓，听者未必津津，其定义既无一定，更不得一般学者之公认。故余以为营卫之说虽古，暂殊不必借重，转滋纠纷。独柯氏随证用药，不拘六经中伤之说，卓尔不群，不愧仲圣功臣。若言桂枝汤不用芍药，岂非独活动脉之血，难竟促进血运之全功？反之，以芍药为主药，又岂非矫枉过正？余如三药治挛急之腹证，既自破其说，将何以令人信服？夫远哲近贤著书立说，留为吾读，是皆吾师，我敬之爱之。然而我爱吾师，我尤爱真理，苟真理之所在，我不能违之以受师说。孟子曰："予岂好辩哉？予不得已也！"窃有同慨。

余与吴君凝轩，先后并肩事拙巢夫子。每遇一医学难题，必相互争辩，务求得到真理而后快。于桂枝汤证，何莫不然？故余于本汤之一知半解，初非一人之独得也。然而截至最近，吾二人对于本汤意见，尚有纷歧之处，并未趋于完全一致之途。可见学术问题之争执，虽同窗密友有不可以假借阿好若此者！吴君尝作《闲话桂枝》一文，述其对于本汤之意见甚详。此文并前述吴著各篇，均收入本书附录中，以资参证。

曹颖甫曰　以上所陈说，甚有意味。惟破除营卫之说，则殊有未安。仲师于桂枝汤条问，不曰卫不与营和乎？盖中风一证，皮毛本开，卫气之行于皮毛中者，自能挟太阳寒水作汗外泄，故病常自汗出。风邪在肌肉腠理，卫闭不开，营气之行于肌腠中者，乃不能自发其汗。皮毛中自汗，故曰卫强；肌腠凝闭不能作汗，故曰营弱。脾主肌肉，故曰系在太阴。而《太阴篇》中桂枝汤条问，与《太阳篇》更无差别。吾尝谓桂枝汤为扶助脾阳之剂，岂不然乎？

第五案　桂枝汤证其五
佐景笔记

佐景曰　虞师舜臣尝曰："一·二八"之前，闸北有一老妇，其子服务于邮局。妇患脑疽病，周围蔓延，其径近尺许，启其所盖膏药，则热气蒸蒸上冒，头项不能转侧。余与余鸿孙先生会诊之，三日不见大效。四日诊时，天色已晚，见病者伏被中，不肯出。询其故，侍者曰每日此时恶寒、发热、汗出。余乃悟此为啬啬恶寒、翕翕发热之桂枝汤证，即用桂枝五分，芍药一钱，加姜、草、枣轻剂投之。次日，病大减。遂逐日增加药量，至桂枝三钱，芍药五钱，余三味亦如之，不曾加他药。数日后，竟告全愈云。

佐景按　脑疽，病也。虞、余二先生先用治脑疽法治之，三日不见大效。及察知患者有桂枝汤证，试投桂枝汤，用桂枝不过五分，芍药不过一钱，姜、草、枣又皆和平之品，谅其为效也当仅矣，然而功出望外，毋怪虞师之惊奇。且用独方而竟全功，更可见惟能识证者方能治病。何况仲圣方之活用，初非限于桂枝一汤，仲圣所以于桂枝汤加减法独详者，示后人以楷模耳。果能将诸汤活而用之，天下尚何不治之病哉？由是细研，方知吾仲圣"脉证治法"之真价值。以视彼西医之斤斤于病，而不知证者，其间实不可以道里计矣。人曰：西医长外科，中医长内科。或曰：西医长急救，中医长调理。我则曰：皆非也。当曰：西医长在病，中医长在证。彼身为中医，不知从"证"字发挥，而以"病"与西医争短长者，是未知中医学之真谛故也。我惜之！

曹颖甫曰　丁甘仁先生有言，脑疽属太阳，发背属太阳合少阴，二证妄投凉药必死。旨哉言乎！尝记予少时，居江阴东乡之后塍，有蒋崐田者，中医也，尝患脑疽，家居不出三日。先考遇之于市上，问所患，曰愈矣，问何法治之，曰桂枝汤耳，问用桂枝几何，曰四分耳。以四分之桂枝，能愈脑疽，宜虞生舜臣用五分之有特效也。惟蒋之证情轻，故四分已足。老妇之证重，故加至三钱。若狃于蒋之四分，而援以为例，设遇重证当用三四钱者则殆矣。

第六案　桂枝汤证 其六
佐景医案

王右　无表证，脉缓，月事后期而少，时时微恶寒，背部为甚，纳谷减，此为血运迟滞，胃肠虚弱故也，宜桂枝汤以和之。

川桂枝 三钱　大白芍 三钱，酒炒　炙甘草 三钱　生姜 三片　大枣 十二枚

佐景按　吾国旧式妇女，平日缺少运动，每致食而难化，冬日限于设备，又未能勤行沐浴，而家庭组织庞杂，姒娣姑嫂每难和睦，因而私衷抑郁，影响气血。始则气逆脘痛，纳谷不畅，自称曰肝胃气，书则谓木侮土，名虽有雅俚显晦之分，实

则无二致也。驯至头晕，心悸，经事不调，成西医所谓贫血症，按其脉常缓而无力，若贫血甚者，反成细小而数。不待风寒之侵袭，而常萧瑟恶寒，尤其在冬日为甚。余逢此等证状，常投桂枝汤原方，病者服后，陡觉周身温暖，经脉舒畅，如曝冬日之下，如就沐浴之后，此无他，桂、芍活血之功也。而向之大便难者，今乃得润滑而下，因甘草安肠，本有缓下之力。若大便仍坚踞不动，不妨加大黄每剂一钱以微利之，生者固佳，制者亦可，二三剂后，便乃畅行，且胃开矣。其用甚妙，亲历者方能言之。若嫌大黄近于霸道，则不妨改用研麻仁每剂四五钱，亦可缓缓奏功。况又有姜、枣以刺激其胃机能，令化谷食为精微，渊源既开，血乃渐滋。吾师常以简括之句表本汤之功，曰：桂枝汤功能疏肝补脾者也。盖肝主藏血，血行既畅，神经胥得涵养，可杜烦躁之渐，故曰疏肝，亦曰平肝。脾本概括消化系统而言，今肠胃既健，故曰补脾，善哉言乎。

于此有一要点须注意及者，即本案王右服桂枝汤后是否汗出是也。曰：不汗出，但觉周身温暖而已。然则桂枝汤果不能发汗乎？曰：发汗与否乃服后之现象。服后之现象等于方药加病证之和，非方药可得而独专也。详言之，桂枝汤必加中风证，乃得药汗出，若所加者非中风证，而为如本案之里证（姑名此以别于太阳中风之表证），必不得汗出，或纵出而其量必甚微，甚至不觉也。吾人既知此义，可以泛应诸汤。例如服麻黄汤而大汗出者，必其人本有麻黄汤证，服承气汤而大下者，必其人本有承气汤证。反之，加麻黄汤于承气证，加承气汤于麻黄证，则欲下者未必剧汗，欲汗者未必剧下，有可断言者。然而病之形能既乱，于是坏病成矣。

或问曰：桂枝汤既能治表证，又能治

里证，表里不一，方药却同，亦有仲圣之言可资证明乎？曰：师曰："妇人得平脉，阴脉小弱，其人渴，不能食，无寒热，名妊娠，桂枝汤主之。"夫曰"无寒热"，非即无表证之互辞乎？曰"不能食"而"渴"，非即胃肠虚寒，不能化谷食为精微乎？曰"名妊娠"，非即谓无病而更无表证乎？问者又曰：请更作一譬喻，以开茅塞。曰：可。我前不云乎，桂枝汤者功能促进血运，温和肠胃者也。此二事也，适犹国家之整饬军旅（依西说白血球能扑灭病菌）、筹备钱粮（依《内经》脾胃为仓廪之官）然。夫军旅张，钱粮足，可以御外侮，然而欲消内患，亦莫不赖此。是故胃肠温和，血运畅行者，既可以消内病，更可以却外邪，所谓进可以攻，退可以守者是也。

或又曰：若是论之，桂枝汤直是一首补方，纵令完全无病之人，亦可服此矣。曰：何莫不然？平人服此，亦犹稍稍运动，略啜咖啡而已。陆自量先生曰："余亦曾以桂枝汤（桂枝、白芍各四钱）于无病时试服十数剂，服后绝无其他细微影响。此系以身作则，非子虚之谈也"（文见《苏州国医杂志》第六期），可为明证。实则并非无细微影响也，盖亦犹入芝兰之室，久而不闻其香耳。惟严格言之，平素肠胃实热，血压亢进之人，究不甚宜，毋须一试。但亦绝无"桂枝下咽，阳盛则毙"之事。余亦属实热之体，平时不耐辛辣煎炒之品，偶因受寒泄泻，必进桂枝汤一二剂，良佳。若夫素体虚寒之老人及妇女服此，诚有意想不到之效力。胜世之成药徒持广告为号召者多多，故仲圣以本汤为温补主方，加桂即治逆气冲心，加附子即治遂漏不止，加龙骨、牡蛎即治盗汗失精，加白芍、饴糖即治腹中痛，加人参、生姜、芍药即治发汗后身疼痛，更加黄芪、当归即泛治虚劳，去白芍加生地、麦冬、阿胶、人参、麻仁，即治脉结代心动悸，无一非大补之方。综计《伤寒论》中，共一百一十三方，由桂枝汤加减者乃占二十余方，然则仲圣固好用补者也，谁谓伤寒方徒以攻劫为能事乎？

上述各节聊表桂枝汤之妙用，然而桂枝汤之妙用却决不尽于此。一言以誉之，有病治病，无病养身，其桂枝汤之谓乎。奈何仲圣以后之人，每阳誉其功，曰是能调和营卫，却阴畏其峻，曰我虑下咽则毙。许叔微曰："仲景一百一十三方，桂枝独冠其首，今人全不用，何也？"然则当日之医士，其伎俩原若是而已，而桂枝汤抑何蹇运其甚耶？汪讱庵曰："仲景治伤寒用麻黄、桂枝，而全不用羌活、防风，是古人亦有所未备也。"嘻，不明其功，而责其缺，抑何陋耶？吴鞠通著《温病条辨》，假三焦，抗六经，又不肯舍桂枝汤之效，故强列为第一首要方，乃受时医之讥讽，信矣。章次公先生曰："自有清中叶苏派学说盛行以后，桂枝之价值遂无人能解。病属外感，既不敢用之解肌，病属内伤，更不敢用之补中，不免有弃材之叹。""苏派医生所以不敢用桂枝，其理由之可得而言者，不外'南方无真伤寒'，仲景之麻、桂仅可施于北方人，非江南体质柔弱者所能胜。故若辈一遇热病，无论伤寒温病，一律以大豆卷、连翘、桑、菊应付之。"于此而欲中医之不式微，难言之矣。呜呼！起式微而中兴，伊谁之责耶？我辈学者，盍共奋起！

曹颖甫曰 本案桂枝汤证其六亦当属诸太阴。盖桂枝汤一方，外证治太阳，内证治太阴，仲师于两篇中既列有专条矣，此又何烦赘说！惟以此治太阳证，人所易知，以之治太阳病之系在太阴者，为人所不信，自有此验案，益可见仲师之言，初无虚设矣。夫仲师不云太阴病，腹满而吐，食不下，自利腹痛乎？设太阴病遇浮缓之太阳脉，即桂枝汤证矣。

第七案　麻黄汤证其一
颖师医案

范左　伤寒六七日，形寒发热，无汗而喘，头项腰脊强痛，两脉浮紧，为不传也，麻黄汤主之。

麻黄一钱　桂枝一钱　炙草八分　杏仁三钱

佐景按　此吾师早年之方也，规其药量之轻，可以证矣。师近日所疏麻、桂之量，常在三五钱之间，因是一剂即可愈疾。师常诏余侪曰：予之用大量，实由渐逐加而来，非敢以人命为儿戏也。夫轻剂愈疾也缓，重量愈病也迅。医者以愈病为职者也，然则予之用重量，又岂得已也哉？

何公度先生作《悼恽铁樵先生》文中之一节云：越年，二公子、三公子相继病伤寒殇。先生痛定思痛，乃苦攻《伤寒论》。如是者有年，而四公子又病伤寒，发热，无汗而喘。遍请诸医家，其所疏方，仍不外乎历次所用之豆豉、山栀、豆卷、桑叶、菊花、薄荷、连翘、杏仁、象贝等味。服药后，热势依然，喘益加剧。先生乃终夜不寝，绕室踌躇。迨天微明，乃毅然曰：此非《伤寒论》太阳病，头痛，发热，身疼，腰痛，骨节疼痛，恶风，无汗而喘者，麻黄汤主之之病而何？乃援笔书麻黄七分，桂枝七分，杏仁三钱，炙草五分，持方与夫人曰：吾三儿皆死于是，今四儿病，医家又谢不敏。与其坐而待毙，曷若含药而亡！夫人默然。嗣以计无他出，乃即配药煎服。先生则仍至商务印书馆服务。及归，见病儿喘较平，

肌肤有润意，乃更续予药，竟得汗出喘平而愈。四公子既庆更生，先生乃益信伤寒方（录《现代中医月刊》第二卷第九期）。以上所引文字，不过寥寥数行，然而以吾观之，其中含蓄之精义实多。时医遇风热轻证，能以桑、菊、栀、翘愈之，一遇伤寒重恙，遂不能用麻黄主方，罹其殃者，夫岂惟恽氏三儿而已哉？此其一义也。恽先生苦攻《伤寒论》有年，及用轻剂麻黄汤，尚且绕室踌躇，足见医学之难。此其二义也。然此诸义非吾所欲讨究，吾之所求者，借以表白麻黄汤全证耳。

麻黄汤之全部脉证，厥为喘，其甚者鼻扇，两脉浮紧，按之鼓指，头痛，恶寒，无汗，或已发热，或未发热，呕逆，身疼腰痛，骨节酸疼等等。考其简要病理，厥为寒气外犯皮毛，内侵肺脏，肺脏因寒而闭，呼吸不利，故上逆而作喘；肺脏既失职，鼻管起代偿动作，故鼻扇；皮毛因寒而收，排泄失司，故凛洌而恶寒；血液循环起救济，故发热；血运呈紧张，故脉紧；胃受影响，故呕；神经不舒，故痛。若欲求其详，虽长篇累牍难以尽之，但凭脉证以施治，已足以效如桴鼓，此仲圣之教，所以为万世法也！

第八案　麻黄汤证其二
颖师医案

黄汉栋　夜行风雪中，冒寒，因而恶寒，时欲呕，脉浮紧，宜麻黄汤。

生麻黄三钱　川桂枝三钱　光杏仁三钱　生甘草钱半

拙巢注　汉栋服后，汗出，继以桔梗五钱，生草三钱，泡汤饮之，愈。

佐景按　麻黄汤全部脉证固如前案拙按所云，但并不谓必如此诸状悉具，乃可

用本汤，若缺其一，即不可施也。反之，若病者体内之变化，确属麻黄汤证之病理，则虽见证稍异，亦可以用之而效。缘病者体气不同，各如其面，加以受邪有轻重之别，时令有寒热之殊，故虽同一汤证，彼此亦有差池。若前按所引，有喘而无呕，本案所载，则有呕而无喘是也。大论曰：太阳病，或已发热，或未发热，必恶寒，体痛，呕逆，脉阴阳俱紧者，名为伤寒。窃谓此"必"字犹言"多"也，并非一定之谓。盖其人胃气本弱，或有湿痰，故牵引而作呕。若夫喘，则实为麻黄汤之主证，较呕著要多多，此吾人所当了然于胸中者也。

舍亲童君公邃，供职江都营业税征收局，客冬①来函告云：弟日前亦患伤寒，初起头痛，发热，胸闷，咳多而喘，脉浮而紧，微风着身，即毛骨悚然。服豆豉、葱白、杏仁、桑枝等二剂，汗仍不出，反恶寒加甚，叠被三床，亦不觉其暖。于是乃疏麻黄汤方三分之二量（佐景注：此所谓量，谅系指本书样本中本汤之药量），半服而汗出，愈矣。当其未服之先，同事无不阻之，而阅历深富之邗上名医亦言不可服。弟以各证既具，长沙必不我欺，毅然决然而行之。不及二小时之久，而疾顿瘳。可见时医不读书往往如此，可叹也。如皋姚世琛先生亦惠书相告，曰客冬余与内人形影同患伤寒，发热无汗，体痛呕逆，呼吸窒促，乃共以麻黄治之，一剂既已，因笃信仲圣之学云云。足见有此证用此方，得此方消此证，时不分古今，地不分中外，曾无二致也。

第九案　麻黄汤证其三
颖师讲授　佐景笔记

师曰　予忆得丁甘仁先生逝世之一

年，若华之母，于六月二十三日亲至小西门外观看房屋。迨回家，已入暮，曰：今夜我不能亲视举炊，急欲睡矣。遂盖被卧，恶寒甚，覆以重衾，亦不温。口角生疮，而目红，又似热证。腹中和，脉息浮紧有力。温覆已久，汗仍不出，身仍无热。当以天时炎暑，但予：

麻黄二钱　桂枝二钱　杏仁三钱　甘草一钱

服后，温覆一时，不动声色。再作一剂，麻、桂均改为三钱，仍不效。更予一剂。如是续作续投，计天明至中午，连进四剂，了无影响。计无所出，乃请章生次公来商。次公按脉察证，曰：先生胆量何其小也？曰：如之何？曰：当予麻、桂各五钱，甘、杏如前。服后，果不满半小时，热作，汗大出，臭气及于房外，二房东来视，掩鼻而立。人立房外内望，见病者被上腾出热气。于是太阳病罢，随转属阳明，口干渴，脉洪大，而烦躁，乃以调胃承气下之。嗣后病证反复，调理月余方愈，周身皮肉多作紫黑色，历久乃退。

佐景按　本案示证重药轻难能去之例，医者所当深晓。惟窃意药之能起瞑眩，亦当待相当时间。麻黄汤虽号峻方，其服后之致汗当亦须三五小时。若分量过峻，求功过急，则出汗固得，而汗后之过分化燥，亦当并顾及之。故医者宜权衡轻重，不当有偏执之见也。若夫世之一般时医，视麻黄若蛇蝎，终身不以入药笼者有之，或谓麻不过三（分）、桂不过五（分）者有之，是所谓畏首畏尾，身其余几？余恐一家之言犹不足以信服读者，爰再引选论一则，以为佐证。

墊烨先生作《麻黄用量实验记》曰：麻黄为利尿发汗药，表剂之猛将。然其用

---

① 客冬：去年冬天。

量尚未有确切之考定也。仲景大青龙汤麻黄之药用量多至六两，近世医家之用麻黄，其量自三分至钱半而止，未闻有至三四钱者。然以余近日所身受之经验考之，则麻黄之药用量固不止钱半已也。今岁季夏六月，壮暑酷热，挥扇成风，汗下如雨。余性好游泳，体格壮实，腠理坚强，苦热尤甚，每日必泳水三四小时，始能适意，否则郁郁终日，神气不舒也。某日假期往浴，入水凡七小时，泳时赤日悬空，赤帝施威，归途忽密云作态，沛然下雨，地上起白气一阵，余大意吸之，归而遂病。脉浮而紧，一息六至，头疼恶寒，发大热，全体如焚，神思愦愦，昏不知人，但全身干燥无汗，口亦不渴耳。请甲医诊之，投以桑菊饮加栀子五钱，二剂热退，而他证如故。乙医以杏苏饮、新加香薷饮投之，亦如故。后续投以清络饮，倍其分量，二剂弗效。迁延二来复，热虽退而胸满气喘，兼有咳声无痰。至三星期后，乃就诊于本地颇负时誉之刘医，断为伤暑伏热，脉沉紧而微，法仍当主表，投以滑石、羌活等清暑利湿之药，用麻黄三钱半。余初意颇畏之，后以古人用之有至六两之先例，且现今医界正以其用量未得解决，亦何妨亲身一行实验也，遂如量煎服之。服后三十分钟，觉脉搏增加，血行旺盛，体温略觉增高，出汗三次，量不甚多，微透衣襟而已。五小时内，小便者三次，量较未服药前约增二分之一。此外并未感觉其他不良副作用之发生。翌日复诊，脉之紧张者已去其泰半，后进以他剂二服而安，今已还我康健矣。以余之实验推之，则麻黄之药用量可至四钱也。海内贤彦其有所研究讨论而昭示焉，斯不独余个人之幸，亦医林之幸也（录《医界春秋》第六十四期）。经验之言，弥足珍贵。所谓出汗三次，量不甚多，堪作"微似汗"或"微续汗"三字之无上妙注。然则大论麻黄汤方后云"覆取微似汗"，又岂非至真之言？我愿天下医士，遇麻黄汤重证，能大胆用麻黄汤！

第一〇案 麻黄汤证其四
颖师讲授 佐景笔记

师曰 予友沈镜芙先生之房客某君，十二月起，即患伤寒。因贫无力延医，延至一月之久。沈先生伤其遇，乃代延予义务诊治。察其脉浮紧，头痛，恶寒，发热不甚，据云初得病时即如是。因予：

麻黄二钱 桂枝二钱 杏仁三钱 甘草一钱

又因其病久胃气弱也，嘱自加生姜三片，红枣两枚，急煎热服，盖被而卧。果一刻后，其疾若失。按每年冬季气候严寒之日，患伤寒者特多，我率以麻黄汤一剂愈之，谁说江南无正伤寒哉？

佐景按 《内经》一日太阳，二日阳明，三日少阳之说，殊不足以为训。若本案所示，其人作麻黄汤证，不服药者一月之久，而麻黄汤证依然存在，及投以麻黄汤，一剂而愈，其效又依然如响。是盖其人正气本旺，故能与邪久持也。余在广益医院施诊，曾遇一小儿惊厥之恙，目瞪神呆，大便不行，危在旦夕。迭用承气下之，白虎清之，数日方定，旋竟转为少阳寒热往来之证。予以小柴胡汤加味，如是数日，又略安，意其愈矣。某日偶巡视邻近某善堂，惊见此儿又在。其母曰多谢先生再造之恩，活此小犬。昨日作卦占兆，谓有方向吉利故，改就此处调理为吉云云。予更细察其病情，则寒热日数度发，又是麻桂各半汤之证矣。屈指计之，距其起病之日，已近一月。观其病变曲折，仿佛离经叛道，是又岂一日二日之说所得而限之哉？

第一一案　麻黄汤证其五
颖师医案

俞右　住高昌庙维德里一号

伤寒，头项强痛，恶寒，时欲呕，脉紧，宜麻黄汤。

麻黄五钱　桂枝五钱　杏仁三钱　生草三钱

佐景按　病者服此方后，绝不汗出。阅者或疑余作诳言，安有服麻、桂各五钱，而无反响者乎？非也，有其故在。缘病者未进药之先，自以为大便不通，误用泻盐下之。及其中气内陷，其脉即由浮紧转为微细，故虽服麻黄汤，而汗勿出。二诊，师加附子以振心阳，救逆而瘥。此不汗出之因于误治者也。余更目睹师治史惠甫君之弟，发热，恶寒，无汗，用麻、桂各三钱，一剂，亦绝不汗出，二剂加量，方得微似汗解。其故安在？盖史君弟执业于鸿昌造船厂，厂址临江，江风飒飒，史弟平日督理工场之间，固曾饱尝风露者，此不汗出之因于地土者也。又余在广益医院治一人，衣冠楚楚，发热，恶寒，无汗，头痛，与麻、桂各三钱，余药称是。次日二诊，谓服药后，了无变化，嘱再服原方。三诊又然，予疑院中药量不足，嘱改从药铺购服。四诊，依然未汗出，予百思不得其故。及细询其业，曰：吾包车夫也。至是予方恍然，盖若是之人，平日惯伍风寒，本不易受风寒之侵袭。若果受其侵袭，则其邪必较常人为重，此不汗出之因于职业者也。然凡此诸例，其不汗出，犹可理解。余又曾治一妊妇肿病，面目手足悉肿。一时意想所至，径予麻黄汤加味。次日复诊，肿退其半。问曾汗出否？曰否。问小便较多否？又曰否。然余未之

信也，予原方加减。三日，肿将退净，仍问其汗与小便各如何，则又绝口否认。倘其言果属真切，则若不曰水化为气，无形外泄，而承认生理学上之所谓潜汗，直无理足以释之。嘻，病情万变，固有不可以常理格之者，惟亲历者能信是言。

曹颖甫曰　发热，恶寒，无汗，而两脉浮紧者，投以麻黄汤，无不应手奏效。辛未六月，有乡人子因事居舍弟裔伯家，卒然觏病，发热恶寒，拥被而卧，寒战不已。长女昭华为疏麻黄汤。服后，汗出神昏，裔伯大恐。不逾时，沉沉睡去，日暮始醒，病若失。大约天时炎热，药剂太重，以致神昏，非有他也。今年阴历十一月初一日，予在陕西渭南县，交通银行行长曹欣庄之弟志松病，发热无汗，脉浮紧，予用麻黄三钱，桂枝四钱，生草三钱，杏仁五钱，服后微汗出，脉微，嗜卧，热退，身凉，不待再诊，病已愈矣。又记昔在丁甘仁先生家，课其孙济华昆季，门人裴德炎因病求诊于济万，方治为荆、防等味，四日，病无增减，亦不出汗。乃招予往诊，予仅用麻黄二钱，桂枝一钱半，杏仁三钱，生草一钱。明日，德炎不至，亦不求再诊，予甚疑之。越日，德炎欣然而来，曰愈矣。予按，伤寒始病脉之所以浮紧者，以邪正交争于皮毛肌腠间，相持而不下也。一汗之后，则皮毛肌腠已开，而邪正之交争者解矣。世人相传麻黄多用亡阳，而悬为厉禁，然则病太阳伤寒者，将何自而愈乎？

佐景又按　以上录桂枝、麻黄二汤证既竟，请再略伸数语，以明二汤之异趣。前人恒谓桂枝汤治风伤卫，麻黄汤治寒伤营，即今日之学子亦有笃奉此说者，窃意此说大非，当辟之。

余曰桂枝汤为治太阳病之属于肠胃虚寒者，麻黄汤为治太阳病之属于肺脏寒实

者。故余伸述桂枝汤之义，凡六则，计八千余言，独不一及肺字。及述麻黄汤证，即着重肺字，此其彰明较著者也。为桂枝汤为治虚，故余曰桂枝汤为补方；麻黄汤为治实，故余曰麻黄汤为攻方。为其为补方，故桂枝汤可以常服；为其为攻方，故麻黄汤未可妄试。攻补互异，此二汤之所攸分。惟其对象同是寒，故曰二汤为伤寒（广义的）之主方。为此二证常见于伤寒（广义的）之初起，故曰二汤为太阳之主方。试更以西医之名词为说，则可曰桂枝汤为消化器系之感冒方，麻黄汤为呼吸器系之感冒方。学者能知乎此，方明二汤之真趣，更当审风寒营卫之旧说，将不堪一击矣！

夫曰风以喻邪之轻，曰寒以喻邪之重，犹可说也。独不闻卫气为肺所主，既知麻黄汤为治肺之良方，当曰麻黄汤主治寒伤卫乎；独不闻营气为血之精，既知桂枝汤有活血之桂、芍，当曰桂枝汤主治风伤营乎？明明颠倒是非，人乃熟视无睹，抑亦何哉！岂其见大论《辨脉法篇》有风则伤卫、寒则伤营之文，遂致贤贤相传，造成此失耶？然而《辨脉法篇》非仲圣原文，又固尽人所知也。即《太阳篇》中言营卫处，每亦自相矛盾。例如原文曰：病常自汗出者，此为营气和，营气和者外不谐，以卫气不共营气和谐故尔。以营行脉中，卫行脉外，复发其汗，营卫和则愈，宜桂枝汤。又曰：太阳病，发热汗出者，此为营弱卫强，故使汗出。欲救邪风者，宜桂枝汤。夫首条言桂枝汤治营和卫不谐，次条又言本汤治营弱卫强。强固不谐之谓，若夫弱又安得谓之曰和？仲圣之言岂竟若是纷乱耶？又《太阳篇》原文，营卫必相提，且必与桂枝汤并论。若言麻黄汤，既不及卫，更不及营。岂后人嫌麻黄汤之寂寞寡伴，乃强分

桂枝汤之营以归之耶？故精凿言之，《伤寒论》中言营卫处既不多，且决不似仲圣口吻。然则营卫云何哉，我宁暂舍之！

或曰：子以为营卫不足恃，拜闻命矣。然则太阳经病、腑病之说如何？谨答曰：是说之谬较营卫尤甚，其入人之深，贤者不免。余每笃信章氏太炎之医论，然而章氏曰《伤寒论》之太阳病，应分别论之，初起时之麻黄汤证、桂枝汤证，仅为太阳之前驱证，犹非太阳正病也，惟水蓄膀胱之五苓散证，及热结膀胱之桃核承气汤证，斯为太阳正病，窃意未敢赞从。考此所谓经病、腑病、蓄水、蓄血说之失，其因有三：一为本《内经》经络之旧说；二为五苓散及桃核承气汤悉列《太阳篇》中，而条文复冠以"太阳病"三字；三为五苓散及桃核承气汤中，悉有桂枝。夫处处本《内经》之说以释《伤寒论》，无异御锦绣之衣，行荆棘之途，将无往而不掣肘，此其失一也。小柴胡汤，人皆知为少阳病之主方；四逆汤，人皆知为少阴病之主方，而悉列在《太阳篇》中，与五苓散、桃核并肩，故以所列篇章而论方，此其失二也。乌梅丸中有桂枝，将以为太阳方乎，半夏散中有桂枝，将亦为太阳方乎？此其失三也。欲免诸失，当曰：桃核承气汤为阳明方，五苓散为少阳方。夫桃核承气汤中有硝、黄，与大承气汤同例，谓为阳明方，似犹近是，人或信之。独谓五苓散为少阳方，得毋离经叛道，故作惊人之论乎？曰：非也。余作此言，有实验以为征，有病理以为说，悉详本录第二集中，兹不先赘。或曰：依君之论，太阳将仅余麻、桂二方矣。曰：容或近之。故若谓麻、桂二汤证为太阳正病，为六经病之前驱也可，谓麻、桂二汤证仅为太阳病之前驱，犹非太阳正病，实不可也。

叙述至此，不能不连及太阳病三纲鼎立之说。孙思邈《千金翼方》首谓伤寒全论不过三方，桂枝、麻黄、大青龙汤是也，其余均为救逆之方云云。夫桂枝汤为风伤卫，麻黄汤为寒伤营，大青龙汤为风寒两伤营卫，成氏、许氏、方氏诸贤，或述于先，或继于后，千百年来，播为医林美谈。幸生韵翁[1]快人，发为快语，曰：既云麻黄汤治寒，桂枝汤治风，而中风见寒，伤寒见风者，曷不用桂枝麻黄各半汤，而更用大青龙汤主治耶？吾知主三纲鼎立说之古人一闻此语，得毋俯首耶？韵翁谓大青龙汤为麻黄汤加味，不愧名言，其不能与麻、桂二汤相鼎足者，彰彰明甚。若夫麻桂各半汤之所治虽与麻黄汤及桂枝汤悉异，然以其证情之重要言，以其病例之多寡言，更不能与二汤并驾齐驱。然则太阳病之主方，似仅余麻、桂二汤矣。

虽然，尚有第三方在。但今者吾举其名以告，又恐滋君之疑，无从解君之惑，好在吾《经方实验录》一书，以经方为经，以实验为纬，以理论为花纹。敢请诸公先察经纬，慢赏花纹，而容吾述葛根汤证治如下。

第一二案 葛根汤证其一
颖师讲授　佐景笔记

师曰 封姓缝匠，病恶寒，遍身无汗，循背脊之筋骨疼痛不能转侧，脉浮紧。余诊之曰：此外邪袭于皮毛，故恶寒无汗，况脉浮紧，证属麻黄，而项背强痛，因邪气已侵及背腧经络，比之麻黄证更进一层，宜治以葛根汤。

葛根五钱　麻黄三钱　桂枝二钱　白芍三钱　甘草二钱　生姜四片　红枣四枚

方意系借葛根之升提，达水液至皮肤，更佐麻黄之力，推运至毛孔之外。两解肌表，虽与桂枝二麻黄一汤同意，而用却不同。服后顷刻，觉背内微热，再服，背汗遂出，次及周身，安睡一宵，病遂告瘥。

佐景按 余读《伤寒论》，至"太阳病，项背强几几，无汗恶风，葛根汤主之"条，未尝不废书长叹曰："何葛根汤之不幸，竟沉埋千古，无一人知其为仲圣治太阳温病之主方也！"夫仲圣未尝曰"太阳病，中风，桂枝汤主之"（太阳中风，阳浮而阴弱，阳浮者，热自发，阴弱者汗自出，啬啬恶寒，淅淅恶风，翕翕发热，鼻鸣干呕者，桂枝汤主之一条，显非仲圣原文，不论）；更未尝曰"太阳病，伤寒，麻黄汤主之"。然而后人聪敏，能合"太阳病，发热汗出，恶风脉缓者，名为中风""太阳病，头痛发热，汗出恶风，桂枝汤主之"二条为一，曰桂枝汤主治中风者也；又能合"太阳病，或已发热，或未发热，必恶寒体痛，呕逆，脉阴阳俱紧者，名为伤寒""太阳病，头痛发热，身疼腰痛，骨节疼痛，恶风无汗而喘者，麻黄汤主之"二条为一，曰麻黄汤主治伤寒者也。我今仿其例，合"太阳病，发热而渴，不恶寒者为温病""太阳病，项背强几几，无汗恶风，葛根汤主之"二条为一，曰葛根汤主治温病者也。我知此说一出，一般读《伤寒论》者必将惊骇诧愕，急欲问吾说之何由矣。曰：容陈其义。

学者当知今人所谓温病，非仲圣所谓温病；仲圣所谓温病，非今人所谓温病。吾人先具今人温病之概观，乃读《伤寒论》温病之条文，无怪格不相入。我姑

---

[1] 韵翁：柯琴，字韵伯，故称。此下引文出自其所著《伤寒附翼》。

仿狭义伤寒、广义伤寒之例，当曰仲圣所谓温病乃狭义温病，今人所谓温病乃广义温病。虽然，我但愿学者心知此意，我却不愿杜撰名辞，转滋纠纷。今为求名正言顺计，不妨称仲圣之所谓温病为太阳温病，如是即可别于今人之所谓温病；称仲圣之所谓伤寒，与温病对称者，为太阳伤寒，如是即可别于《伤寒论》广义之伤寒；称仲圣之所谓中风，与伤寒对称者，为太阳中风，如是即可别于杂病中之中风。命名既定，乃论大旨。

然则太阳温病之异于太阳中风、太阳伤寒者何在乎？佐景斗胆，敢揭一旨，曰：太阳中风、太阳伤寒是皆太阳病之津液未伤者也。若其人先日伤津，续得太阳病，是即太阳温病。是故"伤津"二字，实为太阳温病之内蕴，此乃绝无可疑者。惟其内津已伤，不能上承口舌，故作"渴"。故仲圣曰："太阳病，发热而渴……者，为温病。"且将"渴"字特置于"而"字之下，以彰其首要（义详附录中《虚字的检讨》）。惟其内津已伤，不能注输背脊，故非但头痛项强，且进而为背部亦强几几矣。故仲圣曰："太阳病，项背强几几……葛根汤主之。"是故"渴"与"项背强几几"同是"伤津"之外证，实一而二，二而一。奈何仲圣稍稍出之以隐笔，衬之以遥笔，千古读者遂永永蒙于鼓里耶？

学者既已知渴与项背强几几同为太阳温病葛根汤证之主证，更可由此左右推求，自得逢源之乐。例如由太阳温病之渴，可以推知太阳中风、太阳伤寒之不渴。故恽铁樵先生教学子谓桂枝汤、麻黄汤当同以口中和为主证云云。学子遵此施治，不啻指南良针。实则口中和即不渴之易辞，不渴即由太阳温病之渴字悟来。仲圣待人以智，故遂不自觉其言之约耳。更

例如由太阳温病之"项背强几几"，可以推知太阳痉病之"背反张""身体强几几然"者，乃疾病之传变也。诚以"项背强几几"尚为津伤邪袭之轻者，若治不如法，更汗下以伤其津，势必"背反张""身体强几几然"，而为进一层之痉病矣。此《伤寒》《金匮》之可以通释者也。

阅者必将发问曰：然则《伤寒论》温病条下之"若发汗已，身灼热者，名曰风温"又作如何解说？答曰：此乃仲圣后人之注语，非仲圣原文也。虽然，彼为仲圣之后人，犹为吾侪之前贤，故其言非无理致。彼之意若曰："假使逢太阳温病之葛根汤证，医者误认为太阳伤寒之麻黄汤证，径予麻黄汤以发其汗，则汗虽出，表虽解，必将引起全身之灼热，必不克一剂而竟全功。若是者，其初病非为伤寒，实为温病。但嫌温病之病字与太阳病之病字重，故不若改称风温，因葛根汤原有麻、桂以治风，葛根以治温也。"由是观之，风温即是温病之别名，初不必另眼视之。又此风温与近日温热家所说之风温亦异，为免除混淆计，宁削而不论。抑尤有进者，学者当知发汗已，身灼热，并非绝对坏病之谓，不过由太阳转入阳明。此时但随其证，或用白虎以清之，或用麻杏甘石以开之，或用葛根芩连以折之，其病即得全瘥，初不必过事张皇。惟经方家之治病，其可以一剂愈者，不当用二剂，即其可以用葛根汤一剂全愈者，不当用麻黄汤使入阳明，以致二剂愈。呜呼，历来注伤寒者多矣，其有能一道及此者乎？

阅者又将问曰：然则《伤寒论》原文"风温为病，脉阴阳俱浮，自汗出，身重，多眠睡，鼻息必鼾，语言难出，若被下者，小便不利，直视，失溲，若被火者，微发黄色，剧则如惊痫，时瘛疭，若火熏之，一逆尚引日，再逆促命期"又

作如何解说？答曰：此亦仲圣后人之言也。注家有视此为错误，任意颠倒改易，以求曲符己意者矣，是乃窃所不取。细按此条大意，重在申明二禁，一禁被下，二禁被火。何以禁下？盖下为阳明正治，今温病病在太阳，未到阳明，故不可下，下之将更伤其津。何以禁火？盖温病津液既已内伤，安堪更以火灼烁之？如此治之，是为一逆再逆。逆之重者，促命期。逆之轻者，或语言难出，或直视，或惊痫，或瘛疭。合考种种证状，无一不由津液内竭，神经失其濡养所致。或小便不利，则伤津之重者，几无余液足以外泄；或微发黄色，则津竭血溶，血液变色，尤为显明之病理。夫下与被火未始合于太阳中风、太阳伤寒之治，今独在温病条下剀切告诫者，抑亦何哉？无非中风、伤寒者津液未伤，虽误下误火，逆犹不甚，今温病者津液已伤，实未许毫厘误治故也。呜呼，前贤之旨微矣！

第一三案　葛根汤证其二

颖师亲撰

师曰　葛根汤方治取效之速，与麻黄汤略同，且此证兼有渴饮者。予近日在陕州治夏姓一妇见之，其证太阳穴剧痛，微恶寒，脉浮紧，口燥，予用：

葛根六钱　麻黄二钱　桂枝三钱　白芍三钱　生草一钱　天花粉四钱　枣七枚

按诊病时已在南归之前晚，亦未暇问其效否。及明日，其夫送至车站，谓夜得微汗，证已全愈矣。予盖因其燥渴，参用栝蒌桂枝汤意。吾愿读经方者，皆当临证化裁也。

佐景按　本案为吾师所亲撰者，窃谨敬照录，未敢损益毫厘，拜读再四，乃恍然悟曰，夏姓妇所病者即太阳温病也。向

使吾师用葛根汤原方，未始不可优治之。今更以花粉易生姜，则所谓欲穷千里目，更上一层楼，其技之神，叹观止矣。

虽然，读者于此，有不能释疑者在焉。曰：温病条言"不恶寒"，葛根汤条言"恶风"，风寒本属互称，如是得毋自相矛盾乎？答曰：此正仲圣之互文见意处，可以深长思者也。夫曰风寒为互称，此言不谬，但当知寒为重，风为轻，恶寒为重，恶风为轻。故温病及葛根汤二条合一之后，即成恶风不恶寒，其意犹曰微恶风寒，节言之，即本案吾师所谓微恶寒是也。为其尚不能尽脱恶寒本色，而合于太阳首条提纲之旨，故仲圣称此为太阳病；又为其兼口渴津伤，易于化热，故仲圣称此为太阳温病。

历来伤寒注家有一绝大错误，贤贤相承，莫能自觉者，即以温病为阳明病是也。佐景觉之，不容缄默。夫依吾说，温病为太阳病之一纲，判然异于阳明病，固矣。然窃以为尚有辨证之法在。大论曰："问曰：阳明病，外证云何？答曰……反恶热也。"然则恶热者方为阳明病，其但渴而不恶热之温病得称阳明病乎？然则恶热者当用膏、知、硝、黄，其但渴而不恶热者得用辛温发散之麻、桂，仲圣于此又岂非暗暗点明乎？佐景之旨，盖在于此。今试排列太阳阳明之主证如下：

太阳伤寒	或已发热或未发热	恶风恶寒
太阳中风	发热	恶风
太阳温病	发热而渴	恶风不恶寒
阳明	发热谵语	不恶寒反恶热

阅者试察上表，其中层次何等分明。太阳伤寒当"或未发热""恶寒之时，完全为寒象，且不但曰"恶风"，兼曰"恶寒"，显见其恶风寒之重。至太阳中风，

即但曰"发热"，显无"或未发热"之时，且但曰"恶风"，不兼曰"恶寒"，显见其恶风寒之轻。至太阳温病，不但曰"发热"，且加"渴"以示其津液之伤，曰"恶风"，又曰"不恶寒"，显见其恶风寒之微。至阳明，其甚者曰"谵语"，以示其津竭之后，神经且受热灼矣，又曰"反恶热"，至此完全为热象，与太阳伤寒之完全为寒象者适相反。由是吾人可得外感疾病传变之第一原则，曰由寒化热是也。此原则实为吾人依经探讨之收获，而温病之不得称为阳明病，又其余事也矣！

第一四案　葛根汤证 其三
颖师讲授　佐景笔记

师曰　予昔在西门内中医专校授课，无暇为人治病，故出诊之日常少。光华眼镜公司有袁姓少年，其岁八月，卧病四五日，昏不知人，其兄欲送之归，延予诊视以决之。余往诊，日将暮，病者卧榻在楼上，悄无声息。余就病榻询之，形无寒热，项背痛，不能自转侧。诊其脉，右三部弦紧而浮，左三部不见浮象，按之则紧，心虽知为太阳伤寒，而左脉不类。时其兄赴楼下取火，少顷至。予曰：乃弟沉溺于酒色者乎？其兄曰：否，惟春间在汕头一月，闻颇荒唐，宿某妓家，挥金且甚巨。予曰：此其是矣。今按其左脉不浮，是阴分不足，不能外应太阳也。然其舌苔必抽心，视之果然。予用：

葛根 二钱　桂枝 一钱　麻黄 八分　白芍二钱　炙草 一钱　红枣 五枚　生姜 三片

予微语其兄曰：服后微汗出则愈，若不汗，则非予所敢知也。临行，予又恐其阴液不足，不能达汗于表，令其药中加粳米一酒杯，遂返寓。明早，其兄来，求复诊。予往应之，六脉俱和。询之，病者

曰：五日不曾熟睡，昨服药得微汗，不觉睡去，比醒时，体甚舒展，亦不知病于何时去也。随请开调理方。予曰：不须也，静养二三日足矣。闻其人七日后，即往汉口经商云。

佐景按　前案葛根汤证其二，乃吾师晚年医案，故其一种斫轮老手，大刀阔斧之风度，跃然笔下纸上。若本案葛根汤证其三，则为吾师之中年医案，故其一种战战兢兢，如履薄冰之神情，亦显乎字里行间。行年之于学力，学力之于魄力，有如是者。亦可见吾《经方实验录》所言者，乃无一语虚讹。虽然，余录本案之义，却不在此。

《素问·金匮真言论》曰："夫精者，身之本也。故藏于精者，春不病温。"《生气通天论》曰："冬伤于寒，春必病温。"此数语也，凡习中医者类能道之，然而议论纷纷，每悖经旨。佐景不敏，请以本案袁姓少年病为《内经》之注释可也。简言之，袁姓少年宿妓荒唐，不藏于精，故生温病。治之以葛根汤，应手而起者，以葛根汤为温病之主方故也。夫精者，津之聚于一处者也；津者，精之散于周身者也。故精与津原属一而二，二而一之物。其人平日既不藏精，即是津液先伤，及其外受邪风之侵，乃不为太阳中风，亦不为太阳伤寒，而独为太阳温病，乃不宜乎桂枝汤，亦不宜乎麻黄汤，而独宜乎葛根汤。此《内经》《伤寒》之可以通释者也。

抑尤有当知者。藏精之要，初不必限于冬时，然尤以冬时为甚。故《伤寒例》曰："冬时严寒，万类深藏。君子固密，则不伤于寒。触冒之者，乃名伤寒耳。"温病之成，初不必限于春日，观袁姓少年之呻吟于仲秋可知，然尤以春日为甚。盖春继冬来，于时为迩，冬不闭藏，使扰乎

阳，则春不发陈，无能随天地万物以俱生荣也。精之泄，初不必限于男女之间，凡志勤而多欲，心怵而常惧，形劳而致倦，高下必相慕，嗜欲伤目，淫邪惑心者，是皆不藏于精之类也，然尤以直耗肾精为甚。故吾人可作结论曰："冬不藏精，春必病温。"必，犹言多也。此经旨之所当达观者也。

虽然，余走笔至此，窃不禁凛然有所惧焉。所惧者何？曰：人将以本案为根据，而伸其温病伏少阴之说。盖所谓少阴云者，指足少阴经肾言也。余曰：肾精亏耗者，全身津液不足，一旦外受邪风之侵，无能祛邪，反易化热。此犹为抽象之言，差近于是，犹曰平素肠胃虚寒者易患桂枝汤证，同不失为平正之论。若必欲一口咬定温病之邪气久伏于肾，则犹曰中风证之邪气必久伏于肠胃，其可通乎？不特此也，小儿天真烂漫，肾精不耗，为何患麻疹等一类温病特多？盖为其纯阳之体，长育之日，需津既亟，化热自易，初不关肾家事也。奈何温病伏于少阴，发于他经之说，竟亦风行医林，斯乃不可解者。兹姑引选论一则，借作本说之当头棒喝。

张公山雷平议张石顽温热一案曰："谓此证（石顽原案云：徽商黄以宽，风温十余日。壮热神昏，语言难出，自利溏黑，舌苔黑燥，唇焦鼻煤。先前误用发散消导药数剂，烦渴弥甚。石顽曰：此本伏气郁发，更遇于风，遂成风温。风温脉气本浮，以热邪久伏少阴，从火化发出太阳，即是两感，变患最速。今幸年壮质强，已逾三日六日之期，证虽危殆，良由风药性升，鼓激周身元气，皆化为火，伤耗真阴。少阴之脉不能内藏，所以反浮。考诸南阳先师原无治法，而少阴例中，则有救热存阴，承气下之一证，可借此以迅扫久伏之邪。审其鼻息不鼾，知肾水之上

源未绝，无虑其直视失溲也。时歙医胡晨敷在坐，同议凉膈散加人中黄、生地黄。服后，下溏粪三次。舌苔未润，烦渴不减，此杯水不能救车薪之火也。更与大剂凉膈，大黄加至二两，兼黄连、犀角，三下方能热除。于是专用生津止渴，多服而愈）即是仲师之所谓风温，诚为确论。然仲景原文明谓太阳病发热而渴，不恶寒者，为温病，只以外感言之，其见证同为太阳病。但伤寒与温病之所以异者，一则发热恶寒而不渴，一则发热不恶寒而渴，何尝有外感伏气之别？亦何尝有久伏少阴发出太阳之说？其下文风温一节，以若发汗三字为提纲，则又明言伤寒以恶寒不渴，故当发汗，温病既不恶寒且又加渴，则已是温热之邪，即无发汗之例。若俗子不知，误与伤寒发汗之法，则扰动阳邪，为火益烈，而身之灼热更甚，是为风温，即是误汗之变证。所以脉则阴阳俱浮，证则自汗身重，嗜卧鼻鼾，语言难出，皆汗多伤液，阳明灼热见证。成聊摄谓发热而渴不恶寒者阳明也，言仲景虽冠以太阳病三字，其实无寒且渴即是阳明热证，一语破的。可知宋金时人尚无不知是外感之温热，即至误汗灼热已为风温，亦无不知是热在阳明。聊摄于风温为病全节注文，又何尝说到少阴上去？所以近贤亦有谓是节病证皆在阳明，仲景虽未有方，然治此风温变证，宜用仲景阳明之例，以白虎为主方。言简而赅，浅显晓畅，是谓正直荡平之坦道。所最可怪者，喻嘉言自诩绝世聪明，舍正路而不由，故意索隐行怪，以仲师风温诸证一一附会少阴，自谓能读《素问》冬不藏精一语。《尚论后篇》几无一句不是牛鬼蛇神，奇形怪状，遂开后人专言伏气之谬。一似温热为病，无一不从少阴来者，直不许世间有外感之温热。盖著书者以为但讲外感为病，尽人能知，

似不足显出作者识见之玄奥，必扭之捏之，说得伏气若天花乱坠，方见得入木三分，造诣独到。总是好名太过，务求其深，而不自知其走入魔道。以王孟英之临证轻奇，处方熨帖，亘古几无敌手，而《经纬》一编尚沿袭嘉言之谬，完全比附于伏气二字，令人不能索解，更何论乎余子碌碌。然每见高谈伏气者，试一察其临证用药，何尝有伏气及外感之别，则仍是见证治证，了不异人，断不能划分两路，无非故为高论，自欺欺人。即以仲景风温为病诸证言之，嘉言虽谓一一显出少阴经证，而陆九芝辩之，谓是一一皆阳明经证，且谓嘉言所言少阴，则处处聱牙，余所言之阳明，则句句吻合，至精且确。始于黑暗狱中，大放光明，功德及人，颐①以为不下于孟子拒杨墨，放淫辞，最是吾道之绝大干城②。《世补斋文》③第九卷中，论喻嘉言者三篇，诚不愧字字珠玑，言言金玉。石顽此案妄称伏气，亦中嘉言之毒，究竟壮热神昏，语言难出，自利溏黑，舌苔黑燥，唇焦鼻煤，无一非阳明热证，而乃误于发散，即是仲师所谓发汗已之风温，所显各证，亦与仲师本条处处吻合。药用凉膈加味，仍是阳明正治，又何必妄引少阴急下之例。舍近求远，治法是而持论实乖，不过好奇之心胜，而故以惊世骇俗为高明，最是医界之魔障。须知此是切理餍心④实用之学，断不可故求新颖，徒托空谈。尚愿好学之士，弗再蹈此习气，庶乎易说易行，可以与人共喻。世苟有以颐为好辩者，颐亦受之而不辞。"余读此议，不禁折节叹赏，谓为掷地有金石声，又岂溢誉之辞？张公以老成之年，发少壮之论，直可愧死今日一般青年之呆煞于旧经句下者！使当张公在日，余能早以仲圣所谓温病为近阳明属太阳一说进，谅来不受呵斥。然则今日之张公谁乎？我当师事之。

第一五案　葛根汤证其四

颖师讲授　佐景笔记

师曰　南阳桥有屠宰公司伙友三人，一日同病，求余往诊。诊视既毕，心甚奇之，盖三人病均头痛，身恶寒，项背强痛，脉浮数，二人无汗，一人有汗。余乃从其证情，无汗者同与葛根汤，有汗者去麻黄，即桂枝汤加葛根，服后皆愈。后询三人何以同病，盖三人于夜半同起宰猪，深宵受寒之所致也。

佐景按　膏粱之人，冬不藏精，春多温病，前已言之。若夫劳苦之人，用力不节，亦足耗精伤津而得温病，本案宰猪伙友即其例也。何况宰猪者俯首从事，项背紧张最甚，更易受邪风之侵袭，故发为项背强几几，或有汗，或无汗，不过微有不同耳。其无汗者，即是刚痉之初步。故仲圣曰："太阳病，无汗，而小便反少，气上冲胸，口噤，不得语，欲作刚痉，葛根汤主之。"其有汗者，亦即柔痉之先声。故仲圣曰："太阳病，发热汗出，而不恶寒，名曰柔痉。"又曰："太阳病，项背强几几，反汗出恶风者，桂枝加葛根汤主之。"吾师本此以为治，效如桴鼓。然则苟不熟玩《伤寒》《金匮》，其能若是乎？

《本经》谓葛根主治消渴，身大热。盖病温者津液素伤，渴饮即消，何况太阳病，身大热，尤足灼津，惟用生津之葛

---

①　颐：即张寿颐，字山雷。

②　干城：比喻捍卫者。《诗·周南·兔罝》："赳赳武夫，公侯干城。"干，盾牌。

③　世补斋文：即《世补斋医书》。

④　切理餍心：指切合事理而令人心满意足。

根，既可以润舌止渴，更可以解肌退热。《本经》又谓葛根能起阴气，解诸毒。此言若译作西医语，当曰葛根能唤起白血球，杀灭一切病菌。以此释葛根芩连汤证，更觉吻合。此《本经》《伤寒》之可以通释者也。

综上所述，余谓葛根汤主治太阳温病一说，合于《内经》，合于《本经》，合于《伤寒论》，合于《金匮要略》，合于吾师治验，合于一切理论，推而广之，将无有所不合。然则吾此说幸告成立以后，《伤寒论》一书将陡增万丈光芒，平添无限声价。何者？前人皆以大论为缺方之残书，尤其缺温病之方。今则主治温病之方赫然在目，是大论不啻重为完璧之宝籍，虽撰次容或有异，无伤也已。不特此也，彼温热诸家借口《伤寒论》中无温病方明文，指为散佚失传，故敢揭温病旗帜，求与伤寒抗衡。今温病之真方既显，彼温热阵之伪壁垒将不攻自破。从此大家携手，同归仲圣正道，宁非中医学之大幸也耶！

第一六案　葛根汤证其五
颖师亲撰

师曰　镇江赵锡庠，章次公门人也，诊所在曹家渡，尝治康脑脱路忻康里四十八号蔡姓女孩，约一周岁，先病百日咳，月余未痊，忽股背间隐约有红点，咳甚剧，目赤多泪，惟身热不扬，手足逆冷，常自汗出，皮肤宽缓，颜面淡白，无出疹状。锡庠告其母曰，瘄[1]疹欲出，表阳虚而不足以达之，此即俗所称白面瘄也。方用：

葛根三钱　桂枝一钱　杭芍钱半　生草一钱　姜一片　枣二枚

因其咳也，加前胡钱半，射干钱半，桔梗八分，象贝三钱，复加牛蒡子三钱以助其提达出表。明日复诊，颜面红疹渐显，神色虽佳，而手足尚冷，遂令再进一剂。二日后，手足温和，周身红疹透达，越二日而回。一切平安，寇咳亦愈。

佐景按　学者既已知中风、伤寒、温病各为太阳病之一纲矣，然此犹为未足，吾今当穷根究底，为学者作进一步言，所谓毋庸惊诧耳。其言曰，所谓中风，所谓伤寒，所谓温病，所谓太阳病，推而至于六经病，是皆非疾病之真名，不过疾病之代名耳。更细晰言之，六经病方为疾病之代名，所谓中风、伤寒、温病，尚为疾病中一证之代名耳。病犹戏剧之全部，证犹戏剧之一幕，故病之范围大，而证之范围小。更详尽言之，谓中风、伤寒、温病等为一证之代名，犹不切，毋宁谓之曰一证之通名。何者？知此等通名病证之方治，将可以泛应万病故也。例如吾人知太阳温病之方治，可以泛治痉病，可以泛治麻疹，可以泛治一切类似之病。所谓痉病，所谓麻疹，方是疾病之真名。仲景之所以为圣，即在先教人以病证之通名通治（指《伤寒》），后教人以病证之专名专治（指《金匮》）。后人之所以为愚，即在不晓病证之通名通治，独断断[2]于伤寒、温病等代名之争。西医之所以不及中医，即在但讲疾病之专名专治，独不知疾病之通名通治（彼于无特效药之病，除委之于期待外，恒束手无策），更不晓何者为证（彼所谓对症疗法，与吾所谓证大异，其义另详）。而佐景之所欲大声疾呼者，亦即在使学者知仲圣通名通治之大道。柯氏曰："因知仲景方可通治百病，与后人分门证类，使无下手处者，可同年而语

---

① 瘄（cù 猝）：疹子。
② 断（yín 银）断：争辩的样子。

耶?"是柯氏宁非得道之深者。

余谓吾人既知太阳温病之方治,即可以泛治麻疹者,犹曰用葛根汤方可以治麻疹之初起也(麻疹之顺者可勿服药,服药而误,反易偾事)。阅者将疑麻桂之决不可治疹病者乎?则吾师遇麻疹病之遏伏甚而不透发者,且用麻黄汤。服汤已,疹乃畅发。惟窃细心考察,间有透发之后,引起灼热者,是正所谓"若发汗已,身灼热者,名曰风温"。但余早已言及,此所谓灼热并非不得了之谓,其轻者将自已,其重者亦可以补治。惟窃意与其补治于后,宁早用葛根预防于前,故余之治小儿麻疹,葛根乃为第一味要药。回观本案赵先生方中,既用前胡、牛蒡、桔梗等开发之品,即可以代麻黄之司。故谓本方为桂枝汤加葛根加味,毋宁谓葛根汤加味,与余之方治乃密合无间也。

海上诸医视麻、桂若蛇蝎,何况疹病宜凉之说深入人心,谁敢以之治麻疹者。吾乃不得已变通其说,曰:葛根汤以葛根为君,麻、桂为臣,君药不可去,臣药可取而代也。若薄荷、桑叶,若牛蒡、桔梗,若西河柳、芫荽,若樱桃核、蝉衣,皆可以代麻、桂,独葛根当勿易。嘻,高价不售,降格以求,其有能谅吾苦心者乎?

实告读者,余之治太阳病,于麻黄、桂枝、葛根三药,诚有不可一日无此君之慨。故凡余之所说悉属言行合一,而绝非著书治病分作两事者。余用麻黄常由八分至二钱,用桂枝常由钱半至三钱,用葛根常由二钱至四钱,若吾师之用此三药,则更倍蓰于是。故三药之中,以葛根最为和平。奈何今之医尚多不敢下笔,徒知拾前人之唾余,曰"葛根是阳明药,若邪未入阳明而早用之,将引邪入内";曰"葛根竭胃汁"。呜呼,邪说重重,岂惟不必

赘引,法当一焚而廓清之!用是作葛根汤证按,为葛根一药呼冤,为葛根一汤表彰。欲勿废书长叹,犹待举世之觉悟也夫!

曹颖甫曰 世之论者动称温病无主方,而《伤寒论》一书几疑为专治伤寒而设。不知越人言伤寒有五,温病即在其中。今姜生佐景,能于大论中发明葛根汤为太阳温病之主方,真能发前人所未发。盖葛根汤证与伤寒不同者,原以津液不足之故,故于桂枝汤中加麻黄而君葛根;中风证而津液不足者,即用桂枝汤本方而加葛根;太阳标热内陷而下利者,即用葛根芩连汤,以清热生津为主。盖人体中水分多于血分,则易从寒化,故藏于精者,春不病温;血分多于水分,则易从热化,故冬不藏精,春必病温。从寒化者,伤寒不愈,浸成痰饮,虽天时转阳,尤宜小青龙汤;从热化者,中风误治,即成热病,为其津液少也,即此意以求之,则葛根为太阳温病主药,葛根汤为太阳温病主方,不益可信乎?

佐景又按 学者既已熟稔太阳病之三主方矣,乃请进论阳明病,而以白虎汤证始可也。

第一七案 白虎汤证其一
颖师讲授 佐景笔记

师曰 住三角街梅寄里屠人吴某之室,病起四五日,脉大身热,大汗,不谵语,不头痛,惟口中大渴。时方初夏,思食西瓜,家人不敢以应,乃延予诊。予曰:此白虎汤证也。随书方如下:

生石膏一两　肥知母八钱　生甘草三钱
洋参一钱　粳米一小杯

服后,渴稍解,知药不误。明日再服原方,至第三日仍如是,惟较初诊时略

安，本拟用犀角地黄汤，以其家寒，仍以白虎原剂，增石膏至二两，加赤芍一两，丹皮一两，生地一两，大小蓟五钱，并令买西瓜与食，二剂略安，五剂全愈。

曹颖甫曰　此证二诊时，其夫名玉芳者，固一黑籍冤魂也，靳[①]其资。谓予曰：此妇予甚不爱之，如不愈，先生不必再来。予曰：汝以钱为重，我以人命为重，以后我来与否，汝可不必问也。前后凡六诊，两易方，竟得痊可，为之快意者累日。

佐景按　本案方原为白虎加人参汤，却标作白虎汤证者，盖为求说解便利，示学者以大范故耳。石膏所以清热，人参所以养阴，养阴所以佐清热之不逮，同属于里，非若白虎加桂枝汤、桂枝加大黄汤之兼有表里者，故今姑一并及之。后人于白虎汤中加元参、生地、麦冬之属，即是人参之变味，不足异也。

陈惠民先生医药笔记抄曰：浙鄞有徐姓者，居鹦脰湖浜，不农不儒，始依父兄以闲游，继有妻子而号苦。思欲养家，爱记医方，悬牌疗疾，冀得蝇头之利。人知底蕴，谁肯寄之以命？冬衣敝絮，裹以棉袍，夏衣草衫，蔽以葛衫，日逐游猎，寻病而医。人见其濯濯也，以仆隶下人视之。进而坐谈，踞身不起，必俟一饭而后归。一日，有隔里许之姓朱者，偶触伤寒，八日而死。徐闻之，贸贸然来。入其门，其尸已移房出堂矣。徐按其胸，曰：心口尚热，可医也。朱之家属以天气炎夏，急治棺成衣，立图殡，且知其不精于医也，无人听之。徐自取楮笔书白虎汤一方，令其侄速检药石。其弟侄曰：子非华佗，能挽人于危乎？子非纯阳[②]，能起死复生乎？子饿难度，不如与我帮忙，同食三朝，不必以拙技尝试也。徐曰：气虽绝，胸尚热，死马还须当活马医之。子与我钱百枚，我往市中沽药，能生，乃汝家

之福，不能生，算我借用此钱也。其弟侄厌其缠绕，与之。徐自煎自熬，以汤药灌死者之口，竟顺受而下。须臾，死者手微动，而口有气。徐曰：生矣！时满堂哀哭之声毕止，于是复舁至房，调理数日而愈。咸以此为神医也，不可貌相，谢银十两。由是名声大振，延者有人。徐欣欣得意云：白虎一汤能起死回生，况病而未死之人乎？（佐景注：此言误矣。）凡遇病者就之，即开白虎汤与之。不及两月，医死者十余人，被人拷打数次，医道仍不行，而朱复活二十余年（录《现代中医》）。按原案出于文人之手，而非医者之笔，故所着要之脉证毫不知晓，本无引证之价值。姑引之者，以见白虎之活用可以肉白骨，误用足以死病人，亦聊作吾医界之棒喝云。

曹颖甫曰　病于寒者得火而喜，以为天下莫火若也；病于热者得水而喜，以为天下莫水若也。盖狃于一偏者，必有一偏之蔽。苟非精通医理，而随证处方，则以姜桂取效者或不敢用凉剂，以芩连奏功者或不敢用温药，甚有偏于泻者以泻药而杀人，偏于补者又以补药而杀人。自非辨证精审，然后用药，无论古方时方，何在非杀人之利刃哉？庄生有言，哀莫大于心死，为其执而不化也。是故病机出入，既不能因之斡旋，方治措施，又不能决其功效，则病者之死机未动，医者之生理先亡，可不警欤？

第一八案　白虎汤证其二

颖师讲授　佐景笔记

师曰　江阴缪姓女，予族侄子良妇

---

① 靳：吝惜。

② 纯阳：吕洞宾，号纯阳子。

也，自江阴来上海，居小西门寓所，偶受风寒，恶风自汗，脉浮，两太阳穴痛，投以轻剂桂枝汤，计桂枝二钱，芍药三钱，甘草一钱，生姜二片，大枣三枚。汗出，头痛瘥，寒热亦止。不料一日后，忽又发热，脉转大，身烦乱，因与白虎汤。

生石膏八钱　知母五钱　生草三钱　粳米一撮

服后，病如故。次日，又服白虎汤，孰知身热更高，烦躁更甚，大渴引饮，汗出如浆。又增重药量，为石膏二两，知母一两，生草五钱，粳米二杯，并加鲜生地二两，天花粉一两，大小蓟各五钱，丹皮五钱，令以大锅煎汁，口渴即饮。共饮三大碗，神志略清，头不痛，壮热退，并能自起大小便，尽剂后，烦躁亦安，口渴大减。翌日停服，至第三日，热又发，且加剧，周身骨节疼痛，思饮冰凉之品，夜中令其子取自来水饮之，尽一桶。因思此证乍发乍止，发则加剧，热又不退，证大可疑。适余子湘人在，曰：论证情，确系白虎，其势盛，则用药亦宜加重。第就白虎汤原方，加石膏至八两，余仍其旧，仍以大锅煎汁冷饮。服后大汗如注，湿透衣襟，诸恙悉除，不复发。惟大便不行，用麻仁丸二钱，芒硝汤送下，一剂而瘥。

佐景按　白虎汤证有由直中天时之热而起者，有由自身积热而起者，若前案所引是也。有非直起于热，而由寒化热者，即由桂枝汤证转为白虎汤证者，若本案所言是也。

仲圣曰：服桂枝汤，大汗出后，大烦渴不解，脉洪大者，白虎加人参汤主之。是即由寒化热之明证。本条之意若曰：有患桂枝汤证者于此，医者认证不误，予以桂枝汤。服汤已，应热退病除，但病者忽大汗出后，反大烦渴不解，脉且转为洪大，是盖其人素有蕴热，因药引起，或药

量过剂所致，但勿惧，可以白虎加人参汤一剂愈之。其属有蕴热者可以顺便除之，其属药量过剂者，此即补救法也。本条即示桂枝汤证化为白虎汤证之一例。

人多以桂枝、麻黄二汤齐称，我今且撇开麻黄，而以白虎合桂枝二汤并论之。余曰：桂枝汤为温和肠胃（若以其重要言，当曰胃肠）之方，白虎汤则为凉和肠胃之方。桂枝证之肠胃失之过寒，故当温之，温之则能和；白虎证之肠胃失之过热，故当凉之，凉之则亦能和。和者，平也，犹今人所谓水平，或标准也。失此标准则病，故曰太过等于不及，犹言其病一也。桂枝汤证肠胃之虚寒，或由于病者素体积弱使然，或由于偶受风寒使然，或更合二因而兼有之；白虎汤证肠胃之实热，容吾重复言之，或由于病者素体积热使然，或由于由寒化热（即肠胃机能自起救济，一发而不能自已之谓）使然，或竟由直受热邪使然，或竟合诸因而兼有之。来路不一，证状参差，而医者予以方，求其和则同，方药不一，而方意则同。桂枝汤有桂、芍以激血，生姜以止呕，同是温胃；白虎汤之石膏、知母同是凉胃，大枣免胃液之伤，粳米求胃津之凝；余下甘草一味，同是和肠，防其下传。两相对勘，一无遁形。试更妙为之譬，则患桂枝汤证者服桂枝汤，无异冬日啜咖啡茶；见白虎汤证者进白虎汤，不啻夏月饮冰雪水，温凉既得，舒适恰同。此情至真，此理至明，虽三尺童子，闻之首肯。然则幻镜拆穿，令人失笑，谁谓仲圣之道犹天高而地远耶？

吾师治白虎汤证之直起于热者，用白虎汤，治白虎汤证之由寒化热者，亦用白虎汤，无所谓伤寒，无所谓温热，是乃仲圣之正传。乃温热家硬欲分伤寒温热为尔我彼此，谓由寒化热者是伤寒，由热直起

者是温热。然则治伤寒之白虎汤证用白虎汤，治温热之白虎汤证，曷不用其它神汤妙药，而终不脱石膏、知母耶？是故所谓温热伤寒之分，废话而已，废话而已。

第一九案　白虎汤证其三
佐景笔记

佐景曰　友人郁祖安君之女公子，方三龄，患消渴病。每夜须大饮十余次，每饮且二大杯，勿与之，则吵闹不休，小便之多亦如之，大便不行，脉数，别无所苦。时方炎夏，尝受治于某保险公司之西医，盖友人也。逐日用灌肠法，大便方下，否则不下。医诫勿与多饮，此乃事实上所绝不可能者。累治多日，迄无一效。余诊之，曰：是白虎汤证也。方与：

生石膏四钱　知母二钱　生草钱半　粳米一撮

加其它生津止渴之品，如洋参、花粉、茅根之属，五剂而病瘥。顾余热未楚，孩又不肯服药，遂止服。越五日，旧恙复发，仍与原方加减，连服十五日，方告全愈，口不渴，而二便如常。先后计服石膏达半斤之谱。

佐景按　见其大便不通，而用灌肠法，是为西医之对症疗法。辨其脉数口渴，而用白虎汤，是为中医之脉证治法。对症疗法求疗不疗，脉证治法不治自治，此乃中西医高下之分。王儒大先生曰：夫国医，道也，形上者也；西医，器也，艺也，形下者也。人之成艺也则易，刻鹄不成，尚类鹜也；而其成道也则难，画虎不成，反类犬也。故国医之工者高出西医之工者远甚。佐景续为之说曰：国医之道何在，脉证治法是也。

第二〇案　白虎汤证其四
佐景笔记

佐景曰　据舍亲童公邃君云："民国六七年间，于役①吴门，一山东人名杨宜德者，为先兄卫兵，患腹部膨胀，不更衣者二月有余，而健饭特甚，腹大几如五石瓠，甚至行坐不得。营团各军医百治乏效，复数更外医，亦然，因就诊于曹先生沧洲。先生闵其情，复怜其贫，即令服生石膏半斤。次日病依然，于是由半斤加至一斤。至第四日，复加至二斤，便乃大下，悉属黑粪，其硬如石，约二便桶许。体腹顿时瘦削，向之手臂如碗者至此仅有一握，神志疲倦异常，且须倩②人扶掖，而后能行。于是先生令止服，改给四君子等大剂，凡调理三月始瘥。"

佐景按　此病为中消，胆胃之火特重，故能健饭；胆汁不自下输，故大便不行。重用石膏以清胃热，胆汁得下，则大便通矣。其用单味石膏者，意犹白虎汤耳。曹氏之胆识固如是，其骇俗乎？

前案消渴是为上消，本案消食是为中消。上中不同，一汤愈之，所谓通仲圣方能治百病者此也。

曹颖甫曰　予所遇白虎汤证未有若此之重者，张锡纯用石膏不过二三两，予尝加至双倍有奇，岂料苏州宗人沧洲先生更有用至二斤者？然经方中正有用如鸡子大二十四枚者，是又不止二斤矣。

---

① 于役：有事远行。于，往。役，行役。
② 倩：请，央求。

第二一案　麻黄杏仁甘草

石膏汤证其一　颖师医案

钟右　住圣母院路大千世界隔壁福新电料行楼上

初诊　十一月初三日

伤寒七日，发热无汗，微恶寒，一身尽疼，咯痰不畅，肺气闭塞使然也。痰色黄，中已化热，宜麻黄杏仁甘草石膏汤加浮萍。

净麻黄三钱　光杏仁五钱　生石膏四钱青黛四分，同打　生草三钱　浮萍三钱

佐景按　据史惠甫师兄言，钟姓少妇先因外出探望其父疾，心滋忧戚，归途白雪纷飞，到家即病。曾经中西医师杂治未痊，又因身怀六甲，家人忧惧万分。耳师名，叩请出诊，惠甫兄随侍焉。初诊时，病者面赤气喘，频频呼痛，腹部尤甚，按脉浮紧。师谓此证易治，不足忧，径疏本方。

二诊　十一月初四日

昨进麻杏甘石汤加浮萍，汗泄而热稍除，惟咳嗽咯痰不畅，引胸腹而俱痛，脉仍浮紧，仍宜前法以泄之。

净麻黄三钱五分　生甘草二钱　生石膏六钱　薄荷末一钱，同打　光杏仁四钱　苦桔梗五钱　生薏仁一两　中川朴二钱　苏叶五钱

佐景按　据史惠甫兄言，二诊时病者已能与师对语，神情爽适，不若初诊时之但呼痛矣。稔知服药后，微汗出，一身尽疼者悉除，惟于咳嗽时，胸腹部尚觉牵痛耳。师谓本可一剂全愈，适值天时阴雨，故稍缠绵，乃加苡仁、厚朴、苏叶等与之。

自服第二方后，又出微汗，身热全除，但胸背腹部尚有微痛，游移不居。又

越一日，病乃全瘥，起床如常人。

第二二案　麻黄杏仁甘草

石膏汤证其二　颖师医案

冯蘅荪　嵩山路荨庐帐房　十月廿九日

始而恶寒发热，无汗，一身尽痛。发热必在暮夜，其病属营，而恶寒发热无汗，则其病属卫，加以咳而咽痛，当由肺热为表寒所束，正以开表为宜。

净麻黄三钱　光杏仁四钱　生石膏五钱青黛四分，同打　生甘草三钱　浮萍三钱

佐景按　本案脉案中所谓营卫，盖本《内经》营气夜行于阳，昼行于阴，卫气昼行于阳，夜行于阴之说。余则谓本案乃麻黄汤证化热而为麻杏石甘汤证耳。观其恶寒发热无汗身疼，非麻黄汤证而何；观其咳而咽痛，非由寒邪化热，热邪灼津而何？方依证转，病随药除。

桂枝汤证，或以服药故，或以病能自然传变故，可一变而为白虎汤证。同理，麻黄汤证可一变而为麻杏石甘汤证。此可证之以大论，曰："发汗后不可更行桂枝汤，汗出而喘，无大热者，可与麻黄杏仁甘草石膏汤。"此言本属麻黄汤证，予麻黄汤发汗，孰知药剂太重，竟致肺部转热，虽汗出，而仍喘。浅人无知，见无汗变为有汗，疑麻黄汤证转为桂枝汤证。初不知身无大热，热反聚于肺脏，而肺脏之邪，并非传于肠胃也。经文俱在，可以覆按。

余前谓白虎汤为桂枝汤之反面，今当续曰麻杏甘石汤为麻黄汤之反面。此说当更易明瞭。何者？二汤中三味相同，所异者，一为桂枝，一为石膏。而后知麻黄汤证为寒实，麻杏甘石汤证为热实。攻实虽同，寒热不一。麻黄汤证有喘，麻杏甘石

汤证亦有喘，其喘虽同，而其喘之因不一，喘为肺闭，而其所以闭之因不一。人当健时，肺部寒温调匀，启阖合度，无所谓闭，及其受寒则闭，受热则亦闭。闭者当开，故均用麻、杏以开之，甘草以和之，而以桂枝、石膏治其原。于是因寒而闭者开，因热而闭者亦开，仲圣制方之旨，于焉大明！

第二三案　麻黄杏仁甘草石膏汤证其三　佐景笔记

佐景曰　前年三月间，朱锡基家一女婢病发热，请诊治。予轻剂透发，次日热更甚，未见疹点，续与透发，三日病加剧。群指谓猩红热，当急送传染病医院受治，锡基之房东尤恐惧，怂恿最力。锡基不能决，请予毅然用方，予允之。细察病者疹已发而不畅，咽喉肿痛，有白腐意，喘声大作，呼吸困难不堪，咯痰不出，身热胸闷，目不能张视，烦躁不得眠，此实烂喉痧之危候。当与：

净麻黄钱半　生石膏五钱　光杏仁四钱
生草一钱

略加芦根、竹茹、蝉衣、蚤休等透发清热化痰之品。服后即得安睡，疹齐发而明，喉痛渐除。续与调理，三日全愈。事后婢女叩谢，曰前我病剧之时，服药（指本方）之后，凉爽万分，不知如何快适云。意者醍醐灌顶，可以仿佛形容之欤？

佐景按　夫麻疹以透净为吉，内伏为凶，尽人所知也。而透之之法却有辨别。盖痧毒内伏，须随汗液乃能外出；而汗液寄汗腺之内，须随身热乃能外泌。故痧前之身热乃应有之现象。惟此种身热亦有一定之标准，过低固不可，过高亦不佳。事实上过高者少，过低者多，故用药宜偏于

温，万不可滥用凉剂以遏之。及痧毒正发之时，小儿身热往往过度，与未发前成反比，不知身热过重，又妨痧毒之外透。此时热迫肺部则喘急，热蒸汗腺则汗出，热灼心君则神昏，热熏痰浊则干咳，此为麻杏甘石之的证，重剂投之，百发百中，又岂平淡之药所能望其项背哉？

痧病之兼喉病者，中医谓之烂喉痧，西医称之曰猩红热。西医治本病主先隔离，视为第一等急性传染病，中医治此，似无若此慌张。丁甘仁先生擅治此病，其治法大意略曰：喉痧当以痧为本，以喉为标，但求痧透，则喉自愈，可谓要言不烦。而本汤之治喉痧所以得特效者，即此故也。

痧毒攻喉，则喉烂而为猩红热；痧毒袭肺，则呼吸急迫而为肺炎。余尝治稔友挚甫之大公子发麻疹，用麻杏甘石汤加味而安。其疹颇稠，其证非轻，余坦然愈之，不以为意也。越日，二公子续发麻疹，治以同法。惟其性情较为强顽，不肯听母言安睡被中，常自一床跳跃至他床。疹发已逾四日，满面悉红，尚无回意，忽加呼吸急迫，鼻扇不已。余曾见鼻扇之证甚多，但从未有若是之剧者。当其吸气时，鼻叶自动用力向里吸入，两叶几合而为一，又加肩动以助之，呼气之后，又如是吸气，鼻叶直无宁时。使依西医法诊断，此为麻疹并发急性肺炎无疑。时挚甫远客川中，嫂夫人仓皇无主，余乃延虞师舜臣主诊。先用开水送服琥珀抱龙丸一颗，以折其热邪，续投汤药，仍师麻杏甘石法，内用麻黄纳入芦根茎中，两头扎好入煎，并加桑白皮以透肺热。其夜，抚孩四肢，忽觉微微作冷，鼻扇略缓，面赤略淡，属吉属凶，孰能决之？此嫂夫人次早所告余者。幸自次早起，四肢即转温，颜面之疹倍稠于前，色加红，鼻扇渐定，至

是方敢云出险。此又中医能治急性肺炎之一例。至西医谓肺炎乃麻疹之合并病，就医师立场之利害言，我可从其说；就医学立场之真理言，我不能无疑。何者？彼患麻疹者尚能服药合度，调护得法，即不致续发肺炎，抑亦何耶？

顾本汤之用，却又不限于喉痧及肺炎，凡属肺热生痰，因痰生喘者，本汤皆能治之，且已验之屡矣。然考之西医说，于肺病有急性慢性气管枝炎、肺炎、肺水肿种种名目，究其理，不外因细菌或尘埃之侵入而生炎灶，以致气管枝等部分分泌黏液，闭塞孔道，转致呼吸窒塞，豫后不良；与吾中医说谓肺津为热熏灼，变为痰涎，因而痰声如锯者，如出一辙。使用麻黄、杏仁以开其肺气，生石膏以清其热，甘草以和其中，吾知其必可效也。

本汤条文曰发汗后（又曰下后），不可更行桂枝汤，汗出而喘，无大热者，可与麻黄杏仁甘草石膏汤云云。而恽铁樵先生竟欲易之为无汗而喘，大热者。不知麻黄汤证，由或未发热进为发热，其证势为由郁而发；麻杏甘石汤证，由身大热转为身无大热，其证势为由表入里（如邪由肺传脑，则身热更微矣）。惟其逐渐由表入里，由寒化热，故无汗渐转为汗出。独其喘则必不除。然后知"热喘"二字实为本汤之主证。得此一隅，庶几三反，而经文煌煌，乃可凭私意以涂改之耶！

恽先生又曰本汤可治白喉初起，此言殊可商。盖真正之白喉忌表，当以养阴解毒为主。或者恽先生之所谓白喉，实喉痧之误，王润民先生曾畅发此义，兹不赘。

第二四案　麻黄杏仁甘草石膏汤证其四　　佐景医案

王左　乳蛾双发，红肿疼痛，妨于咽饮，身热，微微恶风，二便尚自可，脉微数，舌微绛，宜辛凉甘润法。

薄荷一钱，后下　杏仁三钱　连翘二钱　象贝三钱　桑叶二钱　生草钱半　赤芍二钱　蝉衣一钱　僵蚕三钱，炙　桔梗一钱　马勃八分　牛蒡二钱　活芦根一尺，去节

另用玉钥匙吹喉中。

佐景按　当九十月燥气当令之时，喉病常多，其轻者但觉喉中梗梗然妨于咽饮，其略重者则咽喉两关发为乳蛾，红肿如桃。西医称此为扁桃腺肿，治之每用刀割。报载影后胡蝶尝患此，受治于西医，费千金而愈。中医治此，似不须如此小题大做，但须照上例方随意加减，可以一剂知，二剂已，计药所费，当不出一元之数，与千金相较奚似？蛾退之后，悉如常态。若夫言割法，试问皮肤受蚊咬而发肿，可以削之使平乎？至若乳蛾渐由红肿而化白腐，或生白点，可加玄参一味以治之，其效如神。若更由白腐而化脓，乃可用刺法，使脓出亦愈。然使早用辛凉甘润，必不至如此地步，此辛凉甘润法之所以可贵也。

有一派喉科医生治喉，喜用苦寒之药，如板蓝根、川连、地丁、人中黄之属。服后虽可暂折邪气，每致郁而不宣，牵延时日，甚或激成白喉之属，至堪危虑。凡患乳蛾因服苦寒药不解，续进辛凉甘润药者，则见效必较缓，甚或初剂二剂竟毫不见效，余试之屡矣。又有一派医生治喉，喜用重腻育阴之药，如生地、麦冬、石斛、沙参之属，竟重用至八钱一两者。以此治乳蛾，亦不能速愈。友人谢君维岐籍隶吴县，患喉痛小恙，名医与以育阴重剂，多费而少效。余卒用辛凉轻剂，一服见功，二服全愈。此辛凉甘润法之所以可贵也。吾重言之，不觉辞费。

至是，读者必将哗然曰：辛凉甘润是

温热家法也，今乃娓娓称之，姜佐景殆神昏谵语乎？岂其舍经方实验录，而改作时方实验录乎？敬答曰：非也。辛凉甘润乃仲圣大法，温热家不过伸言之耳。何以谓辛凉甘润乃仲圣之法？曰：辛凉甘润四字乃麻杏甘石汤之别称也。谓吾不信，请察下表。

$$\text{麻杏甘石汤}\begin{cases}\text{麻黄}\cdots\cdots\cdots\text{辛}\\\text{石膏}\cdots\cdots\cdots\text{凉}\\\text{甘草}\cdots\cdots\cdots\text{甘}\\\text{杏仁}\cdots\cdots\cdots\text{润}\end{cases}\text{辛凉甘润法}$$

吾知读者得此，必将哑言失笑曰：有是哉！然此犹为未足，我今更道其详。夫依鞠通言，所谓辛凉轻剂者，桑菊饮是也，所谓辛凉平剂者，银翘散是也。我今竭此二方之药，更益以近人所习用者，分为四组，列之如下：

第一组　淡豆豉、芥穗、浮萍、薄荷、桑叶、菊花、连翘、蝉衣、佩兰。

第二组　贝母、杏仁、竹茹、莱菔、僵蚕、牛蒡、桔梗、蒌皮、枇杷叶。

第三组　银花、赤芍、滑石、竹叶、苇茎。

第四组　人中黄、甘草、梨皮、蔗浆、地栗。

以上第一组药九味功在解表，试问能出麻黄之范围否？第二组药九味功在化痰，试问能出杏仁之范围否？第三组药五味功在凉血，试问能出石膏之范围否？第四组药五味功在生津，试问能出甘草之范围否？然则统辛凉甘润法之妙药，总不出麻杏甘石汤之范围，一经指出，彰彰明甚。故谓辛凉甘润药系从麻杏石甘汤脱胎，向平淡方向变化，以治麻杏甘石汤之轻证也可，若谓辛凉甘润法为温热家创作，能跳出伤寒圈子者，曷其可哉？

叶氏《幼科医案》曰："春月暴暖忽冷，先受温邪，继为冷束，咳嗽痰喘最多

……夫轻为咳，重为喘，喘急则鼻掀胸挺。"此实麻杏甘石汤之的证，使及时投以麻杏甘石汤重剂，则药到病除，何致有逆传心包之危？依佐景临床所得，本汤证以小儿患者居多，且多发在冬春之间，与夫白虎加桂枝汤证之多发于夏日及大人者，悉相反，与叶氏所言颇合，是叶氏乃明知麻杏甘石汤者也。吴氏鞠通亦知之，故虽在《条辨》《上焦》《中焦》二篇隐而不言，及在《下焦篇》第四十八条，即不复藏匿，曰："喘，咳，息促，吐稀涎，脉洪数，右大于左，喉哑，是为热饮，麻杏甘石汤主之"。然则温热诸家果能识麻杏甘石汤证，并即以为基础，更从而变化之，扩充之，欲自成为广义之温病学说，实无疑义，惜乎不肯道破根源，反欲求分庭抗礼。其学力独到处，可以令人佩仰，其礼貌未修处，殊不可效尤。独怪今之一般医师，读温热书而忘《伤寒论》，更不晓温热病在《伤寒论》中之出处，欲求愈疾，抑以难矣。故余敢作公平之论，曰：温热家之说并非全错，时方轻方并非全不可用，但当明其与伤寒经方间之师承贯通处，然后师经方之法，不妨用时方之药，且用之必更神验。此为亲历之事实，所可忠告于同仁者也。

余前谓白虎汤证有非由桂枝汤证传变者，同理，麻杏甘石汤证有非由麻黄汤证传变者。使其一见而为麻杏甘石汤证，医必曰此温病也。叶香岩曰："温邪上受，首先犯肺。"旨哉斯言。于是桑菊、银翘滔滔而来，病轻者幸愈，病重者竟至逆传心包。呜呼！若而人者，不学无术，其安知麻杏甘石汤本可免逆传心包乎？安知首先犯肺者不但为温邪，且有时属寒邪上受，即是麻黄汤证乎？安知麻黄汤证化热之后，即是麻杏甘石汤证乎？又安知伤寒传足，温病传手，悉是杀人之邪说乎？我

敢实告读者，我非神昏，我不谵语！

今岁腊月，一同乡何姓小孩，住菜市路一百号煤炭店楼上，病鼻扇，喘息不宁，汗出微黏，便溏带臭，身微热，先曰曾经他医投辛凉轻剂，绝不见效。余曰：汗出而喘，无大热者，麻杏甘石汤主之。因即予本汤轻剂，略加蝉衣、桔梗、芦根，以助透发，次日据报，病大减，喜吮乳矣。乃就原方去麻、石，加轻药，悬拟予之。三日，病又急，不得已抽暇前往亲诊，依然赖麻、石而安。嘻，麻杏甘石之足以去病，辛凉淡药之莫能逐邪，有如是者！是故余谓辛凉甘润是发源于麻杏甘石，但治麻杏甘石之轻证一说，乃从临床试验中细心体察而来，绝非文字上之偶合。使我但借雕虫之小技，空添诸君酒后之资，茶余之助，则《经方实验录》同是可焚之书，安有价值足言？使其不然，诸君中有未曾用过麻杏甘石汤者，他日遇此的证，不解于他医之辛凉轻剂，乃用此汤而获效者，方是本录发扬权威之时，亦正仲圣绝学复兴之日也。

曹颖甫曰　治病用药，当观其通，苟得其空灵妙语，则牛溲、马勃、败鼓之皮，何尝非活人之圣药？予亡友丁甘仁先生云，古人于重证始出方治，今人用之于类似之证，往往失效，非古方之不可用也，为其药石之太过也。药力太过，则当择药力稍轻者而代之，无如近代医生见避重就轻之有效，竟废古方而不用，一人倡之，百人和之，遂成积重不反之势，医道所以日趋于苟简耳。今姜生具此通识，使甘仁先生可作，吾知必许为通才，谓不料有此再传弟子也。

第二五案　葛根黄连黄芩汤证其一　佐景医案

李孩　疹发未畅，下利而臭，日行二十余次，舌质绛而苔白腐，唇干目赤，脉数，寐不安，宜葛根芩连汤加味。

粉葛根六钱　细川连一钱　淮山药五钱　生甘草三钱　淡黄芩二钱　天花粉六钱　升麻钱半

佐景按　李孩服后，其利渐稀，痧透有增无减，逐渐调理而安。湘人师兄亦在红十字会医院屡遇小孩发麻疹时下利，必治以本汤，良佳。又有溏泄发于疹后者，亦可以推治。

麻疹之利属于热者，常十居七八，属于寒者，十不过二三，故宜于葛根芩连汤者十常七八，宜于理中汤或桂枝人参汤者十不过二三。一或不慎，误投汤药，祸乃立至，可不畏哉。

今人每以葛根芩连汤证之利为协热利。实则葛根芩连汤证之利虽属热性，仲圣并未称之为协热利，至桂枝人参汤证之寒性利，反称之为协热而利。盖协热者，犹言挟表热也，此不可不知。

太阳病，当解表，若不予解表，而用治阳明法以下之，则变证，但或从寒化，或从热化，每无定局。正气盛者多从热化，正气衰者则从寒化。仲圣云："太阳病，外证未除，而数下之，遂协热而利，利下不止，心下痞硬，表里不解者，桂枝人参汤主之。"此从寒化之例也。又曰："太阳病，桂枝证，医反下之，利遂不止，脉促者，表未解也，喘而汗出者，葛根黄连黄芩汤主之。"此从热化之例也。本条有余意，有省文，若欲知其详，而不嫌辞赘者，可在"也"字下，加"宜葛根汤，若利不止"诸字样，则经旨明矣。

意谓桂枝汤证因下伤津，利不止亦伤津，而脉促近于浮，为表未解，故宜葛根汤，以解其表而养其津。若表解之后，内热甚炽，肺受热灼而喘，汗受热蒸而出者，当用葛根芩连汤以直折之。

余前谓桂枝汤证化热，则为白虎汤证，麻黄汤证化热，则为麻杏甘石汤证，今当续为之说，曰葛根汤证化热，则为葛根芩连汤证。征之于临床，考之于经文，历历不爽。我岂好为异说，故作矜奇者哉？

曹颖甫曰　表未解者，必不汗出。盖利不止而脉促，为表未解，表未解者宜葛根汤；利不止而喘汗，为表病入里，则宜葛根芩连汤。脉促为脉紧变文，前于《伤寒发微》中已略申其旨。固知葛根芩连汤惟已经化热者宜之耳。惟其化热者宜之，而舌苔白腐，唇干目赤，乃无乎不宜，不惟热利为然也。

第二六案　葛根黄连
黄芩汤证其二　佐景医案

孙宝宝　仕厅西路

初诊　满舌生疮，环唇纹裂，不能吮饮，饮则痛哭，身热，溲少，脉洪而数，常烦躁不安，大便自可，拟葛根芩连汤加味。

粉葛根四钱　淡黄芩钱半　小川连六分
生甘草三钱　灯心三扎　活芦根一尺

佐景按　孙君维翰，友人也。其小公子未二龄，甚活泼可爱，体肥硕，肖其父。每患微恙，余必愈之。顾以事繁，常无暇面诊，有时仅凭孙君之陈述而疏方焉。一日，孙君又言其孩身热咳嗽，口渴不安云云，当遥拟辛凉轻剂与之。服之二日，不瘥反剧，谓口舌生疮矣。当请面诊，允之。细察之下，乃知本为葛根汤

证，今乃化热进而为葛根芩连汤证矣。葛根汤证何以化热变剧？盖辛凉轻剂不胜重任故也。

孙孩服此之后，将一剂而愈乎？曰：不然。次日，其病不增不减，仅维原状而已。何以故？盖药量不足故也，尤以黄连之量殊轻，随俗浮沉，我病不能自拔。

二诊　口疮，投葛根芩连汤，不见大效，宜进一步，合承气法。

粉葛根四钱　细川连八分　生川军二钱
生甘草三钱　淡黄芩钱半　枳实钱半　玄明粉钱半，分冲

佐景按　又次日，孙君来告，此方之效乃无出其右，服后一小时许，能饮水而不作痛状，夜寐甚安。越宿醒来，舌疮大退，肯吮乳。嘱减量再服，遂愈。乃知大黄内服，却胜冰硼外搽，因此散我固曾用于二三日前也。

葛根汤证化热，为葛根芩连汤证，葛根芩连汤证化热，则为承气汤证。我因失治缓治于先，故补治急治于后，不待其大便闭结，而审其即将闭结，预用硝、黄以图之，此急治补治之说也。然设使我能及时重用葛根芩连，又何需乎硝、黄？我能及时重用葛根汤，又何需乎芩、连？溯本穷源，为医者不当若是乎？

昔我治一妇人，舌尖下发一白点，渐内蚀，饮食辄痛，不能触咸味，尤不可碰热菜。我曰：此属热，宜师白虎汤，服石膏。妇服之数日，腐点不动，而胃纳反差。闻人言，服黄连可效，竟一剂而愈。我乃恍然若闻道，知葛根芩连汤与白虎汤本属并肩，各有主治，不容混淆，设使互易为治，必两不奏功。阅者倘犹以此为未足，而欲详二汤之异趣者，请续察下案拙按。

曹颖甫曰　葛根芩连汤既为化热而设，服之不效，肠胃燥实即为热病之结

果，故佐景谓合承气法为进一步也。

第二七案 葛根黄连黄芩汤证其三 佐景医案

自服方 案缺

粉葛根四钱　生甘草三钱　淡黄芩二钱黄连一钱　京赤芍三钱　密蒙花钱半

佐景按 本方余备以自服者也。然余不下利，不生口疮，用此安为者？曰：用此以治目赤，西医所称眼膜炎者是也。余先微伤于风，风去而目赤，晨起多眵，封目不易张，张则梗梗然若有物触犯之者，随服本方。服药之时，适史惠甫、唐崇景二兄来访。余告以病情，并请试猜药属何方，二兄莫能中也。不须再剂，不必忌口，眼膜炎退。

惠甫默识吾葛根芩连汤可治目赤之言。越日，访姨母。适见表弟病目赤不能张，身大热，神糊谵语，不下利，头中剧痛。其人服务于江南造船厂，曾经医治，不愈反剧，佥谓冬温难治。惠甫与葛根芩连轻剂，不加他药。又次日，往视，神昏谵语、头痛目痛悉愈，惟眼膜之炎未退。嘱服原方。又越二日，往视，眼膜之炎退其半，仍嘱服原方。其全愈可操左券①者不待言矣。

适《北平文医》半月刊递至，内载张玉珍先生作《经方验案》一则，颇足与本案互相发明，敢摘录如下，以证吾言。张先生曰："本村有张志瑞者，年六十，业农。七八年前，偶得眼鼻剧痛之症，医治月余乃愈。二十三年秋，复犯一次，半月乃愈。上月初间（旧历），旧症复发，眼睛、鼻孔疼痛异常。先延某西医眼科专家施以止痛治疗，丝毫未效。翌日，其家人向余求治。余与病者既为同乡，又为同姓，立即驰往。及至其家，见

其以头触地，弓腰伏卧，呻吟呼喊之声达于户外。问之，则曰：眼睛、鼻孔疼痛异常，非如此呼喊呻吟，以头触地，不能减其疼也。且每次都是这样，惟此次又加泄利，身热耳。诊之，脉象洪数。因思《伤寒论》中阳明经症有目痛鼻干之文，腑症有胃家燥热之说。今泄利虽非燥热，亦定为胃肠湿热所致。彼《伤寒论》中之葛根黄芩黄连汤恰与此症相合，遂以此汤加桑叶、菊花、夏枯草、滑石与之，一剂而愈。考吾国古圣之经方，苟用之对症，莫不效如桴鼓。今西医束手无策之症，而我国古方竟能一药而愈者，非一证乎？"

然则葛根芩连汤既可以治下利，又可以治口疮，又可以治目赤，更可以治鼻疼，演而伸之，还可以治他病。一汤之用何其广也？曰：欲答此题，当明葛根芩连汤证之病所何在，欲明葛根芩连汤证之病所何在，当明葛根汤证之病所何在，容顺次述之。

我所谓病所云者，有异于西医之病灶也。西医所称之病灶，精而详；我所说之病所，略而约。夫约略者无如精详者美，此尽人所知也。然而精详者有时而穷，约略者乃可泛应万病。故二者高下之分，似尚未可以片言折之。今姑置此而勿论，桂枝汤证之病所，言其里，则偏于胃；麻黄汤证之病所，言其里，则偏于肺；葛根汤证之病所，言其里，则偏于血脉神经，而项背为脑脊髓神经分布之地，故患葛根汤证者其项背独强几几。

白虎汤证之病所同桂枝汤，偏于胃；麻杏甘石汤证之病所同麻黄汤，偏于肺；葛根芩连汤证之病所同葛根汤，偏于血脉

---

① 左券：古代契约分为左右两片，左片称左券，由债权人收执，用为索偿的凭证。

神经。故白虎汤证与麻杏甘石汤证之病所发有定处，若葛根芩连汤证之病所则发无定处，诚以血脉神经本周布于一身，而一身之血脉神经未必尽病，不过病其一部。《经》云"邪之所凑，其气必虚"，即血脉神经较为脆弱之部，则受邪而病之谓。发于肠部，则为下利；发于舌部，则为口疮；发于眼部，则为目赤；发于脑部，则为痉或脑膜炎之类。观此，葛根芩连汤之所以得泛应诸病者，实以本证之病所本无定处故也。

《难经》曰："温病之脉，行在诸经，不知何经之动也，各随其经所在而取之。"与所谓中风、伤寒、湿温、热病之脉有定象者独异，而与我所谓葛根芩连汤证发无定处者，隐约中若合符节。我不敢据此以通释《难经》《伤寒》，然其义至足长思也。（《难经》中所谓五种伤寒，依鄙见，大论中皆有主方，详第二集）。

钟志和先生作《吾人对于流行性感冒应有之认识》略云："吾人连日读报章所载，英国流行性感冒传染极盛，死亡颇多。据调查所得，前星期因患该症而死者为数达一千一百三十七人，而本星期则已增至一千一百五十五人，其传布之迅速以及其死亡率之众多，已足惊人。查此症系一大流行病，属急性传染病之一种，为地方性流行性或散发性，在前世纪曾大流行四次。至于一九一七至一九一八年，则为近年来第三次大流行。势甚汹涌，流行全球，各国死亡极多。一九二一年曾流行于远东，传布达于全球，但疫势非剧。按该病之流行每一地方，大抵经六至八星期之久，其疫潮所至，难有幸免者。如在大流行之时，几占全人口百分之四十或较强，则其传染性之剧烈，实有令人寒齿恐惧者也。今英国既经流行，一旦因交通之便而传入我国，虽云死亡率不甚高，然一经传染，身体因而虚弱，影响终身康健者，为害非浅，吾人岂可漠视不顾，而不加紧预防，更可对该症无深切之认识乎？本症依其种类之不同，分作：（一）呼吸系统类——呼吸道自鼻部以达于肺各部，均可受累。病轻者现卡他耳症状，惟身体极感疲乏，其危重者每现枝气管炎、胸膜炎、肺炎等状。（二）胃肠（即消化系统）类——现下痢，恶心呕吐，口臭，舌苔，厌食，头痛，吐酸，腹痛，甚或大泻，而呈脑力虚脱者，孕妇易起流产。（三）神经系统类——头痛晕眩，神经痛，不眠，精神亢奋，或因之发神经炎，脑炎，脑膜炎，癫痫，精神病等"（录二十六年二月十六日《申报·医药专刊》）。然则西医所谓流行性感冒之属于呼吸系统类者，即吾所谓麻黄汤、麻杏甘石汤证是；其属于消化系统类者，即吾所谓桂枝汤、白虎汤证是；其属于神经系统类者，即吾所谓葛根汤、葛根芩连汤证是。其曰大流行势甚汹涌，各国死亡极多者，即仲圣所谓余宗族素多，向余二百，建安纪年以来，犹未十稔，其死亡者三分之二，伤寒十居其七。是此西医说《伤寒论》之可以通释者也。然彼重预防隔离，滋养注射，吾主望闻问切，寒热温凉，此治疗法则之未许强同者也。

白虎汤证不过为热象，其势较缓；麻杏甘石汤证，热之中夹闭象，其势较急；葛根芩连汤证，热之中夹毒象，其势较险，惟其毒剧，故生腐蚀。毒者，菌也。黄连苦寒，功能杀菌，故仲圣用以为主药。白虎汤证、麻杏甘石汤证，传自不伤津之中风、伤寒，葛根芩连汤证，传自伤津之温病。然则津伤者即贻毒菌之繁殖，津不伤者反是，此中宁无一贯之妙理？读者请自释之。

曹颖甫曰　凡病入于血分，则易于化热，易于生毒，若痈疽然，为其血分受灼，血郁而毒生也。故麻疹之从热化者尤为重要。推而言之，葛根芩连一方可以治下利，可以治目赤鼻疼。去岁，予长孙患疹，目赤，下利，脉数，予适患眩晕重证，以此方语长子湘人。湘人竟不敢用，以致夭死，至今犹为心痛。附记于此，以志吾过。盖当时予不能握管，若使他人书方，或当有救，可惜也！

佐景又按 语云，旁观者清，当局者昧，信然。余能愈他人之肠痈，而不克治家岳之肺痈，即是一例。盖医者之治家人或至戚，每多情感作用于其间，反为理智之蔽。若治他人，省却顾虑，反易奏功。湘人师兄以一时姑息曲爱，竟遭丧明之痛者，恐亦坐此弊耳。师兄自后在红十字会医院施诊，屡遇小儿麻疹下利之重证，悉用葛根芩连愈之。病家感戴之真诚，有非言语可以形容者。然则三折肱成良医，亦情势之所必然也欤！

第二八案　葛根黄连黄芩汤证 其四　颖师医案

徐左　美亚十厂　六月十二日

小便已阴疼，此本大肠燥气熏灼膀胱，《伤寒论》所谓宜大承气汤之证也。乃治之不当，服某种丸药，以致大便日滞，小便转数，阴疼如故，足腿酸，上及背脊俱酸。而胃纳不减者，阳明燥气用事也；阙上略痛，阳明余热为病也。右脉滑大，仍宜大承气汤。惟虚者不可重虚，姑宜葛根芩连汤加绿豆，以清下陷之热，而兼消丸药之毒。

葛根一两五钱　淡芩三钱　川连一钱
绿豆一两　生草一钱

佐景按 吾师所谓小便已阴疼，宜大承气汤者，义详《伤寒发微》。本汤之加绿豆，与葛根汤之加粳米，有异曲同工之妙。

本证当用大承气汤，以其虚，故退一步用葛根芩连汤；前案，以其实，故进一步合承气法。能进者病以速愈，能退者疾乃无危。夫进退之法，兵家之事也，今吾于医术亦云，且凡百证治皆然，第于本案发之。

曹颖甫曰 予用此方不过因热利而设，初未尝有退一步想，然亦何尝非退一步想也。小便已阴疼，原属当下之证，设非经西医妄下，何至不用硝、黄。此与佐景加硝、黄于本方中者适得其反，固知治病用药，当观其通，墨守成方，直土木偶人耳。观后文佐景所说病机之变化，与用药之同异，可以恍然大白矣。

佐景又按 今合以上自桂枝至葛根芩连共六汤，列为一表如下：

麻黄汤证（太阳伤寒）	桂枝汤证（太阳中风）	葛根汤证（太阳温病）
|	|	|
麻杏甘石汤证	白虎汤证	葛根芩连汤证
|	|	|
病所偏于肺	病所偏于胃	病所偏于血脉神经

六汤中桂枝汤以桂枝为君药，麻黄汤以麻黄为君药，葛根汤以葛根为君药，葛根芩连汤以黄连为君药，白虎汤以石膏为君药，麻杏甘石汤似无君药可言，非无君也，合他汤之君以为君也。设有好事者欲为麻杏甘石汤立专君，我当首推荸荠，此君乃千金之子，最堪为万乘之君者也。一笑。

于此有一剩义焉，我将发之以为快。曰：桂枝汤证、麻黄汤证、葛根汤证皆有表证，一经化热之后，则表证悉罢，而为白虎汤证、麻杏甘石汤证、葛根芩连汤证之纯里证，于是知"由表入里"乃外感疾病传变之第二原则。

第二九案　大承气汤证其一
颖师医案

方左　病延二候，阙上痛，渴饮，大便八日不行，脉实，虽今见心痛彻背，要以大承气汤主治。

生川军四钱，后入　小枳实四钱　中川朴一钱　芒硝二钱，后入　全瓜蒌五钱

拙巢注　下后胸膈顿宽，惟余邪未尽，头尚晕，乃去硝、黄，再剂投之，即愈。

佐景按　大论曰："问曰：阳明病外证云何？答曰：身热，汗自出，不恶寒，反恶热也。"此概统白虎、承气而言之。若求大承气汤之全部证状，当为：一，大便不行，腹痛拒按，此以胃中有燥矢故也；二，阙上痛，《内经》以阙上属喉间病，此概以气色言之，若阳明燥气上冲及脑，则阙上必痛，其不甚者则但胀耳，王慎轩先生首言之，而吾师亲验之；三，右髀有筋牵掣，右膝外旁痛，此为吾师所独验而得之者；四，脉洪大而实，然亦有识者；五，日晡潮热，他若舌苔黄燥厚腻，大渴引冷，当在应有之例。然此不过言其常耳，若下列诸案所引，则其变也。知常知变，乃可与言大道。

吾师善用诸承气汤，历年治阳明实证，十九全愈。虽不能尽如陆九芝氏所云阳明无死证，然似可告无罪于仲圣矣！人见吾师用承气之善，乃有"曹一帖"之尊称，复有"曹承气"之雅号。不知若而人者，皆非真能知吾师者也。何以言之？吾师之用药也，麻、桂、膏、黄、柴、芩、姜、附，悉随其证而定之，绝不似世之名家，偏凉偏热，以执一为能事者。嗟乎！时至今日，医道陵替，桑、菊、栀、豉，贝、杏、蒌、杷，凌乱杂凑，不复成方，治轻病以此，治重证亦以此。骤见一二名士，能用桂、附，乃辄惊为天人，甘拜下风。适见其病之起，则咋舌叹服，以为卢、扁复生，而其故莫知也；不起，则摇首太息，曰，医能医人之病，不能救人之命，竟忘桂、附而外，犹有硝、黄在也。故当其险证临前，束手无策之时，偶见一能用硝、黄之医，一剂而愈之，又不觉茅塞顿开，蒙瞆遽启，曰此"某承气"也，此"某一帖"也。噫！以管窥天，以蠡测海，何其陋也！余敢宣告于众曰：凡仲圣所称某某汤主之云者，此皆一剂知二剂已之方也，倘能药量适合，则一帖愈病，原属平淡无奇之事，安足怪者？而《伤寒论》中之阳明病占全书篇幅四之一，于承气汤尤反复推论，其详备明确远出三阴诸方之上，然则硝、黄之用，复有何疑者？阅者能明此旨，是为知吾师者，是为知仲圣者。

今日中医之弊在不敢用下药，既如上述，而西医之拙，却在过用下药。凡外感病初起，西医大抵以清涤肠胃为先着，不知表未解，有内陷之虞，彼不暇问也。夫先解其表，后攻其里，是乃仲圣之大法，顺之者生，违之者危，中西医各宜矫正也。

曹颖甫曰　予遇贫病之家，病太阳而大便累日不行者，于方笺必书二方，一为麻黄汤，一为承气汤，令其先服前方，有汗即用后方，得下则表里之病皆愈。昔年治赵庭槐家用之，治缪桂堂亦用之，俱效，余则不复记忆矣。存此，以为先解表后攻里之明证。

第三〇案　大承气汤证其二
颖师医案

若华　忽病头痛，干呕，服吴茱萸汤，痛益甚，眠则稍轻，坐则满头剧痛，咳嗽引腹中痛，按之则益不可忍，身无热，脉微弱，但恶见火光，口中燥，不类阳明腑实证状。盖病不专系肠中，而所重在脑，此张隐庵所谓阳明悍热之气上循入脑之证也。按即西医所谓脑膜炎之类。及其身无热，脉微弱之时，而急下之，所谓釜底抽薪也。若身有大热，脉大而实，然后论治，晚矣。

生川军三钱　芒硝三钱　枳实四钱　厚朴一钱

佐景按　若华女士服本方后约三小时即下，所下非燥矢，盖水浊也，而恙乃悉除，不须再诊。是时，余按日从师受课，故知之稔。

夫满头剧痛，病所在脑也；一下而愈，病源在肠也。合而言之，所谓上病下取，治求其本也。盖肠中既燥，胃居其下，声气互通，乃亦化热。胃有神经上通于脑，辗转相传，脑神经受热熏灼，故发为满头剧痛。抑又肠胃燥实者，周身血液亦必随之化热，其敷陈血管壁间之诸神经，自受同一之影响。而脑部为全身神经之总汇，枢机重要，所系更巨，故非特满头剧痛，甚且神昏谵语，发狂喜妄。考之抵当汤证有发狂之象，桃核承气汤证有如狂之状，此皆血热影响于脑神经之明证。故用药总不离乎硝、黄，无非脱胎于承气汤，深足长思。然肠热有易犯脑者，有不易犯脑者，则其人之神经脆弱与否殊为一大主因，要以脆弱者易被犯，如本案所载者是，其理极显。又小儿神经脆弱，故惊厥之病特多。

曹颖甫曰　阳明证之头痛，其始则在阙上，甚则满头皆痛，不独承气汤证有之，即白虎汤证亦有之。且阳明腑实证燥气上冲，多致脑中神经错乱，而见谵语头痛。或反在大便之后，无根之热毒上冒，如大便已，头卓然而痛，可证也。惟肠中有湿热蕴蒸，其气易于犯脑，为水气易于流动，正如汤沸于下，蒸气已腾于上，不似燥矢之凝结必待下后而气乃上冲也。此证但下浊水，即可证明湿热之蕴蒸阳明，不然，目中不了了，无表里证，大便难，身微热者，何以法当急下乎？

第三一案　大承气汤证其三
颖师讲授　佐景笔记

师曰　予尝诊江阴街肉庄吴姓妇人，病起已六七日，壮热，头汗出，脉大，便闭七日未行，身不发黄，胸不结，腹不胀满，惟满头剧痛，不言语，眼张，瞳神不能瞬，人过其前，亦不能辨，证颇危重。余曰：目中不了了，睛不和，燥热上冲，此《阳明篇》三急下证之第一证也，不速治，行见其脑膜爆裂，病不可为矣。于是遂书大承气汤方与之。

大黄四钱　枳实三钱　川朴一钱　芒硝三钱

并嘱其家人速煎服之，竟一剂而愈。盖阳明燥气上冲颠顶，故头汗出，满头剧痛，神识不清，目不辨人，其势危在顷刻。今一剂而下，亦如釜底抽薪，泄去胃热，胃热一平，则上冲燥气因下无所继，随之俱下，故头目清明，病遂霍然。非若有宿食积滞，腹胀而痛，壮热谵语，必经数剂方能奏效，此缓急之所由分。是故无形之气与有形之积，宜加辨别，方不至临诊茫然也。

佐景按　余尝见一男子病者，神志恍惚，四肢痉厥，左手按额上，右手按其阴器，两足相向弯曲而崛起。傍人虽用大力，不能使之直伸，目张而赤，近光则强闭，脉凌乱隐约，大便多日不行，数日来头痛，病起仅七八日，服药五六日，即至如此地步。据谓前曾宿娼患疮，外治而愈。余曰：此大承气证失治者也。顾口噤药不能下，侍者用简便法，纳甘油锭于其肛中，凡三次，毫无效验。惜无亲人作主，不能试胆导法。次日汗出，夜毙，是可悯也。又一男子病者，感病数日，腹中微痛，医以四逆散作汤与之，痛略瘥，而目中之不了了更显。与之言，半是半非，其夜即毙。

由上实验证之，目中不了了，睛不和，确为至危至急之候，虽伤寒不过六七日，无表里证，身但微热，大便但难而不结，即为实，当急下之，宜大承气汤。仲圣笔之于论，固甚明了也。果能治之得法，获效亦捷，如本案所示者是。

以今日之生理释之，目中不了了，睛不和，即为脑病之外征。缘脑神经纤维出于后脑之下部者十有二对，其系于目睛者四对焉，曰视神经，曰动眼神经，曰滑车神经，曰外展神经。故外见目疾，内实脑病，较之上案所言仅满头剧痛者，其病为更胜一筹，其情为更急一等，其方药分量当更重若干，而治无第二法门，舍大承气莫属也。

虽然，大论又曰："伤寒，若吐，若下后，不解，不大便五六日，上至十余日，日晡所发潮热，不恶寒，独语，如见鬼状，若剧者，发则不识人，循衣摸床，惕而不安，微喘，直视，脉弦则生，涩者死。微者，但发热谵语者，大承气汤主之。"可见脑神经病至于不识人，至于独语如见鬼状，至于循衣摸床，至于脉涩，其微者大承气汤尚可得而主之，其剧者纵

投本汤，亦无效矣。试推求其无效之故安在，曰：大承气但能治肠热之病源，不能治神经之病所，病源虽去，而病所燎原之势已成，诸神经悉受烧灼，故外见种种恶状，卒致不救也。然则当此时也，将何药以救之乎？曰：有之，其惟羚羊角乎。《本草纲目》曰，本品平肝舒筋，定风安魂，散血下风，辟恶解毒，治子痫、痉疾云云。所谓恶者，毒者，因热而生也；所谓肝者，筋者，即指神经也。热毒熏灼神经，则见痉挛抽搐，是即所谓肝风动阳。羚羊角能凉和神经，使之舒静，故用之得法合量，可以治大承气所不能治之证。他药如石决、钩钩[①]、蝎尾、蜈蚣，皆可以为佐。张氏锡纯善用本药，余心折之。

曹颖甫曰 恽铁樵治王鹿萍子脑膜炎，用羚羊角、犀角奏效，此王鹿萍子亲为予言。证以佐景所言，益复可信。足见治危急之证，原有经方所不备，而借力于后贤之发明者，故治病贵具通识也。

第三二案　大承气汤证[其四]

颖师讲授　佐景笔记

师曰 陈姓少年住无锡路矮屋，年十六，幼龄丧父，惟母是依，终岁勤劳，尚难一饱。适值新年，贩卖花爆，冀博微利。饮食失时，饥餐冷饭，更受风寒，遂病腹痛拒按，时时下利，色纯黑，身不热，脉滑大而口渴。家清寒，无力延医。经十余日，始来求诊。察其证状，知为积滞下利，遂疏大承气汤方，怜其贫也，并去厚朴。计大黄四钱，枳实四钱，芒硝三钱。书竟，谓其母曰：倘服后暴下更甚于前，厥疾可瘳。其母异曰：不止其利，反速其利，何也？余曰：服后自知。果一剂

---

① 钩钩：即钩藤。

后，大下三次，均黑粪，干湿相杂，利止而愈。此《金匮》所谓宿食下利，当有所去，下之乃愈，宜大承气汤之例也。

佐景按　大论曰："少阴病，自利清水，色纯青，心下必痛，口干咽燥者，急下之。宜大承气汤。"可以互证。《温疫论》曰："热结傍流者，以胃家实，内热壅闭，先大便闭结，续得下利纯臭水，全然无粪，日三四度，或十余度，宜大承气汤，得结粪而利止。服汤不得结粪，仍下利，并臭水，及所进汤药，因大肠邪胜，失其传送之职，知邪犹在也，病必不减，宜更下之。"延陵吴又可先贤能言此，诚不愧为仲圣之入室弟子矣。

客曰："仲景论伤寒，又可论温疫，子乌可混而一之？"曰："吁！是何言也？仲圣曰：观其脉证，知犯何逆，随证治之。客知此大义乎？吾中医之长处，即在能识此证字。苟察病者所犯为大承气汤证，则投以大承气汤，所犯为四逆汤证，则投以四逆汤，服汤已，其效若响斯应，则其前病之何名，初可勿拘拘也。"伤寒家曰：此伤寒也，此自利清水也，此呕吐而利，是名霍乱也。温热家、温疫家曰：此温病也，此温疫也，此热结傍流也，此绞肠痧也。推而至于西医师曰：此急性传染病也，此肠炎也，此虎列拉也。余曰：凡此所称皆是也。然使医者不识其证，而误投方治，则其所称之病名虽合，皆非也。由是论之，有清二百余年，医家辈出，只知伤寒、温病之争，不研数百证方之辨，此皆蒙懂人也。降至近年，国医馆成立，为中医界辟一新纪元，弥足庆贺。然而衮衮诸公，尝惟病名之是论，或主从中，或主从西，笔墨纷争，案牍载途。反将中医学最着重之证与方，置而未问，卒也筑室道谋，用不溃成[1]。冷眼静观，得毋与清人之失，同一覆辙，而无以副举国

人士期望之殷殷乎？余也无似[2]，于医学并未深造，初不敢妄有论列，致犯当世大家，然而骨梗在喉，稍吐亦快。凡此所附论者，尚不过为吾所见之一极小微点，他日有暇，当畅陈拙怀，以就教也。客唯唯而退。

曹颖甫曰　治病必求其本，故医者务识其病根所在，然后可以药到而病除。若泥于病名之殊异，多有首尾两端，始终不敢用药，以致人于死者，岂不惜哉？

佐景又按　柳氏谷孙[3]，吾医中之贤者也，所著《温热逢源》一书，脍炙医林。兹录其治验二则。曰："光绪初年冬仲，徐君声之因欲服补剂，嘱为定方。予诊其脉，两尺浮数弦动而不静。予谓据此脉证，当发冬温，补剂且从缓进。因疏方黄芩汤加生地，嘱其多服几剂。当其时，饮啖如常，并无疾苦，勉服三两剂，即停不服。迨十二月十七，忽振寒发热，两日后渐觉神情昏糊困倦，热势蒸郁不达，神呆、耳聋、面垢。此少阴伏邪化热外达，其势外已入胃，而内发于阴者，尚未离少阴之界，而并有窜入厥阴之势，病情深重而急。予以至戚，谊无可诿，不得不勉力图之。先与栀豉黄芩二剂，继进清心凉膈法两剂，均无大效。而痉厥昏谵，舌燥唇焦，病势愈急，乃用调胃承气加洋参、生地、犀角、羚羊、元参养阴清泄之品。两剂之后，始得溏粪如霉酱者二遍。间进犀、羚、地、芍、豆豉、栀、丹、芩、元参，养阴熄热，清透少阴之剂，而热似不

---

① 筑室道谋用不溃成：比喻做事没有主见，东问西问，人多言杂，必难成事。语出《诗·小雅·小旻》："如彼筑室于道谋，是用不溃于成。"郑玄笺："如当路筑室，得人而与之谋所为，路人之意不同。故不得遂成也。"

② 无似：谦词。犹言不肖。

③ 柳氏谷孙：柳宝诒，字谷孙，号冠群。

减，乃再与调胃承气合增液法，又行垢粪一次。此后即以此法与养阴清泄之法相间迭用。自十二月二十三起至正月初十，通共服承气八剂，行宿垢溏黑者十余次，里热始得渐松，神情亦渐清朗。用养阴之剂，调理两月而痊。按：此证少阴伏邪本重，其化热而发也。设热邪全聚于胃，即使热壅极重，犹可以下泄之药，背城借一，以图幸功。乃中焦之热势已剧，而伏热之溃阴分者，又内炽于少、厥两阴之界，岌岌乎有蒙陷痉厥之险，不得已用助阴托邪之法，从阴分清化，使其渐次外透，其已达于胃者，用缓下法，使之随时下泄。战守兼施，随机应变，如是者将及两旬，邪热始得退清。假使攻下一两次后，即畏其虚而疑不能决，则其险有不堪设想者。然则焦头烂额得为今日之上客者，幸也！"又曰："长媳徐氏，戊戌七月患感冒，挟肝气发热，脘痛，呕恶不纳者五六日，八月朔，得大解颇畅。余谓大便一通，病可松也。不意至夜，寒热大作，恶心干呕，彻夜不止，与左金、平胃、温胆、泻心均无寸效。至初五日，烦躁口渴，舌燥起刺，予以其质弱阴亏，虑其不耐壮热，急思乘早击退，冀免淹缠。遂用凉膈合泻心法，佐以洋参、石斛等，连进两剂，得大解两遍，呕恶即止，而里热不减。间服养阴泄热药一二剂，大便仍不行，而舌苔灰热转厚。乃改用调胃承气合增液法，间日一进。每进一剂，即行一次，粪色或黄或黑，或溏或结。又进三次，至十五日，方中大黄重至五钱，乃腹中大痛，宿粪畅行。当时冷汗肢厥，几乎气脱不回，急进人参以扶正气，始能渐定。自此次畅行后，里热渐松，用药总以养阴扶胃为主。每间三四日，大解不行，即用人参汤送大黄丸药一服，或泻叶汤一盏，大便始行，而粪色仍黑紫如酱。至九月初，乃能渐进米汤稀粥。然每至三五日大解不通，即觉胃热熏郁，须与清泄，得大解始平。至九月十九日，服泻叶汤后，忽然宿垢大行，得黑垢半桶之多。然后积热浊热始得一律肃清，不再有余热熏蒸矣。自初病至此，共用大黄三两零，元明粉一两零，人参参须二三两，洋参、麦冬各十余两，鲜地、石斛各一斤，其犀、羚、珠粉等味用数少者不计焉。此证因阴虚质弱之体，患此大病，米饮不沾唇者一月，而得全性命者，缘自病迄今，始终以扶正养阴为主。故虽屡频危殆，而卒获保全。其积垢行至一月有余而始净，则初念亦不及料也。然从此可知时病之余热不解，皆由积垢不清所致，断不可顾虑其虚，转致留邪生变也。又此证最易惑者，其脉始终细弱，毫无实象，惟将见证细意审察，究属体虚证实，惟有用洋参、鲜地、石斛、大黄，以养阴泄热为至当不易之治，确守不移，始得回一生于九死也，亦幸已哉！"足见柳氏治阳明实证用承气汤法，使邪从溏粪宿粪而解，近师又可，远宗仲圣，不失为治病能手。乃氏始终念念于少阴，不忘于伏气，得毋与张氏石顽同坐一失，而难免张公山雷之议乎？斯乃不能不为柳氏惜矣！

第三三案　大承气汤证其五
颖师亲撰

师曰　《伤寒论》曰：厥应下之，而反发汗者，必口伤烂赤。按寒郁于外，热伏于里，则其证当俟阳热渐回而下之，俾热邪从下部宣泄，而病愈矣。若发其汗，则胃中液涸，胆火生燥，乃一转为阳明热证，为口伤烂赤所由来。此正与反汗出而咽痛喉痹者同例。由其发之太过，而阳气上盛也。此证余向在四明医院亲见之。其始病，余未之见，及余往诊，已满口烂赤。检其前方，则为最轻分量之桂枝汤，案中则言恶寒。夫病在太阳而用桂枝，虽不能定其确当与否，然犹相去不远。既而病转阳明，连服白虎汤五剂，前医以为不治。老友周肖彭嘱余同诊。问其状，昼则明了，暮则壮热，彻夜不得眠。夫营气夜行于阳，日暮发热属血分，昼明夜昏与妇人热入血室同。热入血室用桃核承气，则此证实以厥阴而兼阳明燥化。病者言经西医用泻盐下大便一次，则中夜略能安睡。诊其脉，沉滑有力。余因用大承气汤，日一剂，五日而热退。肖彭以酸枣仁汤善其后，七日而瘥。

佐景按　大论曰：厥深者，热亦深，厥微者，热亦微，厥应下之，而反发汗者，必口伤烂赤。今已口伤烂赤，考其原，咎在发汗，则更应下矣，此经文之可据以用承气者一也。阳明病，有日晡所发潮热之证，大论言之者屡，今病人昼日明了，暮则壮热，殊相合，此经文之可据以用承气者二也。更诊其脉，沉滑而有力，是为实，此脉象之可据以用承气者三也。西医曾以泻盐微下，则中夜略得安睡，此前治之可据以用承气者四也。有此四证，已可谓细心，若仍不能大胆用救命之方，尚得称为医家乎？

曹颖甫曰　口伤烂赤，胃热也；大便燥结，肠热也。手足阳明俱热，不急泻之，病何能去？《内经》云：阳气当隔，隔者当泻，不亟正治，粗乃败之。此之谓也。

第三四案　小承气汤证
颖师医案

史左　阙上痛，胃中气机不顺，前医投平胃散不应，当必有停滞之宿食，纳谷

日减，殆以此也，拟小承气汤以和之。

生川军三钱，后入　中川朴二钱　枳实四钱

拙巢注　服此应手。

第三五案　调胃承气汤证
颖师医案

沈宝宝　上巳日

病延四十余日，大便不通，口燥渴，此即阳明主中土，无所复传之明证。前日经用泻叶下后，大便先硬后溏，稍稍安睡，此即病之转机。下后腹中尚痛，余滞未清，脉仍滑数，宜调胃承气汤小和之。

生川军二钱，后入　生甘草三钱　芒硝一钱，冲

佐景按　调胃承气汤、小承气汤并前大承气汤为三承气汤。三者药味各异，分量不同，煎法既殊，服法亦差，仲圣分之至详，用之至精。历来注家能辨之至稔、言之至明者，当推柯氏韵伯，学者当细心参究。惟窃有一二小义，当略略补充如下：仲圣常言"胃中有燥矢"，此"胃中"二字，当连读成一名词，即"肠"字之别称，并非言"胃之中"，故"调胃承气"之胃、"微和胃气"之胃，均可作"胃中"，或径作"肠"字解，此其一。柯氏谓调胃承气汤为太阳、阳明并病之和剂，并谓"此外之不解，由于里之不通，故太阳之头项强痛虽未除，而阳明之发热不恶寒已外见"。不知阳明亦有头痛，惟痛在阙上，而不在太阳穴，阳明亦有发热，惟热属蒸蒸，而不属翕翕，故大论曰："太阳病，三日，发汗不解，蒸蒸发热者，属胃也，调胃承气汤主之。"此"不解"二字并非表不解，乃太阳热去，阳明热继，亦不解之谓也。柯氏硬加"头不痛"句，反逆，此其二。柯氏谓厚

朴倍大黄是气药为君，大黄倍厚朴是气药为臣，谓之曰"气"，似尚见含糊，盖厚朴是肠药，能直达肠部，宽放肠壁。彼肠结甚者，燥矢与肠壁几密合无间，硝黄虽下，莫能施其技，故必用厚朴以宽其肠壁，而逐其矢气，如是燥矢方受攻而得去，此其三。

虽然，窃于大承气一法犹有疑义焉。仲圣于本方中用厚朴至半斤之多，以吾师什一之法折之，当得八钱，但吾师用此，似未有至八钱者。吴氏又可为承气专家，而其大承气汤用大黄达五钱，至厚朴则一钱而已。吴氏鞠通较为阔步，本方用大黄六钱，用厚朴亦仅及其半量，至三钱而止。吴氏《辨》谓治伤寒本证，当重用厚朴，治温热本证，当减用之者。此乃点缀之语，非通人之论也。由是观之，使用严酷之眼光，细计药量之比重，世乃无有真大承气汤。阅者博雅，曾有惯用真大承气汤，而能识其底蕴者乎？辱承赐教，下工之愿也。

以上论自桂枝汤至调胃承气汤九证既竟，乃可合列一表如下：

麻黄汤证 —— 麻杏甘石汤证　　　　小承气汤证
桂枝汤证 —— 白虎汤证　　＞承气汤证＜大承气汤证
葛根汤证 —— 葛根芩连汤证　　　　调胃承气汤证

此表之意犹曰：麻黄汤证化热入里，为麻杏甘石汤证；桂枝汤证化热入里，为白虎汤证；葛根汤证化热入里，为葛根芩连汤证。而葛根芩连汤证、白虎汤证、麻杏甘石汤证化热之后，则均为承气汤证。其肠结轻，可攻补兼施，所谓和之者，是为调胃承气汤证。其肠结较重者，亦用和法，即为小承气汤证。其肠结最重者，当用下法，又曰急下法，又曰攻法，即为大承气汤证。实则三承气汤方对于麻桂葛之汗法，及白虎汤之清法言，皆得曰下法

也。又吴凝轩师兄于三承气之分辨，另有高见，详本集附录中，可参阅。

麻杏甘石汤证之传为承气汤证，在以上诸实验医案中，似尚未有述及。实则此种病例虽较白虎汤证传为承气汤证为少，却并不鲜见。盖《经》谓肺与大肠相表里，肠热可以移肺，肺热亦可及肠。所谓温邪上受，首先犯肺，逆传心包者，即系麻杏甘石汤重证，不能解于桑菊、银翘，乃传为肠热，肠热不已，灼及神经，发作神昏谵语，遂指为逆传心包耳。依余临床所得，肺热传为肠热之后，其肺热每不因此而消。此时若但治其肺热，纵用麻杏石甘汤极重之量，必然无济，当急用承气汤法，去其肠热。如嫌承气伤肺，伐及无辜，则导法甚佳（法详中卷），余屡用之获效。肠热既去，续用麻杏甘石以治肺热，乃得有济。故大论曰："下后，不可更行桂枝汤，汗出而喘，无大热者，可与麻黄杏仁甘草石膏汤。"本条条文极似重出，当删，而事实上却有此例，奈何？甚有既下之后，而肺气自开，咳嗽自爽者，余亦屡屡逢之。有一俞姓小孩，于某月初三日，患咽痛，红肿，兼见白点，胸闷不舒。初四日，皮肤发出细点如麻。甲医断宜清血保咽，用生地、川连、黑栀、淡芩之属。夜间，病孩喉肿谵语，齘齿[①]目赤。初五日，甲医用玄参、生地、山栀、左金丸之属。易乙医，改投解肌透痧之剂，如豆豉、薄荷、葛根、牛蒡之属。初六日，乙医主喉痧以透痧为要，重予透发之药。初七日，痧密布，夹白痦，热度更高，入夜梦呓。乙医虑其伤津，又与存阴清热之法，如连翘、银花、竹叶、黛蛤散等。如是延至十一日晚，痧虽回而热不退，咳嗽气粗，鼻扇口燥，胸闷不舒，神

---

① 齘（xiè 谢）齿：牙齿相磨切。

识不清，加以腹痛拒按，耳下漫肿。丙医有识，曰宜通腑气，径用生大黄三钱，元明粉一钱，并合透发之药，以达其余邪。其夜大便既行，神烦即安，鼻扇耳肿悉渐退。复诊，依然用硝、黄，直至粪色转黄，方予调理而安。由本案观之，凡肺热之转为肠热者，苟不设法去其肠中热结，但知透表生津，岂有济乎？

然则麻杏甘石、白虎、葛根芩连三汤证皆能化热而为承气汤证，在病所方面言，三汤证之病所为较上，承气汤证之病所偏于肠，为较下，由此吾人得外感疾病传变之第三原则，曰由上传下是也。大论曰："阳明居中，主土也，万物所归，无所复传。"其斯之谓乎？

吾人研究上列九方，有一事当注意及者，即此九方中用甘草者竟达七方是也。麻、桂、葛上列三汤既不离甘草，中列三汤又不脱甘草，下列调胃承气汤亦用甘草。因知甘草安肠一说，不为无见。盖疾病由上传下，由表入里，由寒化热，既为必然之趋势，今安和其肠，即所以保其里在下之津者，自为着要之法矣。至于大小二承气汤证因病已传肠，邪已内实，故不必用甘草。及其邪去肠虚，又当重用甘草以益之，不待再计者也。余治小儿病，喜用甘草自一钱至三钱，既取其有和中之能，更乐其有调味之功。小儿服吾药之后，乃不喜他医之剂。寄语儿科郎中，善用甘草，可以使天下父母省强药之烦也。

我今姑舍甘草一味之小者、近者不论，而论九首汤方之大者、远者。学者当知此九方者处同等重要之地位，各有专功，不容漠视。集此九方，即成《伤寒论》中太阳、阳明二经之骨干。识此九方，即能治伤寒，亦能治温病。学者将疑吾言之夸乎？吾敢实陈读者，历来大医竟无有能尽识此九方者，或但识其一而莫识

其二，或能识其二而莫识其三。谓予不信，请略论之。

尤氏在泾曰："无汗必发其汗，麻黄汤所以去表实，而发邪气。有汗不可更发汗，桂枝汤所以助表气，而逐邪气。学者但当分病证之有汗无汗，以严麻黄、桂枝之辨，不必执营卫之孰虚孰实，以证中风伤寒之殊。是无汗为表实，反云卫虚，麻黄之去实，宁独遗卫？能不胶于俗说者，斯为豪杰之士！"柯氏韵伯曰："桂枝汤证唯以脉弱自汗为主耳。粗工妄谓桂枝汤专治中风，印定后人耳目，而所称中风者又与此方不合，故置之不用。愚常以此汤治自汗盗汗、虚疟虚痢，随手而愈。"又曰："予治冷风哮与风寒湿三气合成痹等证，用麻黄汤辄效，非伤寒证可拘也。"其言何等精辟，然则尤氏、柯氏皆能识麻、桂二汤者也。陆氏九芝曰："葛根芩连一方独见遗于阳明者，以人必见下利始用之，不下利即不用，而不以为是阳明主方也。孰知此方之所用者宏，而所包者广也。"然则陆氏能识葛根芩连汤者也。又曰："无人知温热之病，本隶于《伤寒论》中，而温热之方，并不在《伤寒论》外。"然则陆氏又能看破伤寒温病之画地为牢者也。

吴氏又可曰："应下之证，见下无结粪，以为下之早，或以为不应下之证误投下药，殊不知承气本为逐邪而设，非专为结粪而设也。必俟其粪结，血液为热所搏，变证迭起，是犹养虎遗患，医之咎也。况多有溏粪失下，但蒸作极臭，如败酱，或如藕泥，临死不结者。但得秽恶一去，邪毒从此而消，脉证从此而退，岂徒孜孜粪结而后行哉？"此言超拔非凡，然则吴氏能识诸承气汤者也。叶氏天士曰："温邪上受，首先犯肺。"吴氏鞠通曰："凡病温者，始于上焦，在手太阴。"法

曰辛凉轻平，方号桑菊、银翘，虽无麻杏甘石之名，而有泛治肺热之实。苟吾人不求酷论，谓叶氏、吴氏能识麻杏甘石汤可也。而吴氏之用白虎，或以化斑，或以解暑，颇具变化之观。苟吾人不吝誉语，可称之曰微有仲圣用桂枝之风，然则吴氏亦能识白虎汤者也。由是言之，诸氏皆仲圣之功臣也。

九方中惟葛根汤未得知己，彼垂青于葛根芩连汤之陆公九芝且勿能道之。陆公选温病方二十有二首，以葛根芩连为首选，而独遗葛根汤，亦不及麻杏石甘汤（本汤反附温法麻黄汤下）。又曲解"太阳病，发热而渴，不恶寒者，为温病"条为太阳、阳明合句，曰"太阳病发热"五字为句，是太阳，"而渴不恶寒者"六字为句，即阳明，不免牵强附会，于是知陆公误矣。尤公在泾以葛根汤主太阳、阳明合病，不知葛根芩连汤（即大论小注所谓一云用后第四方）方是合病之主方，于是知尤公误矣。柯公韵伯释太阳温病条，引麻杏甘石汤为主方，不知太阳温病非阳明病，特近阳明，故其所释乃与陆公所引者相类，总未免似是而实非，于是知柯公误矣。

然而以上所误犹不甚，独鞠通曰："按仲景《伤寒论》原文，太阳病，但恶热，不恶寒，而渴者，名曰温病，桂枝汤主之。"是乃惊人之语！夫能发仲圣之秘，即使易仲圣之辞，容何伤？今乃不然。以吾观之，此中有太阳病（原文），有阳明病（但恶热不恶寒），有太阳温病（不恶寒而渴者名曰温病），有太阳中风（桂枝汤主之），鞠通乃悉合之为一，犹如并牛头、马脯、猪腿、羊脚于一器，得毋滑天下之大稽，荒宇宙之大唐？又既知麻杏甘石汤证为上焦当清之热饮，何以反列入《下焦篇》里、寒湿门中？鞠通善

辩，何以自解？回视《上焦篇》第八条所谓太阴温病，脉浮大而芤，汗大出，微喘，甚至鼻孔扇者，显是急当救肺，宜麻杏甘石之候，乃偏偏用白虎加人参汤代之。当知脉芤汗出，不至即死，鼻扇肺闭，命乃立倾，故即使应用参米救逆，亦当在喘平鼻定之后，乃万无可疑者。鞠通当此日暮途穷，竟欲倒行逆施，以此教人，贻害曷穷？于是知鞠通误矣。至又可，明明以伤寒表里之法，伤寒和下之方，治温、治疫，乃偏曰："伤寒、温病自是两途，未有始伤寒而终变为温病者。若果温病，自内达外，何有传经？若能传经，即是伤寒，而非温病明矣。"于是知又可误矣。至香岩《指南》捏造河间温热须究三焦，借抗伤寒之分六经，陆公已揭其非。又曰："伤寒多有变证，温热虽久，在一经不移，以此为辨。"又曰："温邪手经为病，今世多以足六经主治，故致此"（此，言坏病也）。又曰："初病手经，不当用足经方。"赅其意，盖谓伤寒属足经，温病属手经，伤寒之足经以太阳为首，温病之手经以太阴为首。又曰："再论三焦不得从外解，必至成里结。里结于何？在阳明胃与肠也。"夫胃既为足阳明，何得曰传手不传足？三焦既能传胃，何得曰久在一经不移？于是知香岩误矣（参考谢著《温病论衡》）。由是观之，诸家所言，皆未能尽合仲圣意也。

今更舍人而论方。麻、桂二汤拥庞大之美名，人皆知其为伤寒、中风之主人，实则仅有少数伤寒家与之交纳，一般温热者流恒敬而远之，故其名弥彰，而其实弥亡。麻杏甘石汤因得叶、吴等向平淡方面发挥，故其名愈湮，而其用反宏。白虎、承气诸汤，坐不改姓，行不易名，温热家莫奈之何，虽或加养阴之品，以资点缀，徒见其掩盗而已。葛根芩连汤得陆公为知

己，堪慰生平。所叹者，葛根一汤，在《伤寒论》中，不埋于形，而埋于神；千古万人，读《伤寒论》者，不盲于睛，而盲于心。推原其故，有可得而言者：本汤证为期至暂，因其化热至速，瞬入阳明，病家延医稍缓，医者即不及见，非若麻黄汤证竟有延至一月之久者，此其一。仲圣述此，出之以隐笔，后人读此，依然用大意，此其二。成氏无己首注大论，功次叔和，其注太阳温病条曰："发热而渴，不恶寒者，阳明也。"自此一"也"，竟误尽仲圣奥旨，引起无底纷争。使当日成氏添用一字，作"近阳明也"，方毫厘不失，千里无差乎，此其三。有此三因，竟使葛根汤之治太阳温病，莫明于世。噫！

上表九方，范围本小，以六经言，不过三之一，以一百一十三方言，不及十之一。设以伤寒诸方为一大圈子，则此九方者不过大圈子中之一小圈子耳。不意在此小圈子中，任尔伤寒鸿儒，任尔温热大家，孰为五十步，孰为百步，悉已如绘如画，莫能遁形，异哉！伤寒家尊其师承，笃其礼貌，我无间言，独彼温热家者，每傲然自得，曰"我能跳出伤寒圈子"。呜呼！天下之人非尽盲者，孰能信之？邵子餐芝曰："彼谓能跳出伤寒圈子者，将折足伤胫也。"我则曰："遑论不折足伤胫，任伊添千翅百翼，又安能越雷池一步哉？"陆士谔先生曰："余方求跳入伤寒圈子而未得。"是又岂滑稽之言哉？

温病别于伤寒之说，不始于叶、吴，前乎叶、吴者多家，说解不一。诚如陆公所谓如弈棋然，直无一局之同者，但以叶、吴为甚。今日一般市医之佼佼者，又每以叶、吴为宗，故我即以叶、吴之说为讨论之对象。我今以细密之眼光，分析叶、吴之学说，不外阳袭温病之名，阴统

阳明之实，杜撰湿温之论（彼辈所谓湿温，非古医家所谓湿温），攘取少阳之华（说详本书第二集），如是而已。是故今日之医遇白虎、承气证，指是温病，无论矣；遇麻杏甘石、葛根芩连等肺热、血热之证，亦曰温病；遇葛根汤证，虽不识，同曰温病；遇桂枝汤证，犹曰温病（见《温病条辨》）；遇麻黄汤证，心知其为伤寒，无可说矣，却曰，不久即成温病。果也，病既不解于轻剂，而已于太阳，遂逐渐化热，转入阳明，而成彼之所谓温病，于是凡人之病皆是温病，不是伤寒。庸工噩噩，人云亦云，不禁居常叹曰："当今之世，何温病之多，而伤寒之鲜也？"不知彼之所谓温病，正仲圣所谓伤寒耳！我今退一步言，使彼能用验方，一一愈之，即呼之为火病、炎病，容何伤？奈何一律豆豉、豆卷、桑叶、菊花，但知计日用药，不审辨证疏方，毋怪谵语神昏，"逆传心包"，以至于死，可哀也已！夫病家之病一也。温热派之医至，曰：此温病也；伤寒家之医至，曰：此伤寒也。病家蒙蒙，莫知适从。不知伤寒为雅士之称，温热乃田舍之号；伤寒为仲圣之大论，温热乃后贤之附骥。然则后者何如前者美？舍温热而从伤寒可矣！

虽然，《伤寒论》六经之说亦安得无小疵？依《伤寒论》六经提纲，"太阳之为病，脉浮，头项强痛而恶寒"，桂枝、麻黄、葛根三汤得分据之；"阳明之为病，胃家实是也"，白虎、承气诸汤得分据之。若夫葛根芩连遂无所依附，不得已目之为太阳、阳明合病。至麻杏甘石汤所主，既为肺家实，不关胃家事，不能附于阳明，又以不头项强痛，甚不恶寒，不能附于太阳。其被摈于二经之外，彰彰明甚，更无论于少阳、三阴矣。况条文仅存其二，若去其疑似，将仅存其一。毋怪后

贤少有用意及之，是诚一绝大罅漏之处。彼叶氏天士聪明绝顶，得此遗宝，惊喜若狂，乃曰"温邪上受，首先犯肺"，即以此为新温热病之总纲。然则与人以隙，使人易乘者，又宁非六经说之小疵也耶？惟小疵含于大纯，小疵将绝不损于大纯。

抑学者当知，水至清则无鱼，人至明则无朋，学至精则无书可读，理至彻则大智若愚。格致不已，则返为老子之无为，心存无为，则《经方实验录》将自毁。自毁陋籍，了不足惜，惟念此又非爱吾励吾者之所期。无已，姑止吾格医之言，而作本卷之结论曰：

伤寒、温热之争辨，至有清一代为最烈。伤寒家之斥温热，犹严父之逐劣子，认为不屑教诲；温热家之排伤寒，如蛮族之抗敌国，指为不共戴天。窃意则殊不尔。夫伤寒、温热同属中医，一则陈义较高，范围较广，一则述理稍浅，范围稍小。其浅者、小者，悉从高者、广者化出。故我不惜笔墨，悉指出其真凭实据，使无遁辞，又表彰其片长只善，俾有足

录。一言以蔽之，我将融温热于伤寒之中，而不拒温热于伤寒之外。此乃余数年来私人整理中医学术之原则，亦即吾一家学说之鲜明旗帜也！

夫中医之在今日，危岌极矣。外有西医之侵，内有寒温之争，中难得民众之信赖，上未获政府之优视。正似山雨欲来，疾风将起。忧时之士，早效杞人。然佐景不敏，颇具自信之力，信吾此旗帜一出，定可息狂风，止暴雨，而永永飘扬于光天化日之下者也！

曹颖甫曰 丰城之剑，埋光气于尘沙；荆山之璞，被猜嫌于燕石。伤寒、温病之聚讼，惟有历年，非经剖析分明贯通融会，不惟仲师立方之功不能大白，而又无以钳温热家之口，使不敢抗衡于先圣。无怪近代庸工读仲圣之书，阳尊之而阴弃之也。佐景此论实能发仲圣之藏，使用古方者不迷于骈枝邪说，夫而后可以治伤寒，可以治温病，而泛应曲当，可以免聚讼矣。

中　卷

第三六案　桂枝二麻黄一
汤证其一　颖师医案

王右　六月二十二日

寒热往来，一日两度发，仲景所谓宜桂枝二麻黄一汤之证也。前医用小柴胡，原自不谬，但差一间耳！

川桂枝五钱　白芍四钱　生草三钱　生麻黄二钱　光杏仁五钱　生姜三片　红枣五枚

佐景按　病者服此，盖被自卧，须臾发热，遍身漐漐汗出，其病愈矣。又服药时，最好在寒热发作前约一二小时许，其效为著。依仲圣法，凡发热恶寒自一日再发（指发热二次，非谓合发热恶寒为二次）以至十数度发，皆为太阳病；若一日一发，以至三数日一发，皆为少阳病。少阳病多先寒而后热，太阳如疟证却有先热而后寒者，观大论称少阳曰寒热往来，称太阳如疟曰发热恶寒，热多寒少，不无微意于其间欤。以言治法，少阳病宜柴胡剂，太阳病宜麻桂剂，证之实验，历历不爽。若反其道以行之，以柴胡剂治寒热日数度发之太阳如疟，每每不效，以麻桂剂治寒热一作之少阳病，虽偶或得效，究未能恰中规矩。盖少阳病之病所偏于淋巴，太阳病之病所偏于汗腺，表里互异，此方剂之所由分也。

《方极》云："桂枝二麻黄一汤治桂枝汤证多，麻黄汤证少。桂枝麻黄各半汤治桂枝汤、麻黄汤二方证相半者。"此言似是而非，将令人有无从衡量之苦。余则凭证用方，凡发热恶寒同时皆作，有汗者用桂枝汤，无汗者用麻黄汤；发热恶寒次第间作，自再发以至十数度发者，择用桂二麻一等三方，层次厘然，绝无混淆。若欲求其详细病理、药理，且可言之有据，不受科学医之攻驳者，恕我未暇，抑未能也。

曹颖甫曰　少阳病之所以异于太阳者，以其有间也。若日再发或二三度发，则为无间矣。太阳所以异于阳明者，以其有寒也，若但热不寒，直谓之阳明可矣，恶得谓之太阳病乎？固知有寒有热，一日之中循环不已者为太阳病；寒热日发，有间隙如无病之人者为少阳病，此麻、桂二汤合用与柴胡汤独用之别也。病理既明，随证用药可矣。时医妄言科学，乃与五行八卦纠缠不清者同类而共笑之乎。

第三七案　桂枝二麻黄一
汤证其二　佐景医案

施右　住唐家湾肇周路仁德里二号

佐景按　本年七月十五日，予施诊于广益中医院，有施姓妇者蹙頞①告诉曰：先生，我昨服院外他医之方，病转剧，苦不堪言。余为之愕然，令陈其方，照录如下：

经事淋漓，入夜寒热，胸闷泛恶，苔灰腻，治宜荆芩四物汤加味。

────────────

① 蹙頞（è 饿）：皱眉头。頞，鼻梁。

炒荆芥钱半　炒条芩钱半　全当归二钱　大川芎八分　炒丹皮钱半　赤白芍各钱半　金铃子二钱　制香附钱半　元胡索钱半　贯仲炭三钱　荷叶一角

余曰：方未误，安得转剧？妇曰：否。初，我夜寐粗安，大便如常。自进昨药，夜中心痛甚剧，辗转不能成寐，且大便转为泄泻，乞先生一治之。予按例首问其病历，妇曰半月矣；次问其寒热，妇曰候冷候热，不计其次。余闻其言，若有所得焉。妇自陈其异状，汗出自首至胸而止，既不达于胸下，亦不及于两臂。予思《论》有"剂颈而还"之语，此殆剂胸而还乎？察其舌，黑近墨而不焦，口奇干。余疑其方进陈皮梅、松花蛋之属。妇曰：非是。日来苔黑，常作此状。按其脉，幸尚不微细。两肩至臂颇麻木。加以经事淋漓不止，妇几不能悉陈其状。予对此错杂之证，亦几有无从下笔之苦。使从西医所谓对症治法，琐琐而治之，则用药得毋近数十味？然而此非我所能也，因书方曰：

初诊　七月十五日

寒热往来，每日七八度发，已两候矣。汗出，剂胸而还，经事淋漓，法当解表为先，以其心痛，加生地，倍甘草。

净麻黄一钱　桂枝二钱　生甘草三钱　生苡仁一两　杏仁三钱　生白芍钱半　生地五钱　制川朴一钱　生姜二片　红枣六枚

二诊　七月十六日

昨进药后，汗出，遍身漐漐，心痛止，经事停，大便溏薄瘥，麻木减，仅自臂及指矣。黑苔渐退，口干渐和，夜中咳嗽得痰，并得矢气，是佳象。前方有效，不必更张。

净麻黄一钱　川桂枝钱半　生甘草二钱　生白芍钱半　大生地五钱　制小朴一钱　杏仁三钱　生姜二片　红枣六枚

佐景按　予遵仲圣脉证治法，而疏昨方，心未尝不惴惴也。以为次日复诊，能得寒热略除，即是大功，乃喜出望外，非但热退神振，抑且诸恙并瘥，有如方案所云，斯亦奇矣。试求其所以能愈病之理，以证状学之立场言之，必曰：能治其主证，斯一切客证或副证不治自愈也。此言不误，然而无补于病理之了解。幸有博雅君子，阅吾此案，赐予说明其中一切病理。如苔黑口干，何以反宜麻、桂？发汗伤津，何以反除心痛？经水淋漓，大便溏泄，犹风马牛之不相及，何以戛然并止？寄惠数行，佐景之愿也！

时施妇更示我以一方，盖即初得病时，就诊于海上伤寒名家所得之方笺也。云：

右　丙子五月廿四日

温邪，身热，呕吐，口干，坐卧不安，防其昏厥。候高才正。

炒香豉三钱　前胡二钱　桑叶钱半　藿香钱半　砂仁五分，打　赤苓三钱　苏梗钱半　朱茯神三钱　姜山栀二钱　姜竹茹钱半　佛手钱半

上方盖即伤寒名家治伤寒之标准方或模范方也，余获见者屡，故毫不以为奇。试问本方竟可防昏厥乎？大论之用栀子豉汤，必曰"发汗吐下后"，今人仍用之于发汗吐下前，得毋大谬？容在本书第二集中，详述其理。

曹颖甫曰　太阳水气留于心下，则津不上承而渴，此意丁甘仁先生常言之。舌黑不焦，大便又溏，知非阳明热证。而黑色亦为水气，水气凌心，心阳不振，故痛。大便溏，则为条芩之误，不用条芩，溏薄自止，非本方之功也。水气不能化汗外泄，故脾阳不振，而指臂麻。经水淋漓，亦水分多于血分，为水气所压故也。知病之所从来，即知病之所由去，不待烦言矣。

三诊　七月十七日

寒热如疟渐除，大便已行，舌苔黑色亦淡，麻木仅在手指间。惟余咳嗽未楚，胸胁牵痛，有喘意，参桂枝加厚朴杏子法。

杏仁四钱　厚朴钱半　川桂枝二钱　生草三钱　白芍二钱　大生地六钱　丝瓜络四钱　生姜一片　红枣六枚

佐景按　服此大佳，轻剂调理而安。

第三八案　桂枝麻黄各半

汤证其一　颖师医案

顾左　住方斜路　十月二十一日

寒热交作，一日十数度发，此非疟疾，乃太阳病，宜桂枝麻黄各半汤。

桂枝三钱　甘草钱半　杏仁五钱　麻黄钱半　白芍钱半　生姜二片　大枣四枚

佐景按　桂枝麻黄各半汤方，原法分为三服；桂枝二麻黄一汤方，原法分为再服。取前方原量三之一，后方原量二之一而较之，得麻、杏同量，而后方之桂、芍、姜、草、枣，悉比前方约多一倍，故前方名各半，而后方名桂二麻一也。然而近代煎服法，率分二次煎服，与古者不同，况其分量上下，又甚微细，故吾人但知此二方之应用足矣，初不必过分斤斤于铢两之间也。

曹颖甫曰　此证甚轻，故轻剂而病易愈，不徒与铢两不合已也。

第三九案　桂枝麻黄各半

汤证其二　颖师医案

朱右　住小北门福佑路　十月九日

自坠胎后，即病寒热往来，日夜五度发，此本麻桂各半汤证，可以一汗而愈。乃经西医用止截疟病之针，寒热之交作遂止，变为但热不寒。西医因验其血，谓无疟虫。病本非疟，安得有疟虫乎？自此以后，一身尽痛，经王仲奇先生用通络疏风之剂，身痛愈其大半。而大便否塞不通，今晨已发痉厥，证其危笃。脉实大有力，血分热度甚高，加以日夜渴饮，阳明燥热显然，治宜调胃承气汤，佐以凉血通络，或可侥幸于万一。

生川军三钱　枳实三钱　芒硝二钱　生草二钱　丹皮五钱　大小蓟各三钱　丝瓜络一条，剪，先煮，去渣，入前药

佐景按　吾师一二诊后，即因故辞谢，由他医续治。后闻卒不起，惜哉！然而卒不起者，非后医之过，坏病之治实难也。推本病之源，殆因坠胎之后，正气虚弱，因得太阳病。凡太阳病当从汗解，决无止截之理。竟止截之，故遂变为深一层之坏病。我更不知用以止截者为何药，使其为奎宁之属，则吾知有服金鸡纳霜数十粒，因热极而死者，故截后之化燥，奎宁不无嫌疑。设此说非是，化燥实本乎？病者在里之伏热，则吾以为初起病时，桂枝二越婢一汤当较桂麻各半汤为胜一筹。

复次，大论桂枝二越婢一汤条曰："太阳病，发热恶寒，热多寒少，（脉微弱者，此无阳也，不可发汗。）宜桂枝二越婢一汤。"诸家或以本条为有缺文，或以为是倒笔，余则谓但加一括号如上式，以示例外之意即得，初不必议论纷纷也。又括号并可用于他条。

曹颖甫曰　历来病家最忌有钱，有钱则药石纷投。予每见富家子弟妇为杂医所误，甚有至死不悟者，可悲也已。

第四〇案　桂枝加大黄汤证

颖师医案

庆孙　七月二十七日

起病由于暴感风寒，大便不行，头顶痛，此为太阳、阳明同病。自服救命丹，大便行，而头痛稍愈。今表证未尽，里证亦未尽，脉浮缓，身常有汗，宜桂枝加大黄汤。

川桂枝三钱　生白芍三钱　生草一钱
生川军三钱　姜三片　红枣三枚

佐景按　治病当先解其表，后攻其里，此常法也，前固言之稔矣。余依临床所得，常有表解之后，其里自通，初不须假药力之助者。缘先表束之时，病者元气只顾应付表证，不暇及里，及表解之后，则元气自能反旌对里。夫元气之进退往返，谁能目之者，然而事实如此，勿可诬也。故余逢表束里张之证，若便闭未越三日者，恒置通里于不问，非不问也，将待其自得耳。

若本汤之合解表通里药为一方者，又是一法。然其间解表者占七分，通里者占三分，不无宾主之分。以其已用里药，故通里为宾；以其未用表药，故解表为主。双管齐下，病魔遁乌有之乡，彼元气主帅乃高枕而无忧。

由是观之，仲圣书中，活法重重，惟在人善自取之。设更求法外之法，请再研究厚朴七物汤。

第四一案　白虎加桂枝汤证
颖师讲授　佐景笔记

师曰　余二十五岁时，能读医书，而尚不善于治病，随表兄陈尚白买舟赴南京应秋试。陈夫妇同宿中舱，余宿前舱。天方溽暑，骄阳如炽。舟泊无锡，陈夫妇相偕登陆，赴浴惠泉，嘱余守舱中。余汗出浃背，又不便易衣，令其自干。饮食起居又不适，因是心恒悒悒然。舟泊五日，方启碇[1]。又五日，乃抵镇江。下榻后，部

署初定，即卧病矣。延医疏方，不外鲜藿香、鲜佩兰之属。服之数日，病反加剧。汗出，热不清，而恶寒无已。当夜乘轮赴京。时觉天昏地黑，不知人事。比抵石城，诸友扶住堂子巷寓所。每小便，辄血出，作殷红色，且觉头痛。时为八月初五日，距进场之期仅三天矣。是时，姻丈陈葆厚先生已先余到南京。丈精于医，诊脉一过，即亲出市药，及荷叶露三大瓶，生梨十余枚以归。并属先饮露，饮已，口即不干。顷之又渴，复啖生梨，梨皮不遑削，仅弃其心，顷刻尽十枚。迨药煎成，即进一大碗，心中顿觉清朗，倦极而睡。醒后，头已不痛，惟汗未出。更进二煎，浓倍于前。服后又睡，醒时不觉周身汗出，先小汗，后大汗，竟至内衣、夹袄、被褥上下皆湿，急起更易，反被以盖。于是方觉诸恙悉除，腹中知饥，索热粥。侍者曰粥已备，盖陈丈所预嘱者也。初啜一小碗，觉香甜逾恒。稍停，又续进，竟其夜，竟尽二大碗。初七日，即能进场。试期达九日夜，毫无倦容。余乃惊陈丈医术之神，叩其药，则桂枝、石膏二味同捣也；问其价，曰适逢新开药铺，共费钱六文而已，遂相与大笑。丈，江阴人，邑庠生，精医之外，又能诗词。

佐景按　头痛而恶寒，此太阳病未罢也，法当令其汗出而解。然小便已见血出，安复有余液可以作汗？故先饮荷叶露及生梨者，增其液以为作汗之张本也。于是与石膏以清其内蕴之热，与桂枝以祛其外束之寒。寒因汗解，热因凉除。醒来索粥，是即白虎汤之粳米，向之饮露，亦犹加参汤之人参。看其啖梨啜露之顷，像煞儿戏；孰知六文二味之中，已含圣法。呜呼！化仲圣方活而用之，非陈老，孰有此

---

[1] 碇（dìng 定）：船。

巧也？

曹颖甫曰 救命之恩，所不敢忘。表伯葆厚先生已于八十四岁归道山，迄今又四五年矣，清灯夜雨，为之泫然！

佐景又按 白虎加桂枝汤证多见于夏日，诚以炎暑蒸人，胃肠本已热化，入夜凉风习习，未免贪享，故致表里交病。表为寒束，则热无外泄之机，势必愈炽；热既内炽，则更易伤津，使无从作汗以解表。惟有投白虎汤以治其本（肠胃之热），同时加桂枝以治其标（表证之寒），标本并治，方可热除津复，汗出表解。依余经验，桂枝轻至一钱，生石膏轻至三钱，亦可有效。设不尔者，但用白虎以清热，则表证将愈甚，但用桂枝以解表，则内热将愈炽，终不免坏病之变。此理较深，请以奕棋为喻。围棋繁密，请以象棋为喻。夫棋法，必也双炮直列，或也双车并驰，或也炮马互峙，或也双马连环，方可制敌将之死命。否则，单枪匹骑，孤掌难鸣，敌方非但可纵容他逸，抑且易事反攻。桂枝、石膏二药之合作而不可分离者，理亦犹是。或曰：君前谓石膏凉胃，桂枝温胃，何能温凉并进，反获奇功耶？曰：仲圣方温凉并用者，诸泻心汤即在其例。若桂枝与石膏犹其始焉者尔。盖人体之机构复杂繁赜，灵敏万分，及其病时，作用尤显，各部机构每自能吸取其所需，而放任其所不需者。若论本汤证，则胃取石膏之凉而消热，动脉取桂枝之散而致汗，故二者非但不相左，抑且相成。吾人若惊仲圣之神何能到此造诣，敢答曰，此尚为仲圣大道之藩篱耳，欲尽赏奇花异卉，请细读《伤寒》《金匮》。

前桂枝加大黄汤为七分太阳，三分阳明；今白虎加桂枝汤为七分阳明，三分太阳。二汤之对仗，堪称工整。医者能合用仲圣诸方，即可曲应万变之病，兹二汤特发其凡耳。

第四二案　麻黄附子甘草汤证 佐景医案

佐景曰 余尝治上海电报局高鲁瞻君之公子，年五龄，身无热，亦不恶寒，二便如常，但欲寐，强呼之醒，与之食，食已，又呼呼睡去。按其脉，微细无力。余曰：此仲景先圣所谓少阴之为病，脉微细，但欲寐也。顾余知治之之方，尚不敢必治之之验，请另乞诊于高明。高君自明西医理，能注射强心针，顾又知强心针仅能取效于一时，非根本之图，强请立方。余不获已，书：

熟附片八分　净麻黄一钱　炙甘草一钱

与之，又恐其食而不化，略加六神曲、炒麦芽等消食健脾之品。次日复诊，脉略起，睡时略减，当与原方加减。五日，而瘄疹出，微汗与俱。疹密布周身，稠逾其它瘄孩。瘄布达五日之久，而胸闷不除，大热不减，当与麻杏甘石重剂，始获痊愈。一月后，高公子又以微感风寒，复发嗜寐之恙，脉转微细，与前度仿佛。此时，余已成竹在胸，不虞其变，依然以麻黄附子甘草汤轻剂与之，四日而瘥。

佐景按 麻黄能开肺气，附子能强心脏，甘草能安肠胃，三者合则为麻黄附子甘草汤，能治虚人之受邪，而力不足以达邪者。若麻黄附子细辛汤则以细辛易甘草，其力更伟。盖细辛芳香，能蠲痰饮而辟秽浊故也。夫脉微细但欲寐如本案所云，固为少阴病，若更进而兼身热恶寒蜷卧，亦为少阴病，不过有轻重缓急之分尔。而东人山田氏必欲补恶寒二字，使成"少阴之为病，脉微细，但恶寒欲寐也"一条，其可以已乎？

曹颖甫曰 予治脉微细但欲寐者，往往以四逆汤取效。然姜生所治高姓小儿，实由太阳表证内伏少阴，故非麻黄不能奏功，断非四逆汤所能治。盖四逆汤仅能由少阴外达肌腠，以干姜、炙草能温脾胃，脾胃固主肌肉也。若改干姜为麻黄，方能由少阴直达肺部，而皮毛为之开泄，以肺主皮毛故也。观其证治三变，而始终不脱麻黄，其用心之细密，殆不可及。况身热而不恶寒，似无用麻黄之必要，此证竟毅然用之，其识解尤不可及乎。盖呼之则醒，听其自然则寐，有蒙蔽之象，故可决为非少阴本病，而为太阳内陷之证。且以小儿纯阳之体，不当有此少阴病故也。以此意叩姜生，定当相视而笑，以为不意闷葫芦竟被打破也。

佐景又按　友人周巨中君之二女公子，年三龄，患羔沉迷不醒，手足微厥。余诊之，脉微细，承告平日痰多，常有厥意，必剧吐而后快。余曰：诺。疏麻黄附子细辛汤，加半夏、生姜与之。嘱服一剂再商。及次日，周君睹孩精神振作，不复沉迷。又值大雨滂沱，遂勿复邀诊，仍与原方一剂。三日往诊，手足悉温，唇口干燥，由阴证转为阳证。余曰：无妨矣。与葛根、花粉、桑叶、菊花轻剂，连服两日，痊愈。以后余逢小儿患但欲寐者多人，悉以本法加减与之，无不速愈。人见本方药味之少，窃窃以为怪，是皆未读经书，未从名师之故也。

更有友人李君，某日深夜值余，曰："吾之幼孩病，可虑否？"询其详，曰："旬日以前，吾房内四壁新漆未干，睡其中，寒气凛然。吾孩亦宿于此，未免受寒，自后精神不振，但欲睡，呼之吮乳，亦无喜乐之状，痰多，身不发热。适值阴历岁尾，家事纷烦，内人以其不烦躁，无所苦，不甚以为虑，仅与生梨、莱菔及生姜汁数次，无效。请同居之医士某君诊之，医亦谓无妨，药后殊不见进步。睡时口中有痰涌出。"余曰：中医治病，当辨寒热，得毋寒痰为祟乎？当嘱速就海上著名儿科徐先生诊，当尚有救，徐先生善治此证，众所素知也。闻次日以事阻，勿果往。第三日，改延某年老之推拿女医士诊，医士诊务栗六①，至病家已晚上九时，用姜汁、葱白汁沾指，推拿约十余分钟，并与丸药，谓病不妨事，勿必惊惶。至夜十二时许，喉中作痰阻状者凡二次，遂殇。呜呼，惜哉！

杭州汤士彦先生作《酣睡篇》曰："稔友林源卿少君，年只四龄。于霉后患证，他无所苦，惟昏迷沉睡，永日不苏，呼之不应，推之不醒。医者以积滞挟痰论治，凡三剂，渺效。越日，乃迓彦趋视。曾反复诊察，了无异证。指纹苔色一似常孩，身既不热，便亦通疁②，无痰而不咳，口润而不饮，呼吸平均，能食知饥。骤视之，盖与正式之睡眠无以异也。每日惟在侵晨，略有一句钟短时之清醒。在清醒时，固一毫无疾病之小儿也，呼父呼母，一如平常。过此则熟睡如泥，虽簸颠震撼，多方逗引，终无法使之清醒而不睡焉。证象如是，治之奈何？予意此必湿浊为祟，阻碍机窍所致。盖湿本阴晦之邪，得秽浊则弥漫散布，蒙蔽神明，既失清展于初起，更无形质之可攻，淹绵不去，至为纠缠。法当开上郁，佐中运，投藿香、木香、苏叶、薄荷、省头草、全青蒿、石菖蒲、郁金、川朴、广皮、芩块，送服神香苏和丸半粒。外更以桂心、附子、淡萸、均姜、白芷、陈艾为末炒热，交换以布包熨其腹际上下，取其温香通调，以助药势。果不须臾，微闻腹中漉漉作鸣，移

---

① 栗六：忙碌之意。
② 疁：通"畅"。

时，竟渐渐苏来。家人睹状，竟欣然色喜。该儿亦咿唔笑语，顿复常态。时方下午，坐伴天明，亦不欲睡，闻街有贩卖食物者，且欲购食，因进焦饭煮化之稀粥与之，交午，犹张眸无倦意。讵下午二时后，又颓然入睡乡去矣。因再施前法，效稍减。翌日，施之亦然。彼家亲友俱窃窃相告，众口哓哓①，佥曰魅祟。因就卜焉。聆术者言：鬼凡三，二大一小，小者弱，弱叱之可去，惟大者悍耳，且皆新市场之枭首鬼也。妇妪闻之，毛骨悚然，巫焚帛致祭，夜相送，不获也。乃倩变相羽士数辈（阴阳生），作保福（俗称拜斗）而解禳之，锣鼓喧天，膏粱泼地，斗室中居然给主事之法师请得杭城所有之土地尊神而来（法师跪念遍城之土地及神名）。循序朗诵，铙钹相闻，音调别具，亦颇悦耳。最后并以八仙桌高掀，架于二桌之上，作桥形，上更置有预制之纸门一，是为关。法师前导，家人抱病儿随之，俯首绕桌下，凡三匝，卒破其纸门，大呼一切灾难尽消灭而去。是役也，所费为十余袁老，历时可三数小时，而病者蘧然起，能言矣，群方诧为神奇。讵不旋踵，复如故。盖小儿亦因方才之惊扰使然也，岂真验乎？时予固在旁，方默筹愈之之道，对于此等胡闹，只一笑置之，盖势然也，习然也，亦无可如何也。翌日，病犹是，复悬设法，乃重聚其家人，更商治策。予曰，迷信种种殆试遍矣，今请为约，嗣而后惟药饵为是。在证象测之，实无大害，当可挽救，且郁久蒸发，渐见佳象，有由募原中道弥漫，及至中下之势，湿甚生热，气窒不宜，脉滞苔黄，更衣不行，烟雾缭绕，可望展舒，无形变为有形。因轻宣以开郁，芳香而通神，温运中枢，渗导秽浊。用苏叶、薄荷、佩兰、连翘心、石菖蒲、郁金、木香、枳壳、炒黄川贝、元

明粉、栝蒌子、六一散，一剂，而大小解泻如酱色状，再剂，而睡兼旬之证豁然矣。后以六君加减，调治半月康复。综计孩病凡二旬，自六月三十日起，迄七月二十日止，计清醒时平均每日一时半，合计约三十小时，以小儿睡眠十时为衡，每日越睡时凡十二时半，二十日共计越睡时凡二百五十小时，诚一有趣之睡眠病也"（录《医界春秋》五十九期）。读有趣之医案，每令人乐而忘倦。余读本案至"而病者蘧然起，能言矣，群方诧为神奇，讵不旋踵，复如故，盖小儿因方才之惊扰使然也"句，不禁为之捧腹者竟日。按本案初起，确属麻黄附子细辛汤证，故汤熨交施，渐得苏醒。惜其药力嫌薄，故醒而又睡。最后苔黄便闭，寒证渐转热证，佳象也。汤先生主轻宣以开郁，是麻黄之任也，主芳香而通神，是细辛之职也，主温运中枢，是附子之能也，更主渗导秽浊，是临证所宜加减也。故虽不用经方之药，却尽合大论之法。退病魔，胜术士，汤先生可谓匠心独运者矣。

　　曹颖甫曰　手足厥，但欲寐，全是少阴寒症，以太阳寒水陷入少阴，故宜麻黄附子细辛汤，而于水肿一证尤宜。

第四三案　小青龙汤证其一

佐景医案

张志明先生　住五洲大药房

初诊　十月十八日

　　暑天多水浴，因而致咳，诸药乏效，遇寒则增剧，此为心下有水气，小青龙汤主之。

　　净麻黄钱半　川桂枝钱半　大白芍二钱
生甘草一钱　北细辛钱半　五味子钱半　干

---

① 哓（xiāo 消）哓：吵嚷。

姜钱半　姜半夏三钱

佐景按　张君志明为余之好友，尝患疔毒。自以西药治之，增剧，因就余以中药治愈，乃叹中药之神。自后恙无大小，每必垂询，顾余以事冗，居恒外出，致常相左。某晨，君又贲临，曰：咳嗽小恙耳，何中医久治不瘳？并出方相示，则清水豆卷、冬桑叶、前胡、杏仁、赤苓、枳壳、桔梗、竹茹、牛蒡、贝母、瓜蒌皮、冬瓜子、枇杷叶之属。因询之曰：君于夏月尝习游泳乎？曰，然。君之咳遇寒则增剧乎？曰，然。余乃慰之曰，此证甚易，一剂可愈，幸毋为虑。因书上方与之。越二日，来告曰，咳瘳矣，何中医亦有上下床之别也。余笑而颔之，并徇其请，书下方调理焉。

二诊　十月二十日

咳已痊愈，但觉微喘耳，此为余邪，宜三拗汤轻剂。夫药味以稀为贵。

净麻黄六分　光杏仁三钱　甘草八分

佐景按　张君之尊甫①颇精医理，颐居四明，闻君久咳未愈，惧其伤肺，乃买舟来视，及至，则恙已瘳矣。欣喜之余，极赞经方之妙。

余屡用本方治咳，皆有奇效。顾必审其咳而属于水气者，然后用之，非以之尽治诸咳也。水气者何？言邪气之属于水者也。如本案张君因习游泳而得水气，其一例也；又如多进果品冷饮，而得水气，其二例也；又如远行冒雨露，因得水气，其三例也；更如夙患痰饮，为风寒所激，其四例也。凡此种水气之咳，本汤皆能优治之。顾药量又有轻重之分。其身热重，头痛恶寒甚者，当重用麻、桂；其身微热，微恶寒者，当减轻麻、桂，甚可以豆豉代麻黄，苏叶代桂枝。其痰饮水气甚者，当重用姜、辛、半、味，因此四者协力合作，犹一药然，吾师用五味尝多至三钱，

切勿畏其酸收。其咳久致腹皮挛急而痛者，当重用芍、草以安之。否则，轻用或省除之，奏效如一。要之，小青龙证在里为水气，在表为咳（咳之前喉间常作痒），其表证之重轻，初可勿拘，其舌苔亦不必限于白腻，遑论其他或喘或渴或利或噎哉？此皆经验之谈，不必泥于书本者也。本年夏，友好多人皆习游泳，耽之不倦，虽雨天不已，一月前后，十九患咳，余悉以本汤加减愈之。人每誉我为治咳圣手，孰知我之妙药，不过仲圣之一轻方而已哉！

朱阜山先生医案云："刘聘贤孙六岁，住刘行乡南潘泾宅，十一月下旬，夜间随祖父戽水②捕鱼，感冒风寒，咳嗽痰黏，前医投旋覆代赭汤，咳嗽陡止，声音嘶嘎，涎壅痰鸣，气急鼻煽，肩息胸高，烦躁不安，大小便不利，脉右伏，左弦细。乃予仲圣小青龙汤原方：桂枝六分，杭白芍五钱，仙半夏五钱，北细辛五分，炙麻黄四分，炙甘草七分，干姜五分，五味子五分。一剂而喘平，再剂咳爽，而咳痰便利矣"（录《国医杂志》）。然则本汤证之误治转剧者，本汤亦能救其逆。

曹颖甫曰　予近日治丁姓妇十年痰饮，遇寒即剧，日晡所恶寒而喘，亦用此方。方用麻黄三钱，细辛二钱，干姜三钱，白术三钱，半夏三钱，桂枝四钱。服经二剂，咳喘略减，而无汗恶寒如故。再加麻黄二钱，合五钱，细辛加一钱，合三钱，外加杏仁四钱，炮附子四钱，效否待明日方知。然则姜生治张君，两用轻剂而即效者，实由本年新病，不同宿疾之未易奏功也。若《国医杂志》所载治刘孙案，

---

①　尊甫：对他人父亲的敬称。
②　戽（hù户）水：用戽斗或水车引水灌田。

尤不足道矣。

第四四案　小青龙汤证其二

佐景医案

张挚甫先生　据函述，悬拟方，无脉案。

净麻黄一钱　川桂枝钱半　细辛一钱　干姜一钱　大白芍钱半　五味一钱　半夏三钱　生草一钱　谷麦芽炒。各四钱

佐景按　前案张君志明之兄挚甫，向居海上，于今岁三月间，奉命调任重庆某局要职。一日飞函来陈，谓患咳嗽甚剧，惧成肺病，已请当地名医赵君诊治，断为肺寒，药为金沸草、菊花、杏仁、蝉衣、枇杷叶、川贝、陈皮、桔梗、知母等味，未知合否，请拟方备用云云。余以重庆多雨，难见天日，况挚甫病前，又曾就浴温泉，冒雨游山，此水气为病，乃绝无可疑者。更据述咳声如瓮中出，此非水湿而何？当不假思索，径拟小青龙汤加味，飞函报之。孰知方到后，张君不敢服，仍请赵医调治。先后诸方略略加减，匝月将届，竟未得愈。久之，方获张君续讯，曰弟之咳疾，服赵方终不断根，不得已于五月十四日改服兄方，竟一帖见效，十五日续服一帖，即见断根。兄治弟病于数千里之外，效如桴鼓，亦太神奇矣！苟不服兄方，目下恐真要变成肺病，则弟之感恩，固非笔墨所能道其万一，交友如兄，诚弟终身之幸也云云。按，此乃铁一般之事实，胜于雄辩。余非好炫己能，不过欲表圣方之功已耳（挚甫感医药之保身济世，年来勤读医书，且能作医论矣，其认识之精确有非吾侪可及者。士别三日，刮目相待，信然）。

虽然，余能治小青龙汤证于千里之外，独不能释小青龙汤证之病理于寸纸之

上，使有读者不谅，必欲以此责难，则惟有鞠躬赧颜而已。姑取颟顸之语以塞责，曰：小青龙汤证之病所虽似在肺，而其病源实属于胃。大论中所谓"心下"，即是指"胃"，"心下"二字当连读，成一名词，不必谓"心之下"，犹"胃中"二字每连用，代一"肠"字，并非谓胃之中，否则，胃之中安得有燥矢？故云"心下有水气"，犹言"胃有水气"。余以自身实地经验言，尝因多进果品茶汤致咳，必设法探吐，尽出白色痰涎，咳方随止，此事实之可以证明经文者也。更考本方所用之药，属胃者多，属肺者少。故本证病理实属胃邪犯肺，加表寒以激之，若是而已。若推问胃邪取何道以犯肺？颇难解答。吴兄凝轩[1]谓胃欲逐邪上出，不时掀动，因而扰肺生咳，此殆近物理作用云云，颇具巧思。余意肺因生理互助作用，故意作咳，以辅胃之排邪，亦未可知。究属若何，姑留待识者考证。要之，我不愿以个人颟顸之臆语，阻学者灵活之巧思；但我愿以忠诚之疑问，启学者切实之发明。

恽氏铁樵当医学晦盲之日，揭伤寒之大纛[2]，发世人之蒙聩，著书授徒，厥功甚伟。及今拜读遗文，虽与本录所言每多出入，是犹见仁见智，无关大体也已。姑以本汤言，恽氏谓条文必有讹字，余则谓当无讹字。恽氏谓伤寒表不解而咳，殆无有不喘者，"喘"字上之"或"字，必系衍文，以喘乃必见证，非或然证也。余则谓伤寒表不解而咳，正多不喘者，故"咳"字居"而"字之下，为主证，而"喘"字居"或"字之下，为或然证，即

---

① 吴凝轩：曹颖甫的学生。
② 纛（dào 道）：古时军队或仪仗队的大旗。

使有或然之喘，推其量，不过"微喘"而已。恽氏谓本汤证即"肺伤寒"，余则谓所谓"肺伤寒"者究移之于麻黄汤证为切。恽氏谓凡人之呼吸停匀者，因肺气能降，肾气能升，肺肾失职则喘。余则谓本汤证与肾毫不相干，肺之外当责之胃。恽氏谓本汤为《伤寒论》中第一等大方，与十枣、大建中相伯仲，些微误用，可以立刻致命。余则谓本汤为《伤寒论》中第一类和平方（详后大陷胸汤证按内），与小柴胡、小建中相颉颃，稍稍辨证，即不致误用，更决不至于死。余用本方，不啻家常便饭，甚有但咳毫无他病者，余苟稔其属于水气，无不以本汤愈之，与恽氏之如临大敌者迥异。然而余有治验，恽氏亦多治验，此又异途而同归者。学者于此等异同之处，如依旧不肯轻易放过，当从临床实验中求解答。所谓以人体为标本，万无一误，据体工之变化，可以改正经文之讹误，可以分晓诸家之得失，有不容以口舌笔墨争者，是正遵恽氏之遗教也。

以上自上卷桂枝汤至本卷小青龙汤凡十五证，皆有发热之状。此十五种发热各自不同，使医者不能辨别，得主方以治之，其热皆不退。必须能一一细辨，病方就范。即能辨其发热之属于中风，用桂枝汤；属于伤寒，用麻黄汤；属于温病，用葛根汤；属于肺热，用麻杏甘石汤；属于胃热，用白虎汤；属于神经热，用葛根芩连汤；属于肠热，用诸承气汤；属于太阳一日数度发，用桂枝二麻黄一汤，或桂枝麻黄各半汤；属于表里不解，用桂枝加大黄汤，或白虎加桂枝汤；属于心阳衰弱，用麻黄附子甘草汤；属于心下有水气，用小青龙汤，方奏肤功。而此十五种热不过热之至常者，本集以下所述诸证诸病亦每兼有发热，下集所述诸证诸病亦皆不脱发热之范围，惟其热将悉异于是，未许等

视。医者又当辨其病证，觅其主方，绝不许固执一方，以治诸热。是故经方家退热之效綦①捷，退热之方綦多，而其辨热用方之技则殊非朝夕所可得而几也。今有医者于此，曰我能以一针退热，病形万变，吾针不改。不拘此为中医冷热之针，抑属西医注射之管，使其属事实胜雄辩，我甘拜下风；使其为欺世之大言，我不暇责焉。

人每以病之能传染者为伤寒，或以传染为伤寒之主要条件，实则《伤寒论》广义之伤寒，决不如是狭厌。今求通俗说法，可曰凡病之发热者皆伤寒也。谓予不信，任君所发何热，论中皆有主方以治此热。所虑者，验方重重，还待明眼之选取耳。《经》曰："今夫热病者，皆伤寒之类也。"然则通俗云乎哉？直古圣人之遗意矣！

第四五案　射干麻黄汤证其一

颖师医案

冯仕觉 七月廿一日

自去年初冬始病咳逆，倚息，吐涎沫，自以为痰饮。今诊得两脉浮弦而大，舌苔腻，喘息时胸部间作水鸣之声。肺气不得疏畅，当无可疑。昔人以麻黄为定喘要药，今拟用射干麻黄汤。

射干四钱　净麻黄三钱　款冬花三钱　紫菀三钱　北细辛二钱　制半夏三钱　五味子二钱　生姜三片　红枣七枚　生远志四钱　桔梗五钱

拙巢注 愈。

曹颖甫曰 有张大元者向患痰饮，初，每日夜咯痰达数升，后咯痰较少，而胸中常觉出气短促，夜卧则喉中如水鸡

① 綦（qí 齐）：极，很。

声，彻夜不息，当从《金匮》例投射干麻黄汤，寻愈。又有杨姓妇，素患痰喘之证，以凉水浣衣即发，发时咽中常如水鸡声，亦用《金匮》射干麻黄汤，应手辄效。又当其剧时，痰涎上壅，气机有升无降，则当先服控涎丹数分，以破痰浊，续投射干麻黄汤，此又变通之法也。

第四六案　射干麻黄汤证其二
佐景医案

沈贤襄先生　住辣斐德路玉振里三十五号

案缺。

射干钱半　麻黄二钱　细辛钱半　紫菀钱半　款冬钱半　姜半夏二钱　五味子一钱　生姜二钱　大枣四枚

佐景按　有友人庄君国坤者，病呃逆，患之三日，勉饮滚热之开水，则可止呃一分钟许。既治之不瘥，就诊于余。细察之，计每分钟作呃一十三次，甚均停，夜间亦然。稍入睡，辄因呃而醒。如是合计其三日夜之呃，竟已达五万六千余次之多，此宁非惊人之数。余略按其脉，视其舌，抚其额，即疏一方以与之，合计诊察及疏方时间，前后不出五分钟。庄君即电告药铺，嘱遣人来迎方送药，半小时后，药已煎就送到，立饮之。杯未覆，而宿呃顿止。庄君初疑此为热饮之功，非药力之效，勿信焉。既而一分钟后，二分钟后，十分钟后，一点钟后，呃永不发，庄君乃惊为神奇。余曰，何神奇之有哉？此乃古圣人之遗泽，余不过窃其一二耳。余因检《金匮》橘皮汤方后文示之曰"右二味，以水七升，煮取三升，温服一升，下咽即愈"。并告之曰，古圣人用药二味，已能下咽即愈，况余今所用者，不止此二味哉！

时有友人沈君贤襄亦在侧，睹此变戏法式之治病术，不禁窃怪。曰：我有十余年之宿恙，君亦能愈之若是其速乎？曰：何病？曰：老咳嗽也。曰：是亦不难。因按脉，察苔，抚额，依旧至迅，而上方随成，盖即射干麻黄汤原方是也。次日，沈君服此，恙减其半，续进两剂，咳永除，又岂非下咽即愈之谓乎？

我知阅者必将愿闻沈君宿恙之经过，及服药后之反应，则与其由余陈述，迹近于夸，曷若由沈君自言，事属乎真？故沈君径自笔述如下，以告世之同病者：

"鄙人体素健，但自幼既有咳嗽之疾，每届初秋，天气骤凉，必按时举发。初则换衣之时，稍受风寒，即喷嚏不止，继则喉中生痰，呼吸不畅。疾剧时，夜间难以成寐，时需坐起，气方稍苏。而气管因痰阻碍，一呼一吸，声如锯木。往往头晕目眩，坐卧不安，痛苦殊甚。饮食方面，如肉类等固不敢染指，并烟酒等刺激物品亦在摒绝之例。十数年来，虽经诊治，间或购服西药，终鲜效果。因是每年例须受苦二月许。今秋又渐复发，幸经服姜君方数剂，立即遏止。现已隆冬，仍康好健啖如恒，惟偶闻浓厚之煤气，或略感寒凉，喉中亦立即呼吸有声，但片刻即愈，不须药治。且今晨间起身时，必有浓痰一口，自能吐出，甚称快适。前在病时，此痰阻塞喉间，不复能出，其苦不堪言状。回忆缠绵宿疾，恍然若失，多年沉疴，一旦根除，诚令人感佩不止也。沈贤襄谨志，二十六年一月十五日。"

射干麻黄汤有其药理在，射干麻黄汤证有其病理在。使吾一一畅发之，诸君安坐而得之，将觉淡然无味，不值一嚼。君若不惜清神而自求之，则兴之所至，可以忘君餐，可以废君寝，此中之乐乐无穷，有不足为外人道者。

第四七案　苓甘五味加姜辛半夏杏仁汤证_{颖师医案}

叶瑞初君　丽华公司化妆部

初诊　二月十七日

咳延四月，时吐涎沫，脉右三部弦，当降其冲气。

茯苓三钱　生甘草一钱　五味子一钱　干姜钱半　细辛一钱　制半夏四钱　光杏仁四钱

二诊　二月十九日

两进苓甘五味姜辛半夏杏仁汤，咳已略平，惟涎沫尚多，咳时痰不易出，宜与原方加桔梗。

茯苓三钱　生草一钱　五味子五分　干姜一钱　细辛六分　制半夏三钱　光杏仁四钱　桔梗四钱

佐景按　叶君现服务丽华公司化妆部，昔与史惠甫君为同事，患咳凡四阅月，问治于史。史固辞之，以习医未久也。旋叶君咳见痰中带血，乃惧而就师诊。服初诊方凡二剂，病即减轻。服次诊方后，竟告霍然。

第四八案　皂荚丸证_{其一}
颖师亲撰

师曰　《要略》曰："咳逆上气，时时吐浊，但坐，不得眠，皂荚丸主之。"按，射干麻黄汤证但云咳而上气，是不咳之时，其气未必上冲也。若夫本证之咳逆上气，则喘息而不可止矣。病者必背拥叠被六七层，始能垂头稍稍得睡。倘叠被较少，则终夜呛咳，所吐之痰黄浊胶黏。此证予于宣统二年侍先姚邢太安人病亲见之。先姚平时喜进厚味，又有烟癖，厚味被火气熏灼，因变浊痰，气吸于上，大小便不通。予不得已，自制皂荚丸进之。长女昭华煎枣膏汤如法，昼夜四服。以其不易下咽也，改丸如绿豆大，每服九丸。凡四服，浃晨而大小便通，可以去被安睡矣。后一年，闻吾乡城北朱姓老妇以此证坐一月而死，可惜也！

曹颖甫曰　有黄松涛者，住城内广福寺左近，开设玉器店。其母年七旬许，素有痰饮宿疾，数年未发，体甚健。某秋，忽咳嗽大作，浊痰稠黏，痛牵胸胁，夜不能卧，卧则咳吐，胀痛更甚，前所未见。病发三日，乃延余诊，其脉弦数，气急促，大便三日未行，力惫声嘶，喘不能续，证已危险。余乃告其家人曰，此属痰饮重证，势将脱，若不急救，再延片刻，无能为矣。于是急取控涎丹一钱五分，以开水冲元明粉三钱吞送。不久，咳减，气急稍定，至晚大便下，作黑色，能安眠，达旦，诸恙尽失。于是始知控涎丹系十枣汤变其体制，用以备急者也。然考此病本皂荚丸证。《金匮》所谓咳逆上气，时时吐浊，但坐不得眠，皂荚丸主之是也。但此证来势暴厉，病体已不支，恐皂荚丸性缓，尚不足以济急耳。

第四九案　皂荚丸证_{其二}
颖师讲授　佐景笔记

师曰　门人卢扶摇之师曹殿光，芜湖人，年五十所，患痰饮宿疾，病逾十载。扶摇不能治，使来求诊。其证心下坚满，痛引胸胁，时复喘促，咳则连声不已，时时吐浊痰，稠凝非常，剧则不得卧。余谓其喘咳属支饮，与《伤寒论》之心下有水气，《痰饮篇》之咳逆不得卧，证情相类，因投以小青龙汤，不效。更投以射干麻黄汤合小半夏汤，又不效，而咳逆反甚，心殊焦急。更思以十枣汤攻之，而十枣又为胸胁悬饮之方，思以葶苈大枣降之，而泻肺系为肺胀、肺痈而设，皆非的对之剂，纵投之，徒伤元气，于病何补？因念其时吐痰浊，剧则不得卧，与《金匮》所载皂荚丸证，大旨相同，遂以皂荚炙末四两，以赤砂糖代枣和汤，与射干麻黄汤间服之。共八剂，痰除喘平，诸恙尽退。

第五〇案　皂荚丸证其三
颖师讲授　佐景笔记

师曰　余尝自病痰饮，喘咳，吐浊，痛连胸胁。以皂荚大者四枚炙末，盛碗中，调赤砂糖，间日一服。连服四次，下利日二三度，痰涎与粪俱下，有时竟全是痰液。病愈后，体亦大亏。于是知皂荚之攻消甚猛，全赖枣膏调剂也。夫甘遂之破水饮，葶苈之泻痈胀，与皂荚之消胶痰，可称鼎足而三。惟近人不察，恒视若鸩毒，弃良药而不用，伊谁之过欤？

曹颖甫曰　余治张大元喘咳不得卧，亦用控涎丹法，一下而愈。近数年来大元染有烟癖，浓痰和水而出，一夜得一大玻璃杯。诸痰饮方绝无功用，皂荚灰亦无济。大约水气太甚者，既不当用涤除油垢之法，而中有浓痰者，又非温药所能治乎？

佐景按　鸦片本为大药，彼以大药为家常便饭，宜乎他药之不能奏功。故任何病证发于嗜烟之体，较常人为难治不啻倍蓰者，常历试不爽也。

第五一案　皂荚丸证其四
颖师医案

郑左　住方浜路口　年八十二岁
湿痰之体，咳嗽，四肢浮肿，病情属

溢饮，原当发汗利小便，但以浊痰阻于胸膈，咳而上气，但坐不眠，痰甚浓厚。病急则治其标，法当先用皂荚丸以下胸膈之痰，俾大小便畅行，得以安睡，方是转机。今按两脉结代，结代之脉，仲景原以为难治。药有小效，方议正治。

土皂荚去黑皮，去子，去弦，酥炙，研细，蜜丸如桐子大。每服三丸，日三服。以黑枣二十枚浓煎，去渣送丸

拙巢注　病家将此方询诸他医，医以剂峻，劝勿服。其后究竟如何，不可得而知矣。

曹颖甫曰　皂荚丸之功用，能治胶痰，而不能去湿痰。良由皂荚能去积年之油垢，而不能除水气也。然痰饮至于嗽喘不已，中脘必有凝固之痰，故有时亦得取效。惟皂荚灰之作用乃由长女昭华发明。彼自病痰饮，常呕浓厚之痰，因自制而服之。二十年痰饮竟得剿除病根。予服之而效。曹殿光适自芜湖来诊，病情略同，故亦用之而效也。

佐景按　《金匮》本方云："皂荚八两，刮去皮用，酥炙。上一味，末之，蜜丸桐子大，以枣膏和汤，服三丸，日三夜一服。"刮去皮用者，刮去其外皮之黑衣也。酥炙者，用微火炙之，使略呈焦黄即得，勿成黑炭也。服三丸者，每服三丸也。日三夜一服者，日中三服，夜间一服，竟日共四服，计十二丸也。故或云本药荡涤刺激之力甚大，一日用量不得过梧子大三丸者，非也。枣膏和汤者，言预用枣肉煎熬成膏，及应用时，取膏加热水，使混和成汤，送本丸也。尤氏云"饮以枣膏，安其本也"，此说甚是。伸言之，即恐皂荚入胃，非但去浊痰，并将殃及胃中宝贵之津液，故必用枣膏以固护之，此吾友吴凝轩之说也。吾师代枣膏以砂糖，无非取其便捷，然其保津之功，恐不及枣

膏远甚。顾二者皆属甘味，与甘草之安肠生津，饴糖之建中定痛，有异曲同工之妙。

综计以上本汤四案，第一案邢太安人先一日四服，共进如梧子大者十二丸，次一日共进如绿豆大者三十六丸。今案凡蜜丸如梧子大之丸药，每钱约得十余丸，则如梧子大十二丸者，量仅钱许耳。第二案曹殿光用皂荚末四两者，乃其八日间之总量也。即先一日服皂荚末一两，次日改服射干麻黄汤一剂，以后第三、第五、第七日同第一日，第四、第六、第八日同第二日。按每日服末一两，较第一案之钱许，量已大增，但此为皂荚焦黑之灰，彼为同品炙黄之质，黑者力微，黄者力巨，故其量为反比，而二者病情又有重轻之分，故量虽迥异，并非矛盾。第三案吾师自以皂荚大者四枚炙末，盛之得一小半碗。余尝试择大皂荚一枚，不去皮弦与子，衡之，得新秤一两许；又取大者二枚，炙之使焦，研之为末，衡之得六钱许。是四枚末约为一两二钱许，与第二案所称之两许，亦尚相合。第四案如古法，与第一案同。按本药究属峻品，无经验之医生初次试用，宁自每服五分递加，较为妥当。

又按，用皂荚无非取其荡涤胶痰，而其能荡涤胶痰者，盖即赖其中含有石碱素。余云岫先生曰吾辈所用之驱痰剂，西药如西尼加根，中药如远志、桔梗、皂荚，中皆含有石碱素，所谓刺激性驱痰剂是也。故用牙皂之荚，可以代西尼加根云云。中西学说相通，信哉。

曹颖甫曰　除痰之药有碱性者为长，故略痰不出者，用桔梗甘草汤，无不克日取效，以桔梗含有碱性故也。痰黏胸隔而不出，则用有碱性之桔梗以出之，所谓在高者引而越之也。胶痰在中脘，则用有碱性之皂荚以下之，所谓在下者引而竭之

也。凡用药有彻上彻下之异，可因此而观其通矣。

第五二案　泽泻汤证

颖师医案

管右　住南阳桥花场　九月一日
咳吐沫，业经多年，时眩冒，冒则呕吐，大便燥，小溲少，咳则胸满，此为支饮，宜泽泻汤。

泽泻一两三钱　生白术六钱

佐景按　本案病者管妇年三十余，其夫在上海大场莳花为业。妇素有痰饮病，自少已然。每届冬令必发，剧时头眩，不能平卧。师与本汤，妇服之一剂，既觉小溲畅行，而咳嗽大平。续服五剂，其冬竟得安度。明年春，天转寒，病又发。师仍与本方，泽泻加至二两，白术加至一两，又加苍术以助之，病愈。至其年冬，又发。宿疾之难除根，有如是者。

《伤寒》《金匮》中小方甚多，吾师亦常用之。佐景因笔墨不闲，未暇一一详举。神而明之，存乎其人。

以上自小青龙汤至泽泻汤凡五证，皆治痰饮。小青龙汤以心下有水气为主，射干麻黄汤以喉中水鸡声为主，苓桂五味加姜辛半夏杏仁汤以吐涎沫为主，皂荚丸以胶痰为主，泽泻汤以眩冒为主，此其大较也。

第五三案　桂枝加龙骨牡蛎汤证其一　颖师医案

周左　早年精气不固，两足乏力，头晕目花，证属虚劳，宜桂枝加龙骨牡蛎汤。

川桂枝三钱　生白芍三钱　生甘草二钱
龙骨一两，先煎　左牡蛎三两，先煎　大黑枣

十二枚 姜八片

佐景按 《要略》云："男子失精，女子梦交，桂枝加龙骨牡蛎汤主之。"故本汤之治遗精，医者所尽知也。顾知之而不能用之，其所用者，每偏于肾气丸一方，加补益之品，如续断、杜仲、女贞子、菟丝子、核桃肉之属。吾师治此种病，一二剂即已。余依师法而行之，其效亦然。时事新报馆黄君舜君患遗精已久，多劳则剧，不喜服重剂药，为疏桂枝、白芍各钱半，炙草一钱，生姜一片，大枣四枚，龙骨、牡蛎各三钱，三服而瘥。另有邹萍君年少时，染有青年恶习，久养而愈，本冬遗精又作。服西药，先二星期甚适，后一星期无效，更一星期服之反剧。精出甚浓，早起脊痛头眩，不胜痛苦。自以为中西之药乏效，愁眉不展。余慰之曰：何惧为，予有丹方在，可疗之。以其人大胆服药，予桂枝、白芍各三钱，炙草二钱，生姜三大片，加花龙骨六钱，左牡蛎八钱，以上二味打碎，先煎二小时。一剂后，当夜即止遗，虽邹君自惧万分，无损焉。第三日睡前，忘排尿，致又见一次。以后即不复发，原方加减，连进十剂，恙除，精神大振。计服桂枝、芍药各三两，龙骨六两，牡蛎八两矣。其他验案甚多，不遑枚举。

曹颖甫曰 此方不惟治遗精，并能治盗汗。十余年中，治愈甚众，但以数见不鲜，未录方案，并姓名居址而忘之矣。按桂枝汤本方原为营弱卫强，脾阳不振，不能令汗出肌腠而设。故辛甘发散以助脾阳，令肌腠中发出之汗液，与皮毛中原有之汗液混合而出，然后营气和而自汗可止。盗汗常在夜分，营气夜行于阳，则其病当属肌腠不密，汗随营气而外泄。营病而卫不病，亦为卫不与营和，故用桂枝汤本方以和营卫二气，加龙骨牡蛎以收外浮

之阳，故盗汗可止。若营卫未和，而漫事收敛，吾知其必无济也。吴生凝轩盖亲验之。

第五四案　桂枝加龙骨牡蛎汤证其二　颖师医案

季左 十月十二日

夜寐喜盗汗，脉阳浮阴弱，宜桂枝加龙骨牡蛎汤。

川桂枝四钱　生白芍三钱　生草一钱　龙骨四钱　左牡蛎一两　姜八片　红枣十二枚

佐景按 《要略》云："男子平人，脉虚弱细微者，喜盗汗也。"《巢源》虚劳盗汗候云："盗汗者，因眠睡而身体流汗也。此由阳虚所致，久不已，令人羸瘠枯瘦，心气不足，亡津液故也。诊其脉，男子平人脉虚弱微细，皆为盗汗脉也。"丹波氏云："《金鉴》云，此节脉证不合，必有脱简，未知其意如何。盖虚劳盗汗，脉多虚数，故有此说乎？"吾师则曰：此证桂枝加龙骨牡蛎汤所得而主之也。如本案所示，即其一例。服药后，每每周身得微微热汗出，以后即不盗汗矣。余用本方者屡得效，与治失精同。吴兄凝轩昔尝患盗汗之恙，医用浮小麦、麻黄根、糯稻根以止其汗。顾汗之止仅止于皮毛之里，而不止于肌肉之间，因是皮肤作痒异常，颇觉不舒。后自检方书，得本汤服之，汗止于不知不觉之间云。

本汤既可治盗汗，又可治遗精，更可治盗汗之兼遗精者，所谓虚劳人是也。以中医之旧理释之，必曰，汗者，津液之散于表者也，精者，津液之注于下者也，虽有表下之不同，而本汤能保津液则一。此种抽象之说理，原属不错，但实在之病理变化，决不如此简单。余更见一病者，先患盗汗，医以糯稻根、浮小麦等品以止

之，于是遗精作。医又以熟地、五味、术、杞以补之，于是盗汗又起。二者更替为病，诸名医竟无术以疗之。缠绵数月，病者发狂，自楼上向街跃下。医院惧其生事，婉劝出院，后不知究竟。尚忆其人以服药日久，多看载药用说明之包药纸，亦能稍明药性。因是医下一药，彼必曰此药太热，或曰此药过凉。余按其人之病不足虑，而其评药之习却可畏，卒不得良医以起之者，非无因也。

曹颖甫曰 一知半解，为近世病家通病，而时医又从而恐吓之，谓某药不可轻试，故遇方治稍重者，往往弃而弗服，一遇重证，多至不救。伧楚①之生命固不足惜，其如医学之晦盲何哉！

佐景又按 陆自量先生作《桂枝龙骨牡蛎汤之治验》篇云："中表某君有四岁女，患小便频数，日夜无度，然无其他症状，夜必遗尿数次。彼母深恶之，遂求治于余，以疗此恶疾。余沉思之，窃念遗尿之病，世多此疾，而无此方，在小儿则为司空见惯，在大人亦为秘密暗疾，故世少特效方，此亦破题儿之治证也。俄顷，百得《金匮》桂枝加龙骨牡蛎汤为治男女失精梦交之良方，曾有人施治于膀胱咳证，且日人以此汤疗久年遗尿，每得特效，虽未亲历实验，所载谅不我欺。乃处以整个的桂枝加龙骨牡蛎汤，（桂枝、芍药各二钱，生姜两片，红枣四枚，龙、牡各五钱。）令试服之，竟二剂，遗尿已愈，溲数亦调。于服药时，彼母佯为枣子汤与之，故该孩颇为欢迎，益系纯属甘味，绝无苦口之药，虽有生姜之辛，尽为甘味所掩。服后亦无反射影响，故该孩屡索枣子汤不已也。考遗尿证系肾脏泌尿作用兴奋，膀胱尿道括约肌麻痹而弛缓，致患尿意频数。投此汤，大枣、甘草正能缓和肾脏泌尿之兴奋，桂枝、生姜含有挥发油，能直达生理变常之所在地——病处——刺激括约肌之麻痹，使之兴奋，同时以龙骨、牡蛎含有石灰质，芍药含有单宁酸，能为之收敛，遗尿病遂由是而愈也。此汤之能愈失精者，亦从而知之矣"（录《苏州国医杂志》）。余亦曾彷此用本汤，治高年妇人遗尿，其结果大致甚佳。惜其报告系由人辗转传来，故不甚详明耳。读者如遇此证，大可一用此汤，盖以补治虚，以涩治遗，乃吾中医之大法，复何疑为？

第五五案 炙甘草汤证其一

颖师讲授 佐景笔记

师曰 律师姚建，现住小西门外大兴街，尝来请诊，眠食无恙，按其脉结代，约十余至一停，或二三十至一停不等，又以事繁，心常跳跃不宁，此仲师所谓心动悸，脉结代，炙甘草汤主之之证是也，因书经方与之，服十余剂而瘥。

炙甘草四钱 生姜三钱 桂枝三钱 潞党参二钱 生地一两 真阿胶二钱，烊冲 麦冬四钱 麻仁四钱 大枣四枚

佐景按 大论原文煎法，用清酒七升，水八升合煎，吾师生之用本汤，每不用酒，亦效。惟阿胶当另烊冲入，或后纳烊消尽，以免胶质为他药粘去。余用阿胶至少六钱，分二次冲，因其质重故也。

曹颖甫曰 阳气结涩不舒，故谓之结；阴气缺乏不续，故谓之代。代之为言贷也，恒产告罄，而称贷以为生，其能久乎？固知《伤寒·太阳篇》所谓难治者，乃专指代脉言，非并指结脉言也。

---

① 伧楚：魏晋南北朝时，吴人以上国自居，鄙视楚人粗伧，谓之"伧楚"。

第五六案　炙甘草汤证其二

颖师医案

唐左　史惠甫介绍

初诊　十月二十日

脉结代，心动悸，炙甘草汤主之，此仲景先师之法，不可更变者也。

炙甘草四钱　川桂枝三钱　潞党参三钱　阿胶珠二钱　大麻仁一两　大麦冬八钱　大生地一两　生姜五片　红枣十枚

佐景按　唐君居春申，素有心脏病，每年买舟到香港，就诊于名医陈伯坛先生，先生用经方，药量特重，如桂枝、生姜之属动以两计。大锅煎熬，药味奇辣，而唐君服之，疾辄良已。今冬心悸脉结代又发，师与炙甘草汤，服至三五剂，心悸愈，而脉结代渐稀，尚未能悉如健体。盖宿疾尚赖久剂也。君又素便秘，服药则易行，停药则难行，甚须半小时之久，故师方用麻仁一两之外，更加大黄三钱。

二诊　十月二十三日

二进炙甘草汤，胃纳较增，惟口中燥而气短，左脉结代渐减，右脉尚未尽和，仍宜前法加减。加制军者，因大便少也。

炙甘草五钱　川桂枝四钱　潞党参五钱　阿胶珠二钱　大熟地一两　大麻仁一两　麦冬四钱　紫苏叶五钱　天花粉一两　生姜三片　红枣七枚　制军三钱

第五七案　炙甘草汤证其三

颖师讲授　佐景笔记

师曰　与章次公诊广益医院庖丁某，病下利，脉结代，次公疏炙甘草汤去麻仁方与之。当时郑璞容会计之戚陈某适在旁，见曰，此古方也，安能疗今病？次公忿与之争。仅服一剂，即利止脉和。盖病

起已四十余日，庸工延误，遂至于此。此次设无次公之明眼，则病者所受苦痛，不知伊于胡底也。

佐景按　本案与前案同例，惟一加麻仁，一去麻仁，均具深意，岂流俗庸工之所知哉？古方不能疗今病，逼肖时医口吻，第不知何所据而云然，何怪江南无正伤寒之论调，犹盛于今日也。黄钟毁弃，瓦釜雷鸣，付之一叹！

曹颖甫曰　玉器公司陆勋伯，寓城隍庙引线弄，年逾六秩，患下利不止，日二三十行，脉来至止无定数。玉器店王友竹介余往诊。余曰，高年结脉，病已殆矣。因参仲圣之意，用附子理中合炙甘草汤，去麻仁，书方与之。凡五剂，脉和利止，行动如常。

按古方之治病，在《伤寒》《金匮》中，仲师原示人加减之法，而加减之药味，要不必出经方之外，如阴亏加人参而去芍药，腹痛加芍药而去黄芩，成例具在，不可诬也。如予用此方，于本证相符者则用本方，因次公于下利者去麻仁，遂于大便不畅者重用麻仁，或竟加大黄，遇寒湿利则合附子理中，于卧寐不安者，加枣仁、朱砂，要不过随证用药，绝无异人之处。仲景之法，固当如此也。

佐景又按　余用本方，无虑百数十次，未有不效者。其证以心动悸为主。若见脉结代，则其证为重，宜加重药量。否则，但觉头眩者为轻，投之更效。推其所以心动悸之理，血液不足故也，故其脉必细小异常。妇女患此证之甚者，且常影响及于经事。动悸剧时，左心房处怦怦自跃，不能自已。胆气必较平时为虚，不胜意外之惊恐，亦不堪受重厉之叫呼。夜中或不能成寐，于是虚汗以出，此所谓阴虚不能敛阳是也。及服本汤，则心血渐足。动悸亦安，头眩除，经事调，虚汗止，脉

象复，其功无穷。盖本方有七分阴药，三分阳药，阴药为体，阳药为用。生地至少当用六钱，桂枝至少亦须钱半，方有效力。若疑生地为厚腻，桂枝为大热，因而不敢重用，斯不足与谈经方矣。余治验过多，不暇尽数证引，姑简述一二如下：

有卢氏妇经事淋漓不清，其夫忧之，虑成漏证，与本汤一剂，经即止，神即安。有王氏妇足肿不良于行，每日下午三四时许，背脊酸痛，不可名状，服本汤三剂，肿者退，而痛者除。有马姓女郎患失眠，又易怒，服此汤后，日间亦欲眠，不与人忤矣。病家无识，以为服药之后，何反神愈也？不知今日之多眠，即所以代偿前此之失眠（与病愈后之多食同例），迨偿负既足（有偿至旬日之久者），安用昼寝为？有沈姓教师，经西医诊断，患心脏病，而治心脏病之特效药尚未发明，戚然来问计。余曰：君所需之特效药早已发明，其发明之日至少在距今一千七百年以前，君特不自知耳！教师愕然，服本汤而心脏病除。有吴姓老妇两手臂筋挛，服本汤得屈伸自如。夫经漏，足肿，脊楚，失眠，易怒，心病，筋挛，病象万千，余何能一方而愈之？实告读者，辨证之功也。

本汤证在男子多发于病后，在女子每见于平日。但吾国妇女最喜讳疾忌医，君如告之曰病，彼不信也。试服汤而精神焕发，兴趣倍增者，彼曰，我前此体虚也，果依此说，炙甘草汤能补虚，然则伤寒方又岂惟专治伤寒而已哉？柯氏谓《伤寒论》中多杂病方，信然。

神交邵子餐芝贻书教曰，本录脉诊一项似欠详明。余拜聆之下，无任感铭。爰特添述本证脉象一二如下，以补前愆。按本汤证脉象数者居多，甚在百至以上，迟者较少，甚在六十至以下。服本汤之后，其数者将减缓，其缓者将增速，悉渐近于标准之数。盖过犹不及，本汤能削其过而益其不及，药力伟矣。又血亏甚者，其脉极不任按，即初按之下，觉其脉尚明朗可辨，约一分钟后，其脉竟遁去不见，重按以觅之，依然无有。至此，浅识之医未有不疑虑丛生者。但当释其脉，稍待再切，于是其脉又至。试问脉何以不任按，曰，血少故也。迨服本汤三五剂后，脉乃不遁，可以受按。此皆亲历之事，绝非欺人之语。依理，一人二手，其脉当同，然而事实上不尔，左右二脉每见参商。脉理之难信，有如是者。抑吾国同胞不甚讲究健康，尤以妇女为甚。试执一无病之人而切其脉，辄多病象，或至数不合，或洪细无度，以医学之目光衡之，悉是病体，而同胞不自以为病。一旦发热卧床，病上加病，其病脉又加异象，几至不可究诘，直有难以言语形容之者，即使勉事形容，而人亦难能了解者。脉象之难言，又有如是者。故拙按中言脉象略简者，未尝无苦衷于其间也。

第五八案　小建中汤证其一

颖师医案

王右　腹痛，喜按，痛时自觉有寒气自上下迫，脉虚弦，微恶寒，此为肝乘脾，小建中汤主之。

川桂枝三钱　大白芍六钱　生草二钱
生姜五片　大枣十二枚　饴糖一两

佐景按　大论曰："伤寒二三日，心中悸而烦者，小建中汤主之。"又曰："伤寒，阳脉涩，阴脉弦，法当腹中急痛，先与小建中汤。"《要略》曰："虚劳，里急，悸，衄，腹中痛，梦失精，四肢酸疼，手足烦热，咽干口燥，小建中汤主之。"似未言有寒气上自胸中下迫腹中之证，惟吾师以本汤治此寒气下迫之证，而兼腹痛者，其效如神。

推原药理，有可得而言者，盖芍药能活静脉之血故也。详言之，人体下身静脉之血自下上行，以汇于大静脉管，而返注于心脏。意者本证静脉管中必发生病变，有气逆流下行，故痛。须重用芍药，以增静脉回流之力，而消其病变，故病可愈。昔吴兄凝轩患腹中痛，就医久治不愈，自检方书，得小建中汤，乐其能治腹痛，即照录原方，用白芍至六钱，桂枝至三钱，自以为药量仅及古人什之一，轻甚，且未用饴糖。服后，腹中痛随除，惟反觉其处若空洞无物，重按更适。盖其时腹中静脉血向上回流过盛，动脉血不及调剂，又无饴糖以资补充故也。凝轩曾历历为吾言，可为明证。学者可暂识此理，更与下卷奔豚各案合考之，自得贯通之乐。

今之医者，每不用饴糖。闲尝与一药铺中之老伙友攀谈，问其历来所见方中，有用饴糖者乎？笑曰未也，可见一斑。先贤汪切庵曰："今人用小建中者，绝不用饴糖，失仲景遗意矣。"然则近古已然，曷胜叹息。夫小建中汤之不用饴糖，犹桂枝汤之不用桂枝，有是理乎？

第五九案　小建中汤证其二
颖师医案

顾右　十月二十六日

产后，月事每四十日一行，饭后则心下胀痛，日来行经，腹及少腹俱痛，痛必大下，下后忽然中止，或至明日午后再痛，痛则经水又来，又中止，至明日却又来又去，两脉俱弦。此为肝胆乘脾脏之虚，宜小建中加柴、芩。

桂枝三钱　生白芍五钱　炙草二钱　软柴胡三钱　酒芩一钱　台乌药钱半　生姜五片　红枣十二枚　饴糖三两

拙巢注　一剂痛止，经停，病家因连服二剂，痊愈。

佐景按　余初疑本证当用温经汤加楂、曲之属，而吴兄凝轩则力赞本方之得。师曰：大论云："伤寒，阳脉涩，阴脉弦，法当腹中急痛，先与小建中汤，若不瘥者，小柴胡汤主之。"我今不待其不瘥，先其时加柴、芩以治之，不亦可乎？况妇人经水之病，多属柴胡主治，尔侪察诸云云。翌日据报，病向愈矣。

第六〇案　当归建中汤证
颖师医案

宗嫂　十一月十七日

月事将行，必先腹痛，脉左三部虚，此血亏也，宜当归建中汤。

全当归四钱　川桂枝三钱　赤白芍各三钱　生甘草钱半　生姜三片　红枣七枚　饴糖二两，冲服

佐景按　当归建中汤，即桂枝汤加味也。姑以本方为例，甘草之不足，故加饴糖；白芍之不足，故加赤芍；桂枝之不足，故加当归。本经表桂枝治上气咳逆，表当归治咳逆上气，然则其差也仅矣。我今用简笔法，略发其义于此，而贻其详畀①读者。

第六一案　黄芪建中汤证
佐景医案

王女士　初诊

经停九月，咳呛四月，屡医未效。刻诊脉象虚数，舌苔薄腻，每日上午盗汗淋漓，头晕，心悸，胸闷，胁痛，腹痛喜按，食少喜呕，夜寐不安，咳则并多涎

_____

① 畀（bì 必）：给予。

沫。证延已久，自属缠绵。拟先治其盗汗，得效再议。

川桂枝一钱　大白芍二钱　生甘草八分　生姜一片　红枣四枚　粽子糖四枚　全当归二钱　花龙骨四钱，先煎　煅牡蛎四钱，先煎

佐景按　观本案所疏药量之轻，案文之俗，一望而知非吾师之方矣。病者王女士为友人介绍来诊者，芳龄二八，待嫁闺中。经停始于今春，迄今约九月矣。诘其所以，答谓多进果品所致。察其皮色无华，咳呛不已，缓步上梯，竟亦喘息不止。他状悉如脉案所列，盖流俗所谓干血痨也。曾历访中西名医，遍求村野丹方，顾病势与日俱增，末如之何焉。余初按其脉，即觉细数特甚。按表计之，每分钟得一百四十余至，合常人之脉搏恰强二倍。依旧说，此为木火刑金，凶象也。依新说，肺病贫血甚者，脉管缩小故也，其预后多不良云云。据述在家终日蜷卧被中，如是则恶寒稍瘥。余何人斯，乃敢当此重证？相对之顷，实难下药。乃默思本证之症结有三：经停不行，其一也；肺病而咳，其二也；腹痛恶寒而盗汗，其三也。将用攻剂以通其经乎，则腹无癥瘕，如虚不受劫何？将用肺药以止其咳乎，则痨菌方滋，如顽不易摧何？无已，姑治其腹痛恶寒而盗汗，用当归建中汤合桂枝龙骨牡蛎法，疏极轻之量以与之。粽子糖者，即饴糖所制，糖果店所售，较用饴糖为便捷，此吾师法也。病家持此方笺以购药，药铺中人又笑曰，糖可以为药，此医可谓幽默矣。越三日，病者来复诊，喜出望外，欣然告谢。其详请阅二诊案。

二诊

三进轻剂当归建中汤加龙骨、牡蛎，盗汗已除十之三四，腹痛大减，恶风已罢，胸中舒适，脉数由百四十次减为百二十次，由起伏不定转为调匀有序，大便较畅，咳嗽亦较稀，头晕心悸略瘥。前方尚合，惟量究嫌轻。今加重与之，俟盗汗悉除，续谋通经。

炙黄芪三钱　川桂枝钱半　肉桂心二分　炙甘草钱半　大白芍三钱　全当归四钱　生姜二片　红枣八枚　粽子糖六枚　龙骨六钱，先煎　牡蛎八钱，先煎

佐景按　病者曰："吾初每夜稍稍动作，即觉喘息不胜，自服前方三小时后，喘息即定，虽略略行动，无损矣。三服之后，恙乃大减。向吾进饭半盅，今已加至一全盅矣。"余初以为腹痛稍定，即为有功，不意咳嗽亦瘥，脉搏反减而调。鸣呼！圣方之功伟矣。

又越三日，病者来三诊，神色更爽于前，扶梯而上，已无甚喘急之状。询之，答谓盗汗悉除，恶风已罢，日间喜起坐，不嗜卧矣，饭量由一盅加至一盅有半。而其最佳之象，则尤为脉数由百二十至，减为百十有四至，咳嗽亦大稀，舌苔渐如常人。余乃改用润肺养阴宁咳化痰之剂，如象贝、杏仁、款冬、紫菀、麦冬、沙参之属，五剂竟无进退。后有老医诏余曰：子之弃建中而用贝、杏者，误也。若是之证，当换笺不换方，虽服之百日，不厌其久也。余谨志而谢之。后此证变化如何，自在阅者诸君雅注之中，第以不在本证范围，姑详他案后。

于此有一重要问题之发生，不容搁置而勿论焉。问题维何？即所谓阳虚虚劳、阴虚虚劳之辨是也。后贤多谓古者民风朴素，惟勤劳是务，故其所患虚劳多属阳虚虚劳，宜建中剂；今者世风卑下，男女授受相亲，故其所患虚劳，多属阴虚虚劳，宜养阴剂，二者误用，祸如反掌云云。而《兰台轨范》之说，则较为近理。《轨范》曰："古人所云虚劳，皆是纯虚无阳之证，与近日之阴虚火旺，吐血咳嗽者，正

相反，误治必毙。今日吐血咳嗽之病，乃血证，虽有似虚劳，其实非虚劳也。"又曰："小建中汤治阴寒阳衰之虚劳，正与阴虚火旺之病相反，庸医误用，害人甚多，此咽干口燥，乃津液少，非有火也。"又汤本氏云："余往年误认师论及诸家学说，用黄芪建中剂于肺结核，常招失败。当时学识尚浅，不知其故。及读《兰台轨范》诸书，乃始晓然。惧后之人蹈余覆辙，故表而出之。盖胶饴性大温，有助长炎症之弊；芍药之收敛，又有抑遏皮肤、肺、肠、肾脏排泄机能之作用。故误用本方于肺结核时，一方面助长炎症，他方面阻止结核菌毒素之排泄，故令病势增恶耳。"

按以上诸家之说，诚足为吾人参考之资，请重以余浅薄之经验衡之。本案王女士所患之病，确为肺结核，使汤本氏之说而信，又安能六服轻剂建中汤而得大效耶？推求其得效之故何在，亦无非此肺结核者，适有建中汤之证耳。使其无建中汤证，则其不效，当如汤本氏所期矣。诚以结核之范围至广，结核之病期至久，其间变化万端，岂某一方所能主治，又岂必无某一方所适治之证？故曰建中汤不得治肺结核，犹曰桂枝汤不能治太阳病（适为脉紧无汗之麻黄证），其失维一。

至《轨范》所云阴虚火旺，吐血咳嗽，确为肺痿，为肺痈，为血证，《要略》自有正治。请检本书肺痈案所载，即可得其一隅。其案内附记之曹夫人恶寒盗汗，与阳虚虚劳几无以异，然卒能以甘寒之药愈之，其不混淆为一者，辨证之功也。后人误称此等证亦曰虚劳，于是有阳虚虚劳、阴虚虚劳之辨。实则古今人同有此所谓二种虚劳之证，后人既误其名称，复化其药味，驯至古今判然，学者大惑。负整理中医之责者，又安可不揭其秘也哉？

曹颖甫曰 通俗医界莫不知培土生金之说，然往往不能用之适当者，不通仲师之医理故也。夫阳浮阴弱则汗自出，汗常出则脾病，而肺亦病。肺病则气短矣，汗常出则恶风矣，故桂枝汤本方原为扶脾阳作用，仲师不曰系在太阴乎？病积既久，脾阳益虚，肝胆之气乘之，乃至胸胁腹中俱病，故加饴糖以补脾。饴糖者，麦精所煎也。但使脾阳既动，饮食入胃，自能畅适。当归、黄芪亦补脾之药也，加龙骨、牡蛎，则《金匮》虚劳盗汗之方治也。要而言之，不过是培土生金之用。苟得其精理所在，幸无为群言所乱也。

佐景又按 本案拙见意谓肺痨病者确有时属建中汤证，而谭次仲先生之卓识，则更进一步，确定建中汤为治虚痨之主方，且阐述其义，无不与西医学相吻合。其言曰："盖治肺痨，近世尚未有特效药。最重要的对症疗法为健胃与营养，以使体重增加，肺之局部症状，因而轻快之一法。考《金匮·虚劳篇》，首立小建中汤。本汤以桂枝、生姜为君，此即西药中所谓芳香辛辣之健胃剂也。方中配以饴糖，即西药中之滋养品也。三味均西医所同备者，而证以中医之解释，亦无丝毫违异焉。陈修园云：建中者，建立其中气也。尤在泾云：治虚劳而必以建中者，何也？盖中者，脾胃也（脾乃消化机关之胰，而非造血脏器之脾。详证拙著《中医与科学》一书，书本此字俱误）。盖虚劳不足，纳谷者昌，故必立其中气，中气之立，必以建中也。余谓古人以建中汤谓健胃剂，此非其明证欤？且桂枝之芳香，能缓解气管支神经之痉挛，有排痰镇咳之效，已于《痰饮篇》之苓桂术甘汤开其端，所以仲景立小建中汤为治虚劳之主方也（但痰多者嫌其太甜，燥多者嫌其太热，可用他药代之，而师其健胃营养之法可也）。其余若发热盗汗，失精梦交，则有二加龙牡汤，及桂枝加龙牡汤，失眠则有酸枣仁汤，腰痛有肾气丸，补虚有黄芪建中汤，此皆仲圣治虚劳之正法，俱载《金匮·虚劳篇中》。考科学医对肺结核之药物疗法，皆完全若合符节者焉"（录《中西医药》二卷二期谭著《论国医非科学化则必亡及略举科学整理之方法》）。高瞻远瞩，弥足钦也！

第六二案　芍药甘草汤证其一

颖师医案

四嫂　十一月十三日

足遇多行走时则肿痛而色紫，始则右足，继乃痛及左足。天寒不可向火，见火则痛剧。故虽甚恶寒，必得耐冷。然天气过冷，则又痛。眠睡至浃晨，而肿痛止，至夜则痛如故。按，历节病足亦肿，但肿常不退，今有时退者，非历节也。惟痛甚时筋挛，先用芍药甘草汤以舒筋。

赤白芍各一两　生甘草八钱

拙巢注　二剂愈。

第六三案　芍药甘草汤证其二

佐景医案

老妈　二月七日

右足行步不良，此有瘀滞也，宜芍药甘草汤以疏之。

京赤芍八钱　生甘草四钱

佐景按　挚友张君挚甫客居海上，雇有年老女佣一人，方来自原籍浙江黄岩未越半月，而病已七日矣。其病右足拘急，不能行，行则勉强以跟着地，足尖上向，如躄者然。夜则呼痛达旦，阖家为之勿寐。右足踝骨处又因乘轮擦伤，溃烂不能收口。老媪早年尝有所谓疯气之疾，缠绵三年方愈，自惧此番复发，后顾堪虞，嗒然若丧，哭求归里。挚甫怜之，亟来请诊。余细察之，右胫之皮色较左胫略青，乃疏上方。方成，挚甫以为异，亲为煎煮。汤成，老媪不肯服。曰：服之无济也，吾年前之恙略同于此，三年而后已，今安有一药而瘥者？强而后进。翌日复诊，媪右足已能全部着地，惟溃烂处反觉疼痛。余即就原方加生甘草二钱，使成六钱，炙乳、没各八分，外用阳和膏及海浮散贴之。又翌日访之，老媪料理杂务，行走如健时。及见余，欢颜可掬。察之，右胫青色略减，溃处亦不痛矣。挚甫率之，长揖共谢，曰：君之方，诚神方也，值廉而功捷。余逊辞曰：我不能受君谢，君当致谢于吾师，吾师尝用此而得效也。然吾师将亦曰，我不能受君谢，君当致谢于仲师。仲师曰，作芍药甘草汤与之，其脚即伸也。挚甫略知医，曰：有是哉！执此观之，今人以本汤为小方，不屑一用之者，非也。或姑信而用之，而药量欠重，不效如故，致用而失望者，亦未达一间也。然则究竟芍药之功用为如何？吾友吴君凝轩曰：芍药能活静脉之血，故凡青筋暴露，皮肉挛急者，用之无不效。善哉！一语破千古之奥谜，酸收云乎哉？若言酸收，余另有新说，已详桂枝汤按中，虽未得为定论，要胜于俗说多多焉。

芍药能令足部之静脉血上行。使青筋隐退，步履如旧者，此芍药甘草汤中芍药之功也。患桂枝汤证者服桂枝汤后，其动脉血既畅流于外，使无芍药助之内返，岂非成表实里虚之局，此桂枝汤中芍药之功也。虽有自下达上，自表返里之异，其属于静脉一也。

抑芍药甘草汤不仅能治脚挛急，凡因跌打损伤，或睡眠姿势不正，因而腰背有筋牵强者，本汤治之同效。余亲验者屡，盖其属于静脉瘀滞一也。缘动脉之血由心脏放射于外，其力属原动而强，故少阻塞。静脉之血由外内归于心脏，其力近反动而较弱，故多迟滞。迟滞甚者，名曰血痹，亦曰恶血。故《本经》谓芍药治血痹，《别录》谓芍药散恶血。可知千百年前之古语，悉合千百年后之新说，谁谓古人之言陈腐乎？

曹颖甫曰　辛未之秋，予家筱云四弟妇来诊，无他病，惟两足酸疼，拘急三年矣。其子荫衢问可治与否，予告以效否不可必，药甚平稳，不妨姑试之。乃为用赤、白芍各一两，生草八钱。至第三日，荫衢来告曰，服经两剂，今已行步如常矣。而佐景所用，效如桴鼓者，乃又如此，此可为用经方者劝矣。

芍药一味，李时珍《本草》所引诸家之说率以为酸寒，历来医家以讹传讹，甚有疑桂枝汤方中不应用芍药。予昔教授于石皮弄中医专校，与马嘉生等向药房取赤、白芍亲尝之。白芍味甘微苦，赤芍则甚苦。可见《本经》苦平之解甚为的当。予谓苦者善泄，能通血络之瘀，桂枝汤为解肌药，肌腠为孙络所聚，风袭肌理则血液凝闭而不宣，故必用芍药以通之。然予说但凭理想，今吴生凝轩乃有芍药活静脉之血一解，足证予言之不谬。读《伤寒论》者可以释然无疑矣。

佐景又按　以上自桂枝加龙骨牡蛎汤至当归建中汤凡四证，皆从桂枝汤加减。桂枝加龙骨牡蛎汤以盗汗失精为主，炙甘草汤以心动悸为主，小建中汤以腹中痛为主，当归建中汤以妇人经产为主，黄芪建中汤以虚劳诸不足为主，皆大补之方。余曾揭桂枝汤为补方之义于上卷，彼时读者或不置信，今也能毋释然？仲圣于桂枝汤之加减示范独详者，留他汤为后人作隅

反，不徒省笔墨已也。至芍药甘草汤与桂枝甘草汤同为组成桂枝汤之母方，并表之以彰其功。

第六四案　大陷胸汤证其一

颖师讲授　佐景笔记

师曰　沈家湾陈姓孩，年十四，独生子也，其母爱逾掌珠，一日忽得病，邀余出诊。脉洪大，大热，口干，自汗，右足不得伸屈。病属阳明，然口虽渴，终日不欲饮水，胸部如塞，按之似痛，不胀不硬，又类悬饮内痛，大便五日未通，上湿下燥，于此可见。且太阳之湿内入胸膈，与阳明内热同病。不攻其湿痰，燥热焉除？于是遂书大陷胸汤与之。

制甘遂一钱五分　大黄三钱　芒硝二钱

返寓后，心殊不安。盖以孩提娇嫩之躯，而予猛烈锐利之剂。倘体不胜任，则咎将谁归？且《伤寒论》中之大陷胸汤证，必心下痞硬而自痛，其甚者或有从心下至少腹硬满而痛不可近为定例。今此证并未见痞硬，不过闷极而塞，况又似小儿积滞之证，并非太阳早下失治所致。事后追思，深悔孟浪。至翌日黎明，即亲往询问。据其母曰，服后大便畅通，燥屎与痰涎先后俱下，今已安适矣。其余诸恙，均各霍然。乃复书一清热之方以肃余邪。嗣后余屡用此方治愈胸膈有湿痰，肠胃有热结之证，上下双解，辄收奇效。语云，胆欲大而心欲小，于是益信古人之不予欺也！

佐景按　读者诸君阅此惊心骇目之医案，至"深悔孟浪"一语，得毋提心吊胆，惧孩之殇乎？迨见乃母笑颜呈现眼前，又得毋转忧为喜，乐人之乐乎？佐景以曲折文字，迷惑诸君心目，罪过罪过。爰述本案之趣语一则，以为诸君解颐。缘

本案病者之父为一沙发洋椅店之主人，初，孩病方剧，主人惊惶莫措，慌恐万状，逆其意，若曰，谁能愈孩之病者，虽重酬不吝也。故当吾师按脉之时，即自陈，病愈之日，愿献精美之沙发一座以为寿。次日疾瘳，而沙发杳然。近世人情大抵如此，亦何怪乎此小小主人也，一笑。

佐景未从师前，曾遇一证。病者为一肥妇，自谓不病则已，病则恒剧。时当炎暑，初起，微恶风寒，胸闷，医者予以解表祛暑之方，二剂而病增。改就伤寒专家诊治，予淡豆豉、黑山栀等药。三日病更剧，专家拒而勿治。病家计无所出，乃问道于余。细审病状，胸中闷热特甚，以西药消炎膏涂其胸部，则热气腾腾上冒，如蒸笼然。且苦咯痰不出，得少许，皆黏腻不堪，以二指引之，不断如线。大便不行，全身壮热，口渴引饮，病殊棘手。因思前医既汗之不解，乃予大剂白虎以清之。服后，成效渺然，胸中闷热如故。遂亟请更医，投以化痰之剂，若枳实、竹茹、象贝、杏仁之属，都为一方。服竟，得寐片刻，醒则依然。病家迫不得已，乃赍重金，敦延负时誉之名医某。医至，持脉不二分钟，辄详言病状，历历如绘，旁听者咸惊为神。于是展纸书案，洋洋大篇，积满二笺，得数百言。其大意曰，湿温为病，汗之不解，清之不愈，仅可用辛平一法，以宣泄之。倘发白㾦则吉，否则危。其方药第一味为枇杷叶三钱，去毛包煎，余如象贝、杏仁、蝉衣、丝瓜络等，悉属王道和平之品，量亦绝轻。方成，其家人持以请教最初之医，医曰：诊金几何？曰：以稔友介绍故，减收十元零八角。医愕然，持方者睹状，惊问曰：药不可服乎？医曰：否。此方和平，任何人，任何时，服均无损。于是病家遂与服。服后效否，自在阅者明鉴之中，无庸赘陈。

然病家笃信名医，名医自为悉心调治，果出白㾦，悉如预言，先后四十余日，病乃渐瘳。余深惭从前学植疏浅，及今追忆，此妇之疾，实大陷胸汤证也。观其胸中苦闷之状，如顽敌负固而守，恰无二致，不有劲旅，如甘遂、硝、黄等将军者，安能披坚陷阵，而底于平哉？然则陷胸二字，其义亦深长矣。

《王孟英医案》云：“陈赤堂令正[①]患感，面赤不眠，烦躁谵语，口甘渴腻，溲涩而疼，顾听泉多剂清解未应。孟英切其脉，左弦洪而数，右滑而溢，胸次痞结，大解未行。肝阳上浮，肺气不降，痰热阻痹，邪乃逗留。与小陷胸汤合温胆雪羹，加旋蕧投之，胸结渐开。乃去半蕧，而送当归龙荟丸，谵语止，且能眠，参以通幽汤，下其黑矢。三次后，始进养阴和胃而痊。”陆士谔先生按云：“面赤不眠，烦躁谵语，口甘渴腻，溲涩而疼，脉左弦洪而数，右滑而溢，胸次痞结，大解未行，显然邪热熏灼，顽痰阻滞。与小陷胸合温胆雪羹加旋蕧，破结舒气化痰，实为吃紧之治。当归龙荟丸乃是钱氏方，当归、龙胆草、山栀、川连、川柏、黄芩、大黄、芦荟、青黛、木香、麝香，专治肝经实火者。通幽汤则东垣方也，当归身、升麻梢、桃仁、甘草、红花、生熟地。参其法者，吾意升麻、熟地当必去也。”以上名案名按相得益彰，与上述肥妇案之名医用枇杷叶、蝉衣者，实有霄壤之别。然此案设逢吾师诊治，其必用大陷胸汤无疑，其奏效之捷，吾知必较小陷胸汤加味更胜一筹也。呜呼！当病势险急之候，以一剂克奏肤功，此其所以为“疾医”也。

细考本汤证显属阳明，其由太阳传来者居多，不必定由误下所致。盖太阳发汗

---

① 正：妻。

不畅，表证虽罢，而宿水积浊留恋膈上，又加阳明之燥热闭结于下，炎炎上熏，致湿浊凝为痰涎，欲吐不能，故胸闷特甚。细考其完全见证，厥为发热，不恶寒，但恶热，面目赤，喉中有痰声，痰黏而稠，苦咯之不出。胸闷之外，甚者微痛，不欲饮，即饮而不多，脉大而实，大便三日以上未行，苔黄腻，不咳者多，其胁或痛或不痛。故必用甘遂，方能祛膈间之浊痰，必用硝、黄，方能除上炎之阳热，若但用硝、黄，不用甘遂，则湿浊上据，下热得其掩护，将不肯去。否则，徒以白虎清之，则釜底之薪火未除，热无由减；徒以温胆化之，则平淡之药力嫌轻，痰无由化。若汗之，则更不合，所谓清之不愈，汗之不解，于是转为白痦之变，而所谓湿温之病成矣。

以上所论结胸之证，似犹为结胸之一式，若《伤寒论》所言结胸，其义更广。大论曰："伤寒六七日，结胸热实，脉沉而紧，心下痛，按之石硬者，大陷胸汤主之。"此结胸之以心下石硬为主证者也。又曰："伤寒十余日，热结在里，复往来寒热者，与大柴胡汤。但结胸，无大热者，此为水结在胸胁也，但头微汗出者，大陷胸汤主之。"此结胸之以胸胁水结为主证者也。又曰："太阳病，重发汗，而复下之，不大便五六日，舌上燥而渴，日晡所小有潮热，从心下至少腹硬满，而痛不可近者，大陷胸汤主之。"此以少腹痛为主证者也。若是诸式结胸，吾信本汤皆能疗之，与五苓散之治水，能治水之壅在下焦者亦能治水之壅及中焦者，更能治水之壅及上焦者，实有异曲同工之妙。

大论本汤方下云："上三味，以水六升，先煮大黄，取二升，去滓，纳芒硝，煮一二沸，纳甘遂末，温服一升，得快利，止后服。"至吾师之用本方，病者常将三药同煎，不分先后，亦不用末，服后每致呕吐痰涎，继而腹中作痛，痛甚乃大便下，于是上下之邪交去，而病可愈。窃按，甘遂用末和服，其力十倍于同量煎服。吾师常用制甘遂钱半同煎，以治本证，若改为末，量当大减，切要切要。甘遂服后之反应，互详下卷悬饮案。

陆渊雷先生按云："结胸既由误下而得，复以大陷胸汤峻下，舒驰远既疑之，铁樵先生亦谓大陷胸不可用。太炎先生云：结胸有恶涎，此有形之物，非徒无形之热也。非更以下救下，将何术哉？然江南浙西妄下者少，故结胸证不多见，而大陷胸汤之当否，亦无由目验也。吾昔在浙中，见某署携有更夫。其人河北人也，偶患中风，遽饮皮硝半碗，即大下，成结胸。有扬州医以大陷胸下之，病即良已，此绝无可疑者。"按以下救误下，是犹将计就计，良工之谋，奚用疑为？故每读医书，辄佩太炎先生之伟论，非无因也。

先贤余听鸿云："泰兴太平洲王姓妇，始而发热不甚，脉来浮数，舌苔薄白。因其发热，投以二陈、苏叶等，其舌即红而燥，改投川贝、桑叶等，其舌又白。吾师兰泉见其舌质易变，曰此证大有变端，使其另请高明。王姓以为病无所苦，起居如常，谅无大患。后延一屠姓医诊之，以为气血两虚，即服补中益气两三剂，愈服愈危，至六七剂，即奄奄一息，脉伏气绝。时正酷暑，已备入木。吾师曰，王氏与吾世交，何忍袖手，即往视之。见病人仰卧正寝，梳头换衣，备入木矣。吾师偕余细视，面不变色，目睛上反，唇色尚红，其形似未至死。后将薄纸一张，盖其口鼻，又不见鼓动。气息已绝，按脉亦绝。吾师左右踌躇，曰，未有面色不变，手足尚温而死者。后再按其足上太冲、太溪，其脉尚存，曰，未有见足脉尚存，而手脉已绝者，必另有别情。即将其衣解开，按其脘中，石硬而板重，力按之，见病人眉间皮肉微动，似有痛苦之状。吾师曰，得矣，此乃大结胸之证也，非水非痰，是补药与热邪搏结而成，医书所未载也。即书大黄一两，芒硝三钱，厚朴三钱，枳实三钱，莱菔子一两，瓜蒌皮一两，先煎枳、朴、莱、蒌，后纳大黄，滤汁，再纳芒硝，滤清。将病人牙关挖开，用竹箸两只，插入齿中，将药汁渐渐灌入。自午至戌，方尽一剂。至四更时，病人已有气息，至天明，稍能言语，忽觉腹中大痛。吾师曰，病至少腹矣，当再服原方半剂。腹大痛不堪，下燥矢三十余枚，而痛即止。后调以甘凉养胃"（录《诊余集》）。按此乃大陷胸证之变局，大陷胸汤之活用，神而明之，竟能起九死于一生，为医者不当若是乎！

吾师自治本案用大陷胸汤得效，其后屡屡用之，率奏奇功。余尝亲见师家一房客，母女三人患病相似，师疏大陷胸汤与之，令三人合饮，次日均瘳。夫以此告人，人能信之乎？

信笔漫书，费纸已多。诚以本汤乃仲圣救世之方，亦吾师独得之秘，是犹项籍刘邦鸿门之会，着要万分，太史公虽欲简笔纪之，不可得也！

曹颖甫曰　太阳之传阳明也，上湿而下燥。燥热上熏，上膈津液悉化黏痰。承气汤能除下燥，不能去上膈之痰，故有按之不硬之结胸，惟大陷胸汤为能彻上下而除之，原不定为误下后救逆之方治也。治病者亦观其通焉可耳。

佐景又按　王季寅先生作《同是泻药篇》曰："民十八四月某日，狂风大作，余因事外出，当时冒风，腹中暴疼。余夙有腹疼病，每遇发作，一吸阿芙蓉，其疼立止。不料竟不见效，服当归芍药汤

加生军一剂，亦不应。时已初更，疼忽加剧，家人劝延针医。余素拒针，未允所请。至午夜，疼如刀绞，转侧床头，号痛欲绝。无何，乃饮自己小便一盅，始稍安。已而复作，状乃如前。黎明家人已延医至矣。遂针中脘以及各穴，凡七针，行针历五小时，痛始止。据该医云，腹部坚硬如石，针虽止疼一时，而破坚开结，非药不克奏功。因拟顺气消导之方。余不欲服，家人再三怂恿，勉进一剂，病不稍减。翌日，家人仍欲延前医。余坚辞曰，余腹坚硬如石，决非顺气化痰所能奏效，惟大承气或可见功。因自拟生军三钱，枳实二钱，厚朴三钱，芒硝五分。服后时许，下积物甚多，胸腹稍畅。次日，胸腹仍觉满闷硬疼，又进二剂，复下陈积数次。元气顿形不支，因改服六君子汤三剂。后元气稍复，而胸腹满疼仍自若也。更服大承气二剂，不惟疼痛丝毫未减，腹中满硬如故，而精神衰惫，大有奄奄欲毙之势。因念攻既不任，补又不可，先攻后补，攻补兼施，其效犹复如此。生命至是，盖已绝望矣。谈次，忽忆伤寒小结胸病，正在心下，按之始痛，大结胸则从心下至少腹硬满，不待按，即痛不可近。余之初病，即胸腹坚硬如石，号痛欲绝者，得毋类是？惟大结胸以大陷胸汤为主治，此汤之药仅大黄、芒硝、甘遂三味。硝、黄余已频服之矣，其结果既如上述，加少许甘遂，即能却病回生耶？兴念及此，益旁皇无以自主。既思病势至此，不服药即死，服之或可幸免，遂决计一试。方用生军二钱，芒硝五分，甘遂末一分。药既煎成，亲友群相劝阻，余力排众议，一饮而尽。服后，顿觉此药与前大不相同。盖前所服硝、黄各剂，下咽即觉药力直达少腹，以硝、黄之性下行最速故也。今服此药，硝黄之力竟不下行，盘旋胸腹之间，

一若寻病者然。逾时，忽下黑色如棉油者碗许，顿觉胸中豁朗，痛苦大减。四五剂后，饮食倍进，精神焕发。古人所谓用之得当，虽硝、黄亦称补剂者，于斯益信。惟此汤与大承气汤，只一二味出入，其主治与效力有天渊之别，经方神妙，竟有令人不可思议者矣！嗣又守服十余剂，病已去十分之九，本可不药而愈。余狃于前服此汤，有利无弊，更服一剂，以竟全功。讵药甫下咽，顿觉心如掀，肺如捣，五脏鼎沸，痛苦不可名状。亟以潞参一两，黄芪五钱，饴糖半茶杯，连服二剂，始安。余深奇同是泻药，初服硝、黄，则元气徒伤，继加甘遂，则精神反形壮旺。故详述颠末，而为之记"（录《医界春秋》）。细按本篇实有无上之价值。何者？病人服医者之药，每不能详言服后之变化，惟有医者服自疏之药，乃能体察周详，言之有物。观王先生之言，"今服大陷胸后，硝、黄之力竟不下行，盘旋胸腹之际，一若寻病者然"。可谓一言发千古之秘，胜于后世注家之书徒以空谈为依归者万卷！此实验之所以尚，而本录之所由作也。

曹颖甫曰 药不由于亲试，纵凭思索理解，必有一间未达之处。予昔服生附子，一身麻痹，至于洞泄秽浊之水，不能自禁，久乃沉沉睡去，比觉，而二十余日之泄泻竟尔霍然。若夫大陷胸汤，予但知令上膈湿痰并中下燥矢俱去耳，且甚不解下后之更用硝、黄。今观王君自记，始知硝、黄与甘遂同煎，硝、黄之性即与甘遂化合，而为攻治上膈湿痰之用，固不当失之毫厘也！

第六五案　大陷胸汤证其二
颖师医案

袁茂荣　六月十九日

病延一月，不饥不食，小便多而黄，大便阙，但转矢气，脉形似和，脏无他病，下之当愈，上膈有湿痰，宜大陷胸汤。

生川军五钱，后入　制甘遂二钱，先煎　元明粉三钱，冲

佐景按 有名袁茂荣者，南京人，年四十四，以卖面为业，其面摊即设上海民国路方浜桥顺泰当铺前人行道旁。体素健，今年六月间忽病，缠绵床第者达一月之久，更医已屡，迄未得效。胸闷异常，不能食，两旬不得大便，一身肌肉尽削，神疲不能起床。半月前，胯间又起跨马疽，红肿疼痛，不能转侧，至是有如千斤重量负系其间。自问病笃，无可为已。曰：有能与我峻剂剧药者，虽死无怨也！史君惠甫与茂荣居相近，怜其遇，慨然邀师诊。师至，按脉察证，曰：此易耳。不能食者，湿痰阻于上膈也；不大便者，燥矢结于大肠也。湿痰阻于上者，我有甘遂以逐之；燥矢结于下者，我有硝黄以扫之。一剂之后，大功可期，勿虑也。故师径用大陷胸汤如上载，但嘱服初煎一次已足。

茂荣以经营为生，性甚敏悟，虽不明医理，顾知此为剧药，必难下咽。因俟药汁稍凉，闭目凝睫，满欲一口而尽饮之。但药汁气味过烈，勉啜二口，辄不能续进，余其小半而罢。服后，呕出浓痰，且觉药力直趋腹部，振荡有声，腹痛随作，欲大便者三四次，卒无所下。至夜三鼓，腹痛更剧，乃下燥矢五六枚，随以溏粪。据云矢粪积于纸制香烟匣中，满二匣。予尝诘之曰：何不用便桶耶？曰：际此衰疲之时，尚有何能力起床耶？况家无长物，故权假烟匣作便桶耳。予为之莞尔。

翌早，茂荣一觉醒来，方入妙境。向之胸闷如窒者，今则渐趋清明；昨之腹痛

如绞者，今则忽转敉平①。而胯间之疽亦崩溃而脓出，重痛大除，盖内证愈而外疽无所附丽也。于是思食，能进粥一碗，喜悦之情无以复加，盖其与粥饭绝缘者，已一月有余，不意得重逢时也。后溃疽由西医调治十日，即告收功，不劳吾师之再诊矣。茂荣性情诚恳，而言语滑稽，予与惠甫、崇景曾共访之，故知其病情稔。读者有暇，亦大可一往晤之，彼必供君以研究之资料，而解君之疑团。且彼所售炒面香脆可口，亦大堪一嚼云。

夫大陷胸汤号称峻剂，世人罕用之，抑亦罕闻之，而吾师则能运之若反掌，抑亦何哉？曰：此乃四十年临诊之功，非初学者所可得而几也，苟强求之，非惟画虎不成，类犬贻讥，而人命之责实重也。予尝谓仲圣方之分类，若以其峻否别之，当作为三大类。第一类为和平方，补正而可去邪者也。姑举十方以为例，则桂枝汤、白虎汤、小柴胡汤、理中汤、小建中汤、炙甘草汤、吴茱萸汤、小青龙汤、五苓散，当归芍药散等是。若是诸汤证，遇之屡而辨之易，故易中而无伤。第二类为次峻方，去邪而不伤正者也。并举十方以为例，则麻黄汤、大承气汤、大柴胡汤、四逆汤、麻黄附子细辛汤、大建中汤、大黄牡丹皮汤、桃核承气汤、葛根芩连汤、麻杏甘石汤等是。若是诸汤证，亦遇屡而辨易，但当审慎以出之，为其不中则伤正也。第三类乃为峻方，是以救逆为急，未免伤正者也。举例以明之，则大陷胸汤、十枣汤、三物白散、瓜蒂散、乌头汤、皂荚丸、葶苈大枣泻肺汤、甘草半夏汤、甘草粉蜜汤、抵当汤等是。若是诸汤证，遇之较鲜，而辨之难确。用之而中，已有伤正之虞，不中，即有坏病之变，可不畏哉。佐景侍师数载，苦心钻研，于第一类和平方幸能施用自如，绰有余裕，于第二

类次峻方则必出之以审慎，亦每能如响斯应，独于第三类峻方，犹不敢曰能用，即遇的证，亦必请吾师重诊，方敢下药。此乃治医者必经之途径，不必讳饰。是故医士有能用第一类方，而不能用第二类、第三类方者；有能用第一类、第二类方，而不能用第三类方者；未闻有能用第三类方，而不能用第一类、第二类方者也。然则今有初学医者焉，毫无用方经验，见本案大陷胸汤证，惊其神而识其效，越日，偶遇一证，与本证相似，乃遽投以重剂大陷胸汤，可乎？顷之，病者变证矣，或号痛而呼天，或大痛而剧下，观其神形，去死非远。尔时医者在侧，既已目眩心惊，未免手忙脚乱。将佯作镇定，空言以慰藉乎？将临渴掘井，翻书以觅方乎？抑将额汗涔涔，抱头而鼠窜乎？吾知其均未可也。嘻，是故治医之道，法当循序而渐进，切勿躐等②以求功，多下一分苦工夫，方增一分真本事。阅者能体斯旨，方为善读吾书。若有人焉，平素过习平淡轻剂，视余所谓第一类和平方，即以为天下第一流峻药，畏而却走者，则非我之徒，不足与言大道也。

曹颖甫曰 世人读仲景书，但知太阳误下成结胸，乃有大陷胸汤证，而不知未经误下，实亦有结胸一证，而宜大陷胸汤者。夫伤寒六七日，热实，脉沉紧，心下痛，按之石硬，及伤寒十余日，热结在里，无大热，此为水结在胸胁，二条皆示人以未经误下之结胸，读者自不察耳。予谓太阳传阳明之候，上湿而下燥，苟肠中燥火太重，上膈津液化为黏痰，结胸之病根已具，原不待按之石硬，然后定为结胸证。即水结在胸胁，胸中但见痞闷，而不

---

① 敉（mǐ 米）平：平定，安定。

② 躐（liè 列）等：不按次序；逾越等级。

觉痛者，何尝非结胸证也？此方予十年来验案甚多，一时不能追忆，暇时当检出之，以供快览。

第六六案　桃核承气汤证其一
颖师医案

罗夫人　七月二十三日

腹满胀，转矢气则稍平，夜不安寐，大便行则血随之而下。以证状论，有似脾虚不能统血，然大便硬，则决非脾脏之虚，以脾虚者便必溏也。脉弦，宜桃仁承气汤。

桃仁泥三钱　生川军二钱，后下　川桂枝三钱　生草一钱　芒硝钱半，冲

佐景按　病者服二剂后，大便畅而血止矣。

大论曰："太阳病不解，热结膀胱，其人如狂，血自下，下者愈。其外不解者，尚未可攻，当先解其外。外解已，但少腹急结者，乃可攻之，宜桃核承气汤。"本条即后人所据，指本汤为太阳腑病蓄血之方治也。盖膀胱为太阳之腑，本条之首见"太阳病"三字，条文又在《太阳篇》中，有此三证，得毋可信？佐景下愚，愿辟其非。

本条条文诸本稍有出入。原注曰："后云解外宜桂枝汤。"《玉函》"自"上有"必"字，"愈"上有"即"字。成氏本"解"下无"其"字。《脉经》"其外"下有"属桂枝汤证"五字，《千金翼》同。窃意凡此种种出入，皆无关大要。惟条中"膀胱"二字诸本无异，窃引为大疑。今试先问蓄血证之小便如何？按桃核承气汤条未言，但抵当汤丸三条则已三复言之。曰："以热在下焦，少腹当硬满，小便自利者，下血乃愈。"又曰："少腹硬，小便不利者，为无血也。小便

自利，其人如狂者，血证谛也。"又曰："少腹满，应小便不利，今反利者，为有血也。"然则蓄血证之小便利也。夫小便从膀胱出，今小便既利，彼膀胱何病之有？反是，凡膀胱热者，其小便必不利，甚或刺痛，宜猪苓、五苓之属，此为任人所知。然则以蓄血证言，膀胱实无热结，而"膀胱"二字之误，人每熟视不觉者，盖习非成是故耳。"膀胱"二字既误，反不若"下焦"二字为妥。下焦，犹言少腹之里也，其义虽太浑涵，假之为代名可也。学者欲知其真切病所，余今尚无辞以答，惟与其谓病所属膀胱，无宁谓属大肠与子宫。盖考诸实例，女子之瘀血有从前阴下者，有从大便下者，男子则悉从大便下。桃核承气汤煎服法中，又曰"当微利"，亦可以为证。抑谓病所在大肠与子宫，犹未尽妥，未竟之义姑留待高明发之。而热结不在膀胱，要可断言。后人乃欲依此"膀胱"二字，附会《内经》经络以立说，是犹建塔于沙，其可稳乎？又大论《厥阴篇》曰："病者手足厥冷，言我不结胸。'小腹'满，按之痛者，此冷结在'膀胱'关元也。"知"膀胱"二字原用以代小腹之里，不可过于拘呆，否则，膀胱既属太阳，又何能再属厥阴乎？

余今解释桃核承气汤条文，可见文冠以"太阳病"三字者，汤不必限于太阳方也。本条之意若曰："有人患太阳病，或延不医治，或医不如法，以致太阳病不解。同时其人又作他病，即热结于下焦少腹之里，发为动作如狂。设其人正气旺盛，自能逐下瘀血，如是，血自下者其病得愈。设其人正气不旺，无力逐邪者，当用药以攻之。但此时如其外太阳病依然未解，尚未可攻，当先解外。外解已，但少腹急结者，乃可用桃核承气汤攻之。"盖外不解尚未可攻云者，谓太阳未罢，尚未

可用阳明攻法也；外解已，但少腹急结者，乃可攻之云者，谓太阳已罢，但存阳明急结，乃可用硝、黄攻下也。夫"解外宜桂枝汤"，人知桂枝汤为太阳方，"攻之宜桃核承气汤"，人何不知桃核承气汤为阳明方？故本条全文可谓是"从太阳说到阳明"，奈何前人但见"太阳病"之冠辞，遂不见阳明病之方治耶？至于本条列在《太阳篇》中，不妨指本汤为太阳方，又何值一驳？缘仲圣之走笔若游龙，又岂浅学者所可想象而及之哉！

本汤中有桂枝一味，又是前人误解之源，曰桂枝所以解太阳之表者也。不知桂枝汤中之桂枝功在解表，桃核承气汤中之桂枝功在助下。一药二用，有说在乎？曰：我前不云乎，桂枝能活动脉之血者也。动脉之血，自里达表，桂枝助之，可以作汗解表，此桂枝汤中桂枝之功也。动脉之血自心脏出，分作上行下行，然上行者少，下行者多。少腹之热结血瘀，又远居心脏之下，使不有桂枝以助动脉之血下行，瘀何由去？此桃核承气汤中桂枝之功也。夫桂枝为血分药，桃核承气汤证为血分病，以血分药治血分病，何疑之有？其不关太阳事也明矣。

曹颖甫曰 胞中蓄血部位，即在膀胱两角。昔年在红十字会，有男子少腹胀痛，用桃核承气下后，虽未彻底，而少腹渐软，然瘀血则由大便出。将毋服此汤后，胞中瘀血亦能被吸上行，使从大便出耶？"太阳病"三字，原不可泥，在《太阳篇》中，要不过辨其为蓄水否耳，此其所以当从小便有无为辨也。

第六七案　桃核承气汤证其二
颖师讲授　佐景笔记

师曰 住毛家巷鸿兴里门人沈石顽之

妹，年未二十，体颇羸弱。一日出外市物，骤受惊吓，归即发狂，逢人乱殴，力大无穷。石顽亦被击伤腰部，因不能起。数日后，乃邀余诊。病已七八日矣，狂仍如故。石顽扶伤出见。问之，方知病者经事二月未行。遂乘睡入室诊察，脉沉紧，少腹似胀。因出谓石顽曰：此蓄血证也，下之可愈。遂疏桃核承气汤与之。

桃仁一两　生军五钱　芒硝二钱　炙甘草二钱　桂枝二钱　枳实三钱

翌日问之，知服后下黑血甚多，狂止，体亦不疲，且能啜粥，见人羞避不出。乃书一善后之方与之，不复再诊。

佐景按 狂止体不疲者，以病者体弱不甚，而药复适中病也。即使病者体气过虚，或药量过剂，致下后疲惫者，不妨用补剂以调之。病家至此，慎勿惊惶，反令医者不克竟其技也。

第六八案　桃核承气汤证其三
佐景医案

曹右　住林荫路
初诊　十月二十二日
经事六七月不来，鼻衄时作，腹中有块，却不拒按，所以然者，鼻衄宣泄于上故也。阙上痛，周身骨节烘热而咳，此病欲作干血，以其体实，宜桃核承气汤加味，上者下之也。

川桂枝二钱　制川军三钱　枳实二钱桃仁泥四钱　生甘草钱半　牛膝二钱　全当归二钱　大白芍二钱

佐景按 桃核承气汤亦余所惯用而得效之方也。广益中医院中，每多藜藿①之妇女，经停腹痛而乞诊，其甚者更见鼻衄或吐血，所谓倒经是也。余苟察其非孕，

---

① 藜藿：指粗劣的饭菜。

悉以本方加减投之，必下黑污之物而愈，本案特其一例耳。

曹右约三十余岁，面目黧黑，一望而知为劳苦之妇人也。妇诉其苦，备如案述。干咳不得痰，其块在少腹之左，久据不移，腹中痛，却喜按。假令腹中有块而拒按，此为本汤的证，绝无可疑者，今却喜按，则本汤之中否，实须细考。余以其鼻衄之宣泄为亡血家，法当导之使下，乃径与本方。盖处方之前，未尝不踌躇审顾也！

二诊　十月二十三日

骨节烘热已减，咳嗽亦除，症块已能移动，不如向之占据一方矣。服药半日，见效如此，非经方孰能致之？

川桂枝三钱　枳实三钱　当归三钱　制川军四钱　牛膝三钱　白芍三钱　桃仁四钱　甘草三钱

佐景按　服药半日云者，盖妇于昨日下午五时服药，迄今日下午五时，方为一日，而今日上午九时妇即来二诊故也。妇谓其块自原处略向上中方向移动，大便畅而未察其色，咳与烘热均减，而夜寐以安。夫不治其咳而咳瘥，不治其骨蒸而骨蒸减者，何也？所谓治病必求其本，今主病去，而客病随除也。

三日，妇未来。四日，续来，曰：服二诊方后，饭量增，体随舒快，其块更向上中方向移动，渐在腹之中道矣。余曰：若是甚佳，中道犹通衢，其块易下矣。曰：昨以便故，丐他医施诊，顾服药后，今日反觉不舒，块亦不动。阅其案，曰："经闭，腹中痞块，日晡潮热，宿瘀内阻，胞脉不利，宜祛瘀为治。"药为桃仁泥六钱，花槟榔三钱，两头尖二钱，大白芍三钱，青陈皮各钱半，川桂枝一钱，醋炒三棱莪术各三钱，紫丹参二钱，泽兰叶三钱。余曰：案甚佳，方亦合，量又不

轻，安得无效？妇坚请疏方。余曰：服二诊之方可矣，安用多事为？五日，妇竟不复来。阅者将虞其殆乎？余则敢必其向愈，或者块下之后，稍稍倦愈，休养一二日，转辄健步如飞，劳人草草，不遑谢先生矣。阅者博雅，能信吾言乎？

顾本汤之用，必以病者之体实为前提，假令其人体虚，粗率投之，将得不偿失，而贻后悔。阅者请检本卷第六一案黄芪建中汤一案，容续陈其经过。其案病者王女士自服治肺之药乏效，坚请设法根治。余曰：根在干血，当下之。姑试以最轻之量，计桃仁泥二钱，制川军一钱半，元明粉钱半分二次冲，加其它和平扶正之品。二剂后，果下黑如河泥之物。依理，此为病根之拔，正为佳兆。然而病者因是不能起床，胃纳转呆，精神又颓。虽云可用补益之药以善其后，然而病家恐惧，医更难于措手。所谓得不偿失者是也，阅者鉴之。

曹颖甫曰　桃核承气作用正在能攻下耳。二诊后他医所立方治攻而不下，安能奏效？时医畏大黄若蛇蝎，真是不治之痼疾。若王女士既下如污泥之恶物，病根已拔，虽胃呆神倦，不妨再用小建中以调之。即不服药，亦断不至死，可以片言决也。

佐景又按　陆自量先生作《桃核承气汤之治验》篇云："张姓之女，年方二九，患病匝月，仍未少瘥。延余诊治，证得形瘦色白，神识虽清，两耳失聪，入夜则神昏谵语，日间则其状若失。如此见象，盖以旬日。盗汗自汗，日夜无间，舌无苔。余以阳虚证治，处以附子、桂枝、龙骨、牡蛎、芍药等。明日复诊，病无进退，惟有自汗较少。病家反加责难，盖欲病迅愈，人同此心。思至此，不禁叹为医之难矣。是时实无词应付，惟有敷衍主义

聊以为慰。继而转辗思维，难得病之真谛。筹思再三，乃悟得热结膀胱，始有此种见证。因此目的吃紧于腹诊，且念医生以愈病为天职，设存瓜李之嫌，实有阻我学术之进步。结果诊得腹腔软瘪，在少腹部分，得有坚硬之物质，隆然若块石，同时病者亦诉痛，乃认定为热结膀胱，少腹急结之腹证。并询得旬日前病盛之际，曾患便血，为某名所医治愈。其蓄血之证益形露骨，乃毅然处以桃核承气汤，加龙骨、牡蛎、白芍、茯苓，令服两剂。此后遂未往诊，久久沉音，心自惴测，几疑此人已不食人间烟火矣。后得邻人谓现已起床照镜，开窗看菊。此昔年九秋事也。后又邀余，谓新患咯吐紫血，精神尚未恢复，想系蓄血未净，反动上冲使然也。再与前方去芒硝，入炮姜、三七，渐次向愈。余以为该病之便血时，正是热结膀胱血自下，下者愈之良好机会。无奈某医不察，反加堵塞，而反多此一翻手续。然则病家亦未尝不欢迎也，病人苦极已，一叹"（录《苏州国医杂志》）。陆先生见理透彻，立言平正，堪作病家之明镜。

第六九案　抵当汤证其一

颖师讲授　佐景笔记

师曰　余尝诊一周姓少女，住小南门，年约十八九，经事三月未行，面色萎黄，少腹微胀，证似干血劳初起。因嘱其吞服大黄䗪虫丸，每服三钱，日三次，尽月可愈。自是之后，遂不复来，意其瘥矣。越三月，忽一中年妇人扶一女子来请医。顾视此女，面颊以下几瘦不成人，背驼腹胀，两手自按，呻吟不绝。余怪而问之，病已至此，何不早治？妇泣而告曰：此吾女也，三月之前，曾就诊于先生，先生令服丸药，今腹胀加，四肢日削，背骨

突出，经仍不行，故再求诊。余闻而骇然，深悔前药之误。然病已奄奄，尤不能不一尽心力。第察其情状，皮骨仅存，少腹胀硬，重按痛益甚。此瘀积内结，不攻其瘀，病焉能除？又虑其元气已伤，恐不胜攻，思先补之。然补能恋邪，尤为不可。于是决以抵当汤予之。

虻虫一钱　水蛭一钱　大黄五钱　桃仁五十粒

明日母女复偕来，知女下黑瘀甚多，胀减痛平。惟脉虚甚，不宜再下，乃以生地、黄芪、当归、潞党、川芎、白芍、陈皮、茺蔚子，活血行气，导其瘀积。一剂之后，遂不复来。后六年，值于途，已生子，年四五岁矣。

佐景按　丸药之效否，与其原料之是否道地，修合之是否如法，储藏之是否妥善，在在有关，故服大黄䗪虫丸而未效者，不能即谓此丸竟无用也。

蜀渝邹趾痕老医士曰："虻虫、水蛭二物，为仲圣书中起沉疴愈大病最有大力之神药。然而自仲景迄今一千七百余年，历年久圣道失传，而今竟无人能用此药。遂使一切瘀血入于血室之发狂腹硬证，及瘀血入于血室结成坚硬大块之干血瘀病，可生而不得生者，不知凡几，曷胜浩叹！何以知无人能用此药？趾痕在四川重庆多年，目睹重庆药铺不办虻、蛭。愚须用此二物之病，必特派人到四乡农村寻求之。民国十七年，为三小儿再举在北平卧病于德国医院，因自四川来平，见北平药铺皆有二物，知北平之医能用二物，诚堪佩也。及愚用二物时，往往无效。愚乃注意考察，乃知药铺所售之虻虫非牛虻，乃屎虻、尿虻耳；所用之水蛭非钻脚蛭，乃不吮血之长蛭、大蛭耳。推原其故，皆由采办二物之人未闻医生说明二物分别之法，以为无须分别，只要是虻虫、水蛭，便可

充数。不知虻虫必用牛虻，屎虻、尿虻无用；水蛭必用钻脚蛭，不钻脚之长蛭、大蛭无用。此二物生于夏秋暑热强烈之时，采二物者当在炎暑肆威时，专人到四乡采之。采牛虻于畜牛家之牛房中，此中吮血之虻飞翔成群，虻声聒耳，虻嘴有吸血之针专嘈①牛肤之血，其针刺入牛肤，能令牛不胜痛，跳跃鸣嚎者良。去其翅足，微火烤干，藏于高燥之处，可以久藏不坏。采钻脚蛭于有蛭之水田或水池中，其中水蛭千百成群，蠕动蜎蠖，浮沉跳跃于水中。采蛭之人以脚入水中，则未满一寸长之水蛭爬满于脚胫之上，皆钻脚蛭也。从脚胫上抹下，微火烤干，藏于高燥之处，可免腐坏。凡水蛭能爬脚者皆能吮血，若长二三寸之水蛭，皆不爬脚，不吮血，故不得为钻脚蛭也。此物在四川，俗名蚂蟥，因此物两头有嘴，其爬上脚胫时，两头钻入肉中，有似两头有锋之铁钉，故称此钉为蚂蟥绊。在北平，俗名水鳖。在山海关，俗名肉钻子。愚以其名多易淆，故以钻脚蛭一其名，以免与不钻脚之水蛭混淆，乃可见诸实功。俗医不知虻、蛭之善恶，竟敢糊涂轻用，见有诊治单上用虻虫二分，水蛭一分者，谬之甚矣。不知此二物不用则已，用则只计个数，不以两钱分厘计也。愚每用牛虻二十个，用钻脚蛭亦必二十个；用牛虻三十个，用钻脚蛭亦必三十个，其个数必相等，不得参差也。所以必用相等之个数者，因要用此二物合力以攻一个坚硬之瘀块，使破为细碎砂粒。若夫用二十个或用三十个者，则视其瘀块之大小坚柔而决定也。若夫用其大毒以成功，而又能避其猛峻而无害者，则在乎良医辨证精明，临险不惑，见可而进，知难而退，进退适宜之运筹也。良医善用，故能起沉疴，愈大病；粗工无学无识，冒昧从事，不惟无益，而反害之，于是相戒以

不可用。久而不用，用法失传，辨别采药之法亦失传，遂使起死回生有大力之神药，搁于无用之地，讵非大可惜哉！今余作《圣方治验录》二卷将脱稿。第一卷追录愚在重庆治愈之病，载有用虻、蛭治愈刘玉成妇干血痨瘵之奇验；第二卷纪录愚在北平用虻、蛭治愈岳项氏腹癥腿寒二十年不受孕，今忽受孕之奇验……"（录《圣方治验录》）。经验之言至足钦仰。今海上药铺间有备虻虫者，辨之确系牛虻，非屎虻、尿虻，但水蛭一味，则鲜有备之者。盖医家、药商同视此为禁品，不敢以之列方，不敢以之售人，积习不返，良药坐湮，为可惜也。

第七〇案　抵当汤证其二
颖师讲授　佐景笔记

师曰　蓄血一证，见于女子者夥矣，男子患者甚鲜。某年，余诊一红十字会某姓男子，少腹胀痛，小便清长，且目不识物。论证确为蓄血，而心窃疑之。乃姑投以桃核承气汤，服后片时，即下黑粪，而病证如故。再投二剂，加重其量，病又依然，心更惊奇。因思此证若非蓄血，服下药三剂，亦宜变成坏病。若果属是证，何以不见少瘥，此必药轻病重之故也。时门人章次公在侧，曰：与抵当丸何如？余曰：考其证，非轻剂可瘥，乃决以抵当汤下之。服后，黑粪挟宿血齐下。更进一剂，病者即能伏榻静卧，腹胀平，痛亦安。知药已中病，仍以前方减轻其量，计虻虫二钱，水蛭钱半，桃仁五钱，川军五钱。后复减至虻虫、水蛭各四分，桃仁、川军各钱半。由章次公调理而愈。后更询诸病者，盖尝因劳力负重，致血凝而结成

① 嘈（zǎn 攒）：叮咬。

蓄血证也。

第七一案　抵当汤证其三

颖师亲撰

师曰　丁卯新秋，无锡华宗海之母经停十月，腹不甚大而胀。始由丁医用疏气行血药，即不觉胀满，饮食如常人。经西医考验，则谓腹中有胎，为腐败之物压住，不得长大，欲攻而去之，势必伤胎。宗海邀余赴锡诊之，脉涩不滑，不类妊娠。当晚与丁医商，进桃核承气汤，晨起下白物如胶痰。更进抵当汤，下白物更多。胀满悉除，而腹忽大。月余，生一女，母子俱安。孙子云置之死地而后生，岂其然乎？

曹颖甫曰　《金匮·妊娠篇》宿有癥病，当下其癥，桂枝茯苓丸主之。方中丹皮、桃仁、芍药极破血攻瘀之能事。丹皮、桃仁为大黄牡丹汤治肠痈之峻药，芍药为痈毒通络之必要，今人之治外证用京赤芍，其明验也。桂枝合芍药能扶统血之脾阳，而疏其瘀结，观太阳病用桂、芍解肌，非以脾主肌肉乎？用茯苓者，要不过去湿和脾耳。然方治平近，远不如桃核承气、抵当丸之有力。然当时非经西医之考验，及丁医用破血药之有效，亦断然不敢用此。而竟以此奏效，其亦有故无殒亦无殒也之义乎？

佐景按　余前表桃核承气汤为阳明攻下之方矣，若抵当汤比前汤更进一步，自亦为阳明之方。盖前汤治血之新瘀者，本汤治血之久瘀者，故二者见证显分轻重。彼曰"小腹急结"，此曰"少腹硬满"，"硬满"原较"急结"为重；彼曰"如狂"，此曰"发狂"，"发狂"原较"如狂"为重；彼有"血自下"者，此则须下其血乃愈，较血能自下者为重；彼不曰

脉，当在浮而数之例，此曰"脉微而沉"，原较前为重；彼用植物性药，此用动物性药，动物性药之功原较植物性药为烈。此皆其彰明较著者也。

本汤条文曰："太阳病六七日，表证仍在，脉微而沉，反不结胸，其人发狂者，以热在下焦，少腹当硬满，小便自利，下血乃愈。所以然者，以太阳随经瘀热在里故也，抵当汤主之。"试以此与桃核承气汤条文同读，当得一新义，有为前人所未及者。盖二条均属太阳阳明同病，惟前条先治太阳，后治阳明，为经；本条先治阳明，后治太阳，为权。所以有经权之分者，以血证有缓急之异也。前条血证不过急结如狂而已，故虽属阳明病，犹当先治太阳；本条血证已至硬满发狂，甚或击人上屋，其候已急，故暂舍太阳，先治阳明，正符"急当救里"之例。大论曰："本发汗而复下之，此为逆也，若先发汗，治不为逆。本先下之，而反汗之，为逆，若先下之，治不为逆。"此即桃核承气汤及抵当汤二条之提纲也。汪琥注曰："大约治伤寒之法，表证急者，即宜汗，里证急者，即宜下，不可拘拘于先汗而后下也。汗下得宜，治不为逆。"何其明澈允当也！

由是观之，仲圣假桃核承气汤及抵当汤二条，示人以太阳、阳明经权之治，同时引出阳明之方，实无疑义。在仲圣当日临床，原有此种实例，但吾人居今日而读大论，却不可固执此例，以为用二方之法门。使其过于胶执，恐二方将永无可用之时，而患二方证者反永不得主治之方，宁不可哀乎？读者试察本卷二方各案，其有太阳病者乎？无有也，斯可知二方实专属阳明无疑矣。窃以太阳经腑之说盛行，贤者不发其非，而反惑焉用，是不殚辞费而辨之。

第七二案　抵当丸证

颖师讲授　佐景笔记

师曰　常熟鹿苑钱钦伯之妻，经停九月，腹中有块攻痛，自知非孕。医予三棱、莪术多剂，未应。当延陈葆厚先生诊。先生曰：三棱、莪术仅能治血结之初起者，及其已结，则力不胜矣。吾有药能治之。顾药有反响，受者幸勿骂我也。主人诺。当予抵当丸三钱，开水送下。入夜，病者在床上反复爬行，腹痛不堪，果大骂医者不已。天将旦，随大便下污物甚多。其色黄白红夹杂不一，痛乃大除。次日复诊，陈先生诘曰：昨夜骂我否？主人不能隐，具以情告。乃予加味四物汤，调理而瘥。

曹颖甫曰　痰饮证之有十枣汤，蓄血证之有抵当汤丸，皆能斩关夺隘，起死回生。近时岐黄家往往畏其猛峻，而不敢用，即偶有用之者，亦必力为阻止，不知其是何居心也。

第七三案　白头翁汤证

颖师医案

米右　住方浜路肇方弄十四号

高年七十有八，而体气壮实，热利下重，两脉大，苔黄，夜不安寐，宜白头翁汤为主方。

白头翁三钱　秦皮三钱　川连五分　黄柏三钱　生川军三钱，后下　枳实一钱　桃仁泥三钱　芒硝二钱，另冲

佐景按　米姓妇家贫，有一子，现年三十余龄，卖旧货为业，不娶妻，事母至孝，邻里咸呼之曰"孝子阿三"。母病卧床匝月，无力延医安奉汤药，便器秽物悉孝子亲洁之。史君惠甫有姑母居相近，闻妇苦病，慨代延师出诊。本案方系初诊方，即系末诊方。何者？老妇服此之后，得快利，得安寐，复何求者？依法，病后当事调理，但妇以劳师远驾，心实不安，即任之。竟复健康如中年人。

崇保氏序《世补斋医书》曰："今年春，保病温，群医束手，先生（指陆九芝先生）以大承气汤下之，一药霍然。保年七十矣，栀、芩苦寒也，朴、硝峻下也，乃力排众议，毅然行之。非有真知灼见，不惑于补阴补阳之说者，曷能若此？故保曰：仲景医中之圣，先生医中之贤以佐圣者也。"窃于吾师亦云。

余尚忆曾治一杨左白头翁汤证，其脉案曰："利下，色鲜红，日二十行，无表证，渴欲饮水，脉洪大。论曰热利下重者，又曰下利欲饮水者，以有热故也，白头翁汤主之。"其药味为白头翁三钱，秦皮三钱，枳实二钱，黄连五分，生甘草钱半，黄芩钱半，黄柏三钱，复诊大效。

夫肠中热而有燥矢者，此为实热，宜承气汤；肠中热而无燥矢者，此为虚热（在比较上言，犹言空虚之意），宜白头翁汤。胃里有实邪者，宜吐法，用瓜蒂散；胃里有虚热（亦在比较上言）者，宜清法，用白虎汤。故胃之有白虎，无异肠之有白头翁；肠之有承气，无异胃之有瓜蒂。然而胃患虚热时多，患实邪时少；肠患实热时多，患虚热时少。仲圣取其多者常者为法，故立白虎、承气为阳明正治，而以瓜蒂、白头翁为阳明辅治。若问肠何以患实时多，胃何以患虚时多？曰：胃居肠上，肠生胃下，上者可以传之下，下者莫能还之上也。经旨点穿，令人微笑。

第七四案　猪胆汁导证

颖师亲撰

师曰　门人张永年述其戚陈姓一证，四明医家周某用猪胆汁导法奏效，可备参究。其言曰：陈姓始病咯血，其色紫黑，经西医用止血针，血遂中止。翌日病者腹满，困顿日甚。延至半月，大便不行。始用蜜导，不行，用灌肠法，又不行，复用一切通大便之西药，终不行。或告陈曰，同乡周某良医也，陈喜，使人延周，时不大便已一月矣。周至，察其脉无病，病独在肠。乃令病家觅得猪胆倾于盂，调以醋，借西医灌肠器以灌之。甫灌入，转矢气不绝，不逾时，而大便出。凡三寸许，掷于地有声，击以石，不稍损，乃浸以清水，半日许，盂水尽赤。乃知向日所吐之血，本为瘀血，因西医用针止住，反下结大肠而为病也。越七日，又不大便，复用前法，下燥矢数枚，皆三寸许，病乃告痊。予于此悟蜜煎导法惟证情较轻者宜之，土瓜根又不易得，惟猪胆汁随时随地皆有。近世医家弃良方而不用，为可惜也。

佐景按　本案见《伤寒发微》，以其可备一格，故特转录于此。凡大便多日未行，甚且在十日以上，又不下利清水者，是盖燥矢结于直肠部分。矢与肠壁黏合甚切，故愈结愈不能下。此时倘用硝、黄以治之，不惟鞭长莫及，抑将徒损胃气，伐其无辜，此导法之所由作也。蜜煎导法为轻，但能用之合度，亦每克奏肤功。友人黄君有祖母，年已九十余龄矣，遭病旬日，不大便，不欲食，神疲不支。群医束手，不敢立方。卒用灌肠器灌入蜜汁，粪秽既下，诸恙竟退，

获享天年，此其例也。近者药房制有甘油锭，施用较便，可以为代。倘用二三锭后，依然无效者，不妨续施。因肠壁热甚者，二三锭尚不敷濡润用也。若蜜汁或锭皆不胜任，则须用猪胆汁。盖人之胆汁本有润肠之功，今以猪胆为代，亦所谓脏器疗法之变局也。月前范石生先生治黄氏肝癌案，亦用胆汁导法。惜乎一般中医恒喜以清静为高，不肯亲犯粪矢，坐视良法湮灭，能不浩叹！

猪胆汁须和醋少许者，似欲借醋以刺激其肠壁，而促进其蠕动。故蜜锭之制，有时亦加以少许皂角末，实同此意。皂角粉少许吹入鼻孔中，即作喷嚏，其刺激之功为何如？

至于行导法用之器具，以西医所备者为简洁适用，价不昂，中医应同样采用。奈闻有法令焉，中医不许采用西医器具，是何意旨，令人莫测高深。而宝贵之中药，若大黄也，当归也，麻黄也，桔梗也，彼洋医洋商反可以恣意采取，制为所谓西药，以反售国人。嗟乎！天下事之不平宁有甚于此者？

第七五案　麻子仁丸证

颖师医案

徐左　能食，夜卧则汗出，不寐，脉大，大便难，此为脾约。

脾约麻仁丸一两

作三服开水送下。

佐景按　麻子仁丸原方为麻子仁二升，芍药半斤，枳实半斤炙，大黄一斤去皮，厚朴一尺炙去皮，杏仁一升去皮尖熬别作脂，等六味，蜜和丸如梧桐子大。今药铺中通称曰脾约麻仁丸者，即是也。本方以麻子仁为君，凡仁中皆有油质，功能

润下，故借之以通便，施于虚弱体质之不胜攻伐者允宜。

以上自大陷胸汤至麻子仁丸凡七证，虽有缓急之分，皆不离下法。或以结胸为主，或以瘀血为主，或以蓄血为主，或以热利为主，或以肠燥为主，其病所或偏于上，或偏于中，或偏于下。夫下则通，通则不痛，此治阳明热结之总诀也。

下　卷

第七六案　神志恍惚
佐景笔记

佐景曰　友人施君朝贵，崇明人也，服务上海电报局。甲戌孟秋某晚，匆匆邀诊乃弟病。入其室，见病者仰卧榻上，叩其所苦，绝不应，余心异之。私谓施君曰：乃弟病久耳聋，无所闻乎，抑舌塞不能言乎？则皆曰否。余益惊异。按其脉，一手洪大，一手沉细，孰左孰右，今已莫能记忆。因询家人以致病之由，曰：渠前任某军电职，因事受惊，遂觉神志恍惚，每客来，恒默然相对，客去，则歌唱无序。饮食二便悉如常人，惟食时阙上时有热气蒸腾，轻则如出岫朝云，甚则如窑中烟，状颇怪特。前曾将渠送往本市某著名医院诊治，经二十余日，医者终不识其为何病，既无术以疗，翻称其无病以塞责。故于昨日迁出，请先生一断。余细按其腹，绝不胀满，更不拒按。沉思良久，竟莫洞其症结。于是遂谢不敏，赧然告辞。越日，施君告余曰：舍弟之病，昨已延曹颖甫先生诊治，服药后大泄，阙上热气减。余闻而愕然，遂急访之，并视所服方。忆其案尾略曰：此张仲景所谓阳明病也，宜下之，主以大承气汤。方为：

生大黄三钱　枳实二钱　芒硝三钱，冲　厚朴一钱

又越数日，余再晤施君，谂①其弟服药后，已能起床，且不歌唱。惟两肋胀痛，经曹师诊治，顷又愈矣。审其方，乃小柴胡汤也。

柴胡三钱　黄芩三钱　党参三钱　半夏三钱　生姜三片　大枣十二枚　甘草二钱

嗣是施君之弟似可告无恙矣，顾尚苦自汗，精神不振。又经曹师投以桂枝加龙牡汤，一剂而愈。

川桂枝三钱　大白芍三钱　生草二钱　生姜三片　大枣十二枚　花龙骨五钱　煅牡蛎五钱。以上二味先煎

自此以后，健康逾常人。一日与兄俱出，值余于途，各微笑颔首以过。翌日遇施君，问其弟昨日途间作何语。施曰无他，固诘之，乃笑曰：彼说吾兄脉理欠精耳。余不禁重为赧然，于是深服吾师医术之神，遂执贽而列门墙焉。

佐景按　本案病者所患似系所谓精神病，或神经病。顾西医用神经药治之，绝不见效。中医用经方治之，反奏肤功。其理深奥，莫可究诘，殆所谓治病必求其本欤？按初方系阳明方，次方系少阳方，末方系太阳方。以三方疏其三经之阻滞，诸恙乃瘳，殆当日受惊之时，周身筋络器官，即因惊而有所滞乎？顾饮食二便如常，腹不痛，又不拒按，谁复有胆敢用承气？乃吾师独以阙上热气之故，遂尔放胆用之，殆所谓但见一证便是，不必悉具之意乎？噫，天下怪病滔滔，微吾师，其谁与归？

曹颖甫曰　此证予亦不能识，惟诊其脉，则右极洪大，左极微细，阴不足而阳

---

① 谂（shěn 审）：知悉。

有余，意其为少阴负趺阳之脉，而初非逆证。加以热气出于阙上，病情正属阳明，与右脉之洪大正合。故决为大承气汤的证，而不料其应乃如响也。

佐景又按　本案属三阳同病，本编入本书第二集中。因邵餐芝先生大序中道及，且本案又为余从师之因，故特提前列此，以作纪念。

第七七案　肠痈其一
颖师医案

史惠甫先生　住上海城内方浜路七七五号三楼

佐景按　史惠甫君前以病来诊，曰我时患腹痛，药则少瘥，隔日辄发，医者以为疝气，常用理气之剂云云。余细诊之，乃肠痈也，即西医所称盲肠炎、腹膜炎之类是，当用药攻之，稍瘥，数日又发。案及处方如下：

腹痛偏右，瘥而复发，便燥结，拟大黄牡丹汤。

生川军钱半　元明粉三钱，冲　桃仁二钱　丹皮二钱　败酱草三钱　生苡仁四钱　熟附块一钱　枳实炭二钱　大白芍二钱　佛手钱半

此四月十八日方也，服三剂，所下甚多，腹痛大减。至二十五日，仅觉患处隐隐作痛矣。易医治之，与以疏泄厥气之剂，方为：

软柴胡钱半　枳实炭二钱　大白芍二钱　青陈皮各钱半　云苓三钱　香附二钱　金铃子三钱　炙乳没各八分　小茴香八分　炙枸橘三钱　青橘叶钱半　路路通三钱

服后一日，病无进退。二日，腹胀转剧，又来请诊。察之，向之腹偏右胀痛者，今则满腹左右皆胀矣。按之不甚有反抗力，经文中"腹皮急，按之濡"六字，确是形容尽致，不能更易。病者蹙頞相告曰：将如之何？余曰：无虑，前方尚可用。乃书曰：

肠痈旋瘥旋发，刻诊小腹四围作胀，按之濡，隐隐痛，大便不爽，再拟原法。

生川军三钱　粉丹皮三钱　冬瓜子四钱　芒硝三钱，冲　桃仁三钱　败酱草三钱　熟附块钱半　大白芍四钱　焦楂炭三钱　细青皮钱半

此方午刻服下，下午无动静，至夜半方欲便，下秽物甚多。次日又来诊，曰：下后腹中略舒矣。余视之，病虽减其一二，殊不了了。曰：昨方虽合，尚嫌轻也。史君曰：然则如之何？曰：当请吾师用重方，君有胆量服之否？曰：愿听命。乃谒师，作初诊。

初诊

肠痈屡经攻下，病根未拔。昨由姜君用大黄牡丹汤，腹胀略减。以证情论，仍宜攻下，仍用原法加减。

生川军五钱，后入　冬瓜仁一两　桃仁八十粒　粉丹皮一两　当归五钱　芒硝三钱，冲　杜赤豆四两，煎汤浓后，入前药

佐景按　史君持本方至药铺配药，铺中人有难色。曰：安用若许剧药耶？史君曰：毋虑，此种药予已屡服之矣。铺中人曰：然则此郎中年几何矣？曰：七十余龄矣。曰：然。是诚有经验学问之医也。乃慨予药。据史君言，服后四小时即得便下，较向之服予方用大黄三钱，须逾十小时方得下者，爽快多矣。其夜所下最多，皆黑色臭秽之物，更衣频数，至不可数。而快下之后，腹痛大减，肿胀亦消，次日乃来二诊。

二诊

昨用大黄牡丹汤，加当归赤豆，所下黏腻赤色之物，非脓非血。此种恶浊久留肠中，必化为黑色之河泥状。服汤后，肠

中有水下行，作漉漉声。盖此证肠中必有阻塞不通之处，故谓之痈。痈者，壅也。然则不开其壅，宁有济乎？病根未拔，仍宜前法减轻。

生川军三钱　丹皮五钱　桃仁五十粒　当归五钱　冬瓜仁一两　赤芍五钱　芒硝二钱，冲　败酱草五钱　杜赤豆四两，煎汤后，入前药

佐景按　史君服此方凡二日，计二剂，夜间皆大下，甚至疲于奔波床第与便具之间。所下除河泥状污物外，更有白色之脓水。下此水时，每作剧痛。史君自曰：计吾三日夜所下之物，当已满一器有半。吾腹虽大，乃何来若许污物，斯亦奇矣！

第三日史君服此原方，余亲访之于其私宅。史君曰：我昨未告老师以所下之物如河泥状，而老师立案，乃径曰"必化为黑色之河泥"，噫，何其神也！余笑颔之，因忆某日有徐先生（先生亦当从师游）者尝来谒师，曰："家慈以肠病弃养矣。时余以事远羁他方，未克侍侧。中医以药攻之不下。西医剖开肠之一角，见肠中所蓄，非为燥矢，乃尽属如河泥状之物，于是施术取去污物，病暂愈。乃不幸又二月余而弃养。"于此可见西医之治疗肠痈，虽见效于一时，而终不足恃，忽其本而务其末，倘死者有知，能不饮恨九泉乎？

坐谈有顷，因询史君以得病之由。曰："昔年患病，常不服药。家严笃信仙佛，每以香灰令服，病因其在此乎？"但斯时史君所下者，已由黑色渐变为紫红之咖啡色矣。

三诊

两进加味大黄牡丹汤，肠中宿垢渐稀，惟脐右斜下近少腹处，按之尚痛，则病根尚未尽去也。仍用前法，减硝黄以和之。

粉丹皮一两　冬瓜子一两　生苡仁一两　桃仁泥五钱　败酱草五钱　京赤芍六钱　生甘草二钱　当归五钱　桔梗三钱　杜赤豆四两，煎汤代水

佐景按　史君服此凡六剂，所下之物，渐由咖啡色转为绿色，而绿色之中更杂有如蚕砂之黑粒。少腹痛处较瘥，惟上行之筋反觉微微牵引不舒。六剂之后，停药二天，乃行四诊。

四诊

肠痈近已就瘥，惟每日晨起大便，患处尚觉胀满，恐系凤根未除。然下经多次，血分大亏，时时头晕，脉大，虚象也。当以补正主治，佐以利下焦水道。

大川芎一两　全当归五钱　大熟地四钱　春砂仁一钱　赤白芍各三钱　猪苓三钱　明天麻四钱　陈皮三钱　泽泻二钱　生白术五钱　冬葵子五钱

佐景按　史君服此补正分利之剂后，前之大便时痛者，今已不痛矣。且其前色绿者，今亦转黄矣，惟七分黄之中仍有三分绿耳。史君前有遗精宿恙，此时又发。或系本方分利药太重之故欤？惟遗后绝不疲劳，则亦无妨焉。

瘥后，史君踵予道谢。曰：承先生等诊视，吾之恶疾已全愈矣。溯我未遇先生之前，历访中外名医，祈祷远迩神祇，二年于兹，所费时间金钱，不可数计，顾又以此辞业，未获小效。苟早知先生，则二年之劫运岂非可免乎？虽然，今日若是，亦不幸中之大幸矣。

史君又曰：我以老师之方，示我亲友，亲友无不咋舌。以剧药而用剧量，彼辈未之前睹也。余曰：剧药所以治剧病。方今举世滔滔，病家之讼医家者，日有所闻，故时流习为轻剂，驯至剧药无敢尝试，剧病无由以起，悲夫！

佐景又按 惠甫曾大病三次，皆属于肠，本案所载乃第一次也。其后二次，亦由吾师生共愈之，悉详第二集中。嗣是惠甫识医药之保身，乃毅然弃业，从师习医。寒暑尚未三易，而惠甫已成医界通人矣。故我称惠甫或曰先生，或曰君，或曰师兄者，先后关系不同故也，兹姑悉仍其旧。

第七八案　肠痈其二

颖师医案

陆左

初诊

痛在脐右斜下一寸，西医所谓盲肠炎也。脉大而实，当下之，用仲景法。

生军五钱　芒硝三钱　桃仁五钱　冬瓜仁一两　丹皮一两

二诊

痛已略缓，右足拘急，不得屈伸，伸则牵腹中痛，宜芍药甘草汤。

赤白芍各五钱　生甘草三钱　炙乳没各三钱

佐景按 俗所谓缩脚肠痈者，此也。吾师移《伤寒》之方，治《要略》之病，神乎技矣！

三诊

右足已伸，腹中剧痛如故，仍宜大黄牡丹汤以下之。

生川军一两　芒硝七钱，冲　桃仁五钱　冬瓜仁一两　丹皮一两

拙巢注 愈。

佐景按 本案陆左患足拘急，因获治而伸；有一杇者①足本得伸，因误治而致拘急，两者相映成趣，令人捧腹。杇者邹姓，性情滑稽，常喜据丹方小册，以自治己病。一日发热体痛无汗，意求汗出。闻友人言，糯稻根、瘪桃干可以治汗出不

止，竟误会其意，取而服之，于是右足遂挛。其妻扶之，叩师门请诊，师睹其突梯②之神情，不禁大笑。

肠痈病证，变化多端，上诉各案尚不足以尽其情。吾友蒋冠周君偶抱孩上下阶沿不慎，稍一惊跌，顷之心中剧痛不可耐。次日痛处移于少腹右旁盲肠处。医以定痛丸止之，而不能治其病。其令正来嘱余诊。余适以感暑卧床，荐就吾师治。吾师予以大黄牡丹汤加减，二剂将愈。不知何故，忽又发剧痛如前，改就西医诊，用药外敷，约十余日，徐徐向愈。自后盲肠部分有一硬块如银元大，隐隐作痛，按之更显。蒋君以为病根犹在，虑其再发，意欲开刀，作一劳永逸之计。余力止之，用阳和膏、硇砂膏加桂麝散等香窜之品，交换贴之，一月而消，此一例也。

盛熙君尝患腹中隐痛，时瘥时剧者三年，余以四逆散愈之，竟不复发。一年后，某夕贲③临，坦然曰：吾腹中不舒，请疏方。持脉未毕，腹痛大增，甚至呼号伛偻。列方未毕，痛竟不能耐，急呼汽车，由他友伴送之归。药为理中加味，疑其中寒也。药后即大呕吐，继之以血，终夜反复，不获一寐。次日往诊，自谓腹中痛瘥，盲肠处转痛。余知其病情与上案蒋君仿佛，乃以轻剂大黄牡丹汤微下之。三日，踵余道谢，能久坐戏剧院，观赏电影矣，此又一例也。

曹颖甫曰 肠痈一证，舍大黄牡丹汤以外，别无良法。《千金》肠痈汤虽与此方大略相似，而配合犹未尽善。但有时药虽对病，而治愈正未可必。尝治庄翔生次妻张氏，屡用本汤攻下，而腰间忽起流

①　杇（wū屋）者：泥水匠。
②　突梯：圆滑，随俗的样子。
③　贲：奔走，快跑。

火，以至于死。考其原因，实由平日有雅片①瘾，戒烟后，不复吸烟，常用烧酒浸雅片灰吞之，以至肠燥成痛。下后，雅片灰毒内发，遂发流火，以至由肿而烂，终于不救，要不得归咎于方治之猛峻也。欧阳文忠述其先德曰："求其生而不得，则死者与我皆无憾也。"吾愿同学诸君奉此言为圭臬。

第七九案　肠痈 其三
颖师医案

周小姐　住小西门

复发初诊

大便不甚畅行，自以他药下之，痛而不行，仲师所谓非其治也。今拟用承气汤加桃仁主之。

生川军三钱，后入　枳实四钱　川朴二钱
桃仁四钱　芒硝二钱，冲

佐景按　周小姐先于本年五月间病肠痈，经吾师暨俞哲生师兄后先治愈，体健回校肄业。至十二月间，因运动过度，饮食不节，前之盲肠患处又见隐痛，大便不行。乃市某西药房所制之丸药服之，冀其缓下。孰知仅服二丸，便不得下，痛反增剧，不能耐，自悔孟浪。无已，仍请吾师赐方，即本案复发初诊方也。服后，便畅下，痛大除，惟有时按之还作小痛耳。越日，乃来二诊。

二诊

昨经下后，旧时患处按之尚痛，脉弦而数，用《千金》肠痈汤以和之。

粉丹皮三钱　丹参三钱　白芍三钱　生地黄五钱　生甘草一钱　败酱草三钱　茯苓三钱　生苡仁八钱　大麦冬五钱　桔梗一钱柏子仁一两　佛手二钱　生姜三片

佐景按　周女士来二诊时，余方恭侍师侧。师令余按脉，得弦细而数。察其面色，似未甚荣润。惟据述痛已大减，无任私慰。师令余拟方。余曰：《千金》肠痈汤差足以和之，承赐诺，即用焉。以其下经多次，故不加大黄；以其夜寐不安而性易燥怒，故加柏子仁；以其偶或气郁不舒，故加佛手；以其经欠调，故仍用丹参。药味既多，竟不似吾师之方矣，相与一笑。

周女士服此二剂，大觉舒适，夜寐竟安。闻师将返江阴度岁，重来乞调理长方，余乃知之稔。

本案似无多大特色，不足录，惟以其可以示复发及调理之一格，故附焉。虽然，周女士初病之经过，极曲折侥幸之奇观，容续述之，以博一粲。

先是五月间，周女士病腹痛偏右，就诊于中医孙先生。孙先生与以理气定痛之剂，续治二月有余，不见效。改请西医王先生诊察究系何病，断谓盲肠炎，欲求根治，当用手术。病家不敢从命，乞施别法。西医乃用冰罩其患处，痛止，周女士得仍回校中攻读。未逾十日，病又作，倍剧于前。至是西医坚决主张用手术，且谓时不可失，后将无及。相与议定手术费银若干两，但须家长签字，即可实行。此时也适周女士之父因事在杭，接家报如此云云，急复电谓待我返再议。而女士之痛已不可忍，且拒按，右足不能伸，证情岌岌，不可终日。周母无主，惶急异常。会有戚祝先生至，曰：何不请中医治？周母曰：中医之方积叠成簿，惟其不能治，乃请教西医耳。曰：我有友人或能治此，盍请一试？于是俞哲生师兄应运而出。晚七时许，诊之，洒淅恶寒，口渴，脉弦滑而数，苔抽心而绛，边反白腻，急疏大黄牡丹汤加味，内用生大黄三钱。周母急令购

---

① 雅片：即鸦片。

药煎服，待其服已，俞师兄乃返寓。夜十一时，周先生忽作不速客访俞兄，惊问曰：生大黄竟可服至三钱耶？我昔延请之孙先生用药数十剂，仅末剂有蜜炙大黄五分。俞兄问服后病情，曰：腹加痛矣，将奈何？俞兄慰之。周先生曰：姑待我返舍看变化如何，倘不幸转剧，我必以电话相告。未越一小时，俞家之电话铃声果响。诸君试思之，俞君为一执业未久之医士，当时闻此丁丁之铃声，将生若何之心理？然而事出望外，但闻周父曰：病者得下，而足已伸矣。续诊三次，颇告顺手。并知服第一剂后，下如血筋等污物；服第二剂后，下瘀血；服第三剂后，下血水；服第四剂后，竟得黄色粪。其日适值病者经来，病情未免夹杂，当延老师诊治。视已，师曰：病根未除也。依然用下剂，晚六时服药，其夜病者竟作瞑眩，四肢厥逆，冷汗出，下经六七次，至天亮痛休。自是方真入坦途，了却无限风波。至于瞑眩之夜，周父额汗奔波，叩师门以问计者，又当在智者意料之中也。

本集编按既竟，余又诊得一盲肠炎病，即肠痈也。病者为友人陈君子良弟，名国桢，年十五，肄业城内一粟街尚文小学六年级，住大南门电话局后宝隆里六号。国桢攻读至勤，因家离校稍远，每饭已，辄匆匆赴校，日以为常。二月一日子良邀余诊视，据述已经西医陈天枢先生详细诊察，指为盲肠炎。并曾注射退热剂之药，及用安福消肿膏。因病势急，似尚未见速效。大便四日未行，小便短赤，绝不欲食，常屈足而卧，每痛作，辄不耐云云。余以手按其患处，适在所谓马克字内氏之压痛点，即自脐至右腹角高骨引一直线，此线与右直腹肌边线相交之点是，亦即近前线之中点。自起病至今，已四日矣。家人见病不退，且知按诸西医法，当

用手术，方得根治，但恐发生危险，故未敢冒昧尝试。当时余初诊方，用生川军二钱，粉丹皮二钱，桃仁泥四钱，元明粉钱半分冲，京赤芍三钱，败酱草钱半，生苡仁一两，香谷芽三钱。二日复诊，知一日服药之后，得下三次，悉属秽浊不堪之物。腹痛随减，按之亦不甚痛，又能进粥，大佳。方用生川军钱半，粉丹皮三钱，桃仁泥二钱，冬瓜子四钱，元明粉一钱，柏子仁四钱，赤茯苓三钱，生苡仁一两，光杏仁三钱，生甘草钱半。三日三诊，知二日夜中亦下，腹中甚适，言语渐有力，舌苔渐清净，小便之色渐淡。予粉丹皮四钱，败酱草二钱，桃仁泥二钱，冬瓜仁四钱，生苡仁一两，柏子仁五钱，火麻仁四钱，光杏仁三钱、赤茯苓三钱，紫丹参二钱，香谷芽三钱，生甘草二钱。四日四诊，知三日夜中，大便较难而痛，苔腻脉弦。料其内热未除，急予制川军钱半，粉丹皮二钱，桃仁泥钱半，冬瓜子四钱，元明粉一钱二分，生苡仁一两，京赤芍三钱，藿香钱半，佩兰钱半，生甘草钱半，灯芯三扎。五日五诊，量得体温三十八度一，脉搏八十二至，舌苔前部较清，后部仍腻，盲肠部得按依然作痛，每夜必自痛剧，甚至呼喊。药用生大黄二钱，牡丹皮三钱，桃仁三钱，芒硝二钱，枳实钱半，厚朴三分，当归尾钱半，京赤芍三钱，生苡仁一两，炙乳没各一钱。六日六诊，病家疑惧。子良谓大便日日得下，痛苦依然未除，如何堪长用攻药，得毋坏其肠？伯母尤焦虑，因所育子女凡十人，以小恙而折者凡五，皆得病辄延医，延医辄不治，此番愁眉，自在意中。独老伯庆斋先生供职于枫林桥市政府地政局，是日特告假商诊，拜聆之下，知为识者。老伯意加重攻下之品，一面请西医施止痛针，余难加可否。量其身热升作三十八度七

（时当下午三时），计其脉搏得九十至，精神较昨困顿，脉亦无力，舌苔又呈腻象，并见咳嗽不爽，不思纳谷，虽痛之次数较稀，综察全证，殊难乐观。欲向吾师请教，而吾师适已返江阴度旧岁。欲荐他医以自代，病家又慰留勿许。默思责任之重大，证情之棘手，无异孤军苦战，草木皆兵。阅者试设身处地，为余着想，居此险境，将何所施其技？殊不知当此进退维谷，疑难莫决之际，正医者炼胆煅心之时。炼何胆？炼大胆也。煅何心？煅细心也。余乃整襟危坐，凝神沉思。夫病为盲肠炎之证，药属盲肠炎主方，投之未得捷效者，以其蚓突①中当有污物未出，即吾师所谓病根未拔也。每作阵痛者，即蚓突力拔病根时也。精神反疲，体温反高（下午三四时许本较高），脉搏反数者，以病既延久，正气随虚也。然则急起直追，何容踟躇？因将原方去枳实，加生黄芪钱半，生甘草钱半，杏仁三钱，藿香二钱，改厚朴作五分。七日七诊，病情竟急转直下，身热退至三十七度六，脉搏减至七十六至，苔大化，纳突佳。余惊问其故，据述六日晚服药后，上半夜呼痛特甚，倍于畴昔，惟子夜后即泰然睡去，绝不呼痛。天亮醒来，其粪色作淡黄色，异于前此之污色、黑色、老黄色，且其粪能沉器底，不似前之但浮矣。小便亦较清长。因予生大黄一钱，牡丹皮三钱，生苡仁八钱，冬瓜子五钱，柏子仁三钱，光杏仁二钱，生黄芪二钱，当归尾钱半，炙乳没各八分，赤茯苓三钱，生甘草钱半。八日八诊，体温退作三十七度四，脉搏减作六十七至，此乃病后应有之现象。盲肠部分已完全不痛，且软如左侧，能自由起立如平人，又食而知味。当予生大黄八分，牡丹皮二钱，生苡仁四钱，大生地三钱，生黄芪二钱，潞党参一钱，当归尾钱半，炙乳没各八分，杏仁三钱，生甘草钱半。

九日九诊，国桢能到前房，坐案旁畅谈，不须余就床沿问切矣。当从十全大补汤加减，嘱服二剂。次日适值废历岁尾，病魔乃随年神俱去。

余于本病素加注意，前年参观同济大学人体解剖展览会时，曾检阅盲肠及蚓突之种种异状至详。余并有一臆想，即大黄牡丹汤可代西医之刀与钳，且本汤能驱除蚓突中之污物，有刀与钳之利，而无刀与钳之弊。人初闻吾此言，鲜不以为眩技欺世，故我宁甘自藏拙。自得国桢之诊，益信吾言不谬。实告世人，所谓盲肠炎者，初起每非盲肠本身之发炎，乃盲肠后部之附属器官，称蚓突，状如小管者，发炎耳。肠中污物之所以得入蚓突中者，因盲肠部分肠内容物拥挤不堪，不能上行，以致从旁溢入蚓突耳。服大黄牡丹汤即得泻出污物者，因肠壁受药力之刺激，故能推送内容物上行、平行、下行，以达肛门。盲肠之处既空，蚓突又得药力之刺激，乃返挤污物于盲肠，由是蚓突之炎以消而病以已。故云本汤可代刀与钳者，乃言其药力能刺激肠壁及蚓突，使自起力量，排出污物耳。执是以言，宁不可信？

肠痈初起，每有恶寒之状。国桢初得病时亦然。故《金匮·疮痈肠痈浸淫病脉证并治篇》第一条即曰："诸浮数脉，应当发热，而反洒淅恶寒，若有痛处，当发其痈。"内"而反洒淅恶寒"大堪着目，世人竟有误认为疟疾之初起者。又"发"字诸家多凿解，窃意内痈生于体内，无从目睹，当其初起之时，甚不自知病所何在，故曰"若有痛处"则"当发其痈"者，犹曰"当觅其痈"，盖"发"犹"发现"之谓也。

---

① 蚓突：即阑尾。

《金匮》曰："肠痈者，少腹肿痞，按之即痛如淋，小便自调，时时发热，自汗出，复恶寒，其脉迟紧者，脓未成，可下之，当有血，脉洪数者，脓已成，不可下也，大黄牡丹汤主之。"历来注家对于"脓已成，不可下也"一语，殆无异辞，甚且以此为大黄牡丹汤与薏苡附子败酱散主治之分野，此殆不思之过也。

《金匮》所谓未成、已成之脓所包至广，一切炎性渗出物，腐化之白血球，腐烂之肠壁皮肉等均是，要在当去之例一也。夫肠痈当未成脓之前，曰可下之，试问欲下者何物？依余之说，下其肠中一切污积，使蚓突得挤出病根是矣。当已成脓之后，反曰不可下之，试问其脓作何处置？将使脓复返为血乎，此乃绝无之事；将任脓突脐而出乎，此乃速死之图。《方伎杂志》略云："一商家女（中略）自腹以至面部四肢悉肿，少腹右方之底有酿脓。因思取脓则可保十日，以此告病家。病家相惊吐舌，谓前医皆不知有脓，但云补药以助元气，则水气自治耳。遂乞施针。余曰：针则至多延命一月，取脓则十日。但识病在医，而死生任诸天数，姑针之可也。遂用钹针刺入寸许，脓汁迸射，上及承尘，臭气扑鼻，病家人人惊愕。乃与薏苡附子败酱散，疮口纳细棉条以出瘀脓。然其人元气渐脱，十一日而毙。"可谓一证。犹曰薏苡附子败酱散主之，试问服散之后，散能与脓起化学作用，齐化为乌有乎？吾惧其未能也。若曰散将与脓结而俱下，则依然是下法，乌得曰不可下？或曰不可下者犹言不胜下，下之终危也。余则谓果下之，犹不失背城借一之计，不下即是束手待毙之策。孰得孰失，明眼者自能辨之。况脓去正虚，大可用补，活法在人，宁难善后。故窃于"不可下"三字大起疑惑，即使的系仲圣遗文，犹当据

事实以改正之。如何改正，曰，当作"当急下"也（又经文称本病"小便自调"，按之事实，不尔，改正之责，委之贤者）。

《金匮》大黄牡丹汤方后曰："顿服之，有脓当下，如无脓当下血。"本已昭示后人无脓当下，有脓当急下，悉主以本汤之意，人自不察耳。以病例言，本集肠痈案其一史君之大下河泥状污物，其三国桢之下秽浊不堪物，皆有脓当下之例。吾师《金匮发微》本汤条下师母之下血半净桶，及本集肠痈案其三周女士之下血筋、瘀血、血水等物，皆无脓当下血之例。是故下血云者，此乃当下之恶血，血去则病除，绝非失血之谓也。

客曰：审如君言，薏苡附子败酱散将无用武之地矣。答曰：非也，特其用武之时不同耳。余有本汤治验一案颇富趣味，容详本录第二集中。但二方不同之点，当稍述一二，以快客之先睹。依《金匮》法，肠痈实分为二种：一种为热性者，为大黄牡丹汤所主；一种为寒性者，为薏苡附子败酱散所主。热性者多急性，寒性者多慢性。热性者痛如淋，寒性者痛缓。热性者时时发热，寒性者身无热。热性者常右足屈，患起于瞬时；寒性者则身甲错，恙生于平日。热性者属阳明，故大黄牡丹汤即诸承气之改方；寒性者属太阴，故薏苡附子败酱散乃附子理中之变局，且散与丸为近。热性者病灶多在盲肠，寒性者病灶不限于盲肠。能知乎此，则二汤之分明矣。客憬然若悟，鞠躬而退。

西医治盲肠炎初起，用冰罩其患处，可以暂遏病根，略退炎灶。不久以后，炎灶复生，病势反剧，于是注射退热剂而热不退，注射止痛剂而痛不止。盖皆治标之法，无裨实际故也。其惟一治本之法，厥为动手术。诸君请阅《断肠续命记》（载

本集附录中），即知动手术之危险为何如。陈庆斋老伯见告云，近者一人患盲肠炎，受割治，割口缝成后，依然作痛，查知有一小块药棉留腹中，忘未取出，再开刀，卒不救云云。此又动手术之意外枝节也。然则西医何不用下法？意者最初西医之治本病，原用下法，但多致肠穿孔出血而死，后遂医医相诫，故至今无复有敢议下者。然则中西医同用下法，而死生之分又何径庭？盖其所谓下，非吾之所谓下也。实言之，大黄牡丹汤之下，下中带消炎之意。《本经》谓大黄荡涤肠胃，推陈致新，牡丹皮除瘀血，疗痈疮，即是此意。而彼之下药或仍系金石热品，以热攻热，无怪肠壁穿孔。得此一说，吾惑庶解。今有西医于此，采取吾说，选用能消炎之下剂以治盲肠炎，使其得效，余乐闻其言，使其偿事，余恕不负责。欲策万全之道，请用大黄牡丹汤。

曹颖甫曰　无锡华宗海，丁甘仁之门人也。曾于十年前患肠痈，往医院治疗。同时患肠痈者三人，二人先行破腹，皆命随刀尽。宗海闻之惧，无如已经签字，无从反悔。最后某西人以学徒手术不精，自行奏刀，将盲肠之阑尾割去缝好，幸得生全，是殆有命存焉。虽然，令前解剖之二人或不入医院，用大黄牡丹汤治之，吾知其未必致死，于此而不归咎于人事之失，不可得也。

第八〇案　肺痈其一
颖师医案

师曰　辛未七月中旬，余治一陈姓疾。初发时，咳嗽，胸中隐隐作痛，痛连缺盆。其所吐者，浊痰腥臭，与悬饮内痛之吐涎沫固自不同，决为肺痈之始萌。遂以桔梗汤，乘其未集而先排之。进五剂，

痛稍止，诸证依然，脉滑实。因思是证确为肺痈之正病，必其肺脏壅阻不通而腐，腐久乃吐脓，所谓久久吐脓如米粥者，治以桔梗汤。今当壅塞之时，不去其壅，反排其腐，何怪其不效也。《淮南子》云：葶苈愈胀。胀者，壅极不通之谓。《金匮》曰：肺痈，喘而不得眠，即胀也。《千金》重申其义曰：肺痈胸满胀。故知葶苈泻肺汤非泻肺也，泻肺中壅胀。今有此证，必用此方，乃以：

葶苈子五钱　大黑枣十二枚

凡五进，痛渐止，咳亦爽。其腥臭挟有米粥状之痰，即腐脓也。后乃以《千金》苇茎汤，并以大小蓟、海藻、桔梗、甘草、杜赤豆出入加减成方。至八月朔日，先后凡十五日有奇，用药凡十余剂，始告全瘥。九月底其人偶受寒凉，宿恙又发，乃嘱兼服犀黄醒消丸，以一两五钱分作五服。服后，腥臭全去，但尚有绿色之痰。复制一料服之，乃愈，而不复来诊矣。

佐景按　本案并略见《金匮发微》。后历检吾师医案，乃得本案之先后全方，两相对照，更易昭然。特再附诸方于下，谅阅者当不嫌重复也。

陈左　住浦东陆家渡
初诊　七月十二日

肺痈，咳嗽，胸中痛，上连缺盆，而所吐绝非涎沫，此与悬饮内痛者固自不同，宜桔梗甘草汤。

桔梗五钱　甘草五钱
二诊　七月十八日

五进桔梗汤，胸中痛止，而左缺盆痛。此肺脏壅阻不通也，宜葶苈大枣泻肺汤。

葶苈子五钱　黑大枣十二枚，先煎
三诊　七月二十四日

五进泻肺汤，左缺盆痛止。痰黄厚，

时见腥臭，及如米粥者。此湿邪去，而燥气胜也。宜《千金》苇茎汤。

鲜芦根四两　生薏仁一两　桃仁五十粒　冬瓜子五钱

四诊　七月二十九日

服《千金》苇茎汤五剂后，咯出之痰腥臭止，而如米粒者亦除，惟痰尚黄厚，肺痈消，而胃热尚盛也。右三部脉浮滑，不复见沉弦之象，可以无后患矣。

粉前胡三钱　生苡仁一两　桔梗三钱　生草三钱　冬瓜子八十粒　桃仁三钱　杜赤豆六钱　大小蓟各三钱　海藻二钱　芦根五两

拙巢注　服此二三日，全愈。

续发初诊　九月二日

肺痈愈后复发。咯痰腥臭见血，心下痛，咳时气从中脘上冲。宜清胆胃之火，防其乘肺。

柴胡三钱　生石膏二两　生甘草三钱　淡芩三钱　肥知母五钱　生苡仁一两　芦根四两　冬瓜仁一两　桃仁三钱　杜赤豆一两　全当归四钱

二诊　九月十日

肺痈未能断根。咯痰腥臭如昔，但不似米粥耳，痰不黄而色绿，味酸，咳不甚，脉细数，仍宜桔梗甘草汤，不当攻伐，佐以消毒，以清病原。

桔梗一两　生甘草五钱　冬瓜仁一两　昆布一钱五分　海藻二钱　前胡三钱　大小蓟各钱五分　前胡三钱　犀黄醒消丸三钱，另服

拙巢注　后不复服药，专服犀黄醒消丸，愈。醒消丸系王鸿绪法，马培之颇非议之。然用之而效，则马说不足信也。

佐景按　夫肺痈重病也。仲圣云：脓成则死。今本案病者脓成而腥臭，吾师乃能愈之。岂吾师之术迈于仲圣乎？非也。所谓则死者，极言其危，而教人药量之不可轻也。夫桔梗今人仅用数分至一钱，葶苈今人少用之，用之亦不出数分，苇茎今人通常用一尺，今吾师用此三者乃至五钱、五钱、五两，不其骇人乎？虽然，此皆仲圣之教也。余乃恐脓成亦可愈之难以信人也，姑引他医之医案一则如下，以为佐证。

新建熊廷诏老医作《内痈治疗记》曰："肺痈一症，《金匮》谓脓成则死，但病者别脏器官尚强，而单单肺脏局部溃烂，尚可救治。民国十九年国民革命军陆军第三十四旅驻节施南，有罗连长树成者，黔之松涛人，年约三十，于夏月初出防建始县，患热症，被医者误认伤寒，用大辛大温之药，以致攻烂肺之左叶。每咳嗽，则左胁前后皆痛，吐出臭脓败血，五六尺外即闻其秽气。遂转施南。初求西医诊治，听诊、触诊、检温、检尿，精详殆遍。未及三日，即云万无生理，为之宣告死刑。病者绝望。其同事李秘书劝就中医诊治，遂延一同道诊之。其人无经验，慑于胆，邀余会诊。初会面，病者即求决生死，余见其皮肤尚润泽，声音如常，询知饮食尚佳，二便尚和，即答之曰：肺痈一症，医圣张仲景断为脓成则死，今阁下吐出皆脓血，余何人斯，敢云能活？但详观外貌润泽，肺部似未全枯，耐烦服药调治，或能挽回，但不居功，不任过耳。罗曰：先生能治，好歹绝无怨言。余遂详诊其脉，滑数且实，右手更洪，即认定为肺痈。参用《金匮》葶苈大枣泻肺汤、桔梗汤、大黄牡丹汤、千金牡丹皮散，出入加减，总不使其大便秘结，则肺热有下行之路，前后服药八十余剂，另用西洋参代茶，亦服至半斤。时至百日之久，脓血方净，一切如常。但每咳则左胁前后隐隐尚痛，即以白及为末，用米饮冲服，每日四钱，共服八九两，其病始告全愈。次年回黔，来函道谢。二十二年来函，竟升团长

矣。可见治病要在医者统察全局，胸有把握，若拘拘于脓成则死，误矣。当其初求余诊之际，一般西医皆谓此病由中医治，决死无疑，如不死，愿断头。余潜心精究，毫不为动。及余治全愈，罗旅长谓诸西医曰：尔等拿头来！若辈噤若寒蝉。此病终算战胜西医一次，爰公开告吾同道，以供讨论，固非炫己之长耳。"

又曰："今年五六月间，余在施恩救济院施医，所诊一漆匠名黄玉林，年四十，贫苦无依，患肺痈，吐出臭痰脓血，气达六尺以外，其痰落地，须臾发酵，高至六七分，成花泡，咳嗽则胸中隐隐作痛，饮食衣服皆不适体。淳于公所谓六不治已居其半。余令自采芦笋、茅根煎水常服，仍依治罗树成法出入为方。经余赠药九剂，幸告愈。可见苦同胞饮茅芦水亦有洋参之力，堪作医林经验之一助。又余每遇贫人肺热，嘱食豆浆、豆芽汤，亦往往作焦头烂额之客。圣方平易，不尚珍奇。当兹经济破产时代，凡吾同道，在可能范围内，当为民众省节金钱，莫谓非本责而不顾也"（录《光华医药杂志》三卷二期）。熊老医上大胆细心，诚是吾辈后学者之导师。

《要略》曰："风伤皮毛，热伤血脉，风舍于肺，其人则咳，口干喘满，咽燥不渴，多唾浊沫，时时振寒，热之所过，血为之凝滞，蓄结痈脓，吐如米粥，始萌可救，脓成则死。"由此可知肺痈之病源为热，其病状为先唾浊沫，后吐脓血。浊沫者，肺津为热熏灼所成也；脓血者，津尽甚至肺体腐化也。又曰："咳而胸满，振寒，脉数，咽干，不渴，时出浊唾腥臭，久久吐脓如米粥者，为肺痈，桔梗汤主之。"由此可知桔梗汤之所主者，为肺痈之初成，时出浊唾腥臭，必久而久之，方吐脓如米粥，非初时吐脓如米粥也。又

曰："肺痈喘不得卧，葶苈大枣泻肺汤主之。"又曰："肺痈，胸满胀，一身面目浮肿，鼻塞，清涕出，不闻香臭酸辛，咳逆上气，喘鸣迫塞者，葶苈大枣泻肺汤主之。"后人见此二条无脓血字状，竟以本方专为逐水之剂，非有脓血也，乃失仲圣原旨矣。夫曰胸满胀，试问其所胀者何物？非肺津肺体化为脓血而何？曰喘鸣迫塞，曰不得卧，试问其故安在？非肺体腐化不能营其呼吸之工作而何？况仲圣之笔法，多有详于彼而略于此者。故桔梗汤条既曰久久吐脓如米粥者为肺痈，葶苈大枣汤二条即但言肺痈，而隐含吐脓血于其中矣。又曰："《千金》苇茎汤，治咳有微热，烦满，胸中甲错，是为肺痈。"按烦满，读如烦懑。烦懑者，肺中微热之初生，似尚未灼烁肺津为腥臭之浊唾也。故苇茎汤所主之候，还在桔梗汤之前。由是观之，以上三汤，殊有轻重层次之分。苇茎汤最先而轻，桔梗汤为中，葶苈大枣泻肺汤最后而重。姑以方譬方，则苇茎汤犹如白虎汤，桔梗汤犹如调胃承气汤，葶苈大枣泻肺汤犹如大承气汤。今有阳明肠胃病者于此，大便不行，医试以调胃承气，小瘥而未愈，于是与以大承气，遂大下而病瘥，顾胃热未楚，乃以白虎奏全功，此事实所许可者也。故吾师本案先用桔梗，次用葶苈大枣，末用苇茎，其义殆亦犹是。未知吾师之意云何？

凡酒客、烟徒、大便久秘者，最易生肺热。《内经》以肺与大肠相表里，殆千古不刊之论。本案所引熊老医士之言曰："总不使其大便秘结，则肺热有下行之路"。实经验有得之谈。余尝治前上海晨报馆编辑曹陶成先生夫人，患恙已久，其证每当清晨睡未醒，即盗汗，汗后周身觉冷，蜷卧被中，略似桂枝加龙骨牡蛎汤证，然而非是，此乃肺痈条之所谓振寒

也。盖详察之，大便燥结，三日一行，小溲觉热，脉弦数，咳吐脓痰，胸中隐隐作痛，经事先期而至，作紫色，日晡必发潮热，五中烦热。夫人自分肺病，疾不可为，愁眉紧锁者多日矣。余曰：毋虑，可治也。用苇茎汤为主方，以治其肺热，加青蒿、白薇、地骨皮以退其潮热，加丹参、丹皮、益母子以调其经期。二诊四剂，诸恙均瘥。此即后人之所谓阴虚虚劳，实则《要略》所云肺痈初起之证也。

更有桔梗白散，合桔梗、贝母、巴豆而成，其力更峻。经文虽曰桔梗汤，疑其有误。本散非但可以治重证之肺痈，且可以荡涤一切顽痰壅塞，在膈上者能使之吐，在膈下者能使之泻。东人多有用之者，吾不愿国内之大医反弃而勿道之。

曹颖甫曰 肺痈一证，咳吐时，胸中必隐隐作痛，所吐浓厚之痰，杂以如米粥者，至地甚有力，渐乃发酵成气泡，不复平塌地上。盖胸中热如沸汤，蒸烂肺之本体，然后吐出如脓之痰，则所吐之物其中实有蒸气热力，故吐出而发酵也。此熊医士所见者，予亦亲见之。若夫脉之滑大沉实，与夫大便之燥结，则本证均有之。吾他日得遇熊医，愿为之香花顶礼，为其能为吾医界中放大光明也。

肺与大肠为表里，在今日医林中已成口头禅。而肺痈用肠痈方治，实为破天荒作用，要不失为仲景遗意。即如痰饮，肺病也，而悬饮内痛，支饮不得息，则用十枣汤以下之。结胸，肺病也，则用甘遂、大黄、芒硝以下之。要之燥气在下，则肺脏必受熏灼，非用釜底抽薪之法，不足以清上炎也。

第八一案　肺痈其二
颖师医案

吴冠明小姐 住上海法租界华成路六号

佐景按 吴君大镛，余友也。其第二女公子，名冠明，年十岁，肄业小学校中。本年（二十五年）七月三日，忽感不适，自言胸中痛，约于十日左右，就诊于上海广慈医院。医与内服药，兼用药水揩胸部。续诊一星期许，胸中痛少止，而身热咳嗽仍甚。十七日起，在家自服种种养肺成药，至二十日无效。是日夜间发热更甚，竟夜不能睡，甚且号哭。二十一日上午，重返广慈医院，请检验，医嘱住院疗治。但卒未果，即回家。二十二日就诊中医张君，断为小伤寒，其方案曰："时邪感肺，痰湿交阻，咳呛不爽，肌热颇甚，脉滑数，法拟疏解豁邪，候正。香豉三钱，嫩前胡钱半，蝉衣八分，木蝴蝶四分，浙贝母去心三钱五分，橘络一钱，生苡米四钱，款冬花一钱八分，鲜佩兰一钱，桑叶钱半，丝瓜络钱半，竹茹钱半。"二十三日二诊，方案曰："热势夜甚，咳呛胁痛，夜难安睡，脉数舌绛，时温挟痰湿交阻，再以宣解为治，恐剧，候政。炒香豉三钱，白蒺藜二钱，浙贝母去心三钱，蝉衣八分，光杏仁三钱，路路通五个，生苡米四钱，通草一钱，嫩前胡钱半，鸡苏散三钱包，荷梗尺许，竹二青钱半。"服后，痰出渐呈臭味。二十四日三诊，方案曰："热势较昨已淡，咳呛颇甚，脉滑数，苔腻，温邪挟痰湿遏肺，再进昨法加减，候政。香豉三钱，鲜佩梗钱半，蝉衣八分，鸡苏散三钱包，浙贝母去心三钱五分，紫菀钱半，光杏仁三钱，白蒺藜二钱，木蝴蝶五分，前胡钱半，荷梗尺许，炒竹茹钱半。"二十五日四诊，方案散佚。共四诊，至是热加甚，抚之烙手，咳亦甚，每作则痛剧，彻夜不安，甚至昏厥，乃由伊母手抱竟夜。二十六日，延西医胡先生，诊断为肺炎。用安福消肿膏外涂胸部，又注射药水二种，一以退热度，一以滋营养。如是三日，热略退，顾退后热又高，痛咳未减，不能平卧，但坐，喘鸣迫急，肩动以助呼吸，是为肩息。胡先生恐变急性肺炎，嘱另请高明。八日上午，急送红十字会医院。陈医师诊为肺脓疡，应用手术，当夜住院。九日照X光一次，审知左肺无恙，右肺因肋膜太厚，不能成影。十一日早，又照X光一次，下午又照一次，所以在上、下午分行者，因清早脓未出，下午脓已吐，冀比较其不同之情形故也。不料所得底片二纸，毫无异状。尔时所吐脓痰之属，积之每日可得三五小罐。医与鱼肝油等补剂，冀其体力略佳，以为施手术之张本。并经验血二次，似未有结果。小儿科主任陈医师主张用人工气胸术，使肺部压小，以便抽脓。但可否实行，还须先照X光，决定病灶后再议。乃由肺科主任刘医师重照X光，所得结果，仍为左肋骨明晰异常，右肋骨部分，底片上全部发白，断为肺与肋膜相接过紧，不可施人工气胸术，终非开刀不可，且须去肋骨一条，以便出脓。但究应取去何条肋骨，仍赖X光之照取。法用一种颜色油从气管打入肺部，如是再照X光时，即易显出肺烂之处，乃可就肺烂最近之处，取去肋骨。据云此种颜色油以后自能吐出，不妨病体。惟动手术前，例须病者家长签字，吴君夫妇筹思再三，终签字与之，时八月十三日下午二时也。六时许，冠明得知次日将受手术，并须吃颜色油，心滋不悦，忧形于面，婉恳勿尔。吴君夫妇不忍拂其意，乃向医师婉

请撤回签字，但仍住院以求别法诊治，医师勉允之。十五日，值星期六夜，吴君忽闻友人言，肺痈一病，中医亦有办法，但须服药已足，不必动手术，较为安全。十六日为星期日，吴君急早起，奔至医院，婉恳领女回家调治。医院中人惊骇曰："君何突然变策耶？余等为令嫒之恙，集会研究者多日，已不知费却几许心血（佐景注：此言绝非虚语，我实深信，是以该院历来信誉卓著，非幸致也）。所为者何？无非求令嫒之速愈耳。今者出院，余等固无从施其技，而令嫒亦安得获其救耶？"吴君语塞，辞以经济困难问题。医曰：本院原属慈善性质，此节可以通融办理，请勿虑。终以吴君有外交折冲才能，医许之。即于午刻出院。回家时，胸部右方已略觉高肿。下午，急请拙巢师出诊。案曰：

初诊　夏历六月三十日

　　肺痈已经匝月，咳嗽，咯痰腥臭，夜中热度甚高，内已成脓，当以排泄为主，宜桔梗合《千金》苇茎二汤主治。

　　苦桔梗五钱　生甘草三钱　生苡仁一两　冬瓜子二两　桃仁六钱　炙乳没各二钱　鲜芦根半斤，打汁冲服，渣入煎　犀黄醒消丸每服三钱，开水送下

　　佐景按　吴小姐服此一剂，咳即减，次早大便即通。向在医院，大便常闭，医用肥皂水灌洗，方得粪水，不能自下也。本方连服三日，每早大便均畅行，师本嘱连服四剂，八月十九日（佐景注：拙按内悉用国历），又请师二诊。

二诊　夏历七月初三日

　　原方去桔梗，加葶苈子三钱，炒，研，用黑枣去核包，麻扎入煎。

　　佐景按　吴小姐于下午三时许，服初煎药，三刻钟后，忽然剧痛作，大呼姆妈来抱吾。瞬间，气喘，目上视，四肢厥

逆，冷汗出，神识不清，随即昏去。同时有一怪象生，即其右胸患处，约在乳部之上，突隆起如拳大。举家惊惶，不知所措。半小时后，神略清，如醒回。至六时，又剧痛昏厥如前。吴君于晚七时回家，睹状大骇。急请西医胡先生来诊，驾到约夜间十时，主动手术，谓服药无效也，未曾施治而辞。迨夜十二时，病者神志忽然清明，呼啜热粥，果能进一瓯。胸前隆起者依然，而痛却渐定，能安睡。直至次早天明方醒，热渐退，咳渐减。吴夫人曰："使非昨药之功，安得否极泰来耶？"即不畏其峻。清晨八时，复予二煎药，服后不复瞑眩。夫人告余曰："冠明自起病以迄服葶苈大枣前，无一夜得安睡。自服葶苈大枣后，虽病，无一夜不得安睡。"余为之惊异。八月二十日，守服原方，毫无恶化现象。二十一日，三诊。

三诊　夏历七月初五日

累服桔梗泻肺二汤合《千金》苇茎，病势略轻，仍宜前法加减。

生甘草五钱　生白芍五钱　生苡仁一两
冬瓜子一两　桃仁六钱　桔梗五钱　香白芷
一钱　炙乳没各二钱　轻马勃五分　败酱草
三钱　葶苈子三钱，炒，研，用枣包扎　犀黄醒
消丸每服二钱

佐景按　此方连服三日，二十四日，吴君以儿病渐减，拳肿处亦渐平，遂携方至师家，请予加减。师减去白芷、乳没、葶苈、败酱、马勃，余依旧。又连服三日。二十七日，吴君凝轩予药一剂，计生甘草五钱，生白芍五钱，生苡仁一两，冬瓜子八钱，败酱草三钱，桃仁泥三钱，桔梗二钱，川贝母三钱，忍冬藤三钱，炙乳没各钱半，白及钱半，觉药汁腻甚。八月二十八日，予自乡返申，吴君急邀诊视。案曰："肺痈延已二月，刻诊右肺外部依然隆起，但不如向之如拳矣。咳嗽不爽，

咯痰黄绿色，咽中痛，大便二日一行，脉象细数，拟排脓养阴合法，请正。生甘草三钱，苦桔梗二钱，大麦冬去心三钱，天花粉六钱，丝瓜络五钱，光杏仁三钱，象贝母三钱，冬瓜瓣二两，地枯萝三钱。"二十九日，承邀续诊，据谓昨方颇效。案曰："服药后，咳时加多，脓痰加多。按此种脓痰蕴积于内，非排去之不为功。刻诊脉象数，肩息未除，咽中痛，大便已行而坚。病情尚在险途，再拟前法加减。鲜芦根三根，西洋参一钱，生苡仁二两，苦桔梗二钱，冬瓜瓣二两，光杏仁四钱，丝瓜络六钱，地枯萝四钱，南沙参三钱，生甘草二钱。"三十日，吴君来谓身热又减，臭痰亦少，坚请三诊。余以其脉虽细数，一分钟一百四十余至，不足虑，独息时左肩尚动。思仲圣云："上气，面浮肿，肩息，其脉浮大，不治。"此虽非上气病，终不禁踌躇。又以杂务纷集，无暇抽身，仍主请师续诊。九月一日，吴君到师家商议，问吉凶，师慰之。案曰："肺痈业经出险，但咯痰尚浓，兼有微热，仍宜前方加减。生甘草五钱，桔梗五钱，桃仁泥二钱，生白芍五钱，瓜蒌皮仁各三钱，生山栀钱半，另服醒消丸每服二钱。"此方服后，又有进步。九月二日夜中，不知何故，忽云心中剧痛，随呕出鲜红之血，约半小杯，随续吐出数次，吐后，神疲纳呆，又不能安寐。三日，吴君急到师家乞诊。值师玉体不豫，乃口报药味，由湘人师兄录之。方曰："嫩射干三钱，白前三钱，桃仁泥二钱，生甘草三钱，生白芍五钱，枳壳一钱，全瓜蒌六钱切，桔梗一钱，制香附三钱，生山栀三钱，另服醒消丸每服一钱。"下午二时，进初煎，六时进二煎，夜十一时，痛即定。次早起，痛全除。众惊药之速效，竟至于此也。五日，师健步，命驾出诊。

案曰：

四诊　夏历七月廿日

肺痈无腥臭之痰，病已出险，但时吐浊痰，胶黏黄厚，当从《千金》皂荚丸法，改汤以治之。盖浊痰不除，咳必不能止也。

牙皂末五分，用黑枣去核包煎

佐景按　此方之药值贱甚，仅需铜元三枚而已。药铺中先生微笑曰：此能愈疾乎？吴君得药，仍取大黑枣，先去其中核，却纳入牙皂末，用线扎枣两端，使勿漏出，计需枣七枚，已将牙皂末装毕，即煎与服。服后，竟又峰回路转，别见柳暗花明。陡有多许白腻之痰浊，悉从大便出，口中吐痰反少，一如师预告。非第此也，前数日饮食常带呕意。予曰：呕者，胃不和也。凡大病久病，有胃则生，胃不和则危，此定例也。今则非第不呕，而且胃纳转佳，又能自起坐大便，或为其它动作矣。又前此卧不得左胁着席者，今则能之。所以然者，前此右肺蓄脓方盛，使用左胁着席，则脓将压诸其它脏器上，因而不舒乎？胸前隆起处，前服三诊方后，即开始降落，今乃悉平。咳嗽时，胸部不再牵痛。又安福消肿膏自经西医教用，即时常更换，至此乃免除。此方连服三日，功效甚著。自八日起，又服前之悬拟方，但去生山栀，其中之醒消丸计守服迄今，自三钱减为一钱，犹未间也。自是顿入坦途，能食饭，怕吃药，嬉戏如常矣。二十九日，吴君又叩调理之方。师曰：

五诊　夏历八月十四日

肺痈已经出险，而阴气大伤，宜《千金》黄昏汤。昨日姜佐景亦云。

合欢皮如手掌大一块，用水三碗煎至一碗半，作两次服

佐景按　服此甚佳，食量增，而肌肉丰，虽不时尚有微咳，并带薄痰，是为病后余波，不足虑也。

本病有一特性，即但恶热，不恶寒。夫不恶寒但恶热者，为阳明病。故吾曰：肺痈者，阳明病之一格也。夫阳明病，以清吐下为三大正治，故肺痈之用苇茎，清法也，用桔梗，吐法也，用葶苈、牙皂，下法也。《经》曰"肺与大肠相表里"，故大肠能移热于肺，夫知此，方可以言治肺痈。

余更忆某日侍诊师侧，一童子年可十二三矣，随其母来视。童子解衣袒胸，见其左肋骨处有疮痕未敛。其母曰，此儿患肺病，数载于兹。先由外国医生开刀，去肋骨，涌出脓痰不少，自后即不能收口。曾经西医多人察视，率无功。后幸得收口结疤矣，而胸部反痛剧。不得已，又将结口刺破，导入药线，任脓流出，则痛方止。缠绵经年，家资将罄，如之何？余视之惨然。后未来二诊，不知究竟。其母为吴产，齿音明朗，故印象殊深云。

阅者将以为西医不能治病乎？非也。医者不分中西，倘得愈病，常不惜任何牺牲以赴之，遑论椎心呕血而已哉？故彼不为医者，决不解医者之苦。彼惯用轻剂，或一遇重证，即曰另请高明之医，亦决不解肯负责治重证之医者之苦。先岳西垣童公于今岁八月归道山。先是客岁十二月间，患大渴引饮，日进大量果汁，雪夜不识寒，犹自开窗睡。生平抱不药为中医之旨，不信医，亦不自以为病。至二三月间，消渴更甚，及至四五月，转为中消，一日能进食七八次，无饱意。虽病根已深，犹未能善自服药。寻而热在上焦，因咳为肺痿，而后知肺痿之病，从何得之，师曰"或从消渴，小便利数"一语，确由实验得之（由此，并知"或从汗出，或从呕吐，或从便难，又被快药下利，重亡津液"诸语，悉由实验得之。我故曰

《伤寒卒病论》者，一部医学实验录也）。寻而胸中隐隐痛，热之所过，血为之凝滞，蓄结痈脓，吐如米粥，知此为肺痈矣。迨余返里省视，则已大肉尽削，恶闻食臭。诸医束手无策。余亦勿能例外。况其时因神疲纳呆，不得已，稍进福寿膏以图振作。夫病本由亡津液而生，安堪以膏火续烁之？余见证状已危，乃用大剂葶苈合桔梗甘草加味，咳爽脓出，目得泪，足能行，初似略有进步，继乃又转萎靡。临危前数日，脉象怪状迭出，多非二十八脉所备者。然后知仲圣谓始萌可救，脓成则死者，盖排脓非难，而脓排后生肌复原之实难也，又何况期此于七十二龄之老翁哉！呜呼，先岳硕德鸿儒，诗书遗泽，足启来兹，堂构相承，克家绳武，泉路有知，似可含笑。然而余在医言医，则常耿耿有余恨焉。余恨者何？曰：不能如吾师之善用葶苈、牙皂也。为特详志吾过，以告世之治医者（又，黄芪于本病有特效，医者不可不知）。

曹颖甫曰　凡治此证，痈脓结聚肺部，当开泄肺气，清其郁热，为第一步。及肺脏气疏，咯痰不畅，则以决去痈脓为第二步。及腥臭之痰出尽，而胶痰之未成脓者，尚吐之不已，则以破除痰结为第三步。及胶痰渐少，肺之破碎处当用补救，则以扶养肺阴为第四步。惟补救之方推《千金》黄昏汤为最。黄昏为合欢皮，张路玉称其两干相着，即黏合不解，取其黏性实足以补肺脏之罅漏，而收其全功，较世传白及尤为稳当。敢布腹心，以告同仁。按合欢为马缨花，花红如马缨，五六月始开，枝干多连理，予亲见之。盖肺主皮毛，此树之皮彼此易为黏合，故能补肺之绽裂也。

又按，佐景谓肺痈病原实出阳明，此说甚精确。盖肠胃燥实，郁热上熏于肺，

则肺燥而胶痰生。一日之燥气不除，则一日之胶痰不去，久久热伤肺脏，因变痈脓。故治之之法，第一当开壅清热，其次则当破顽痰，皆所以抉其壅也。至如中消之证，尤当破其壅结，而清其胃热，重则承气，轻则人参白虎，皆当用之。否则肺液一伤，甚则为痈，轻即为痿（佐景注：肺痿又有属于寒性者，多为虚证，治法迥异，详第二集），童公之病，实由于此，竟致不起者，未尝不由此也，可以为前鉴矣。

佐景又按　余记本案既竟，携示吴君大镛。吴君阅毕，乃书证明词如下：

"小女刻已全愈，曹公再造之恩，不敢忘也！本案记载翔实无误，世有同病者，知所抉择矣。特此附笔证明，并表谢忱。民国二十五年十一月吴大镛拜志。"

第八二案　悬饮其一

颖师医案

张任夫先生　劳神父路仁兴里六号

初诊　二十四年四月四日

水气凌心则悸，积于胁下则胁下痛，冒于上膈则胸中胀，脉来双弦，证属饮家，兼之干呕短气，其为十枣汤证无疑。

炙芫花五分　制甘遂五分　大戟五分

上研细末，分作两服，先用黑枣十枚煎烂，去渣，入药末，略煎和服。

佐景按　张君任夫，余至友也。先患左颊部漫肿而痛，痛牵耳际，牙内外缝出脓甚多。余曰：此骨槽风也。余尝以阳和汤治愈骨槽风病多人，惟张君之状稍异，大便闭而舌尖起刺，当先投以生石膏、凉膈散各五钱，后予提托而愈。越日，张君又来告曰：请恕烦扰，我尚有宿恙乞诊。曰：请详陈之。曰：恙起于半载之前，平日喜运动蹴球，恒至汗出浃背，率不易

衣。嗣觉两胁作胀，按之痛。有时心悸而善畏，入夜，室中无灯炬，则惴惴勿敢入。头亦晕，搭车时尤甚。嗳气则胸膈稍舒。夜间不能平卧，平卧则气促，辗转不宁。当夜深人静之时，每觉两胁之里有水声漉漉然，振荡于其间。余曰：请止辞，我知之矣。是证非十枣汤不治，药值甚廉，而药力则甚剧，君欲服者，尚须商诸吾师也。君曰：然则先试以轻剂可乎？曰：诺。当疏厚朴、柴胡、藿、佩、半夏、广皮、车前子、茯苓、清水豆卷、白术等燥湿行气之药与之。计药一剂，值银八角余。服之，其效渺然。张君曰：然则惟有遵命偕谒尊师矣。

翌日，余径叩师门，则师诊视张君甫毕，并在立案矣，走笔疾书，方至"脉来双弦"之句，余问曰：先生，是何证也？曰：小柴胡也。予曰：不然，柴胡之力不胜，恐非十枣不效。先生搁笔沉思，急检《伤寒论》十枣汤条，曰："太阳中风，下利呕逆，表解者，乃可攻之。其人漐漐汗出，发作有时，头痛，心下痞硬满。引胁下痛，干呕，短气，汗出，不恶寒者，此表解里未和也，十枣汤主之。"因问张君曰：君气短而干呕乎？曰：良然。师乃顾谓余曰：尔识证确，所言良是也。师乃续其案而书其方，即如上载者是。

又按《金匮》曰："脉沉而弦者，悬饮内痛。"又曰："病悬饮者，十枣汤主之。"余尝细按张君之脉，觉其滑之成分较多，弦则次之，沉则又次之。以三部言，则寸脉为尤显，与寸脉主上焦之说适合；以左右言，则左脉为较显，盖张君自言左胁之积水较右胁为剧也。

今当报告张君服汤后之情形。张君先购药，价仅八分，惊其值廉。乃煮大枣拾枚，得汤去滓，分之为二，入药末一半，略煎，成浆状物。其夜七时许，未进夜饭，先服药桨，随觉喉中辛辣，甚于胡椒。张君素能食椒，犹尚畏之，则药性之剧可知。并觉口干，心中烦，若发热然。九时起，喉哑不能作声，急欲大便，不能顷刻停留，所下非便，直水耳，其臭颇甚。于是略停，稍进夜饭，竟得安眠，非复平日之转侧不宁矣。夜二时起，又欲大便，所下臭水更多，又安眠。六时，又大便，所下臭水益增多。又睡至十时起床，昨夜之喉哑者，今乃愈矣。且不料干呕、嗳气、心悸、头晕诸恙均减，精神反佳。张君自知肋膜炎为难愈之疾，今竟得速效如此，乃不禁叹古方之神奇。

次日中午，喉间完全复原。下午七时，夜膳如常。九时半进药，枣汤即前日所留下者。药后，胃脘甚觉难堪，胃壁似有翻转之状，颇欲吐，一面心烦，觉热，喉哑，悉如昨日，但略瘥可。至深夜一时，即泄水，较第一夜尤多。翌晨，呕出饭食少许，并带痰水，又泄臭水，但不多矣。至午，喉又复原，能进中膳如常，嗳气大除，两胁之胀大减。惟两胁之上（乳偏下）反觉比平日为胀。张君自曰，此胁上之胀，必平日已有，只因胁下剧胀，故反勿觉。今胁下之胀除，故胁上反彰明耳。而胆量仍小，眼目模糊，反有增无减，但绝无痛苦而已。

吾人既知服后经验，试更细阅十枣汤之煎服法，两相参研，乃知煎服法虽仅寥寥二三行，而其中所蕴蓄之精义甚多。煎服法曰："上三味，捣筛，以水一升五合，先煮肥大枣十枚，取八合，去滓，纳药末，强人服一钱匕，羸人服半钱，平旦温服之。不下者，明日更加半钱。得快下后，糜粥自养。"观张君之第一日先药后饭而不呕，第二日之先饭后药而呕，可知也。先药后饭较先饭后药为愈，亦安知平旦服之云者，不饭而服之也，较先药后饭为更愈乎？又云："快下后，糜粥自养。"则其未下以前，不能进食可知。实则下后糜粥自养，较先后俱不饭者为尤佳，此其第一义也。

曰"不下者，明日更加半钱"，而不言"不下，更作服"，可知"明日"二字，大有深义，即明日平旦之省文。盖平旦之时，胃腑在一夜休养之后，机能较为亢盛，故借其天时之利，以与此剧药周旋耳。且一日一服，不似其它汤药之可以多服，盖一以见药有大毒，不宜累进，一以为胃腑休养地步，此其第二义也。

强人一钱匕，羸人则改半钱，斤斤较其药量，倍显慎重之意。何者？其义与上述者正同，此其第三义也。

十枣汤以十枣为君，亦安知十枣之功用为何如乎？东人曰大枣、甘草等药功用大同而小异，要为治挛急而已。说殊混统不可从。吾友吴君凝轩尝历考经方中大枣之功用，称其能保胃中之津液。今观十枣汤之下咽即起燥痛，则甘遂、大戟、芫花三者吸收水分之力巨可知，入胃之后，虽能逐水驱邪，然克伤津液，在所不免，故投十枣以卫之，方可正邪兼顾。又吴君谓十枣汤之服法，应每日用十枣煎汤，不可十枣分作两服，以弱保正之功，其说颇有见地。况旧说以枣为健脾之品，又曰脾能为胃行其津液，由此可知枣与胃液实有密切之关系。惟其语隐约，在可解不可解之间，今得吾友之说，乃益彰耳，此其第四义也。

甘遂、芫花、大戟为何作药末以加入，而不与大枣同煎，盖有深意。以余研究所得，凡药之欲其直接入肠胃起作用者，大都用散。薏苡附子败酱散，世人用之而不效，不知其所用者非散，乃药之汤耳。五苓散，世人用之又不效，谓其功不

及车前子、通草远甚，不知其所用者非散，亦药之汤耳。至于承气亦直接在肠中起作用，所以不用散而用汤者，盖肠胃不能吸收硝黄，用汤无异散也。其它诸方，用散效用汤而不效者甚夥，容当作"经方散药之研究"一文，细推论之。虽然，甘遂等三药为末，入胃逐水，有此说在，又何能逐两胁间之积水乎？曰：水饮先既有道以入胁间，今自可循其道，追之使出。事实如此，理论当循事实行也，此其第五义也。

呜呼！仲圣之一方，寥寥二三行字，而其所蕴蓄之精义，竟至不可思议。凡此吾人所殚精竭虑，思议而后得之者，尚不知其是耶非耶？安得起仲圣而问之耶？

二诊 四月六日

两进十枣汤，胁下水气减去大半，惟胸中尚觉胀懑，背酸，行步则两胁尚痛，脉沉弦，水象也。下后，不宜再下，当从温化。

姜半夏五钱 北细辛二钱 干姜三钱 熟附块三钱 炙甘草五钱 菟丝子四钱 杜仲五钱 椒目三钱 防己四钱

佐景按 师谓十枣汤每用一剂已足，未可多进，所谓大毒治病，十去其四五是也。又谓甘遂、大戟皆性寒之品，故二诊例以温药和之。此方系从诸成方加减而得，不外从温化二字着想。惟据张君自言，服此方后，不甚适意。觉胁上反胀，背亦不舒，目中若受刺，大便亦闭结。按，此或因张君本属热体，而药之温性太过欤？

三诊 四月八日

前因腰酸胁痛，用温化法，会天时阳气张发，腰胁虽定，而胸中胀懑，左胁微觉不舒，但脉之沉弦者渐转浮弦。病根渐除，惟大便颇艰，兼之热犯脑部，目脉为赤，当于胸胁着想，用大柴胡汤加厚

朴、芒硝。

软柴胡三钱　淡黄芩三钱　制半夏三钱
生川军三钱，后下　枳实三钱　厚朴二钱　芒
硝钱半，冲

佐景按　张君言，服药后，夜间畅下
四五次，次日觉胁背均松，胸中转适，精
神爽利。诸恙霍然。观此方，知师转笔之
处，锐利无比。前后不过三剂，药费不过
三元，而竟能治愈半载宿恙之肋膜炎病。
呜呼，其亦神矣！

曹颖甫曰　凡胸胁之病多系柴胡证，
《伤寒·太阳篇》中累出。盖胸中属上
焦，胁下则由中焦而达下焦，为下焦水道
所从出，故胁下水道瘀塞，即病悬饮内
痛，而为十枣汤证。胸中水痰阻滞，上湿
而下燥不和，则为大陷胸汤证。若胸中但
有微薄水气，则宜小柴胡汤以汗之。胁下
水气既除，转生燥热，则宜大柴胡汤以下
之。可以观其通矣。

第八三案　悬饮其二
颖师亲撰

师曰　宋子载之妻，年已望五，素病
胸膈胀痛，或五六日不得大解，夜睡初
醒，则咽燥舌干。医家或以为浮火，或指
为肝气，花粉、连翘、玉竹、麦冬、山栀
之属，多至三十余剂，沉香、青皮、木
香、白芍之属，亦不下十余方，二年以
来，迄无小效。去年四月，延余诊治。余
诊其脉双弦，曰此痰饮也，因用细辛、干
姜等，以副仲师温药和之之义。宋见方甚
为迟疑，曰：前医用清润之品，尚不免咽
中干燥，况于温药？余曰：服此当反不
渴。宋口应而心疑之，其妻毅然购药，一
剂而渴止。惟胸膈胀痛如故，余因《金
匮》悬饮内痛者用十枣汤下之，遂书：

制甘遂一钱　大戟一钱　炙芫花一钱

用十枣浓煎为汤，去滓令服，如
《金匮》法，并开明每服一钱。医家郑仰
山与之同居，见方力阻，不听，令减半服
之，不下，明日延余复诊。知其未下，因
令再进一钱，日晡始下。胸膈稍宽，然大
便干燥，蓄痰未下。因令加芒硝三钱，使
于明早如法服之。三日后，复延余复诊，
知其下甚畅，粪中多痰涎，遂令暂行停
药，日饮糜粥以养之。此时病者眠食安
适，步履轻捷，不复如从前之蹒跚矣。后
一月，宋又延余诊治，且曰大便常五六日
不行，头面手足乳房俱肿。余曰：痰浊既
行，空隙之处，卫气不充，而水饮聚之。
《金匮》原有发汗利小便之法以通阳气。
今因其上膈壅阻特甚，且两乳胀痛，不得
更用缓攻之剂，方用：

制甘遂一钱　大戟末一钱　王不留行二
钱　生大黄三钱　芒硝三钱

一泻而胀痛俱止。宋因询善后之法，
余因书：

苍术一两　白术一两　炙甘草五钱　生
麻黄一钱　杏仁三钱

令煎汤代茶，汗及小便俱畅。即去
麻、杏，一剂之后，永不复发云。余按，
十枣汤一方，医家多畏其猛峻，然余用之
屡效，今存此案，非惟表经方之功，亦以
启世俗之蔽也。

佐景按　此吾师十年前之治案也。是
时，余有志于医，顾未尝学焉。师另有本
汤验案多则，悉详《金匮发微》。然则人
犹是也，病犹是也，方犹是也，效亦犹是
也。所谓古人不见今时月，今月曾经照古
人，其间同具妙理。若曰古方不可治今
病，犹曰古月不可照今人，得毋痴不
可及？

南宗景先生曰："舍妹曾患胀病。初
起之时，面目两足皆微肿，继则腹大如
鼓，漉漉有声，渴喜热饮，小溲不利，呼

吸迫促，夜不成寐。愚本《内经》开鬼门（玄府也，亦即汗腺）、洁净府（膀胱也）之旨，投以麻、附、细辛合胃苓散加减。服后，虽得微汗，而未见何效。妹倩①金君笃信西医，似以西医治法胜于中医，于是就诊于某医院，断为肾脏炎症，与以他药及朴、硝等下剂。便泻数次，腹胀依然。盖以朴、硝仅能下积，不能下水也。翌日，忽头痛如劈，号泣之声达于四邻，呕出痰水，则痛稍缓。愚曰，此乃水毒上攻之头痛，即西医所谓自家中毒。仲景书中曾载此症（见赵刻本《伤寒论》第一百六十条），非十枣汤不为功。乘此体力未衰之时，可以一下而愈，迟则不耐重剂也。乃拟方用甘遂三分（此药须煨透，服后始不致作呕，否则吐泻并作，颇足惊人，曾经屡次试验而知），大戟、芫花炒各钱半。因体质素不壮盛，改用枣膏和丸，欲其缓下。并令侍役先煮红米粥，以备不时之需。服药后，四五小时，腹中雷鸣，连泻粪水十余次，腹皮弛缓，头痛亦除。惟神昏似厥，呼之不应。其家人咸谓用药过猛。愚曰：勿惊，《尚书》所云"若药不瞑眩，厥疾勿瘳"，此之谓也。如虑其体力不支，可进已冷之红米粥一杯，以养胃气，而止便泻。如言啜下，果即泻止神清。次日腹中仍微有水气，因复投十枣丸钱半，下其余水，亦去疾务尽之意。嗣以六君子汤补助脾元，且方内白术一味能恢复其吸收机能。故调理旬日，即获全愈"（录《中医内科全书》）。此亦古方治今病之一好例也。

第八四案　奔豚其一
颖师医案

刘右
初诊　九月十六日

始病中脘痛而吐水，自今年六月每日晨泄，有时气从少腹上冲，似有瘕块，气还则绝然不觉。此但肝郁不调，则中气凝滞耳。治宜吴茱萸汤合理中。

淡吴萸四钱　生潞党五钱　干姜三钱　炙草三钱　生白术五钱　生姜三片　红枣十二枚

二诊　九月十八日

两服吴茱萸合理中汤，酸味减而冲气亦低，且晨泄已全痊。惟每值黄昏吐清水一二口，气从少腹挟痞上冲者，或见或否。治宜从欲作奔豚例，用桂枝加桂汤，更纳半夏以去水。

川桂枝三钱　白芍三钱　生草钱半　桂心钱半　制半夏五钱　生姜五片　红枣七枚

拙巢注　服后全愈。

佐景按　本案初诊所谓吐水，二诊所谓吐清水，颇可疑，或即是"白津"，其说详下案。

第八五案　奔豚其二
佐景医案

周右　住浦东
初诊

气从少腹上冲心，一日四五度发，发则白津出，此作奔豚论。

肉桂心一钱　川桂枝三钱　大白芍三钱　炙甘草二钱　生姜三片　大红枣八枚

佐景按　本案为余在广益中医院所诊得者，余视此颇感兴趣，若自珍其敝帚者然，请从"白津"说起。

《金匮要略》曰："寒疝绕脐痛，苦发则白津出，手足厥冷，其脉沉弦，大乌头煎主之。"本条中"苦发"二字，《千金》《外台》作"若发"，此不足论。

---

① 倩（qìng）：旧称女婿。

"白津"二字，《千金》《外台》作"白汗"。"白汗"二字在仲圣书中为少见，或以为即《素问》之"魄汗"，或以为即《脉经》之"白汗"，似未得为的解。若仍作"白津"，亦未能确指为何物。若释"白津"为"白带"尤误，因"带"则称"下"，而不称"出"，称"白物"而不称"白津"故也。独本案病者周右告我以一病状，我无成句以形容之，欲得而形容之，除非"发则白津出"五字，庶足以当之。盖周右每当寒气上冲之时，口中津液即泉涌而出，欲止之不得，其色透明而白。待冲气下降，此种白津方止。其来也不知何自，其止也不知何往。但决非痰浊之属。盖痰浊出于肺胃，此则出于口中，痰浊较浓而厚，此则较淡而清，痰浊之吐出须费气力，此则自然流溢，故二者绝然为二物。夫奔豚为寒性病，既有出白津之例，则寒疝亦为同类之寒性病，其出白津复何疑？师兄吴凝轩谓，尝亲见冻毙之人将死之时，口出白津无算，汩汩而来，绝非出于其人之自主。与此正可互相印证，事实之不可诬有如是者。

叶案曰：高年少腹气冲，脘下心肋时痛，舌底流涎，得甜味，或静卧，少瘥，知饥不食，大小便日窒。此皆阴液内枯，阳气结闭。喻西昌有滋液救焚之议。然衰老关格病，苟延岁月而已，医药仅堪图幸。药用大麻仁、柏子仁、枸杞子、肉苁蓉、紫石英、炒牛膝。细按本病实是奔豚，所谓舌底流涎，即是"白津"。其用药虽非正道，而足以互证病情者乃至审也。

按，依西医解剖学言，唾腺亦名涎腺，涎腺计有三对，曰耳下腺，曰颚下腺，曰舌下腺，其末端各有球囊如葡萄状。耳下腺为最大，在外耳之直下，别有管开口于上颚臼齿之近旁，以输送唾液。

颚下腺在下颚之内前部，舌下腺在舌底黏膜之下，其输送管皆开口于舌尖下部之两侧。若唾腺神经起反射兴奋，以致唾液分泌亢盛者，谓之反射性流涎症云云。窃意奔豚病者，心腹部分之神经剧受刺激，因反射及于唾腺神经，故分泌唾液特多。此唾液也，实即本案所谓白津。

　二诊

投桂枝加桂汤后，气上冲减为日二三度发，白津之出亦渐稀。下得矢气，此为邪之去路，佳。

肉桂心一钱半　川桂枝三钱　大白芍三钱　炙甘草三钱　生姜三片　红枣十枚　厚朴钱半　半夏三钱

佐景按　初诊时有为我录方之同学曰：此肝气也。余曰：肝气之名太泛，毋宁遵经旨称为奔豚。同学疑焉。次日病者欣相告曰，冲气减矣，胃纳亦增，同学愕然焉。余又琐琐重问白津之状，及关于白津之一切，所言悉合，无可疑焉。又曾细按其脉，颇见弦紧之象，与仲圣所言寒疝之脉相似，益见疝与奔豚，确属类似之病。

服桂枝加桂汤而得矢气者，因桂性芳香兼能逐秽故也。然而逐秽气之专功，却不及厚朴，此为余屡次实验而得之者。又以半夏善降，故并用之。

　三诊

气上冲，白津出，悉渐除，盖矢气得畅行故也。今图其本，宜厚朴生姜甘草半夏人参汤加桂。

厚朴三钱　生姜四钱　半夏四钱　甘草三钱　党参三钱　桂心一钱　桂枝二钱

佐景按　余每遇可研究之病，恒喜病者多来受诊几次，俾可详志服药后之经过。但以用经方之故，病者向愈至速，每一二诊后，即不复来。予乃无从详讯，每致大失所望。本案当初诊时，妇鉴于前此就地医治之无效，频频问："先生，这个毛病阿会好？"意犹言"未知尚有愈望否"也。予期以十日，妇笑颔之。至二诊来时，予鉴于前此查询病情之无从，当即详询妇之沪寓住址。第三诊后，妇果不复来。又越数日，余乃按址趋至城内肇嘉路关帝庙对过木器号内其戚家访之。得其外甥女出见，曰，家舅母因病已将全愈，又以家务纷繁，早欣然回浦东去矣。以余意默忖，此妇病根必然未拔，不久行当重发。夫当其病剧之时，则以身体为重，家事为轻，及其病减之后，又以家事为重，身体为轻，此乃人之常情，安足怪欤？

有善怀疑之读者必将问佐景曰：何谓"今图其本"？为答此问题起见，余乃不能不发表其未成熟之说。缘余于奔豚一病曾下小小研究功夫，只以学殖①过浅，资质过钝，迄无一得。即稍稍获新意，亦殊不敢自信，故曰未成熟之说也。倘邀高明教正，幸也何如。

余曰：奔豚病之本源乃肠中之矢气，即肠胃中残余未曾消化之物，因发酵分解所生之瓦斯是也。厚朴生姜甘草半夏人参汤治此最佳。方中人参、生姜、半夏能健胃降逆，使立建瓴之势，厚朴、甘草能逐秽安正，大有剿抚之功。病者服此后，其矢气将更多，源源而出，臭不可闻。俗语谓屁之响者不臭，臭者不响，故此种矢气并无多大响声，旁人当慎防之。矢气既去，腹之胀满者乃渐平。本案周右腹本胀满，两服药后遂渐平，今特补述于此。病人之腹渐平，奔豚乃免复发，所谓图其本者，此也。

我今当补述周妇气上冲之情形。据述其气确发源于小腹，惟并非仅中道一线直上，仿佛腹之两旁皆有小线向上中方向升腾，直冲至心脏部分而杳。方其冲也，颇觉难堪，及其杳也，不知何去。而白津之忽涌忽止，又皆出于不能自主。如是前后数分钟，方复原状。然而神为之疲，食为之减。

吾人当注意此妇之逆气冲至心而杳一语，与经文"气从少腹上冲心者""气从少腹上至心"二语，悉合符节。经文之"至"字，有以心为止境，至此而止之意。经文之"冲"字，有以心为正鹄，冲此即中之义。经文"冲心""至心"大同小异之二条，悉主桂枝加桂汤，故我治本案冲心至心之奔豚，亦用桂枝加桂汤。

此妇服药得矢气后，则上冲之气顿减，可见冲心之逆气无非肠中之矢气，肠中之矢气即是冲心之逆气。意者肠中发酵之瓦斯，既不能泄于下，势必膨于中，故腹胀满。而腹之胀满程度又殊有限制，故此时瓦斯乃随时有上溢之可能。适肠系于肠间膜，膜中有无数静脉管吸液上行，平时因血管有关约之作用，瓦斯不能溢入血管。适其人暴受惊恐，关约失其效能（吾人手方握物，受惊则物堕地。书载难产之妇，因骤闻响器掷地，胎儿安下。是皆关约筋因惊失效之明证），于是瓦斯乘机溢入血管。此溢入之量必甚微渺，然其害已烈。观西医之注射液剂，必避免空气之随入，慎之又慎，可见一斑。设瓦斯溢入静脉管，病人之感痛楚尚不甚剧，因瓦斯与静脉血液同向上行故也。设其所溢入者为动脉管，则二者逆向而行，痛楚斯甚。以我亿②测，此种瓦斯甚且逆大动脉而上薄心脏，但心脏瓣膜开阖喷压之力殊强，故瓦斯终为击溃，或下退原处而杳。药以桂枝加桂汤者，因桂枝能助动脉血运畅行之故，更加桂心以为君，则其喷压之力更强，而瓦斯乃不能上溢，但能下返

---

① 学殖：学业，学问。

② 亿：通"臆"。臆测，预料。

（我前释桂枝汤中桂枝之用与此处相合，尚不致有两歧之误）。如此解释，似觉圆满。但依生理书言，肠中毒素每能侵入血管，至肠中之瓦斯殊不能溢入血管之中。然今日之生理尚不足以尽释实际之病理，观肋膜炎病者进十枣汤后，其肋膜间之水竟从肛门而出，即是一例。故我敢依此种病例作奔豚病理之假说如上。假说云者，即假定之学说，并非绝对之真理，姑留此说，以待他人之改正谬误或补充证明者也。故阅者有以吾说为非是，起而驳难者，我当谨敬受教，但望另著新说，以餍众望，若夫徒事破坏，莫能建设者，则非吾所期也。

依鄙意，病者肠中先有瓦斯之蕴积，偶受惊恐，则关约失效，致瓦斯溢入血管之中。故仲圣曰"皆从惊发得之"。"发"犹言"始"也，此言大有深意。仲圣又曰："烧针令其汗，针处被寒，核起而赤者，必发奔豚。"试问烧针令汗，何故多发奔豚？历来注家少有善解。不知仲圣早经自作注释，曰"加温针，必惊也"，曰"医以火迫劫之，亡阳必惊狂"，曰"奔豚皆从惊发得之"。合而观之，则烧针所以发奔豚之理宁非至明？故以经解经，反胜赘说多多。惟其人肠中本有宿气，待时而动，此乃可断言者也。

虽然，余之假说，尚不止于此。设阅者能稍耐烦，容当续陈其义。余曰：此上所述之奔豚病为第一种奔豚，更有第二种奔豚与此稍异，即奔豚汤所主之奔豚病是也。

此二种奔豚乃同源而异流者。同源者何？盖同种因于腹中之瓦斯是也。异流者何？盖一则逆大动脉而犯心脏，一则溢入淋巴管，逆胸导管，亦犯心脏，甚且犯胸与咽喉。师曰："奔豚病，从少腹起上冲咽喉，发作欲死。"又曰："奔豚气上冲胸，腹痛，往来寒热，奔豚汤主之。"即是此一种犯淋巴系之奔豚。

试更详为之证。胸导管之上端适当胸部，其位高于心脏，故曰"上冲胸"，而不仅曰"上至心"，此可证者一也。咽中如有炙脔者，属半夏厚朴汤证，其病在咽喉部分之淋巴系，属少阳，与此处所谓上冲咽喉极相类，此可证者二也。淋巴系病即中医所谓少阳病，义详本书第二集。少阳病以"寒热往来"为主证，故曰"往来寒热，奔豚汤主之"，此可证者三也。试察奔豚汤方内有半、芩、姜、草，酷如少阳之主方小柴胡汤，此可证者四也。吾师曾用奔豚汤原方治愈此种奔豚病，其案情详《金匮发微》，读者欲知其详，请自检之，此可证者五也。有此五证，此第二种奔豚病乃告成立。

是故姑以六经言，二种奔豚病同生于太阴，一则发于太阳，一则发于少阳。以生理言，二种奔豚病同生于肠中瓦斯，一则发于循环系，一则发于淋巴系。考之实例，发于循环系者多，发于淋巴系者少，故桂枝加桂汤之用常较奔豚汤为广。东哲有言曰："奔豚主剂虽多，特加桂汤为最可也。"即缘此故耳。至奔豚病之剧者，其逆气同犯循环、淋巴二系，亦属可能之事，故用方亦不妨并合。

笔述至此，奔豚病似可告一段落，倘有读者更欲追问肠中瓦斯之所由来，太阴病之所由成，我又安得无言？曰：以生理言，肠中瓦斯之成，实由于胃乏消化力，即西医所谓消化不良症是也。故欲治肠，当先健胃，犹欲求流之长，必先浚其源。虽然，是乃粗浅之言，不值一笑，今当进一步从心理方面言，曰肠胃机能之所以不良者，乃忧思伤感有以造成之耳。试观吾人偶逢忧伤，则食不下，即下亦不能化，可作明证。故中医谓忧能伤脾，又谓脾主运化，犹言忧令人消化不良也。本此，用①敢不揣冒昧，续伸仲圣之说曰："奔豚病，皆从惊恐发之，而从忧伤积之。"盖发于骤，而积于渐也。

读者试将前案吾师治验例，及本案拙案例，合而考之，可知吾所言者，皆实验之论，非玄想之谈。又吾师之案与拙案较，在治法上言，有一不同之点在，读者明眼，谅早已烛之，如其未也，不妨略予思考，得之，然后接阅下文，与吾所言者对勘，此乃治学之一法，添趣之一术也。

吾师前案先用吴茱萸合理中汤，继用桂枝加桂汤纳半夏，拙案则由桂枝加桂汤渐移作厚朴生姜甘草半夏人参汤加桂，一往一来，彼顺此逆。易言之，吾师先治其本，后图其标，余则先治其标，后图其本，与上卷葛根芩连汤证，师用退一步法，余用进一步法者，遥遥对映，正可相得益彰。学者当知一病之来，每非一方可奏全功，见其实则进，虑其虚则退，惟其急则顾标，因其缓则保本，必也进退合度，标本无误，病乃速已。抑进退之外，尚有旁敲侧击之法，标本之间，更有中气逆从之调，一隅三反，又岂待焦唇之喋喋乎？

《史记·扁鹊仓公列传》曰："扁鹊过齐，齐桓侯客之，入朝，见曰：君有疾，在腠理，不治将深。桓侯曰：寡人无疾。扁鹊出。桓侯谓左右曰：医之好利也，欲以不疾者为功。后五日，扁鹊复见，曰：君有疾，在血脉，不治恐深。桓侯曰，寡人无疾。扁鹊出，桓侯不悦。后五日，扁鹊复见，曰：君有疾，在肠胃间，不治将深，桓侯不应。扁鹊出，桓侯不悦。后五日，扁鹊复见，望见桓侯而退走。桓侯使人问其故，扁鹊曰：疾之居腠理也，汤熨之所及也，在血脉，针石之所及也，其在肠胃，酒醪之所及也，其在骨髓，虽司命无奈之何。今在骨髓，臣是以无请也。后五日，桓侯体病，使人召扁鹊，扁鹊已逃去，桓侯遂死。"吾人读此，得毋惊扁鹊之神乎？独恽铁樵先生本《内经》以为说，曰："扁鹊所以知齐侯之病，初无其他巧妙，全是今《内经》所有者。且扁鹊必有左证，凡治一艺而名家者，其心思必灵活。当时之气候，齐国之土宜，齐侯之嗜好之意志之环境，必曾一一注意。常人用意不能如此，扁鹊之言遂神。"恽先生此言可谓发前人所未发，实深得吾心者矣。后世医人多自视过卑，以为古人能治未病，每油然生景仰之心，今人不及古人，辄废然无抗衡之志，窃意以为过矣。

今设有一病妇，叩君之门而求诊焉。君一见之下，即当望闻。见其愁眉紧锁，闻其叹声频发，可以想知其心志之抑郁。见其腹部胀满，闻其呕逆时作，可以想见其肠胃之不运。见其叉手冒心，闻其自语慰藉，可以想知其惊恐之易乘。更察其苔，白而腻，切其脉，沉而弦，问之，幸未有逆气之上冲。但君于此时，当逆料奔豚上冲之期匪遥，发作欲死之候将届。君乃出慰藉之言，以宽其心志；用芳香之药，以鼓其胃气；遣逐秽之剂，以扫其肠积；借安神之品，以扶其心君。无何，妇转健硕，安病奔豚？夫若是，君已能治未病，君即是上工。彼扁鹊虽神，安得专美于前哉？学者当知古之上工，人也，吾亦人也，吾独不得为上工乎？用特添一笔于此，以自勉勉人。

兹姑舍吾国古人而论欧美洋人。洋风，女不必轻于男，周旋进退之际，女先而男后，运动游艺之场，并肩而齐观。加以家庭之组织綦小，妯娌之分争绝无。故

---

① 用：因此。

吾国妇女常病奔豚，彼邦医籍乃无此名。至国人西医每仅述洋医之成法，无能创新术以鸣世，故若叩以奔豚之病理，彼将瞠目不知所答。嗟乎！以言西医，我不如人，以言中医，今不如古。此今日同胞之厄运，而佐景之所叹息者也，用特赘一笔于此，以为本案余波。

曹颖甫曰　治病不经实地考验，往往失之悬断。孟子有言：为高必自丘陵，为下必因川泽。今佐景乃因仲师所言之病情，进而求其所以然，则见证用药，随在有得心应手之妙，要不惟奔豚为然也。又按奔豚向称肾积，而方治实为肝病。陈修园谓奔豚汤畅肝气而逐客邪，黄坤载发明桂枝解达肝郁，佐景所述某同学所言肝气亦自有理。但以奔豚证属肝病则可，泛称肝病，并不知为奔豚证则不可。今人动称弦脉为肝病，并疟疾、痰饮而不识，予尝非笑之。又安知举世皆然，正有无从纠正者哉？

第八六案　历节其一
颖师医案

耿右

初诊　八月二十七日

一身肢节疼痛，脚痛，足胫冷，日晡所发热，脉沉而滑，此为历节，宜桂枝芍药知母汤。瘰疬，从缓治。

川桂枝五钱　赤白芍各三钱　生甘草三钱　生麻黄三钱　熟附块五钱　生白术五钱　肥知母五钱　青防风五钱　生姜一块，打

二诊　九月一日

服桂枝芍药知母汤，腰痛略减，日晡所热度较低，惟手足酸痛如故，仍宜前法。

川桂枝五钱　赤白芍各五钱　生甘草三钱　净麻黄四钱　苍白术各五钱　肥知母五钱　青防风四钱　生姜一块，打　咸附子三钱，生用勿泡

佐景按　我见历节案，乃联想及一笑话焉。有贫夫妇二人，伉俪甚笃，夫病历节，呻吟未已，妇随夫唱，亦病历节。既病，不能外出营生，语谓坐吃山空，夫妇积欠房金重重，安得医药之资。一日闻师常施诊贫病，二人跬步伛偻，觍然求诊。师同饮以桂枝芍药知母汤，先后二诊五剂，收效颇捷。后此夫妇之二房东来告曰："二人病已大减，能行动矣，更不料其乘夜但携什物，不问房金走也。"呵呵！

吾师又曾治一戴姓妇人，病情离奇曲折，蔚为大观。先，妇人妊娠八月，为其夫病求医，抱夫乘车，胎儿竟为夫身压毙，遂作腹痛。一医药而堕之，腐矣。妇本属血虚体质，死胎既下，因贫不能善后，即病历节，手足拘挛，节骱①剧痛，且日较缓。拖延二年，方求师诊。师用一方，二剂不应。二诊改用某药，汗乃大出，两剂，肢节便可讪信②，足肿亦小，独手发出大泡，有脓有水，将成溃烂。乃采丁甘仁先贤法，用某某等药，清其血热，二剂而痂成，四剂而痂脱。遂与未病时无异，以为可无恙矣，妇忽阴痒难忍，盖湿毒未尽，而下注也。师因令其用某药煎汤熏洗，良瘥。未几，入市购物，卒然晕倒，诸恙退而血虚之真象见。师乃用某某诸药大剂，凡二十余日全愈，后竟抱子云云。读者试猜想吾师究用何方何药，谅多兴趣。欲求两相对勘，请阅《金匮发微》。

曹颖甫曰　肢节疼痛，病名历节。此

① 骱（jiè介）：方言。骨节与骨节相衔接处。

② 讪信：曲伸。

证起于风邪外感，汗出不畅，久久湿流关节，脉迟而滑，属寒湿。其微者用桂枝芍药知母汤，其剧者宜乌头汤。尝治一吴姓男病，予用净麻黄三钱，生白芍三钱，生绵芪三钱，炙甘草三钱，乌头二枚切片，用蜜糖一碗另煎，煎至半碗，盖悉本《金匮》法也。

第八七案　历节其二
佐景医案

张先生　住静安寺路润康村一六八号

天时与疾病有密切之关系，尤以宿恙为然。刻诊脉苔均和，惟右腿按之尚觉微痛，再拟桂枝芍药知母汤主之。

川桂枝三钱　净麻黄一钱　青防风一钱　大白芍三钱，酒炒　生白术三钱　熟附片一钱　知母二钱　生甘草二钱　生姜一片

佐景按　张聿修先生病右腿膝盖关节处酸楚，不堪长日行走，曾历三四年矣，屡治未愈。今年请治于西医，服药注射，达五月之久，亦未见功。而心悸、头眩、纳呆、便结、遗精、溲混，诸恙迭作，不得已问治及下工。以情不可却，勉治之。余先用芳香之剂开其胃纳，缓下之剂（制川军不可省）通其大便，继用炙甘草汤安其心脏，仿十全大补意补其脑力，又以桂枝加龙骨牡蛎止其遗精，五苓散利其小便，如是诸恙愈而神振矣。乃以桂枝芍药知母汤治其腿部酸楚，我以为是即历节之类也。投之，酸楚果减，有时且觉全除。张君喜不自胜，不知何以谢吾。

适时值节气届临，天雨潮湿，张君之患处又觉微发，故本案脉案中"天时与疾病有密切之关系"云者，即指此而言也。余初与张君言此，君似不信，因有西医之言为先入之见故也。后注意考察，果于天雨之先一日，即发微微酸楚，而旧历

大节气之前后尤显，张君乃信服。夫宿恙与天时关系之密切，乃铁一般之事实，诚以天时变则空气之组织成分亦变，人生空气之中，无异鱼居水中，息息相关，无时或休故也。此义至关重要，特借本案表之。

张君之宿恙虽随天时之转变时愈时微发，但我则秉不折不挠之精神，为君立方，君亦出再接再厉之毅力，依我服药。现方日向全愈程中，总冀人定以胜天也。

第八八案　发背脑疽
颖师亲撰

师曰　人体外证之属寒者，除流注外，发背、脑疽最为重大。惟世传阳和汤一方与仲师当发其痈之旨最合，若误投寒凉败毒之品，十不活一。所以然者，为血络凝于寒湿，非疔毒流火之属于阳证者比也。附阳和汤方如下：

麻黄三钱，去根节　炮姜三钱　熟地黄一两　鹿角胶三钱　肉桂一钱。寒重加附子

佐景按　友人周慕莲君患脑疽，初起，察其属阴性，法当与阳和汤，顾大便五日未行，疑其有热结，为之踌躇者再。谁知服汤后，次早项背转动便易，大便畅下，乃悟其大便之闭，亦属寒性故也。其外用膏药，为阳和膏。

又有友人周焕根君患脑疽，发于项后偏右，皮色不变而结块，脉微细，大便亦不行。采邻居之言，购番泻叶值铜元十枚服之，大下而自止，疽反日剧。予仍以阳和汤投之，二日不应。易医，又投阳和汤加减，二日，又不应。易名医，投和荣通络轻剂，不更衣，则无暇问也。如是二日，疽依然，而大便之不行也如故。无已，予乃嘱用甘油锭以润之，因用之不得法，无效。次日详告以术，乃下燥矢四五

颗，随以溏薄矢液，自是得安寐竟日。醒来知饥索粥，精神大振。便下皆溏者，湿既有去处，疽乃以渐告愈。事后，余乃悟此为先硬后溏证，原不可攻，其所以有燥矢结于肠中者，必是番泻叶之流弊，盖大下亡阴，液去而矢在，故结而致燥也。病家之药误，医者可不留意哉？

叶劲秋先生曰："民九①秋，随业师诊海上某翁疾，翁病发热神糊，师诊视良久，莫名其故。细细问之，该病家微吐曾病发背，经某德医诊，将瘥，再毋顾虑矣。师请探视，病家坚勿许，其意若谓西医善外科，中医优内科。发背初时，溃如碗许，逐渐收口，仅如豆大，即日可痊，今所病者，发热神昏系内症，故求中医。师曰，不观疮疡部分，不足以明病理。旋即解扣探视之，新肉色暗淡不红，臭味深重。师曰：邪毒攻心，予无能为矣。敬谢不敏。病者果于翌晨殁。"然则内科、外科可分而不可分者也，世之执迷不悟如某翁家人者，可以醒矣。

又闻有人患发背，受治于西医，痈化为腐肉，则剪而去之，孰意其外围之好肉又腐，又腐又剪，又剪又腐，竟至不可收拾。后转请某中医外科专家救治，用胡椒粉散其上，兼内服药，乃腐去新生，渐得收功云。以事未目睹，当待证于高明。

脑疽、发背亦有皮色鲜红，化脓甚速，由于湿热蕴蒸，未必尽属寒证者，惟居少数耳，亦不可不知。

曹颖甫曰 阳和汤一方不惟脑疽、发背为宜，即膝盖忽然酸疼，为鹤膝风初步，用之亦多效。若华母于去冬今春两次患此，临睡时服药，醒即不痛。施之骨槽风病，亦能一服定痛，真神方也。

第八九案 汗后致虚

颖师医案

师母 案缺。

生半夏三钱 炙草五钱 当归三钱 陈皮三钱 白术三钱 生黄芪三钱 熟附块五钱 党参四钱 熟地二两 干姜三钱 川芎三钱 炙乳没各三钱 生米仁一两

佐景按 师母体素瘦削，而微有痰饮之疾。数日前偶感风寒，恶寒，头痛，发热，师疏表剂予之，稍瘥而未了了，再予之，如是者屡。余曾检得其一方，为桂枝三钱，白芍三钱，生草二钱，浮萍三钱，姜三片，盖桂枝汤去大枣加浮萍也。服后，汗出甚多，微恶寒，神疲心痛，叉手自冒，徐按稍瘥，筋肉不舒，有如针刺，皮肤干燥，血脉色转褐，心时悸，头时眩，坐立不稳，但觉摇摇然，脉细小而弱。师母固知医者，因谓师曰：我今虚，法当补。互商之下，乃得上方。师母且曰：倘熟附而不效者，我明日当易生附也。其时方暮，心痛甚剧，筋肉牵掣亦良苦。讲初煎，旋得安睡。夜半醒来，痛随大减。次早进次煎，精神大振。皮色较润，而行动渐渐如常矣。

事后，余推测本案之病理药效，其有可得而言者，师母似系血液衰少，痰浊凝据之体，虽有表证，本不宜发汗过多。论曰："脉浮紧者，法当身疼痛，宜以汗解之。假令尺中迟者，不可发汗。何以知然，以荣气不足，血少故也。"可以见之。况桂枝汤去大枣加浮萍，其发汗之力较桂枝原汤为尤猛，因大枣本为保存津液者，今反易以伤津液之浮萍故也。以不宜发汗之人，令大发其汗，自有变证。大论

---

① 民九：即民国九年（1920）。

曰："发汗过多，其人叉手自冒心，心下悸，欲得按者，桂枝甘草汤主之。"此盖为无痰饮者言之耳。又曰："太阳病，发汗，汗出不解，其人仍发热，心下悸，头眩，身瞤动，振振欲擗地者，真武汤主之。"此盖为有痰饮者言之。又曰："发汗，病不解，反恶寒者，虚故也。芍药甘草附子汤主之。"此盖为虚者言之。今师母所服之方，虽非桂枝甘草汤，亦非真武汤，又非芍药甘草附子汤，然相去匪远，而周详或且过之，故能效也。由是观之，仲圣教人用麻、桂以表邪，固又教人有不宜用麻、桂之证，而又教人误用后补救之法。其意也善，其法也备，观本案而益信。读《伤寒论》者，又安可执其一而舍其二哉？

曹颖甫曰　虚人发汗，是谓重虚。重虚之人，必生里寒。血不养筋，故筋脉牵掣；血不充于脉道，故微细。不补气血则筋脉不调，不温水脏则表阳不达。又因其有水气也，加干姜、半夏；因其体痛也，加乳香、没药；因其心悸也，重用炙甘草；因其夹湿也，而加生苡仁。大要随证酌加，初无成方之可据。而初意却在并用术、附，使水气得行于皮中。盖救逆之方治，原必视病体为进退也。

第九〇案　太阳转阳明_{其一}

颖师医案

姚左

发热，头痛，有汗，恶风，脉浮缓，名曰中风，桂枝汤加浮萍主之。

川桂枝三钱　生白芍三钱　生草钱半
浮萍三钱　生姜三片　大枣三枚

服药后进热粥一碗，汗出后，诸恙可愈。

汗出热不除，服后方，热除不必服。

生川军三钱　枳实三钱　厚朴钱半　芒硝二钱，冲　生甘草钱半

佐景按　上列二方乃师初诊时一次疏予者也。他医似无此例，然师则常为之。师曰："我今日疏二方，病者明日可以省往返之劳，节诊金之费，不亦善哉。"虽然，苟我师无先见之明，能预知明日之变证者，其亦安肯若是耶？

浮萍为我师暑天常用之药，多加于桂枝汤中。师每赞其功于徒辈之前。

病者姚君持方去后，竟不敢服。质疑于恽铁樵先生之门人某君。某君曰：先解其表，后攻其里，是乃仲圣之大法也，安用疑为？卒从其言。服后汗出，果如方案所记，诸恙悉愈。不意半日许，复热，病者固不知此热却非彼热，姑壮胆服后方，竟便行而热除。三日，悉如常人。惊吾师之神，踵门道谢，曰：仆行囊已备，即将出门经商去矣。

余问曰：桂枝汤之后，有宜继以承气者，有无须继以承气者，其间岂无辨认之点耶？师曰：病者初诊，吾见其苔作黄色而且厚，吾以是用承气也。余曰：诺。举一反三，又岂惟苔黄厚而已？则凡便之不畅或不行者，口渴者，阙上痛者，或素体热盛者，莫非皆承气之预见证乎？予自是亦能效吾师之法，一诊而疏二方矣。

以余临床实验所得，凡服桂枝汤后，桂枝证除而转为阳明轻证，又服承气而病愈不传者甚多。状此事实，则"一日太阳，二日阳明"八字恰甚相切。虽然，此仅就太阳病服药者言，若不服药，恐又非如是矣。余固不谓《内经》之一日至六日相传一说，尽合于事实者也。

曹颖甫曰　予治伤寒学，早于仲师大论中证明七日为一候，一候为一经，二候为再经，六经传遍当在四十二日。然亦有不作再经者，由其肠胃中本不燥实也。若

太阳之病初起，阳明先见燥实，则先解其表，后攻其里，即为正治。予昔治赵庭槐之妻，常以一方笺书二方，治愈者不止一二次。又尝治缪桂堂，亦用二方并书一笺，缪不识字，误以二方之药并煎，汗出便通而愈。或告余曰，此所谓盲人骑瞎马也，予为之大笑不止。

第九一案　太阳转阳明其二
颖师医案

徐柏生

初诊

微觉恶寒，头痛，腰脚酸，左脉甚平，右脉独见浮缓，饮暖水，微有汗，而表热不去，此风邪留于肌腠也。宜桂枝汤加浮萍。

川桂枝三钱　生白芍三钱　生草一钱浮萍三钱　生姜三片　枣七枚

二诊

汗出身凉，大便不行，宜麻仁丸。

脾约麻仁丸三钱，芒硝泡汤送下

拙巢注　药后大便行，愈矣。

第九二案　太阳转阳明其三
颖师医案

俞哲生

初诊

微觉恶寒，头痛发热，脉浮小紧，宜麻黄汤。

净麻黄三钱　桂枝三钱　生草一钱　光杏仁三钱

二诊

汗出热除，头痛恶寒止，惟大便三日不行，胸闷恶热，脉浮大，宜承气汤，所谓先解其表后攻其里也。

生川军三钱，后入　枳实四钱　川朴二钱

芒硝二钱，冲

拙巢注　服药后，下四次，病全愈。

第九三案　太阳转阳明其四
颖师医案

王左

初诊　二十四年三月五日

起病于浴后当风，恶寒而咳，一身尽痛，当背尤甚，脉弦。法当先解其表，得汗后，再行攻里。大便七日不行，从缓治。

生麻黄三钱　川桂枝三钱　光杏仁三钱北细辛二钱　干姜三钱　五味子二钱　生甘草一钱　制半夏三钱　白前四钱

佐景按　本案病者王君平素有疾必就师诊，每诊一二次，疾必良已。者番①又来，自谓病重甚，不知能如前速愈否？师笑谓无妨，汗出续诊一次可矣。君欣然告辞。

二诊　三月六日

发汗已，而大便未行，食入口甜，咽肿脘胀，右脉滑大，下之可愈。

生川军三钱　枳实四钱　厚朴一钱　芒硝三钱，冲

佐景按　诊后病者问明日尚须复诊否，察其神情，盖已非昨日病象矣。师笑曰：无须再劳驾矣。后如师言。

学者当知疾病之传变，绝无一定之成规。若我前所谓桂枝汤证一变而为白虎汤证，麻黄汤证一变而为麻杏甘石汤证，葛根汤证一变而为葛根芩连汤证，此皆言其至常者也。若以上太阳转阳明诸案，或由桂枝证传为承气证或麻子仁丸证，或由麻黄汤证或由小青龙汤证传为承气证，又皆不失其常者也。若其它种种传变，或由葛

---

① 者番：这番，这次。

根汤证传为承气证，或由大青龙汤证传为承气证，又悉在可能之中，何必一一赘列！是故医者但求能辨证用方，初不必虑其病变多端；但求能大胆细心，初不必泥于温热伤寒。下工之所得贡献于上宾者，若是而已。

"邪之着人，如饮酒然。凡人醉酒，脉必洪而数，气高身热，面目俱赤，乃其常也。及言其变，各有不同。有醉后妄言妄动，醒后全然不知者，有虽沉醉而神思终不乱者，醉后应面赤而反刮白者，应委顿而反刚强者，应壮热而反恶寒战栗者，有易醉而易醒者，有难醉而难醒者，有发呼欠及喷嚏者，有头眩眼花及头痛者。因其气血虚实之不同，脏腑禀赋之各异，更兼过饮少饮之别，考其情状，各自不同。至论醉酒一也，及醒，一时诸态如失。"此吴氏又可借饮酒以喻邪之传变无定者也。因其言通俗易晓，故借录之。

第九四案　暑天阳明病
颖师亲撰

师曰　血热壮盛之人，遇天时酷蒸，往往以多汗而胃中化燥。始则大便不行，继则口燥饮冷。夏令伏阴之体，饮冷太暴，或且转为下利。究之利者自利，胃中燥实依然不去，故仍宜用大承气汤以下之。予子湘人，辛未六月，在红十字会治一山东人，亲见之，一剂后，不再来诊，盖已瘥矣。壬申六月，复见此人来诊。诊其脉，洪大而滑疾，已疏大承气汤方治矣。其人曰，去岁之病承先生用大黄而愈，湘人告以亦用大黄，其人欣然持方去，不复来，盖又瘥矣。又江阴街烟纸店主严姓男子，每年七月上旬，大便闭而腹痛，予每用调胃承气汤，无不应手奏效。

佐景按　此又天时之关系于疾病者

也，吾人但知其理足矣，至疏方用药，仍当一以脉证为依归。设在盛夏遇真寒之霍乱证，脉伏肢冷，吾知四逆又为必用之方矣。

曹颖甫曰　以上所列二证，不过欲证明至其年月日时复发之理由，而病之变化，要必视其人之本体为断。其人血热过重，则易于化燥，水分过多，则易于化湿，燥热当泻，寒湿当温，诚当如佐景所云矣。

第九五案　产后阳明病
颖师讲授　佐景笔记

师曰　同乡姻亲高长顺之女，嫁王鹿萍长子，住西门路，产后六七日，体健能食，无病，忽觉胃纳反佳，食肉甚多。数日后，日晡所觉身热烦躁，中夜略瘥，次日又如是。延恽医诊，断为阴亏阳越，投药五六剂不效。改请同乡朱医，谓此乃桂枝汤证，如何可用养阴药？即予轻剂桂枝汤，内有桂枝五分，白芍一钱。二十日许，病益剧。长顺之弟长利与余善，乃延余诊。知其产后恶露不多，腹胀，予桃核承气汤，次日稍愈。但仍发热，脉大，乃疑《金匮》有产后大承气汤条，得毋指此证乎？即予之，方用：

生大黄五钱　枳实三钱　芒硝三钱　厚朴二钱

方成，病家不敢服，请示于恽医，恽曰不可服。病家迟疑，取决于长顺。长顺主与服，并愿负责。服后，当夜不下，次早，方下一次，干燥而黑。午时又来请诊，谓热已退，但觉腹中胀，脉仍洪大，嘱仍服原方。实则依余意，当加重大黄，以病家胆小，姑从轻。次日，大下五六次，得溏薄之黑粪，粪后得水，能起坐，调理而愈。独怪近世医家遇虚羸之体，虽大实之证，不敢竟用攻剂。不知胃实不去，热势日增，及其危笃而始议攻下，惜其见机不早耳。

佐景按 王季寅先生作《产后之宜承气汤者》篇曰："产后虚证固多，实证间亦有之，独怪世医动引丹溪之说，谓产后气血双虚，惟宜大补，虽有他证，均从末治，执此以诊，鲜不贻误。余友王百安君于月前治一郭姓妇人。该妇于双产后，发狂见鬼，多言骂詈，不认亲疏。其嫂曾被其掐颈，几至惊毙。家人因使强有力者罗守之。遂延王君往诊，车至中途，病家喘急汗流奔告曰，病者角弓反张，口吐涎沫，现已垂危，后事均已备妥，特询还可医否？如不可医，毋徒劳先生往返也。王君答以果系实症，不妨背城借一，或可挽回，然未敢必也。及至病所，见病人反张抽搐，痰涎如涌，诊其脉数而疾，因病者躁动，未得细诊。询以恶露所见多寡，腹中曾否胀痛，二便若何，该家惊吓之余，视病者如虎狼，此等细事全无人知。王君以无确凿左证，力辞欲去。病家苦求立方，坚不放行。王君默念，重阳则狂，经有明文，加以脉象疾数无伦，遍体灼热，神昏流涎，在在均露热征，其角弓反张当系热极成痉。综合以上各点，勉拟下方：生石膏四钱，知母三钱，寸冬三钱，川连三钱，条芩三钱，阿胶三钱，白薇三钱，生地三钱，半夏三钱，木通三钱，枳壳三钱，生军三钱，粉草一钱，竹叶三钱。一剂痉愈，躁动略安。复延往诊，病者固拒，不令诊脉，询以大便情形，据云水泄挟有燥粪，遂为立大承气汤加桃仁、丹皮，嘱其分三次灌。如初次服后矢气，便为对证，可将余药服下。次日，病家来云，躁动若失，已能进食，惟仍狂言不寐，遂处下方：川连、炒栀子、条芩、杭芍、阿胶、云苓、茯神、远志、柏子仁、

琥珀、丹皮、当归、生地、鸡子黄。据称服后熟睡竟夜，此后可以无虑。其母因其灌药艰难，拟令静养，不复服药矣。似此病症，若仍以产后多虚，妄用十全八珍，或生化汤加减，岂不促其命期耶"（录《医界春秋》）。按本证初起，似属桃核承气汤证，或竟抵当汤证，仲圣曰"其人如狂，但少腹急结者，乃可攻之"；又曰"其人发狂者，以热在下焦，少腹当硬满"是也。此二条，"如狂"与"发狂"异，"急结"与"硬满"异，是其辨也。迨后角弓反张，当为大承气汤证，仲圣曰"卧不着席，脚挛急，必齘齿，可与大承气汤"是也。最后，狂言不寐，亦如仲圣所谓"心中烦，不得卧，黄连阿胶汤主之"之证。故用药近似，即可以起死回生。呜呼，此仲圣之所以为万世法也！此证甚剧，亦属产后，引之可知吾师原案云云尚属平淡，免世人见之而惊骇也。

曹颖甫曰 产后宜温之说，举世相传，牢不可破。而生化汤一方，几视为金科玉律，何怪遇大实大热之证，而束手无策也。大凡治一病，必有一病之主药，要当随时酌定，不可有先入之见。甚有同一病证，而壮实、虚羸之体不当同治者，此尤不可不慎也。

第九六案 阳明大实
颖师医案

陈左 住马浪路 十四岁

初诊 八月十七日

发热有汗，阙上痛，右髀牵掣，膝外廉痛，时欲呕，大便不行，渴饮，舌苔黄燥，腹满，脉滑。阳明证备，于法当下，宜大承气汤加黄连。

生锦纹军四钱，后入 枳实四钱 中朴钱半 芒硝三钱，冲服 淡吴萸五分 细川连

二分

二诊　八月二十日拟方

下后，但见燥矢，阙上仍痛，时欲吐，痰多，是阳明燥气未尽，上膈津液化为痰涎也，宜小半夏加硝、黄。

制半夏四钱　生川军三钱，后入　芒硝钱半，冲　生姜五片

佐景按　若仍用大承气汤加重厚朴，似亦甚佳，因厚朴并能去上湿也。

三诊　八月二十二日

进小半夏合承气，下后热除痛止，知饥。经食煮红枣六枚，顿觉烦闷，夜中谵语不休，甚至昏晕。此特下后肠中燥热上熏脑部，而又发于下后，要为无根毒热，不足为患。夜不能寐，当用酸枣仁汤加减。

酸枣仁五钱　辰砂五分　潞党参三钱知母三钱　天花粉一两　生姜三片　红枣三枚

佐景按　本汤之用，似不得当。盖此时热势方稍稍受折，转瞬当复炽。观其仅服红枣六枚，即转为谵语昏晕，不可终日，可以知矣。酸枣仁汤功能安和神经，使人入睡，为病后调理之良方，而不宜于此热势嚣张之时，故服后少效，宜其然也。或者当时病家见两服硝、黄，遂惧病者虚脱，故乃恳师用此似较平稳之方欤？

四诊　八月二十三日拟方

阳明之热未清，故尚多谵语，阙上痛，渴饮，宜白虎汤加味。

生石膏八钱　知母四钱　生甘草二钱天花粉一两　洋参片五钱　滑石六钱　粳米一撮　牡蛎二两，生打，先煎

五诊　八月二十四日

服人参白虎汤加味，渴饮、阙上痛定，夜无谵语，今尚微渴，饮粥汤便止，仍宜前法。

生石膏一两　知母三钱　生草三钱　天

花粉一两　北沙参八钱　潞党参五钱　块滑石一两　左牡蛎二两，先煎

拙巢注　此证不大便二十余日，始来就诊，两次攻下，燥热依然未尽。予所治阳明证未有若此之重者，自十七日至今，前后凡八日，方凡五易，始得出险。此与三角街吴姓妇相似，盖郁热多日，胃中津液久已告竭也。

曹颖甫曰　此证下后，湿痰未去。二诊悬拟方，因病家来告贫苦，减去厚朴，以致湿热留于上膈。三诊但治不寐，未尝顾及阳明实证，下后胃热未除，以致病根不拔，诚如佐景所言。盖胃不和，固寐不安也。附志于后，以志吾过，而警将来。曾记八年以前，同乡周巨臣绍介一汪姓病人，初诊用生大黄四钱，厚朴二钱，枳实四钱，芒硝三钱，其人病喘不得眠，壮热多汗，脉大而滑，下后稍稍安眠，而时吐黄浊之痰，予用承气汤去大黄加皂荚末一钱，二剂而愈，与此证相似，并附存之。

第九七案　阳明战汗

颖师医案

陆左

初诊　三月二十二日

阳明病，十日不大便，恶气冲脑则阙上痛，脑气昏则夜中谵语，阳明燥气熏灼，则右髀牵掣，膝屈而不伸，右手亦拘挛，夜不安寐。当急下之，宜大承气汤。

生川军四钱，后入　枳实三钱　中朴一钱芒硝三钱，冲服

拙巢注　此证服药后，夜中大下二次，稍稍安睡。二诊三诊用白虎汤为主，以其右手足不伸，而加芍药，以其渴饮，而加天花粉。三诊后，闻延徐衡山两次，又以无效中止。三十日后，闻其恶热甚，家人饮以雪水，颇安适，此即"病人欲

饮水者，少少与之，即愈"之证也。予为之拟方用生石膏二两，知母五钱，生甘草三钱，西洋参一钱，和米一撮煎汤。服后，病者甚觉清醒。四月一日服二煎，至午后，病者忽然寒战，闭目若死，既而壮热汗出，此当在《伤寒论》战而汗出之例，非恶候也。

续诊　四月六日拟方

此证自三月二十二日用大承气汤下后，两服凉营清胃之剂不效，其家即延张衡山二次，不效中止。后于三十日闻其恶热渴饮，用白虎加人参汤，至一日战而汗出，意其愈矣。至四日，病家谓其右手足不伸，而酸痛，为之拟方用芍药甘草汤加味（赤白芍各一两，炙甘草五钱，炙乳没各三钱，丝瓜络三钱），手足乃伸。今日病家来云，能食，但欲大便不得，小便赤，更为之拟方如下：

生川军一钱五分　芒硝一钱，冲　生甘草二钱

拙巢注　下后诸恙悉愈，胃纳大畅。

佐景按　战而汗出，是为战汗。若本案之战汗，是阳明之战汗也。大论曰："凡柴胡汤病证，而柴胡证不罢者，复与柴胡汤，必蒸蒸而振，却复发热汗出而解。"是少阳之战汗也。又曰："太阳病未解，脉阴阳俱停，必先振栗，汗出而解。"是太阳之战汗也。粗观之，似三阳皆有战汗。试问病人何以欲汗？曰：假此以逐邪耳。设其人正气充实，受邪不重，又得药力以助之，则濈然汗出，了无烦苦。设不假药力之助，但凭正气与邪相搏，则其人略有烦苦矣。故大论曰："欲自解者，必当先烦，乃有汗而解。"设其人正气虚弱，邪气充实，即使得药力之助，亦必须战战兢兢，努力挣扎，方能得汗，而其外表不仅为烦，甚当为战矣。故大论又曰："问曰：病有战而汗出，因得

解者，何也？答曰：脉浮而紧，按之反芤，此为本虚，故当战而汗出也。其人本虚，是以发战，以脉浮，故当汗出而解，若脉浮而数，按之不芤，此人本不虚，若欲自解，但汗出耳，不发战也。"本条词句重叠，不类仲圣口吻，然而说理至精，可以奉信。抑余尤有说焉，伸之如下：

凡汗出而愈，属于太阳病居多，属于少阳病次之，属于阳明病者鲜。夫太阳之战汗，原不足以为异。少阳病服柴胡汤已，其濈然或战而汗出解者，或亦有太阳之邪错杂于其间也。至本案阳明病之战汗，亦无非旧日太阳或少阳之宿邪，寄于肌表三焦，医者不能善为汗解，及其病已转为阳明，则液灼不能化汗，医更无暇及之。及其后，阳明病愈，阴液少复，病者自己之正气欲除久伏之宿邪，故不得已出于一战耳。由是观之，谓本案曰阳明之战汗者，特就其近病而言之耳，犹非至通之论也。

战汗者，破釜沉舟，背城借一之谓也。战而胜，则生，不胜，则死。一战不决，则再三战，以求其果。盖久病之后，正气不堪病魔之缠扰，故宁与一决雌雄，以判胜负。是故战汗乃生死之枢机，阴阳所从分，医者病家，当共深晓，爰录三则，以为参考。

《伤寒证治明条》云："凡伤寒疫病战汗者，病人忽身寒鼓颔战栗，急与姜、米汤、热饮，以助其阳。须臾战定，当发热汗出而解。或有病人恶热，尽去衣被，逆闭其汗，不得出者，当以生姜、豆豉、紫苏等发之。有正气虚不能胜邪，作战而无汗者，此为难治。若过半日或至夜而汗，又为愈也。如仍无汗，而神昏脉渐脱者，急以人参、姜、枣煎汤以救之。又有老人虚人，发战而汗不行，随即昏闷，不知人事，此正气脱而不复苏矣。"又云：

"余见疫病有五六次战汗者，不为害也。盖为邪气深，不得发透故耳。又有二三次复举者，亦当二三次作战，汗出而愈。"

《医林绳墨》云："应汗而脉虚弱者，汗出必难。战不得汗，不可强助，无汗即死。当战不得用药，用药有祸无功，要助其汗，多用姜汤。"

《温疫论》云："应下失下，气消血耗，即下亦作战汗。但战而不汗者危，以中气亏微，但能降陷，不能升发也。次日，当期复战，厥回汗出者生，厥不回汗不出者死，以正气脱不胜其邪也。战而厥回无汗者，真阳尚在，表气枯涸也，可使渐愈。凡战而不复，忽痉者必死。痉者身如尸，牙关紧，目上视。凡战不可扰动，但可温覆，扰动则战而中止，次日当期复战。"又云："狂汗者伏邪中溃，欲作汗解，因其人禀赋充盛，阳气冲击，不能顿开，故忽然坐卧不安，且狂且躁，少顷大汗淋漓，狂躁顿止，脉静身凉，霍然而愈。"

《温疫论》又云："温疫得下证，日久失下，日逐下利纯臭水，昼夜十数行，乃致口燥唇干，舌裂如断。医者按仲景协热下利治法，与葛根黄连黄芩汤，服之转剧。余诊视，乃热结旁流，急与大承气汤一服，去宿粪甚多，色如败酱，状如黏胶，臭恶异常。是晚利止，次日服清燥汤一剂，脉尚沉，再下之，脉始浮。下证减去，肌表尚存微热。此应汗解，虽不得汗，然里邪先尽，中气和平，所以饮食渐进。半月后，忽作战汗，表邪方解。盖缘下利日久，表里枯燥之极，饮食半月，津液渐回，方能得汗，所谓积流而渠自通也。可见脉浮身热，非汗不解，血燥津枯，非液不汗。昔人以夺血无汗，今以夺液亦无汗，血液虽殊，枯燥则一，则知温疫非药可得汗者矣。"本节上半可作自利

清水，大承气证之补注，下半可作余说战汗多属太阳病之别解。

曹颖甫曰　战汗多属太阳，为前人所未发。盖太阳有寒水，他经不当有寒水也。凡战汗而愈之病，皆由太阳失表所致。在少阳一经，犹曰手少阳三焦为寒水下行之经隧。而阳明已经化燥，则断断不应有此。而卒见此证者，或由其人水分太多，上膈水气犹在，肠胃已经化燥，水气被蒸，化为湿热，与燥矢相持而不动，燥矢一去，湿热不能独留，乃战汗而外出。数十年来偶然一见，要未可据为成例也。

佐景又按　以上吾师各案，皆为依法治之而得生者，所谓验案是也。然而验案之书多矣，掩不善而著善，何足贵者？吾今特选吾师治而不验之案，详尽述之，以存真迹，而昭大信。考其不治之由，或因病情之过重，或因证方之未合，或因药量之嫌轻，或因人事之未尽，拙按内悉旁征博引，细为推求，间有越仲圣之大范者，不计也。总冀阅者获此，庶了若观火，洞垣一方，以后即遇此种疑难险证，亦能治之而验。夫如是，则今兹不验之案，尤远胜于吾前此之验案也欤！

第九八案　阳明呕多
颖师医案

陆左　八月二十九日　住大兴街

伤寒八九日，哕而腹满，渴饮，小便多，不恶寒，脉急数，此即仲师所谓知其何部不利，利之而愈之证也。

生锦纹军三钱，后入　生甘草二钱　枳实二钱　芒硝二钱，冲服

拙巢注　此证下后，呃不止，二日死。

佐景按　大论曰："伤寒呕多，虽有阳明证，不可攻之。"按，呕多与呃异，

凡呕多不止者，其胃机能必衰逆，更加硝、黄苦寒以伤其气，是为误治。法当先治其呕为是。吾师《伤寒发微》注本条云："盖即《金匮》病人欲吐者不可下之之说也。胃中郁热上泛，湿痰壅于上膈，便当用瓜蒂散以吐之。胃中虚气上逆，而胸满者，则吴茱萸汤以降之。否则，无论何药入咽即吐，虽欲攻之，乌得而攻之。故必先杀其上逆之势，然后可行攻下。予每遇此证，或先用一味吴萸汤，间亦有肝胆郁热，而用黄连汤者，呕吐既止，然后以大承气汤继之，阳明实热乃得一下而尽。须知'有阳明证'四字，即隐示人以可攻。若不于无字处求之，但狃于胃气之虚，视芒硝、大黄如蛇蝎，真瞌睡汉耳。"薛生白先贤曰："湿热证，呕恶不止，昼夜不瘥欲死者，宜用川连三四分，苏叶二三分，两味煎汤呷下，即止。"可以互参。

曹颖甫曰　予昔治肉庄范阿良妇十五日不大便，终日呕吐，渴而饮水，吐尤甚。予诊其脉洪大而实，用大承气汤，生军三钱，枳实三钱，川朴二钱，芒硝三钱。以其不能进药也，先用吴萸三钱，令其煎好先服，一剂愈。后治菜市街福兴祥衣庄男子，大热，脉实，大便七日不行，亦以其茶水入口即吐也，先用姜汁半夏三钱，吴萸一钱，川连三分，令其先行煎服，然后用大黄三钱，枳实四钱，厚朴一钱，芒硝三钱，亦以一剂愈。盖见呕吐者易治，见哕逆者难治，世有能治此者，吾当北面事之。

第九九案　阳明津竭
颖师医案

甘右

初诊　四月八日

阳明病，十四日不大便，阙上痛，谵语，手足濈然汗出，脉滑大，宜大承气汤。

生川军五钱，后入　枳实四钱　川朴钱半
芒硝三钱，冲服

二诊　四月九日

下经三次，黑而燥，谵语如故，脉大汗出，前方加石膏、知母。

石膏一两　知母五钱。加入前方中

佐景按　张氏锡纯曰："愚临证实验以来，知阳明病既当下，其脉迟者固可下，即其脉不迟而又不数者，亦可下。惟脉数及六至，则不可下，即强下之，病必不解，或病更加剧。而愚对于此等病，则有变通之下法，即用白虎加人参汤，将石膏不煎入汤中，而以所煎之汤将石膏送服者是也。愚因屡次用此方奏效，遂名之为白虎承气汤。方为生石膏八钱捣细，大潞党参三钱，知母八钱，甘草二钱，粳米二钱。药共五味，将后四味煎汤一钟半，分二次将生石膏细末用温药汤送下。服初次药后，迟两点钟，若腹中不见行动，再服第二次，若腹中已见行动，再迟点半钟，大便已下者停服，若仍未下者，再将第二次药服下。至若其脉虽数而洪滑有力者，用此方时，亦可不加党参。愚从来遇寒温证之当下而脉象数者，恒投以大剂白虎汤，或白虎加人参汤，其大便亦可通下。然生石膏必须用至四五两，煎一大碗，分数次温服，大便始可通下。间有服数剂后，大便仍不通下者，其人亦恒脉静身凉，少用玄明粉二三钱，和蜜冲服，大便即可通下，然终不若白虎承气用之较便也。按生石膏若服其研细之末，其退热之力一钱抵煎汤者半两，若以之通大便，一钱可抵煎汤者一两。是以方中止用生石膏八钱，而又慎重用之，必分二次服下也。寒温阳明病，其热甚盛者，投以大剂白虎汤，其热稍退，翌日，恒病仍如故。如此反复数次，病家终疑药不对证，而转延他医，因致病不起者多矣。愚复拟得此方，初次用大剂白虎汤不效，二次即将生石膏细末送服。其汤中用五六两者，送服其末不过两余，或至二两，其热即可全消矣。"张氏谓脉迟可下，脉数难下，吾师则谓下后脉和者安，脉转洪数者危，其理正有可通之处。要皆经验之谈，不可忽视者也。张氏谓生石膏研细末送服，一钱可抵煎汤者一两，信然。余则谓生石膏研细煎服，一钱亦可抵成块煎服者三钱。大论原文本谓打碎绵裹，可以知之。若夫熟石膏，有凝固痰湿之弊，切不可用。张氏为此，曾大声疾呼以告国人，诚仁者之言也。

三诊　四月十日

两次大下，热势渐平，惟下后津液大伤，应用白虎加人参汤，无如病家贫苦，姑从生津着意。

生石膏五钱　知母三钱　生草二钱　天花粉一两　北沙参一两　元参三钱　粳米一撮，先煎

拙巢注　此证当两次下后，脉仍洪大，舌干不润，竟以津液枯竭而死，可悲也。

佐景按　张氏又曰："愚用白虎加人参汤，或以玄参代知母（产后寒温证用之），或以芍药代知母（寒温兼下利者用之），或以生地黄代知母（寒温兼阴虚者用之），或以生山药代粳米（产后寒温证用之，寒温热实下焦气化不固者用之），或于原方中加生地黄、玄参、花粉诸药，以滋阴生津，加鲜茅根、鲜芦根、生麦芽诸药，以宣通气化。凡人外感之热炽盛，真阴又复亏损，此乃极危险之症。此时若但用生地、玄参、沙参诸药以滋阴，不能奏效，即将此等药加于白虎汤中，亦不能奏效。惟石膏与人参并用，独能于邪热炽盛之时立复真阴，此仲师制方之妙，实有挽回造化之权也。"观本案以病家贫苦，无力用人参，卒致不起，可证张氏之言为不虚。

津竭而又当下之证，固不可冒然用大承气，除张氏之白虎承气汤法外，尚有麻子仁丸法，惟麻仁如不重用，依然无效。又有猪胆汁导法，取其苦寒软坚，自下及上，亦每有效。若节庵陶氏[1]黄龙汤法，即大承气汤加人参、地黄、当归，正邪兼顾，屡建奇功。降至承气养营汤，即小承气汤加知母、当归、芍药、地黄，效相仿佛。又闻有名医仿白虎加人参之例，独加人参一味于大承气汤中，预防其下后之脱，亦是妙策。至吴鞠通之增液承气汤，其功原在承气，而不在增液，若其单独增液汤仅可作病后调理之方，决不可倚为病时主要之剂。故《温病条辨·中焦篇》十一条"增液汤主之"句下，复曰"服增液汤已，周十二时观之，若大便不下者，合调胃承气汤微和之"。盖彼亦知通幽荡积，非增液汤所能也。沈仲圭先生论此甚详，非虚语也。倘有人尚执迷增液汤之足恃，请再检阅下引之一则。

李健颐先生作《增液汤杀人》篇曰："俞某与余素善，在船上为舵工。因洋中感冒温邪甚笃，适为狂风所阻，迨两星期，始抵潭港。邀余诊视，六脉沉实，口渴引饮，舌绛焦黑，肌肤大热，多汗，便秘。按照《温病条辨》中焦所列暑温蔓延三焦，与三石汤合增液汤，以救液清液之法治之。连服二剂，热退身凉，惟舌苔不退，大便未通。意欲用承气下之，缘以

---

[1]　节庵陶氏：陶华，字尚文，号节庵。余杭（今属浙江）人。明代医家，著有《陶氏伤寒六书》等。

初权医职，一则心胆细小，再则太顾清议，况过信吴鞠通所云温病禁用汗下，所以未敢剧下。至午后，大热复作，再与前方，次日稍愈，愈而复作，绵延十余日，不惟大热不减，更加语乱神倦。乃改与调胃承气，迨夜半，连下二次，其病若失，知饥欲食，连食稀粥两碗，遂止后服。于此时也，仍不忘鞠通之言，大便既下，须止后服等语，改用增液白虎。隔二日，热势复发，再延某医，亦止用增液汤加犀角、芩连而已，竟至不治。呜呼伤哉！时余以俞某之不起，亦命矣夫。不意续读《世补斋伤寒阳明病释》，谓伤寒有五，传入阳明，遂成温病，斥鞠通用增液之误，凡温病皆宜以阳明治之。余方悟是病乃因于不敢用承气，而特增液误之之过也。盖阳明实病，里热已盛，肠胃燥结，燥气上熏，燥灼津液，正当用承气白虎下其大便，则燥热可解，津液挽复，诸病可愈。然余只以《条辨》一书，奉之如圭臬，何敢稍越其用药之意，遂致临诊不决，便成误治，余过大矣。遂遇有是症，辄投承气白虎，而治愈者不少。可知医者当博览群书，切勿墨守一家言，以贻世害。余自此抚躬自警，益加虚心，精心研究，战战兢兢，惟恐再蹈覆辙矣"（录《医界春秋》）。由是观之，孰为温病，孰为阳明，直是不可分辨。若必欲一一凿分，即是自欺欺人！陆公谓伤寒传入阳明，遂成温病。我犹嫌其言之不彻底。何者？设使吾心目中依然有温病（广义的）二字之存在，即是我于伤寒大论未尽了解故也。或者陆公但求与人共喻，故亦不惜作此类通俗说法乎？呜呼！"肺腑而能语，医师面如土"，能毋慨然。

曹颖甫曰　医至今日难言矣。医者身负盛名，往往不敢用药，迁延日久，精气日败，然后嘱病家另请高明。后医见证之

可下也，不暇考其精气存亡而下之，而死之罪乃归于后医矣。前医又稍稍语人曰，某家病，某医之所杀也，其术乃终身不破。昔有某富翁患温热病，累日不大便，延某名医诊治，日易一方，大要不外增液汤加减，积至三十余日，夜不成寐，昼尤烦躁，病者求死不得，名医乃用挖粪下策，稍稍挖出黑粪，而大便终不得行，延至四十日，以至于死。闻将死之前，某名医谓病家曰，此病若请曹颖甫医治，尚有一二分希望。友人裴君来告，津液已枯，不可往诊，乃止。后二日，病者果死，予心常耿耿焉，窃意用猪胆汁灌肠，或能侥幸于万一。死者不可复生，徒呼负负而已。

第一〇〇案　阳明鼻衄
颖师医案

陈右　住九亩地　年二十九岁
初诊　四月十七日
十八日不大便，腹胀痛，脉洪大，右足屈而不伸，壮热，证属阳明，予调胃承气汤。

生川军三钱　生甘草钱半　芒硝二钱

二诊　四月十八日
昨进调胃承气汤，下经四次，阳明之热上冲脑部，遂出鼻衄，渴饮，脉仍洪数，法当清热。

鲜芦根一两　天花粉一两　地骨皮三钱
鲜生地六钱　生石膏五钱　肥知母三钱　玉竹三钱　生草二钱　元参三钱

拙巢注　此证卒以不起，大约以下后脉大，阳气外张，与前所治之甘姓相似，盖阴从下竭，阳从上脱，未有不死者也。

佐景按　本证至于鼻衄，似宜犀角地黄汤，即《小品》芍药地黄汤。汤中犀角能降低血压，除血中之热，丹皮能调剂

血运，去血中之瘀，生地内有铁质，足资生血之源，芍药中含酸素，善令静脉回流，四物皆为血药，诚治血热之良方也。本证未下之先，热结肠中一处，既下之后，热散周身血脉，亦有不经攻下而然者。血热既臻极点，乃从脆弱之处溢射，或从鼻出，或从口出，或从溺出，或从便出，其形虽异，其治则一。《千金》曰"犀角地黄汤治伤寒及温病，应发汗而不汗之，内蓄血者，及鼻衄吐血不尽，内余瘀血，面黄，大便黑，消瘀血"可以证之。《温病条辨》曰"太阴温病，血从上溢者，犀角地黄汤合银翘散治之"；又曰"时欲漱口，不欲咽，大便黑而易者，有瘀血也，犀角地黄汤主之"，悉不出《千金》范围。细审本汤，或系仲圣之方，而《伤寒》《金匮》所遗落者。不然，则本方殊足以补二书之未备，弥足珍也！《千金》《外台》诸方以犀角为主药者甚多，悉可覆按。后人以此加神灵之品，如羚羊、牛黄，增香窜之物，如安息、麝香，添重镇之药，如金银、朱砂，扩而充之，乃成紫雪、至宝之属。善自施用，原不失为良方，惜乎俗医信之过专，用之过滥，一遇神昏谵语，动谓邪迷心包，不问其是否承气之证，悉假之作孤注一掷。及其不效，则病家无怨词，以为劫数难挽，医家无悔意，以为吾心无愧，茫茫浩劫，方今未已，至足悯也！至犀角早用，亦多弊端，故太炎章氏有言曰："有以为温病药总宜凉，每令早服犀角，而反致神昏谵语者比比。观仲景方未有用犀角者，《本草》谓犀角解毒，《千金》《外台》方中多以犀角止血，故凡大吐衄，大崩下，或便血等，多以犀角治之，盖犀角有收缩血管之功用也。阳明病原自有汗，今反以犀角收之，于是将邪逼入肠胃，神昏谵语，自然起矣。人每不明此理，以为神昏谵语，终是邪入包络，因此犀角之误治，终不了然。惟陆九芝为能知之耳。由是以观，河间已逊仲景，叶、吴辈更不如河间远矣。"盖亦有感而发。然而陆氏《犀角膏黄辨》最后之结论曰："病岂必无膏黄之不能愈，而待愈于犀角者哉？然必在用过膏黄之后，必不在未用膏黄之前，盖亦有可决者。"方是持平之论也。

至犀角与羚羊角之功用，大同小异之处，亦当求其几微之辨。吴兄凝轩与余共研此事，得结论曰："犀角能降低血压，其主在血液；羚羊角能凉和神经，其主在神经。依旧说，血液为心所主，故曰犀角为心经药；神经为肝所属，故曰羚羊角为肝经药。然而血热者神经每受灼，神经受灼者其血必更热，二者常互为因果，故二药常相须而用。同中之异，如此而已。"

曹颖甫曰 近世犀角、羚羊角二味，其价翔贵，非大贵巨富之家，罕有用入煎剂者，若遇贫寒之人，则有方与无方同，直坐待其死耳。吾愿同道诸君子分其诊金之余，俾贫病同胞于万死中求得一生路，吾中医前途庶有济乎！

佐景又按 以上各节，皆为医理之探讨。夫阳明无死证，在理论固是，然而阳明病之不起，又有属于人事之未尽者。试言一点，以为证明。余谓凡属险证，类皆变化多端，忽而神昏谵语，忽而撮空摸床，忽而寒战若死，忽而汗出几脱，忽而热化，忽而寒化。犹如夏令酷蒸，仰观则万里无云，俯视则流金烁石，忽而油云密布，沛然下雨，其变之倏也，乃间不容发。故治若此之病，理当医者不离病人，一医之不足恃，会数医而共图之，随脉证之传变，作迅捷之处置，以是赴之，庶或有济。然而通常病家力不能办此，一诊之后，须待来日，不知其间变化已多，即其获救之机会失去者亦多。举例以明之，有用大承气下后，即当用参芪归芍以救其虚者，然而病家不知，徒事惊惶，乱其所措，而病者撒手矣。呜呼！安得广厦千间，良医百人，集世之绝险大证，起其死而还之生，功德无量，当胜造浮屠万座。今闻吾国医馆长焦公易堂有鉴及此，方努力筹建首都国医院，以为全国倡，而上海国医分馆馆长沈公仲芳更节其花甲令诞之贺仪筵资，以助该院建筑经费。行见登高一呼，万方响应，众擎易举，集腋成裘，拯同胞之疾苦，扬中医之权威，阐学术于神明之境，臻世界于大同之域。馨香祷祝，企予望之！

医家轶事

难疗之渴

虞洮，字少卿。五代时，初佐蜀。董璋久患疾，遣押衙①李彦求医于孟蜀②。蜀遣虞往。既至，董曰："璋之所患，经百名医，而无微瘥者何也？"对曰："君之疾，非惟渴浆，而似渴士。得其多士，不劳药石而自愈矣。"董公大悦。时董公有南面之志，故以此言讥矣。洮又曰："大凡视听至烦，皆有所损。心烦则乱，事烦则变，机烦则失，兵烦则反。五音烦则损耳，五色烦则损目，滋味烦则生疾，男女烦则减寿。古人于烦，莫不戒之。公今日有万思，时有万机，乐淫于外，女淫于内，渴之难疗，其在此乎！"

一舌千金

王贶，字子亨。游京师，会盐法更变。有大贾睹揭示，失惊吐舌，不能复入，经旬食不下咽，尪羸日甚，医不能疗，其家忧惧，榜于市曰"有治之者，当以千金为谢"。贶应其求，既见贾之状，忽发笑不能制。其家人怪而诘之。贶谬为大言曰："所笑者，辇毂③之大，乃无人治此疾耳。"语主人曰："试取《针经》来。"贶谩检之，偶有穴与其疾似者，急针舌底，抽针之际，其人若委顿状，顷刻舌遂伸缩如平时矣。自是翕然名动京师。

论物性

李惟熙，宋舒州人，通医学，善论物性。尝曰："菱芡皆水物，菱性寒而芡性暖者，盖菱开花背日，芡开花向日故也。"又曰："草木花皆五出，惟栀子与雪花六出，此殆阴阳之理。若桃杏花六出者，结实双仁，双仁者杀人，失常故也。果类入水皆浮，不浮者亦杀人。果之蠹者必不熟，熟者必不蠹。"

楮实姜豆

吴廷绍，南唐人，为太医令。烈祖喉中痒涩，进药无验，廷绍进楮实汤，服之顿愈。宰相冯延己尝病脑痛，医工旁午④，累日不痊。廷绍至，先诘其家人曰："相公酷嗜何物？"对曰："每食山鸡、鹧鸪。"廷绍进姜豆汤，一服立差。群医默志。他日以楮实治喉痒，以姜豆汤治脑痛，皆无效。或问其故。廷绍曰："烈祖常服饵金石，吾故以木之阳实胜之，木王则金绝矣。冯公嗜山鸡、鹧鸪，二鸟皆食乌头、半夏，姜豆乃解其毒尔。"群医大服。

以死争乎

文挚，春秋战国时宋人。齐闵王疾，

---

① 押衙：本作"押牙"。唐宋官名，管领仪仗侍卫。牙，后讹变为"衙"。

② 孟蜀：即后蜀（934～966），为五代十国中十国之一，孟知祥所建，定都成都（今四川省成都市）。

③ 辇毂（niǎngǔ 碾古）：皇帝的车舆。代指京城。

④ 旁午：交错；纷繁。

使人至宋迎之。文挚诊王疾，谓太子曰："非怒则王疾不可治，怒王则文挚死。"太子曰："苟已王疾，臣与母以死争之，愿先生勿患也。"文挚曰："诺。"与太子期而往。不当者三，齐王固已怒矣。文挚至，不解履登床，履王衣问疾，王怒不与言。文挚因出陋辞以重怒王。王叱而起，疾遂已。王不悦，果以鼎生烹文挚。太子与母合争之不得。

鼻饮

申光逊，唐人，精于医。有友孙仲敖寓居于桂，光逊往谒之。仲敖延入卧内，冠簪相见。曰："非慵于巾栉也，盖谓脑痛尔"。光逊即命醇酒升余，以辛辣药泪胡椒、干姜等屑半杯以温酒调，又于枕函中取一黑漆筒，如今之笙项，安于仲敖之鼻窍，令吸之，至尽方就枕。旋有汗出，其疾立愈。盖鼻饮之类也。

翳

朱杰，宋江宁人，治目如神，针甫下，而翳旋彻。

针驱虫

李明甫，宋东阳人，精针法。义乌令病心痛垂死。明甫视之，曰："有虫在肺下，药力所不及，惟砭之可愈。"乃绐①谓于背上点穴，密取水以噀之，令方惊而针已入。既而腹大痛，下黑水数升，虫尽出，疾遂愈。

股无恙

李瞻，字小塘，明仪真人，以眼科著。一人患目肿火炎，而性最卞②，愈躁而疾愈炽。瞻谓曰："子目易愈，此客火将流毒于股，不十日必暴发。"其人习瞻名，遂日以股为忧。至三日，一药而愈，股亦无恙。

衰之以属

李奎，字石梁，明鄞县人，洞究内外经，善起痼疾。有误吞指甲者，喉哽几殆，延奎视之。奎令剪指甲烧灰服之，立愈。人疑为古方，奎曰："不然，此《内经》所谓衰之以属也。"闻者叹服。

半褟惠

金辂，清山阴人，精保婴术。终身不计财利，不避寒暑，不先富后贫。越俗医家多出入肩舆③，辂年八十余，犹步行，曰："吾欲使贫家子稍受半褟惠耳。"

尸蹶

梁革，唐时人，精于医，为金吾骑曹。按察使于敖有青衣曰莲子，以笑语获罪，斥出贷焉。从事御史崔某欲购之，请革诊其脉。革曰："二十年无疾之人也。"崔喜，留之。未一年，莲子忽暴死，既殡，适遇革，革呼载归，奔告崔曰："莲子非死，盖尸蹶耳，革请苏之。"崔既怒其前言之妄，又责其辟棺之谬。革曰："苟不能生之，是革术不神于天下，请就死以谢过。"乃开棺使治。刺其心及脐下各数处，凿齿纳药，衣以单衣，素练缚其手足，卧空床上，置微火于床下，曰："此火衰，莲子生矣。"命其徒煮葱粥以伺，曰："其气通若狂，慎令勿起，逡巡自定，定而困，困即解其缚，以葱粥灌之，遂活矣。"俄而莲子果醒，如其言而愈。革又以药敷缺齿处，逾月而齿生如故。

---

① 绐：欺诳。

② 卞：急躁。

③ 肩舆：轿子。

冷水浇头

徐嗣伯，字叔绍。房伯玉服五石散十余剂，体更畏冷，夏着复衣。嗣伯曰："此大热内伏，非冬月不能治。"至冬冰雪盛时，乃令二人夹捉伯玉，解衣坐石上，取冷水从头浇之，至二十斛。伯玉口噤气绝，家人啼哭请免。嗣伯不可，又尽水百斛。伯玉始能动，背上渐彭彭有热气，俄而起坐，曰热不可忍，乞冷饮。遂以冷水与之，尽一升而病立愈。

血 闷

陆曦，宋奉化县人，精医术。新昌徐氏妇病产，不远二百里舆致之。及门，妇已死，但胸膛间犹微热。陆入视之，曰："此血闷也。能捐红花数十斤，则可以活。"主人亟购如数。乃为大锅以煮，候汤沸，遂以三木桶盛汤于中，取窗格藉妇人寝其上，汤气微，又进之。有顷，妇人指动，半日遂苏。盖以红花能活血故也。

禳 厌

顾欢，字元平，南齐时吴郡人，精医学，隐于会稽山阴白石村。性仁爱，有道气，其治疾或以禳厌①。尝有患邪病者造之，欢问："君家有书乎？"答曰："有《孝经》之篇。"欢曰："可取置枕边，恭敬，当自瘥。"如其言果愈。后问故，曰："善能致福，邪不胜正，故尔"。

烹鲜会

赵卿，唐时人，善以意治疾。一少年，眼中常见一小镜子，百药不效，诣卿诊之。卿约来晨以鱼脍奉候。少年如期往，卿延于阁内。忽闻客至，卿出见客，令少年少待，俄久不至。迨日中，少年饥甚，闻醋香甚美，及顾桌上止芥醋一瓯，

无他物，乃轻啜之，逡巡又啜之，觉胸中豁然，镜忽不见，心大异，乃竭瓯啜之。未几卿出，少年惭谢。卿曰："君因食脍太多，酱酢不透，有鱼鳞积胸中，故眼花。适所备酱酢，正欲君因饥啜之耳。烹鲜之会，乃诳君也。"

蛇 形

任度，宋时人，精医。有患者尝饥，吞食下至胸，便即吐出，医作噎疾膈气治之，无效。度视之曰："此疾盖因蛇肉不消所致。"但揣心腹上有蛇形也。病者曰："素有大风，常求蛇肉食之。"遂合硝、黄以治，微利而愈。

土地神

钱经纶，字彦曜，清康熙间秀水县人，医术精核。有人仲冬病寒，诸医杂治不效，独经纶投青蒿一味而愈。遇贫者常谢不受，值富人以厚币远来，则又却之，且谢曰："若币重，不难致他医，何必我。我邻里孤穷疾病者若而人，待我诊治，安能舍之他适哉。"或道逢他方人，问钱先生安在，则应曰："死久矣。"用是名不出乡里，而贫亦如故。殁后，乡人相传为土地神。

嫡 传

杜度，受业于张机。识见宏敏，器宇冲深，淡于骄矜，尚于救济。事仲景，多获禁方，名著当时。

瓜蒂散

吴中秀，字端所，明松江人，工岐黄之学。高仲阳三年不寐，诸医以为虚。中秀按其脉皆洪，曰："此上膈顽痰也"，

---

① 禳厌：谓禳除邪恶灾祸。

以瓜蒂散吐之而愈。

天子血

秦鸣鹤，唐时人。高宗苦风头眩，目不能视，召鸣鹤诊之。曰："风毒上攻，若刺头出少血愈矣。"天后自帘中怒曰："此可斩也，天子头上岂是出血处耶？"上曰："医人议病，理不加罪。且我头重闷，殆不能忍，出血未必不佳，朕意决矣。"命刺之。鸣鹤刺百会及脑户出血，上曰："我眼明矣。"言未毕，后自帘中顶礼以谢之，曰："天赐吾师也。"躬负缯宝以遣之。

盆砰舌收

周真，元人。一妇因产子，舌出不能收。真以朱砂敷其舌，仍令作产子状，以两女扶掖之，乃于壁外投大瓦盆砰匐作声。妇闻之，舌即收入。

捣螃蟹

崔默庵，清太平人，医多神验。有一少年，新娶未几，出痘，遍身皆肿，头面如斗。诸医束手，延默庵诊之。诊时六脉平和，惟稍虚耳，骤不得其故。时因乘舆，道远腹饥，即在病者榻前进食。见病者以手擘目，观其饮啖，盖目眶尽肿，不可开合也。问："思食否？"曰："甚思，奈医者戒余勿食何！"崔曰："此证何碍于食？"遂命之食。饮啖甚健，愈不解。久之，视室中，其床榻桌椅漆气熏人，忽大悟曰："我得之矣。"亟命别迁一室，以螃蟹数斤生捣遍敷其身，不一二日，肿消痘现，则极顺之证。盖其人受漆气之毒也。

战　汗

吴绶，元钱塘人，以名医征至京师。

有冯英者，病伤寒，诸医议用承气汤，邀绶视之。曰："将战汗矣，非下证也，当俟之。"顷刻果得战汗而解。

吐雏鸡

褚澄，字彦道，建元中为吴郡太守。百姓李道念以公事见，澄谓曰："汝有重疾。"李曰："旧有冷疾，至今五年，众医不瘥。"澄为诊脉，谓曰："汝病非热非冷，当是食白瀹[1]鸡子过多所致。"令取苏一升，煮服之。始一服，乃吐出一物如升，涎裹之动，开看是雏鸡，羽翅爪距皆具，足能行走。澄曰："此未尽。"更服所余药，又吐得如向者雏鸡十三枚，而病都瘥。

散与汁

朱肱，自号无求子，宋湖州人，邃于伤寒。南阳太守有疾，时医用小柴胡散，连进三服，胸满。延肱，曰："用药是也，但宜煎汁，乃能入经络攻病，今为散，滞膈上，宜乎作满。"因煮二剂服之，疾顿瘳。

当世之医

王肯堂，明金坛县人，年八十，忽患脾泄。诸医以为年高体衰，辄投滋补药，病益剧。最后延李中梓治之，中梓曰："公体肥多痰，愈补则愈滞，当用迅利药荡涤之。能勿疑乎？"肯堂曰："当世之医，惟我二人。君定方，我服药，又何疑乎！"乃用巴豆霜下痰涎数升而愈。

西向拜

许希，宋开封人，以医为业，补翰林医官。景祐元年，仁宗不豫，侍医数进药

---

① 瀹（yuè 月）：煮。

不效，人心忧恐。冀国大长公主荐希。希诊曰："针心下包络之间，可亟愈。"左右争以为不可。诸黄门以身试之，无所害，遂以针进，帝疾旋愈。授为翰林医官，赐绯衣银鱼及器币。希拜谢已，又西向拜。帝问故，对曰："扁鹊，臣师也。今者非臣之功，殆臣师之赐，安敢忘师乎！"乃请以所得金兴扁鹊庙。帝为筑庙于城西隅，封灵验侯。

生人血

丁毅，字德刚，明江浦人。路逢殡者，棺下流血，毅熟视之，曰："此生人之血也。"止舁者，欲启之，丧家不之信，毅随至墓所，强使启棺，乃孕也。诊之，以针刺其胸，俄而产一儿，妇亦旋苏。

新鄂二妙

梁新，唐武陵县人，精于医。有富商某，中夜暴亡，待晓气犹未绝。新诊脉，谓其仆曰："此中食毒也。"仆曰："主人嗜食竹鸡。"新曰："是已。竹鸡食半夏，此必半夏毒也。"乃命捣姜绞汁，抉齿灌之，半日而苏。崔铉闻其名，荐之于朝，仕为尚药奉御。朝士某患风疾，诣新治之，新曰："何不早示，疾已深矣。请速归置家事。"某遑遽而归。见有榜"郎州赵鄂善治疾"，又使诊之，一如新言，惟曰仅有一法，可购消梨食之，不限数，不及则捩汁饮之，或希冀万一。某如言，急购消梨于马上频饮，旬日抵家，顿觉爽朗，疾不复作，乃诣鄂谢，又访新，具以言告。新惊，乃召鄂至，广为延誉，仕至太仆卿。张廷之有疾，诣鄂治之。鄂曰："宜即服生姜酒一盏，地黄酒一杯。"又诣新求治，一如鄂说。如法治之，疾寻平。他日疾又作，为时相某坚减一杯，其

夕乃卒。时人称新鄂为二妙。

死生生死

许绅，京师人，嘉靖初供事御医房，受知于世宗。嘉靖二十年，宫婢杨金英以帛缢帝，气已绝，绅急调峻药下之，辰时下药，未时忽作声，去紫血数升，遂能言，又数剂而愈。帝德绅，加太子太保、礼部尚书，赐赉甚厚。未几绅得疾，曰："吾不起矣。曩者宫变，吾自分不效必杀身，因此惊悸，非药石所能疗也。"已而果卒。

沙一斗

姜居安，明丰县人。有达官携家过沛，抵沙河，而稚子病几殆，延居安视之。居安一见，曰："请勿恐，但得沙一斗即愈。"官如其指，布沙舟中，令儿卧其上，久之，病遂霍然。问其故，姜曰："小儿纯阳，当春月而衣皆湖绵，过热，故得凉气而解。"

惊治瘖

李立之，明临安人，以善治幼科，擅名一时。有婴儿忽患瘖求治，立之令以衾裹小儿，乘高投之地，儿不觉大惊，遂发声能言。

笑歌啼号

周广，明吴人，朝廷闻其名，征至京师。有宫人每日昃则笑歌啼号，若中狂疾，足不能及地。周视之曰："此因食且饱而大促力，倦复仆于地而然也。"乃饮以云母汤，令熟寐，寐觉失所苦。

试　胎

武鸣冈，字瓛孙，明介休县人，精于医。赵郡守召视妇疾，以数妇试之，至后

一人曰："余都无病，惟此一人始受胎耳。"其夫未知也。曰："以药验之必动。然须小损，更一剂疗之，亦不至后患。"已而果然。

诈灸

俞用古，明新昌县人。一女子欠伸，两手直不能下，用古曰："须灸丹田。"因灼艾诈解其裙带，女子惊护，两手遂下。

冷水浴

唐杲，字德明，嘉定县人，未冠已名闻四方。陈进士父病热而狂，逾垣越屋，壮夫不能遏。杲令贮水浴器中，令有力人捉而投之，方没股，不复跳跃，因遍沃其身，遂倦惫归卧，汗出而解。

十枣汤

太仓武指挥妻，起立如常，卧则气绝欲死。唐杲言是为悬饮，饮在喉间，坐之则坠，故无害，卧则壅塞诸窍，不得出入而欲死也。投以十枣汤而平。

笔裹针

范九思，宋人，业医善针，沉疴悉能起之。一人患喉蛾，诸医不能愈，且畏针。范与末药以笔醮搽，而暗藏针于内以开之，遂愈。

《引痘略》

邱熺，字浩川，清南海人。种牛痘之法，以嘉庆十四年四月由吕宋传至澳门。熺身试之，并行之家人、戚友，知其效，遂居会馆，专司其事，十数年所种累千百人，均无一失。乃以嘉庆二十二年著《引痘略》一书，实吾国知有种牛痘法之第一人也。

麝香毒

是巨渊，明江阴人，得异人方，号神医。苏州富家子病大热，群医不治。巨渊凿地为坎，令病者卧其上，泥水沃之，须臾愈。或问故，曰："多宠妾，中麝香毒也。"

歌一首

叹无聊，便学医。噫，人命关天，此事难为。救人心，作不得谋生计。不读方书半卷，只记药味几种，无论癥瘕疯痨[1]，伤寒瘰疾，只打听近日时医，惯用的是何方何药。试一试，偶然得效，便觉得希奇。试得不灵，便弄得无主意。若还死了，只说是，药不错，病难医。绝多少单男孤女，送多少高年父母，拆多少少壮夫妻。不但分毫无罪，还要药本酬仪，问尔居心何忍。王法虽不及，天理实难欺。你若果有救世真诚，还望你读书明理，做不来宁可改业，免得阴诛冥击。（徐灵胎）

摩索

卢之颐，字子繇，明卢复子。年二十八，父卒，遗命之颐，著《本草乘雅》，越十八年而成，于是注伤寒，越五年而《伤寒金錍》亦成。然因心劳血耗，当参覆《本草》毕而右目眇，疏钞《金錍》终而左目又眩。年五十六，两目遂矇。时论疏《金匮》甫及其半，不能复书，乃冥目晏坐，摩索其义。有所得，则口授其婿陈曾篁录之，越四年乃成，遂以"摩索"名其书。

---

① 癥瘕疯痨：徐大椿《洄溪道情·行医叹》作"臌膈风劳"。

掬水戏

钱瑛，字良玉，明苏州府人，世传颅囟医术。宁阳侯生孙九月，惊悸，数啼而汗，百方莫效。瑛后至，令儿坐于地，便掬水为戏，惊啼顿止。人问之，曰："时当季春，儿丰衣帷处，不离怀抱，热郁难泄，使近水则火邪杀，得土气则脏气平，不药自愈矣。"

败叶落

曹察斋，明如皋县人，精岐黄之术。一日行途中，闻有妇临蓐者，痛楚特甚。曹拾地下败叶，命煎汤服之即下。人叩其故，曹曰："医者意也，我取其败叶落耳。"众服其神。

坑　儿

张达泉，明怀宁县人，生平嗜酒，病者为邀其所，厚治具相待，即欣焉往，投以金则拂衣去。颜浑为儿时，中痘已死，达泉视之曰："未死也。"急掘地作坑，置儿其中，取新水数桶，用纸蘸之，重贴身上。少顷，有细烟起，儿手中微动，达泉喜曰："生矣。"复以水沃之，气蓬蓬上蒸，大啼数声，乃取起，再进以药，不数日愈。

热酒黑铅

唐与正，宋时人，善医，凡人有奇疾，以意疗之，无不效。一小女患风痹赤肿，诸医以风热治之不效。唐诊视云："肝肺之风热。"治之遂愈。惟顶上高肿寸许，询其乳母，好饮热酒。唐遂悟，以前剂倍加葛根，数服而消。一人因服黑铅丹，卧则小便微通，立则不能涓滴，服诸通利药并不效。唐曰："乃结砂时铅不死，硫黄飞去，铅入膀胱，故卧则偏重犹

可溲，立则正塞水道，自不能通。"用金液丹三百丸，分为十服，煎瞿麦汤下。膀胱得硫黄，积铅成灰，从水道下，累累如细砂，其病遂愈。

附子证

张遂辰，字卿子，明仁和县人。塘栖妇人病伤寒十日，热不得汗，或欲以大黄下之，主人惧，延遂辰诊之。曰："脉强舌黑而有光，投大黄为宜。此人舌黑而润，不渴，此附子证也。不汗者，气弱耳，非参芪助之不可。"一剂而汗解。

热剂冷服

许梦熊，号环山，明金陵人。有一病者似患火证，诸医饮以凉药，狂躁异常。熊过诊曰："急当以参附姜桂投服。"或曰："狂躁若此，再用热剂，喷血奈何？"熊曰："不难，药用井水浸冷服之，当立效。"如法治之，一服躁稍定，再服而病者帖然卧矣，未数日，病果愈。

鸡子蜈蚣

张冲虚，明苏州府人，善医，多奇效。有道人就灶吹火，一蜈蚣伏火筒，误吸入腹，痛不可忍。冲虚视之，命碎鸡子数枚，倾白碗中，令啜之。良久痛少定，索生油与咽，须臾大吐，则鸡子与蜈蚣缠束而下。盖二物气类相制，入腹则合为一耳。

蒸尸约脉

陆怡，字悦道，元华亭县人，善医。汴人段氏客比邻，一夕溘[1]死。怡取马枥去底，置大釜上，舁死者纳之，蒸以葱药，及旦皮腐而气复。大德间召至京师，

---

[1] 溘：忽然。

右丞相答剌罕哈剌哈孙使切脉，竟曰："丞相无疾，惟左足大拇指一脉不到。"时哈孙欲试其艺，先以物约之也，称为神人。

医圣师

张伯祖，后汉时南阳人，志性沉简，笃好方术，诊处精审，疗皆十全，为当时所重。同郡张机异而师之，遂有大誉。著《藏经》二卷。

补唇先生

洪涛，明弋阳县人。尝从征交趾，军中大疫，涛以苍术、黄柏锅煮之，遍饮皆愈。荣藩王缺唇，涛捣药补之如天成，号为补唇先生。

贪人间乐

张远游，北魏时齐人，精于医。尝应征与术士同合九转金丹。丹成，显祖置之玉匣，曰："贪人间乐，不能上天，待我临死，方可服。"

发 瘕

徐文伯，南齐盐城县人，精医术。宋明帝宫人患腰痛牵心，发时气辄欲绝，众医以为肉癥，文伯曰："此发癥也。"以油饮之，吐出一物，引之长三尺许，头已成蛇，挂壁上蠕蠕动，俄而血化尽，果发一丝也。

良药迟死

宋道方，字毅叔，宋时人，以医名。居南京，然不肯赴召，病者扶携以就诊，无不愈者。政和初，田登守郡，母病危，呼之不至。登怒，旋即遣人禽至廷下，呵之云："三日之内不瘥，则吾当诛汝以徇众。"毅叔曰："容为诊之。"既而曰：

"尚可活。"处以丹剂，遂愈。田甚喜，用太守之车，从妓乐，酬以千缗，使群卒负于前，增以彩酿，导引还其家。旬日后，田母病复作，呼之则全家遁去，田母遂殂。盖其疾先已在膏肓，姑以良药迟其死耳。

默诵《千金》

杨大均，善医，能默诵《素问》《本草》及二部《千金方》，不遗一字。与人治病诊脉不用药，但云此病若何，当服何药，在《千金》某部第几卷，即取纸书授之，分两不少差。或问："《素问》有记性者能诵，《本草》则难矣，若《千金》则均系药名与分量剂料，此有何义而可记之乎？"大均曰："古之处方，皆因病用药，精深微妙，苟通其意，其文理有甚于章句偶俪，一见何可忘也？"

怒激痘

秦昌遇，字景明，明上海人。遍通方脉，妙悟入微。尝行村落，见妇人淅米①，使从者挑怒之，妇人忿诟。昌遇语其家人曰："若妇痘且发，当不治，吾激其盛气，使毒发肝部耳，暮时应见于某处，吾且止，为汝活之。"及暮如其言，乞药而愈。

奇 术

成医官，佚其名，明莒州人，善医术，甚神奇。青州知府倪某疾，成诊之曰："思病也。"倪曰："何思？"曰："虽朋友亦思也。"倪曰："是也。有一窗友，甚思之，不意成疾。"命往淮安药市，见城门大书某家病剧，能愈者厚赠。至其家，见群医环视，诊之曰："诸公识此病

---

① 淅（xī 西）米：淘米。

乎？此中满证。白糖和水灌之立愈。"尝与一友携手行，诊之，惊曰："子幸遇我，速市百梨尽啖之，贮其核煮水饮之。"未久其人背出一肿，成曰："此肉痈也，伏于内者不可活，得百梨表之，则易治矣。"其奇术类如此。

与肺腑语

徐大椿，字灵胎，清吴江县人，生有异禀，而长于医。每觇人疾，穿穴膏肓，能呼肺腑与之作语。其用药也，神施鬼没，斩关夺隘，如周亚夫之军从天而下。诸岐黄家，目瞠心骇，帖帖詟服，而卒莫测其所以然。芦墟乍耕石，卧病六日，不食不言，目炯炯直视，曰："此阴阳相搏证也。"先投一剂，须臾目瞑能言，再饮以汤，竟跃然起，语曰："余病危时，有红黑二人，缠绕作祟。忽见黑人为雷震死，顷之红人又为白虎衔去，是何祥也？"笑曰："雷震者，余所投附子霹雳散也；白虎者，所投天生白虎汤也。"乍惊以为神。张雨村儿无皮，见者欲呕，将弃之。命以糯米作粉糁其体，裹以绢，埋入土中，出其头，饮以乳，两昼夜而皮生。其机警灵速，皆此类也。

异人针术

凌云，字汉章，归安人。为诸生，弃去。北游泰山，得异人传针术，为人治疾无不效。里人嗽不止，绝食五日，云曰："此寒湿积也，穴在顶，针之必晕厥，逾时始苏。"及针果晕厥，家人皆哭，云言笑自若。顷之，气渐舒，复加补，始出针，呕积痰斗许，病即除。有男子病后舌吐，云兄亦知医，谓云曰："此病后近女色太早也。穴在左股太阳，是当以阳攻阴。"云曰："然。"如其穴针之，舌吐如故。兄茫然自失。云曰："此知泻而不知

补也。"补数剂，舌渐复故。淮阳王病风三载，云投以针，不三日行步如故。一妇少寡，欲炽发狂，云令二人坚持之，用凉水喷面，针其心，补泻并施，狂疾顿除。一妇产子，三日不下，云刺其心，儿应手下，视儿手掌，有针痕。孝宗闻其名，召至京，命太医官出铜人，蔽以衣而试之，所刺无不中，乃授御医。年七十七卒，子孙传其术。

官而贫者

陆瀚，字星槎，以湉兄，少好学，以多病，兼玩医书，久而精能。宰化县，年老罢官，贫不能归，乃悬壶于会城。顺德县令徐某之子，夏月泄泻，服清暑利湿药不效，渐至发热不食，神疲息微。徐年已暮，只此一子，计无所出，延瀚求治。瀚曰："此由寒药伤脾，阳虚欲脱，宜进温药以救之。"因用附子理中汤，徐疑不敢服。瀚曰："此生死关头，前药已误，岂可再误？设此药有疏虞，我当任其咎。"服药，诸证俱轻，连进数剂，全愈。徐大喜，倾囊厚赠，复为乞援同僚，因得全家归里。著有《制方赘说》行世。

理中愈斑

姚惧，明宝应县人，以医术游京师。御史谢兆昌者，患寒证，汗后发斑，诸医投犀角、黄连，久之绝食饮。惧进理中汤，数剂而愈。

立方起草

吕震名，字榕村，清钱塘人。官湖北，有政声。忽动归思，侨居吴门，为人治疾多获效。潘太史遵祁病瘅，服茵陈汤不效，服平胃散又不效，脘中若藏井底泥，米饮至前辄哕。吕诊之曰："湿固是已，此寒湿，宜温之。"与五苓散加附

子。药下咽，胸次爽然。叶氏女周岁，遘疾将殆，仰卧胸膈如阜，呻吟拒按。吕曰："此结胸也。"服小陷胸汤立效。吕酷好医书，遍览百家，而一以仲景为宗。其为医也，问切精审，不杂一他语，立方必起草，阅数刻始安。一家有病者数人，一一处之无倦容。暇辄手自撰论，阐发仲景之学，著有《伤寒寻源》行于世。

漆气毒

王思中，字建甫，明吴江人，少攻医，精于切脉。海盐彭氏媳方婚而病，烦懑欲绝，诸医莫知所为。思中诊视，令尽去帷幔窗棂，并房中什器，密求蟹脐炙脆研入药中，服之顿痊。询其故，曰："此乃中漆气毒耳。"

纳药鼻中

方炯，字用晦，明莆田人，精医术。尝有一僧暴死，口已噤矣，炯独以为可治，乃以管吹药纳鼻中，良久吐痰数升而愈。

貂被貂帐

李中梓，字士材，明华亭人，以医名世，遇奇证无不立愈。鲁藩某患寒疾，时方盛暑，寝门重闭，床施毡帷，悬貂帐，身覆貂被三重，而犹呼冷。中梓视之曰："此伏热也。古有冷水灌顶法，今姑通变用之。"乃以石膏三斤，浓煎作三次服。一服去貂被，再服去帐，三服而尽去外围，体蒸蒸流汗，遂呼进粥，疾若失。

无腮鲤

王彦伯，荆州道士，天性善医。裴胄尚书有子，忽暴中病，众医拱手。或说彦伯，遽迎使视之。诊良久曰："都无疾。"乃煮散数味，入口而愈。裴问其状，彦伯曰："中无腮鲤鱼毒也。"其子实因脍得病。裴初不信，乃脍鲤鱼无腮者，令左右食之，其疾悉同，始大惊异。

蛊毒

钉铰匠，唐时人。中书舍人于遘尝中蛊毒，医治罔效，遂解组①归，欲远适求医。一日策杖于门外，忽有钉铰匠见之，问曰："何苦而羸茶②如是乎？"遘即为述之。匠曰："某亦曾中此疾，遇良工为某钤出一蛇而愈。某亦传得其术。"遘欣然祈之。匠曰："此细说耳，来早请勿食，某当至。"翌日果至，请遘于舍檐下，向明张口，执钤俟之，未几一蛇出，匠夹之而倏忽遁去。匠又约以来日。既至，注意伺之，一夹而中。视其蛇已二寸许，赤色，粗如钗股，遽命火焚之，疾遂愈。

羞溺

孙卓三，明浮梁县人，精于医。县令某因宸濠之变，与送其妻避山中，已而小便闭急，五日不通，腹胀如鼓，仰面张目，势甚危殆。卓三曰："此盛暑急趋，饮水过度，羞溺而胞转也。"以猪尿胞吹气贯满，令女婢投入其私处冲之，立愈。

烹鸡

黄升，字启东，明京山县人，善察脉。有分巡戚某晨兴忽疾作，不语，呼升视之。升曰："脉与证不应。"乃询其左右，云："夜食烹鸡。"升曰："此必食后就寝，有蜈蚣过其口鼻中毒耳。"投之以剂，立苏。戚犹未信，乃更烹鸡置寝处，果有蜈蚣三枚，自榻顶下。

---

① 解组：谓辞官。组，古代绑印的绶。
② 茶（nié）：方言。疲倦，精神不振。

重

宁波范文甫先生，名医也。病家之不恭者，先生每戏之。一日，有病家请先生用重剂，先生为疏石狮子一对。

砒石羊肉

陶华，字尚文，号节庵，明余杭县人，治病有奇效。一人患病，因食羊肉涉水，结于胸中。其门人请曰："此病下之不能，吐之不可，当用何法？"陶曰："宜砒石一钱。"门人未敢用也，乃以他药试之，不效。卒依华言，一服而吐，遂愈。

百年厌多

谭仁显，宋成都人，精医学。居郡城东南隅，庭庑篱落间遍植草药。年高而益壮，无喜怒，毁誉不能动其心。手持念珠，常诵佛经。于闾巷中治病，所得钱帛即分授于贫者。瞑目而坐，大中祥符乙卯冬，无疾端坐而逝，时已百岁。未化前，有人叩以长生之法，对曰："导养得理，以尽性命。百年犹厌其多，况久生之苦乎？"人服其达。

众医皆讶

李可大，字汝化，明杞县人。因母病，遂遍览医书，久之大悟，治疾无不奏效。朱锦衣子甫一岁，昼夜啼不止，可大曰："啼而不哭为痛。"用桔梗汤调乳香灌之，即愈。有族母七十余，中酒昏迷无气，诸儿以为已死，将入殓，可大至，见目未陷，心尚温，曰："此母不死，吾能起之。"取井底泥涂母心上，用黄连葛根汤灌之，已而果苏。李进士病虚损痢疾，腹痛异常，用人参、五灵脂治之。众医皆讶曰："二物相畏，奈何同用？"可大曰：

"不闻相畏而后能相使乎？"药下果愈。宁县尉病伤寒身冷，口出清水，可大诊之曰："阴毒已极。"用附子一味医之，立愈。梓人母年四十余，手大指忽肿，因僵仆不知人事，可大诊之曰："此必月信至，而适为冷水所伤也。"问之果然。用当归甘荄汤，服之而愈。一妇人产后大喘，医戒用参，可大诊之曰："此孤阳绝阴也，正宜用参。"遂加苏木为汤饮之，喘立止。

昨药奇灵

一老者素患心腹痛，每服祛痛散，稍宽。一日散缺，遇邻人入市，托代购之。邻人又为别人带毒鼠药，店户分配与之，并嘱其某包鼠药，某心痛散。其人未留意，竟致错交，至夜始悟，私无辞，天将明，故以借物由觇之，则老人欣然迎笑曰："昨带之药奇灵，服后绞痛，半夜呕一虫如蛙，遂觉宽快。"邻人闻之，终不敢以鼠药告。老者由是康健矣。年久，始露实情。此老者所自述。老者上冈人，逸其名。（录胡著《医学举隅》）

虫舐犬血

张戴人曰："余昔过夏邑西，有妇人腹胀如鼓，饮食乍进乍退，寒热更作，而时呕吐，且三载矣。师觋符咒，无所不至，惟俟一死。会十月农隙，田夫聚猎，一犬役死，磔[①]于大树下，遗腥在根上。病妇偶至树根，顿觉昏聩眩瞀不知人，枕于根侧，口中虫出，其状如蛇，口眼皆具，以舌舐其遗腥。其人惊见，以两袖裹其手，按虫头极力出之。且二尺许，重几斤，剖而示人。其妇遂愈。"此正与华元化治法同，盖偶得吐法耳。

---

① 磔（zhé 哲）：分割肢体。

紫雪理中

张锐，字子刚，宋郑州人，笃好医方。一产妇患泄泻喉痹，喉痹宜凉，泄泻宜温，诸医皆谓法难两顾。锐乃以紫雪丹裹理中丸吞之，咽通而泻亦止。

良者苦

许国桢，字进之，元曲沃县人，博通经史，尤精医术。元世祖患痰，进药味苦，不饮。桢曰："良药苦口利于病，忠言逆耳利于行。"世祖然之，饮药而愈。

芪米汤

许楗，字珊林，清海宁人，精医理。官平度州时，幕友杜某之戚王某，山阴人，夏秋间忽患肿胀，自顶至踵，大倍常时，气喘声嘶，大小便不通，危在旦夕。令用生黄芪四两，糯米一酒盅，煎一大碗，用小匙逐渐呷服。服至盏许，气喘稍平，即于一时间服尽。移时小便大通，溺器更易三次，肿亦随消，惟脚面消不及半。自后仍服此方，黄芪自四两至一两，随服随减，佐以祛湿平胃之品，两月复元。独脚面有钱大一块不消，恐次年复发，力劝其归。届期果患前证，延绍城医士诊治，痛诋前方，以为不死乃是大幸，遂用除湿猛剂，十数服而气绝。次日将及盖棺，其妻见死者两目微动，呼集众人环视，连动数次，试用芪米汤灌救，灌至满口，不能下，少顷，眼忽一睁，汤俱下咽，从此便出声矣。服黄芪至数斤，并脚面之肿全消而愈。

附　录

经方的认识

祝怀萱演讲　张鉴青记录

这是祝先生在苏州国医学校讲演演词的上半段，兄弟认为极有流传的价值，所以冒昧地加上了现在的标题，借刊于此，谅祝先生总可以允许和原谅的罢。佐景附识。

兄弟今天到贵校来参观，顺便得和诸位谈谈医学，非常欢快。惟自揣学识谫陋，经验浅薄，并且时间忽促，竟想不出有统系的题目来讨论，只有将近年在上海所自己经验的及得之于师友之间的，记忆所及，来拉杂讲讲，似乎比较有些意味。现在我第一项想到就是经方问题。我前在苏州时对于经方的识验简直一些没有，后来买得一部《皇汉医学》，见他内容都是日本汉医的经方验案，始渐渐了解经方的可贵，有研究的必要。但那时虽心知其妙，仍未敢试用。自到了沪上，闻见同道中以经方治病的甚多，自己不知不觉也能胆大起来，遇着该用经方的病证，毅然决然地据证立方，成绩极好。至于同道中专用经方者，要推曹颖甫先生了。闻他老人家曾治一小孩出痧子，病仅二日，痧子未透忽隐、气急鼻扇、泄泻、肢冷，症势危殆，群医束手。曹老先生拟附子理中合葛根汤，扶正达邪，兼筹并顾。果然一剂知，二剂已。其次如陆渊雷先生亦是用经方的高手。前年告诉我治一阳明经病，壮

热汗出，烦躁渴饮，服过时方数剂无效，为用人参白虎汤，覆杯即愈。又余之内子志道在章次公先生案头聆教多时，对于经方颇有相当认识。记得去年五月间，她自己忽然害病，怕冷发热，胸闷面黄，一身尽疼，尤以两足为剧。初投荆防、苏叶、秦艽、苍术等发表化湿之药不应，后议用麻黄加术汤，外加薏苡，计麻黄钱半，桂枝二钱，苍术三钱，米仁五钱。药铺在寓所附近，余亲自持方赴店兑药，店伙见方诧曰：药品分量俱重，阁下开耶？何人服耶？余笑应之，曰：自己开的，家人吃的，照配无妨。既归煎服，翌晨微微汗出，诸证若失。以上数则不过聊举其例，可知有是病，必须用是方，应当用经方的代以时方，决不能胜任愉快，而药店伙少见多怪，妄加评论，往往有之，最属非是。经方治效既如上所述，为何时师多不用此？有三种原因。其一是经方药力峻，若方不对证，危险即随之发生。其二是他们所从的师傅，所读的书籍，多是叶派。其三是病家见了麻黄、桂枝、石膏、大黄一类药方，辄疑惧不敢服。诸位试想，经方的环境恶劣如此，吾们究竟用何种方法去战胜呢？鄙意要各地多设国医学校，充分灌输经方智识。医校既多，从私人学习的自少。假使社会上开业医生多半是学校毕业，多能用经方治病，病家和药铺多司空见惯，自然而然地不吓怕了。诸位以为对吗？

书后三篇

张治河

一、"桂枝加龙牡汤证"书后

经方价值，端在执简驭繁，苟能活用，则可应变无穷。曹老先生及姜佐景君用桂枝加龙牡汤，治遗精，治盗汗，更治虚劳等证，可谓深入仲景堂奥，得其精髓者矣。考汗之与精，虽属有形之物质，但其活动则多受无形之精神所支配。如大急汗出，大惊汗出，见色思淫，则梦交而精出等等，是皆无形之精髓，感动有形之物质之证也。再观盗汗、遗精之病者，大多神经过敏，易于兴奋。龙骨、牡蛎不独性善收敛，更为镇静神经之良药，仲圣治疗惊狂皆用此药，盖亦知其有镇静之力也。此二味加入桂枝汤中，则成安脑强心、调和气血之剂，用治虚劳家之神经衰弱，盗汗遗精，适合科学法则，余于临床，亦常用之。姜君云：吴下之士有言曰"麻不过三，桂不过五"。敝地亦有此谚。考桂枝一物，枯树材也。药肆因其干硬难咀，乃任意浸泡，必泡之绵软，方切成薄片。实则此种制法，表面虽觉美观，而原汁已损失矣。原汁既所存无多，而用量再轻简，直等于未用耳。药肆之滥施泡制，不独桂枝一物，其他坐此弊者颇多。焦馆长曾云："凡制药物，不必求其漂亮，需要保存原质。"此实切中时弊之言也。余用桂枝以及其他坚硬之药，皆用整者生杵，以避此弊，所收效果，十倍于普通饮片。敝地同仁，现亦多效此法矣。

二、"当归建中汤证"书后

肺痨症为传染疾病之一，其伤人生命虽不若霍乱、脑炎之迅速，但其蔓延之广，死亡之多，实较霍乱尤甚。吾国境内，无时无地无之。每年患此死者，不啻恒河沙数。刻下中西医术皆无特效疗法，诚憾事也。古籍中虽有经验良方，惜又缺乏精确理论。或主温补，或主凉润，令人无所适从。今阅《神州国医学报》四卷六期内，载姜佐景先生用当归建中汤治愈王女士虚劳一案，殊觉令人景仰。考王女士病经停九月之久，而腹内无癥瘕，腹虽疼痛，而却喜按，当是子宫贫血，而兼郁血之病变。郁血日久，产生"自家中毒"（亦即汤本氏所云之血毒是也）。此毒复随血液流行他处，刺激其他脏器，发生病变。犯肺则咳，凌心则悸，扰胃则恶食，妨害淋巴则胸胁闷痛，侵及脑筋则脑筋衰弱，而生失眠、头晕、盗汗、畏寒等证。姜君独具卓识，依据其"腹痛、恶寒、盗汗"之证候，而用当归建中汤，补血强心，安脑健胃，面面周到，处处吻合，可谓深得仲景心法，善用仲景经方者也。夫仲圣医术即为凭证用方，今以科学原理证之，若合符节，亦云奇矣。盖某种证候发现，即系某处病变之征兆，所用某种方剂，即系刺激某处机能，以兴奋其工作，排泄其病毒。例如寒热头痛之证候发现，即系肌表病变之征兆，所用麻桂方剂，即系刺激肌表排汗机能，藉以驱除病毒；痞满烦实之证候发现，即系肠胃病变之征兆，所用硝黄方剂，即系刺激肠胃排泄机能，藉以驱除病毒。唯其所用方剂，系刺激病灶中机能，使其兴奋工作，排泄病毒，故临床之际，只须细察所现之证候而用之，则任何病毒皆能驱除，任何疾病皆当就痊。姜君治愈王女士之虚劳，即此故也。

三、"神志恍惚"案书后

读《现代中医》一期原案，施君之证，拙见疑是阳明性之神经病（此名是杜撰的）。夫人之脑胃，有连带关系，脑病常能累胃，胃病亦能累脑。如精神抑郁，影响消化不良；肠胃有病，发生惊厥、谵妄等等，数见不鲜。尤其是"阳明病，头汗出，齐颈而还"，更见脑与胃关系之密切。再征之常人饮酒时，或食姜、辣椒时，虽当冬令，头部亦易出汗，亦此故也。施君病理，当时受惊之后，引起胃中神经过敏，故一受食物刺激，则脑部旋即充血，汗腺弛张，而阙上蒸气作焉。拙巢先生根据此证，认为病在阳明，实为卓见。用承气汤畅下大便，使肠部充血，诱导血液下行，以减轻脑部血压，实为根本疗法。此所谓"隔二治法"者是也。继进善后之小柴胡汤，健胃安脑（汤本氏云小柴胡汤能治脑贫血，亦能治脑充血，诚然），疏利淋巴。桂加龙牡静镇神经，收敛汗腺，尤为面面周到，宜乎收效若神。彼西医见现神经病状，以为病灶即在神经，而用镇静神经药品，泥于"头痛医头，脚痛医脚"之呆笨疗法，亦无怪乎其无效也。管见如斯，未知当否，尚祈海内方家有以教之。

论甘草之主治

吴凝轩

仲圣方中用参、甘、姜、枣者甚多，其中人参之作用为振起胃机能之衰弱，生姜能温胃止呕（止呕必合半夏，若仅用生姜只能温胃），古今诸家似无异议，惟甘、枣二味，则诸家颇有出入。古人谓甘草能和中健脾，调和诸药，缓和诸药之峻烈，故有国老之称。东医则谓能治急迫挛引之症，与大枣同功而小异。然疾病各自有病源在，因劳而致急迫，非因急迫而致病也。去其病源，急迫之症状自去，则东医之说实属非是。若谓甘草能缓诸药之峻

烈，则更有可商。《药征》曰："攻病以毒药，药皆毒，若解其毒，何功之有？"诚哉斯言。若嫌诸药峻烈，则小其量而与之，不亦可乎，又安用甘草为哉？则古人之说亦不足信矣。余既释大枣之功用为摄持胃中之津液，又鉴于仲圣方中用甘草之众，故特详究其主治，庶于探索诸方时，可收事半功倍之效。

常疑大论半夏、生姜、甘草三泻心汤，其药味大致相同，惟用量有异，而经文所标之主治亦仿佛相似。遍搜诸家注释，亦无明白之分析，惟元坚云："半夏泻心是饮盛者也，生姜泻心是寒胜者也。"然如此注释，仍未我侪之愿望。盖经文中证候既大致仿佛，何从辨其是饮是寒是虚。后经穷思默索，方知半夏泻心以水饮为主证，如元坚所释是也；生姜泻心以呕吐为主证；甘草泻心以下利为主证，反复再三，尚觉不误。故余敢武断甘草之功用为安肠。

请再以调胃承气为证。调胃承气汤之病位在肠，承气乃硝黄之事，则其余甘草一味，其目的在安肠也明矣。盖古人所谓胃，大半乃指肠也（见《伤寒今释》），调字亦和或安之义也。

大黄甘草汤之病位亦在肠，因大便不通，肠中阻塞，胃中不能复容，故食已即吐（见《金匮今释》），故用大黄以泻肠，用甘草以安肠也。

再观大论发汗吐下后虚烦者，栀子豉汤主之。呕者加生姜，少气者加甘草。夫少气者，腹部无力之谓也。盖吾人治呼吸，因横膈膜之推荡，与腹部相应和。若腹部挛急，无力扩张，则肺部起代偿作用，即见呼吸浅表之状（见《伤寒今释》）。今过吐伤胃，故以生姜和其胃，过下伤肠，故以甘草安其肠，不亦明且显乎？

黄芩汤为治热痢之方，方中除黄芩一味为除热之品外，其余三味均东医之所谓治急迫之品也。夫黄芩汤之急迫固若是其甚乎？勿思之甚矣。盖用黄芩者所以撤其热，甘草、大枣安其肠胃，芍药以止其腹疼也。

吴茱萸汤为治胃寒胃多酸之方，方中以姜、萸温胃，大枣和胃，人参振起胃机能之衰弱，不用甘草者，以肠中无病故也。否则，以此汤证之，头痛、呕吐、烦躁急迫之状甚于黄芩汤远矣，乃可不用甘草耶？

故凡肠胃虚弱之病，必用大枣以摄持胃液，更用生姜以温胃，甘草以安肠，人参以振其机能，于是参、甘、姜、枣可称安和肠胃之基本药矣。

（刊《中医新生命》）

论大枣之主治

吴凝轩

《药征》云："大枣主治挛引强急也。"又云："仲景氏之用大枣、甘草、芍药，其证候大同而小异。"而其大同小异之处则不能明言。今按仲景书：

（甲）凡逐水峻剂多以大枣为君药，如——十枣汤、葶苈大枣泻肺汤、皂荚丸。

（乙）凡安和肠胃之剂多用大枣，如——诸泻心汤、诸柴胡剂（按柴胡剂亦安和肠胃药也，其病灶在胃，故有心烦喜呕，默默不欲饮食等证。妇人热入血室，治法以无犯胃气为戒，而小柴胡汤可以主之，即是明证）。

（丙）凡攻坚逐血之剂多不用大枣，如——诸承气汤、抵当汤、桂枝茯苓丸。

（丁）凡表证自汗者多用大枣，如——桂枝汤系诸方。

综上刊四组方证而论，挛引急迫之剧者，莫如丙组诸方，而诸方均为无大枣者也。常见患十枣汤证者并无挛引强急之状，而服十枣汤后，其病应手而愈。然则甲组诸方中之大枣亦非为挛引强急而设也。古人谓大枣为健脾之品，今观乙组诸方皆为治肠胃虚弱之方，则古人旧说似尚可从。

再详审甲组诸方所主治之水饮，皆在胃腔之外，胸胁之内。其人胃气自和，未受影响。于是大枣之主治可得知矣。夫水饮之为患，蓄在肠胃者为易治，匿在一隅者为难治。如悬饮之水在肋膜之内，药力难达之处，若非十枣峻剂，断难奏效。然而用此剂时，悬饮固除，而胃中之津液亦必连带受损。正如用兵剿匪，匪虽被歼，而地方之元气受伤。故十枣汤之用大枣，正欲摄持胃中津液，庶不致随逐水峻剂以俱去也。常见服十枣汤者减用大枣五枚，服后二时许，即觉胃中枯燥，声哑干呕，岂非明证乎？由此观之，古人谓大枣能和胃，实未可厚非，盖保持津液即所以和脾胃也。

总之中医之治疗，以保持胃气为上法。脉有胃气，其病欲愈，诚属不易之论。而大枣者，即调和胃气，摄持胃液之圣药也。兹综括大枣之用法如下：

（甲）凡逐水之剂，求其不扰肠胃者，均用大枣摄持胃中津液。

（乙）凡肠胃虚弱，均用大枣以摄持其津液。

（丙）凡肠胃实邪，则攻下之，不用大枣。

（丁）凡表证自汗，胃气自和者，则发表剂中均用大枣，以摄持胃中津液，免为表剂所伤。

闲话桂枝

吴凝轩

本文所讲的桂枝，乃是《伤寒论》中桂枝汤的简称。桂枝汤的真义早经前人表白，不用在下再事饶舌。本文只算是闲话的性质，非敢好奇立异也。

太阳三纲鼎立的学说，现在已经根本摧毁了。寒伤营、风伤卫的见解，也被认为是无谓的了。然而另外还有一件含糊的事，还没有得到彻底的解释，就是桂枝汤发汗的问题。

桂枝汤的功用在《伤寒论》中有时称为解肌，也有时称为发汗，我们试举二条来比较一下：

"桂枝本为解肌，若其人脉浮紧，发热，汗不出者，不可与之，常须识此，勿令误也。"

照上面的条文看来，桂枝汤只能解肌，不能发汗。倘使逢到麻黄汤证应该发汗的时候，反把桂枝汤去解肌，那么说不定要闹出乱子了。

"伤寒，发汗已解，半日许，更烦，脉浮数者，更可发汗，宜桂枝汤。"

这里把桂枝汤用于桂枝证，又称做发汗了。可见桂枝汤的发汗，不可与麻黄汤的发汗混同立论（《外台秘要》及《名医别录》，有时麻黄亦称解肌。但研究《伤寒论》，常以经解经，不可妄参他书）。

在下认定发汗的意义，是要把体内过剩的水分，往皮肤外面排泄出去。如麻黄汤证，因寒郁皮毛，水毒不得宣泄，影响及于神经，则为一身尽疼，影响及于肺，则为喘息，这才需到发汗。汗出则水毒尽去，所以也可以说是逐水式的发汗。至于桂枝证，体内原没有过剩水分，而且汗腺也不闭塞，实在不合发汗的原则，只可称为解肌式的发汗。

什么叫做解肌呢？丹波氏曰："解肌者，解散肌表之邪气也。"这种空泛的注释，实在不足深取。我们要知道解肌的真义，须要从煮服法中，探寻出来。

我们在煮服法中，只看到许多"不汗""更汗""又不汗""更作服"，但是经文中不是告诉我们桂枝证是有汗的么？为什么在服药的时候，又变成了无汗了呢？即使说桂枝的目的是要在自汗之外，再加一层药汗（由药力发出来的汗），然后可以病除。那么试问同是汗液，同由汗腺而来，何者是自汗，何者是药汗？倘使不能辨别的话，那么怎样可以断定其为药汗，而可以不必尽剂呢？这真是解人难索了。

柯韵伯的注释颇为奇特，他说："前自汗乃卫中邪汗，服汤后反无汗，是卫中邪汗已尽，但谷气未充，精气未敷于营分耳。依前法，便精胜而汗却，药势促则病除矣。"他认定自汗是邪汗，桂枝汤服下去先把邪汗赶走了，便变为无汗，再服下去，把谷气充实起来，精气就能敷于营分，再来一身药汗，病就霍然而愈了。这样注释未免过于神秘。鄙见颇有不同，容我慢慢的说来。

我以为桂枝证的自汗，是局部之汗，白虎证的自汗，是遍身之汗。何以见得桂枝证的自汗是局部之汗呢？只要看本汤煮服法中"遍身漐漐"四字，就可以知道。因为服汤以后，可以遍身漐漐，就可推想到未服汤时一定是局部淫淫。桂枝汤的功用，就是把局部之汗，化为遍身之汗。服汤后的不汗，乃是不见遍身之汗，并不是连带未服汤前之局部的汗也没有了。虽然，同是汗也，为什么有遍身、局部之异呢？这就须先行明白桂枝证的生理变态了。

我们要讨论桂枝汤证的病理，须要丢开了前人的议论。把桂枝汤内的药味做一个拆字式的探索：

桂枝甘草

芍药甘草

甘草生姜大枣

桂甘：他们在大论里就是桂枝甘草汤。论曰："发汗过多，其人又手自冒心，心下悸，欲得按者，桂枝甘草汤主之。"恽铁樵氏释此条为真武汤之轻者，那是不对的。因为真武汤挟有水邪，此条则因发汗过多所致，非但无水，且有伤津之虑。《活人书》云："悸者，动气也。"什么叫做动气呢?《伤寒今释》云："发汗过多，血液衰少，心房大张大缩，以推持血压。"据此可知此条证是上部虚性充血，桂枝甘草汤是治上部虚性充血之方，并非为发汗而设。倘使桂甘可以发汗的话，那么已经过汗，再发其汗，一定要大汗亡阳了。

芍甘：论曰："若厥愈足温者，更作芍药甘草汤与之，其脚即伸。"为什么未服汤前，脚不得伸呢? 因为下部贫血，血不养筋的缘故。芍甘二味能使下部血脉通畅，所以前人认定为是养血之品。凡是下部之病，如腹中痛疼，腹肌挛急，多是芍甘的主证。

甘姜枣：这三味一向被人轻视，前人注释汤方，多把他们等闲视之，和掮旗打伞的跑龙套相似，所以要找个满意的注释，十分困难。在下敝帚自珍，把敝意写上：大枣摄持胃中津液，甘草安肠，生姜温胃。总之，这三味多是肠胃之药。这样看来，桂枝证的肠胃状况虽不敢说大虚，要亦不会实足健全罢?

综合以上三组药味看来，我们可以知道桂枝证的生理上变态原来是：(一)上部虚性充血；(二)下部贫血；(三)肠胃不健全。换句话说，一、二两项就是古人所说的营卫不和，第三项，古人谓之脾病。营卫不和是肌肉间的事，脾病则肌肉亦病，所以赖桂枝汤充实脾胃，调匀血运，也可以称为解肌了。

我们既然知道了解肌的意义，连带还可以知桂枝汤中五种药味，多没有发汗的能力。因为桂枝汤的焦点是在于血运之不调匀，汗生于血，血运不匀，则充血之处有汗，而贫血之处无汗。桂枝汤的目的是要通调血脉，使畸形的局部的汗态，入于正常的遍身的汗态。换句话说，服汤后遍身絷絷的是血运调匀的结果，是由温覆和啜粥蒸发出来的，并不是桂枝汤真有发汗能力。

谢诵穆先生在他的《温病论衡》里说，温病应该分为肺系的温病和肠胃系的温病，我对于桂枝汤证也有同样的感想。我以为麻黄汤证是肺系的太阳病，桂枝汤证乃是肠胃系的太阳病。凡肠胃之病，实则阳明，虚则太阴，所以桂枝证也可以说是外连太阳而内系太阴。要是不然的话，那么大论《太阴篇》中之桂枝汤，真要变成如舒诏所说的"不大合法"了。倘使时间应许，将来再写出来，请读者诸君指教。现在借曹师颖甫的一个医案，来结束闲话罢。"湖北叶君住霞飞路，大暑之夜，游大世界屋顶花园，披襟当风，兼进冷饮(此时由你快活，等会儿就有苦头来了)。不久，即觉恶寒头痛，急急回家，拥被就寝。适有客来，勉起应酬。夜半送客，头痛恶寒更甚(凉风、冷饮在内作怪)。自作紫苏、生姜煎服，虽得微汗，病仍不解(原不是发汗的事)。次晨邀师诊，病者两手臂汗出(局部之汗也)，吐出绿色痰浊甚多(内系太阴)，因与桂枝汤加浮萍，一剂愈。"

(刊《中医新生命》)

三承气辨

吴凝轩

三承气同为攻下之剂，夫人而知之矣。然用之者全凭亿中①，绝少权衡，故常有太过不及之弊，此皆坐不知以药测证之过也。欲知三承气之用法，须先详究阳明之病理。世徒知承气证为阳明化燥之候，是说也，仅可以言硝、黄，而不足以释厚朴。试问大、小承气之用，厚朴为燥而设乎，抑为湿而设耶？吾知其必瞠然莫对矣。拙巢夫子曰：阳明之为病，上湿而下燥。此说实足发千古之谜。陆九芝尚未能作此语。盖阳明病之可以攻下而愈者，决无上下俱燥之理。设必待其上下俱燥，然后议承气，则其人死矣。试观曹师用承气诸案，泰半有呕逆之证，盖燥热充斥于下，津液被格于上，肝胆之气上冲，此呕逆之所由来也。大论有伤寒呕多，虽有阳明证，不可攻之之戒。世人因之，遂致应下不下，错过极好机会，良可慨也。仲圣之意盖谓呕而多者，则不可施承气，因胃中湿邪太甚故也。若虽呕而不多，则为承气证应有之象，径下之可矣。此意当另文详之。余常拟三图以释三承气之病理如下：

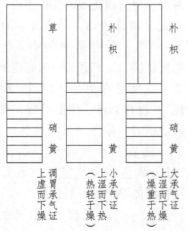

设遇大承气证而与小承气汤，则上湿虽化，然以攻下之力不峻，故仅能越燥屎而转矢气耳；设遇大承气证而与调胃承气汤，则燥屎虽下而遗其上湿，加以甘草之变湿，必益增其痞满也。盖甘草之用，实因肠虚而设，详拙著《甘草之主治》。读者若因此隅反，则三承气之用，思过半矣。

曹颖甫曰：吴生凝轩辨析三承气汤作用，至为精审，姜生极口称许，诚非阿其所好。然治病之法，随证异施，未可拘而不化。故有先用调胃承气，俟其转矢气，然后用大承气以攻之者。又有大便初硬后溏，不可攻，有燥屎方可用大承气者。即亦有津液内竭，虽硬不可攻者。似上湿下燥，上虚下燥之证，方治尚需随时酌定，或不尽如凝轩所言。盖仲师用药，妙在随证变通，而吴生特举其常也。夫凡事不能守经者，势必不能达权，为其根本先已差误也。然则治伤寒学者，不能识立方之正则，而妄图参变，有不谬迷于措施者哉？

（刊《神州国医学报》）

断肠续命记

黄炎培

西下的残阳，辐射到浓绿的草地，反映着办公室的玻窗，平添了空气的郁闷；靠那自动的电扇，从最高顶用强力来一面镇压，一面缓和；一支秃笔，沙！沙！沙！不很经心地，写那篇短文，企图满足《国讯》主编者要求的热望；忽然来一个寒噤，不行！不行！电扇让它休息了罢！好得识趣的残阳没精打采地下山去了。忽

----

① 亿中：谓料事能中。语本《论语·先进》："赐不受命，而货殖焉，亿则屡中。"

然腹微微痛，痛，不行！不行！秃笔，让它和我同样的睡觉去罢！掏出时计一看，长短两针重叠着，正是八月二十四日下午六时三十三分。

赶到家，倒头便睡。冷，热，一前一后，有秩序的来临，腹还是痛。

吾生平不多生病，稍有不适，守着惯用而有效的秘诀，尽量地睡。睡一夜不够，再睡半天、一天。大概小小的不适，总不是靠什么药来医好的，总是把"睡"来医好的。睡罢！

明天，腹还是痛。电话招吾外甥张仲明医师来诊，他就说："怕有盲肠炎嫌疑。且待验一下血。"

下午，朱仰高医师来，验血结果，常人血液每一立方糎①含白血球八千，如患盲肠炎须增加，我的血液增加到一万二千以上。

仲明再来诊，认盲肠炎嫌更重。但有一点，右足不能伸直，是盲肠炎的特征，我却屈伸自如。有秩序的一冷一热，冷得发抖，热得狂汗，倒很像疟疾。我十八年前，曾在北京闹过一场很严重的恶性疟疾。难道是老毛病发作么？

廿六日，红十字会第一医院乐文照医师来诊，说来大致与仲明一样。劝我到医院去精细检查一下。果是盲肠炎，不论昼夜须立刻开刀，所以有住院的必要，我想此话说得有理。家中人不很愿意我住院，终于排却众议，在下午三时顷入院。

我向来订下一种不成文的患病延医单行规则。医师非有深切的交情，决不请他诊治。因为我的感觉，医师治病有效，靠他亲切而用心的部分，比靠他本领，总要占到百分之五十以上。这当然是不通的理论。假如我做医师，替人看病，决不该讲交情。可是我做病家，不敢不请有交情的医生，到底不肯把自己的性命做理论的牺牲啦！我入红十字会第一医院，在病的过程中，很多人反对，我却断然不疑，就为院长颜福庆博士是我多年的朋友，而副院长乐文照医师，又是我所熟识而佩服的缘故。

话虽这样，论到医院生活，我还是一个五十八龄老处女。一进门只觉得人山人海，房屋实在太少，病人实在太多。乐副院长好容易替我设法得一间头等病房，是二楼二十七号。怕只有十来英尺宽，十七八英尺深，只有一门一窗，窗是面西的。天气本是酷热，到下半天更热得要命。到晚，蚊虫来得大，我乡俗谚"八月八，蚊子大如鸭"，虽然不能像鸭一样大，到底医院里蚊子特别健康。尽管门窗都装铁纱，他们自会从间道攻打进来。可是我想：算了罢！到底是头等病房，人家二等三等怎样呢？

从此一天一天，寒热总是循环着。腹上掩护了冰块，整天整夜似痛非痛。别人看我，总是半眠半醒、昏聩糊涂的样子。我自己只觉全部身体沉浸着在"汗海"中，心头却非常清楚。不过到现时病好以后，几乎把过去都忘记了。只记得当时对于开刀问题，握定方针：非必要，决不孟浪；是必要，决不游移。

医生天天试验，研究，劝我开刀，而还不敢断然相劝。因为还没有百分之百认定盲肠炎啦！

二十九日下午，院中特地替我延请一位老于割治盲肠炎，曾治过两千盲肠炎病者的欧西白良知医生来，诊断结果，认为盲肠炎的嫌疑很重大，可是即便是盲肠炎，今天尚无割之必要。

---

① 糎：中国近代，将 centimeter 译为"糎"，现已废除，改为"厘米"。

从此，寒热慢慢地停止了。腹痛因冰袋掩护过久，也不很感觉得了。原来几天来食料，只进了些稀薄的粥汤，牛奶也在禁吃之列。到卅一晚，因以上种种认为可以稍解放些，就吃了半杯，不好了，腹部闹了一夜的不适。因此，我内心决定，开刀罢！我主张开刀的理由，以为盲肠炎即使用冰袋掩护可以收效，但是半杯牛奶，已使我闹了一夜，怕暂时的平安，是靠不住的。我总想病好以后，回复我到处乱跑的习惯。与其将来跑到内地，忽然老病复发，束手无策，还是此时根本解决的好。大有"孤意已决，卿勿多言"的坚定。

原来，我对于盲肠炎必须割治，是早已认识而且有过经验的。我的大女儿路，六年前就在南京割过的，女婿张心一也在美国割过的，都是经过良好，所以开刀毫不感觉是一件危险的事。病好以后，才知道到底非可轻视的呀！

天明了，第一个来看我的就是女儿路，我对路说："今天是星期，你去找医生，找到了，对他们说'我决计开刀'，就开罢，如果他们不反对的话。"

上午九时半光景，就准备开刀了。事后才知中间还经过许多曲折。医院用大手术，例须家属签字于志愿书。我的夫人闻得要开刀，万分忧惧，不许我次儿敬武签字，还经过陶遗、藕初诸老友来劝慰哩。那天是九月一日。我对于不主张开刀和主张开刀的，却同样的感谢，因为她和他们都是很至诚地爱我啦！

开刀，先换好了特别的衣服，把腹部刮得精光，把眼遮蔽了。抬进手术室，只闻得脚步往来的声音，好像环绕我左右的人很是不少。事后才知主任开刀的是董秉奇医师，而我甥仲明因具有医师资格，特许旁观。

用局部麻醉法，从脊椎打进一针，也不觉得什么，只听得刀剪声清脆而繁忙。那时候，我正在想发明麻醉剂的，尤其是那位发明局部麻醉剂的真是大有功于人类呀！

"黄先生，好了，没有事了。"一听这句话，他们忙碌了一阵，就把我抬回到病房。每四小时，给我打一次针，说是强心针。还从我两个大腿上打下很重的盐水针，注入了一千六百立方糎的盐水，从此真进了昏聩糊涂的境界了。

事后，据仲明告诉我，肚皮剖开时，盲肠早没有了，只见一包脓浆，幸亏外面还包着，脓虽溃而没有散，一散，那就不可收拾了。早几天，张维医生和卫生局李廷安局长来看我。出院后，职教社同仁问张医生这病有没有危险？他说："开刀开得早，盲肠没有腐烂，有百分之九十九的把握。开得迟，腐烂了，倒有百分之九十九的危险。"因此，凡识得其中关系的，都着急得不得了。尤其急煞了我甥仲明。

我呢，自从开了刀，整天整夜在昏聩糊涂中。验血，每一立方糎白血球增多至一万六千。温度摄氏表高至三十九度五。脉搏，常人每分钟七八十，我多至一百四十。呼吸，常人每分钟二十，我多至四十。喘的几乎不能接气，常常作谵语。我却很清楚地听人家说："病人在说昏话了。"

最使我不能忘记的，那时眼前所见的怪现象，把眼睛一张，只见无数紫黄色的丝网，满布在空际。原来病房已在三十日那天从二十七号转来三十号。面积较前大一倍，但全室都给那丝网充满笼罩着，有时把室中央的电灯做中心，上下四方缭绕着，飘拂着。把眼揉一下，还是这样。再揉一下，还是这样。讨厌极了，眼闭了罢，只见黑沉沉的巨大的岩壁压将下来，有时几乎压到额角。忽然岩壁中间，现出裂缝，从裂缝内发现河山大地，金碧楼台。有时碧海青天，一轮明月，愉快舒适极了。一会儿，裂缝闭合了，依旧是黑沉沉的巨大的岩壁高压着。把眼一张，还是无数紫黄色的丝网笼罩着。有时飘飘荡荡侵及面部，正想用手去撩拨，忽而心头清楚，认明这无非是眼花所结成的幻象。一经撩拨，他人定会说："病人又在撮空了。"撮空和谵语，都是人病将死的征象。这个境界，我总算亲身到达过，把其中味道尝试过一番了。

那一天一夜情形，大家简直认为凶多吉少。尤其是仲明暗中着急不敢告诉家人。

明晨，热度忽然地降低了，呼吸和脉搏也都缓和了些。竟出于大家意料之外，居然逃过了第一死关。

原来开刀以后，吸去了脓水，并没有缝口，就把成卷的纱布向创口内塞了三卷，把肚子捆好就算了。从第二天起，每天上午九时，下午四时左右，董医生亲自来洗创口，换纱布，而每天脓水总是流个不止。到第四五天，发出臭恶的气味，肠破，粪秽从创口出。大家又惶急得不得了。经过董医生手术，居然好了。可是脓水还是一天一天流着，每天热度总是往来于三十八九度之间，心头却格外清楚了。第三天的晚上，就感谢医院的待遇，从病榻上制成一个院歌，对几个月前颜院长的委托，总算交了一本卷子。

颜院长天天来看我，从开刀之日起，聘了两位看护，一张女士、一李女士，日夜轮流服侍。医生验血，验便溺，注射这样那样，忙个不了。我的夫人，妹冰佩、惠兼，男敬武，女路、小同，日夜轮流守着。从入院之日起，每天总有一二十起亲

友来看我。

可是每天创口脓水总是流个不止，寒热总是不停。外边许多好友，惶恐之下，不免怀疑到医生的手术和医院的成绩。我却深深地信赖着颜院长、乐副院长和董医生，很坚决地把生命全交托与他们。

每天，董医生来，把玻璃管从创口取脓水，把很长的钢钳插入创口，四面搜觅蕴藏着的脓包。直到第十四五天，从肚角极深极弯曲处搜得两个脓包，吸出了臭秽难闻的脓水。从第十八天起脓水才没有了，寒热也就停止了。从此一天一天创口内的肌肉充满起来，精神逐渐回复起来。到第二十八天才得起坐，用两人扶着练习行走。可是两腿只剩下皮和骨了。牙齿不能嚼物，怕冷，怕热，怕硬。睡时起身，坐时躺下，均感头眩。在病厉害的时候，目看不清普通书报上的文字。

到第四十二天出院，创口由深而浅，由面而缩为线，由线而缩为点。到写此文时恰距发病之日一百天，才算完全恢复原状。

事后，问董医生："我病经过危险么？"他说："自然危险。"问；"是否危险在肠破，粪秽外流的时候？"他说："不。这只须没有他病，像痨病之类，肠口自然会结疤的。最危险要算在开刀第一二天，如抵抗力薄弱，那就难说了。"我呢，乐医生替我检查结果，断为心脏很强，没有病，肾没有病，肺没有病，肝没有病，病就只是盲肠，这到底是最大的关键。

有一点很难得，从发病日起，没有受过剧烈的痛苦。不惟开刀剖腹没有觉得，就是天天换药，董医生用长钳向创口里搅，还用三个指头向肚子里挖，逼我吓得要命，恐慌的心理，到底为好胜的心理战胜，从来不作一声，可是痛苦，终算没

有，这不能不想到董医生的才大心细，大概没有触着交感神经的缘故。

原来人体的神经系统，除头脑和脊髓以外，别有小中心组织，一触着神经，由中心一方报告中枢，一方就直接发生反应，这叫做交感神经。可见中央政府以外，须留若干余地给地方自治，政治学通于生理学，都是天然的定理。

我呢，在这大病中间，很努力于一种工作，就是想把心灵和肉体分离，无论肉体上如何不舒服、难受，不当做我自己的事。而同时把握住了心灵，谋维护我自由活动。凡能背诵的诗文，都是我极好的心灵上消遣物。并且从病榻上成了若干作品，院歌一阙以外，还成了赠志光女士诗四首，挽友人联三副，戏作八股文两股，并预备了遗嘱一通，到必要时念给儿辈写。吾向来看生死不算什么一回事，何况我是三十二年以前险被砍头的人。

我在病榻中还发生了种种感想，让我得暇慢慢地写出来。

不过一般亲友的爱我，实使我有生一天，不能忘记一天。当病情发现危险时，外边所传的消息，比实际为甚。有一次二次乃至数次来看我的，有馈送物品的，有体谅我麻烦不来看我而向我服务机关或家里致意的，有托友人致意的，有远道通信致意的，有私下请医生来院诊察的，有约集了医学界同仁研究病状的，并有各就他们的信仰，祷祝平安的。他们为的是什么？怕不是为过去吧，怕责望我将来切实地多干些有益于国家和社会的工作吧？我病现在好了，我不能一一写信，一一登门道谢，难道登一个报端启事就算了么？我将怎样报答他们不让我死的厚意呢？更看看我的夫人为了我一场大病，鬓白了一大片。

至于我对于病的经过，当时并没有什么，事后才觉到危险，因此我发生几种感想：

任何事总须有一主者。像我此病始终还是我自己作主，如果不能，于家人中总须有一人作主。"发言盈庭"而没有人负责，处国事万万不可以，就是病家也是如此。

里里外外许多家人陪着我，许多亲友探望我，搅得全院空气为平时所未有的紧张，自院长、医生、护士、职员以至工役，一方根据他们自发的热诚，一方接受了外铄的兴奋，个个全神贯注着。我的不死，至少有一大部分受这种空气的影响。

我从此说话要特别谨慎了。譬如人问我盲肠炎，是否该割治？脱口而出的答案：当然！当然！我现在至少要在"当然"之下，加上两个但须：一须没有其他潜伏的病，二医生须有相当的能力和相当的设备。妥当一些，还是说：你快请可靠的医生诊察为妙。

至于中医、西医，我呢，根本都没有研究，只有守着孔子"不知为不知"的教训，不能下一句批评。不过我想，万一生病在内地，没有好的西医怎么办呢？恰好老同学林同莊兄来一信：

"（上略）知兄尊体违和，经西医断为盲肠炎，入院受治，经过良好。去冬马一浮兄亦曾得之，未经手术，服孙思邈《千金方》薏苡败酱汤数剂而愈。闻此方专治肠痈，有殊效也。世人之有同病者，盍一试之！（下略）"

我转问秦伯未医师，得复如下：

"（上略）查《千金方》所载肠痈方，凡三：（一）大黄牡丹汤——大黄、牡丹皮、芒硝、冬瓜子、桃仁。（二）肠痈汤——丹皮、甘草、败酱、生姜、茯苓、桔梗、苡仁、麦冬、丹参、芍药、生地。（三）又方——苡仁、丹皮、桃仁、冬瓜子。三方功效，均为排脓下瘀血，惟有轻重之别耳。至于败酱之治肠痈，不自《千金》始，实见于张机《金匮要略》之薏苡附子败酱散。败酱系苦药，采根入药，性味苦平，能消痈肿、排脓、破瘀滞、活血，宜于实热之体，治肠痈确有特效。中医对于肠痈，极早已有记载及办法。近今赖汤药治愈者，亦时有所闻。倘西医而能将中医方平心静气研究，他日当减手术之劳。（下略）"

附记于此。设内地有患同病者，或者可供他们参考。

我因这回过了四十二天的医院生活，特别认识医院的难办。医生的不易满人期望，也是常有的事。而上至护士，下至工役，实有特殊训练的必要。乃至衣服、饮食、物品其他一切，稍一失误，都能影响到病体上。曾与颜院长商谈到这里，我从实际经验上提出两个大字：认为病人所需要，一个"静"字，一个"洁"字，如能切实做到，间接于病人实有大益。像我这回，特聘了两位看护小姐，家人又日夜轮流服侍，实在是"超越恒流"。我自己不胜惭愧，对于一般病人，更不胜歉意！

我对于颜院长、乐副院长、董医师、其他医师和护士、职员、工役实在万分感谢。出院后，特写"断肠续命"四大字，制额留赠，做个纪念。同时写此文，名曰《断肠续命记》，以示一般亲友和各地同志爱我者，和各地万一不幸而与我同病者。

我病好了。国事怎样？一听华北消息，站起来，快！快！

廿四，十二，四日（刊《国讯》）

再论戈公振氏之死与盲肠炎

姜佐景

拜读上期本刊王合三先生之本题论文，具见大声疾呼，旁征博引，启医学之迷途，发世人之矇瞆，仁者之心，何其溥也！颜先生之结论曰："倘盲肠炎而果为肠痈，大黄牡丹皮汤果为盲肠炎之特效药，则千载后之患盲肠炎者，得免剖腹之非刑，岂非戈氏之赐乎"，云云。余不敏，细审二个"果为"，岂先生尚有什一疑虑于其间欤？继思之，非也，此特先生之歉词耳，不欲作大言以炫世也！余坦直为怀，深恐阅者诸君，亦有如吾人之坦言，于大黄牡丹皮一汤与盲肠炎一病，终不免若干之疑虑，原本吾师拙巢老人之经验，与夫我自己之亲历，再论本题如下。

俞东扶《古今医案》云："虞恒德治一人，得潮热，微似疟状，小腹右边有一块，大如鸡卵，作痛，右脚不能伸缩。一医作奔豚论治，十余日不验。虞诊其脉，左寸芤而带涩，右寸芤而洪实，两尺两关俱洪数。曰，此大小肠之间，欲作痈耳。幸脓未成，犹可治，与五香连翘汤加减，间以蜈蚣炙黄，酒调服之。三日愈。"按据报章所载，戈氏病之初起，本为微汗微热，如疟状，西医亦以治疟法治之，不效，乃察其为盲肠炎。然则其初起之状，与上所引医案，乃曾无二致，而一则以生，一则以逝，而逝者又为吾党国之健者，伤矣！按五香连翘汤出《千金要方》卷第六十六，药为青木香、沉香、丁香、熏陆香、麝香、连翘、射干、升麻、独活、寄生、通草各二两，大黄三两，以水九升，煮取四升，内竹沥二升，更煮取三升，分三服，取快利。余于此方，毫无经验，故不敢赞一词。至有一特效之方，为吾师生所惯用，起人沉疴比比者，即王先生所称之大黄牡丹皮汤是也。

姑引吾师医案数则于下，先为佐证：

"若华之母病肠痈，腰腹俱肿，有时发热，自汗，有时不甚发热，痛不可忍，按之稍定。于冬至前二日，用生大黄五钱，丹皮一两，桃仁五十粒，冬瓜子十粒，芒硝三钱（佐景按：以上药量系旧秤，折合新秤可得大黄七钱，丹皮一两四钱许矣）。服后，腹中大痛，午后下血半净桶，而腹平痛止，一如平人。"

"辛未四月，强鸿培嗣子福全病肠痈，既进实慈医院矣，西医指为盲肠炎，并言三日后大开刀。福全不解，私问看护，以破腹告福，福全惧，弃其衣物而遁。翌日，抵小西门寓所，以腹中剧痛求诊。按其脉，紧而数，发热有汗，但不恶寒。予即疏大黄牡丹汤方与之，明日复诊，下经三次，腹痛止而差瘥。"

"癸酉年治陆姓少女腹右旁痛，痛经四月，身体瘦弱，西医不敢开刀，由同乡高长佑先生推荐，余以大黄牡丹汤减轻授之。当夕下黑粪，痛未止，稍稍加重，遂大下黑粪，如河泥，其痛乃定。调理一月，方能出险，盖亦危矣！"

今请以余之经验论本病之安危如下。余曰：本病之安危，殊不以其病之久暂定之，亦不以病之剧否定之，而以其盲肠蚓突及肠壁之穿孔与否定之。何者？不穿孔，则病菌为肠壁黏膜所阻，无从侵入血液循环之中。一旦穿孔之后，菌得长驱直入，成为西医所称之败血症，以致面白肤冷，即难救药（竟似中医之四逆汤证）矣。基此观念，可略作本病中西医治法之比较。本病之轻者，西医用外罩法，有治愈之例。余友蒋君患盲肠炎，如此治愈后，其右角小腹，有块不消，隐隐作痛，

经余用阳和膏、桂麝散贴之，匝月复常。本病之重者，西医率主用手术开割，逢病人元气强者，医院之设备周、手术妥者，亦多治愈之人。若其人元气稍差，则不待手术竟而危险生者有之，此不妥之点一也。有于施行手术时，或以消毒之未净，或以手术之欠慎，致病菌混入血循环，转为败血症，此不妥之点二也。况本病有复发者，而二次手术，尤为危险，或竟不能施行，此不妥点之三也。若依中医用大黄牡丹汤，则以上诸种危险，均可免除。即使复发，亦可再下。此非抑西而扬中之论，事实如此，特写出以供探讨，谅西医界当不以为忤也。并祈王先生及阅者诸公指教。

（刊《现代中医》）

悼黄膺白先生并论肝癌治法

姜佐景

这是很可哀悼的，我们的黄膺白先生逝世了！我们看到先生的遗言，就晓得先生对于国家的忠诚，是何等热烈！我们追悼之余，不免联想到可怕的肝癌病。吾们在医言医，姑且来检讨一下所谓肝癌是否是有治法的？

据西医说："癌肿的成立，是一定部分（犹如腺体）的上皮细胞起了病的变性，而生有毒性癌细胞，日积月累，经十年或二三十年之久，继发身体上的自觉症状，根本是一种慢性的毒性肿疡，能使血液变化，全身起恶液质，除非早期把病的细胞完全割除，决没有治愈之望。这是科学上研究的结果，和事实上昭示的明证。况且普通在病人发觉患病，或医师诊断是癌肿的时候，早已失去手术割除的时期，药品决没有些微效果"（摘录程瀚章先生

作《从吹法螺者说到肝癌》，刊《时事新报》）。这样，我就有一个严重的疑问：既然肝癌是种必死的病，为什么又把病人剖割呢？难道借此为试验品么？

据黄氏左右详述黄氏患病经过如次：黄氏身体壮年，向极强健，于两年前身体局部始感不适，初亦不以为意。自主持行政院驻平政务整理委员会事务后，以政务繁忙，始感不支。于是鼻、臂等病丛生，经医诊治，时瘥时发。至今夏病势增剧，时黄氏寓居莫干山，为便利医病计，于八月二十四日到沪，于二十七日入宏恩医院诊治，住院月余，不见成效。为诊治病根计，乃于九月十四日在该院开刀，发现所患为肝癌，认为绝症，拒绝医治。割腹后，非特癌未割去，且病势见增，腹痛咳嗽，饮食大减。医生为减去病者痛苦计，且打重量麻醉剂。盖断定黄氏病势变化甚速，不久于人世。拟向德国聘请专家飞沪医治，不果，嗣以本埠各国有名西医均告束手，乃延请中医范石生由庐山飞沪诊治。范氏至沪时，黄体已感不支，且性躁易怒，并关心国事。经范氏悉心诊治后，似有生望。后又聘名医刘正宇由陕西来沪，协同诊治，更见起色。至十一月二十五日，为便利服中药计，乃出医院返寓。至十二月一日夜，病势忽起变化。时黄氏长女、公子已由京到沪，侍奉在侧，是夜黄氏受刺激，病势增剧，而入昏迷状态，延至六日上午九时二十五分逝世（录十二月七日《申报》）。根据上述种种，我们知道黄先生的不起，实在含有下列的集中因素：①政务繁忙。②开刀后，病势见增。③重用麻醉剂。④忽受刺激（关心国事）。⑤创口破裂发炎（根据同月五日《申报》）。以上因素①④两项非医者能力所及外，其余②③⑤三项，显然呈露了现代新医学的缺陷。

那么让我们晓得中医们替黄先生开的方子如何。刘正宇先生报告说："黄氏起初的病情，右胁肿痛，食量减少，是黄中委最初成肝癌的象征。经过日、美、德、比几国在中国行道而享有盛名的西医诊断后，认为一种'恶性肝癌'。就把右胁腹皮剖开，见肝脏肥大，约过正常一半有强。外侧生有似铜钱大小之白泡五六处。同时胃脏部位因肝脏肥大而压迫下坠。那时西医对此，以为绝对毫无办法。黄夫人听到这样的论调，当然异常恐慌。不幸得很，黄氏在开刀后，神智忽然不清起来。肝子因蓄积水分过多的缘故，也大起来了。经过西医对症疗法，如抽水法等，可是结果都归无效。后来黄夫人及诸亲友抱了一种死马当活马医的心理，接受了蒋院长介绍的范将军石生来诊治。经范先生诊察后，也断为是肝病，就开了一张平肝利水滋阴之剂，里头羚羊角用至一钱左右。服后，很奇怪，小便得三四百西西，神志也清了，不过大便老是不通，就用古方猪胆汁导法，每日施行，方得通利。经过这样有十天左右（中间范先生曾赴汉口一行），乃由焦易堂先生之介绍，我就开始诊治了。我到上海看了黄先生的病，断为是肝脏积留瘀血的缘故。那时黄先生的口唇很干燥，舌苔光红，就对他用了一个方子，用桃仁三钱，芒硝三钱，桂枝二钱，甘草二钱，大黄三钱，厚朴二钱，积实三钱，当归六钱，白芍八钱，生石膏一两，人参一钱。都是一派破瘀药品，得了范先生的同意，服后，大便日下四五次。第一次纯粹的粪汁，二次后，则见恶涎瘀血很多，小便得八百西西左右。二剂后，加重药量，那时瘀血存留于肝脏者还有三分之二，以后隔二天或三天服一帖，中间再服些补品，如参、白术、麦冬等品。到了本月二十日，黄中委已经能够吃面包，食后也没有什么变化。到二十四日的上午，医院中忽又起了一种恐慌，说黄氏的病在七天内，有性命的危险。黄夫人吓慌了，就来问我们的意见。那时范先生便说：'夫人原谅！我们实在没有断死生的本领，不过我们在黄先生不曾死的时候，还是要尽一点责任'"（录十二月六日《新闻报》乔寿添先生作《黄郛肝癌治疗的经过》）。

观此，我们知道医者原不能操生死之权，而成败更不可以论英雄！然而却引起西医郭琦元先生的责辞来了："抑可笑者，国手某君竟于某大学医院公开演讲，声责黄氏体虚已极，误于西医之操刀，乃日益惫。据渠诊断，认为肝有积瘀，次投大量桃仁承气之品，以期攻邪务尽。呜呼！以子矛，攻子之盾。国医所自夸者，常谓西医不明虚实，彼几何知虚实耶？既曰不应操刀以伐虚虚，安可投大量桃仁承气，以陷黄氏于虚虚不复之境耶？则吾敢言黄氏之病虽必死，国手正速其早死也！是某将军之论治，尚可高出国手一筹，因将军之药未有如此峻极也！此非故作疵词，请观报纸发表黄氏所病之经过，每于服用桃仁承气之后，即须进以大量参、芪以续补之。抑知某国手于捉襟见肘之狼狈。至于国医通便之法，将军用猪胆汁，正与灌肠极相合。国医高明之术，竟在于斯！欲求治世界不能治之病，是乌乎可？吾人痛悼黄氏之不幸，吾人更痛惜国医之既坠，不忍卒言！"以上郭先生的话，颇带些学者的风度，而不是一般空泛的漫骂，我着实钦佩得很！不过，郭先生也要知道中医之论病证，往往非仅"纯虚""纯实"二字可以包括。像黄先生当时这样的病情，只可以说是"虚中有实，虚由实致"。设使医者不攻其实，但补其虚，只怕邪愈实，而正愈虚，结果反速其危。所以只得攻补兼施，先一日攻，后一日补，就是这个道理，并不是自相矛盾。所谓"不入虎穴，焉得虎子"，良医之心苦矣！结果，还是不能邀天之佑，正所谓"非战之罪"，任何人所应该原谅的！还有猪胆汁导法师《伤寒论》方，此方的发明，远在千百年前，似乎还是西医灌肠法的祖师，这也是郭先生所要注意到的。

现在姑且按下黄氏生前的病情不提，让我叙述一段肝癌类病治验的实例，以作陪衬。病者连雅堂先生，福建人，年六十八岁，身体瘦弱。二十四年春，来沪作寓公，寓所在江湾五五二弄二号。平日感到环境的拂逆，每每抑郁不欢。虽或不时小病，尚不以为意。直至二十五年七月间，一日午夜起床小便，突然发病，小便未毕，竟不能自动回床。家人惊起，勉强扶坐床沿上。觉右胁下部痛楚非常，其痛下牵睾丸，上引背部。上下仿佛有一条经脉牵住。就此平卧床上，不能转侧，尤以右胁为甚。次早，连先生的大女婿林君，任职三井洋行，即请某某医院的洋医来诊，断系肋膜炎，外敷药膏，内服药水，病依然。下午又改请别一位洋医来看，据说不能确断为何病。如此连接四五天，大概用对症疗法，病不稍减。第六日，连先生的第二女婿黄振君（任职《申报》补习学校，住环龙路）认为病机不利。第七日，急急介绍吾师虞舜臣先生去诊察。但见病者右胁以下（肝位）肌肉高肿，皮色不变，轻按尚可，重按痛剧，卧床不能转侧，小便极少，大便七日中仅行一次，但饮食尚能勉强进。虞先生说：这病在中医叫"胁疽"，西医叫作"肝癌"之类。疏方用：柴胡三钱，白芍六钱，桃仁六钱，归尾三钱，柏子仁四钱，瓦楞四钱，青皮钱半，郁金二钱，香附钱半，橘叶钱半，橘络一钱。次日二诊，嘱照原方续进一剂。二小时后，即得黑色大便甚多，牵引之痛减却大半。第三方分两略减，仍有黑粪。第四日胀痛将除尽，能坐起行动，改用归身、柏子仁、白芍、阿胶、代赭、吉林参须、炙草、地黄等以资调理。接服三五剂，痊愈。连老先生快乐非常，赠送虞先生一部自著的《台湾通史》以作纪念。并且说："西医的本事真不及中医呢!"据虞医生说："柏子仁是补肝的特效药，用在攻肝或疏肝的剂中，每收奇功，屡试不爽"，云云。

我引述这一段验案，并非是说虞先生的医术比刘先生高明。要晓得刘先生负重责于剖腹之后，虞先生得施治于完璧之身。其间治和不治，幸与不幸，固已暗里早早注定。怎样呢？请看下列所引的中医书上的记载，也许可以明白：

《灵枢》说："肝藏血……肝气实则怒，肝实则两胁下痛。"报章上说黄先生"性躁易怒"，就是"肝气实"的缘故。"实"即是"邪实"，什么"邪"？就是肝中有积热蓄瘀的意思。

《难经》说："色青善怒，其病四肢满闭，淋沥便难，肝病也。""淋沥"言小便不爽，"便难"言大便闭结，是否和黄先生的病情吻合？因肝病，胆亦病，一部分的胆汁不能下行润肠，故大便难，借用猪胆汁通便，即是此理。

《伤寒论》中的"虚烦不得眠，若剧者，必反覆颠倒，心中懊憹"，"心中结痛"，"心腹烦满，卧起不安"，你说这是什么病？我道就是肝病！说来话长，义详《经方实验录》第二集中。因为栀子为治肝热的特效药，故仲景先生治这一类证，悉从栀子豉汤加味。因为肝脏既然胀大，势必下压胃肠，故曰："若少气者，栀子甘草豉汤主之，若呕者，栀子生姜豉汤主之。"又因栀子有平肝通便的功效，故又曰："凡用栀子汤，病人旧微溏者，不可

与服之。"因此，栀子既为治肝特效之品，我想范、刘二先生治黄氏方中，谅曾重用。否则，我不能无间然。

《千金方》说："肝胀者，胁下满而痛，引少腹不宁。"并出补肝汤，治"两胁下痛，筋急，不得息"等证。方为："山茱萸、甘草、桂心、桃仁、柏子仁、细辛、茯苓、防风、大枣，水煮服。"方内柏子仁一味，与虞先生之言吻合。

《医宗金鉴·外科》说："渊疽，因忧愤致肝胆两伤而成，生于胁下，初起坚硬，肿而不红，日久方溃，得稠白脓者顺，如豆浆水者险。疮口有声，似乎儿啼，此属内膜透也。即于阳陵泉穴灸二七壮，其声即止。穴在膝膑骨外廉下一寸陷中，蹲坐取之即得。内外治法皆同胁疽，凡于胸胁腰腹空软之处发痈疽者，当在将溃之际，多服护膜散，可免透膜之患。"护膜散方为"白蜡、白及各等分，共研细末，轻剂一钱，中剂二钱，大剂三钱，黄酒调服，米汤亦可"。又歌曰："渊疽肝胆忧患成，生于胁膜硬肿疼。溃破有声内膜透，未溃当服护膜灵。"所谓膜者，即腹膜之一部。中医重视此膜，护之惟恐不力，西医操刀奏剖，破之惟恐不尽，险夷之分，即在于此！又《金鉴》治此类痈疽，多主以柴胡清肝汤，方为"柴胡、生地、当归、赤芍、川芎、连翘、牛蒡、黄芩、生栀子、天花粉、甘草节、防风"等味。此方堪称"平稳"二字。依《伤寒论》法，肝胆属少阳，故柴胡与栀子尤为首要之药。

余听鸿《外科医案》胁痛门自注云："肝为风木，胆为相火，风火相搏，易窜易溃，倘里膜一穿，立见其危。"按"肝为风木"以下三句，不过言肝胆容易发炎之意，读者不必责其拘于玄说，而其重视里膜之观念与《金鉴》切合。

以上援引已多，不必赘列。但西医见此，或者以吾之所论者，为近于"恶性肿瘤病"中的"结缔组织系"，又名"肉肿"者，而不合于同病中的"上皮细胞系"，又名"癌肿"者。其实肝为一体，体内血流不畅，由瘀滞而发炎，由发炎而肉肿，肝上皮细胞因此失其新陈代谢，安得不成为癌？试看黄氏的肝脏，肥大约过正常一半有强，可为明证（根据刘先生报告）。况且中医治病，活如转珠，实未可以死板之言格之。譬如西医治麻疹，往往得肺炎合并症，那晓得设使先日将麻疹透发得净尽，肺炎将消患于无形。以此例彼，曾无二致。

好了，基于上述的论列，我们可以得到下面的结论：

（一）肝癌一病，并非是中医籍上所没有的，不过是病名稍稍不同罢了。

（二）本病的主证是：右胁硬、痛、肿，二便艰涩，易怒等等。

（三）本病并非绝对不治。

（四）腹膜破裂是很危险的，所以动手术就是冒险。

（五）柴胡、栀子、桃仁、芍药、黄芩、柏子仁、甘草、当归等是治本病必要之药。

（六）精神上的不良刺激，是本病的重要原因之一，所以医治时期中尤当绝对避免，否则有尽弃医药前功之虞。

（刊《光华杂志》）

原"气"

姜佐景

这是一篇应《现代中医》杂志征求的文字，篇中所引诸位先生的话，均见该志征文中。现在重新读此旧作，自己也觉得好笑。有一位朋友讥笑我说，你这篇大作却可与韩退之的"原道"并垂不朽呢！佐景附识。

神秘稀奇，不可思议，好像是属于我们中医的一个"气"字。但是，与其这样说，毋宁说，神秘稀奇，不可思议，是属于我们研究者自己的头脑！

中医所谓气，任他名称有万有千，总可收括为二类。现在，请先述第一类的气。这一类的气，就是物体三大体系——固体、液体、气体——中的一种，如"嗳气""噫气""矢气"均是。叶劲秋先生所论的呼吸之气，凌树人先生所提的"如雾如烟"的气，自然都属于这一类。由此可知，这一类的气，乃是属于实体的，是占空间的，是可以测量和分析的，是可以用器械来实验的。这一类的气，浅显明白，是毫无疑义的了。

固体、液体、气体各有他们的特性。固体平时一动也不动，除非加以强大的压力。液体流来流去，东西无定（假使得到环境许可的话），但是总逃不出人们的眼帘。只有气体最活泼，当其聚时，浓厚有块，有声有色，真可与固体、液体相仿佛；及其散时，则转瞬之间，化为乌有，捕之不得，捉之不住，简直非固体、液体可以比拟。要之，忽有忽无，若明若昧，这是气体的惟一特性。

读者诸君们，或要疑心我发神经病，在这堂皇的《现代中医》上，对小学生们讲授物理了。非也非也，且慢且慢。现在，我且告诉诸君一段关于医学上神秘的故事。话说在几千年以前，有一位我们的古医圣，正在研究生理病理，忽然地呆住了。无疑地他是遇到一个困难的问题。你道是什么难题呢？原来他想："一个人过受了风寒，为什么就要生病？一定在这风寒之中有一种神秘的东西，来侵入人体作祟罢？但是这种神秘的东西，看又看不见，我们叫他作什么呢？"他又想："假使风寒受得轻，虽然头痛发热，但不久会得自复健康，这又是什么道理呢？哦，我知道了。一定人体之中，又有一种什么的东西，来克复那外来的神秘的东西呀！"最后，古医圣长叹道："要我叙述这些神秘的东西罢，那又无以名之。要我不提这些神秘的东西罢，那么后之医者，必骂我糊涂，怎么遗漏了这种重要而神秘的东西呢？"他踌躇再三，乃决心道："那么，先让我给这些神秘东西起一个代名词，再让后人继续发明改正罢！"但是以什么做代名词呢？古医圣正拿了一杯热水，喝之以助神思，陡然间看见那热水上的热气，腾腾上蒸，由浓而淡，由淡而隐，接上去又起一阵浓厚的热气，不禁想起气体的特性，拍桌叫道："有了！有了！'气'字真可做这神秘的东西的代名词，你看这二者的特性正是一样！"由是"正气""邪气"……一一产生。凡是思想上认为有这种东西，而事实上难能证明的，均可以气字代之。这所谓"气"，就是我所谓第二类的气。

气字这样解释，或者无疑义罢？姑再引医学以外的所谓气，又哪能逃得出上述的意义？孟老夫子所说的浩然之气，文天祥所说的天地有正气，同是心理上认为有，事实上难能证明的一种东西。电学家所谓电气、磁气，也是同一情形：电能生光，生磁，生声，生影，但电的本身是什么东西，电学家到现在，还莫名其妙；磁石能吸铁屑，有一种磁力线的存在，但是看不见，故总称之曰气。由是可知第二类的气的特性是变幻，忽有忽无的，不易测验的，属于理论的，总之是代名词性质的。

后人不明先圣限于时代环境，艰难创作的苦衷。对于这个气字，不晓得改良发

挥，乃只会摇头赞叹曰："神矣哉！我中医之气也！"于是遂无往而不气，于原有许多气外，更增出许多的气来。结果，医书凌乱，只见"气"字在书本上跳跃着。梁任公先生有一段文章，说中医之气字种种不通，嬉笑怒骂，皆成文章。可惜手头没有参考书，不能抄下来，好作我们的反省。

现在让我们研究种种气的真义。

第一，就生理方面说。先讲"气血"之气，这个血字实不止那样鲜红的血液，凡肢体形骸之有实质的，似皆包括在内。但单有肢体形骸，若不能互相工作，还不能成为一个活人，若欲成为一个活人，那么还要"气"的补充。这个气的意义可大极了。再讲"正气""邪气"之气，邪气就是风寒（即是体外空气的侵入的病菌），正气近似西医所谓"自然疗能"。再讲"营气""卫气"之气，诸家皆认卫气即人身的体温，恽氏一派学说，释营气为血浆，更有人释为白血球，我都不敢赞一辞。其他"胃气""肝气"，或指其正常的作用，或指其失常的作用，似皆逃不出"作用"二字的意思。

第二，就病理方面说。仲圣说："心下有水气"，此岂言水之蒸气哉？不过说心下有一种不正当的东西，虽不能知他的究竟，但是晓得这种东西是属于痰饮积浊之类，逃不出"水"字的范围，故名之曰水气。又如后人所说的病在"卫气营血"之气，岂真是病入气分，有显明的界限吗？否，这个气字不过是病到某种程度的代名词罢了。

第三，就药理方面说。药有寒热温平四气，药的颜色，一望而知，药的味道，一尝而得。惟有一种药服了使人觉热，有一种药服了使人形寒。这种寒热作用的特性，又是很神秘的。于是又无以名之，而

名之曰气。

第四，就天时方面说。风寒暑湿燥火，变化莫测，伟大莫京，当然尊之曰六气。若吴又可之所谓厉气，又何非就是时疫流行时的带有病菌的空气罢了。

这样看来，气在广泛定义之中，一种气又有一种气特殊的意义。你若说正气之气即是气血之气，气血之气即是营卫之气，营卫之气就是温热病中所谓卫气营血之气，那就似是而实非了！现在让我作本篇的结论如下：

中医之所谓气，有二大类，第一类可称他为实体的气，因为他是有实物的，如"噫气""矢气"之类。第二类的可以称他为想象的气，很难测知的，如"邪气""正气"之类。气在各方面的含义与解释各异，已详于上。至于应用起来，限制方面，我以为第一类的气不妨多，分析愈清愈妙。譬如说，人呼吸空气一句话，是不错，若能如叶劲秋先生的研究空气中有养气、炭气、淡气等等，那就更好了！至于第二类的气越少越好，能省则省，能代以别的有正确意义的字面则代。或曰：谈何容易？是的，这确乎不是容易的事，但这正是我们的责任！老实说，将来中医书本能少见这一类气字的存在，那才能说是中医真正的进步。我这肤浅的答复，未知能邀编者读者们的满意否？

（刊《现代中医》）

《伤寒论》中虚字的检讨

姜佐景

读《伤寒论》的人都晓得论中一字一珠，必须仔细钻研，方能得到其中的奥妙。我现在且将论中几个重要的虚字来检讨一下，就晓得虚字也有虚字的精义呢！

一、而

凡曾翻阅过《伤寒论》的人大多记熟这么一条："太阳之为病，脉浮，头项强痛，而恶寒。"

但他们曾否注意到这一个极其平淡无奇的"而"字，我可不得而知了。据我说来，这个"而"字除了有通常的连续功用以外，却另有一个更重要的意义。什么意义？就是"而"字能表明它下面的一种或二种症状是极重要的，或者可说是主要症状。我们由这原则，就可晓得"恶寒"是太阳主证了。因为恶寒就是表未解，表未解就是太阳未罢。我常以恶寒之有无为取舍表药之标准，恒不失之。诸君对于"而"字这一种功用，一定还不能十分见信。那么让我们提出别的证据来。

（1）太阳病，发热"而"渴，不恶寒者为温病。

（2）太阳病，头痛，发热，身疼，腰痛，骨节疼痛，恶风，无汗"而"喘者，麻黄汤主之。

（3）太阳中风，脉浮紧，发热，恶寒，身疼痛，不汗出"而"烦躁者，大青龙汤主之。

（4）伤寒，表不解，心下有水气，干呕，发热"而"咳，或渴，或利或噎，或小便不利，少腹满，或喘者，小青龙汤主之。

（5）下之后，复发汗，昼日烦躁，不得眠，夜"而"安静，不呕，不渴，无表证，脉沉微，身无大热者，干姜附子汤主之。

（6）发汗后，不可更行桂枝汤，汗出"而"喘，无大热者，可与麻黄杏仁甘草石膏汤。

（7）心下痞，"而"复恶寒，汗出者，附子泻心汤主之。

（8）少阴病，下利，若利自止，恶寒"而"蜷卧，手足温者，可治。

（9）下利清谷，里寒，外热，汗出"而"厥者，通脉四逆汤主之。

好了，例证引得太多了。试问第一例"渴"是否为太阳温病之主证？第二例"喘"是否麻黄汤之主证？陆渊雷先生在此条解释"喘"字津津有味，可以知之。第三例"烦躁"是否为大青龙之主证？柯氏韵伯指石膏对烦躁而设，辟三纲鼎立之说，其言卓尔不群，可知柯氏早已知此"而"字之精义了。第四例小青龙汤的干姜、细辛、五味子，乃治疗痰饮之主药。何以知其有痰饮，以"咳"而知之，故本条以"咳"为主证，反将温病的"渴"和麻黄汤的"喘"均放在一个"或"字下面去，可以明其用意了。第五例观病者烦躁不得眠，或要误会到大青龙汤证的烦躁，故又特别加一个"而"字，夜而安静，此乃干姜附子汤热药之主证也。第六例与第二例，虽有寒热之分，但病在肺则一，故同着重"喘"字，"喘"与麻黄如响斯应。以我历年经验所得，麻黄治小儿之喘，用二三分即已效如桴鼓，若用麻黄以发汗，则非二三钱不济，故这一条的"而"字又是省不脱的。第七例恶寒、汗出为附子之主证，甚为明显。第八例"而"下之"蜷卧"是辨别太阳少阴恶寒之异。第九例"而"下之"厥"尤为通脉四逆之主证。综此九例以观"而"字之重要如此，其精义可得而知矣。

二、仍

仍者，再次也。有再次，必有初次。譬如说，"仍不解"，那么其先必有个"不解"在。所以读《伤寒论》读到这个"仍"字，就要留心条文中的省字了。例如：

"太阳病，三日，已发汗，若吐，若下，若温针，仍不解者，此为坏病，桂枝不中与之也。观其脉证，知犯何逆，随证治之。"

这条里有"仍不解"三字，应当晓得省掉"不解"二字。吾们试给这条补充起来如下，那么文义就更明白了：

"太阳病，三日，已发汗，不解，若吐……"

三、若

上面的一条里"若"字除有"或"字的意思外，实在还兼有"于是"二字的意思，试把上文引申开来，就成：

"太阳病，三日，已发汗，不解，于是或吐之，或下之，或温针之……"

则文义岂不更为明白了解？又例：

"发汗，若下之，病仍不解，烦躁者，茯苓四逆汤主之。"

我们看了这一条，就晓得非但把"不解"二字省去，就是在"发汗"上的"太阳病"或"伤寒"等字也省去了。因此我们明白仲圣的省字，是采用"逐步递进法"，就是说先省了一句，再省了一句，便成为省二句。如是既可使书页的地位经济，又可使愚笨的后人不致钻到牛角尖里去。又例：

"伤寒，若吐，若下后，心下逆满，气上冲胸，起则头眩，脉沉紧，发汗则动经，身为振振摇者，茯苓桂枝白术甘草汤主之。"

这一条各本条文微有出入：玉函本在"若下"下有"若发汗"三字，《脉经》《千金翼》则皆云"伤寒发汗吐下后"，窃意还以上载本条为是。试述如下：

"若吐"二字之上，依上所举各例，省掉"发汗"二字，这是不用说的。因为汗吐下是伤寒之太阳经转阳明经按次之治法。若云"若吐，若下，若发汗，"就是违背这原则了。若云"发汗吐下后"

则"发汗"二字与以下之"发汗则动经"之"发汗"二字相重,在文法上似不好看了。但是《伤寒论》是活命之书,当就医理解释本条如下:

"伤寒,发汗不解,于是或吐之,或下之。此后心下逆满,气上冲胸,起则头眩,脉沉紧(此时若医者不识此为茯苓桂枝白术甘草汤证,而更误发其汗,则必动经,身为振振摇,一转而为真武汤之重证)者,茯苓桂枝白术甘草汤主之。"

四、微似、欲似

"微似"这二个字,人人认得,这两个字的意思,人人明白。所以微似汗者,就是微微好像有汗的意思。岂不是吗?但是你如果肯仔细一想,对于这意思未免有点怀疑了!怎么呢?因为有汗就说有汗,为什么说似乎有汗呢?似乎有汗就等于没有汗了。但仲圣明明说"若一服,汗出,病瘥","若不汗,更服","又不汗,服后小促其间","若汗不出,乃服至二三剂"云云,可见这汗是一定要出,并有形质可凭,绝非"似乎"一个意思可以解决的。《金匮》曰:"若治风湿者,发其汗,但微微似欲汗出者,风湿俱去也。"这一个"似"字,若仍作"似乎"解说,好像更不便了。欲出汗是想出汗,想出汗已是没有汗,更加似乎想出汗,那么这汗的有无,请阅者细心凝神想一想看。但原条条首又明明说"法当汗出而解",岂不两相冲突?翻遍中土新旧医书,对于这"似"字毫没有切当的解释,心存怀疑者久矣!恰巧前天中国医学院开一个"日本汉医勃兴展览会",我常抽暇参观,偶然看到山田正珍氏的《伤寒论集成》,正珍氏曰:"似者,嗣也。欲者,续也。故似欲汗即嗣续有汗之谓。"(赅

其大意如此,原文引《诗经》为证,词长不录。)那么这样看来,微似汗者即微嗣汗,或微续汗,似乎较为有理。《伤寒论》中非但桂枝汤是取微似汗,就是麻黄汤、大青龙汤也是取微似汗。你想服这样的峻剂,难道其中反应也不过微似有汗么?大论曰"脉暴出者死,微续者生",可见"微续"二字本是连用的。

我们读书治病,又岂可如此咬文嚼字?那么让我引二则亲历的经验以为佐证。我尝治晨报馆编辑曹陶成先生恙,恶寒发热,苔腻口苦,左右耳后肿如杨梅大,周身骨节酸楚,不可名状。我曰,此本湿而感风也。服初次药后,约一小时许,觉周身舒适,慢慢地絷絷汗来,并不湿衣,好像清明时节细雨纷纷,人行其中,非但不觉得湿,反而有一种莫名其妙的快感。隔了一小时,又来了一阵微汗。二次药后,又来同样的小汗凡二次,连前共五次。次日,诸恙大减,稍予调理而已。我又有一个友人陈德生君,初患发热恶寒,自服某种成药二片,大汗淋漓,汗后身热不除,嘱我诊治。我以其既经大汗,且不恶寒,不再用表药。次日病不瘥,急请虞舜臣师治之,药味相似。次日非但不解,转成发黄之象,目黄溲赤,他恙亦加,改用茵陈等治黄之品。次日又不效,虞师计无所出,只得师麻黄加术汤意,返用表剂。结果微微嗣续汗出,二剂全愈。《金匮》风湿俱去之言不欺后人,其理我不敢凿说,而微似之义赖以益明!

大论中虚字值得检讨的甚多甚多,我现在因忙于编按《经方实验录》,姑暂止于此,并祈海内方家指正!

(刊《神州国医学报》)

经方不盛行的原因和补救

姜佐景

我们试缩小视野，姑且不问经方以往的历史如何，但问经方在现在应用的程度，姑且不问经方在全国以及外国推行的情形如何，但看在上海一隅的概况，那么我可以叹息地说一句："经方是太不盛行了！"怎见得呢？你不妨抽一刻的功夫，到大药铺里参观一下子，那么包你可以在柜台上看见不少的通套时方方子，像桑叶啦，连翘啦，银花啦，大概统是十多味药成一张方子的，很难得机会看见一张道地的经方，甚至连桂枝呀，柴胡呀，石膏呀，大黄呀，都不容易找到，这不是一个极明显的证据么？经方这样不盛行的原因，究竟在哪里呢？难道是经方的功效远不及时方么？我想这句话是谁也不敢肯定的。我以为方的用不用，完全在医士的手里，现代的中医士所以不用经方，要不外三种情形：其一是"不知用"，其二是"不敢用"，其三是"不肯用"。

现在先说第一种"不知用"的。原来有一般医士，在匆匆三年的从师期中，或者在短期无师自习的期中，除掉读过几本平易的基本书籍，如《药性赋》《本草从新》之类，和抄录几首平淡玲珑的案方之外，从来也不曾读过《伤寒》《金匮》，更不论《千金》《外台》。他们的脑子里根本未有经方的存在。一旦大证当前，怎能叫他应用经方呢？这就叫做"不知用"。好在这一班的医士在中医界里并不占怎样的多数，所以尚不致影响到整个中医。

至于第二种"不敢用"的呢。他们读过《伤寒》《金匮》《条辨》《经纬》，以及其他诸书。更有的甚至于读得滚瓜烂熟，开卷了然。但因未经名师的指导，未有临床的实验，明知某方某药可以治某险证，但是胆子特别的小，既怕方药的功力太大，病人要受不起，又怕别人批评太酷，自己更受不了，畏首畏尾，终于坐视病人的待毙，你道可惜不可惜呢？

更有一般德高望重、齿尊位隆、学问渊博、经验丰富的大名医，他们都是奋斗过来的人，他们知用经方，敢用经方，但是既经达到了这样优异的地位，就有点不肯用经方了。原来他们熟悉人情世故，看穿社会心理，晓得用经方是于己利少弊多，用时方是于己利多弊少，只因为趋利而避弊，经方就慢慢地忘记了。怎说是利少弊多呢？病人一服经方，病霍然地好了，那他还肯再诊么？假使经方用得不对，病情急切地变坏了，那医士不有吃官司的危险么？反之怎说是利多弊少呢？就是既没有上公庭的麻烦，却有添生意的好处。这样解说，总可以了然的了！更有可笑的，用上桂枝三五分，自以为桂枝汤了；用上柴胡七八分，自以为柴胡汤了，除了主要的药不用，却添上了不关痛痒的药作陪衬，哪里还有功效可期呢？我记得年前有一个朋友做一篇医论，开头就说："医不可使名也。方其未名，一日能活十人，及其已名，十日不能活一人……"所以十日不能活一人者，坦白地说，无非是不肯用经方罢了！除此以上三种不用经方的人，所剩下用经方的先生们，若不是那闲情逸致的高人，便是那负才不羁的名士。更不然，便是那有创作精神初出茅庐的后生。那三种人或以出世自期，或喜独善其身，或以信望未孚，怎能敌得住以上三种人的势力呢？于是乎形成了今日中医的局面，既不能发挥吾中医学原有的权威，遂难能得到全般民众的信仰，更难得敌住西医汹涌的学说。虽有少数中坚的刊物作中流的砥柱，数百刚毅的学者作仗义的辩护，然而中医渺茫的前途还不知究竟啦。

不管怎样，我们要讨论补救的办法了。就是怎样使经方盛行起来，以发扬吾中医学哩。

第一，吾希望那不知用经方的人能够抽出一些功夫，多读些经方的书，久而久之，心领意会，那就晓得时方虽佳，多发源于经方，一旦懂得经方之后，更有帮助时方的活用了。同时政府考试中医士的时候，也应当注重关于经方的学识，那么上行下效，见功更加容易了。我写到此处，刚巧接到《光华杂志》第三卷第十一期，看见红色的封面上载着卫生署公布中医考询项目内，有"古方概要"一项，这实在是需要的事呀。

第二，我希望那不敢用经方的医士们肯虚心地找一位真实有经方经验的人做导师，同时在临床方面下一番苦功，那么就可以事半功倍，获益无穷了。虽说这样的导师少若凤毛麟角，贵若鲁殿灵光，但只要肯留心探访，谅来也不难达到目的的。还有在实验方面，我们常常可以得到珍奇的收获，甚至为古书上所找不到的。譬如《伤寒论》上但说某某汤主之，意思是说吃了这个汤方，一切病证就好了。但是要经过怎样的一番暝眩景象，往往略而不屑道。那么我们只好凭实验以知道它了。我们还要根据以往的经验，预先警告病家，使不因慌张出乱子。随便举个例罢，吃十枣汤有人要暂时音哑的，吃巴豆有人要发厥的，吃附子有人要头眩的，更有吃麻黄却毫不出汗的，吃大黄却毫不泻下的。这种变化多端的现象都详在拙编的《经方实验录》里，表而出之，无非使不敢用经方者敢用罢了。

第三，我希望那不肯用经方的大人先生们稍稍改移一下利己的主义，而实行救世的工作。于己自无十分损害，于人却有大利。而且对得起仲圣在天之灵，挽得住中医垂绝之绪，真是何乐而不为呢？好在现在各地传来的医讯，肯用经方的大医渐渐地多了。这正是我所馨香祷祝的呢。

我更希望那闲情逸致的高人多做一点人世的工作，以救那茫茫的苍生，像我们的拙巢夫子虽也耽吟咏，嗜画梅，却曾写成二部伟大的书——《伤寒发微》和《金匮发微》——传给我们。这二部书不但可以医病，简直可以医医，就是一个很好的例子。而恽氏铁樵、陆氏渊雷二处函授学社数年来不断的努力，造成今日经方复兴的景象，也委实大有功劳。我还希望那负才不羁的名士稍稍抑得住骄矜的气概，但求善与人同，先天下之忧而忧，后天下之乐而乐，看见别人的疾苦，无异自己的病痛。一方面循循善诱，教人以用经方的方法。至于那有希望的后生却是我医界将来的主人翁。此时多努力一分，将来即多收成一分，说不定经方复兴的事业还在他们的肩上！青年们，努力前进罢，璀璨的锦标即在你们的眼前！

以上都是我个人的希望，倘使那被希望的人都能照此最低限度做去，那经方岂非就可以盛行了么？吾中医岂非借此得到挽救了么？好，完了。

（为纪念《中医世界》五周年作）

大胆和细心

姜佐景

"胆欲大而心欲小"，这一句话是我们先哲孙思邈先生的遗教。我们做医师的应当恪遵无违，尤其是经方家更要切实地奉行。因为经方的药力比较的锐利，如果没有大胆，哪能开得成方？如果不加小心或细心，怕不吃坏病人么？

或者有一部分的读者，未曾有怎样用方的经验，看见本书药效的敏捷、起病的神奇，偶或遇见病证，不免要怦怦心动，跃跃欲试，就开一张经方，给病人吃。如果这是真的话，那么让我先申明一下："倘或你把这病人治好了，本书是与有荣焉。倘或你把这病人吃坏了，本书却不负一丝一毫的责任，我编书者更恕不代你受了一分一毫的罪过！"我并不是做专听赚钱，不听亏本的生意。请容我慢慢道来。

诸位，"天下莫如吃饭难"当改作"天下莫如行医难"倒觉得确切些。现在姑省掉病家的自误，社会的迷信，种种问题不论，但论我们医道分内的事。

经方家首重辨证，辨证即是大不易事。如本集所说，治病人身热的主方，至少有数十首。究竟要用哪一首呢？就要严格地辨别选择一下了。而本集所没有讲到的，还不知有多少。例如麻黄加术汤证也有发热，小柴胡汤证也有发热等等。又如本集说大承气汤、葛根芩连汤、白头翁汤是治下利的，哪晓得理中汤、四逆汤也是治下利的，寒热误投，祸患立至，这都是待第二集的继续说明。故若但凭本集以治病以为大道尽在于此，那就危险万分了！呸，《经方实验录》有什么用？还是请诸位下一点刻苦的功夫，细读《伤寒》《金匮》的原文。一旦贯通之后，那才是伟大的成功！

"桂枝下咽，阳盛则毙。承气入胃，阴盛则亡。"这虽是吓人的话，但初学者为细心起见，究要防备防备。何况不要说药吃得不对，或者要受苦，就是有时方药都对，而分量不合，也要出乱子的。因为分量轻了，必不能一击而中，邪乃扰扰作乱。分量重了，又多起瞑眩现象。初治医者好譬新上战场的兵士，闻炮声而振栗，谁又晓得这是瞑眩不是瞑眩呢？若不是瞑眩，又怎样补救呢？

你要晓得病人的病是不依照我们医书上的例子生的。医书上的例子往往是单纯的，而病人的病往往是复杂的，因此初治者就不免迷惑了。看看这一个汤证有点像，那一张方子也可用。疑则生难。医者当此疑难的时候，切要定一定神，清一清心，究竟哪一张方子可用，其余的方为什么不可用，才是道理。

药量方面宁自轻小递加，一味药用惯了，方可重用。切不可毫无经验地冒昧用重量，因为一次出了恶果之后，你的胆子自然而然地小了，甚至于就此不敢用这味药了，但那时反贻笑柄。孟子说："我善养吾浩然之气。"苏子说："道可致而不可求。"所谓"养"，所谓"致"，都是慢慢的意思。"欲速则不达"，慎之慎之。

"师者，所以传道解惑者也。"一位学医者倘能得到良师的指教，无疑地可收事半功倍之效。而在临床方面，更可以目睹师长的治验，省却自己盲目的试验了。倘然得不到良师的话，那么宁多读书。中医书汗牛充栋，只好在"择"字上用心了。

等到学力孟晋①了，经验丰富了，处处细心了，才可以大胆治病。即遇险证当前，应立予急救之方，晓得病人不服此必死，服此或有生望，除此别无他法。泰山崩于前而不惊，死神追于后而无畏。这样才是大医的风度！

我所以说细心辅大胆，大胆方不流为鲁莽；大胆佐细心，细心方不变作姑息。而大医的细心，当学"诸葛一生惟谨慎"样；大医的大胆，又当像"赵子龙一身是胆"样！

---

① 孟晋：进取。

本书第一集的检阅和第二集的展望

好了，本书第一集将就此完成了。我很惭愧地费了读者们宝贵的光阴，我依然呈不出什么贡献。倘有读者原谅我的浅陋，而希望我续出第二集，将功补过的话，那么我也是乐于遵命的。现在我们姑且把第一集检阅一下，同时把第二集的内容预告一下，就算是展望，谅来读者们也是乐闻的罢。

现在分作三点，大略说明如下：

（一）先依《伤寒论》六经来说。本集是讲太阳、阳明二经，第二集将讲其余的少阳、太阴、少阴、厥阴四经，至于太阳、阳明二经的余义，也想补充一点。这样就可完成了伤寒六经的大圈子。到那时候，六经的真价值怎样，总可以分晓罢。

（二）现代的医者都喜欢把外感病分作三大体系，就是伤寒、温病和湿温。假使这话是对的，那么本集就算是讲伤寒和温病，而第二集专讲湿温，就是西医的肠热病了。时医治湿温病，认为很是棘手，因此创作"如油入面"的俗说。西医治肠热病，竟由棘手进而为束手，不惜造出"期待疗法"的美名——我敢说这就是"守株待兔"的呆法。本书第二集对于这种种的俗说和呆法，将毫不客气地给以迎头的痛击，驳得他体无完肤，好让看官们鉴赏个痛快！

（三）本集对于儿科的病似乎多讲一点，第二集将对于妇科的病注意一些。本集曾论痰饮，第二集将进一步述水肿。本集似偏重于痢，第二集将轮到了疟。其他一切杂病，在第二集里将应有尽有。而其陆离光怪、骇人听闻之处，或要驾本集而上之呢。

有许多读者们来函，希望本书一集一集地出下去，虽出到十集，也不算多。但我却不这样想。试看今日的医书好像雨后的春笋，古本珍本之类源源地映入眼帘，我又何必多多献丑呢？所以我希望在第二集里，将把我骨鲠在喉的医话，择要地说完了他。但因诸务纷忙，第二集的出版期并未有定。多劳读者们的殷望，只好请求原谅了。再会！

姜佐景

456

跋

我国古代医术，至后汉长沙而极，非以其理论之能动视听，盖由其用方之有实效也。奈自金元以来，诸家别树异帜，沽名钓誉，舍治绩而重玄说，引五运而申六气，时人不察其非，竟群起而附会之。近年科学之说自西欧来，学者又以国医不合科学，欲以毁运气者，并古圣实学而弃之，宁非过乎？拙巢大师宗法南阳，诚当代医界之泰斗，而及门之士，大抵慕其文章诗句、书法丹青，反鲜注意于医。此何故欤？盖时俗用药，每喜轻淡，而师则不欲随俗同流，独标其学，曰南阳学派焉。姜先生佐景，于医学先有深造，求益于拙师之门，窥其论治，与师若合符节。先生常心伤中医学之衰微，急欲奋起挽救，乃集师历验之医案，整理而编辑之，附以心得，发为按语。沥心血，绞脑汁，数易寒暑，方告厥成。不以培生为浅陋，嘱肩缮抄之任。故培生先得而捧读焉。书中经纬花纹条举不紊，叙述有抑扬之妙，释理无矛盾之弊。其倡言葛根汤为太阳温病主方，罗列三化热方于三太阳方之后，足使气化医夺魄；其指举盲肠炎、肋膜炎、肺炎、心脏病之主方，足使科学医震撼。更揭示脉证治法应用之广泛，外感疾病传变之原则，太阳、阳明两经之骨干，伤寒、温病二说之归纳。又出之以沉着之笔，伸之以透快之辞，无一非吾医界之创举，洵可称破天荒之盛业。逆知读者快诵之际，恍似置身云梦之中，秉烛以游，骤见山高水长，月皎风清，又喜峰回路转，柳暗花明。其间宇宙之大，品类之盛，有难以形容者在焉。然则斯书也，表彰师道，发扬圣学，导学者于康庄之路，脱斯民于疾苦之乡，厥功伟矣。用涂数语于简末，以志钦佩云。

丁丑元宵节拙师门下晚学生唐培生谨跋

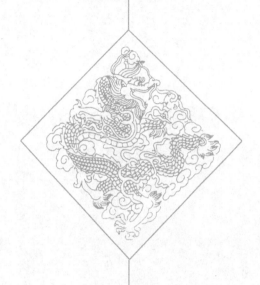

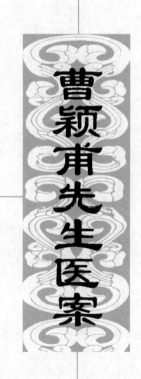

曹颖甫先生医案

内容提要

　　《曹颖甫先生医案》全书一册，分伤寒门、泻痢门、诸痛门、咳嗽门、虚损门、妇科门、杂证门，共七门六十案，由王慎轩整理其早年随曹颖甫侍诊时记录的医案而成。王氏选其精华，记其治验，略分门类，编辑成书，体现了曹氏的用方特色，是曹氏临床治验的缩影。该书收录于《王氏医学丛书》，由中国医学研究社出版，苏州国医书社铅印发行，1925年初版，1932年再版。

　　王慎轩（1900—1984），浙江绍兴人。1916年起，他在上海师从丁甘仁、曹颖甫等学医，是丁甘仁创办的上海中医专门学校的早期学生。1924年，王慎轩迁居苏州悬壶应诊，以女科著称于江浙沪地区。王氏还撰著出版了《胎产病理学》一书，在当时的中医妇科界有较大影响。

弁　言

　　慎轩昔在沪时，尝从一十八师，专究医学。而诸师中之经验最富者，首推丁师甘仁；识胆最大者，首推曹师颖甫。而慎轩得有令誉于海内者，亦多得益于二师也。丁师医案，早已刊行，医林传诵，有口皆碑，殊不知曹师之医案，亦足与其并驾齐驱耶。大抵丁师医方稳当周到，长于调理；曹师医方精锐猛烈，长于攻治。吾侪研究医学，必当参合会通，庶无偏执之弊，而有实用之益也。爰将昔年所录之曹师医案，选其精华，记其治验，略分门类，编辑成书，刊印行世，以公同好。谅亦医林所乐观者欤！第曹师医方，精锐猛烈，强弓硬弩，射必中的，苟无曹师之学，而妄效曹师之方，则杀人更甚于庸医，可不慎哉。盖必先于仲圣之经书，详细研读，深用苦功，然后读此医案，庶无穿凿之弊，而获无穷之益也。

受业王慎轩谨识

曹颖甫先生医案目录

伤寒门 遵伤寒有五之说，凡六淫之病皆属之

太阳伤寒

梅溪巷金左

形寒发热，头痛项背强，身疼无汗，脉浮紧。虽在炎暑，而病机实属伤寒，宜麻黄汤主之。

生麻黄三钱　川桂枝三钱　光杏仁四钱　炙甘草二钱

（记）今之时医，多谓南方无伤寒、夏月无伤寒。然此方系六月念四日所开，连服两剂，病即豁然。七月中旬天气骤寒，患此者甚众，曹师均用是方，莫不即愈。慎轩七月廿一亦患此证，承曹师书此方，一服即瘥。可见仲师伤寒诸方，不仅为北方严冬而设也。特志之，与研究斯道者一商榷焉。

又，道前徐左

贪凉饮冷，卫阳胃气尽为所遏，发热身疼，腹痛脘胀，食入泛恶，法当透解。

紫背浮萍三钱　前胡一钱　藿梗二钱　仙半夏二钱　淡干姜一钱　淡吴萸二钱　桔梗一钱　甜瓜蒂六分

（记）服此剂之后，吐出浊水甚多，诸恙悉退。

太阳风湿

火神庙陈左

发热恶寒，一身尽烦疼，脉浮紧，此为风湿，麻黄加术汤主之。

生麻黄三钱　川桂枝二钱　光杏仁三钱

炙甘草一钱　生白术三钱

又，虹桥李右

新凉外袭，汗液失宣，因而成湿。湿留肺经，因而多痰。脉浮滑，表有热，当宣太阳。

前胡二钱　麻黄一钱半　桔梗二钱　杏仁泥三钱　生白术二钱　生苡米五钱　炙草一钱

汗后不解

白漾巷王左

汗已出，热未彻，宜桂枝汤和之。

川桂枝三钱　白芍三钱　炙甘草二钱　生姜七片　红枣十枚

（记）此案初方系用麻黄汤，因服后汗虽出而热仍发，乃予此方。其后再来复诊，病已全愈，仅予调理而已。初方见于前。后方不关重要，故皆不录。

风　疹

白漾巷王小

发热有涕，发风疹，此为风邪，当疏泄太阳。

荆芥二钱　防风二钱　牛蒡子三钱　炙僵蚕三钱　苦桔梗一钱　苏叶二钱　薄荷一钱半　浮萍三钱　西湖柳二钱　蝉衣一钱半

（记）此曾复诊三次。惟用原方稍与加减，渐占勿药之喜矣。

湿　热

火车站赵左

发热咳嗽，溲赤足肿，脉濡数，当从肺治，猪苓汤主之。

猪苓二钱　滑石四钱　桔梗一钱　阿胶二钱　云苓三钱　通草五分　炙款冬花二钱　紫菀二钱

服猪苓汤嗽已，足肿退。刻诊脉象虚细而滑，湿未全去，仍宜前法加减。

猪苓三钱　阿胶二钱　滑石五钱　扁豆四钱　冬瓜仁三钱　瓜蒌皮二钱　象贝母三钱　炒泽泻三钱　桔梗二钱

秋　燥

马路桥陈右

咳嗽，时发热，阙中痛，脉涩。阳明燥气为病，清润之。

杏仁泥三钱　瓜蒌仁三钱　天花粉三钱　生石膏三钱　火麻仁三钱　桔梗三钱　枇杷膏半两，冲服

（记）此方服一剂之后，咳嗽已减。再令服二剂，后不再来，谅已愈矣。

阳明胃寒

梅家弄王右

饮入即吐，欲治他症，其道无由，法当先止其呕。

淡吴萸三钱　潞党参三钱　生姜五片　红枣五枚

（记）服后吐即止。曾来复诊，但后用何方，所治何病，已忘之矣。因其后不再来，原方不返故也。

阳明热证

仓桥叶左

阙中痛，日晡发热，大渴引饮，白虎汤主之。

生石膏三钱　知母三钱　炙甘草二钱　生薏米四钱　陈米一撮

（记）据曹师云，昔年治清和坊杨左，阙中痛，不大便七日，大渴引饮，壮热多汗，脉大而实，用大承气汤下之，一剂而阙中痛止。惟齿浮而痛，乃再与白虎汤清之而愈。是与此案相同，故附志之。

阳明实证

倒川巷张左

潮热，自汗，脉滑数，属足阳明，下之愈。

生川军三钱，后入　炒川朴一钱　炒枳实三钱　芒硝二钱，冲

少阳伤寒

唐家巷姜左

口苦，咽干，目眩，胁痛，乍寒乍热。少阳为病，当和之。

柴胡二钱　条芩二钱　仙半夏二钱　生潞党二钱　佩兰梗二钱　炙甘草一钱

少阴伤寒

小南门俞左

咽喉不舒，默默欲卧，脉沉细，属手少阴，桔梗汤主之。

桔梗二钱　炙草二钱

（记）以上三方纯用经方，效果如响。

厥逆重症

小南门陈左

脉脱，手足厥冷，四逆汤主之。

生附块四钱　淡干姜三钱　炙甘草三钱

（记）此方一服，即脉复肢温，后与调理而愈。据学兄章成之云，此证在前两月已经曹师诊治，其病卧则壮热，起坐行动则身冷，趺阳不出，但人迎微动，亦服此方而愈。

痧后善哭

永兴桥陈小

发痧子后善哭。《经》言肺在志为悲，在声为哭。证属肺虚，以其金实则无声，金虚则成声，当实金。

大麦冬五钱　北沙参三钱　滑石五钱甜桔梗二钱　炙甘草四钱

（记）此方书就之际，度无大效，不谓次日来复诊，云已不哭矣。可见医者意也。但明其理，而意会之，自有得心应手之妙。

狐蜮

蔓立桥高小

病后湿热未楚，虫蚀上下，声嘎[①]，心烦，便溏，溲脓，肛门赤腐，唇龈亦腐，此名狐蜮，甘草泻心汤主之。

黄连一钱　半夏二钱　干姜一钱　条芩一钱半　潞党参二钱　使君子三钱　鸡内金二钱　炙甘草三钱　大枣十二枚

（记）考《金匮》百合、狐蜮二病，皆属病后余热未清之候。今世医者，以狐蜮病之蚀于上者为牙疳，蚀于下者为下疳，蚀于肛者为脏头风，在上者用杀虫之法，在下者用清湿热之法，治多无效。良由圣法失传，殊堪叹息。如此方一服之后，诸恙均瘥，诚哉经方之宏功，迥非常法可比也。曹颖甫曰：此证为慎轩代诊，后来复诊，曾于案中表明慎轩之功，不敢掠美也。

---

① 嘎（shà 煞）：声音嘶哑。

泻痢门

发热泄泻

白漾巷金左

泄泻表未解，当先解表。

生麻黄二钱　紫浮萍三钱　白杏仁三钱
生白术四钱　生薏米四钱　川桂枝三钱　炙
甘草二钱

洞　泄

大南门郭左

洞泄，当分利。

川桂枝一钱　猪茯苓各三钱　生白术三
钱　炒泽泻二钱

寒　泻①

泄泻，脉迟细，当温之。

淡干姜二钱　熟附片二钱　生白术三钱
炙甘草二钱

（记）凡用以上二方治愈者，前后凡
二百十余人，兹不赘述。章成之兄以为司
空见惯，非虚言也。

实热痢

小南门叶左

腹痛拒按，下痢赤白，脉滑数，当
下之。

生川军三钱　炒川朴一钱　炒枳实三钱
芒硝二钱，冲

又，引线巷陈右

腹痛滞下，脉滑数，下之愈。

生军二钱　炙草一钱　芒硝二钱，冲

寒　痢

小西门曹左

滞下腹痛，脉迟滑，当温之。

淡干姜二钱　熟附片二钱　炒枳实二钱
花槟榔二钱　生茅术二钱　炙甘草一钱

进前药，痢已止，胃气未醒，当
调之。

淡干姜一钱半　生白术三钱　云茯苓三
钱　炒扁豆五钱

虚　痢

小西门姚左

滞下半月，色赤，腹不痛，肢酸少
纳。此属脾阴不足，法当行其津液。

怀山药三钱　生玉竹三钱　炒薏米四钱
炒谷芽三钱　白头翁钱半　云茯苓三钱　干
荷叶一角

（记）痢疾多属湿热积滞，常法惟用
清化湿滞而已，如此数方之能出奇制胜
者，甚不多见。然此皆一剂或二剂告痊之
验方。治病惟求其愈，奚顾乎他。谁云此
非常法，不能常用耶？

---

① 寒泻：此案无患者信息。

少阳痢

鱼行桥王右

滞下腹痛，乍寒乍热，口苦咽干，脉弦数。阳明少阳为病，两解之。

柴胡—钱　条芩—钱半　生军—钱半　枳实二钱　半夏—钱半　炙草—钱

（记）此方服后，痢先止，寒热未罢。后用小柴胡汤加桂枝收功。

诸痛门<small>肿麻附</small>

阳明头痛

水神阁彭左

不大便五日，头痛，脉滑，下之愈。

生川军一钱　火麻仁三钱　炒莱菔子三钱　炒枳实二钱　芒硝钱半，冲

（记）服后下燥屎数枚，头痛即止。彼头痛治头者，见此得毋瞠目乎。

鼻　痛

小南门张右

阳明燥气上炎华盖，热发于窍，鼻中时发瘖瘰，硬痛而热，时出浊涕，绿色成块，当用叶香岩法。

苦丁茶三钱　夏枯花二钱　菊花钱半　鲜生地五钱　地骨皮三钱　牡丹皮三钱　鲜金斛五钱　生石膏三钱　干芦根四钱

（记）慎轩初见斯方，问于师曰：吾师素不信叶天士、吴鞠通之法，今何信之耶？师曰：彼二家短处固多，而长处亦有。择其善者而用之，亦无不可，但观其效可也。次日果来复诊，云已大瘥，令其再服，乃愈。

咽　痛

小南门杨左

脉沉实，苔微黄，咽痛，便难。此为阳明燥盛，当下之。

生川军二钱　火麻仁三钱　苦桔梗一钱

炙甘草二钱　炙僵蚕二钱

（记）此方一剂知，二剂已。然咽痛属此者甚少，读者勿以此为常例。

脘腹痛

大南门周左

口渴不引饮，脘腹紧痛，脉弦滑。此为土湿木陷，当温其土。

淡干姜一钱　云茯苓三钱　生白术二钱　佩兰二钱　乌药一钱　炙甘草一钱

（记）服二剂后，来诊云已稍瘥。再令服二剂，谅已愈矣。

胃脘痛

薛家浜赵左

阴虚肝旺，木乘土位而脘痛。肝阳上浮而头眩，法当涵木。

大熟地一两　生白芍二钱　牡丹皮二钱　稽豆衣三钱　全当归三钱　山萸肉二钱　生潞党三钱　灵磁石五钱　牛七炭三钱　刺猬皮五钱

（记）此种脘痛，即西医所谓胃神经痛也。神经喜柔润而恶刚燥，故此症用柔润滋养之剂，四服即愈。近世时医治胃脘痛者，多用香燥之药，在阳虚寒湿之体，用之尚宜，然阴虚燥热者得此，未有不反增剧也。

腹 痛

老县前施左

脉滑腹痛，此为宿食，当下之。

生川军三钱　炒川朴二钱　炒枳实三钱
芒硝二钱，冲

腰 痛

龙德桥王右

腰痛带多，小便数。肾气衰也，当
补之。

川杜仲三钱　川断肉三钱　菟丝子三钱
桑螵蛸二钱　茯苓三钱　覆盆子三钱　炒泽
泻二钱　金匮肾气丸六钱，包

腰下痛

新北门陈左

腰以下酸痛，阴雨则甚，脉迟滑。此
为寒湿，当予温化。

干姜二钱　木瓜三钱　生附片二钱　泽
泻四钱　防己二钱　云苓三钱　木通四钱
络石藤四钱　酒一杯

疝气痛

西新桥徐左

睾丸左大右小，小腹左旁有瘕，大如
小猴。食入先作胀，继则大疼，经一小时
后，自觉痛处有声，痛乃渐减。此为寒湿
瘀结，先予温通。

熟附片二钱　淡吴茱萸二钱　小茴香二
钱　紫桂心二钱　金铃子二钱　玄胡索二钱
淡干姜二钱　全当归二钱　大川芎一钱　细
辛一钱　炒莱菔子三钱　炒荔枝核七枚

前进大温之药，小腹瘕痛大瘥，但食

入作胀，虽不痛，根由未除。刻据肛门重
坠，寒湿欲从后出也。因势利导之。

熟附片三钱　生川军三钱　炒枳实三钱
荆三棱二钱　小茴香三钱

得利后，腹中宽舒，已可进干食。但
水饮入胃，小腹仍胀，小溲短少。此为肠
胃寒湿虽去，而三焦膀胱之寒湿尚无去路
也。当开膀胱。

川桂枝三钱　车前子五钱　茯苓三钱
猪苓三钱　白术三钱　泽泻三钱　杏仁三钱
桔梗一钱

上研末，作二服。

（记）此病始于初春，历诊数十名
医，治皆无效。病者痛不得食，求死而
已。后由医生马润生嘱其求诊于曹师。曾
服第一方十剂，第二方两剂，第三方两
剂，迄已愈矣。

狐疝病

北火车站姚左

睾丸有大小，时时入腹作痛，蜘蛛散
主之。

蜘蛛一枚，去足，熬　桂枝钱半
研末，开水下。

（记）蜘蛛为有毒之物，无病之人服
之，必令人胀。然此有病则病当之，非特
无害，且曹师以此方治愈狐疝者，已三
人矣。

历节痛

诸肢节疼痛，不可屈伸，此名历节，
乌头汤主之。

生附块三钱　生麻黄三钱　生白芍二钱
生绵芪四钱　炙甘草二钱

（记）次日来诊，痛已大瘥，令其再
服。后不复来，谅已愈矣。

头足肿痛

彩衣街房左

头足肿痛，腹不胀，脉滑数。当引水气出水府。

炒泽泻三钱　云茯苓三钱　桑白皮二钱　炒苏子二钱　陈木瓜四钱　通天草三钱　潼木通五钱　飞滑石五钱，包　青盐一钱

（记）服后溲长，诸恙均瘳。

脚气肿痛

白漾巷李左

湿从下受，脚气肿痛，近已上逆而脘腹并胀。宜急治。鸡鸣散主之。

海南子四钱　淡吴萸五钱　苦桔梗三钱　陈广皮二钱　木防己二钱　紫苏叶五钱　生姜一小块

天将曙时冷服。

（记）此服二剂，泻出黑粪甚多。再令两服，黑粪转黄，诸恙均退。后与健脾而愈。又治登云桥张左，亦用此方去防己，亦有效。曹颖甫曰：此慎轩代诊之方案也。

皮痹

东兴桥吉左

十指大腿麻木，发热无汗。此为风寒湿气，合为皮痹，当从汗泄。

生麻黄三钱　川桂枝三钱　光杏仁三钱　生薏米五钱　西秦艽三钱　炙甘草一钱

（记）是年中元节后，患此者甚众，均用此方，莫不应手而愈。

胸痹

梅家巷潘左

胸痹，短气，寸微关紧，瓜蒌薤白汤主之。

全瓜蒌五钱　老薤白三钱

上高粱酒一杯。

（记）患此者多系缝工，良由俯屈太久，胸中阳气不达。曹师每用此方，恒有奇效。此录其一，余者方案并同，故不赘。

咳嗽门

寒饮咳嗽

陈古董桥钱右

咳而上气，恶寒，脉浮紧。此为中有伏饮，外感新凉。当发其汗，宜小青龙汤加减。

生麻黄三钱　川桂枝二钱　生白芍二钱　淡干姜二钱　细辛一钱　仙半夏三钱　射干三钱　前胡二钱　桔梗三钱　炙草一钱

（记）此之前方有五味子二钱，无射干，服之无效。后服此方，两剂而愈。

风水咳嗽

登云桥沈右

咳嗽吐白痰，肢节酸。此为风水，宜小青龙汤。

生麻黄二钱　淡干姜二钱　制半夏三钱　桂枝二钱　细辛一钱　炙草一钱　生白芍钱半　五味子一钱　旋覆花二钱，包　防风二钱

虚 咳

小西门赵左

咳，无痰，胸背牵痛，左尺不应，右尺极微。此人阴分虚，防成劳损，当予养阴清肺。

山百合五钱　夏枯花三钱　绿萼梅三钱　甜荸荠三钱　麦冬三钱　金石斛三钱　净蝉衣二钱　轻马勃六分　瓜蒌皮三钱　象贝母三钱　云茯苓三钱　北沙参二钱

支饮咳嗽

九亩地朱左

支饮内痛，时咳嗽，甚则呕吐白痰，脉迟滑，当温下。

细辛二钱　干姜二钱　制甘遂一钱　大戟末钱半　半夏三钱　白芥子二钱　红枣八枚

痰饮咳嗽

西门陈左

痰饮咳嗽，脉双弦，十枣汤主之。

制甘遂一钱　炙芫花一钱　大戟末一钱　大黑枣十枚

进十枣汤，咳嗽大瘥。今当和之。

川桂枝三钱　生白术三钱　云茯苓三钱　炙甘草一钱

（记）曹师治咳嗽一证，最有心得，每治辄效。盖其胸中学识，迥异寻常。观乎此类数案，与用光杏仁、象贝母者，大不相同。已可知其梗概矣。

肺 痈

新上海县蔡左

咳吐绿痰，腥臭难闻，脉滑数。此为肺痈，桔梗汤主之。

桔梗三钱　川贝二钱　生甘草二钱　茯苓三钱　干芦根四钱

咳吐绿痰气腥，均已全愈。刻吐白沫，脉尚滑数，仍宜清肃庚金。

天花粉四钱　大麦冬四钱　北沙参四钱　光杏仁三钱　猪茯苓各三钱　川贝母三钱　肥知母钱半　苦桔梗二钱　干芦根三钱

虚损门

肾虚

小南门王左

脉细欲卧，头空耳鸣，腰痛骨楚。少阴精髓衰也，当补之。

鹿角胶_{先煎，三钱} 大熟地_{一两} 菟丝子_{四钱} 五味子_{一钱} 川杜仲_{三钱} 泽泻_{三钱} 云苓_{三钱} 麦冬_{三钱} 怀山药_{三钱} 炒谷芽_{三钱}

脾虚

小南门陈童

脉虚肢倦，面黄形瘦，泄泻少纳。脾虚也，补之。

生潞党_{三钱} 生白术_{三钱} 怀山药_{四钱} 云茯苓_{三钱} 炒扁豆_{四钱} 炒谷芽_{三钱} 生薏米_{三钱} 炙甘草_{二钱} 煨葛根_{八分} 淡干姜_{五分}

泻止，纳增，但肢无力，足酸软，当培中下。

炒白术_{二钱} 怀山药_{四钱} 大熟地_{四钱} 山萸肉_{三钱} 川杜仲_{三钱} 川断肉_{三钱} 菟丝子_{三钱} 牛膝炭_{二钱} 泽泻_{二钱} 茯苓_{三钱} 煨益智_{一钱} 炒谷芽_{三钱}

（记）前方服二剂，此方服六剂，现已复原矣。曹颖甫曰：此亦慎轩代诊效方。

阳虚

东街胡右

脉迟细而微，胁痛背寒，手足冷，吐黑血，短气。此为内有瘀血，元阳大衰。宜壮阳化瘀。

生附块_{二钱} 炙潞党_{三钱} 紫桂心_{一钱} 茜草炭_{钱半} 藏红花_{三钱} 桃仁泥_{三钱} 牛膝炭_{三钱} 十灰丸_{三钱，包}

吐黑血已止，惟阳气未回，手足厥冷，新血未复，夜不成寐。今当壮阳和血。

生附块_{二钱} 炙潞党_{三钱} 生白术_{三钱} 炮姜炭_{一钱} 全当归_{三钱} 炙远志_{钱半} 广木香_{一钱} 酸枣仁_{三钱} 龙眼肉_{十枚}

夜已得睡，胁痛亦止。但背寒短气，手足厥冷，六脉若无，头眩欲厥。急当回阳。

生附块_{五钱} 鹿角_{五钱} 紫桂心_{四钱} 参三七_{二钱} 生潞党_{四钱} 全当归_{三钱} 生白术_{三钱} 淡干姜_{二钱} 炙甘草_{二钱} 朱茯神_{三钱}

大进温经回阳，厥逆已回，头眩亦止。但背尚恶寒，口渴不引饮，气短神疲，脉亦未起。太阳水津未布。宜桂枝加附子汤主之。

川桂枝_{三钱} 生附子_{四钱} 生白芍_{二钱} 生潞党_{四钱} 煨葛根_{五钱} 泽泻_{三钱} 炙草_{二钱} 红枣_{十二枚} 生姜_{一小块} 葱_{廿支，去头尾}

服前药，脉已复，背已温，口亦不

渴。惟气尚短，四肢无力。当予健脾。

炙潞党四钱　淡干姜二钱　生白术三钱　炙甘草二钱　炒谷芽三钱　炒扁豆五钱　怀山药四钱　云茯苓三钱　全当归三钱　川断肉三钱

（记）此病始于跌伤。伤则血瘀而吐黑血，惊则气怯而阳虚。且其人素肥，血本不旺，阳本不盛，以致变病百出。治之稍缓，命必危矣。其第二方曾服六剂。以吐血重症，谁敢重用桂附？然此病前后五方，曾用附子半斤之谱，病始全愈。若照近日时医之习惯，视附子如蛇蝎者，此人尚复有生理哉？予代诊取效，曹师云然，故并录之。

血　虚

新上海县徐右

曾经崩漏咯血，血未复原。血不养筋，则四肢酸痛，项强牙痛；血不化精，头空偏痛，耳鸣时聋；血虚肝燥，肝火刑金，而咳嗽无痰；血不至海，冲任虚乏，而月事不至。诊脉右寸弦滑，为木火刑金之征；左尺牢，寸关细甚，为血虚的据。不是血虚，焉有许多变证。叶氏所谓虚则百病丛生，良有以也。

生绵芪二两　全当归五钱　生潞党三钱　生白芍二钱　大川芎二钱　大熟地一两　大生地一两　紫丹参三钱　川断肉三钱　川杜仲三钱　生白术四钱　大砂仁钱半　小青皮一钱　制乳没各二钱

（记）是方一剂之后，次日来诊，即云诸恙大减，乃令再服二剂。后不再来，未知结果如何。

妇科门

寒凝经停

上海县王右

经停四月，腹痛脉涩。宜温通。

制香附五钱　艾绒炭二钱　玄胡索三钱　大川芎二钱　五灵脂二钱　杜红花三钱　炮姜炭二钱　炒白芍二钱　台乌药二钱　全当归四钱　荆三棱二钱　蓬莪术二钱　桃仁泥三钱　淡吴萸三钱　紫桂心二钱

（记）一服是方，觉少腹碌碌有声，知已病根活动，令再服一剂。后据其邻人来云，经已通矣。

气郁经停

道前街张右

脉弦，五心热，时寒时热，腹痛，经停将及三月。此为平日多郁，郁则木不畅达，血不和畅。宜逍遥散加减。

柴胡钱半　白芍二钱　炒薄荷一钱　全当归二钱　大川芎一钱　茯苓三钱　白术三钱　生潞党三钱　牡丹皮二钱　地骨皮三钱　红月季花二钱　玫瑰花钱半

血瘀经停

虹口李右

月事两匝不至，少腹痛，按之尤甚，面色黧黑，脉沉实。此必内有瘀血，当下之。

抵当丸五钱

作三服，开水下。

（记）服后，大便下黑白秽物甚多。后与调和气血之剂，经已行矣。

又，小南门杨室女

经停七月，前服大黄䗪虫丸合桃仁承气汤不应，小解时少腹酸痛，脉大而实，当大下之。

水蛭一钱　䗪虫钱半　桃仁一两，去皮尖，打

下后，经已通，气血未复，脉虚，当和养之。

生党参五钱　生黄芪四钱　全当归四钱　川芎三钱　大熟地一两　陈皮一钱　柴胡四分

经期溲血

仓桥郑右

血室不利，经少溲血，色紫成块，腹时痛，当与通达气机。

木防己四钱　台乌药钱半　柴胡一钱　吴萸二钱　木香钱半　小青皮二钱　白芍二钱　泽泻二钱　海金砂三钱，包　桃仁泥四钱

（记）此方二剂知，四剂愈。然其妙用极深，宜细观。

妊娠头痛

虹桥李右

经停三月，左寸见动脉，右三部弦滑

特甚，当是瓦绨之征①，定叶虺蛇之吉②。因血虚肝燥，头痛目眩，腹时痛，当补血安胎。

大熟地一两　全当归二钱　大川芎一钱　柴胡五分　白芍二钱　大砂仁四分　小青皮一钱　红枣六枚

崩　漏

新开河顾右

脉滑，崩漏不止，脾阳不能摄血也。当大补气血。

生党参二两　大熟地四两　生绵芪二两　陈皮五钱

（记）此方随便书就，似不成方，不料次日即愈，病人喜绝，称谢不已。盖其病已四月有余，屡医无效，一日忽愈，诚足喜也。

血虚经少

火车站沈右

月事或前或后，血少而淡，脉虚细，此为血虚。当补之。

铁屑四两　红枣二两

上二味以水一大罐，煎至半罐，去滓入后药：

生熟地各一两　全当归三钱　大川芎一钱　生白芍二钱　阿胶五钱　陈皮二钱

（记）此方令服三剂，未知效否，无从探悉。但立方意义极妙，故录之。

倒　经

三牌楼陈右

经停四月有余，五日前曾有稍至，昨忽吐血盈盆，今犹未止。法当先止其冲气。

生川军三钱　牛膝炭二钱　杜红花三钱　茜草炭三钱　制半夏三钱　鲜生地五钱　鲜茅根一两

（记）此方服一剂后，吐血即止。复诊方因未录出，迄已忘矣。

---

① 绨（tì 替）：一种粗厚光滑的丝织品。

② 虺蛇之吉：指生女儿的征兆。语本《诗·小雅·斯干》：“大人占之，维熊维罴，男子之祥。维虺维蛇，女子之祥。”郑玄笺：“虺蛇穴处，阴之祥也，故为生女。”

杂证门

下　血

梅家巷张小

初曾泄泻经月，泻止便后带血。此为脾气虚寒，脾不统血也，仲景名曰远血，治宜黄土汤。

生白术三钱　干生地三钱　熟附片一钱　阿胶珠二钱　生甘草三钱　伏龙肝一两，包

（记）是方一服即效，后与调理脾胃而愈。

大汗不止

药王庙陈左

忽然大汗淋漓，如雨如汤。此为卫阳失守，急宜固表，以免亡阳。

生绵芪五钱　五味子二钱　生龙骨五钱　生牡蛎五钱　生附片二钱　生白芍二钱　生白术三钱　防风一钱　麻黄节五分

外用煅龙骨末一两，煅牡蛎末一两，生黄芪末五钱，粳米粉二两，和匀，用粉扑扑于周身。

（记）服后汗即止。后与黄芪一两，白术一两，令作三次煎服，不必再来诊矣。

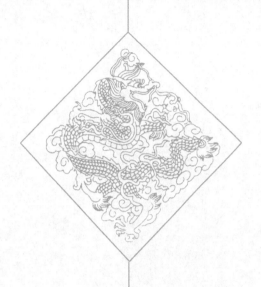

曹颖甫医学学术思想研究

曹颖甫（1868—1937），近代医学家。名家达，字颖甫，一字尹甫（孚），号鹏南，晚号拙巢老人。江苏江阴人。早岁举孝廉，师嘉定秦芍舫，习举子业。秦氏精于医术，曹氏从其学而知医。清光绪二十一年（1895）入南菁书院，师从山长黄以周，黄氏为汉学大师兼擅医学，曾作医经训诂考据，对《伤寒论》研究颇深，曹氏师承有自，遂精其学，诗文书画俱佳，治学之余治医，专宗仲景。光绪三十年（1904）诏罢科举，曹氏遂居家潜心研究仲景之学。辛亥革命后，曹氏业医维生，1919年迁上海行医，应丁甘仁之邀，聘为上海中医专门学校伤寒教员，后出任教务长，同时在上海慈善团体同仁辅元堂参加医疗工作。"八·一三"事变后，曹氏避居故乡，不久，江阴沦陷，曹氏因痛斥日军暴行，被日军残害而死。

曹氏笃用仲景方治病，临证四十余年，效验卓著，主张研究经方，并以之作为学习中医学术基本知识，是近代的经方大家，然亦不反对时方。撰有《伤寒发微》（1931年），以经释经，精深允当；《金匮发微》（1931年），提要钩玄，解释周详。另有《经方实验录》（1937年）、《曹颖甫先生医案》（1925年）是其一生临床应用经方之总结，由其学生王慎轩、姜佐景整理刊行。曹氏的学术思想在此四书中得以表现，综而言之，主要有以下几个方面：

一、前后自校，理校为先，结合临证，订正经文

在《伤寒发微》《金匮发微》二书中，曹氏订正了许多经文，其采用的方法，并非以往的常用的训诂学校勘方法，而多是依据经文自身前后应医理想通及临证相合的理校法进行订正。

如《伤寒发微》对"服桂枝汤，大汗出，脉不洪大者，与桂枝汤如前法。若形似疟，日再发者，汗出必解，宜桂枝二麻黄一汤。（此条订正）"进行订正，与原文"服桂枝汤，大汗出，脉洪大者，与桂枝汤如前法"相比较，原为"脉洪大"，曹氏认为应该是"脉不洪大"，其所依据的是"服桂枝汤而大汗出，设风邪即从汗解，脉当和缓，为其风邪去而营气和也。设大汗后不见洪大之脉，而病仍不解，则阳明未曾化燥，故宜与桂枝汤如前法，不妨一汗再汗。此条与后一条为比例，后条脉见洪大，故宜白虎，本条脉不洪大，故仍宜桂枝。传写者脱去'不'字耳。若既服桂枝汤，形似热多寒少之疟，日再发而无定候，但令营气与卫气和则一汗可愈。然必用桂枝二麻黄一汤者，则以营分之血热，胜于卫分之水气故也。"观其校勘依据，一是临证"设大汗后不见洪大之脉，而病仍不解，则阳明未曾化燥，故宜与桂枝汤如前法，不妨一汗再汗"的实践经验，一是"后条脉见洪大，故宜白虎，本条脉不洪大，故仍宜桂枝"的前后对比，使经文正误，让人一目了然。

曹氏在《伤寒发微》中对经文订正五十余处，多用此法，在《金匮发微》中也是如此。

如其对《金匮要略》"劳之为病，其脉浮大，手足烦，春夏剧，秋冬差，阴寒精自出，酸削不能行（上节面色白，时目瞑兼衄，当在此节劳之为病下）"进行订正的依据是"上节言肾阳之虚，'小便不利与少腹急'为连文，与下'少腹拘急，小便不利'同，'面色白'三语属阴虚，为此节脱简，今订正之。血虚而阳络之末空，不能上荣颜面，因而色白。脑为髓海，髓之精则以目睛为标，精竭而脑虚，目睛失养，不能胜阳光之逼，故时目瞑。阴虚而浮阳窜脑，脑气热，则颅骨之缝开，故兼囟"。

同时为了增加理校的可信性，与《伤寒发微》相比，《金匮发微》一书中，多增加了曹氏的临证医案以为依据。"此证惟目时瞑者，为予所亲见，予诗友吴苇青名希鄂者，诗才高隽，尝患房劳证，畏阳光，虽盛暑必以黄布罨窗棂，与人对语时，忽然闭目良久，人皆谓目力之不济，而不知脑气不能濡养眸子，不能久耐阳光也。手足烦为掌心足底皆热，脾阴虚也。春夏不胜阳热，故剧，秋冬阳气伏藏，故差。阴虚之人，相火不能蛰藏，宗筋易举易泄，而胆火益弱，阴头益冷，宜乎髀肉日削，欲行不得，而一步三折摇矣。"

总体看来，《伤寒发微》五十余处的订正，《金匮发微》二十余处的订正，皆是以理校为先，并紧密结合临证经验进行订正，这是相对于乾嘉学派以考据学训释经文的一个巨大进步，是曹氏治学不泥古的重要表现。同时也表明，《伤寒杂病论》作为中医临证的重要典籍，对其进行的研究，亦当以临证为依据与核心。

二、中西结合，阐发经义，西医为衣，中医为骨

曹氏所生活的时代是清末民初，此时正是西方文化与医学大量涌入我国的时期，曹氏不可避免地受到西方医学的影响，在其《伤寒发微》序言中即有"内脏解剖，当以西说为标准，不当坚执旧说。西医所谓胸中有淋巴系统，即中医所谓脾阳及上中二焦之关健。所以发抒水谷之气而成液与汗者，皆由于此。西医所谓输尿管，即中医所谓下焦。西医谓胃底含有胆汁，足以证明少阳阳明之同化，及消渴厥阴跌阳同病之理。故注中间采其说，与谬托科学者固自不同。"而在《伤寒发微》《金匮发微》二书中，多见这种以西方器官解剖学知识阐释中医三焦的论述。

如《伤寒发微》有"《内经》云：上焦如雾，中焦如沤，下焦如渎。如雾者，淋巴管中水液排泄而出，已化为气，未受鼻窍冷空气者也。如沤者，淋巴管中始行排泄之水液，含有动气者也。如渎云者，即肾与膀胱交接之淋巴系统，西医直谓之输尿管。水由肾脏直接膀胱而外泄，故《内经》谓之决渎之官。"

《金匮发微》有"胸中淋巴系统，发出之乳糜水液，出肌腠而成汗，故曰通会元真。元真者，固有之元气、真气。血分中营阴及之，水分中卫阳亦及之，故曰通会文理。即合并成块之肉丝，不独肌肉有之，即胃与小肠、大肠并有之，各具淋巴微管，发出水液，故仲师连类及之耳。其实病气之始入，原不关乎内脏也"；"上焦在胸中，西医谓之淋巴干，为发抒水液之总机，微管中并有乳糜，乳糜停阻，则凝结而痛"；"胸中为饮食入胃发生水液之处，其水液由脾阳生发，中医谓之中焦，西医谓之淋巴系统"。诸如此类的论述颇多，今人往往言其牵强。但细读之，则会发现，曹氏虽以西医之器官阐释中医之脏腑，但于五脏六腑之中独取三焦而论，并未用于论其他脏腑。而三焦为腑，历来为医家疑惑，曹氏此举当有他山之石可以攻玉之意。况"淋巴"一词虽然为西医解剖术语，但在曹氏论述中，其功能包括"化气""排泄水液""水液含动气""发抒水液"等，皆是中医的理论思想，可见其学术名词的应用只是论述医学知识的外衣，其真正的内核骨架依旧是中医理论，这也是当代我们研究中西医结合时应该注重并学习的。

此外，曹氏多用"血分热度"一词阐明医理。如《伤寒发微》有"风为阳邪，当皮毛开泄之时，由毛孔内窜，着于肌肉，而腠理为之不开。肌腠皆孙络密布之区，营气所主，营血热度最高（华氏寒暑表95度），与风邪抵抗，易于发热，故始病即见发热"；"凡病血分热度渐高则病加，热度渐低则病退，脉微而缓，热度渐低之证也"等。《金匮发微》有"凡脉之大小，视血分热度之高下"；"疟之轻者日发，血分热度渐低，则间日发，热度更低，则间二日发，世俗谓之三阴疟"等。多以"热度"这一可定量概念，替代中医"热"这一难定量概念，这也可以看作是对中医定量定性的一种尝试，有可能是中医现代化发展的未来方向。而其内核，也同样是以中医理论为基础，这在《金匮发微》中曹氏已明确说明，"西医谓血中无气者，妄也。但内含而不外散耳。血中无气安有热度"。可见血中热度包含了中医学的"气为血之帅，血为气之母""阴为阳之守"等概念。此等论述皆是建立在中医阴阳五行理论之上的，是以西医为衣，中医为骨的一种中西医结合的尝试，单以"牵强附会"言之，未免过偏。

三、方药新意，立足临证，以验为凭，以效为准

曹氏著作中，对仲景的方药知识多有阐发，其发挥的依据则多以临证效验为准。如《伤寒发微》序言云："药性不明，不可以治病。芍药苦泄，通营分之瘀，葛根升提增液，能引太阳经输内陷之邪，使之外出，意旨俱本张隐庵。似较以

芍药为酸寒敛汗，以葛根为阳明主药者为正，明者辨之。"《金匮发微》姜佐景序中亦有"知甘草粉蜜汤之粉为铅粉，蒲灰散之蒲为大叶菖蒲，蛇床子散本治阴中痒，而温阴寒之坐药当为吴茱蜀椒丸，蜘蛛散并不毒而能治狐疝如神。此皆先生所独验，抑亦千古之卓识也。"这些对经方药物的独特认识，多来自于临证实践，如《伤寒发微》《金匮发微》中都有"盖乌头性同附子，麻醉甚于附子，服后遍身麻木，欲言不得，欲坐不得，欲卧不得，胸中跳荡不宁，神智沉冥，如中酒状，顷之寒痰从口一涌而出，胸膈便舒，手足温而身痛止矣。服生附子者，往往有此见象。予与长女昭华，俱以亲试而识之"；"凡服附子后，不独身麻，即口中、额上俱麻，否则药未中病，即为无效，予尝亲验之"的论述，是曹氏经过临证乃至亲身试验有效的。

至于对仲景方剂的新认识，亦在姜佐景的序言中有所总结。"更知皂荚丸之治咳逆上气，诃黎勒散之治气利初，不嫌其荡涤太峻，抑或收涩过专。又知一物瓜蒂汤之治太阳中暍病者，微汗即愈，绝不吐，亦不下，与《本经》吐下之说迥殊。奔豚汤之治奔豚，有赖甘李根白皮之功，适与《外台》之方相合。复见葶苈大枣泻肺汤之治肺痈，大黄牡丹皮汤之治肠痈，化险为夷，不劳解剖。推至桂枝芍药知母汤之治历节，桂枝加龙骨牡蛎汤之治盗汗与失精，无不如响斯应，别有发明。若夫麻黄加术汤治风湿之初起，微汗而解，免致有湿温之变。射干麻黄汤之治喉中水鸡声，痰平辄愈，亦无所谓肺病之虑，是又岂近世医家所可梦想而几及也哉？综上名贵之治迹，不唯他书所无有，纵求之于汤本求真氏之《皇汉医学》，亦有所不可得者。"曹氏对仲景方的新认识

多来自临证效验，如《金匮发微》中所述"虚劳腰痛，少腹拘急，小便不利，此肾阳不充之证也，此证仲师主以崔氏八味丸，然予曾用之，绝然不应，乃知陈修园易以天雄散为不刊之论也"；"长女昭华治多热者，用小柴胡汤加石膏、知母，治多寒者，则加干姜、桂枝，此本孙氏《千金方》，每岁秋间，治愈者动至数十人，足补仲师方治之阙"。可见，对仲景方的使用和认识，曹氏从临证实际出发，绝不泥于仲景之书，这亦是曹氏对仲景医学的一个重要贡献。

四、临证用方，峻否相别，轻重选用

曹氏临证运用经方，在多年实践的基础上，进行了归纳总结，以方剂效验的"峻否"对仲景方进行归类，使仲景二百余方纲举目张，一目了然。为医者临证运用经方选方提供了一个清晰的思路。

《经方实验录》中有："予尝谓仲圣方之分类，若以其峻否别之，当作为三大类。第一类为和平方，补正而可去邪者也。姑举十方以为例：则桂枝汤、白虎汤、小柴胡汤、理中汤、小建中汤、炙甘草汤、吴茱萸汤、小青龙汤、五苓散、当归芍药散等是。若是诸汤证，遇之屡，而辨之易，故易中而无伤。第二类为次竣方，去邪而不伤正者也。并举十方以为例：则麻黄汤、大承气汤、大柴胡汤、四逆汤、麻黄附子细辛汤、大建中汤、大黄牡丹皮汤、桃核承气汤、葛根芩连汤、麻杏甘石汤等是。若是诸汤证亦遇屡而辨易，但当审慎以出之，为其不中则伤正也。第三类乃为竣方，是以救逆为急，未免伤正者也。举例以明之：则大陷胸汤、十枣汤、三物白散、瓜蒂散、乌头汤、皂荚丸、葶苈大枣泻肺汤、甘草半夏汤、甘草粉蜜汤、抵当汤等是。"在这样的分类

方法下，医者临证运用便有了一个简单而实用的准则，如《经方实验录》中所言"佐景侍师数载，苦心钻研，于第一类和平方幸能施用自如，于第二类次竣方则必出之以审慎，亦每能如响斯应，独于第三类竣方，犹不敢曰能用，即遇的证，亦必请吾师重诊，方敢下药。此乃治医者必经之途径，不必讳饰。是故医士有能用第一类方，而不能用第二类第三类者，有能用第一类第二类方，而不能用第三类方者，未闻有能用第三类方，而不能用第一类第二类方者也。然则今有初学医者焉，毫无用方经验，见本案大陷胸汤证，惊其神而识其效，越日，偶遇一证，与本证相似，乃遽投以重剂大陷胸汤，可乎……吾知其均未可也。是故治医之道，法当循序而渐进，切勿躐等以求功，多下一分苦工夫，方增一分真本事。阅者能体斯旨，方为善读书者。"曹氏对仲景方的这种分类方法，在临证中极为实用，而且其简便易学，使习经方者能得门而入，正可谓大道至简之明证。

五、六经辨证，病机为先，方证相联

曹氏临证辨证，以六经辨证为先，丁甘仁曾云"（曹氏）每当诊治，规定六经纲要"；"凡遇难证，辄先规定六经，然后施治"。而曹氏辨六经时，以辨六经病机为主，非死泥六经主证，故对六经病机认识较深。如认为太阳病的病因为太阳寒水，邪犯肌表，阻遏外出之路；认为阳明标阳而本热，标阳者即太阳之标热，本热者乃胃底之胆汁；认为少阳病机，乃手少阳三焦与足太阳膀胱相合，而上中二焦属淋巴管，且少阳自病，往往与阳明相系，因其易从燥化；认为阳明中气系在太阴，若风阳内乘，而肌腠不开，仍系在太阴；认为少阴为病，由太阳寒水下陷三焦，此

时腰以上淋巴微管，阳气渐减，不与肌理毛孔相接泄为汗液，所以脉细而沉数者，为寒水下陷孤阳将脱之象；认为厥阴一证，下利止后，三焦水邪尽泄，不似太阳汗后，尚有寒水留阻膈上，使津液不得上行。曹氏运用气化学说，详细阐释了六经病生理和病理，以及各种病证之间的转归。在此基础上，曹氏则对仲景方的主治机理进行研究，从而通过方剂所治疗病机，与六经病机相应，来辨证处方。如其在《经方实验录》中，以桂枝汤证、麻黄汤证、葛根汤证、白虎汤证等命名，实为桂枝汤所治病机的六经某经症、麻黄汤证所治病机的六经某经症，如此是方与证相连，实现了六经临证的病机辨证。如桂枝汤作用在于扶助脾阳，通泄营郁，肌膜作汗，风邪得解；葛根汤用于太阳寒水内陷经输，其主药葛根功兼升阳；小柴胡汤为太阳标阳下陷方治，当是汗剂，而非和解剂等等。

此外，为了辨证论治过程中的灵活性，曹氏非常重视各经之间的传变与相互影响。如他认为若太阳标热并入阳明之证，此时太阳之气不宣，而阳明之热不去；少阳病至六七日，已经一候，为当传三阴之期，但少阳一证，传太阴者绝少，且少阳之传，不入少阴，即入厥阴，所以入少阴，则是由手少阳三焦传入等等。由于这种六经间病理性的传变较为复杂，故此在临证中曹氏不再重述病机传变，而直以某方证传为某方证，从而易为学者所掌握。如其在《经方实验录》中论述："麻黄汤证化热入里，为麻杏甘石汤证。桂枝汤证化热入里，为白虎汤证。葛根汤证化热入里，为葛根芩连汤证。而葛根芩连汤证白虎汤证麻杏甘石汤证化热之后，则均为承气汤证。其肠结轻，可攻补兼施，所谓和之者，是为调胃承气汤证。其肠结较重者，亦用和法，即为小承气汤证。其肠结最重者，当用下法，又曰急下法，又曰攻法，即为大承气汤证。"如此，方与六经病症紧密相连，从而实现了临床的有效辨证论治。

综上所述，曹氏为清末民国初期的一位经方大家，对仲景学术思想有效地继承并且发挥，其学术思想对于我们学习研究仲景思想具有重要参考价值，其学术思想的形成有一个重要的存在基础，即"临证"，无论是校勘仲景书，还是阐释仲景方药，亦或是临证运用仲景方，都紧紧围绕着这一核心，这也必将成为我们继承和发扬古代中医学的一条有效路径。

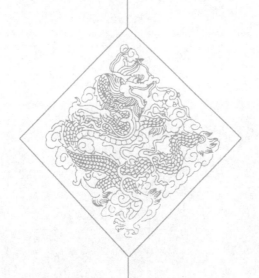

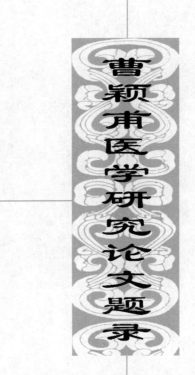

曹颖甫医学研究论文题录

[1] 徐柏生. 江阴曹颖甫先生史迹和医学经验 [J]. 江苏中医, 1956, (6): 34 - 35.

[2] 张挚甫. 三承气辨 [J]. 福建中医药, 1959, (6): 37.

[3] 何绍奇. 读者·作者·编者 [J]. 新医药学杂志, 1977, (4): 6.

[4] 姜建国. 运用经方贵在变通——读《经方实验录》后 [J]. 辽宁中医杂志, 1980, (10): 38 - 41.

[5] 蒋敏达等. 章次公先生治疗胃脘痛的经验 [J]. 中医杂志, 1981, (1): 11 - 14.

[6] 张谷才. 对于《金匮要略》中蒲灰的考证 [J]. 广西中医药, 1981, (3): 38 - 40.

[7] 张效机. 学习曹颖甫《经方实验录》札记 [J]. 浙江中医学院学报, 1982, (2): 26 - 28.

[8] 朱云达. 喜读《中医大辞典·医史文献分册》 [J]. 中医杂志, 1982, (10): 78 - 79.

[9] 龙江人. 桂枝汤何以能发汗又止汗 [J]. 中医药学报, 1983, (1): 39.

[10] 龙江人. 太阳中风是虚证吗 [J]. 中医药学报, 1983, (1): 16.

[11] 朱云达. 从曹颖甫、秦伯未治愈"膀胱欬"说起 [J]. 辽宁中医杂志, 1983, (4): 30.

[12] 伤寒论问答. 桂枝汤何以既治太阳又治太阴之吐利 [J]. 中医药学报, 1983, (3): 41.

[13] 熊永厚. 运用"但见一证便是"的体会 [J]. 四川中医, 1983, (6): 29.

[14] 龙江人. 道术和马太效应 [J]. 中医药学报, 1984, (3): 61 + 24.

[15] 杨世权. 经方派医家曹颖甫学术思想探讨 [J]. 成都中医学院学报, 1984, (3): 29 - 32.

[16] 熊永厚. 疑难病例辨证技巧初探 [J]. 广西中医药, 1984, (5): 3 - 7.

[17] 吴谓骔. 试论桂枝汤化裁在伤科临床中的应用 [J]. 河南中医, 1985, (1): 12 - 13.

[18] 刘联群. "停"应作"亭" [J]. 四川中医, 1984, (5): 3 - 7.

[19] 徐如恩. 《经方实验录》对仲景方的发挥 [J]. 四川中医, 1986, (6): 4 - 5.

[20] 陈永前. 一代名医曹颖甫 [J]. 江苏中医杂志, 1986, (9): 47.

[21] 靳文清. 十枣汤的临床应用 [J]. 山西中医, 1987, (5): 10 - 11.

[22] 唐凯. 曹颖甫治伤寒学思想初探 [J]. 江苏中医杂志, 1987, (10): 32 - 34.

[23] 邓铁涛. 二十八、肠痈 [J]. 新中医, 1988, (6): 43 + 21.

[24] 邓铁涛. 耕云医话 [J]. 新中医, 1988, (7): 44.

[25] 祝庆堂等. 小柴胡汤新用一得 [J]. 河南中医, 1988, (6): 20.

[26] 包来发. 经方名家曹颖甫 [J]. 上海中医药杂志, 1989, (1): 19 - 20.

[27] 盛增秀等. 拯危救急话经方——《经方实验录》读后感 [J]. 上海中医药杂志, 1989, (1): 18 - 19.

[28] 余若江. 《经方实验录》辨证论治思想刍议 [J]. 上海中医药杂志, 1990, (2): 40 - 41.

［29］何任. 补法论略（下）［J］. 浙江中医学院学报，1992，（3）：48－49.

［30］程昭寰等. 临证用经方，理法不可乱［J］. 中医杂志，1993，（2）：119.

［31］龚继明. 从《经方实验录》探曹氏的学术思想［J］. 四川中医，1993，（3）：9－11.

［32］张华等. 瘫痫浅议［J］. 山东中医学院学报，1993，17（6）：18.

［33］闫治达. 加减理饮汤临床运用体会［J］. 天津中医，1993，（6）：12.

［34］凌方明. 谈"桂枝汤方独于夏令为宜"［J］. 上海中医药杂志，1989，（1）：80.

［35］龚继明. 曹颖甫治痹经验析要［J］. 四川中医，1995，（3）：12－13.

［36］曹永康. 戴阳格阳与引火归原［J］. 南京中医药大学学报，1995，11（4）：26.

［37］黄志华等. 从《经方实验录》看曹颖甫治学思想［J］. 中医杂志，1996，37（5）：267－268.

［38］黄煌. 推广应用经方，振兴中医学术——近代经方家曹颖甫学术思想述评［J］. 山西中医，1998，14（3）：48－50.

［39］蒋伟国. 民国时期振兴中医学的努力［J］. 民国春秋，2000，（6）：15－17.

［40］黄煌. 经方家的魅力［J］. 南京中医药大学学报，2000，1（2）：64－65＋102.

［41］陈正平. 问渠哪得清如许，为有源头活水来——学习曹颖甫先生的治学精神［J］. 光明中医，2000，15（30）：41－42.

［42］袁伟义等. 曹颖甫的学术特色［J］. 陕西中医函授，2001，（3）：9.

［43］何永明. 经方家曹颖甫研究现状评述［J］. 中医文献杂志，2001，（3）：33－34.

［44］沈桂祥. 曹颖甫批《痢无止法解》［J］. 浙江中医杂志，2001，（7）：312.

［45］凌方明. 曹颖甫妙用桂枝汤治疗夏令病浅识［J］. 中医药学刊，2003，21（10）：1454.

［46］张公奇等. 曹颖甫的伤寒金匮发微和经方实践［J］. 中国中医药现代远程教育，2004，2（9）：4－5.

［47］张灿玾. 抗日战争胜利六十周年纪念［J］. 医古文知识，2005，（3）：23.

［48］江山等. 由《经方实验录》看儒医曹颖甫的仁心仁术［J］. 江苏中医药，2006，27（5）：54－55.

［49］施建邦. 台湾《伤寒论》近五十年研究述要［D］. 广州：广州中医药大学，2006.

［50］罗明宇. 近代经方家曹颖甫学术思想研究［D］. 北京：北京中医药大学，2006.

［51］招萼华. 小青龙汤加附子加石膏的思考［J］. 中医文献杂志，2007，（1）：45－46.

［52］高宇等. 曹颖甫运用经方峻猛剂的临证经验［J］. 现代中医药，2008，28（6）：1－2.

［53］胡向阳等. 《经方实验录》白虎汤证医案辨析［J］. 陕西中医，2008，29（6）：701－702.

［54］张公奇. 曹颖甫《伤寒金匮发微》学术思想探讨［J］. 陕西中医学院学报，2008，31（3）：9－10.

［55］张存悌. 名人与中医（19）［J］. 辽宁中医药大学学报，2009，11

（7）：164－165.

[56] 尚云冰等. 经方实验，活法无常 [J]. 河南中医，2010，30（10）：954－956.

[57] 陈怀科等. 曹颖甫运用经方贴近程度分析 [J]. 新疆中医药，2010，28（2）：13－15.

[58] 陈怀科. 曹颖甫方药运用规律方剂计量学研究 [D]. 乌鲁木齐：新疆医科大学，2010.

[59] 曾朝英. 读《经方实验录》的体会 [J]. 内蒙古中医药，2011，35（3）：84.

[60] 杜锐玲.《经方实验录》若华之母案析疑 [J]. 国医论坛，2011，26（2）：6.

[61] 梁慧凤. 江阴籍旅沪医家对近代上海中医教育的贡献 [J]. 中医药文化，2011，（6）：33－36.

[62] 邓秀雯等. 曹颖甫常用药剂量的统计分析 [J]. 中华中医药杂志，2011，26（11）：2537－2539.

[63] 王水金. 曹颖甫学术思想研究 [J]. 河南中医，2011，35（9）：981－982.

[64] 花海兵等. 江阴近代中医流派述略 [J]. 江苏中医药，2011，43（8）：72－74.

[65] 侯养彪等. 关于曹颖甫葛根汤证医案的思考 [J]. 吉林中医药，2011，31（5）：485－486.

[66] 黄东生等. 曹颖甫治而不验医案三则浅析 [J]. 陕西中医学院学报，2011，34（2）：19－20.

[67] 张丽君等. 曹颖甫生平简介及年表——曹颖甫传记资料调研收获之一 [J]. 中国医药导报，2011，8（1）：3－5.

[68] 向才红等. 基于民国中医名家临床用药的知母剂量研究 [J]. 中国医药导报，2012，（1）：8.

[69] 顾国龙等. 经方名医曹颖甫生平与学术思想解读 [J]. 中医药临床杂志，2012，24（1）：2－4.

[70] 张仁岗. 从《经方实验录》看曹颖甫对仲景学说之发扬 [J]. 中国中医药现代远程教育，2013，11（13）：2－4.

[71] 李楠等. 曹颖甫治学方法与学术思想探讨 [J]. 中国中医基础医学杂志，2013，19（1）：26－33.

[72] 马家驹等. 从曹颖甫一则麻黄汤医案看辛凉解表法 [J]. 山东中医杂志，2013，32（12）：927－928.

[73] 宋志伟等.《经方实验录》大承气汤证医案探析 [J]. 安徽中医学院学报，2013，32（6）：13－14.

[74] 黎崇裕.《经方实验录》读后一得——从三阳论治颈肩疾病 [J]. 国医论坛，2013，28（6）：49－50.

[75] 李开韵等. 从"治未病"思想浅论小建中汤治疗肝病 [J]. 中医学报，2014，29（12）：1743－1744.

[76] 张传生等. 从葛根芩连汤案浅析曹颖甫治病思路 [J]. 现代中医药，2014，34（2）：57－58.

[77] 许春蕾等. 白虎汤发汗刍议 [J]. 中国中医基础医学杂志，2015，21（3）：248－248.

[78] 王三虎. 百合滑石代赭汤 [J]. 河南中医，2016，36（8）：1320.

[79] 田嵘榛. 防眩汤源流考证 [J]. 新中医，2016，48（4）：257－258.

[80] 成晓玉等. 曹颖甫对《金匮要略》的阐释发微 [J]. 吉林中医药，2016，36（1）：9－12.

［81］何永明等．经方家曹颖甫生平医事［J］．中医药文化，2017，（5）：36 - 39．

［82］刘媛等．结合《经方实验录》看曹颖甫对仲景学术思想的阐发［J］．中国中医药现代远程教育，2017，15（8）：60 - 61．

［83］孙东东等．经方与中医药师承教育关系评述［J］．中华中医药杂志，2017，32（12）：5439 - 5442．